A. von Krempelhuber

Geschichte und Literatur der Lichenologie

AF281556

Salzwasser

A. von Krempelhuber

Geschichte und Literatur der Lichenologie

1. Auflage | ISBN: 978-3-84605-340-9

Erscheinungsort: Frankfurt, Deutschland

Erscheinungsjahr: 2020

Salzwasser Verlag GmbH

Reprint of the original, first published in 1869.

Geschichte und Litteratur

der

Lichenologie

von den ältesten Zeiten bis zum Schlusse des Jahres 1865.

Zum erstenmale bearbeitet

von

A. v. Krempelhuber,

Mitgliede mehrerer gelehrten Gesellschaften

II. Band. Die Flechten - Systeme und Flechten - Spezies.

München 1869.

Kgl. Hofbuchdruckerei von Dr. C. Wolf & Sohn.

(Im Selbstverlage des Verfassers.)

Inhalts-Verzeichniss

des II. Bandes.

———

*

§. 5. Vollständige Flechtensysteme, gestützt auf den Thallus oder die Fruchtbildung, oder auf beide zugleich.

Abtheilung III. Die Flechten-Spezies.

Nachtrag

zu dem Druckfehler-Verzeichnisse des I. Bandes.

Seite V Zeile 10 von unten im Texte l. die Auffindung statt der Auffindung.

„ IX „ 3 „ „ „ „ l. Collectiones statt Clollectiones.

„ 17 „ 1 „ „ in Note 51 l. Baeomyces statt Baeomyres.

„ 34 „ 14 u. 16 von oben im Texte l. Hepaticis statt Hoppaticis.

„ 72 „ 2 von oben in Note 261 l. kalkbewohnende statt kalkbewahrende.

„ 91 „ 6 „ „ im Texte l. befruchtenden statt befeuchtenden.

„ 91 „ 16 „ „ „ „ l. Historia statt Historie.

„ 91 „ 18 „ „ „ „ l. geben statt gaben.

„ 106 „ 2 von unten „ „ l. welche statt welchen.

„ 130 „ 10 und 15 von oben im Texte l. Bern statt Zürich.

„ 138 „ 2 von unten in Note 471 l. Peziza statt Beziza.

„ 144 „ 2 „ „ „ „ 493 l. pustulata statt pastulata.

„ 154 „ 15 von oben im Texte l. Kickx statt Kicks.

„ 162 „ 4 von unten im Texte l. Stenhammar statt Stenhammer.

„ 174 „ 1 von oben in Note 603 l. Florae statt Flore.

„ 185 „ 1 von unten im Texte und

„ „ „ 1 von oben in Note 634 l. Phipps statt Philipps.

„ 195 „ 2 von oben in Note 672 l. Bezeichnungen statt Beziehungen.

„ 202 „ 4 von unten in Note 686 l. So statt Sie.

„ 241 „ 11 „ „ „ „ 826 l. formam statt formum.

„ 249 } „ 23 „

„ 285 { „ 1 und

„ „ { „ 12 von oben in Note 927. b } l. Kryoblasten statt Kyroblasten.

„ 490 } „ 23 „ „

„ 264 } „ 15 „ „ im Texte } und sonst ist unter dem angeführten kaiserl. Museum in Paris überall

„ 354 } „ 8 „ „ „ „ } das „Musée de Paris" zu verstehen.

„ 274 „ — „ „ in Note 897. b. c. l. Carroll statt Caroll und Fellman statt Fellmann.

„ 323 „ 10 von unten im Texte l. arctica statt artica.

„ 325 „ 2 „ „ und

„ 326 „ 4 „ oben } im Texte l. Prodrom. Lich. Scand. statt Prodrom. Lich. Suec.

„ 325 } „ 1 „ „ im Texte } l. Notiser statt Notariser.

„ 513 } „ 19 „ unten } l. Notiser statt Notariser.

„ 336 „ 11 „ oben im Texte l. erzählt statt gezählt.

„ 336 et } ist, die Note 1066 aus Versehen zweimal abgedruckt.

„ 337 }

„ 352 Zeile 17 von unten im Texte: Alexander Lindig ist ein geborener Sachse.

„ 432 „ 18 et 7 von oben im Texte: sind die beiden Worte: „würdig" und „übrig" gegenseitig anzutauschen.

„ 444 „ 19 von oben im Texte: l. 63 statt 163.

„ 454 „ 8 von unten links l. Jameson statt Jameron.

„ 457 „ 17 von oben rechts l. Phipps statt Philipps.

„ 473 „ 14 von unten rechts l. Sylloge statt Syllage.

„ 616 „ 1 von unten: Pastor Duby in Genf besitzt nur die Cladonien aus dem Herbar Wallroths; das vollständige Herbar Wallroths ist aber zur Zeit Eigenthum des Herrn Doktor Rabenhorst in Dresden. —

Druckfehler im II. Bande.

Seite 38 Zeile 1 von oben nach dem Worte libera ist ein Punkt zu setzen.

„ 137 „ 2 von unten lies Ag. statt As

„ 184 „ 18 von oben lies Ceruchis statt Cerahis.

„ 188 „ 12 „ „ „ Nostoc statt Notoc.

„ 192 „ 7 „ „ „ Porodothion statt Porodothin.

„ 221 „ 2 „ „ ist der Punkt nach dem Worte Conspectus zu streichen.

„ 222 „ 11 „ „ lies Nemacola statt *Nemacola.

„ 224 „ 7 von unten lies *Macropyrenium statt *Macropyremism.

„ 227 „ 14 von oben l. *Dictyoblastus statt *Dictyoblastis.

„ 228 „ 17 von oben l. Nyl. En. statt Nyl. Em.

„ 359 „ 8 „ unten l. Placidiopsis statt Phacidiopsis.

„ 452 in der Uebersicht l. Kryoblastae statt Kyroblastae.

„ 480 Zeile 16 von oben links ist die Zahl 62 zu streichen und eine Zeile tiefer zu Lepidoma Ach. herabzusetzen.

„ 483 Zeile 2 oben rechts ist einzuschalten: Pionospora Th. Fr. (Lich. arct. 1859 p. 116.)

„ 495 „ 14 von oben l. fortgesetzter statt festgesetzter.

„ 545 sub Nr. 423 rechts lies globosus statt globosus.

„ 557 ist in der Rubrik: „Nom. origin." sub Nr. cr. 729. a einzuschalten: Parmelia revoluta Nr. 15.

„ 601 „ 13 von unten: Flotow selbst gab von seiner Lecidea tenebrosa in der bot. Zeitung von Mohl 1855 p. 147 zuerst eine Diagnose.

„ 603 „ 1 von unten ist nach dem Worte Ceruchis die Zahl 368 und

„ 605 „ 2 „ „ nach var. melanothrix die Zahl 370 beizusetzen, ferner ist statt homalea (Ach.) homalea Mont. zu setzen.

„ 610 ist bei Nr. crs 1985 das Sternchen zu streichen, pag. 609 aber der Nro. crs 1961 ein Sternchen beizusetzen.

„ 626 „ 3 „ oben links l. 1859 statt 1819.

„ 736 Zeile 14 von unten links l. fluviatile Dec. statt fluviatilis Dec.

„ 722 „ 7 von unten rechts bei calvescens Nyl. l. 4182 statt 4282.

Abtheilung I.

Die Stellung der Lichenen

in den (bekannteren) bisher proponirten künstlichen und natürlichen allgemeinen Pflanzen-Systemen.

———————

A. Künstliche Pflanzensysteme.

1. Das künstliche Pflanzensytem Tourneforts (Jos. Pitt.) in: Institutiones rei herbariae. Paris 1700.

Classis XVI.

De herbis et suffruticibus, qui floribus carent et semine donantur.

Sect. II.

De herbis qui floribus carent et quarum semina foliis non innascuntur.

Genus I. Osmunda.

Genus II. Ophioglossum.

Genus III.

Lichen.

2. Das Linne'sche Geschlechts-System. 1735.

Z. Cryptogamia.

(Flores absconditi.)

1. Filices

Lycopodium **D.**
Fontinalis **D.**
Sphagnum D
Mnium D.
Hypnum D.
Bryum D.
Polytrichum D.
Jungermania M.
Marchantia D.
Marsilea M.
Lichen. Lichenoides D.

2. Musci.

3. Algae.

4. Fungi

1*

3. Das künstliche Pflanzensystem von Gleditsch (Joh. Gottl.) in: Systema plantarum a staminum situ. Berol. 1764.

Pars II. Cryptostemones.
Class. V. Filicinae.
Class. VI. Muscosae.
Class. VII. Algaceae.
  Ordng. 1. Nudae (Ricia, Tremella, **Lichen.**)
  „ 2. Vesiculares (Fucus, Ulva.)
  „ 3. Fibrosae. (Conferva, Spongia.)
Class. VIII. Fungosae.
  Ordng. 1. Superficiales (Byssus, Clavaria, Helvella.) etc. etc.

4. Das künstliche Pflanzensystem von Sprengel (Kurt) in: Systema Vegetabilium. 1825—1828.

24. Classe (Linné'sche).
Sect. I. 1. Rhizantheae,
         2. Rhizospermae etc.
Sect. II. Musci frondosi et hepatici.
Sect. III. **Lichenes.** A. Angiospori.
                         B. Gymnospori.
Sect. IV. Algae.
Sect V. Mycetes (Fungi).

B. Verwandtschaftsreihen der Familien.

1. Die Verwandtschaftsreihen Linne's (Philosoph. bot. 1751).

Ordo 66. Algae
(Hepaticae, **Lichenes** et Algae auct. rec.)

2. Die Verwandtschaftsreihen von B. v. Jussieu. 1759.

Familie 2. Algae
(Hyphomycetes ex parte; Algae; Chara; Spongia; **Lichenes**; Hepaticae; Equisetum; Viscum?)

3. Die Verwandtschaftsreihen von Adanson (M.) in: Familles des plantes. Paris 1763.

Fam. 2. Fungi
(Hymenomycetes, Gasteromycetes, Pyrenomycetes, **Lichenes.**)

4. Die Verwandtschaftsreihen von K. Sprengel (Uebersicht des Gewächsreiches nach natürlichen Verwandtschaften (Anleitung zur Kenntniss der Gewächse. 1817.)

Fam. 1. Pilze.
  „ 2. Algen.
  „ 3. **Flechten.**
    Ord. 1. **Idiothalami.**
    „ 2. **Coenothalami.**
    „ 3. **Homothalami.**

Fam. 4. Homalophyllen.
„ 5. Lebermoose
„ 6. Laubmoose.
etc. etc.

5. Die Verwandtschaftsreihen von Friedr. Sigm. Voigt (Lehrbuch der Botanik. 2. Ausgabe 1827.)

Erste Abtheilung.
Exembryonatae s. Acotyledones.
Fam. 1. Fungi.
„ 2. **Lichenes.**
„ 3 Algae.

C. Natürliche Pflanzen-Systeme.

1. Das natürliche System von Oeder G. Chr. (Elementa botanices. Havniae 1764—1766.)

Classis I. Cryptantherae
Fam. 1. Filamentosae et crustaceae.
(Algae **Lichenes.**)
Fam. 2. Fungi.
„ 3. Musci.
„ 4. Filices.

2. Das natürliche System von A. J. G. K. Batsch (Dispositio generum plantarum Jenensium secundum Linnaeum et familias naturales. Jenae 1786. 4)

Classis IX. Cryptogamae
Fam. 74. Hepaticae.
75. Algae (**Lichen**, Tremella, Ulva)
„ 76. Fungi.

3. Das natürliche System von A. L. L. Jussieu (Genera plantarum secundum ordines naturales disposita. Parisiis 1789.)

I. Abtheil. Acotyledones.
Classis I. Acotyledones.
Fam. 1. Fungi.
„ 2. Algae (incl. **Lichenes.**)
„ 3. Hepaticae.
„ 4. Musci.
„ 5. Filices.
„ 6. Najades.

4. Das natürliche System von Aug. Pyr. De Candolle (Théorie élémentaire de la Botanique. 1813. Edit. 2. 1819.)

II. Plantae cellulares seu Acotyledoneae.
Class. III. Cellulares.
Subclass. 1. Foliaceae.
Ord. 189. Musci Juss.
„ 190. Hepaticae Juss.
Subclass. 2. Aphyllae.
Ord. 191. **Lichenes D C.**
„ 192. Hypoxyla DC.
„ 193. Fungi DC.
„ 194. Algae DC.

5. Das natürliche System von K. A. Agardh (Aphorismi botanici 1817—1826.)

I. Acotyledoneae
Class. 1. Algae
„ **2. Lichenes.**
„ 3. Fungi.

6. Das System von El. Fries in: Systema Orbis Vegetabilis. Pars I. 1825.

Algae
Cohors I.
Lichenes.
Ord. I. Hymenothalami.
„ **II. Gasterothalami.**
„ **III. Idiothalami.**
„ **IV. Coniothalami.**
Cohors II.
Byssaceae.

7. Das natürliche System von Friedr. Gottl. Bartling (Ordines naturales plantarum etc. Götting. 1830.)

Vegetabilia cellularia DC.
A. Homonemea Fr.
Class. I. Fungi.
„ **II. Lichenes.**
Ord- 5. Coniothalami Bartl.
„ **6. Hymenothalami Bartl.**
„ **7. Pyrenothalami Bartl.**
Class. III. Algae.
B. Heteronemea Fr.
Class. IV. Musci.
etc. etc.

8. Das natürliche System von K. H. Schultz. (Natürliches System des Pflanzenreiches nach der inneren Organisation etc. Berlin 1832.)

Class. II. Homorgana phyllospora.
Ord. 1 Parenchymaphyllosporae, Algenartige Phyllosporen.
Ord. 2. Dermatophyllosporae.
Fam. 23. Fucoideae. Tange etc. Rindenalgen, **Flechten.**
Fam. 25. Crustaceae. Scherf-flechten.
„ **26. Phylloideae. Bart-flechten.**
„ **27. Cladonioideae. Ast-flechten.**
Ord. 3. Neurophyllosporae. Lebermoose etc.

9. Das natürliche System von John Lindley (Nixus plantarum Lond. 1833 und „A Natural System of Botany etc. Lond. 1836.)

Class. V. Esexuales.
Nixus 1. Filicales.
„ 2. Lycopodales.
„ 3. Muscales.

Nixus 4. Charales.
„ 5. Fungales.
(Fungi **Lichenes**, Algae.)

Acotyledones.
Classis II.
Sporae et rudimenta quaedam floris spuria.

E. g. **Lichenes**, Hepaticae, Musci, Lycopodiaceae, filices.

III Cryptogamae s. Nemeae.
A. Heteronemeae.
Fila germinantia.

a) solitaria, simplicia, in frondem dilatantur;   b) plura, ramnificantia, in caulem thallumve coalescunt

XVII. F i l i c e s. etc.   XVIII. M u s c i. etc.

Gonidia

a. praesentia.   b. nulla.
Color vegetabilis.   Color metallicus.
XIX. A l g a e.   XX. F u n g i.
1. **Lichenes** (aereae)   1. Hymenomycetes.
2. a. Byssaceae am. b. „ spuriae phi-blae   2 a. Discomycetes. b. Pyromycetes
3. Fucaceae (marinae)   3. Gasteromycetes.
4. Ulvaceae (aquaticae)   4. Hyphomycetes.
etc.

10. Natürliche System von Joh. Bernh. **Willbrand**. (Die natürlichen Pflanzenfamilien in ihren gegenseitigen Stellungen, Verzweigungen etc. zu einem natürlichen Pflanzensystem. Giessen 1834.)

11. Natürliche System von E. **Fries** (Flora scanic. Upsal. 1835.)

12. Das natürliche System von Ph. v. **Martius** (Conspectus regni vegetabilis secundum characteres morphologicos praesertim carpicos etc Norimberg 1835.)

Vegetatio primigenia. Ursprüngliche Vegetation.
Class. I. Plantae ananthae. Blüthenlose Gewächse.
Subclass. I. Pantachobryae. Umsprosser
Coh. 1. Ananthae frondosae seu thalloideae. Laubige Pflanzen.
Ord. 1. Algae. Algen.
„ 2. **Lichenes. Flechten.**
Subclass. II. Acrobryae. Endsprosser
Coh. 2. Ananthae phyllidiophorae. **Zellblättrige.**
Ser. I. Axylinae, astomae.

8

13. Das natürliche System von Unger und Endlicher (Endlicher Steph. Genera plantarum secundum Ordines naturales disposita. Vindobon. 1836—1840.)

Ord. 3. Characeae.
„ 4. Musci etc. etc.

Regio I Thallophyta.
Sect I Protophyta.
Class. 1. Algae Ag.
Ord. 1. Diatomaceae etc
Class. 2 Lichenes Ag.
Ord. 8. Coniothalami Fr.
Subord. 1. Pulverarieae.
„ 2. Calicieae.
Ord. 9. Idiothalami Fr.
Trib. 1. Graphideae.
2. Glyphideae. 3. Limborieae. 4. Pyxineae.
Ord. 10. Gasterothalami Fr.
Trib. 1. Verrucarieae.
2. Trypetheliaceae. 3. Endocarpeae. 4. Sphaerophoreae.
Ord. 11. Hymenothalami Fr.
Trib. 1. Collemaceae. 2. Lecidineae. 3. Parmeliaceae. 4. Usneaceae.
Sect. II. Hysterophyta.
Class. 3. Fungi L
Ord 12. Gymnomycetes LK. etc. etc.

14. Das natürliche System von Reichenbach H. G. (Handbuch des natürlichen Pflanzensystems etc. 1837 und „Der deutsche Botaniker. I. Band. Erklärung des natürlichen Pflanzensystems 1841").

Erste Stufe. Faserpflanzen, Inophyta. Naktkeimer: Gymnoblastae
1. Classe. Pilze: Fungi etc. etc.
2. „ Flechten. Lichenes.
1. Ord. Coniosporae (Psorae).
10. Fam. Leprariaceae.
11. „ Variolariaceae.
12. „ Arthoniaceae.
2. Ord. Pedetiosporae, Stielflechten.

A. Craterosporae.
13. Fam. Calycieae.
14. „ Coniocarpicae.
15. „ Sphaerophoreae.

B. Cephalosporae, Kopfflechten.
16. Fam. Isidieae.
17. „ Lecideaceae.

18. Fam. Cladoniaceae.
  3. Ord. Thallosporae, Wandelflechten.
A. Gasterosporae, Kernflechten.
19. Fam. Gasterothalamae.
  a. Verrucarieae F. b. Trypetheliaceae Fr. c. Endocarpeae F.
20. Fam. Graphithalamae.
  a. Graphideae F. b. Glyphideae Fr. c. Limborieae Fr.
21. Fam. Gyrothalamae.
B. Apotheciosporae, Schüsselflechten.
22. Fam. Collemaceae Fr.
23.   „   Usneaceae.
24.   „   Parmeliaceae.
  II. Stufe. Stelechophyta, Stockpflanzen.
    3. Classe· Chlorophyta, Grünpflanzen.
      1. Ord. Algae. Algen etc. etc.

15. Natürliche System von P e r l e b K. J. (Clavis Classium, Ordinum et Familiarum atque Index Generum regni vegetabilis. 1838.)

Class. I Protophyta.
  Ord. 1. Fungi.
    etc.
  Ord. 2. Lichenes.
Fam. 6. Crustacei Ag.
  „   7. Lobiolati Ag.
  „   8. Cephaleidei Ag.
  „   9. Ramalinei Ag.
  Ord. 3. Algae
    etc. etc.

16. Natürliche System von O k e n (Allgemeine Naturgeschichte. Stuttg. 1841.)

1. Land.   Markpflanzen.
(Acotyledones seu Cryptogamae.)
1. Classe. Zellenpflanzen. Pilze.
      etc. etc.
2. Classe.   Aderpflanzen. Moosartige.
3. Ord. Stamm-Aderer.
      (Tange Ok.)
4. Ord. Blüthen-Aderer.
      (Flechten-Lichenes.)
5. Ord. Frucht-Aderer.
      (Moose Ok.)
      etc. etc.

16a. G. A. E i s e n g r e i n, Einleitung in das Studium der Aco-

I. Hauptstufe.
Zustand der vorherrschenden Ernähr-

tyledonen oder des Vegetationskreises der Wurzelherrschaft. I.—III. Heft. Freiburg 1842—1844.

Das auf die Flechten Bezügliche in Heft III.

ung oder Abhängigkeit — vorzugsweise das leibliche oder äussere Leben.

I. Classe Acotyledonen
(Wurzelpflanzen)

Pflanzen, welche unter der Herrschaft des Wurzelwesens stehen *)

1. Ordnung. Die Süsswasser- oder Faden-Algen.

(7 Familen)

2. Ord. Die Lichenen.

1. Unterordnung.

1. Fam. Die Graphideen.

2. „   Die Limborieen.

3. „   Die Pyromyceten.

II. Unterordnung.

4. Fam. Die Astrothelien oder **Gasterothalami.**

5. „   Die Parmeliaceen.

III. Unterordnung.

6. Fam. Die Cladonieen.

7. „   Die Usneaceen.

3 Ord. Die Pilze und Schwämme.

4. „ Die Tange.

5. „ Die Laub- und Lebermoose.

6. „ Die Equisetaceen.

7. „ Die Farne.

II. Classe. Pflanzen, welche unter der Herrschaft des Sprossens stehen.

---

*) Diese Wurzelpflanzen werden von dem Verfasser in nachstehender Weise näher charakterisirt.

„Die vollkommenste Wurzelerscheinung besteht darin, nicht nur, dass die Wurzel in der Erde den höchsten Grad ihrer Entwickelung erreicht, sondern dass ihr auch der Stammtrieb unterworfen ist, dass der Wurzeltrieb sogar endlich den Körper in die kleinsten Theile seiner Composition, in die einzelnen Zellen zu frei für sich lebenden Pflanzenorganismen zersetzt, die Pflanzen in ihre Organe als frei für sich gesonderte Gebilde auflöst. In Bezug hierauf sind im Allgemeinen die Wurzelpflanzen äusserlich charakterisirt als in sich haltungslose, nach centrifugaler Richtung wachsende, fast desorganisirte oder kaum in einem organischen Zusammenhange stehende Individuen Selbst bei den Farnen sind die Zweige noch blattartig expandirte Sprossen. Durch das Divergiren der Triebe kommt das zerlegte, zersetzte, ungeregelt zusammenhängende Wesen, woraus auch die Hinfälligkeit und schnelle Vergänglichkeit so vieler Wurzelpflanzen folgt. etc.“

(Stamm - oder Scheidenpflanzen).
Hieher die Palmen, Cyperaceen, Gramineen, Irideen, Aroideen.

etc. etc. *)

17. Das System von Moritz Willkomm (Anleitung zum Studium der wissenschaftlichen Botanik. Leipzig 1854. 8.)

Erstes Reich.
Sporengewächse Sporophyta, plantae sporophorae

I. Abtheilung.
Bedecktsporige oder geschlechtslose Sporenpflanzen, Plantae angiosporae, Sporophyta agama.

1. Classe. Fadenzellige oder unvollkommene Angiosporen, Angiosporae fibrocellulosae s. imperfectae (Pilze und **Flechten**).

2. Classe. Angiosporen mit parenchyym ähnlichen Zellen oder vollkommenere; Angiosporae cellulis parenchymatoideis praeditae s. perfectiores (Algen).

II. Abtheilung.
Naktsporige oder geschlechtliche Sporenpflanzen, Plantae gymnosporae, Sporophyta gamica.

3 Classe. Zellige Gymnosporen, Gymnosporae cellulares (Charäceen, Lebermoose, Laubmoose.)

4. Classe. Gefässführende Gymnosporen, Gymnosporae vasculares (Farrn, Equisetaceen, Rhizocarpeen, Lycopodiaceen.

Zweites Reich.
Saamengewächse, Spermatophyta, plantae spermatophorae

etc. etc.

(Hieher die Phanerogamen.)

---

*) Man sehe über die Abhandlung Eisengrein's auch Band III. Heft 1 — die Fortschritte der Lichenologie in den Jahren 1866 — 68 incl. umfassend — gefälligst nach.

Abtheilung II.

Die

Flechten - Systeme und Flechten- Genera.

———

„Difficile quidem ac periculosum est hujus generis
plantas exacte distribuere."

Mich. Nov. plant. gen. p. 73.

Vorbemerkung.

Im Nachstehenden sind die sämmtlichen bisher vorgeschlagenen und zum Theil auch angewendeten Systeme und Eintheilungs - Methoden der Flechten in chronologischer Ordnung vorgetragen. Wir haben in diese Arbeit nicht allein die allgemeinen, d. h. alle bekannten Lichenen umfassenden Systeme, sondern auch jene Eintheilungs - Methoden aufnehmen zu sollen geglaubt, welche sich bloss auf die Lichenen einzelner Länder beziehen, da auch die Kenntniss der letzteren für den Systematiker in mehrfacher Beziehung interessant und wichtig ist. *) Eine derartige Zusammenstellung sämmtlicher Flechtensysteme dürfte übrigens schon für sich allein gecignet sein, aus ihr den Gang der allmäligen Entwicklung der Lichenologie im Allgemeinen kennen zu lernen; denn ihn kennzeichnen nicht allein die daraus ersichtlichen Prinzipien, welche den verschiedenen Systemen zu verschiedenen Zeiten zum Grunde gelegt worden sind, sondern auch Form und Inhalt der Diagnosen, sowie die bei jedem Werke angegebene Zahl der beschriebenen Arten. Dem Systematiker aber dürfte sie nicht allein geschichtliche Belehrung, sondern auch reichen Stoff zu Vergleichen, zur Läuterung oder Befestigung eigener systematischer Ansichten und vielleicht Anregung zur Gründung neuer Bahnen in der systematischen Lichenologie gewähren.

Möge dann ein glücklicher Stern ihn leiten!

---

*) Es sind die Werke, welche solche allgemeine Flechsten-Systeme enthalten, hier ebenfalls durch das Zeichen ⊙ ersichtlich gemacht, während diejenigen, in welchen neue, nur die Lichenen einzelner Florengebiete betreffende Systeme aufgestellt wurden, ohne Beifügung dieses Zeichens aufgeführt sind.

Die unter dem Titel eines jeden Werkes stehenden inclavirten Ziffern geben die Zahl der Flechtenarten an, welche in dem betreffenden Werke beschrieben sind.

Chronologische Zusammenstellung

der bisher bei den Lichenen angewendeten oder proponirten Eintheilungs - Methoden und Systeme

von der ältesten Zeit an bis zum Jahre 1866.

––––––––––

§. 1. Aufzählung der bekannten Lichenen - Formen (oder wenigstens einiger von diesen) vermischt mit anderen Gewächsen, unter verschiedenen Namen, wie:

Φύκης | in: *Θεοφράστου τοῦ Ἐρεσίου περὶ φυτῶν ἱστορίας βίβλ. ἰ*
Φάσκον | (371—286 ante Chr. nat.)
Βρύον | in: *Πεδακίου Διοσκορίδου Ἀναζαρβέως περὶ ὕλης ἰατρικῆς*
Φύκης | *βιβλ. ἱ.* (Erstes Jahrhundert post Chr.)

Phycos in: C. Plinii Secundi historia naturalis (Erstes Jahrhundert post Chr.)

Muscus*) bei: Ruellius Joh. de, stirpium natura et historia libri XXX. Parisiis 1536. fol.

Pulmonaria **)

Usnea ***)

Lichen †)   et Veteres sequentes

Fucus ††). (Diese Bezeichnung wurde jedoch ausschliesslich nur für die Roccella angewendet.)

Muscus bei: Bauhin Casp., *Πίναξ* theatri botanici. Basiliae 1623. 4. et Muscofungus †††)

Nur 2 oder 3 Flechtenformen.
25 Formen.

---

*) „Muscus arborum" Ruell. l. c. L. I. c. 40.

**) Z. B. Leonh. Fuchsii de stirpium historia commentarii insignes. Basiliae 1542, pag. 637: „Pulmonaria" (= Sticta pulmonaria).

***) z. B. Ad. Lonicerus, Naturalis historiae opus novum Francofurt, Lat. Ed. 1551, pag. 55: „Muscus in arboribus nascens, quem officinae Usneam vocant" (= Usnea barbata).

†) z. B. Jac. Theod. Tabernaemontanus, Kräuterbuch. 1590. 1613. Jc. 1613. „Lichen arborum" (= Evernia prunastri).

††) z. B. Ferrantes Imperatus, Historia naturalis. Neapoli 1599, fol. L. 27, C. 11: „Fucus marinus, Fucus vel Roccella seu Rubicula" (= Roccella tinctoria).

†††) Morison Rob., Historia plantarum univ. Oxoniensis. Oxoniae 1678. 1699.

2*

Fucus
Lichen
Fungus *)   Veteres sequentes.

§. 2. Trennung der Lichenen von den übrigen Gewächsen und Zusammenstellung derselben in einer eigenen Abtheilung unter der Bezeichnung:

Lichen**), bei: Tournefort Jos. Pitt de, Institutiones rei herbariae. Paris 1700. 4. (44 Formen.)

Muscus ***) und { bei Rajus J., Synopsis methodica stirpium Britannicarum.
Lichenoides†) { Lond. Edit. ĮĮI. 1724. (91 Formen.)

§. 3. Versuche einer allgemeinen Eintheilung in Hauptgruppen.

I.

⊙ Michelius P. Ant., Nova plantarum genera juxta Tournefortii methodum disposita. Florentiae 1729. 4.

(314 Species).

Abtheilung der Lichenen in 38 Ordnungen.

Ordo I.

Lichenes non crustacei, erecti vel penduli. Flores in receptaculis planis,

---

1715. „Musco fungus arboreus cinereus, scutellatus, marginibus pillosis" III. p. 634. (= Physcia ciliaris).

Morison hat übrigens in diesem Werke (Tom. III. anno 1699) — wohl als der Erste — eine, wenn auch rohe, Eintheilung der Flechten in natürliche Gruppen oder Abtheilungen versucht und seine in obigem Werke beschriebenen 53 Lichenen nach Massgabe ihrer Gestalt und ihrer Wachsthumsweise unter nachstehenden fünf Sektionen vorgetragen:

1. Muscofungi e terra prominentes, latiores (spec. 5);
2. Muscofungi pixidati (spec. 6);
3. Muscofungi corniculati (spec. 15);
4. Muscofungi crustae modo adnascentes (spec. 11);
5. Muscofungi corticibus arborum dependentes (spec. 16).

*) z. B. Hortus regius Monspeliensis Petri Magnoli. Monspelii 1697. 8. „Fungus terrestris pyxidatus" pag. 83 (= Cladonia pyxidata).

**) z. B. l. c. p. 549: Lichen Pulmonarius, saxatilis, maximus, cinereus (= Parmelia caperata).

***) z. B. l. c. p. 65: Muscus coralloides lanae nigrae instar saxis adhaerens (= Parmelia lanata).

†) z. B. l. c. p. 75: Lichenoides arboreum ramosum scutellatum majus et rigidius, colore virescente (= Ramalina fraxinea α ampliata Schaer).

cavis, convexis et sphaericis. Receptacula florum in una vel in utraque parte, vel ad extremitatem plantarum posita.

Semina subhirsuta, vel in peculiaribus scrobiculis vel in tuberculis, vel sub omnium foliorum cute enascentia.

Ex. Lichen Pulmonarius, rufescens, durior, in amplas lacinias divisus (Ramalina fraxinea *).

Ordo II.

Receptacula florum ad foliorum extremitatem locata. Semina in filamenta plerumque multifida disposita et ad margines vel e suprema plantae superficie erumpentia.

Ex. Lichen Alpinus, membranaceus, elegans, in amplas lacinias divisus, inferne albus, superne e glauco subvirescens, receptaculis florum amplioribus, interna parte fuscis (Cetraria glauca).

Ordo III.

Receptacula florum in utraque plantae parte sita. Semina . . . .

Ex. Lichen terrestris, membranaceus, mollior, fuscus, receptaculis florum sordide rubris, perexiguis (Leptogium atrocaeruleum v. sinuatum).

Ordo IV.

Receptacula florum in una tantum foliorum parte locata. Semina in filamenta simplicia disposita, qua per totam foliorum superficiem crebra nascuntur.

Ex. Lichen Alpinus, cornua cervi referens, subtus anthracinus, desuper cinereus, receptaculis florum amplioribus, intus fuscis. (Evernia furfuracea).

Ordo V.

Lichenes ut plurimum teretes, non tubulati, erecti vel penduli. Receptacula florum secundum cauliculorum longitudinem, vel in eorum extremitate locata. Semina vel subhirsuta, et inter se connexa, in peculiaribus locis, vel laevia, et in filamenta simplicia aut multifida per totam plantarum superficiem disposita.

Ex. Lichen nodosus, cinereus, longissimus, receptaculis florum rufescentibus. (Usnea articulata).

Ordo VI.

Lichenes fruticosi, tereti, tubulati, Corallio aemuli. Receptacula florum in ramulorum apicibus. Semina subhirsuta plerumque simul juncta ob totam plantarum cutis solutionem provenientia.

Ex. Lichen Coralloides, tubulosus, major, candidus, ramosissimus, receptaculis florum rufescentibus, perexiguis. (Cladonia rangiferina).

Ordo VII.

Lichenes cauliferi, e crusta foliacea perexigua enascentes, caulibus tubulatis, plerumque ramosis, vel in cornicula, vel in proboscidem, vel in pyxidiculas minus

---

*) Zur besseren Verständniss sind die heutigen Namen der betreffenden Flechtenarten überall in Parenthese beigefügt.

quam in sequenti ordine speciosas, atque patentes, et in ore clausas desinentibus. Receptacula florum e pyxidicularum marginibus erumpentia. Semina subhirsuta ut plurimum simul juncta, et e solutione cutis cauliculorum et inferna foliorum parte nascentia.

Ex. Lichen pyxidatus et corniculatus, prolifer, (e viridi obsolete lutescens). (Cladonia fimbriata); Lichen pyxidatus, corniculis aduncis. (Clad. pyxidata) etc.

Ordo VIII.

Lichenes communiter dicti, aut biformes, constantes e crustula foliacea et pyxidiculis speciosis atque majusculis et in ore clausis, vel simplicibus vel ramosis, vel e margine vel e medio altera ex altera innascente.

Ex. Lichen pyxidatus major (Cladonia pyxidata) etc.

Ordo IX.

Lichenes pyxidato affines, constantes e crustula foliacea et caulibus plerumque ramosis, ad extremitatem et divaricationem hiantibus, et fere pyxidatis.

Ex. Lichen tubulatus, ramosus, albus, crassus, scaber et elatior, receptaculis florum rufescentibus. (Cladonia squamosa).

Ordo X.

Lichenes pyxidatis affines, e crustula foliacea et caulibus simplicibus, strigosis, minime vel vix cavis, constantes. Receptacula florum vel simplicia vel multifida in cauliculorum summitate locata.

Ex. Lichen minimus, terrestris, foliis perexiguis, receptaculis florum rufescentibus. (Cladonia fungiformis).

Ordo XI.

Lichenes cructacei, Pulmonarii, coriacei. Receptacula florum (si in hac planta ita ea vocari licet) in adversa plantae parte undique sparsa. Semina disposita in filamenta multifida, tum in foliorum marginibus, tum per totam supernam eorum superficiem.

Ex. Lichen pulmonarius, saxatilis, fuscorufus, receptaculis florum albidis. (Sticta sylvatica).

Ordo XII.

Receptacula florum in superna plantarum parte, tum ad latera tum ad extremitates posita. Semina, ut in ordine antecedenti, sed in peripheria plerumque erumpentia.

Ex. Lichen Pulmonarius, major, inferne obscurus, desuper e cinereo virescens, receptaculis florum nigricantibus, primum circinatis, dein teretibus (Peltigera canina).

Ordo XIII.

Receptacula florum in inferiori plantarum parte adsita, sed ita sursum reflexa, ut desuper locata esse videantur.

Ex. Lichen Pulmonarius major, ex obscuro cinereus, inferne ex albo rufescens, receptaculis florum rubris, amplioribus, ad latera oblongis. (Peltigera horizontalis).

Ordo XIV.

Receptacula florum ad margines plerumque supernae plantarum partis. Semina in parvis globulis digesta, tum per totum marginem, tum undique in eorum superficie secundum lacunarum os nascentia.

Ex. Lichen arboreus, sive Pulmonaria arborea, minor et angustifolia. (Sticta pulmonaria).

Ordo XV.

Receptacula florum in medio supernae plantarum partis nascentia. Semina in filamenta ramosa aut multifida disposita, quae filamenta singillatim erumpunt per totam foliorum superficiem in plantis plerumque femineis, seu non floriferis.

Ex. Lichen Pulmonarius, Querno folio, inferne nigricans, superne cinereus, receptaculis florum sordide virescentibus. (Parmelia quercifolia).

Ordo XVI.

Lichenes crustacei, Pulmonarii, substantiae gelatinosae.
(Hieher die meisten Collemaceae.)

Ordo XVII.

Lichenes crustacei, Pulmonarii, coriacei. Semina in foemineis seu non floriferis plantis ad laciniarum exortum cumulatim aggesta

Ex. Lichen Pulmonarius, arboribus adnascens, maximus, inferne obscurus, desuper e glauco-cinereus, receptaculis florum rubris, seminibus nigricantibus. (Sticta amplissima).

Ordo XVIII.

Semina in comosa arbuscula disposita, et per totam Plantae superficiem sparsa.

Ex. Lichen Pulmonarius, saxatilis, inferne reticulatus et lacunatus, superne cinereus ac verrucosus, receptaculis florum et seminibus nigricantibus, et veluti deustis. (Umbilicaria pustulata).

Ordo XIX.

Semina circa foliorum margines crebro nascentia, collecta veluti in corymbos, basi tubulata insidentes.

Ex. Lichen Dioscoridis et Plinii secundus, colore flavescente. (Physcia parietina).

Ordo XX.

Semina subhirsuta in glomerulos veluti distincta, atque non modo per totum foliorum spatium, verum etiam in dorso receptaculorum, disrupta cute, crebro nascentia.

Ex. Lichen Pulmonarius, saxis et arboribus adnascens, major, inferne nigricans, superne e sulphureo cinereus, receptaculis florum amplioribus, intus sordide et obsolete viridibus. (Parmelia caperata).

Ordo XXI.

Semina subhirsuta tum per totum plantarum marginem sine ullo intervallo, tum in eorum plano disrupta cute, in distinctos veluti glomos egredientia.

Ex. Lichen Pulmonarius, arboribus adnascens, inferne obscurus, desuper lacunatus, ex glauco et cinereo flavescens, receptaculis florum rubris. (Sticta scrobiculata).

Ordo XXII.

Semina subhirsuta tum per totam plantarum peripheriam, tum in earum superficie per reticulatas rimas emergentia.

Ex. Lichen Pulmonarius, foliis eleganter divisis. inferne nigerrimis et cirrosis. superne lacunatis, et glauco-cinereis, receptaculis florum fusco virescentibus. (Parmelia saxatilis).

Ordo XXIII.

Semina subhirsuta circa foliorum margines erumpentia.

Ex. Lichen Pulmonarius, crassus, superne e cinereo plumbeus, torosus ac filamentosus, inferne albus et villosus, receptaculis florum ex rubro ferrugineis. (Pannaria plumbea).

Ordo XXIV.

Receptacula florum pedunculo veluti insidentia. Semina subhirsuta circa margines supremae foliorum partis et in dorso receptaculorum florum e cutis laceratione veluti nascentia.

Ex. Lichen Pulmonarius, crispus inferne nigerrimus, et glaber, superne cinereus, receptaculis florum subobscuris. (Parmelia perlata).

Ordo XXV.

Lichenes crustacei, Pulmonarii, coriacei, tubulati, ramulorum apicibus in prima specie clausis, in secunda vero laxis.

Semina subhirsuta, nascentia e solutione cutis, vel ab externis vel internis ramulorum extremitatibus.

Ex. Lichen Pulmonarius, arboribus adnascens, desuper cinereus, subtus anthracinus, segmentis teretibus, tubulosis, corniculatis, ad extremitates clausis, receptaculis florum subrubentibus. (Parmelia physodes).

Ordo XXVI.

Lichenes crustacei, Pulmonarii, coriacei non tubulati. Semina subhirsuta, circa margines inferioris foliorum partis, e solutione cutis veluti enascentia.

Ex. Lichen Pulmonarius, cristatus, arboribus adnascens, exiguus, inferne albidus, desuper cinereus, receptaculis florum subobscuris (Pyscia stellaris).

Ord XXVII.

Lichenes crustacei, Pulmonarii, coriacei, ad margines radicati seu barbati. Semina subhirsuta posita in scrobiculis a disrupto et laxo foliorum apice et margine efformatis, quem ad modum in portione hujus plantae per lentem visa, et radicibus destituta melius apparet.

Ex. Lichen Pulmonarius arboribus adnascens, exiguus, angustifolius, superne cinereus, inferne albus, receptaculis florum obscuris. (Physcia pulchella v. semipinnata).

Ordo XXVIII.

Semina subhirsuta, recondita in tumidis receptaculis, vel ab inferna vel a superna foliorum parte efformatis.

Ex. Lichen Pulmonarius, exiguus, saxis et arboribus innascens, ad margines radicatus, inferne albus, desuper subcinereus, receptaculis florum nigricantibus. (Physcia stellaris v. tenella).

Ordo XXIX.

Semina subhirsuta, adsita in scrobiculis per margines et superficiem foliorum. Ex. Lichen Pulmonarius, minimus, arboribus innascens, ad margines radicatus, superne cinereo fuscus, inferne anthracinus, receptaculis florum fuscis. (Physcia obscura v. chloantha).

Ordo XXX.

Lichenes Crustacei, Pulmonarii, arctissime adnascentes, per siccitatem rimosi, ex substantia plerumque farinacea, et ex loco, in quo proveniunt, nisi in fragmenta separabiles. Semina subhirsuta, vel per totam superficiem, vel in peculiaribus locis in plantis, ut plurimum non floriferis, reperiuntur.

Ex. Lichen Pulmonarius, saxatilis, farinaceus, major, foliis crassis, subrotundis, e cinereo virescentibus, inferne albis, receptaculis florum subrufis. (Squamaria crassa v. gypsacea).

Ordo XXXI.

Lichenes crustacei, Pulmonarii, coriacei. Receptacula florum in substantia plantae affixa, atque recondita, et minime apparentia, nisi laceratione cutis. Semina . .

Ex. Lichen Pulmonarius, Alpinus, terrestris, glauco-virescens, receptaculis florum fuscis (Solorina saccata).

Ordo XXXII.

Lichenes crustacei, non Pulmonarii, seu non foliosi, nec in lacinia secta, substantia ut plurimum farinacea. Receptacula florum in interna verrucarum parte adsita et solum per rimam apparentia, rarissime extra easdem verrucas prorsus exeuntia. Seminá . . . .

Ex. Lichen crustaceus, verrucosus, Alpinus, arboribus adnascens, cinereus receptaculis florum rufescentibus. (Pertusaria communis).

Ordo XXXIII.

Lichenes crustacei, non Pulmonarii, nonnihil sinuati, substantia farinacea. Receptacula florum in superficie plantae locata. Semina . . . .

Ex. Lichen crustaceus, sinuatus, farinaceus, verrucosus, cinereus, Musco innascens, receptaculis florum nigricantibus. (Urceol. scruposa v. bryophila).

Ordo XXXIV.

Lichenes Crustacei, non Pulmonarii, indivisi scilicet, neque laciniati, neque sinuati, substantia farinacea, vel ex tartaro. Semina subhirsuta, in plantis ut plurimum non floriferis seu femineis, vel per totam earum superficiem vel in peculiaribus scrobiculis enascentia.

Ex. Lichen crustaceus, saxatilis, farinaceus, verrucosus, candidus, omnium crassissimus, receptaculis florum nigricantibus. (Urceolaria ocellata). (Villarsii).

Ordo XXXV.

Receptacula florum rotunda, interna parte cava et basi superposita. Semina . . .

Ex. Lichen crustaceus, terrestris, crusta granulosa, ex albo subcinerea, receptaculis florum rotundis, carneis, pediculo insidentibus. (Baeomyces roseus).

Ordo XXXVI.

Lichenes crustacei, Pulmonarii, substantiae coriaceae. Flores commixti cum gelatinosa massa, comprehensa in cavitate receptaculi sphaerici. Receptacula florum in substantia foliorum sunt inserta et in earum superficie vix apparent. Semina . . . ad foliorum margines occurunt.

Ex. Lichen Pulmonarius, saxatilis, e cinereo fuscus, minimus. (Endocarpon miniatum).

Ordo XXXVII.

Lichenes crustacei, non Pulmonarii, seu indivisi, substantia farinacea, et ex tartaro. Flores commixti ut plurimum cum massa gelatinosa, comprehensa in cavitate receptaculi sphaerici, pyriformis, transverse oblongi simplicis, vel transverse oblongi multifidi Receptacula vel in Plantarum superficie, vel in earum substantia. Semina . . . .

Ex. Lichen crustaceus, saxatilis, farinaceus, rimosus, et veluti tesselatus, ex cinereo albicans, vulgatissimus, receptaculis florum nigris. (Urceolaria calcarea L.)

Ordo XXXVIII.

Lichenes fruticosi, non tubulati. Receptacula florum, ut in ordine antecedente, sed in cauliculorum summitate locata. Semina . . . .

Ex. Lichen fructicosus, Coralloides, non tubulosus, cinereus, ramosissimus, receptaculis florum sphaericis, concoloribus. (Sphaeroph. coralloides).

Ausserdem gehört noch zu den Flechten das p. 105 angeführte Genus Lichenoides (Tab. 56), welches folgendermassen definirt wird:

Lichenoides est plantae genus, floribus apetalis, siliquam quodammodo repraesentantibus, in singulis internodiis cavis et aere dumtaxat repletis, sterilibus, atque nudis, orbatis scilicet calyce, pistillo et staminibus, in massa gelatinosa commixtis atque inclusis, quae massa, vel singula, vel bina, vel terna, in fornicatis cellulis, ac summa parte perforatis, et ab ipsa substantia plantae tantummodo formatis comprehenditur. Semina autem hactenus perspecta non habemus.

Ex. Lichenoides crustaceum, arboribus adnascens, tenuissimum, ex cinereo rufum, capsulis majoribus et rarioribus (Pertusaria communis).

II.

⊙ Dillenius Jo. Jac., Historia muscorum. Oxoniae 1741. 4.

Pag. 56 — 228.

(204 Arten.)

Genus IV.

Usnea.

Musci genus aphyllum, ex meris caulibus seu funiculis et filis constans, teretibus plerumque, solidis et rigidis, cujus extremitates et latera subinde in orbiculos exsuccos, floris aut fructus aemulos, desinunt, modice concavos, limbo carentes, basi vero sua et quandoque per ramulos arborum corticibus innascuntur Visci instar, cujus more aliena quadra vivunt

    Ex. Usnea vulgaris, loris longis implexis (Usn. ceratina); Usnea mollis, ramis longis compressis (Evernia divericata); Usnea lanae nigrae instar saxis adhaerens (Cornic. lanata) etc.

Genus V.

Coralloides.

Coralloides est Musci genus cauliferum, non raro Coralli instar ramosum, ex partibus diversa figura praeditis constans, cujus summitatibus capitula vel tubercula innascuntur plerumque carnosa, quae florum receptacula vocat Michelius, atomos vero pulverulentas, cauliculorum et foliorum superficiei subinde adhaerentes semina interpretatur.

Ordo I.

Coralloidis species fungiformes, non tubulosae nec ramosae.

Ex. Corall. fungiforme carneum, basi leprosa (Baeomyces roseus) etc.

Ordo II.

Coralloidis species scyphiformes, tubulosae, simplices et proliferae.

Series I.

Scyphis perfectioribus.

Ex. C. scyphiforme, tuberculis fuscis (Cladonia pyxidata); C. scyphiforme serratum elatius, caulibus gracilibus glabris (Clad. gracilis) etc.

Series II.

Species scyphis imperfectis.

Ex. C. vix ramosum, scyphis obscuris (Clad. macilenta) etc.

Ordo III.

Coralloidis species ramosae fruticuli specie, summitatibus acutis, multifariam divisis.

Series I.

Species tubulosae.

Ex. Coralloides perforatum majus, molle et crassum (Clad. ceranoides); Coraloides imperforatum corniculis brevissimis crispis (Clad. aggregata) etc.

Series II.

Coralloidis species, fruticuli specie, solidae, seu non tubulosae.

Ex. Coralloidis fruticuli specie fuscum spinosum (Cornicul. aculeata); Coral-

loides crispum et botryforme Alpinum (Stereocaulon corallinum); Coralloides crupressiforme, capitulis globosis (Sphaerophorus coralloides) etc

Genus VI.
Lichenoides.

Lichenoides nomine designatur Musci genus, ex partibus diversa figura praeditis constans, caule plerumque destitutum, vel ex mera crusta, vel foliis, nunc
appressis, nunc liberis constans, vel tuberculis vel acetabulis, vel peltis praeditum,
ipsis vel crustis, vel foliis pedicullo nullo, aut brevi tantum innascentibus.

Ordo I.
Lichenoides species aphyllae, mere crustaceae.

Series I.
Species tuberculosae.

Ex. Lichenoides crusta tenuissima, peregrinis velut litteris inscripta (Graphis
scripta); Lichenoides nigro-flavum, tabulae Geographicae instar pictum
(Rhicocarpon geographicum) etc.

Series II.
Species scutellatae, id est orbiculos proferentes margine cinctos, nunc parum,
nunc plus excavatos, scutellae vel acetabuli instar.

Ex. Lichenoides crustaceum et leprosum, acetabulis majoribus luteis, limbis
argenteis. (Lecanora tartarea) etc.

Ordo II.
Lichenoidis species foliosae.

Series I.
Species gelatinosae, tuberculosae et scutellatae.

Ex. Lichenoides gelatinosum membranaceum, tenue (Collema Vespertilio) etc.

Series II.
Lichenoidis species aridiores et exsuccae, scutellatae.

Divisio I.
Scutellis pediculo insidentibus.

Ex. Lichenoides glaucum perlatum, subtus nigrum et cirrosum. (Parmelia
perlata) etc.

Divisio II.
Species scutellis sessilibus et arcte foliis adnascentibus.

Ex. Lichenoides angustifolium planum, crinibus nigris (Physcia leucomelas);
Lichenoides tenuissimum, scutellis exiguis miniatis. (Placodinm elegans) etc.

Series III
Lichenoidis species aridiores peltatae et clypeatae, bracteis nunc oblongis,
nunc rotundis, vel planis, vel convexis, non cavis, nec limbo, scutellarum instar,
cinctis.

Divisio I.
Foliorum marginibus aut eorum appendicibus peltis totis adnatis, i. e peltis
per limbos inferiores affixis.

Ex. Lichenoides digitatum cinereum, Lactucae foliis sinuosis. (Peltigera canina) etc.

Divisio II.

Species pileatae, seu quarum peltae pediculo brevissimo, earum medio inserto, insident.

Ex. Lichenoides pulmoneum reticulatum vulgare, marginibus peltiferis. (Sticta pulmonacea) etc.

Divisio III.

Species quarum peltae absque pediculo foliorum plano adnascuntur.

Ex. Lichenoides rugosum durum pullum, peltis atris verrucosis. (Umbilicaria erosa); Lichenoides Lichenis facie, peltis acetabulis immersis (Solorina saccata) etc.

Series IV.

Lichenoidis species peltatae, mihi non perspectae, ex Flora lapponica et Michelii Nov. Gen.

Series V.

Lichenoidis spécies, quarum vel peltae, vel scutellae latent, aut nondum observatae fuerunt.

Ex. Lichenoides coriaceum nebulosum cinereum punctatum, subtus fulvum (Endocarpon miniatum); Lichenoides pustulatum cinereum et veluti ambustum (Umbilicaria pustulata) etc. etc.

III.

☉ Hill John, A History of Plants. Lond. 1751. fol.

(84 Species)
Bok III.
Mosses.

1) Those which consist of tender filaments:
   Byssus.
   Conferva.

2. Those which are of a foliaceus, or a gelatinous matter.
   Phyllona.
   Ulva.
   Collema.

3. Those consisting of firm or rigid stalks.
   Usnea.
   Platysma.
   Cladonia.
   Pyxidium

4. Those consisting of a crustaceous, dry, or gelatinous matter.
   Placodium.

5. Those which produce capsules covered with opercula.
   Bryum. Polytrichum. Sphagnum. Mnium. Fontinalis. Hypnum.

6. Those which produce capsules without calyptrae.
   Lycopodium. Trispermium. Selago. Polycocca. Opeca.

Collema.
(pag. 82.)

Collema is a genus of Mosses, consisting merely of a gelatinous matter, re
sembling boiled glue, or size.

Ex. Collema filamentorum crassius (Conferva mucosa Dill.) etc. Sind im Ganzen
5 Arten aufgeführt.

Usnea.
(pag. 85.)

Usnea is a genus of Mosses, consisting of mere filaments only, but these of
a tough and firm texture, and exhibiting on their surfaces some appearance of a
fructification, in a kind of scutellae, or orbicular bodies, growing from several
parts of them, sometimes from the fides from the extremities.

Ex. Usnea villosa inplicata (Muscus arboreus Gessn. et Ruell.) etc
Sind im Ganzen 20 Arten aufgeführt.

Platysma.
(pag. 88.)

Platysma is a genus of Mosses, consisting of a firm, tough, and flexile matter,
formed into ramnifications, which are flat and thin, and, in some degree, resemble,
in their divisions, the sea fuci.

These Mosses have the same appearance of fructifications with the Usneae;
they have roundish scutellae growing on the edges, or surfaces, of their leaves,
in many parts, which evidently serve to the propagation of the species, though
the exact manner in which that is performed is not yet discovered.

Ex. Platysma reticulatum marginibus scutelliferis (Pulmonaria auct.) etc.
Im Ganzen 16 Arten aufgeführt.

Cladonia.
(pag. 91.)

Cladonia is a genus of Mosses, consisting of a firm, tough, and flexile matter,
formed into stalks of a roundish figure, sometimes almost simple, sometimes more
ramified, and, in many of the species, resembling smoll shrubs.

The fructification of this genus Mosses, so far as it is yet observed, resembles
in some degree that of the Usnea and Platysma there appearing, at the extremities of the branches, a kind of tubercles, semewhat resembling the scutellae of
those plants, etc.

Ex. Cladonia furcata (Coralloides cornua cervi referens Tournef.) etc.
Sind im Ganzen 11 Spezies aufgeführt.

Pyxidium
(pag. 94.)

Pyxidium is a genus of Mosses, consisting of a firm, tough and flexile matter,
forme into the shape of hollowed cups or drinking-glasses, with longer or shorter
stems. The parts of fructification in this Moss greatly resemble those of the
Cladonia. They are large sost tubercules, of a convex form., and of a brownish,
blackish, or red colour, affixed to the edge of the cup, sometimes on pedicles,
sometimes without etc.

Ex. Pyxidium margine leviter serrato (Cladonia pyxidata) etc.
Sind im Ganzen 12 Arten aufgeführt.

Placodium.

(pag. 96.)

.   Placodium is a genus of Mosses, consisting of a friable, or of a gelatinous matter, forme into crusts, or flat cakes, sometimes merely scabrous, and granular, but at others, somewhat foliaceus about the edges.

The fructification in this genus appears in form of bracteae, or spangles, on the surface of the plant, and principally about the center; these are very various in their figure, sometimes prominent, like the tubercles of the pyxidia, sometimes flat, and sometimes hollowed, like the scutellae of the species of Platysma.

These different figures appear not only on the different species, but in the fructifications of the same plant, in their different degrees of maturity etc.

Ex. Placodium bracteis majusculis limbo albo cinctis. (Lichenoides tartareum,
farinaceum, scutellatum umbone fusco Dillen.) etc.

Sind im Ganzen 20 Arten aufgeführt.

IV.

⊙ Linnaei Carol., Species plantarum, exhibentes plantas rite cognitas, ad genera relatas. Holmiae 1753. 2 tomi. 8.

Tom. II. pag. 1140 – 1156.

Classis XXIV. Cryptogamae.

Algae.

L i c h e n.

(80 species)

(Inductio nominum trivialium!)

* Leprosi tuberculati.

Ex. L. scriptus, geographicus, ventosus etc.

* Leprosi scutellati.

Ex. L. tartareus, subfuscus.

* Imbricati.

Ex. L. saxatilis, parietinus, stellaris etc.

* Foliacei.

Ex. L. ciliaris, islandicus, pulmonarius, fraxineus etc.

* Coriacei.

Ex. L. resupinatus, aphlosus, pustulatus etc.

* Scyphiferi.

Ex. L. cocciferus, pyxidatus, paschalis, fragilis etc.

* Filamentosi.

Ex. L. barbatus, jubatus, vulpinus etc.

IV. A.

Wm. Watson, An Historical Memoir concerning a Genus of Plants called Lichen etc. in: Philosoph. Transact. Vol. L Part. II. 1758.

Pag 660—686.

1. Lichenes filamentosi (l. c. p. 660.)

Such as consist of mere solid filaments, of a firm and solid but flexible texture, having the appearance of fructification in the form of scutellae, or flat round bodies growing from the sides or extremities of these filaments.

(Hieher die haarigen Baum-Moose oder Usneen von Dillenius und Hill, verschiedene Spezies der fünften Flechten-Ordnung Michelis und die Lichenes filamentosi Linné's).

2. Lichenes fruticulosi (l. c. p. 665).

Such as consist of a tough flexible matter, formed into ramifications, in some species almost simple, in others resembling small shrubs: in some of the species the branches are quite solid, in others tubular.

(Hieher das Genus Coralloides des Dillen, das ganze Genus Cladonia von Hill; die zweite und mehrere Spezies der dritten Ordnung von Hallers Flechten; verschiedene Arten von der fünften und die ganze sechste Ordnung Michelis; endlich die Lichenes fruticulosi Linné's).

3. Lichenes pyxidati (l. c. p. 671).

Such as consist of a firm tough flexible matter, formed into simple tubular stalks, whose tops are expanded into the form of little cups.

(Hieher die Becherflechten der Autoren; die zweite Ordnung des Genus Coralloides Dillens; ein grosser Theil von der ersten Flechtenordnung Hallers; die 7., 8, 9 und 10. Ordnung Michelis; die Lichenes scyphiferi Linné's).

4. Lichenes crustacei (l. c. p. 673).

Such as consist of a dry and friable matter, more or less thick, formed into flat crusts, very closely adhering to whatever they grow upon.

(Hieher die erste Ordnung des Genus Lichenoides Dillens; die 5., 6. und 7. Ordnung von Hallers Flechten; die Lichenes leprosi und crustacei Linné's und einige Arten von Placodium Hill's).

5. Lichenes foliacei scutellati (l. c. p 676).

Such as consist of a more lax and flexible matter, formed into a foliaceous appearance, having the parts of fructification in the form of scutellae.

(Hieher die ganze erste Series der 2. Ordnung vom Genus Lichenoides Dillens; die 1. Abtheilung der 2. Series und der letzte Theil der 2. Abtheilung derselben; die Lichenes imbricati und umbilicati Linné's und manche von den Placodium-Arten Hill's).

6. Lichenes erecti ramosi plani (l. c. p. 679).

Such as consist of a firm tough matter, disposed into flat and thin ramifications growing erect. and bearing their scutellae upon the edges, surfaces, and at the extremities.

(Hieher die flachästigen Baumflechten der Autoren, viele aus der 4. Ordnung von Hallers Lichenen; der erste Theil der 2. Abtheilung von der 2. Series Dillens; dann die Platisma-Arten Hill's).

7. Lichenes peltati (l. c. p. 680).

Such as consist of a tough or coriaceous matter, disposed into a foliaceous appearance; on the edges of which, in general, the parts of fructification are placed, in the form of flattish oblong bodies, in these mosses called shields or pelts.

(Hieher die 3. Series der 2. Ordnung von Dillens Lichenoides; die Lichenes coriacei Linné's und einige Arten von Placodium Hill's).

V.

☉ Adanson (M.), Familles des plantes. 2. Vol. Paris 1763. 8.

Band II. pag. 3. 6. 7. 11.

Premiere Famille.
Les Bissus. Byssi.

II. Section.

A Filets non articulés, ou en poussiére.

	Figure.	Substanze.	Graines
Pilulina Adans. Byssus 3 à 5. Dill. Musc. t. 1. Lichen 60 à 62. Mich. p. 99 t. 53 f. 3. 4.	Poussière compos. de lames ou de globules fendus en 2 ou en 4, et distinct. mais raproch. et ramassés en lame ou en grumeaux,	Mucide ou aqueuse se desséchant en peu de tems à l'air sec en une substance spongieuse.	. . . . . .
Kanta Adans. Byssus Mich. t. 90 f. 1. 5. 7. Dill. musc. t. 1 f. 18. 19.	Filets cil. ramifiés au somet, et reunis en bas dans la plus grande partie de leur longueur en une masse spongieuse.	Id.	. . . .

II. Famille.

Les Champignons. Fungi.

II. Section.

A. Ecussons qui portent les graines à leur surface.

Gabura Adans. Lichenoid. Dill. Musc. t. 19. f. 27.	Buisson élevé à branches plates terminées par des écussons hémisphériques.	Charnué, comme gélatineuse ou mucilagineuse.	Sphériqu. à la surface supér. des écussons.

	Figure.	Substanze.	Graines.
Cladonia Brown. Coralloides Dill. Musc. t. 14. 15. 16.	Lame ramp. découpée diversement, d'où sort une tige cilind. creuse, simple ou ramifiée, qui porte à ses extrémités ou sur sa long. des écuss. hémisph. ou orbicnl. atachés par leur centre.	Fongueuse molle et souple lorsqu' elle est humide, et cassante losqu'elle est seche.	Id.
Usnea Offic. Dill. musc. t. 11. 12. 13. Coralloides Dill. t. 16. f. 21. 24. 29. 33 à 39.	Buisson élevé à tiges cilindriq. pleines parsemées d'écussons orbiculaires, atachés par leur centre.	Fongueuse molle et souple lorsqu'elle est humide, et cassante lorsqu'elle est seche.	Sphériqu. à la surface supérieure des écussons.
Platisma Brown. Lichenoides Dill. Musc. t. 21.	Id. à tiges et branches plates.	Id.	Id.
Placodion Brown. Lichenoides Dill. Musc. t. 27. 28.	Lame rampante, découpée diversement, et portant à ses extrémitès des écussons orbicul ou elliptiques, convexes endessus, concaves en-dessous comme un ongle, et atachés par leurs bords et non par le centre.	Id.	Id.
Lichen Mich. t. 43 a 52. Lichenoides Dill. Musc. t. 18. 20. 24 à 26.	Lame, id. parsemée d'écuss. orbicul. ou hémisphériq, atachés par leur centre.	Id.	Id.
Kolman Adans. Lichenoides Dill. Musc. t. 18. 19.	Id.	Gélatineuse.	Id.
Korker Mart. Lichenoides Dill. Musc. t. 18.	Poussiere étendue come une lame ou croute rampante parsemée d'écussons	Fongueuse.	Id.

VI. Section.

A surface couverte de sillons inégaux, dans lesquels sont les graines.

Graphis Adans. Lichenoides Dill. Musc. t. 18. f. 1, 2.	Figure. Poussiere fine rampante comme une lame parsemée de sillons simples ou rameux, quelquefois à bords relevés en côtes.	Substance. Farineuse.	Graines. Spheriquesremplissant les sillons.

VI.

⊙ Gleditsch (Joh. Gottl.), Systema plantarum a Staminum situ secundum Classes, Ordines et Genera cum characteribus essentialibus. Berolini 1764. 8.

pag. CII. und 299.

Classis VII. Algaceae

Nudae.

Lichen. Riccia. Tremella.

Nro. 1905. Lichen.

♂ masc. Fructif. sessiles in receptaculis peltatis planis s. convexis s. concavis, orbiculatis.

♀ fem. Fructif. in eadem s. distincta planta, farinosae, minutissimae.

(Spezies werden nicht aufgezählt.)

VII.

⊙ Crantz Hen. Jo. Nep., Institutiones rei herbariae juxta nutum naturae digestae ex habitu. 2 tomi. Vienn. 1766. 8.

pag. 60. 68—80.

Algae.

I. Terrestres.

(Genera Marchantia, Jungermania, Targionia, Blasia, Riccia, Lichen et Byssus continentes.)

34. Lichen.

(81 Spezies.)

Masc. Receptaculum subrotundum vel convexum, vel concavum, vel planiusculum, nitidum.

Fem. Farina foliis adspersa.

a. Leprosi tuberculati.

Ex. L. scriptus, geographicus etc.

b. Leprosi scutellati.

Ex. L. tartareus, subfuscus etc.

c. Imbricati.

Ex. L. saxatilis, parietinus etc.

d. Foliacei.

Ex. L. ciliaris, islandicus, prunastri etc.

e. Coriacei.

Ex. L. aphtosus, caninus, arcticus, saccatus etc.

f. Umbilicati, squalentes quasi fuligine.

Ex. L. miniatus, pustulatus, polyphyllus etc.

g. Scyphiferi.

Ex. L. cocciferus, pyxidatus etc.

h. Fruticulosa.

Ex. L. rangiferinus, paschalis, fragilis etc.

i. Filamentosi.

Ex. L. barbatus, jubatus, vulpinus etc.

VIII.

⊙ Linné C., Systema Naturae. Edit. XII. Holmiae 1767. 2 tom. 8.

Tom. II. pag. 708—714.

1202 Algae. Lichen. Masc. Receptaculum subrotundum, planiusculum, nitidum.

Fem. Farina foliis adspersa.

(86 Species)

A. * Lichenes leprosi tuberculati.

Ex. L. scriptus,

L. leprosus albicans, lineolis nigris ramosis characteriformibus.

L. geographicus,

L. leprosus flavescens, lineolis nigris mappam referens.

B. * Leprosi scutellati.

Ex. Lich. tartareus,

L. crustaceus exalbido — virescens, scutellis flavescentibus; margine albo.

C. * Imbricati.

Ex. Lich. saxatilis,

L. imbricatus, foliolis sinuatis scabris lacunosis, scutellio badiis.

D. * Foliacei.

Ex. Lich. Islandicus,

L. foliaceus adscendens laciniatus: marginibus elevatis ciliatis.

Lich. fascicularis,

L. foliaceus, gelatinosus, tuberculis turbinatis fasciculatis fronde majoribus.

E. * Coriacei.

Ex. Lich. caninus,

L. coriaceus repens lobatus obtusus planus: subtus venosus, villosus, pelta marginali adscendente.

F. * Umbilicati.

Ex. L. pustulatus,

L. umbilicatus subtus lacunosus, furfure nigro adspersus.

G. * Scyphiferi.

Ex. L. cocciferus,

L. scyphifer simplex integerrimus, stipite cylindrico, tuberculis coccineis.

H. * Fruticulosi.

Ex. L. rangiferinus,

L. fructiculosus, perforatus ramosissimus, ramulis nutantibus.

J.* Filamentosi.

Ex. Lich. barbatus,

L. filamentosus pendulus subarticulatus, ramis patentibus.

IX.

Haller Alb. v., Historia stirpium indigenarum Helvetiae.
Bernae 1768. 3 tomi. Cum mult. tab. aen. fol.

Tom. III. pag. 70 — 104

Classis XVII.

Crustaceae.

Algae Linn. pluresque. Lichen Mich. Linn.

(261 Spec., Variet. et Formae)

Ord. I. Corniculati.

Hos cum scyphigeris et cum fruticosis uno nomine Dillenius comprehendit et Coralloide vocat, recte hactenus, quod cornuti et in scyphigeras degenerent etiam ex eadem causa, et in Corralloide.

Neque obscura est suspicio, plerasque plantas, quas ad Nr. 1950 usque enumerabo, ejusdem plantae esse varietates, quae prima aetate cornua de crusta efferat, inde in scyphos et in Corraloides degeneret', variis demum fungosis tumoribus, colore, situ et magnitudine diversis ludat.

(Werden sub Nr. 1902 –1951 50 Spezies *) aufgezählt.)

Ord. II. Lichenes coralloidei.

Coralloide Dill.

His fruticosa, ramosa facies est, funguli convexi.

(14 Arten sub Nr. 1952 — 1965.)

Ord. III. Usnea Dill.

Plurima priorum habent, teretes pariter et repetito ramosi, penduli tamen sunt et scuta, si quae habent, non gerunt in extremis surculis eaque plana sunt.

(8 Arten sub Nr. 1966—1974.)

Ord. IV. Lichenes corniculati compressi.

Cyprii.

(14 Arten Nr. 1975 -- 1987.)

Ord. V. Lichenes foliis amplis et liberis.

Antilyssi.

(7 Arten Nr. 1988—1994.)

---

*) Meistens Cladonien.

Ord. VI. Alii fronde rotunda, parum ramosa, libera Pulmonarii.
(26 Arten Nr. 1995 — 2020.)

Ord. VII. Fronde angustiori minus libera.
Psorae.
(11 Arten Nr. 2021—2031.)

Ord. VIII. Lichenes gelatinosi. Nostock.

Haec classis tremula fere folia habet, potissimum post pluvias, nam iidem Lichenes sicci exarescunt et in membranas friabiles abeunt etc.
(10 Arten Nr. 2032 — 2042.)

Ord. IX. Lichenes scutellati crustacei.
Herpätes.

His, foliorum loco, glebae farinosae tartareae aut verrucosae, in crustas coalescunt.

    1. Fungulis petiolatis.
    2. Scutellati
(37 Arten Nr. 2042 — 2080.)

Ord. X. Crustacei.
Scutellis hactenus inconspicuis. Leprae.

Anmerkung. Es ist bemerkenswerth, dass Haller in diesem Werke seine Lichenen nicht nach dem Vorgange Linné's und der damals bereits allgemein gebräuchlichen Methode unter eigenen Spezies-Namen (Trivial-Namen) aufführte, sondern die Spezies noch nach der alten Methode mit kurzen Phrasen oder Diagnosen umschrieb. Schaerer hat sämmtliche Haller'sche Lichenen in der Hist. Helv. indig. interpretirt und die Namen in seinem Spicilegium Lichenum Helvetic. (Bernae 1839—1842) pag. 584 — 588 zusammengestellt.

X.

Weis (F. G.), Plantae cryptogamicae florae Goettingensis. 1770. 8.
(64 Formen.)

pag. 37 — 103 werden im Ganzen circa 38 Spezies mit ziemlich zahlreichen Varietäten und Formen (zusammen 64) unter dem Namen Lichen und unter folgenden Hauptabtheilungen mit Beifügung der hauptsächlichsten Synonyme und vieler ausführlichen Beschreibungen aufgeführt.

    1. Lichenes tuberculati.
    2.   „   leprosi scutellati.
    3.   „   gelatinosi.
    4.   „   imbricati.
    5.   „   foliacei.
    6.   „   coriacei.
    7.   „   scyphiferi.
    8.   „   fruticulosi.
    9.   „   filamentosi.

XI.

⊝ Necker (N. J. de.), Methodus muscorum per Classes, Ordines, Genera ac species cum synonimis etc. Mannhemii 1771. 8.

Classis Musci.

Ordo primus.

(Musci frondescentes)

(pag. 45—118.)

Lichen

(84 Species)

A. * Crustacei tuberculiferi.

Ex. Lichen scriptus cinereo albidus lineolis characteriformibus divaricatis etc.

B. * Crustacei scutelliferi.

Ex. Lichen parellus albidus rugoso calcareus: scutellis irregularibus concoloribus etc.

C. * Crustacei scyphiferi.

Ex. L. gracilis stipite scyphifero filiformi simplici ramosoque, scyphis denticulatis etc.

D. * Fruticuliformes.

Ex. L. ceranoides fronde tereti aculeata, alis perforata laevi ventricosa: ramulis terminalibus subradiatis etc.

E. * Filamentiformes.

Ex. Lich. floridus fronde ramosa erecta tereti solida apice scutellifera; scutellis ciliatis etc.

F. * Foliacei umbilicati.

Ex. Lich. deustus fronde siccitate fragili laevi etc.

G. * Foliacei peltati.

Ex. Lich. horizontalis fronde repente sinuato-lobato peltata ac verrucata distincta: peltis marginalibus orbiculatis planis etc.

H. * gelatinoso - membranacei.

Ex. Lich. tremelloides fronde erecta marginibus laciniulata crispa: scutellis subrotundis etc.

J. * Imbricati scutelliferi.

Ex. Lich. stellaris fronde cinerascente, lineari-multifida; scutellis fuscis etc.

K. * Laciniati sive coriacei verrucosi.

Ex. Lich. nivalis fronde laciniata glabra, erecta nitida; punctis marginalibus obscuris.

Lichenes byssoidei.

L. * Pulverulenti.

Ex. Lich. candelaris, farinaceus flavus etc.

XII.

Schreber (J. Chr. D), Spicilegium Florae Lipsicae. Lipsiae
1771. 8.

(50 Spezies.)

Führte die Lichenen der Umgegend Leipzigs (50 Arten) in dieser Flora
unter seiner XVIII Classe (Plantae flore nudo) und unter der Abtheilung; „Plantae
crustaceae et filamentosae" (pag. 115 et seq.) durchgehends mit der Bezeichnung
Lichen und den Speziesnamen aber ohne sonstige Eintheilung auf. Den einzelnen
Arten sind kurze Diagnosen und auch mehr oder weniger ausführliche Beschreibungen, dann die älteren Synonyme beigefügt.

XIII.

Weber (G. H.), Spicilegium Florae Göttingensis, plantas inprimis Cryptogamicas Hercyniae illustrans. Gothae 1778. 8.

pag. 178 — 276.

Lichen

(66 Spezies.)

1. Leprosi tuberculiferi, tuberculis sessilibus.

Ex. L. scriptus, geographicus, confluens, cruentus, elveloides, rupestris etc.

2. Leprosi, crusta ad foliaceam naturam accedente (tuberculis sessilibus.)

Ex. L. lentigerus, candidus, candelarius.

3. Leprosi tuberculis stipitatis.

Ex. L. ericetorum, fungiformis, byssoides.

4 Leprosi scutellati.

Discus receptaculorum excavatus.

Ex. L. parellus, pezizoides etc.

5. Fruticulosi.

Ex. L. uncialis, fragilis, aculeatus, tristis.

6. Scyphiferi et corniculati.

Ex. L. squamosus (et Cladoniae ceterae. *)

7. Filamentosi.

Ex. L. plicatus, divaricatus, jubatus, pubescens etc.

8. Foliacei.

Ex. L. ciliaris, islandicus, furfuraceus, glaucus etc.

9. Imbricati.

Ex. L. pulverulentus, diffusus, fahlunensis etc.

---

*) Weber hielt fast alle Cladonien für Varietäten und Formen einer und der-
selben Spezies, wie diess bekanntlich vor ihm schon Haller und nach ihm
auch Hampe und Wallroth gethan haben. „Et mea sententia (sagt Weber
a. a. O. p. 211) meaeque observationes eo redeunt, Scyphiferos et Corni-
culatos omnes esse varietates unius ejusdemque speciei, quae aetati aut
loco natali originem suam debent."

10. Gelatinosi.

Ex. L. crispus, fascicularis etc.

11. Umbilicati, squalentes quasi fuligine.

Ex. L polyphyllus, erosus, pustulatus etc.

12. Coriacei.

Ex. L. fluviatilis, resupinatus, aphtosus, caninus, horizontalis, verrucosus, saccatus.

§. 4. Fortsetzung der Versuche einer allgemeinen Eintheilung der Lichenen mit Aufstellung einzelner von der Frutification abgeleiteter Gattungen.

XIV.

⊙Weber (Prof. G. H.) in: Wiggers (Friedr. Henr.) Primitiae Florae Holsaticae. Kiliae 1780. 8.

pag. 85 — 91.

Classis XXIV.

C r y p t o g a m i a.

Ordo 9 Aspidoferae.

Fructificationes planiusculae suborbiculatae, oblongae, ovatae aut sphaericae distinctae a substantia plantae.

Comprehendit hic ordo Lichenis indeterminatum genus, quod in plura certe dividi debet, ut characterum obtineatur firmitas.

Verrucaria.

Fructificationes sessiles convexae, planae, concavae, substantiae terreo granosae indeterminatae immersae.

Ex. V. scripta, geographica, confluens, rupestris, tartarea, parella, subfusca etc.

Tubercularia

Fructificationes sphaeroideae, stipitatae, intus fungosae, surgentes ex crusta indeterminata.

Ex. T. ericetorum, fungiformis.

Sphaerocephalum.

Capsula stipitata, circumscissa, polysperma ex crusta tartarea assurgens.

Ex. Sph. quercus.

Placodium.

(Hill. Hist. of plants p. 96.)

Fructificationes sessiles convexae aut concavae, substantiae terreae laciniatae, lobatae affixae.

Ex. Pl. candellarium.

Lichen.

Substantia vere foliacea, coriacea, scutellata. Lichenes imbricati, foliacei, coriacei, umbilicati Linnaei divisionem in plura genera non admittunt, quum limites horum vix definiendae forent. Habent coriacei omnino aliquid singulare, ob peltas apice affixas, sed hi ope nonullorum foliaceorum, islandici v. c. et prunastri imbricatis inseparabili nexu associantur.

> Ex. L. saxatilis, pulverulentus, juniperinus, pulmonarius, farinaceus, prunastri, aphtosus, sylvaticus etc. etc.

Collema.

Substantia gelatinosa, foliacea, scutellifera.

Ex. C. crispa, fascicularis, cristatus etc.

Cladonia.

(Hill hist. of plants p. 91 et Pyxidium ej. p. 94.)

Canlescens, erecta, summitatibus tuberculosa, saepius pyxidata.
Cladonia numquam vera scutella profert, hinc a Lichene discriminatur.

Ex. Cl. rangiferina, uncialis, paschalis, fragilis etc.

Usnea.

Filamentosa, ramosa, fructificans. Conferva ab Usnea differt habitatione aquatica, et vestigio fructificationis nullo, quae in Usnea scutellifera aut pulverulento tuberculosa est.

Ex. U. plicata, barbata, jubata, florida etc. etc.

XV.

Hagen (C. G.), Tentamen historiae Lichenum et praesertim Prussicorum. Regimont. 1782. 8.

In diesem Werkchen pag. XXXV — CXLI werden die Lichenen Preussens (80 Arten) unter nachstehenden 10 Ordnungen und mit der Bezeichnung Lichen dann mit Beifügung kurzer Diagnosen und der vorzüglichsten Synonyme aber noch ohne Spezies Namen aufgeführt

> I.   Lichenes pulverulenti.
> II.   „   leprosi tuberculati.
> III.   „   scutellati.
> IV.   „   imbricati.
> V.   „   foliacei.
> VI.   „   coriacei.
> VII.   „   umbilicati.
> VIII.   „   scyphiferi.
> IX.   „   fruticulosi.
> X.   „   filamentosi.

XVI.

Wildenow (Carol. Ludw.), Florae Berolinensis Prodromus secundum Systema Linneanum. Berolini 1787. 8. cum Tab. VII. aeri incisis.

Die Flechten (70 Arten) pag. 347—372 aufgeführt unter

Algae.

a. Terrestres

und folgenden Gattungen:

Peltigera Wildenow.

Receptaculum seminum oblongum peltiforme.

z. B. P. aphtosa, canina etc.

Lichen Linn. gen. 1319.

Receptaculum seminum subrotundum, subconvexum, saepius marginatum, scutiforme.

* Crustacei.

Ex. L. aurantiaca, L. subfuscus etc.

** Crustacei imbricati.

Ex. L. candelaris, muralis etc.

*** Imbricati foliacei.

Ex. L. stellaris, caperatus, parietinus etc etc.

**** Foliacei erecti.

Ex. L. ciliaris, fraxineus, prunastri etc.

***** Umbilicati.

Ex. L. carneus.

****** Filamentosi.

Ex L. plicatus, floridus, jubatus.

Cladonia Wiggers primit. 90.

Receptaculum seminum in tuberculum elevatum. Corpus fistulosum., saepius ramosum.

* Scyphiferae.

Ex. C. cossifera etc.

** Fruticulosae.

Ex. C. rangiferina, aculeata, paschalis, botrytes etc.

Verrucaria Wigg.

Receptaculum seminum elevatum verruciforme.

* Stipitatae.

Ex. V. Baeomyces, fungiformis.

** Sessiles.

Ex. V. icmadophila, pertusa, scripta, hebraica etc.

Lepra.

Pulvis subtilissimus, per lentem e globis varie formatis constans.

Ex L. antiquitatis, flava etc.

XVII.

⊙ Necker Nat. Jos, Elementa botanica, genera genuina, species naturales omnium vegetabilium detectorum eorumque characteres diagnosticos ac peculiares exhibentia secundum Systema omologicum seu naturale. 3 tom. Neowedae ad Rhenum 1790. 8.

(mit 44 Tafeln)

Tom. III. pag. 339 et 348—351.

LIV. Genus.

Athrozophytum. *)

Tabula LIV.

Character diagnosticus.

Frutificatio, varia: globularis, umbraculata, conica, tubulata, patulo - radiata, raphidacea, vesiculata et nulla. Pro fructificatione, origomata, scutella, peltae, verruculae, pustulae, tubercula, oplaria etc.

Character universalis.

Fructificatio, ab initio globularis fig. 1. a., dein apice cruciatim dehiscens b.; alia umbraculata, conica, subtus cellulosa, besiminifera fig. 2. a.; alia pedicellata, tubulis quatuor cruciatis constans fig. 3 a.; alia, patulo - radiata fig. 4.

Orygoma, in distinctis individuis, lunulatum, sessile fig. 3. b.; aliud in iisdem individuis, cyathiforme fig. 4. aa.

Raphida, in valvulas duas ab apice ad basin dehiscens fig. 5. b. In peculiari specie, globulus solitarius, sessilis, ex apice plantae prodiens, volvulis duabus tectus fig. 6. a.

Vesicula, siliquaeformis: loculis transversis fig. 7. a.; alia fusiformis fig. 8.; alia oblonga tuberculata fig. 9. aa.; alia ovata fig. 10.

Colesula, truncato-cylindrica fig. 1. b.; alia campaniformis, intra lacinias umbraculi posita. fig. 4. bbb.

Receptaculum, elastico-crinulatum, aliud, in filamenta lanuginosa solvitur fig. 2. b.; aliud filiforme ac liberum fig. 5. b.

Scutellum, sessile, frondis superficiei insidens fig. 11.; aliud pediculatum fig. 12.; aliud sessile orbiculatum fig. 13.

Pelta, frondes partiales terminans, fig. 14. ddd.

Verrucula, s. pustula tuberculumque, frondi umbilicatae insidens fig. 15. 16.

Besimina, in globulis, raphida, umbraculis, vesiculis, similibusque recondita, sterilia; ea vero in orygomatibus, fertilia.

Acumen, frondes lineares terminans fig. 17. a.

Tuberculum globulusve ad apicem frondis inflato - fistulosae fig. 18. bbb.

Oplarium, e fronde crustacea oriens fig. 19. aaaa.

---

*) A vocibus ᾽αϑροίϛω, coacervo, accumulo et φύτον, planta, originem ducens.

Incrementum initiale, frondosum pulverulentum, squamosum et punctatum.

Frons, articulato-fibrosa, fig. 11.; coriacea, lacunulis munita fig. 12.; alia: frondulis imbricatis fig. 13.; alia: peltifera, subtus crinita fig. 14. etc. etc.

Species naturales, in hoc genere, acaulescentes. Folia nulla.

Species Naturales

Athrosophytorum.*)

Jungermania. Jungermane.

1757. Character diagnosticus. etc. etc.

Corypta. Corypte.

1758. Char. diagn. etc.

(est Anthoceros Linn.)

Conocephalus. Conocephale.

1759. Char. diagn. etc.

(est Marchantia Linn.)

Dichominum. Croissant.

1760. Char. diagn. etc.

(est Marchantia Linn.)

Marchantia. Marchantie.

1761. Char. diagn. ctc.

Riccia. Riccie.

1762. Char. diagn. etc.

Targionia. Targione.

1763. Char. diagn. etc,

Fucus. Fucau.

1764. Char. diagn. etc.

Ocidiophora. Porte-Tubercule.

1765. Char. diagn. etc.

(est Fucus L.)

Chondrophyllum. Chondrophylle

1766. Char. diagn. etc.

(est Fucus L.)

Stevensia. Stevensie.

1767. Char. diagn. Scutella, ad superficiem frondis, sessilia. Anabices articulato fibrosae.

Char. pecul. Frutific. nulla.

Scutella ad superficiem frondis.

Germinatio, incrementum, pulverulentum, hinc inde ad superficiem sparsum fertile.

---

*) Des Zusammenhanges wegen sind hier sämmtliche von Necker unter seinem Genus (Ordnung) Athrosophytum angegebenen Arten (genera) aufgeführt, wobei die Diagnosen etc. bei den nicht zu den Flechten gehörigen Gattungen weggelassen, bei den 10 Flechtengattungen aber (Nr. 1767—1776 incl.) vollständig beigefügt worden sind.

Anabices in hac specie, articulato-fibrosae. Quid. Lichen. Linn. *)

Inodisum. Grêlette.

1768. Charact. diagn. Verruculae, in scutella abientes.

Incrementum, pulverulentum, fertile, hinc inde anabicibus sparsum.

Char. pecul. Fructific. nulla.

Verruculae superioris frondis paginae, innatae inque scutella abientes

Germinatio, incrementum, pulverulentum, fertile, hinc inde sparsum.

Anabices in hac specie, inarticulato-fibrosae. — Quid. Lichen. Lin.**)

Seranxia. Lacunaire.

1769. Char. diagn. Scutella, ad superficiem frondis nascentia.

Frons, utrinque lacunata.

Char. pecul. Fructif. nulla.

Scutella, sessilia et pediculo insidentia.

Germinatio, incrementum, pulverulentum fertile, hinc inde ad superficiem sparsum.

Anabices in hac specie frondosae, utrinque lacunatae. Quid Lichen.
Linn. ***)

Campsotrichum. Campsotric.

1770. Char. diagn. Scutella superiori frondis paginae innascentia, horizontalia.
Anabices eximbricatae, leves.

Char. pecul. Fructific. nulla.

Scutella frondis paginae superioris insidentia, horizontalia, sessilia, alia
pediculos terminantia.

Germinatio, incrementum, squamulosum, ab individuis perennantibus, neu-
tris, inseparabile.

Anabices in hac specie, frondosae, leves minime imbricatae, Quid.
Lichen. Linn. †)

Lichen. Lichene.

1771. Char. diagn. Scutella frondi insidentia, sessilia, Anabices imbricatae.

Char. pecul. Fructific. nulla.

Scutella, frondi insidentia, sessilia situ horizontalia,

Germinatio, incrementum, pulverulentum, hinc inde sparsum, ad superiorem frondis paginam, fertile.

Anabices in hac specie, foliolis imbricatis formantur. ††)

Byrsalis. Rondaciere.

1772. Char. diagn. Peltae, oblongae et subrotundae, frondium partialium
terminales.

Frons, subtus crinita.

---

*) Die heutigen Usneen?

**) Cornicularia? Alectoria?

***) Sticta.?

†) Lichenes crustacei?

††) Parmelien?

Char. pecul. Fructific. nulla.

Peltae, oblongae et orbiculatae, frondium partialium terminales.

Germinatio, incrementum pulverulentum, aliud squamulosum, ad su-
superioris paginae superficiem; fertile.

Anabices in hac specie, frondosae, subtus crinitae — Quid. Lichen.
Linn. *)

Omphalosis. Omphalosie.

1773. Char. diagn. Verruculae, pustulae, tubercula superficiei frondis umbilicatae insidentia.

Char. pecul. Fructific. nulla.

Pustulae, verruculae et tubercula, e superficie frondis prodeuntia.

Germinatio, incrementum frondaleum, marginale, ab individuis perennantibus, inseparabile.

Anabices in hac specie, frondosae, subtus umbilicatae. — Quid. Lich.
Linn. **)

Syrigosis. Fistuliere.

1774. Char. diagn. Tubercula., acumina, globuli, frondem inflato - fistulosam
terminantia.

Char. pecul. Fructific. nulla.

Tubercula, acumina et globuli, frondes partiales terminantia.

Germinatio, incrementum, punctiforme, hinc inde superficiei sparsum,
fertile.

Anabices in hac specie, fruticuliformes, s. inflato - fistulosae. — Quid
Lichen. Linn. ***)

Scyphophorum. Porte-Verre.

1775. Char. diagn. Oplarium, fronde crustacea, elevatum.

Char. pecul. Fructific. nulla.

Oplarium: margine integerrimo, dentato, crenato.

Germinatio, incrementum pulverulentum, aliud granuliforme, ad
superficiem hinc inde sparsum, fertile.

Anabices in hac specie, crustaceo-frondosae. — Quid. Lichen.
Linn. †)

Leprosis. Lépreuse.

1776. Char. diagn. Tubercula, elevata et planiuscula, sessilia superficiei frondis insidentia.

Freas crustacea.

Char. pecul. Fructific. nulla.

Tubercula elevata, planiuscula, sessilia, hinc inde leviter sparsa,
ad superiorem frondis paginam.

----

*) Die heutigen Peltigerae.
**) Die heutigen Umbilicarien.
***) Sphaerophoron.
†) Cladoniaceae.

Germinatio, incrementum, pulverulentum, fertile.

Anabices in hac specie, frondosae, crustaceae, tenaciter corporibus affixae. — Quid. Lichen. Linn.*)

Observ. Lichenis vox communis, quae botanicis summis quidem usitata,
species naturales, distinctas 10, complectitur. Propria nomina
hisce imponere debuimus, ut singulae, characteribus nobis exhibitis, inter se facile distinguantur, ut supra videre est.

Ulva. Boyau de Chat.

1777. Char. diagn. etc.

Tremella. Tremelle.

1778. Char. diagn. etc.

Enarthrum. Articulé.

1779. Char. diagn. etc.
(Conferva Linn.)

Conferva. Conferve.

1780. Char. diagn. etc.

Nimulus. Chevelu.

1781. Char. diagn. etc.
(Byssi filament. Linn.)

XVIII.

⊙ Schreber (D. Jo. Chr. Dan.), Carol. a Linné Genera plantarum. Edit. octav. Francofurti ad Moen. Vol. I. 1789.
Vol. II. 1791. 8.

Im II. Bande pag. 767 — 768 ist nachstehender Entwurf einer neuen Eintheilungsmethode der Lichenen enthalten:

V. Algae.

† 1668. Lichen * Tournef. 325. Mich. gen. 86 — 58. Hedw. theor. 120.
t. 30. 31. Lichenoides Dill. musc. 124. Coralloides Dill. musc. 75. Usnea Dill.
musc. 56.

* Masculi Flores?

Vesiculae glomeratae, minutissimae, farinae instar congestae s. sparsae, in disco
margine vel apicibus frondium.

* Femina? in eadem vel distincta planta.

Receptaculum subrotundum, plaiunsculum, convexum (Tuberculum), concavum
(Scutella), subrevolutum margine adfixum (Pelta), saepe colore a fronde diversum,
intus continens semina in series digesta.

Obs. Pulvis in quibusdam Lichenibus haerens magis ad gemmas pertinere videtur, quam ad fructificationes masculinas.

---

*) Collemaceae?

Species hujus generis (Lichen) numerosissimae commode in sequentes sectiones dividi possunt, e quibus quaedam ab aliquibus pro distinctis generibus assumuntur.

Lepra. Hall. Crusta pulverea. Fructificationes vix ullae.

Tubercularia. Herpes Hall. Verrucaria Wigg. Hoffm. Crusta aphylla. Fructificationes : Tubercula.

Scutellularia. Patellaria Hoffm. Crusta aphylla. Fructif. Scutellae.

Placodium. Hill. Psora Hall. Crusta foliacea, imbricata, depressa, crassa, fragilis. Fructif. Scutellae.

Collema. Hill. Nostoch Hall. Frondes foliaceae, gelatinosae. Fructif. Scutellae.

Imbricaria. Squamaria Hoffm. Frondes subfoliaceae, membranaceae, imbricatae, depressae, flexiles. Fructif. Scutellae.

Physcia. Frondes foliaceae, membranaceae, depressae s. adscendentes intus tubulosae. Fructif. Scutellae, sessiles s. pedunculatae.

Lobaria. Pulmonarius Hall. Frondes foliaceae, membranaceae, adscendentes, flexiles. Fructif. Scutellae, sessiles s. pedunculatae.

Cornicularia. Corniculatus Hall. Frondes foliaceae, membranaceae s. cartilagineae, erectiusculae, angustatae, extremitatibus acutiusculis, rigidae. Fructif. Scutellae, interdum terminales, transversae.

Sticta. Frondes foliaceae, subcoriaceae, inferne punctis albis excavatis conspersae. Fructif. Scutellae s. Peltae.

Peltigera. Wild, Antilyssus Hall. Frondes foliaceae, coriaceae, adscendentes, molles. Fructif. Peltae.

Umbilicaria. Hoffm. Frondes foliaceae, erectae, rigidae, peltatae. Fructif. Scutellae.

Pyxidium Hill. Caules erecti, infundibuliformes, intus cavi. Tubercula fungiformia inaequalia marginalia.

Cladonia. Hill. Coralloides Dill. Caules erecti, teretiusculi, ramosi intus cavi, fruticuli specie, axillis saepe perforatis Fructif. Tubercula fungiformia.

Stereocaulon. Caules erecti, teretiusculi, simplices s. ramosi, solidi. Fructif. Tubercula.

Usnea. Dill. Caules erecti, s. penduli, filamentosi, simplices s. ramosi. Fructif. Scutellae.

XIX.

Humboldt (F. Alex. v.), Florae Fribergensis Specimen, plantas cryptogamicas praesertim subterraneas exhibens. Cum tab. aen. IV. Berolini 1793. 4

pag. 1 — 61.

Algae. (105 Spec.)

Peltigera.

Receptaculum seminum in peltas elevatum Willdenow.

Lichen.

Receptaculum seminum in scutellas elevatum Wild.

a. leprosi. b foliacei. c gelatinosi. d. umbilicati. e. filamentosi. f. fruticulosi.

Verrucaria

Receptaculum seminum in tubercula elevatum Willdenow.

a) tuberculis difformibus, fistulosae, scyphiferae.

Cladoniae Wigg.

b) tuberculis difformibus, fruticulosae.

Coralloides Dillen.

c) tuberculis solidis orbiculatis, sessilibus, crustaceae.

Verrucaria W.

d) tuberculis fungosis concavis.

Tuberculariae Wigg.

Opegrapha.

Receptaculum seminum lineare longitudinaliter dehiscens Willden.

92. Op. vulgaris (Verruc. scripta Wild. flor. Berol. p. 1063.)

93. Op. hebraica (Verruc. hebraica Wild. l. c. p. 1064.)

94. Op. recta (Verruc. typographica Wild. l. c. p. 1066.)

Lepra.

Pulvis subtilissimus, e glebis varie formatis compositus Wigg.

XX.

⊙ Persoon (C. H.) in Annalen der Botanik von Dr. Paul.
Usteri 7. Stück. Zürich 1794.

(Usteri Neue Annalen der Bot. 1. Stück)

pag. 19—24.

Plantae lichenosae dividi possunt in tres Ordines s. Familias.

I. Receptaculo stipitato margine reflexo; disco hinc toto nudo globoso s. Tuberculis stipitatis glomeratis terminalibus.

II. Receptaculo hemisphaerico semiaperto s. Scutellis sparsis variis.

III. Receptaculo subgloboso clauso intus fructificante.

* * *

Plantae lichenosae incerti loci gemmiferae, aut fructibus manifestis orbatae.

Familia prima.

Genus 1. Cladonia (Coralloides Hoffm.)

Inflorescentia racemosa. s. caule cavo, ramoso: ramis teretiusculis attenuatis
in tuberculum terminatis.

(L. rangiferinus, paschalis, uncialis L., Lich. furcatus Sch. et alii.)

2. Pyxidium (Cladonia Hoffm.)

Inflorescentia verticillata s. caule apice in tubum margine tuberculiferum dilatato.

(Lich. cornucopioid., pyxidatus, deformis L. etc.)

3. Baeomyces (Tubercularia Web.)

Inflorescentia simpice : s. tuberculis simpliciter pedunculatis e crusta provenientib us.

* Crusta foliosa.

B. quercinus, Lich. parasiticus Hoffm. enum. etc.

** Crusta pulverulenta.

B. roseus, rupestris, fungiformis.

Familia secunda.
4 Calicium.

Scutellis stipitatis suberosis : Disco subpulverulento prominente.
C. viride, salicinum, pallidum.

5. Umbilicaria. Hoffm.

Gyromatibus, s. scutellis disco contortis.
Lichenes nonnulli umbilicati Linn.

6. Peltigera Wildenow.

Peltis carnosis variis (junioribus) membrana evanescente tectis.
* Peltis ad latera frondis nascentibus (Lich. caninus, verrucosus L.)
** Peltis in disco frondis provenientibus (L saccatus L. etc.)

7. Usnea.

Orbiculis — s. scutellis margine foliis filiformibus coronatis. — (Lich. floridus, L. Usnea, capensis Hoffm.)

8. Lichen.

Scutellis sessilibus marginatis laevibus.

A. **Platisma**, crusta foliacea varia flexilibus scutellisque coriaceis.

  a) Fronde in ramos filiformes subteretes divisa. (Lich. aurantiaco - ater Jacqu., Lich. lanatus Lin., chalibeiformis etc.)

  b) Fronde suberecta ramosa: ramis subdilatatis lacunosis. (Lich. fraxineus L., L. calicaris, prunastri etc.)

  c) Fronde ascendente profunde incisa, lateribus inflexis s. semitubulosis. (Lich. tenellus Scop., L. ciliaris, furfuraceus L.)

  d) Fronde depressa indeterminata expansa sublobata subtus cirrifera (radiculas sparsas protrudente) — Lich. caperatus, L. glaucus , perlatus Lin. etc.)

  e) Fronde depressa lobata superne subreticulata, subtus tomentosa. (Lich. pulmonar. L. scrobicul. Scop.)

  f) Fronde depressa orbiculari, margine multifida; laciniis subimbricatis. (Lich. stellaris Linn., pulverulentus Schreb. etc.)

B. **Collema**, foliis digitatis imbricatis scutellisque gelatinosis.

  g) Foliis distinctis arefactione crispis (Lich. nigrescens Linn., L. cristatus etc.)

  h) Foliis gelatinoso-tartareis , subleprosis . (Lich. pezizoides Web., Lich. niger. Linn)

C. Placodium, crusta varia scutellisque tartareis.

   i) Subfrondosa, erecta, ramosa tenax. (Lich. tristis Web., Lich. aculeatus Schreb.)

   k) Crusta depressa margine incisa; laciniis subimbricatis. (Psora saxicola Hoffm.)

   l) Crusta depressa lobata. (Lich. lendigerus, candidus Web., Lich. decipiens. Ehrh.?)

   m. Crusta indeterminata leprosa.

  * Arborei s. Lich. in truncis ramisque provenientes. (Lich. varius Erhr., L. limitatus).

  ** Saxatiles s. in lapidibus terrisque provenientes. (Lich. parellus Linn., Lich. scruposus Schreb.)

9. Patellaria.

Scutellis hemisphaericis sessilibus, connexis, immarginatis, laevibus.

Pat. sanguinea (Hoffm. sub Verruc.)

Pat. aurantia. (Verruc. rufescens Hoffm.)

Familia tertia.

10. Sphaerophorus.

Globulis stipitatis, substantia farinosa in nucleum compacta repletis.

S. coralloides, fragilis.

11. Endocarpon Hedw.

Scutellis s. thalamis crustae membranaceae immersis; ostiolis (ut puncta) prominulis.

12. Verrucaria.

Verrucis subglobosis prominentibus intus cavis subgelatinosis.

V. immersa, subfusca, rupestris, pertusa. (Lich. pertusus Linn.)

13. Opegrapha Humb.

Lirellis, s. scutellis variis, oblongis, rima longitudinali dehiscentibus. (Lich. scriptus var. α, L. rugosus Lin.)

    * Lirellis ramosis.

   ** Lirellis simplicibus.

14. Variolaria.

Crusta leprosa glomerulos farinaceos sparsos proferente.

V. discoidea, faginea, lactea.

15. Lepra.

Crusta simpliciter farinosa, leprosa. (Byssi pulverulenti Linn.)

XXI.

Schrader (H. A.), Spicilegium Florae Germanicae. Hannov. 1794. 8.

pag. 76 — 114.

Algae. (68 Arten.)

I. Receptaculis femineis in superficie membrana tenui fructificante tectis.

Opegrapha.

Receptacula oblonga s. varia, rima longitudinali operta.

Ex. O. radiata, O. rubella etc.

Lichen.

Receptacula scutiformia marginata aut convexiuscula, crustae, frondi vel loris innata.

A. Crustacei.

Crusta farinosa sive granulosa aut glebulosa aut tartarea.

a) Scutellis permanenter concavis.

(Patellaria Hoffm.)

Ex. L. cupularis, scruposus etc.

b) Scutellis convexis, marginatis.

(Patellaria Hoffm.)

Ex. L. cerinus, haematomma etc.

c) Scutellis convexis, immarginatis.

(Verrucaria Hoffm.)

Ex. L. albo-ater, rosellus, sanguinarius etc.

B. Crustaceo - foliacei.

a) Crusta rotunde lobata ex diversis individuis sibi invicem admotis composita. Scutellis convexis submarginalibus.

Ex. L. decipiens, crassus, luridus etc.

b) Crusta orbiculata, margine laciniata: laciniis subimbricatis, appressis, scutellis versus centrum collectis (Psora Hoffm.)

Ex. L. caesius, citrinus, circinatus etc.

C. Foliacei.

a) Gelatinosi. (Collema Hoffm.)

Ex. L. subtilis.

b) Membranacei s. subcoriacei.

Ex. L. stygius, pertusus, microphyllus, fastigiatus, ciliatus etc.

D. Corniculati (Cornicularia Hoffm).

Fronde cartilaginea, erectiuscula, angustata, extremitatibus acutiusculis.

Ex. L. tristis.

F. Filamentosi.

Caule erecto s. pendulo, filamentoso, ramoso.

Ex. L. divaricatus, lanatus etc.

Peltigera.

Receptacula peltata, frondis margini adnata.

Ex. P. resupinata, sylvatica etc.

Umbilicaria.

Receptacula spiraliter contorta. Frondes coriaceae, umbilico affixae.

Ex. U. polyphylla, pustulata, vellea etc.

Cladonia.

Receptacula substipitata, tuberculosa sive difformia, caulibus (ut plurimum) cavis innata.

Ex. C. fungiformis, furcata, foliacea etc.

II. Receptaculis femineis subglobosis, intus fructificantibus.

Verrucaria.

Receptacula subglobosa, clausa, crustae innata.

Ex. V. olivacea, rupestris, alba etc.

Endocarpon.

Receptacula sphaerica, crustae vel frondi immersa: ostiolis prominentibus.

Ex. E. pusillum.

Sphaerophorum.

Receptacula subglobosa, repleta substantia farinosa compacta, quam vertice demum inaequaliter dilatato, emittunt. Caules ramosi solidi.

Ex. Sph. coralloides.

III Tribus dubiae.

Stereocaulon.

Caules fastigiati, subramosi, teretiusculi, solidi, fragiles.

Ex. St. corallinum.

Lepra.

Crusta e glebulis varie formatis in pulverem s. fatiscentibus, composita.

Ex. L. lutescens.

XXII.

Acharius Er., Försock till en förbättrada Lafvarnes indelning (Dianome Lichenum) in: Nov. act. Reg. Acad. Sc. Suec. Holmiae. Tom. XV. (1794) p. 244 und Prodromus Lichenographiae Suecicae. Lincopiae 1798. p. 1—4.

Familia I.

Lichenes crustacei.

Crustacea qualicumque expansione notabiles.

A. Crusta pulverea aut flocculosa irregularis.

1. **Lepraria.** Receptacula vix ulla detecta.

B. Crusta solida planiuscula uniformis suborbicularis.

a. Receptacula inclusa seu abscondita, ex parte ad superficiem tuberoso-prominentia.

2. **Verrucaria.** Thalami crustae substantiae innati subrotundi poro notati vel pertusi.

b. Receptacula ad crustae superficiem sessilia.

3. **Opegrapha.** Lirellae crustae adnatae variae, rima longitudinali dehiscente.

4. **Variolaria.** Glomeruli crustae adnati superficiales pulverulenti.

5. **Urceolaria.** Scutellae crustae areolis et verrucis immersae et excavatae

6. **Patellaria.** Scutellae crustae adnatae superficiales, aut concavae et planae marginatae aut convexae hemisphaericae vix marginatae.

c. Receptacula in bacillis terminalia.

7. **Baeomyces.** Tubercula subglobosa fungiformia aequabilia.

8 Calicium. Tubercula sublentiformia suberosa, disco pulverulento elevato.

C. Crusta ramulosa inaequalis, ramulis coralloideis confertissimis, composita.

9. Isidium. Tubercula terminalia.

D Crusta subfoliacea.

a Crusta irregularis squamoso-imbricata.

10. Psoroma. Scutellae laterales et marginales.

b Crusta adpressa plana orbicularis, margine lobato persistente.

.11. Placodium. Scutellae laterales.

Familia II.

Lichenes foliacei.

Acaules, folium sessilc simplex seu multiplicatum laciniatum submenbranaceum exhibentes.

A. Receptacula in foliis sessilia sparsa.

a. Folia membranacea plano-depressa in orbem disposita imbricata subtus fibrillosa.

12. Imbricaria. Scutellae et Glomeruli laterales.

b. Folia gelatinosa lobata imbricata vel diffusa.

13. Collema. Scutellae laterales et marginales.

c. Folium subcartilagineum depressum subpeltatum.

* Receptacula intra folii paginas abscondita protuberantia.

14. Endocarpon. Thalami substantiae folii, innati, ostiolo demum hiantes.

** Receptacula sessilia suprafoliacea.

15. Umbilicaria. Tricae gyroso-plicatae.

d. Folia subcoriacea expansa vaga adscendentia subtus villosa.

* Folia subcoriacea cxpansa late lobata saepe lacunosa 'subtus hirta.

16. Lobaria. Scutellae et glomeruli laterales.

** Folia subcoriacea, subtus Cyphellis intra lanuginem sparsis.

17. Sticta. Scutellae sparsae vel Peltae marginales.

*** Folia coriacea, subtus plerumque tomentoso-venosa.

18. Peltidea. Peltae laterales et submarginales, anticae vel posticae.

e. Folia membranacea adscendentia crispa utrinque nuda.

19. Platisma. Scutellae peltiformes sparsae.

f. Folia subcartilaginea glabra caespitosa canaliculata vel plana linearia et ramoso-laciniata.

20. Physcia. Scutellae sparsae.

B. Receptacula a foliis remota in bacillis terminalia.

a. Folia membranacea rigida laciniata scyphifera.

21. Scyphophorus. Tubercula in bacillis fistulosis superne dilatatis clausis terminalia.

b. Folia membranacea rigida minuta subimbricata in bacillorum ramulis tuberculifera.

* Bacilla solidiuscula superne vix dilatata simpliciter subdivisa.

22. Helopodium. Tubercula fungosa terminalia.

    ** Bacilla elongata tubulosa superne attenuata fruticuloso - ramosa.

23. Cladonia. Tubercula subglobosa terminalia.

Familia III.

Lichenes caulescentes.

Caules solidos ramosos teretes fruticulosos, vel Lora elongata proferentes.

A. Fruticulosi, caulibus solidis rigidis.

24. Stereocaulon. Scutellae sphaeroideae solidae sparsae.
25. Sphaerophorus. Cistellae tandem dehiscentes terminales.
26. Cornicularia. Scutellae radiatae demum convexiusculae terminales.

B. Filamentosi, loris elongatis.

a. Lora nuda glabra contigua.

27. Setaria. Scutellae et glomeruli laterales.

b. Lora cortice crustacea vestita subarticulata fibrillosa.

28. Usnea. Scutellae planae radiatae vel convexae submarginatae et glomeruli sparsi.

XXIII.

Georg Franz Hoffmann, Deutschlands Flora oder botanisches Taschenbuch für das Jahr 1795. Erlangen 12.

II. Theil. Cryptogamie pag. 98—200.

Cryptogamia scutellata.

Lichenes.
(266 Spezies.)

34. Collema (Gallertflechte).

Frondes diaphanae, gelatinosae. Scutellae marginatae.

C. Vespertilio (Hoffm.), C tenuissimum (Diks), C. corniculatum (Dill.) etc.
— 26 Spec.

35. Peltigera (Schildflechte).

Frondes coriaceae. Scutellae compressae margine adnatae.

P. canina (Wulf.), P. venosa, P. sylvatica (Wulf.) etc. — 9 Spec.

36. Umbilicaria (Nabelflechte).

Frondes foliaceae peltatae. Scutellae contortae.

U. polyphylla, U. pustulata etc. — 10 Spec.

37. Cladonia (Strunkflechte).

Frondes caulescentes teretes intus cavae. Scutellae tuberculosae.

Fruticulosae.

Cl. rangiferina, Cl. furcata, Cl. Pappillaria etc.

Subulatae.

Cl. subulata, Cl. taurica etc.

Subulato - scyphiferae.

Cl. cornuta, Cl. gracilis, Cl. deformis etc.

Scyphiferae.

Cl. pyxidata, Cl. coccinea, Cl. squamosa etc.

Aggregatae.

Cl. macilenta, Cl. botrytes etc. — 37 Spec.

38. Stereocaulon (Korallenflechte).

Frondes caulescentes teretes solidae. Scutellae tuberculosae, globosae.

Tuberculosae.

St. corallinoides, St. Corallina (Isidium Westringii Ach.), St. paschale etc.

Globifera.

St. fragile, St. globiferum etc. — 9 Spec.

39. Usnea (Haarflechte.)

Frondes loreae vel filamentosae. Scutellae radiatae aut nudae.

Articulatae.

U. barbata, U. articulata etc.

Inarticulatae vel filamentosae.

U. jubata, U. bicolor, U. pubescens (Wulf.) etc.

Fruticuliformes.

U. ochroleuca, U. vulpina etc. — 16 Spec.

40. Lobaria (Vieltheilige Flechte).

Frondes lobatae, laciniatae, multifidae, erectae, depressae. Scutellae marginatae.

(Platisma.)

Fronde lacunosa erecta.

L. fraxinea, L. prunastri, L. islandica, L. furfuracea, L. ciliaris, L. aculeata etc.

Fronde lacunosa depressa.

L. saxatilis, L. juniperina, L. pulmonaria etc.

Fronde dilatata.

L. herbacea, L. saccata, L perlata, L. parietina etc.

(Physcia.)

Fronde inflata.

L. physodes, L. terebrata, L. hispida etc.

(Squamaria.)

Fronde angustata.

L. stellaris, L. pulverulenta, L. speciosa, L stygia etc.

(Placodium.)

Fronde crustacea.

L. ambigua, L. incurva, L. muralis, L. saxicola etc. — 62 Spec.

41. Psora (Schorfflechte).

Crusta effigurata. Scutellae marginatae, convexae.

P. carnosa, P. decipiens, P. vesicularis, P. lentigera, P. microphylla etc. — 26 Spec.

42. V e r r u c a r i a (Warzenflechte).

Crusta aphylla: leprosa, tartarea. Scutellae marginatae, immarginatae.

Scutellis decoloratis.

V. pallida, V. glaucoma, V. parella etc.

Scutellis rufescentibus vel luteis.

V. tartarea, V. rubella, V. cupularis, V. aurantiaca, V. clausa (Lich. exanthem. 8m.) etc.

Scutellis fuscis vel nigricantibus.

Vel subfusca, V. badia, V. atro-alba, V. scruposa, V. immersa, V. uliginosa etc. V. punctata, V. sanguinaria etc.

Crusta flavescente.

V. quernea, V. varia, V. vitellina, V. cruenta, V. geographica etc. — 71 Spec.

XXIV.

⊙ Jolyclerk N., Cryptogamie complete, ou Description des plantes, dont les étamines sont peu apparentes etc. Paris, an 7 de la Rèpublique (1799). 8.

Flechten pag. 88—117 aufgeführt:

Ordre III. Les Algues. Algae.

L i c h e n (pag. 88).

(365 Spec.)

Algues grisâtres en dehors, souvent noirâtres, rarement d'un beau vert. Fructifications mâles, suivant Linné, en plaques lisses, brunes, en tubercules lisses, en globules, rarement en cavités. Fructifications femelles dans une poussière cendrèe, rarement jaune ou verdâtre, placée sur le bord des feuilles, dans leur substance, ou sour des pédoncules, et des élévations particulières.

(Hierauf werden 365 Spezies unter folgenden 13 Abtheilungen aufgeführt.)

1. Lichens pulvérulens.
2. „ lepreux, tuberculés. Verrucariae.
3. „ tubercules en écusson.
4. „ à écussons. Scutellariae.
5. „ imbrigués, crustacés. Psorae.
6. „ foliacés, pulmonaires.
7. „ gelatineux.
8. „ foliacés, laciniés.
9. „ coriaces. Peltigerae.
10 „ Ombiliqués. Umbilicariae.
11. „ à syphons.
12. „ ramnifications imitant des petits buissons. Coralloïdes.
13. „ filamenteux. Usneae.

XXV.

⊙ Ventenat E. P., Tableau du regne végétal, selon la méthode de Jussieu. 4. Tom. Paris an VII. 8. (1799).

Tome Premier, pag. 27 — 36.

Orde II.
Les Algues, Algae.

§. 1 Fructification inconnue au douteuse.

Fucus.

Ulva.

Conferva.

Byssus.

§. 2. Fructification apparente. Plantes Licheneuses.

p. 32. Conia. * Byssus, L. J. D. Musc. pl. 1. fig. 3, 4 etc.
Croute pulverulente, étendue sur la terre, sur les pierres ou sur l'écorce des arbres.
(Conia, d'un mot grec qui signifie pulverulent.)

p. 32. Leproncus. * Lichen, L. J. D. Musc. pl. 18 fig. 1, 2, 3, 4, 5, 8, 9, 11, 14 etc.
Poussière éparse sur une croute lépreuse (organe mâle, selon les Modernes). Tubercules ordinairement convexes, sphéroides, rarement linèaires - oblongs (organes femelles). (Leproncus, formé de deux nots grecs qui signifient en latin, lepra, tuber, c'est-à-dire plantes lepreuses tuberculiferes.)

p. 33. Lepropinacia * Lichen, L. J. D. Musc. pl. 18 fig. 10, 12, 16, 17 etc.
Croute lepreuse. Cupules en forme d'écusson, munies d'un rebord rarement entier.
(Lepropinacia, formé de deux mots grecs qui signifient en latin, lepra, scutélla, c'est-à-dire, plantes lépreuses scutelliféres.)

p. 33. Geissodea. * Lichen, L. J. D. Musc. pl. 24. fig. 70, 74, 75, 76, 79, 80, 83 etc.
Croute adhérente, foliacée; foliales imbriquées, libres vers la circonference. Scutelles sessiles ou légérement stipitées.
(Geissodea, formé de deux mots grecs qui signifient en forme de tuiles, parce que le fouilles, par leur disposition, représentent en quelque sorte les tuiles d'un toit.

p. 34. Platyphyllum. * Lichen, L. J. D. Musc. pl. 20 fig. 45, 46; pl. 21 fig. 52, 55; pl. 22 fig. 59, 61; pl. 23 fig. 62, 63.
Expansions foliacées, libres, non crustacées. Scutelles sessiles au légérement stipitées.
(Platyphyllum, formé de deux mots grecs qui signifient feuille étendue.) Typ. L. islandicus.

p. 34. Dermatodea * Lichen, L. J. D. Musc. pl. 27 fig. 102, 103; pl. 28 fig. 104, 105, 106, 107, 109 etc.

Expansions coriaces au membraneuses, élargies, rampantes, scutelliféres.

(Dermatodea signifie en grec, qui a la consistance du cuir) Typ.
Lich. pulmonarius.

p. 35. Capnia. * Lichen, L. J. D. Musc. pl. 30 fig. 117, 127, 129, 130,
131 etc.

Expansions presque cartilagineuses, ombiliquées, d'une couleur
en fumée, adhérentes aux rochers par le centre de leur surface inférieure.

(Capnia vient d'un mot grec qui signifie fuligineux.) Hieher die
Gyrophora oder Umbilicaria-Arten.

p. 35. Scyphiphorus * Lichen, L. J. D. Musc. pl. 14 fig. 6, 7, 8, 10 etc.

Croute écailleuse ou foliacée, produisant des tiges presque simples,
dilatées à leur sommet en forme d'entonnoir dont les bords sont
souvent tuberculiféres.

Scyphiphorus formé de deux mots grecs, qui signifient porte-
coupe.) Typ. Lich. pyxidatus.

p. 35. Thamnium. * Lichen, L. J. D. Musc. pl. 16 fig. 21, 22, 29, 30; pl.
17, fig. 34, 35, 39 etc.

Tiges ramifiées en forme d'arbuste. Tubercules longue ucol orés
(Thamnium, arbrisseau, en grece.) Typ. Lich. rangiferinus, L. ro
cella.

p. 36. Usnea. D. Musc. pl. 11, 12 et 13. Lichen, L. J. Usnée.

Tiges filamenteuses, ramassées en touffe ou pendantes. Scutelles
planes, quelquefois radiées ou ciliées sur les bords.

(Usnea nom donné par les Arabes ou Mousses des arbres. Sé-
rapion.)

p. 37. Obs. Plusieurs plantes de la famille des Algues peuvent être regardées comme le principe de la végétation. Les rochers se recouvrent d'abord
de Byssus ou de Lichens tuberculeux, aux quels succèdent des
Lichens coriaces, qui par leur détritus forment une couche mince
de terre végétale.   Alors on voit paraître une foule de Mousses
qui, en vieillissant et se détruisant, augmentent insensiblement la
quantité du terreau: les semences, transportées par les vents, ger-
ment, et les plantes croissent de toutes parts. C'est ainsi qu'après
la révolution de plusieurs siècles, la surface de rochers se trouve
couverte d'une multitude de végéta$_n$x — ...

Les lichens gélatineux ne seraient ils pas des individus de Nostoc,-
qui auraient changé de forme?

§. 5. Vollständige Flechtensysteme, gestützt auf die Thallus- oder die Fruchtbildung, oder auf beide zugleich.

XXVI.

⊙ Acharius (Erik), Methodus, qua omnes detectos lichenes secundum organa carpomorpha ad genera, species et varietates redigere etc. tentavit. Stockholmiae 1803. 8. Mit 8 Kupfertafeln.

(586 Spezies.)

I. Stereothalami.

Apothecium nullum.

Propagula nulla, sparsa vel aggregata.

Genus I.

Pulveraria Ach.

Apothecium nullum. Propagula pulverulenta pulvinato - conglomerata, filis tenuissimis cohaerentia et intertexta. (Thallus nullus).

Ex. P. chlorina, latebrarum.

Genus II.

Lepraria Ach.

Apothecium nullum. Propagula globosa s. oblonga nuda vel pulverulenta libera l. levissime tantum affixa, sparsa et conferta, superficiem crustae subjacentis saepe omnino tegentia.

(Thallus crustaceus tenuis effusus, rarius irregulariter determinatus, contiguus l. tenuissime rimulosus).

Ex L. alba, incana, rubens etc.

Genus III.

Spiloma Ach.

Apothecium nullum. Propagula? irregularia rigida duriuscula, pulveraceofloccosa, in Pulvinulis maculiformibus planis et convexiusculis rotundatis oblongis et difformibus, sparsis vel confluentibus, disposita, aggregata, affixa, varie colorata.

(Thallus crustaceus effusus tenuis uniformis).

Ex Sp. melanopa, vitiligo etc.

Genus IV.

Variolaria Pers.

Apothecium nullum. Propagula globosa pulverulenta mollia in Sorediis propriis recepta ibidemque aggregata; simul etiam in crusta communi sparsa, alba.

Soredia plana, convexo-hemisphaerica l. etiam per aetatem concava, utplurimum marginata et supra crustam elevata, persistentia.

(Thallus crustaceus uniformis leprosus et tartareus, effusus vel determinatus.)

Ex. V. faginea, aspergilla etc.

II. Idiothalami.

Apothecium e propria substantia compositum . nec a thallo unde formatum, colore ab eo diversum (plerumque atrum) compactum duriusculum.

* Apothecia operta.

Genus V.
Opegrapha Pers.

Lirella sessilis, thallo subimmersa, adpressa vel supra eum elevata, subrotunda l. oblonga, elliptica, linearis, difformis, simplex, confluens et ramosa, recta vel flexuosa atra.

Discus planus l concaviusculus, nudus l. pulverulentus, angustus, linearis, raro latiusculus.

Margo (proprius) tenuissimus et saepe vix perceptibilis, vel etiam tumidulus elevatus et subinflexus; accessorius (spurius) rarius occurit (verus nullus).

Thallus crustaceus uniformis tenuis effusus, rarius determinatus et leprosus.

* Holotea. Lirellae simplices distinctae.

Ex. O. notha, diaphora, rubella etc. etc.

** Symplecia. Lirellae connatae et ramosae.

Ex. O. denigrata, scripta etc. etc.

Genus VI.
Lecidea Ach.

Patellula sessilis et thallo adpressa vel superficialis, orbicularis vel per mutuam pressionem angulosa et difformis, duriuscula, substantia et plerumque colore thallo dissimillima; saepius atra, sed etiam varie colorata.

Discus raro concavus, frequenter planiusculus vel per aetatem convexus, crusta subspongiosa opere cellulari sporis repleto fabricata tectus, supra nudus vel pruinosus.

Margo (proprius) crassiusculus obtusus integer persistens, colore ut plurimum disci; accessorius nullus, nisi aliquando spurius.

(Thallus varius; crustaceus nempe, uniformis, determinatus, effusus atque effiguratus; vel etiam foliaceus, submembranaceus, stellatus (raro umbilicatus).

* Catillaria. Thallus crustaceus uniformis.

Ex. L. muscorum, parasema, petraea, rosella, haematomma, aurantiaca etc.

** Lepidoma. Thallus crustaceus effiguratus.

Ex. L. microphylla, lurida, candida, Wahlenbergii etc. etc

*** Saphenaria. Thallus foliaceus submenbranaceus stellatus, subtus fibrillosus.

Ex. L. Cocoes, pannosa, gosypina.

**** Omphalaria. Thallus foliaceus submembranaceus peltatus.

Ex. L. pustulata, pensylvanica.

Genus VII.
Calicium Pers.

Pilidium crassiusculum durum suberoso-cartilagineum l. fragile, substantia et colore a thallo diversissimum. nudum l. pulverulentum, capitato-pedicellatum.

Capitulum raro subsessile frequenter pedicellatum, turbinatum patelluliforme subpeltatum vel globosum; Disco, primo imperceptibili, in quibusdam constanter minutissimo et fere punctiformi, demum dilatato orbiculari, membrana ut plurimum ab initio tecto, postea elabente vel in pulverem fatiscente, ⁎plano vel convexo rarius concavo, sporis nudis efflorescentibus tecto, atro, saepe pruina discolori suffuso. Margine (proprio) plerumque obtuso planiusculo integerrimo, rarius inflexo l. tenui et submembranaceo.

Pedicellus interdum brevissimus raro subnullus ut plurimum elongatus cylindraceus crassus filiformis compressus, sursum incrassatus l. attenuatus, rigidus durus fragilis l. flexibilis, solidus erectus obliquus flexuosus, substantia et colore capituli (excepto disco) glaber, nudus l. pulverulentus.

(Thallus crustaceus tenuis leprosus l. subtartareus uniformis effusus, pulverulentus, granulatus l. solidus et areolato-rimosus).

* Phacotium. Capitulum turbinato-lenticulare.

Ex C. stigonellum, hyperellum etc.

** Strongylium. Capitulum globosum.

Ex. C. aciculare, subtile etc. etc.

** Apothecia clausa demum dehiscentia.

Genus VIII.
Gyrophora Ach.

Trica, sessilis l. supra thallum elevata, plana convexa et hemisphaerica, in- et externe atra, supra plicata-gyrosa, per aetatem inaequaliter rumpens, in latere interiori Sporas nudas proferens.

Plicae in junioribus subverruciformes vel circinatae magisque regulares, demum vario modo gyrosae et flexae confertae, impressiones sinuosas in ipsa substantia interiori formantes, membrana communi supra tectae.

(Thallus foliaceus membranaceo-cartilagineus l. subcoriaceus, plerumque rigidus fragilis, peltatus, suborbicularis, simplex vel luxurians, margine repando, sublobato et irregulari lacero crenulato, rarius integro).

Ex. G. glabra, erosa, arctica etc. etc.

Genus IX.
Bathelium Ach.

Apothecium hemisphaerico-subglobosum thallo impositum substantia propria formatum, atrum; supra Papillula (1—3) elevata operculari tectum, hoc vero demum decidente hians; 1 — 3 loculare, loculis subglobosis cavis, Sporas interne sparsas includentibus.

(Thallus crustaceus effusus uniformis).

Ex. B. mastoideum.

Genus X.
Verrucaria Wigg.

Tuberculum subrotundo-conoideum e Sporis concatenatis, in Nucleum Perisporio obductum congestis, compositum, nigrum, infra crustam excrescens, eam elevans vel denuo penetrans, eaque ad basin plerumque cinctum, vel etiam (praesertim in prima aetate) supra omnino tectum, ad superficiem thalli protuberans hemisphaericum subglobosum obtusum vel conoideum et papillatum, poro ut plurimum apice dehiscens, non raro totum elabens foveolamque relinquens.

(Thallus crustaceus tenuis membranaceus contiguus laevigatus effusus uniformis rarius leprosus et pulverulentus),

Ex. V. Schraderi, gemmata, epigaea etc. etc.

Genus XI.
Endocarpon Hedw.

Thalamium subglobosum in ipsa thalli substantia formatum inque ea immersum, intus Thecis intra texturam cellularem nidulantibus et Sporas includentibus repletum, Perithecio obductum, ad superficiem thalli Ostiolo hians, rarius elabens.

(Thallus crustaceo-foliaceus, saepe peltatus, suborbicularis, simplex vel polyphyllus).

Ex. End. Hedwigii, miniatum, Thunbergii etc etc.

III. Coenothalami.

Apothecia ex ipso thallo formatum, ejusdemque substantiae ac coloris.

Genus XII.
Thelotrema Ach.

Apothecium compositum; exterius supra crustam elevatum verruciforme, a thallo formatum, poro uno alterove impresso pertusum, vel omnino hians et suburceolatum includens; interius (Thalamium) solitarium vel aggregatum (2 — 4 intra singulum apothecium externum) sphaeroideum l. planiusculum et Perithecio proprio (aliquando irregulariter rumpente) obvolutum, Thecis repletum.

(Thallus crustaceus subeffusus uniformis contiguus cartilagineo-membranaceus).
Ex. Th. pertusum, lepadinum etc. etc.

Genus XIII.
Sphaerophoron Pers.

Cistula subrotunda terminalis, Nucleum e Sporis nudis compactis formatum subglobosum includens, ab apice lacero-dehiscens, et nucleo demum soluto atque in pulverem nigrum sensim elabentem fatiscente, concava, vacua.

(Thallus fruticulosus ramosus solidus rigidus, intus crustaceo-fibrillosus superficie cartilaginea glabra).

Ex. Sph. coralloides, fragile, compressum.

Genus XIV.
Isidium Ach.

Stratum proligerum terminale subdiscoideum planisculum tenue vel crassiusculum solidum, crusta papillarum thalli demum rumpente, tectum, perlucens, postea subapertum, coloratum.

Globulus in crustae papillis vel ramulis terminalis, aut in ipsa crusta subsessilis, coloratus, elabens, foveolamque in apice papillae s. rami post lapsum relinquens, intus solidus, utrinque membrana sporigera obductus.

(Thallus crustaceus leprosus et tartareus, areolatus subeffusus, papillosus, vel ramos solidos producens).

Ex. J. dactylinum, corallinum etc. etc.

Genus XV.
Urceolaria Ach.

Scutella sive Patellula crustae substantiae vel areolis ejusdem et verrucis immersa, urceolata, varie colorata.

Discus concavus, rarius per aetatem planiusculus, nec supra crustam elevatus. Margo proprius saepe vix manifestus, disco concolor; accessorius per aetatem a crusta, quae in annuli modum elevatur et discum scutellarum circumcingit, aliquando formatus, plerumque spurius.

(Thallus crustaceus tartareus uniformis determinatus, areolato-rimosus, rarius effiguratus).

Ex. U. calcaria, cinerea, gibbosa, scruposa, exanthematica, foveolaris, aglaea etc.

Genus XVI.
Parmelia Ach.

Scutella crassiuscula vel submembranacea superficialis supra thallum elevata, rarius adpressa, aut vix supra eum prominula, orbicularis vel per mutuam pressionem angulosa et difformis, varie colorata.

Discus aliquando concavus, saepius planiusculus vel per aetatem convexus et hemisphaericus interdum subglobosus, orbicularis, e strato, opere cellulari Thecas Sporis repletas fovente ad superficiem colorato formatus, colore et substantia a margine diversus.

Margo proprius nullus; accessorius (verus) crassus vel tenuis, liber, planiusculus, elevatus vel etiam inflexus, integer vel crenulatus, rarius ciliatus, ejusdem cum thallo coloris et substantiae.

(Thallus varius polymorphus; tam crustaceus, leprosus, tartareus, uniformis, effiguratus, determinatus, effusus, quam foliaceus, crustaceo-cartilagineus, membranaceus, subcoriaceus, gelatinosus, laciniatus lobatus et ramosus).

1. **Lecanaria.** Thallus crustaceus uniformis.

    Ex. P. atra, sophodes, glaucoma, tartarea etc.

2. **Psoroma.** Thallus crustaceus effiguratus totus squamoso-imbricatus.

    Ex. P. glaucocarpa, crassa, brunnea, candelaria etc. etc.

3. **Placodium.** Thallus crustaceus plano-depressus orbicularis, ambitu lobato, stellato-radiato.

    Ex. P. gelida, circinnata saxicola, murorum etc. etc.

4. **Circinaria.** Thallus foliaceus submembranaceus stellatus subimbricatus depressus, subtus fibrillosus.

    Ex. P. caesia, speciosa, aquila, stygia, stellaris etc. etc.

5. **Lobaria.** Thallus foliaceus, subcoriaceus, lobis vagis laxis expansis subtus villosis.

Ex. P. perforata, herbacea, scrobiculata, pulmonacea etc.

6. **Collema.** Thallus foliaceus gelatinosus varie formatus.

Ex. P. saturnina, tremelloides, nigrescens, melaena, velutina etc.

7. **Physcia.** Thallus foliaceus membranaceus depressus, laciniis linearibus subimbricatis apice fornicatis l. subinflatis.

Exp. P. physodes, colpodes etc. etc.

8. **Cenotea.** Thallus foliaceus membranaceus caespitosus laciniato-ramosus fistulosus, ramis cylindraceis obtusis apice scutelliferis.

Ex. P. mollusca, flammea.

9. **Canalicularia.** Thallus foliaceus membranaceo-cartilagineus caespitosus, laciniis erectiusculis lineari-attenuatis subtus longitudinaliter canaliculatis.

Ex. P. villosa, furfuracea, ciliaris, prunastri etc.

10. **Polymeria.** Thallus subfoliaceus cartilagineus laciniis suberectis planis vel tereti-compressis lacunosis attenuatis ramosis nudis glabris.

Ex. P. fraxinea, complanata, scopulorum, chrysophthalma, vulpina, flavicans etc.

11. **Tricharia.** Thallus filamentosus subcartilagineus ramosus, lorulis teretiusculis pendulis vel diffusis.

Ex. P. divaricata, usneoides, sarmentosa, jubata, roccella etc. etc.

Genus XVII.
Sticta Schreb.

Scutella ad superficiem paginae superioris thalli sessilis adpressa membranacea orbicularis.

Discus planus, raro convexiusculus, de caetero ut in Parmelia.

Margo accessorius verus tenuis integer liber tumidulus, rarissime ciliatus, colore thalli. Cyphellae intra lanuginem paginae inferioris thalli sparsae sessiles minutae coloratae scutelliformes.

Discus concavus planus l. convexiusculus, suborbicularis pulverulentus.

Margo elevatus subinflexus integer l. crenato-lacerus, aliquando evanidus.

(Thallus foliaceus, membranaceo-subcoriaceus, lobato-laciniatus, subtus tomentosus s. floccoso-villosus).

Ex. St. filicina, aurata, sylvatica etc. etc.

Genus XVIII.
Peltidea Ach.

Pelta tenuis membranacea tota sessilis et quasi adglutinata, oblonga vel potius reniformis, submarginalis, antica vel postica, raro lateralis.

Discus totum apothecium efficiens, applanatus, rarissime concavus, coloratus.

Margo (accessorius verus) tenuissimus subnullus thallo adnatus eoque concolor.

(Thallus foliaceus subcoriaceus subtus tomentoso-venosus fibrillosus, raro nudus, lobatus, lobis sterilibus depressis, fertilibus elongatis adscendentibus subtusque nudis).

* Emprostea. Peltae submarginales anticae.

Ex. P. venosa, canina, apthosa etc. etc.

** Opisteria. Peltae submarginales posticae.

Ex. P. polaris, resupinata.

*** Pleurothea. Peltae laterales sparsae anticae.

P. crocea.

**** Perophora. Peltae laterales anticae saccato-immersae.

P. saccata.

Genus XIX.

Cetraria Ach.

Pelta scutelliformis utplurimum crassiuscula tumens rarius membranacea, ntro subtus adnato-sessilis et subadpressa in ambitu libera, rotundata, difformis flexuosa, submarginalis.

Discus plano-convexiusculus coloratus.

Margo (accessorius verus) exilis integer l. crenulatus, subtus liber, colore alli.

(Thallus foliaceus membranaceo-cartilagineus rigidus glaber, utrinque nudus, evis l. lacunosus lobato-laciniatus, laciniis irregularibus et saepe margine crispis),

Ex. C. islandica, glauca, lacunosa etc. etc.

Genus XX.

Cornicularia Schreb.

Orbilla scutelliformis terminalis peltata crassiuscula cartilaginea plana orbi-laris demum convexiuscula inaequalis irregularis, ambitu reflexa.

Discus plano-convexiusculus colore ut plurimum thalli.

Margo vix ullus, aliquando in initio accessorius (verus) sed demum evanescens reflectitur, in ambitu integer nudus vel radiatus.

(Thallus cartilagineus rigidus glaber solidiusculus, intus stuposus, fruticuloso-aespitosus ramosus, ramis acutis)

Ex. C. tristis, aculeata, divergens, bicolor, lanata, pubescens etc.

Genus XXI.

Usnea Dillen.

Orbilla subcoriacea applanata peltata utrinque nuda glabra, ut plurimum in-igniter dilatata, rarius colorata.

Discus, initio subconcavus demum planus laevis, postremo convexiusculus atque tiam verrucosus vix coloratus.

Margo vel nullus vel accessorius (verus) in ambitu integer vel dentatus, saepe-umero radiatus.

Cephalodia sessilia lateralia sparsa primo scutelliformia et nonnunquam quasi marginata demum convexa verrucosa, in eodem (cum Orbillis) individuo, vel di-tincto, colorata.

(Thallus ramosus, lorulis teretiusculis elongatis suberectis, prostratis et pen-ulis, fibrillosis, attenuatis, cortice crustacea subcontigua vel articulato-submoni-

5 *

liformi scabriuscula obductus, filamento centraliter thallum percurrente seu medullari, hyalino elastico.

Ex. U. melaxantha, florida, trichodea etc.

Genus XXII.
Stercocaulon Schreb.

Cephalodium subturbinatum initio marginatum demum globosum sessile (absque podetio) terminale sparsumque, membrana sporigera colorata supra tectum, simplex et conglomeratum, persistens.

Discus in junioribus tantum et ob marginem, quo cingitur, notabilis planus; sensim vero mutatus totum cephalodium ambit globosus, coloratus.

Margo primum observabilis proprius integerrimus, colore disci, demum evanescens.

(Thallus solidus sublignosus caulescens erectiusculus ramosus plerumque squamoso-vestitus, scabridus atque fibrillosus).

Ex. St. ramulosum, paschale, tabulare etc.

Genus XXIII.
Baeomyces Pers.

Cephalodium plano-convexum demum subglobosum capitatum subimmarginatum, (ambitu reflexum) membrana sporigera tenui solida obductum, in podetio proprio terminale, coloratum, simplex vel conglomeratum, persistens.

Discus et margo proprie nullus. Illo tegitur tota Cephalodii superficies, hic tantum ex ambitu tumente reflexo judicatur.

(Thallus aut subcrustaceus mollior granulosus effusus, rarius effiguratus, aut crustaceo-cartilagineus subfoliaceus e lobulis proferens: Podetia elongata ex ipsa substantia thalli formata, simplicia vel ramosa, solidiuscula l. fistulosa, sursum dilatata vel attenuata, apice cephalodia gerentia l. sterilia).

1. Pordenium. Thallus crustaceus subuniformis. Podetia solidiuscula teretia subsimplicia molliora.

Ex. B. fungoides, roseus, placophyllus etc.

2. Pycnothele. Thallus crustaceus effusus. Podetia fistulosa ventricosa subsimplicia fragilia.

Ex. B. papillaria etc. etc.

3. Phyllocarpon. Thallus foliaceus cartilagineo-crustaceus lobatus. Podetia brevissima l. nulla. (Cephalodia in thallo sessilia).

Ex. B. rubiformis, epiphyllus etc. etc.

4. Helopodium. Thallus foliaceus cartilagineo-crustaceus imbricatus. Podetia elongata cylindrica subsolida, simplicia vel apice subdivisa.

Ex. B. symphycarpus, cariosus, botrytes, delicatus, acicularis.

5. Scyphophoron. Thallus foliaceus cartilagineo-crustaceus imbricatus. Podetia fistulosa apice scyphiformia.

Ex. B. bacillaris, cocciferus, digitatus, pyxidatus, fimbriatus, sparassus etc.

6. Cladonia. Thallus foliaceus cartilagineo-crustaceus evanescens. Podetia elongata rigida fistulosa attenuata ramoso-fruticulosa.

Ex. B. uncialis, ceranoides, rangiferinus, furcatus etc. etc.

XXVII.

De Lamark et Decandolle Flore Française. Troiséme
édition. Tome second. Paris 1805.

279 Spec. Lich.

pag. 280 — 414.

Troisiéme Famille.

Hypoxyla.

Fungorum et Algarum gen. Linn. Juss.

Genera: Rhizomorpha.
Sphaeria.
Naemospora.
Xyloma.
Hypoderma.
Hysterium.

(1.) Opegrapha.

(Opegrapha Pers. Ach. — Lepronci sp. Vent. — Lichenis spec. Linn.)

Car. Les opégraphes ont une croûte lichenoide très-mince qui porte des
réceptacles oblongs au linéaires, marqués en dessus d'une fente longitudinale,
simple ou rameuse.

Ex. O. herpetica, rubella, cerebrina, tesserata.

(2.) Verrucaria.

(Verrucaria Pers. — Verrucariae spec. Hoffm.-Sphaeriae spec. Web.)

Car. Les verrucaires ont une croûte mince qui porte des réceptacles souvent
enfoncés, quelquefois proéminens, à-peuprés globuleux, fermés à leur naissance,
puis percés d'un pore à leur sommet.

Ex. V. epidermidis, gemmata, rupestris etc. etc.

(3.) Pertusaria.

(Verrucariae et Patellariae sp. Ach. — Sphaeriae sp. Woig. — Lichenis sp.
Linn.)

Car. Sur une croûte indistincte, s'élevent des réceptacles percés de plusieurs
pores, qui aboutissent à autant de loges internes; ces pores vont quelquefois en
s'agrandissant, se réunissent et forment une coupe irréguliére dans la vieillesse
de la plante.

Ex. P. communis, Wulfenii.

Quatrième Famille.

Lichens.

Lichenes. Hoffm. — Algarum gen. Linn. Juss.

* Receptacles pulvérulens placés sur une croûte peu adhérente.

(4.) Lepra.

Lepra Wigg. — Lepraria Ach. — Byssi spec. Linn.

Car. Les lépres n'offrent qu'une croûte étalée, le plus souvent irréguliére,
composée de globules pulverulens, lichénoides. Leurs réceptacles sont encore in-
connus.

Ex. L. antiquitatis, odorata etc.

(5.) Coniocarpon.

Car. Les coniocarpes ont une croûte à peine sensible, de laquelle s'élèvent des tubercules en forme de lentilles, couverts d'une poussière grenue, colorée, peu adhérente; après la chûte de cette poussière, il reste ordinairement sur la croûte des tubercules convexes ou aplatis.

Ex. C. cinnabarinum, olivaceum, nigrum.

(6.) Variolaria

Variolariae Pers. Ach. — Verrucariae spec. Hoffm. — Lichenis spec. Linn.

Car. Les variolaires ont une croûte solide, étalée, arrondie ou irrégulière, qui porte des réceptacles d'abord couverts d'une poussière blanche, abondante et grenue; après la chûte de cette poussière, on distingue une coupe concave en forme d'écusson.

Ex. V. faginea, lactea etc.

** Réceptacles en tubercules ou en écussons, insérés sur des Tiges.

(7.) Isidium.

Car. Des tiges très-courtes, réunies par la base, forment une croûte épaisse et comme mamelonnée en dessus; les réceptacles sont des tubercules globuleux placés au sommet des rameaux.

Ex. Js. corallinum, melanochlorum.

(8.) Sphaerophorus.

Sphaerophorus Pers. Ach. — Stereocauli sp. Hoffm. — Thamnii sp. Vent. — Lichenis sp. Linn.

Car. Des tiges solides, rameuses, lisses et cartilagineuses, portent à leur sommet des réceptacles solitaires, globuleux, plains d'une poussière noirâtre qui en sort par le déchirement de l'enveloppe, et laisse une coupe vide et concave.

Ex. Sph. globiferus, caespitosus.

(9.) Stereocaulon.

Stereocaulon Ach. — Stereocauli sp. Hoffm. — Thamnii sp Vent. — Lichenis sp. Linn.

Car. Des tiges solides et arborescentes portent des scutelles compactes, éparses, d'abord planes, puis convexes et ridées, jamais bordées de cils.

Ex. St. paschale.

(10.) Cornicularia.

Cornicularia et Setaria Ach. — Lobariae et Usneae sp. Hoffm. - Lichenis spec. Linn. —

Car. Des tiges solides portent, vers leur sommet, des scutelles membraneuses, d'abord planes, ensuite convexes, quelquefois bordées de cils rayonnants. On trouve dans quelques espèces des paquets pulvérulens, épars.

Ex. C. tristis, aculeata, vulpina, ochroleuca, bicolor, muscicola, lanata, intricata, jubata.

(11.) Usnea.

Usnea Ach. — Usneae spec. Dill. Vent. Hoffm. — Lichenis sp. Linn. —

Car. Des tiges très-rameuses, revêtues d'une écorce crustacée, distincte du centre, portent des scutelles éparses, planes ou convexes quelquefois bordées de cils, et des paquets pulvérulens épars.

Car. U. florida, plicata, barbata, flaccida, articulata.

(12.) Roccella.

Setariae et Physciae spec. Ach. — Lichenis sp. Linn. —

Car. Des tiges alongées, non fistuleuses, cylindriques ou comprimées, d'un aspect poudreux et d'une consistance un peu coriace, portent des paquets épars, de poussière blanche, et des réceptacles hémisphériques, sessiles et entiers.

Ex. R. tinctoria, fuciformis.

(13.) Cladonia.

Cladonia Ach. — Cladoniae sp. Hoffm. — Thamnii sp. Vent. — Lichenis sp. Linn.

Car. Des tiges fistuleuses, simples ou rameuses, nues ou chargées de folioles, portent à leur sommet des tubercules fongueux, à-peu-près globuleux, sessiles et solitaires.

Ex. Cl. vermicularis, subulata, rangiferina, ceranoide

(14.) Scyphophorus.

Scyphophorus Vent. Ach — Cladoniae sp. Hoffm. — Lichenis sp. Linn.

Car. Des tiges fistuleuses, quelquefois garnies de folioles, souvent insérées sur des feuilles, épanouies au sommet en entonnoir fermé, portent sur les bords de cet entonnoir des tubercules fongueux et presque globuleux.

Ex. Sc. diffusus (alcicornis), cervicornis, cocciferus, pyxidatus, cornutus.

(15.) Helopodium.

Helopodium Ach. — Cladoniae sp. Hoffm. — Baeomyces sp. Pers. —

Car. Des tiges fistuleuses, un peu évasées et ouvertes au sommet, garnies de quelques folioles vers leur base, portent à leur extrémité des tubercules fongueux, ramassés, irrégulièrement contournés.

Ex. H. delicatum (Lichen parasiticus Hoffm.)

*** Réceptacles en tubercules ou en écussons, sessiles ou pédoncules insérés sur une simple croûte grenue.

(16.) Baeomyces.

Baeomyces Ach. — Baeomycis spec. Pers. — Lepronci sp. Vent. — Lichenis spec. Linn.

Car. Une croûte molle et grenue porte des tubercules fongueux, presque globuleux, ordinairement soutenus sur un pedicelle simple, droit et charnu, quelquefois sessiles.

Ex. B. ericetorum, rufa, rupestris, aeruginosa, elveloides.

(17.) Calycium.

Calycium Pers. Ach. — Stemonitis sp. Gmel. — Mucoris sp. Linn.

Car. Une croûte mince porte des réceptacles subéreux, ordinairement pédonculés, dont la surface supérieure se couvre de poussière.

Ex. quercinum, turbinatum, sessile etc.

(18.) Patellaria.

Patellaria Ach. — Verrucariae sp. Hoffm. — Lepropinaciae sp. Vent. — Lichenis spec. Linn.

Car. Les patellaires ont une croûte solide, diversement conformée, qui porte à sa superficie des scutelles sessiles, concaves dans leur jeunesse, ensuite planes et même convexes, quelquefois entourées d'une bordure ou d'un simple rebord, souvent aussi dépourvoues de l'un et de l'autre.

§. 1. Scutelles plus ou moins charnues, de couleur noire.

Ex. P. immersa, exigua, punctiformis, myriocarpa, leucoplaca, parasema, fumosa, petraea, muscorum etc.

§. 2. Scutelles plus ou moins charnues, brunes ou d'un noir tirant sur le gris ou le glauque.

Ex. P. sinapisperma, brunnea, uliginosa, albocaerulescens, glaucoma, epipolia etc. etc.

§. 3. Scutelles plus ou moins charnues, de couleur rose, rouge, orangée ou jaune.

Ex. P. ventosa, haematomma, rosella, cupularis, rubella, carnea, aurantiaca, vitellina, rupestris, incrustans etc. etc.

§. 4. Scutelles membraneuses, entourées d'une bordure analogue à la croûte.

Ex. P. rubra, badia, hypnorum, subfusca, tartarea, parella etc. etc.

**** Réceptacles en écussons, placés entre ou sur des écailles foliacées.

(19.) Rhicocarpon.

Rhicocarpon Ramond ined. — Urceolariae et Patellariae sp. Ach. — Lepropinaciae sp. Vent. — Lichenis sp. Linn.

Car. Les rhicocarpes offrent une base noire très-mince, composée de fibrilles menues et adhérentes; de cette base radicale sortent des écailles distinctes, un peu foliacées, planes ou rarement convexes, et des réceptacles non insérés sur les écailles, mais placés entre elles; ces réceptacles sont ordinairement noirs, planes et muni d'un léger rebord.

Ex. Rh. geographicum, confervoides, morio, armeniacum, atrobrunneum.

(20.) Psora.

Psoromae spec. Ach. — Psorae spec. Hoffm. — Geissodeae sp. Vent. — Lichenis sp. Linn.

Car. Les psoras forment une croûte épaisse, irrégulière, composée de tubercules ou d'écailles distinctes, planes ou convexes, qui portent sur leur côté des scutelles d'abord planes et munies d'un rebord, ensuite irréguliérement, convexes.

Ex. P. tabacina, galbula, vesicularis, candida, decipiens, lurida.

(21.) Urceolaria.

Urceolaria Ach. — Verrucariae spec. Hoffm. — Lepropinaciae sp. Vent. — Lichenis sp. Linn.

Car. Les urcéolaires sont composées de tubercules planes ou concaves, quelquefois entièrement distinctes, souvent rapprochés de manière à forme d'une croûte plane ou mammelonée; ces tubercules s'ouvrent à leur sommet en une scutelle enfoncée au moins dans sa jeunesse, et toujours entourée d'un rebord saillante formé par la croûte.

Ex. U. contorta, opegraphoides, tessulata, scruposa, ocellata, Lamarkii.

(22.) Volvaria.

Urceolariae sp. Ach. — Lichenis sp. Vill. Smith.

Car. Des tubercules membraneux insérés sur une croûte mince, fermés dans leur jeunesse, s'ouvrent ensuite à leur sommet et découvrent une masse compacte et caduque.

Ex. V. conchylioides, exanthematica, truncigena.

(23.) Squammaria.

Psoromae et Placodii sp. Ach. — Psorae sp. Hoffm.

Car. Les écaillaires sont composées d'écailles foliacées, distinctes ou soudées ensemble, souvent embriquées, qui tendent à diverger du centre de la rosette à la circonférence, et qui portent à leur surface supérieure des recéptacles épars, en scutelles ou en tubercules qui ne sont point enfoncés dans la croûte, même dans leur jeunesse.

Ex. Sq. electrina, insulata, Smithii, crassa, lentigera, cartilaginea, melanophthalma, rubina, peltata.

***** Recéptacles insérés sur des feuilles.

(24.) Placodium.

Placodium Ach. — Lobariae et Psorae sp. Hoffm. — Geissodeae sp. Vent. — Lichenis sp. Linn.

Car. Les placodes forment une rosette orbiculaire, adhérente, composée de folioles qui divergent du centre et ne sont visibles que sur les bords; les scutelles sont placées dans la partie de la rosette ou les folioles sont indistinctes.

Ex. Pl. fulgens, candelarium, murorum, elegans, ochroleucum, canescens, albescens, versicolor.

(25.) Collema.

Collema Hoffm. Ach. — Lichenis et Tremellae sp. Linn. — Geissodeae spec. Vent.

Car. Les feuilles des colléma sont de forme et de grandeur très-variables, d'une consistance gélatineuse quand elles sont humides, roide et fragile lorsqu'elles sont séches; les scutelles sont de la même nature et placées vers les bords des folioles.

§. 1. Feuilles petites, épaisses, embriquées ou peu distinctes.

Ex. C. nigrum, variabile (Pers.), microphyllum, granosum, symphoreum, fasciculare, crispum.

§. 2. Feuilles libres et peu épaisses.

Ex. C. cristatum, corniculatum, lacerum, jacobaefolium, nigrescens, furvum, saturninum.

(26.) Imbricaria.

Imbricaria Ach. — Lobariae spec. Hoffm. — Geissodeae sp. Vent. — Lichenis sp. Linn.

Car Les embricaires ont des feuilles disposées en rosette adhérente, embriquées du centre à la circonference, divisées en folioles linéaires ou arrondies, souvent munies en dessous de fibrilles radicales ; les scutelles, qui ne sont attachées que par leur centre, sont placées à la surface supérieure des feuilles.

§. 1. Feuilles herissées en dessous et divisées en lobes linéaires.

Ex. J. caesia, stellaris, aipolia, pulverulenta, grisea, cycloselis, ulothryx, aquila, retirurga (h. e. saxatilis Ach.), adusta (h. e. omphalodes Lam.)

§. 2. Feuilles herissées en dessous et divisées en lobes larges et arrondis.

Ex. J. quercina, caerulescens, plumbea, pityrea.

§. 3. Feuilles glabres, divisées en lobes larges et arrondis.

Ex. J. parietina, olivacea, acetabulum, caperata.

§. 4. Feuilles glabres, divisées en lobes linéaires.

Ex. J. conspersa, diatrypa, physodes, incurva, ambigua, encausta, fahlunensis

(27.) Physcia.

Physcia et Platisma Ach. — Lobariae spec. Hoffm. — Platyphylli sp. Vent. — Lichenis sp. Linn.

Car. Les physcies ont des feuilles libres plus ou moins redressées, disposées en gazon, glabres sur l'un et l'autre surface, quelquefois ciliées, souvent bosselées irréguliérement, divisées en lanières qui portent vers leur sommet des scutelles, et sur leurs bords des paquets farineux.

§. 1. Feuilles divisées en lanières alongées, courbées en canal longitudina par dessous.

Ex. Ph. leptalea, tenella, ciliaris, furfuracea.

§. 2. Feuilles divisées en lanières planes et alongées.

Ex. Ph. prunastri, farinacea, squarrosa, fraxinea, fastigiata.

§. 3. Feuilles divisées en lanières alongées, corbées en canal longitudinal par dessus.

Ex. Ph. islandica, cucullata, nivalis.

§. 4. Feuilles divisées en lobes arrondis ou déchiquétes irrégulièrement.

Ex. Ph. juniperina, pinastri, chrysophthalma, sepincola, glauca, fallax.

(28.) Lobaria.

Lobaria Ach. — Lobariae sp. Hoffm — Dermatodeae sp. Vent. — Lichenis sp. Linn.

Car. Les lobaires ont des feuilles membraneuses, coriaces, libres, divisées en lobes larges et arrondis, velues en dessous, garnies en dessus de scutelles éparses, presque sessiles.

Ex. L. scrobiculata, pulmonaria, perlata, herbacea, glomulifera.

(29.) Sticta.

Sticta Ach. — Peltigerae sp. Hoffm. — Dermatodeae sp. Vent. — Lichenis sp. Linn.

Car. Les feuilles membraneuses des sticta portent en dessus des réceptacles en scutelle ou en bouclier ordinairement placés vers les bords, et offrent en dessous de petites fossettes glabres, éparses au milieu d'un duvet.

Ex. St. fuliginosa, sylvatica.

(30.) Peltigera.

Peltidea Ach. — Peltigerae spec. Hoffm. — Dermatodeae spec. Vent. — Lichenis sp. Linn.

Car. Des feuilles coriaces, arrondies, lobées, portent (ordinairement vers leur bord) des réceptacles superficiels ou enfoncés, adhérents par leur surface entière.

§. 1. Réceptacles placés au bord de la feuille et tournés en dessus.

Ex. P. venosa, spuria, horizontalis, canina, aphtosa, polydactyla.

§. 2. Réceptacles au bord de la feuille et tournés en dessous.

Ex. P. resupinata.

§. 3. Réceptacles placés sur le disque de la feuille et un peu enfoncés.

Ex. P. crocea, saccata.

(31.) Umbilicaria.

Umbilicaria Hoffm. Ach. — Capnia Vent. — Lichenis sp. Linn.

Car. Les feuilles sont cartilagineuses, lobées, attachées par leur centre; les réceptacles sont toujours noirs, et leur surface supérieure est presque toujours marquée de rides concentriques ou spirales.

§. 1. Feuilles hérissées en dessous.

Ex. Umb. saccata, hirsuta, spadochroa, cirrhosa, pellita, proboscidea.

§. 2. Feuilles non hérissées en dessous.

Ex. U. lejocarpa, pustulata, erosa, papillosa, murina, flocculosa, glabra.

(32.) Endocarpon.

Endocarpon Hedw. Ach. — Lobariae spec. Hoffm.

Car. Les feuilles sont cartilagineuses, attachées par le centre; les réceptacles enchassés dans la substance même de la feuille, se font remarquer à la surface supérieure, où ils forment plusieurs protubérances terminées par un orifice peu distinct.

Ex. End. fluviatile, complicatum, miniatum, Hedwigii.

XXVIII.

⊙ Lühnemann (Dr. philos.), Versuch einer genaueren Bestimmung von Cryptogamen, nebst einer neuen systematischen Eintheilung dieser Gewächse in Schraders neuem Journal für die Botanik III. Band. 3. u. 4. Stück. Erfurt 1809.

pag. 40 — 44 wird folgender Entwurf eines neuen Flechtensystems gegeben:

Achte Classe.

Aspidocarpa.

Vegetabilia fronde polymorpha, fructuum l. seminum receptaculis in superficie membrana tenui fructificante tectis.

Erste Ordnung.
Idiothalamia.

Opegrapha. Apothecia (Lirellae) simplicia l. confluentia et ramosa, rima longitudinali aperta. Thallus crustaceus effusus.

Lecidea. Apothecia (Patellulae) concava, plana l. convexiuscula. Thallus crustaceus foliaceus.

Urceolaria. Apothecia (Patellulae) thallo immersa scutelliformia urceolata, margine accessorio spurio. Thallus crustaceus.

Gyrophora. Apothecia (Tricae) superficialia, planiuscula, demum convexa difformia et irregulariter rumpentia. Sporae nudae sparsae. Thallus foliaceus umbilicatus.

Bathelium. Apothecia sessilia subglobosa papilla operculari elabente tecta, demum hiantia, intus vacua. Sporae nudae? sparsae. Thallus crustaceus uniformis effusus.

Zweite Ordnung.
Coenothalamia.

Baeomyces. Apothecia (Cephalodia) capitata ambitu subreflexa, in Podetiis terminalia, (raro in ipso thallo sessilia). Thallus crustaceus l. foliaceus fructiculosus.

Stereocaulon. Apothecia (Cephalodia) subturbinata planiuscula, submarginata, demum convexa, sessilia, sparsa et terminalia. Thallus fructiculosus solidus sublignosus. Podetia nulla.

Usnea. Apothecia (Orbillae) immarginata ambitu integra, l. dentato-radiata. Cephalodia sessilia sparsa in eodem individuo l. distincto. Thallus loreus filamentosus fructiculosus.

Cornicularia. Apothecia (Orbillae) scutelli-formia submarginata, margine demum revoluta, integra l. ciliata. Thallus cartilagineus fruticulosus.

Parmelia. Apothecia (Scutellae) crassa l. submembranacea, planiuscula l. convexa, supra thallum elevata, margine libero coronata. Thallus crustaceus, foliaceus, filamentosus.

Sticta. Apothecia duplicis generis. Scutellae anticae, Cyphellae posticae intra lanuginem sparsae. Thallus foliaceus lobatus, subtus villoso-floccosus.

Peltidea. Apothecia (Peltae) plana l. immersa, antica l. postica. Thallus foliaceus coriaceus subtus tomentoso-venosus.

Cetraria. Apothecia (Peltae) applanata scutelliformia submarginalia appressa sessilia, in ambitu libera. Thallus foliaceus margine crispus utrinque nudus.

Neunte Classe.
Angiocarpa.

Vegetabilia trunco vario, fructuum vel seminum receptaculis subglobosis, intus fructificantibus.

Verrucaria. Apothecia (Tubercula) subglobosa, thallo innata, primo gelatina thecas seminiferes constituente repleta, mox siccescendo cava, poro demum dehiscentia l. elabentia. Sporae nudae catennlatae. Thallus crustaceus.

Endocarpon. Apothecia (Thalamia) sphaerica, thallo immersa, ostiolo demum hiantia. Sporis thecis obvolutae. Thallus crustaceo-membranaceus.

Thelotrema. Apothecia composita: exterius verruciforme ostiolis pertusum l. hians; interius multiloculare, folliculis singulis sporulas 7—8 includentibus. Thallus crustaceus cartilagineus.

Sphaerophoron. Apothecia composita (Cistulae) subglobosa, sporis nudis in nucleum compactis repleta, apice lacero dehiscentia. Thallus fruticulosus.

Calicium. Apothecia (Pilidia) turbinata, lenticularia l. subglobosa, demum in cyathum transeuntia. Thallus crustaceus effusus.

XXIX.

⊙ Luyken (Joan. Alb.), Tentamen Historiae Lichenum in Genere, cui accedunt primae lineae distributionis novae. Göttingae 1809. 8.

pag. 99—102 wird folgender Entwurf eines neuen Flechtensystems gegeben:

I. Lichenes gymnocarpi.

Apothecia discoidea s. lamina proligera in superficie tecta.

A. Coenothalami.

Apothecia tota vel pro parte e thalli substantia composita et formata.

α. Apothecia subimmarginata. (i. e. margine accessorio manifesto carentia).
a. Apothecia sessilia.
1. Peltidea.
2. Cetraria.
b. Apoth. margine libera.
3. Sticta.
β. Apoth. immarginata.
a. Apoth. sessilia.
4. Solorina.
b. Apoth. centro affixa.
5. Usnea (Usnea et Cornicularia Ach.)
c. Apoth. subglobosa.
* Nuda thallo nunquam tecta.
6. Baeomyces.
** Primum thallo tecta demum nuda.
7. Isidium.
*** Substantia corticali Thalli tota involuta.
8. Variolaria.
γ. Apoth. marginata.
9. Parmelia (Parm. et Urceol. Ach.)

B. Idiothalami.

Apothecia e propria substantia composita, nec a thallo ullo modo formata et discolora.

α Apothecia marginata (i. e. margine proprio instructa).

a. Disco gyroso.

10. Gyrophora.

b. Disco plano.

11. Lecidea.

c. Disco oblongo lineari.

12. Opegrapha.

β. Apothecia immarginata.

13 Arthonia.

II. Lichenes angiocarpi.

Apothecia s. Perithecia massam proligeram s. nucleum proligerum intra proprium tegumentum gerentia.

A. Coenothalami.

α. Perithecia simplicia irregulariter rumpentia.

14. Sphaeophoron.

β. Perithecia composita, ostiolis pluribus apertis.

15. Thelotrema.

B. Idiothalami.

α. Perith. nucleum proligerum nudum includentia.

a. P. simplicia.

16. Calicium.

b. P. composita.

17. Trypethelium.

β. Perith. massam proligeram celluloso-vesiculiferam includentia.

a. Perith. e simplici tegumento formata.

18. Endocarpon.

b. Perith. e duplici tegumento formata.

19. Verrucaria.

III. Lichenes apocarpi.

(Appendix.)

Apothecia manifesta nondum conspecta.

α. Thallus proprios acervulos difformes coloratos e conidio formans.

20. Spiloma.

β. Conidium sparsum s. conglomeratum filis tenuissimis intertextum, totum plantam efficiens.

21. Lepraria.

XXX.

⊙ Acharius (Erik), Synopsis methodica Lichenum. Lundae 1814. 8.

(906 Species.)

Conspectus systematicus

Classium, Ordinum et Generum secundum Apothecia.

Classis prima.

Idiothalami. Lichenes, quorum apothecia tota e substantia propria a thallo diversa et ei discolori formata sunt.

Ordo primus.

Homogenei. Apotheciis simplicibus, totis e substantia pulveracea vel cartilaginea subsimilari formatis.

† Apotheciis immarginatis.

1. Spiloma Ach.

Receptaculum universale crustaceum plano-expansum adnatum uniforme. Partiale e corpusculis in massam compactam homogeneam subpulveraceam nudam difformem coloratam, aggregatis, compositum.

Ex. Sp. elegans, Sp. melaleucum etc.

2. Arthonia Ach.

Receptaculum universale crustaceum plano-expansum adnatum uniforme. Partiale innato-sessile subrotundo-difforme immarginatum (atrum) membrana subcartilaginea tectum, parenchymate solido similari.

Ex. A. punctiformis, A. astroidea etc.

3. Solorina Ach.

Receptaculum universale foliaceum coriaceum lobatum, subtus liberum lanugine venosum l fibrillosum. Partiale adnatum rotundatum immarginatum membrana colorata tectum, parenchymate solido celluloso-vesiculifero.

Ex. S. crocea, S. saccata.

†† Apotheciis marginatis.

4. Gyalecta Ach.

Receptaculum universale crustaceum plano-expansum adnatum uniforme. Partiale scutelliforme urceolatum crustae immersum subcartilagineum tenue similare, fundo concavo, apertura submarginata coarctata.

Ex. G. epulotica, G. bryophila, G. Wahlenbergiana etc.

5. Lecidea Ach.

Receptaculum universale varium, crustaceum expansum adnatum uniforme l. effiguratum, foliaceum, stuppeum. Partiale scutelliforme sessile membrana cartilaginea undique vestitum, parenchyma solidiusculum similare includens; disco aequabili marginato.

† Thallo crustaceo uniforme (Catillaria)

* Apotheciis constanter atris nudis.

Ex. L. atro-alba, L. fumosa, L. confluens etc.

** Apotheciis nigris nudis, humectatis rubicundis l. fuscescentibus.

Ex. L. immersa, L. rivulosa etc.

*** Apothecias nigris-glauco-caesiis, pruinosis.

Ex. L. albocoerulescens, L. epipolia etc.

**** Apotheciis nigro-fuscis, subfuscis vel cum quovis alio colore fuscescentibus.

Ex. L. panaeola, L. quernea, L. vernalis etc.

***** Apotheciis saturate rubris vel albo-incarnatis.

Ex. L. icmadophila, L. amniospila etc.

****** Apotheciis pallidis, flavicantibus, cerinis et subaurantiis.

Ex. L. lucida, L. aurantiaca etc.

†† Thallo crustaceo effigurato vel foliaceo (Lepidoma).

Ex. L. Wahlenbergii, L. decipiens, L. sorediata etc.

6. Calicium.

Receptaculum universale crustaceum plano-expansum adnatum uniforme. Partiale scyphuliforme sessile v. stipitatum cartilagineum, massam compactam pulveraceam supra planam vel subglobosam, discum denudatum formantem, excipiens.

† Apotheciis subsessilibus (Acolium).

Ex. C. tigillare, C. turbinatum etc.

†† Apotheciis stipitatis, margine prominulo (Phacotium).

Ex. C. corynellum, C. hyperellum etc.

††† Apotheciis stipitatis, disco intumescente subgloboso marginem obvallante (Strongylium.)

Ex. C. gracilentum, C. trichiale etc.

7. Gyrophora Ach. Lichenogr. p. 36.

Receptaculum universale foliaceum coriaceo - cartilagineum peltatum monophyllum (luxuriatione polyphyllum) subtus liberum. Partiale subscutelliforme sessiliadnatum, membrana cartilaginea (atra) vestitum, parenchyma solidiusculum similare includente; disco verrucoso vel circinato, gyroso-plicato marginatoque.

Ex. G. cylindrica, G. pustulata etc.

8. Opegrapha Ach. Lichen. p. 43.

Receptaculum universale crustaceum plano - expansum adnatum uniforme. Partiale oblongum elongatumque sessile, membrana cartilaginea (atra) vestitum, parenchyma solidiusculum similare includente; disco lineari utrimque marginato.

* Apotheciorum disco angustissimo rimaeformi a marginibus conniventibus tumentibus suboccluso (Hysterina).

Ex. Opgr. saxicola, O. herpetica, O. coma etc.

** Apotheciorum disco concavo, canaliculato vel plano, inter margines discretos aperto. (Alyxoria).

Ex. O. notha, O. rimalis, O. phaea etc.

Ordo secundus.

Heterogenei. Apotheciis subsimplicibus, e thalamio solitario formatis et perithecio nucleum includente instructis.

† Apotheciis marginatis.

9. Graphis (Ach. Lichenogr. p. 46.)

Receptaculum universale crustaceum plano-expansum adnatum uniforme. Partiale: thalamium elongatum thallo immersum perithecio simplici cartilagineo dimidiato laterali (atro) utrimque marginante Nucleum linearem, discum formantem, supra subtusque denudatum, intus celluloso striatum.

Ex. Gr. lineola, Gr. scripta, G. Afzelii, Gr. scalpturata, Gr. caribaea etc.

10 Verrucaria (Ach. Lichenogr. p. 51.) ·

Receptaculum universale crustaceum plano·expansum adnatum uniforme. Partiale: thalamium hemisphaerico-subglobosum basi thallo innatum. perithecio duplici, exteriori subcartilagineo crasso (atro) dimidiato supero, papilla vel ostiolo instructo, interiori tenuissimo membranaceo, Nucleum subglobosum celluloso-vesiculosum, undique includente.

† Thallo cartilagineo-membranaceo contiguo laevigato. (Lejophlea).

Ex. V. punctiformis, V. gemmata, V. planorbis etc.

†† Thallo solidiusculo subgelatinoso (Blennorina).

Ex. V. mucosa, V. ceuthocarpa (Wahlenbg.) etc.

††† Thallo subtartareo crustaceo contiguo, rimoso-areolato vel pulveraceo (Lithocia).

Ex. V. Schraderi, V. chlorotica, V. pyrenophora etc.

†††† Thallo molli stuppeo subspongioso vel tenui arachnoideo (Inoderma).

Ex. V. epigaea, V. velutina, V. byssacea etc. · ·

11. Endocarpon (Ach. Lichenogr. p. 55.)

Receptaculum universale crustaceum plano-adnatum subeffiguratum vel foliaceum peltatumque. Partiale: thalamium globosum in thalli substantia occultatum; perithecio simplici membranaceo tenui diaphano, ostiolo, ad superficiem thalli crasso subpapillaeformi prominente, instructo, nucleum globosum subsimilarem includente.

Ex. E. sinopicum, E tephroides, E. phylliscum, E. miniatum etc.

Ordo tertius.

Hyperogenei. Apotheciis compositis s. pluribus intra verrucam e propria substantia formatam inclusis.

12. Trypethelium Ach. Lich. univ. p. 58.

Receptaculum universale crustaceo-cartilagineum plano expansum adnatum uniforme. Partiale verrucaeforme e propria substantia colorata formatum. Thalamia in singulae verrucae substantia plura occultata, perithecio simplici crasso, (atro) ostiolo subpapillato ad superficiem verrucarum prominente, nucleum globosum celluliferum totum includente.

Expl. T. Sprengelii, T. anomalum etc.

13. Glyphis Ach. Mscr.

Receptaculum universale crustaceo-cartilagineum plano-expansum adnatum uniforme. Partiale verrucaeforme e propria substantia colorata formatum. Apothecia subcartilaginea oblongiuscula elongataque supra impressa vel canaliculata (atra) in singula verruca plura immersa, intus homogenea.

Ex. G. lobyrinthica, Gl. cicatricosa etc.

14. Chiodecton Ach. Mscr.

Receptaculum universale crustaceo - cartilagineum plano - expansum adnatum uniforme. Partiale verrucaeforme e propria substantia colorata (alba) formatum. Apothecia subpulveracea subglobosa (atra), plura singulis verrucis inclusa subconfluentia, ad earum superficiem punctis elevatis notabilia, intus homogenea.

Ex. Ch. sphaerale, Ch. seriale.

Classis secunda.

Coenothalami. Lichenes, quorum apothecia pro parte e thalli substantia formata sunt.

Ordo primus.

Phymatoidei. Apotheciis in verrucis a thallo formatis inclusis.

15. Porina Ach. Lich. univ. p. 60.

Receptaculum universale crustaceo - cartilagineum plano expansum adnatum uniforme. Partiale verrucaeforme a thallo formatum immarginatum. Thalamium (unum l. plura) intra substantiam verrucae reconditum, perithecio simplici tenerrimo membranaceo diaphano, ostiolo colorato crassiori ad superficiem verrucae instructo, nucleum subglobosum celluloso-vesiculiferum includente.

Ex. P. pertusa, P. glomerata, P. nucula, P. pustulata etc.

16. Thelotrema Ach. Univ. p. 62.

Receptaculum universale crustaceo - cartilagineum plano - expansum adnatum uniforme. Partiale verrucaeforme a thallo formatum aperto-pertusum marginatum. Thalamium solitarium verrucae inclusum, perithecio duplici: uno dimidiato supero crasso (atro) raro deficiente; altero tenuissimo membranaceo aliquando solitario vel supra rumpente, nucleum compressum in fundo verrucae locatum celluloso substriatum totum vestiente.

Ex. T. bahianum, T. lepadinum, T. exanthematicum etc.

17. Pyrenula Ach. Lich. univ. p. 64.

Receptaculum universale crustaceum plano-expansum adnatum uniforme. Partiale verrucaeforme a thallo formatum, includens vel ad basin cingens. Thalamium solitarium, perithecio simplici crasso (atro) papillato, nucleum globosum celluliferum totum vestiente.

† Apotheciorum verrucis ore pertuso apertis vel thalamium denudatum marginantibus.

Ex. P. discolor, P. clandestina, P. clopima etc.

†† Apotheciorum verrucis clausis papillamque vel thalamium prominens arcte cingentibus nec marginantibus.

Ex. P. areolata, P. leucostoma, P. nigrescens etc.

18. Variolaria Ach. Lich. univ. p. 67.

Receptaculum universale crustaceum plano-expansum adnatum uniforme. Partiale verrucaeforme a thallo formatum (plerumque sorediforme) submarginatum (album).

Nucleus nudus (absque perithecio) compressus celluliferus intra verrucae substantiam reconditus eaque supra velatus, (tandem aliquando denudatus).

Ex. V. velata, V. communis, V. amara etc.

19. Sagedia Ach. Lich. univ. p. 71.

Receptaculum universale crustaceum plano-expansum adnatum uniforme. Partiale verrucaeforme a thallo formatum, tectum membrana colorata cartilaginea (perithecium dimidiatum superum mentiente), depressione disciformi notata, Nucleo nudo (absque perithecio proprio), intra verrucae substantiam recondito, compresso, subtus convexo, intus similari, superimposita.

Ex. S. depressa, S. laevata, S. rufescens etc.

20. Polistroma Clement.

Receptaculum universale crustaceo-cartilagineum plano-expansum adnatum uniforme. Partiale verrucaeforme e pluribus stratis proligeris superimpositis, aliis, e substantia thalli formatis interjectis, alternantibus, compositum.

Ex. P. Fernandezii Clem

Ordo secundus.

Discoidei. Apotheciis scutelliformibus subsessilibus, disco e substantia propria colorata formato et margine discolori a thallo proveniente cincto, instructis.

21. Urceolaria Ach. Lich. univ. p. 74.

Receptaculum universale crustaceum plano-expansum adnatum uniforme. Partiale scutelliforme Lamina proligra concava colorata crustae immersa, intus striato-cellulifera, margine a crusta formato et eidem concolori, sessili elevato, cincta.

Ex. U. Acharii, U. cinerea, U. scruposa etc.

22. Lecanora Ach. Lich. univ. p. 77.

Receptaculum universale crustaceum plano-expansum adnatum uniforme. Partiale scutelliforme crassum adnato-sessile. Lamina proligera, discum efformans, plano-convexa colorata, apothecium supra tegens, intus celluloso-striata, margine crassiusculo, a thallo formato et eidem concolori, sublibero cincta.

† Thallo adnato uniformi, (Rinodina).

* Apotheciorum disco constanter atro nudo.

Expl. L. atra, L. oculata, L. periclea etc.

** Apotheciorum disco nigro nudo, humectato fuscescente.

Ex. L. Agardhiana, L. sophodes etc.

*** Apotheciorum, disco nigro-fusco, subfusco vel ex aliis coloribus fuscescente, nudo.

Ex. L. badia, L. aipospila, L. subfusca, L. ventosa, L. varia etc.

**** Apotheciorum disco nigro-caesio, glauco vel varie colorato, semper pruinoso.

Ex. L. Villarsii, L. Ceratoniae, L. rhagadiosa, L. glaucoma etc.

***** Apotheciorum disco subincarnato, pallido, testaceo, luteolo, cerino vel subaurantiaco.

Ex. L. parella, L. cerina, L. punicea etc.

****** Apotheciorum disco rubro, coccineo vel purpureo et sanguinolento.

Ex. L. bella, L. rubra, L. rubelliana etc.

†† Thallo adnato, in ambitu effigurato radiato-stellato sublobatoque (Placodium).

Ex. L. epigea, lentigera, murorum, molybdina etc.

††† Thallo toto effigurato squamoso-imbricato. (Psoroma).

Ex. L. glaucocarpa, L. crassa, L. cartilaginea, L. candelaria, L. brunnea etc.

23. Parmelia Ach. Lich. univ. p. 89.

Receptaculum universale foliaceum coriaceo-submembranaceum plano-expansum adpressum orbiculatum stellatumque lobatum vel multifido-laciniatum, subtus fibrilosum. Partiale, scutelliforme snbmembranaceum subtus a thallo formatum liberum, puncto centrali eidem affixum. Lamina proligera, Discum efformans concava colorata, apothecium totum supra tegens, intus similaris subcellulifera striataque, cum margine thallode circumcirca inflexa.

† Thalli laciniis omnibus apice aequalibus (Circinaria).

Ex. P. glomulifera, P. caperata, P. perlata, P. plumbea, P. speciosa, P. pulverulenta etc.

†† Thalli laciniis apice subinflatis. (Physcia).

Ex. P. physodes, P. diatrypa, P. colpodes etc.

24. Borrera Ach. Lich. univ. p. 93.

Receptaculum universale cartilagineum laciniato-ramosum, laciniis liberis subtus plerumque caniculatis margineque ciliatis. Partiale scutelliforme crassum, subtus a thallo formatum podicillatum. Lamina proligera, Discum efformans, colorata, intus similaris vel vesiculifera, Margine thallode elevato inflexo, eam excedente, cincta.

Ex. B. Trulla, B. ciliaris, B. leucomela, B. furfuracea, B. villosa, B. chrysopthalma etc.

25. Cetraria Ach. Lich. univ. p. 96

Receptaculum universale cartilagineo-membranaceum adscendens vel expansum lobato-laciniatum utrimque laeve nudum. Partiale scutelliforme, thalli margine oblique adnatum, segmento inferiori ab eo soluto libero, superiori sessili. Lamina proligera, Discum efformans, colorata plano-concava intus similaris vel cellulosostriata, margine thallode, eam excedente, inflexo cincta.

Ex. C. juniperina, C. glauca, C. islandica, C. odontella etc.

26. Sticta Ach. Lich. univ. p. 230.

Receptaculum universale foliaceum coriaceo-cartilagineum expansum lobatum, subtus liberum villosum: cyphellis, sorediis vel maculis interspersis. Partiale scutelliforme, subtus a thallo formatum, puncto centrali eidem affixum et adpressum. Lamina proligera, Discum efformans, colorata plana intus celluloso - striata, margine thallode, eam excedente, cincta.

Ex. Sticta cometia, St. hottentota, St. damaecornis, St. sylvatica etc.

27. Peltidea Ach. Lich. univ. p. 98.

Receptaculum universale foliaceum coriaceum expansum subadnatum lobatum, subtus lanuginoso-venosum. Partiale e thalli lobis propriis productis adscendentibus subtus formatum. Lamina proligera orbiculata, tota thallo suboblique (inferiori segmento elevatiori) adnata colorata plana, intus celluloso-striata, Margine thallode tenui elevato, undique approximato, cincta etc.

Ex. P. venosa, P. canina etc.

28. Nephroma Ach. Lich. univ. p. 101.

Receptaculum universale foliaceum coriaceo-membranaceum expansum lobatum, subtus liberum nudum vel subvillosum. Partiale resupinatum, e thalli lobis propriis productis adscendentibus supra formatum. Lamina proligera reniformis tota thallo ejusque paginae aversae adnata colorata plana, intus celluloso-striata, Margine thallode, superne approximato inflexo, inferius remotiori subelevato, circumsepta.

Ex. N. resupinata, N. polaris etc.

29. Roccella Ach. Lich. univ. p. 81.

Receptaculum universale coriaceo-cartilagineum ramoso-laciniatum, teres vel planum, erectiusculum vel pendulum, intus stuppeum. Partiale scutelliforme crassum thallo innatum. Lamina proligera, Discum efformans, plano-convexa colorata cartilaginea, intus hyalina similiaris, Margine thallode demum prominente sessili discumque aequante cincta, Massam sublentiformem pulvcraceam compactam atram, intra substantiam thalli reconditam, obtegens.

Ex. R. tinctoria, R. fuciformis etc.

30. Evernia Ach. Lichenog. univ. p. 84.

Receptaculum universale subcrustaceum ramoso-laciniatum, angulosum vel compresso-planum, erectiusculum vel pendulum, intus stuppeum. Partiale scutelliforme sessile circumcirca elevatum. Lamina proligera, Discum efformans, tenuis concava colorata, intus similaris, cum margine thallode, eam excedente, inflexa.

Ex. E. divaricata, E. prunastri, E. vulpina etc.

31. Dufourea Ach. Lich. univ. p. 108.

Receptaculum universale membranaceum teretiusculum liberum ramosum, intus fistuloso-substuppeum. Partiale orbiculatum in thalli tubulosi apicibus terminale, subtus inflatum s. inane. Lamina proligera crassiuscula, Discum efformans, plano-convexa colorata, intus similaris, strato tenui e thalli substantia subtus vestita, Margine thallode in ambitu affixa cinctaque.

Ex. D. flammea, D. madreporiformis etc.

Ordo tertius.

Cephaloidei. Apotheciis subglobosis in thalli ramulis vel podetiis terminalibus, vel sparsis sessilibus, immarginatis, subtus vel supra a thallo formatis.

† Apotheciis lamina proligera supra tectis.

32. Cenomyce Ach. Lich. univ. p. 105.

Receptaculum universale crustaceo-cartilagineum foliaceum laciniatum subimbricatum liberum (rarius adnatum uniforme vel deficiens) podetia subfistulosa fertilia steriliaque proferens. Partiale orbiculatum immarginatum demum convexum capituliforme, subtus inflatum s. inane, ambitu ad thallum vel podetia affixum, terminale. Lamina proligera apothecium supra efformans crassiuscula colorata, intus similaris, convexa in ambitu reflexa et affixa, subtus tegmine flocculoso thalli vestita.

† Thallo-subcrustaceo uniformi, podetiis inanibus. (Pycnothelia).

Ex. C. papillaria, C. retipora etc.

†† Thallo foliaceo, podetiis fistulosis sursum dilatatis scyphiferis vel attenuatis-subulatis, scyphis diaphragmate clausis. (Scyphophora).

* Apotheciis fuscis vel pallidis.

Ex. C. cervicornis, C pyxidata, fimbriata etc.

** Apotheciis coccineis l. atro-rubentibus.

Ex. C. digitata, C. coccifera etc.

††† Thallo foliaceo, podetiis fistulosis superne dilatatis scyphiformibus, scyphis perviis. (Schasmaria).

Ex. C. cenotea, C. crispata etc.

†††† Thallo foliaceo, podetiis subfistulosis cylindricis simplicibus apice fissis l. subdigitato-radiatis, radiis omnibus fertilibus. (Helopodia).

Ex. C. cariosa, C. botrytes etc.

††††† Thallo foliaceo subnullo l. evanescente, podetiis cartilagineis rigidis, fistulosis omnibus attenuatis subulatisque ramosis, axillis plerumque pertusis.(Cladonia).

Ex. C. racemosa, C. acicularis, C. rangiferina etc.

†††††† Thallo nullo, podetiis mollibus subsolidis subulatis subramosis (sterilibus) axillis imperforatis. (Cerania).

Ex. C.? vermicularis, C.? ceratites etc.

33. Baeomyces Ach. Lich. univ. p. 108.

Receptaculum universale crustaceum plano-expansum adnatum podetia mollia solida fertilia proferens. Partiale capituliforme immarginatum solidum in podetiis terminale sessile. Lamina proligera apothecium totum obducens et ei adnatum convexo-reflexa crassiuscula colorata, intus similaris.

Ex. B. roseus, B. fungoides etc.

34. Isidium Ach. Lich. univ. p. 110.

Receptaculum universale crustaceum plano-expansum adnatum uniforme, podetia solida fertilia breviuscula proferens. Partiale orbiculatum convexum demum subglobosum solidum, in podetiis terminale sessile. Lamina proligera apici podetiorum inclusa margineque ab his formato cincta supra convexa subtus plana colorata, dein prominens marginata hemisphaerica, intus similaris.

Ex. J. corallinum, J. coccodes etc.

35. Stereocaulon Ach. Lich. univ. p. 113.

Receptaculum universale cartilagineo-sublignosum, cortice crustosa inaequabiie, ramoso fruticulosum. Partiale turbinatum sessile solidum, supra planum, marginatum, demum hemisphaerico-globosum. Lamina proligera crassa apothecium supra tegens plana, margine thallode subaequante cincta, tandem convexa dilatata marginemque obtegens reflexa, colorata, intus similaris substriata.

Ex. St. ramulosum, St. paschale, St. nanum etc.

†† Apotheciis substantia thalli vestitis, massam pulveraceam includentibus.

36. Sphaerophoron Ach. Lich. univ. p. 116.

Receptaculum universale crustaceo-cartilagineum intus stuppeum solidiusculum ramosum fruticulosum. Partiale subglobosum, sessile in ramis thalli terminale et ab hoc formatum lacero-rumpens, Massam pulveraceam (nigram) prolificantem, in globum congestam, includens.

Ex. Sph corolloides, fragile, compressum.

37. Rhizomorpha Ach. Lich. univ. p. 118.

Receptaculum universale cartilagineo - membranaceum intus stuppeo - fibrosum solidiusculum teretiusculum ramoso - proliferum repens prostratum. Partiale globosum sessile subinde conglomeratum e substantia corticali thalli formatum lacero-rumpens, pulvere prolificanti refertum.

Ex. R. subcorticalis, R. palmata etc.

Classis tertia.

Homothalami. Lichenes, quorum apothecia tota e substantia thalli corticali et medullari formata sunt, eique subconcolora.

Ordo primus et secundus.
38. Alectoria Ach. Lich. univ. p. 291.

Receptaculum universale cartilagineum subfiliforme intus stuppeum subfistulosum ramosum prostratum vel pendulum. Partiale scutelliforme crassum sessile planiusculum marginatum convexumque, totum e thallo formatum, substantia ejus corticali intus similari obductum, eique concolorum.

Ex. A. jubata, A. usneoides, A. canariensis etc.

39 Ramalina Ach Lich. univ. p. 122.

Receptaculum universale cartilagineum intus stuppeum solidiusculum ramoso-laciniatum subfruticulosum plerumque sorediferum. Partiale scutelliforme crassiusculum podicillato - subpeltatum planum marginatum, totum a thallo formatum ejusque substantia corticali similari obductum concolorum.

Ex. R. homalea, R. polymorpha, R. pollinaria etc.

40. Cornicularia Ach. Lich. univ. p. 224.

Receptaculum universale cartilagineum intus solidiusculum stuppeum ramulosum fruticulosum. Partiale orbiculatum terminale oblique peltatum, totum a thallo formatum ejusque substantia corticali similari undique obductum demum convexum subinflatum, ambitu subimmarginato subdentato tandem reflexo, subdiscolorum.

Ex. C. tristis, C. ochroleuca, C. aculeata, C. pubescens etc.

41. Usnea Ach. Lich. univ. p. 127.

Receptaculum universale subscrustaceum teretiusculum ramosum plerumque pendulum, fasciculo ductulorum filiformi elastico centrali hyalino percussum. Partiale orbiculatum terminale peltatum totum a thallo formatum ejusque substantia corticali similari undique obductum subconcolorum, ambitu immarginato plerumque ciliato.

Ex. U. melaxantha, U. barbata etc.

42. Collema Ach. Lich. univ. p. 129.

Receptaculum universale totum subgelatinosum homogeneum exsiccatione plerumque durum cartilagineum, polymorphum: (crustaeforme, foliaceum vel ramulosum). Partiale scutelliforme sessile (raro subpodicillatum) marginatum, totum e thalli substantia similari formatum, disco concolori aliquando (in statu sicco) colorato.

† Thallo crustaeformi, subeffigurato l. uniformi (Placynthium).

Ex. C. nigrum, C. asperellum etc.

†† Thallo imbricate-plicato suborbiculari, e lobis minutis (in humido crassissimis turgidis) composito (Enchylium).

Ex. C. limosum, C. cheileum, C pulposum etc.

††† Thallo subfoliaceo irregulari, e lobis discretis expansis crassis turgidis nudis composito (Scytinium).

Ex. C. byrsinum, C. palmatum etc.

†††† Thallo foliaceo, lobis rotundatis subtus tomentosis vel fibrillosis (Mallotium).

Ex. C. saturnium, C. Menziesii etc.

††††† Thallo foliaceo, lobis submembranaceis laxis nudis atro-viridibus (Lathagrium).

Ex. C. nigrescens, C. furvum, C. thysanoeum etc.

†††††† Thallo foliaceo, lobis rotundatis membranaceis tenerrimis nudis cinereo-glaucis subdiaphanis; apotheciis subpodicillatis (Leptogium).

Ex. C. azureum, C. lacerum etc.

††††††† Thallo tenuissime laciniato ramulosoque (Polychidium).

Ex. C. subtile, C. Schraderi, C. spongiosum etc.

43. Lepraria.

Receptaculum universale crustaceo-pulveraceum expansum adnatum uniforme Partiale nullum l. ignotum.

Ex. L. chlorina, L. flava etc.

XXXI.

⊙ Fries El., Dianome Lichenum. Lund. 1817 et Conspectus Lichenum in: Kongl. Vetenskap. Akad. Handlingar af år 1821 pag. 323—324.

Conspectus Lichenum.

I. Coenothalami. Sporidia! Crusta!

Ser. 1. Leprariae. Athalami.

1. Lepraria Ach.

2 Pulveraria Ach.

3. Pityria Fr.

4. Isidium Ach. pr. pte.

Unicum constituent genus!

Ser. 2. Variolariae. Soredia!

1. Spiloma Ach. pr. p.

2. Conioloma Flke.

3. Coniangium Fr.
4. Variolaria Pers.

II. Mazediati. Mazedium! Excipulum!

Ser 1. Calicia. Excip. apertum! Podetia.
1. Pyrenothea Fr.
2. Calicium Ach. (et Cyphel.)
3. Strigula Fr.
4. Coniocybe Ach.

Ser. 2. Sphaerophora. Cistellae! Thallopodetia!
1. Rhizomorpha Roth.
2. Thamnomyces Ehbg. Hor. Berol.
3. Sphaerophoron Pers.
4. Roccella Ach.

III. Gasterothalami. Verucae! h. e. apothecia clausa inter fructificantia, idiothalamia. — Thallus.

Ser. 1. Verrucariae. Nucleus! Verrucae.
1. Verrucaria Ach. (et Pyrenula).
2. Thelotrema Ach.
3. Trypethelium Spr.
4. Endocarpon.

Ser. 2. Lecideae; Stratum sporigerum! Scutellae.
1. Trachylia Fr
2. Lecidea Ach ex em.
3. Opegrapha Pers. Ach.
4. Gyrophora Ach.

IV. Hymenothalami. Hymenium. Thallus et Podetia.

Ser. 1. Discoidei, Patellae! Thallus.
1. Biatora Fr.
2. Collema Hoffm.
3. Parmelia Ach.
4. Peltidea Ach.

Ser. 2. Cephaloides. Tubercula! Podetia.
1. Baeomyces Pers. Ach.
2. Cenomyce Ach.
3. Stereocaulon Ach.
4. Usnea Dill.

XXXII.

Gray Sam. Fred., A Natural Arrangement of British Plants according to each other etc. Vol. I. London 1821. 8.

(398 Species)

pag. 276. 394—507.

Series I. Plantae cellulosae.

Plants composed entirely of cellular texture, having neither lymphatic, spiral, nor proper vessels, nor any cortical pores. Corculum simple; cotyledones ⊙; propagation mostly gemmaceous.

Divided in two subseries: A. aphylleae, B. foliaceae.

Subseries I. A. Plantae cellulosae aphylleae.

Fungi and Algae Linn. Gynoeciae, Stockes. Anandrae Link.

Plants similiar in all their parts, formed into an universal receptacle, thallus or several partial receptacles, thecae either loose, or fastened to the place of growth by peltate or fibrous holdfasts; absorbing their nutriment by their whole surface. Propagation by budlike spores, which are generally enclosed in sporidia, and these sporidia placed in or upon the receptacles.

Fam. I. Hydrophytae. Algarum pars Linn. and Jussieu. etc. etc.

Fam. II. Thalassiophytae. Lamouroux Algarum pars Linn. and Jussieu. etc etb.

Fam. III. Homothalameae. Lichenes homothalami Ach.

Thallus leatherlike, cartilaginous or shrubby; sporidia scattered, innate throughout the whole thallus, or in apothecia of the same colour and substance as the thallus without any proligerous skin or central nucleus. — Terrestrial or parasitic, perennial, greenish or becoming so when grazed, absorbing water at the surface and transmitting it to every part.

A. Collematideae.

Thallus entirely gelatinous, homogeneous; when dry hard cartilaginous, crustlike, leaflike, or branched; apothecia shieldlike, sessile or slightly pedicelled, sometimes when dry coloured in the centre. These ought to be moistened before they are examined, as many of them have their apothecia of a different colour when dry.

1. Placynthium Ach. Thallus crustlike, slightly irregular or uniform.

Pl. nigrum (Ach.)

2. Enchylium Ach.

Thallus plaited tilewise, nearly orbicular, composed of minute lobes, when moist turgid, very thick.

E. microphyllum (Ach.), fragrans (Engl. Bot.) crispum, turgidum, tenax, plicatile, fluviale, marginale, fasciculare, corrugatum, cretaceum.

3. Scytenium Ach.

Thallus irregular, nearly leaflike, lobes separate, spreading, tick, swollen naked.

Sc. palmatum (Coll. palmatum Ach.)

4. Mallotium Ach.

Thallus leaflike; lobes rounded, underneath woolly or with small fibres.

M. saturnium, Burgessii.

5. Lathagrium Ach.

Thallus leaflike, lobes nearly membranaceous, weak, naked, blackish green.

L. nigrescens, flaccidum, furvum, sinuatum. (Coll. scotinum v. sinuatum Ach.)

6. Leptogium Ach.

Thallus leaflike; lobes rounded, membranaceous, very tender, naked,

greyish green, nearly transparent; apothecia on very short pedicells.
L. tremelloides, marginellum, lacerum.

7 Polychidium Ach.

Thallus very finely jagged and branched.

P. subtile, tenuissimum, Schraderi, muscicolum, velutinum. (Coll. pannosum Ach. Univ.), spongiosum.

B. Usneadeae.

Thallus slightly crustlike, penetrated by an elastic, central bundle of ducts; apothecia regular, shieldlike, pedicelled, sometimes proliferous from the edge; pedicels central, accompanied with cephalodia and sorediae.

8. Usnea Dillen.

Thallus slightly crustlike, rather cylindrical, branched, mostly hanging down, enclosing a transparent, central, elastic, threadlike bundle of ducts; apothecia orbiculate, terminal, shieldlike, entirely formed of the thallus, and covered in every part with its cortical substance, keeping nearly the same colour, circumference without any defined edge, generally fringed.

U. florida, plicata, barbata.

C. Ramalinideae.

Thallus cartilaginous, branched, inside stuffed with fibres like tow; apothecia same colour as the thallus, formed entirely from it.

9. Cornicularia.

Thallus cartilaginous, rather solid inside, towlike, branched, shrublike; apothecia orbiculate, terminal, oblique, shieldlike, entirely formed of the thallus, similar to its outer surface, become convex and rather inflated; edge scarcely distinct, slightly toothed, at length turned back, slightly altered in colour.

C. tristis, aculeata, spadicea, bicolor, lanata, ? pubescens.

10. Ramalina Ach.

Thallus cartilaginous, inside like tow, rather solid, branched, jagged, rather shrublike, mostly with soredia; apothecia saucershape, thickish, footstalked, somewhat shieldlike, flat, edged, entirely formed of the thallus, covered with a similarly coloured cortical substance.

R. fastigiata, scopulorum, farinacea, pollinaria.

11. Alectoria Ach.

Thallus cartilaginous, nearly threadlike, inside towlike, branched, prostrate or hanging; apothecia saucerlike, thick, sessile, rather flat bordered, convex, entirely, formed of the thallus, of the same colour and substance.

A. jubata, chalybei formis, sarmentosa.

Fam IV. Cenothalameae. Lichenes cenothalami Ach. Algarum pars Linn. Lichenum pars Jussieu.

Thallus crustaceous or leatherlike; sporidia scattered, innate in the substance, and in a naked proligerous flake of a different colour placed upon the thallus, without any internal nucleus or perithecium. Thallus perennial, terrestrial or parasitic, greenish or becoming so when wetted, absorbing water by the surface, and transmitting it to all parts.

A. Baeomycideae.

Apothecia nearly round, not bordered, placed upon a solid podetium.

1. Stereocaulon Schreb.

>Thallus cartilaginous, rather woody, branched, shrublike, bark unequal, apothecia topshope, sessile, solid, flat at top, bordered, becomes hemispherically convex; proligerous flake thick, covering the apothecium at top, flat, girt nearly equally with a border formed of the thallus, then dilated, convex, covering the border, turning over, coloured; inside similar, slightly streaked.

>St. paschale, nanum.

2. Jsidium Ach.

>Thallus crustlike, flat, expanded, adnate, uniform; podetia solid, fertile, rather short; apothecia round, convex, growing nearly globular solid, sessile on the top of the podetia; proligerous flake included in the tip of the podetia, girt with a border formed of them, convex above, flat beneath, coloured, afterwards prominent, bordered, hemispherical; inside similar.

>Is. corallinum, Westringii, coccodes.

3. Baeomyces Ehrh.

>Thallus crustlike, flat, expanded, adnate; podetia soft, solid, fertile; apothecia headed, not bordered, solid, sessile on the top of the podetia; proligerous flake covering the entire apothecium, adnate to it, convex, turned back, rather thick, coloured; inside similar.

>B. roseus, rufus, lignorum (Baeom. rupestris β. Ach. Lich. 573).

B. Cenomycideae.

Apothecia nearly round, not bordered, either terminating hollow podetia, or the branches of the tubular thallus itself.

4. Cerania Ach.

>Thallus scarcely any, crustaceous; podetia soft, nearly solid, slightly branched, branches barren, axillae not perforated; apothecia round, not bordered, growing convex and like a head, underneath hollow, attached by the edge to the podetia, terminal; proligerous flake forming the upper part of the apothecia, rather thick, coloured, inside similar, convex turned over the edge and affixed, clothed, beneath by the flocklike skin of the thallus.

>C. vermicularis (Cenomyce vermic. Ach.)

5. Cladonia Schreber.

>Thallus leaflike, scarcely any; podetia cartilaginous, stiff, pipcy, all pointed and awlshape, branched axillae mostly perforated; apothecia round, not bordered, growing convex and headlike, underneath hollow,

terminal, fixed by the edge to the podetia; proligerous flake forming the upper part of the apothecium, rather thick, coloured, inside similar, convex, turned over the edge and fastened, covered beneath the flocklike skin of the thallus.

C. racemosa, furcata, subulata, uncialis, rangiferina pungens.

6. Helopodium Michaux.

Thallus leaflike; podetia rather pipey, cylindrical, simple; tips split, or radiated, rearly fingerlike, all the rays fertile; apothecia round, not bordered, grows convex, headlike, beneath hollow, fixed by the edge to the podetia, terminal; proligerous flake forming the upper part of the apothecium, rather thick, coloured, inside similar, convex, edge turned over and affixed, clothed beneath with flocklike skin of the thallus.

H. delicatum, leptophyllum.

7. Schasmaria Ach.

Thallus leaflike; podetia pipey, dilated ad top, cupshaped, cups open; apothecia round, not bordered. grow convex, headlike, inflated or hollow beneath, fixed by the edge to the podetia, terminal; proligerous flake forming the top of the apothecium, rather thick, coloured, inside similar, convex turned over the edge and affixed; clothed beneath with the flocklike skin of the thallus.

Sch. sparassa.

8. Scyphophora Ach.

Thallus leaflike; podetia pipey, dilated at top, cup-bearing, or slender, awlshape; cups closed with a midriff; apothecia round, bordered, growing convex, theadlike, hollow underneath; fixed by the edge to the podetia; proligerous flake forming the upper surface of the apothecium, rather thick, coloured, inside similar, convex, turned over the edge and affixed, clothed underneath with the flocklike integument of the thallus.

a. Apothecia brown or pale.

Sc. caespiticia, alcicornis, endiviaefolia, cervicornis, verticillata, pyxidata, fimbriata, conista (pyxid. Flke), ecmocyna, oxyceras.

b. Apothecia scarlet, or dark red.

Sc. bacillaris, digitata, deformis, coccifera, asotea, pleurota, bellidi flora.

9. Pycnothelia Ach.

Thallus nearly crustlike, uniform; podetia hollow; apothecia round, not bordered, convex, headlike, hollow beneath, fixed by the edge, terminal; proligerous flake forming the upper part of the apothecium, rather thick, coloured, inside similar, convex, turned over the edge and fastened, clothed beneath with the flocklike integument of the thallus.

P. papillaria.

C. Evernideae.

Thallus nearly crustaceous, branched; apothecia shieldshape, bordered, lateral.

10. **Evernia Ach.**

Thallus nearly crustaceous, branched, jagged, angular or compressed, flat; rather upright or pendulous, inside towlike; apothecia saucershape, sessile, raised, up around; proligerous flake forming the centre, thin, concave, coloured, inside similar, bent in, with a thalloid border exceeding it.

E. prunastri.

D. Peltidea.

Thallus leatherlike, cartilaginous or leaflike; apothecia shieldlike, bordered.

11. **Roccella Imperati.**

Thallus leatherlike, cartilaginous, branched, jagged, cylindrical or flat, erect or pendulous, inside towlike; apothecia saucershape, thick, innate in the thallus; proligerous flake forming the centre, plano-convex, coloured, cartilaginous; inside transparent, similar, girt with a thalloid border, at last prominent, sessile, and even with the centre, covering a black, compact, powdery rather lentilshape mass hidden within the substance of the thallus.

R. tinctoria, phycopsis, fuciformis.

18. **Nephroma Ach.**

Thallus leaflike, leatherlike, membranaceous, expanded, lobed; underneath free, naked or slightly villous; apothecia resupinate, formed above from the lobes of the thallus, produced, ascending; proligerous flake kidneyshape adnate to the thallus on its under surface, coloured, flat; inside cellularly streaked; thalloid edge bent inwards, outwardly close to the apothecia, inwardly more remote, rather raised.

N. resupinatum, parile.

13. **Peltidea Ach.**

Thallus leaflike, leatherlike, expanded, nearly adnate, lobed; underneath woolly, veiny; apothecia formed underneath from the ascending, lengthened, proper lobes of the thallus; proligerous flake round, adnate troughout, rather oblique to the thallus; the inward segment slightly elevated, coloured, flat, inside cellular, streaked; thalloid border thin, elevated, close all round.

P. venosa, scutata, horizontalis, apthosa, canina, crispa, polydactyla, pellucida (P. polyd. v. pelucida Ach. Meth.)

14. **Solorina Ach.**

Thallus leaflike, leatherlike, expanded, lobed; underneath free, veined or fibrillous; apothecia adnate, round, covered with a coloured thin membrane; inside solid, with vesicular cells; thalloid border O.

S. crocea, saccata.

15. **Sticta Schreber.**

Thallus leaflike, leatherlike, cartilaginous, expanded, lobed; underneath free, villous, interspersed with cyphells, sorediae and spots; apothecia bucklershape, lower part formed of the thallus, affixed and pressed to it by a central point; proligerous flake forming the centre, coloured, flat, internally cellularly streaked; thalloid border exceeding. St. crocata, aurata, pulmonacea, scrobiculata, herbacea, limbata, fuliginosa, sylvatica.

16. Cetraria Ach.

Thallus cartilaginous, membranaceous, ascending or expanding, lobed, cut; on both sides naked, and smooth; apothecia shieldlike, obliquely adnate to the edge of the thallus; lower segment free, upper sessile; proligerous flake forming the centre, coloured, plano-concave, inside similar or cellularly streaked; thalloid border exceeding.
C. juniperina, pinastri, saepincola, glauca, nivalis, islandica.

17. Borrera Ach.

Thallus cartilaginous, jagged-branched; jags free, underneath mostly groovod, edge fringed; apothecia shieldlike, thick formed underneath from the thallus, podicilled; proligerous flake, forming the centre, coloured, inside similar or vesicled; thalloid border elevated, bent inwards, exceeding.
B. ciliaris, tenella, leucomela, furfuracea, Atlantica, chrysophthalma, laeta (flavicans DC.)

18. Physcia Ach.

Thallus leaflike, leatherlike, slightly membranaceous, flat, expanded, pressed close, round starlike lobed or many-jagged; underneath fibrillous, jags slightly inflated at the tip; apothecia shieldlike, slightly membranaceous, formed underneath from the thallus, free, affixed to the same by the centre; proligerous flake forming the centre, hollow, coloured, covering the apothecia entirely above; inside similar, streaked, with a few cellules; thalloid border bent inwards.
Ph. physodes, diatrypa.

19. Parmelia Ach.

Thallus leaflike, leatherlike, slightly membranaceous, flat, spread out, pressed out, round and stellately lobed or many-cut, jagged; underneath fibrillous; jags all equal at their tips; apothecia shieldlike, slightly membranaceous, formed underneath from the thallus, free, connected only by a central point; proligerous flake forming the centre, hollow, coloured, covering the apothecia entirely at top; inside similar, streaked, with a few cellules; thalloid border bent inwards.
P. glomerulifera, caperata, Borreri, perlata, perforata, tiliacea, corrugata, olivacea, parietina, elacina, pityrea, Clementiana, lanuginosa, plumbea, rubiginosa, omphalodes, saxatilis, Fahlunensis, stygia, aquila, encausta, recurva, sinuosa, diffusa, conspersa, speciosa, laevigata, farrea, pulverulenta, caesia, cycloselis.

E. Lecideae.
Thallus crustaceous, adnate; apothecia shieldlike, bordered.

20. Psoroma Ach.

Thallus crustaceous, flat, expanded, adnate, uniform, indeterminately figured, scaly or tiledlike, apothecia saucershape, thick, sessile, adnate; proligerous flake forming the centre, plano-convex, coloured covering the apothecium above; inside cellular, streaked; border thickish, formed of the thallus and similar in colour, nearly free.

Ps. cervinum, crassum, tribacium, candelarium, polycarpum, hypnorum, muscorum, brunneum.

21. Placodium Ach.

Thallus crustaceous, flat, expanded, adnate, uniform, the circumference figured, radiated, stellate, and slightly lobed; apothecia saucershape, thick, adnate, sessile; proligerous flake forming the centre, plano-convex, coloured, covering the apothecium above; inside cellularly striated; border rather thick, formed of the thallus and the same colour, nearly free.

Pl. epigeum, lentigerum, saxicolum, murorum, fulgens, circinatum, gelidum, dispersum.

22. Rinodina Ach.

Thallus crustaceous, flat, expanded, adnate, uniform; apothecia saucershape, thick, adnate, sessile; proligerous flake forming the centre, plano-convex, coloured, covering the apothecium above; inside cellular, streaked; thalloid border rather thick, colour of the thallus, nearly free.

a. Apothecia naked, blak.

R. atra, oculata, coarctata, pericles, exigua, privigna.

b. Apothecia naked, blak, when moistened brown.

R. sophodes.

c. Apothecia naked, centre blak, brown or brownish.

R. badia, ventosa, frustulosa, effusa, varia, apochroea, rubricosa.

d. Apothecia always hoary; centre greyish blak, sea-green, or variously coloured.

R. tuberculosa, glaucoma, lutescens, albella.

e. Apothecia with the centre slightly flesh-colour, pale, pearly, yellowish, wax-colour or incling to orange.

R. parella, Upsaliensis, Turneri, carneo-lutea, conizea (Ach.), tartarea, grandinosa, frigida, Stonei, cerina, stillicidiorum, salicina, erythrella.

f. Apothecia with the centre red, scarlet, or purple and blood-colour.

R. rubra, haematomma, porphyria.

23. Urceolaria Ach.

Thallus crustaceous, flat, expanded, adnate, uniform; apothecia bucklershape; proligerous flake concave, coloured, immersed in the crust, inside streaked, cellular; thalloid edge same colour, sessile, raised.

U. Acharii, cyrtaspis, diamarta, gibbosa, cinerea, scruposa, calcarea, Hoffmani, tessellata (Flkc).

24. Lepidoma Ach.

Thallus crustaceous, expanded, adnate, figured, leaflike, towlike; apothecia saucerlike, sessile, entirely covered with a cartilaginous membrane, including a similar, rather solid parenchyme, centre even, bordered.

L. candidum, vesiculare, luridum, atrorufum, testaceum, scalare, rubiformis, decipiens, glebulosum, triptophyllum, canescens.

25. Lecidea Ach.

Thallus variabile, crustaceous, expanded, adnate, uniform, towlike; apothecia shildshape, sessile, entirely covered with a cartilaginous membrane, including an uniform, nearly solid parenchyme; centre even, bordered.

　　　a. Apothecia always blak, naked.

L. atro-alba, fusco-atra, fumosa, petraea, confluens, limitata (Scop.), aromatica, sanguinaria, geochroa, miscella, atro-virens, silacea, Oederi, flavicunda, alba, citrinella, scabrosa, uliginosa.

b. Apothecia blak, naked, when moistened reddish or brownish.

L. immersa, rivulosa.

　　　c. Apothecia blak, greenish, grey, hoary.

L. albocaerulescens, abietina, speirea, margaritacea, epipolia, corticola.

d. Apothecia brown-blak, brownish, or inclining to brown.

L. Lightfootii, fuscata (Lamark Encyl. Ach.), quernea, viridescens, incana, vernalis, sulphurea, orosthea, decolorans, granulosa, anomala, cyrtella, rupestris, luteola, carneola, arceutina, fusco-lutea, caesiorufa, icmadophila, marmorea, cupularis, alabastrina, sphaeroides, rosella.

e. Apothecia pale, yellowish, wax-colour, and nearly orange.

L. melizea, Ehrhartiana, polytropa, lucida, atroflava (Turn.), luteo-alba, pyracea, aurantiaca.

F. Gyrophorideae.

Thallus shieldlike, free underneath; apothecia flattish, plaited, bordered.

26. Gyrophora Ach.

Thallus leaflike, leatherlike, cartilaginous, shieldlike, one-leaved, when luxuriant many-leaved, underneath free; apothecia nearly saucerlike, sessile, adnate, covered with a blak cartilaginous membrane, including a similar, slightly solid parenchyme; centre warty or meanderingly plaited in circles, and bordered.

G. glabra et v. polyphylla, proboscidea, arctica, cylindrica, erosa, deusta, pustulata, pellita, murina.

G. Spilomideae.

Thallus crustlike, flat, adnate; apothecia flattish, irregular, not bordered.

27. Arthonia Ach.

Thallus crustike, flat, expanded, adnate, uniform; apothecia innate, sessile, rotundish, not regular, not bordered, deep black, covered with a rather cartilaginous membrane; parenchyme similar solid.

A. Swartziana, astroidea, obscura, lyncea, pruinosa.

28. Spiloma Ach.

>Thallus crustlike, flat, expanded, adnate, uniform; apothecia composed of aggregated corpuscules; mass compact, homogeneous, rather mealy, naked, irregular. Differ from the neatomyceae by the precence of the thallus and by having no flocky threads mingled with the sporae.
>
>Sp. tumidulum, versicolor, tricolor, microclonium, microscopicum, dispersum, decolorans, punctatum.

G. Calicidiac.

Thallus crustlike or very thin, uniform; apothecia cupshape, bordered, podicilled, including a naked powdery mass forming a flat or convex centre, rather solid internally; sporidia very crowded, among the powdery mass, accompanied with many twin vesicles, or scattered, nestling in the consolidated parenchyme of the swollen centre. Differ from protomyceae by the presence of a thallus and apothecia; in very young plants the apothecia are covered with a membrane which son disappears.

29. Acolium Ach.

>Thallus crustlike, flat, expanded, adnate uniform; apothecia cuplike, nearly sessile, cartilaginous, composed of a compact powdery mass forming a naked centre, the upper part flat or nearly globular.
>
>A. tigillare, tympanellum, stigonellum.

30. Phacotrum Ach.

>Thallus crustlike, flat, expanded, adnate, uniform; apothecia podicelled, centre powdery, flat or globular, border prominent. The centre of the apothecia sometimes falling out, they are left hollow.
>
>Ph. microcephalum, claviculare, sphaerocephalum, hispidulum, hyperellum, chrysocephalum, trabinellum, cantherellum, ferrugineum, aeruginosum, curtum.

31. Strongylium Aeh.

>Thallus crustlike, flat, adnate, uniform; apothecia cupshape, podicilled, cartilaginous; centre swollen, nearly globular, running over the edge, formed of a compact powdery mass.
>
>St. capitellatum, aciculare, debile.

>Fam. V, Idiothalameae. — Algarum pars Linn. — Lichenum pars, Jussieu, Acharius.
>
>Thallus crustlike or leatherlike; sporidia scattered, innate in the substance, and in a nucleus or proligerous floke covered by the thallus, or by a single or double perithecium. Thallus perennial, terrestrial, or parasitical: greenish or becoming so when wetted; absorbing water by the surface, and transmitting it to all parts.

A. Rhizomorphidae.

Thallus leatherlike, shrubby, apothecia tubercular; perithecium O.

1. Sphaerophoron Persoon.

>Thallus crustlike, cartilaginous, branched, shrublike; inside towlike, rather solid; apothecia nearly globular, sessile, terminating the

branches of the thallus, and formed of it, which tearing open shows a black, powdery, globular mass included with it.

Sph. coralloides, fragile, compressum.

2. Rhizomorpha.

Thallus cartilaginous, membranaceous, cylindrical, branched repeatedly, creeping, prostrate, inside towlike fibrous; apothecia globular, sessile, frequently conglomerated, formed of the cortical part of the thallus, opening irregularly, filled with powder.

Rh. subcorticalis, subterranea etc. etc.

B. Variolaridae.

Thallus crustlike; apothecia wartlike; perithecium O.

3. Variolaria Persoon.

Thallus crustlike, flat, expanded, uniform; apothecia wartlike, formed of the thallus, most commonly sorediumlike, slightly bordered, white; nucleus naked and without a perithecium compressed, cellular, hidden in the substance of the wart, and usually covered with the thallus, sometimes becomes uncovered. Soredia very numerous.

V. velata, multipunctata, globulifera, communis, amara, lactea, corallina griseovirens (Engl. Bot.), cinerea.

C. Poridae.

Thallus crustlike; apothecia wartshape; perithecium distinct.

4. Pyrenula Ach.

Thallus crustlike, flat, expanded, adnata, uniform; apothecia wartshape, formed of the thallus, enclosing or surrounding at the base a single thalamium, with a simple, thick, black, nippled perithecium covering a globular, cellbearing throughout nucleus.

a. Apothecia open a the mouth, or surrounding a naked thalamium.

P. umbonata Ach.

b. Apothecia closed, strictly surrounding the prominent nipple, or thalamium, but without forming a border.

P. tessellata Ach., nigrescens Ach.

5. Thelotrema Ach.

Thallus crustlike, cartilaginous, flat expanded, adnate, uniform; apothecia wartshape, formed of the thallus, open, bordered; thalamium single, enclosed in the wart; perithecia double; one halved above, thick, black, seldom wanting; the other very thin, membranaceous, sometimes alone, or broken above; surrounding a compressed, cellular, slightly streaked nucleus, placed in the bottom of the wart.

Th. lepadinum, exanthematicum, agelaeum.

6. Porina Ach.

Thallus crustlike, cartilaginous, flat, expanded, adnate, uniform; apothecia wartlike, formed of the thallus, not bordered; thalamium one or more, hidden within the substance of the wart; perithecium

7 *

simple, very thin, membranaceous, transparent; opening on the surface of the wart, coloured, thick; nucleus nearly globular, cellular. vesiclebearing.

P. pertusa, hymenea.

D. Verrucaridae.

Thallus crustlike; apothecia round, without any border; perithecium distinct.

7. Lejophlea Ach.

Thallus crustlike, flat, expanded, adnate, uniform, cartilaginous, membranaceous, not cracked, smooth; apothecia with a nearly globular hemispherical thalamium, innate at bottom in the thallus; perithecia double; the exterior rather cartilaginous; thick, hard, halved, with a nipple or opening above; the interior very thin, membranaceous, entirely enclosing a nearly globular, vesicular, cellular nucleus.

L. punctiformis, analepta, stigmatella, gemmata.

8. Lithocia Ach.

Thallus crusilike, nearly tartarlike, unbrocken, cracked in beds, or powdery, flat, expanded, adnate, uniform; apothecia with a nearly globular hemispherical thalamium, innate at bottom in the thallus; perithecium double, the exterior nearly cartilaginous, thick, black, halved above, with a nipple or mouth; the interior very thin, membranaceous; enclosing all around a nearly globular, vesicular, cellular nucleus.

L. Schraderi, Harrimani, plumbea, glaucina, maura, striatula.

9. Inoderma Ach.

Thallus soft, towlike, rather spongy, or thin cobwebby, adnate; apothecia containing a nearly globular or hemispherical thalamium, innate at bottom in the thallus; perithecium double, the external rather cartilaginous, thick, black, halved above, with a nipple or mouth; the interior very thin, membranaceous; including all around a nearly globular, vesicular, cellular nucleus.

J. epigea, byssacea. (Ach.)

10. Endocarpon. Hedw.

Thallus crustlike, flat adnate, rather regular, or leaflike, and peltate; apothecia composed of a globular thalamium hidden in the substance of the thallus; perithecium single, membranaceous, thin, transparent, with a thick, nearly nipplelike prominent mouth, at the surface of the thallus; and enclosing a globular nucleus, nearly similar to the thallus.

E. sinopicum, smaragdulum, tephroides, polythecium (Ach.), Hedwigii, lachneum, pallidum, parasiticum, viride, miniatum, leptophyllum, complicatum, Weberi.

E. Opegraphideae.

Thallus crustlike, flat, expanded, adnate, uniform; apothecia sessile, flat, bordered, linear.

11. **Graphis Adans.**

Thallus crustlike, flat, expanded, adnate, uniform; apothecia composed of a long thalamium immersed in the thallus; perithecium single, cartilaginous, halved, lateral, black, enclosing a linear nucleus on both sides; centre naked above and below; inside cellular-streaked.

G. scripta, pulverulenta, cerasi, betulina, dendritica, serpentina, Lyellii, elegans.

12. **Alyxoria Ach.**

Thallus crustlike, flat, expanded, adnate, uniform; apothecia oblong or long, sessile; covered with a black, cartilaginous membrane, enclosing a similar, rather solid parenchyme; centre linear, bordered on both sides, hollow, grooved or flat, open; borders distant.

A. notha, diaphora.

13. **Hysterina Ach.**

Thallus crustlike, flat, expanded, adnate, uniform; apothecia oblong or long, sessile, covered with a black cartilaginous membrane, enclosing a similar rather solid parenchyme; centre linear, very narrow, slithlike, enclosed on each side with a swollen, connivent border nearly close.

H. nimbosa, Persoonii, petraea, calcarea, macularis, herpetica, disparata, vulgata, epipasta, microscopica, venosa, denigrata.

Fam. VI. Sarcothalameae.

Fungorum pars Linn. — etc. etc.

XXXIII.

⊙ Aphorismi botanici, quos etc. praeside Carol. Ad. Agardh etc. p. p. L. G. Stark Smolandus et Abrah. Rahnberg. Pars VI. et VII. Lundae 1821 kl. 8.

P. VI. pag. 71, 77; P. VII. pag. 89—93.

124. Regni vegetabilis regiones quatuor acotyledoneae, pseudocotyledoneae, cryptocotyledoneae, phanero-cotyledoneae.

131. Acotyledoneae classibus tribus constituuntur: Fungis (fugacibus), Lichenibus (perennibus aereis) et Algis (aquaticis).

Secunda Classis.
Lichenes.

Lichenes sunt vegetabilia perennia, crustacea laminosa vel filiformia, non herbaceo-viridia, sporidia, tam thallo quam apotheciis immersa, foventia.

Ord. Crustaceae:

Lichenes crustacei, expansi, toti adnati, membranacei, vel leprosi, strato corticali medullare supra tantum tegente.

A. Leprosae.

Lepraria Ach.

Variolaria Ach.
Isidium Ach.

B. Rimatae.
Spiloma Ach.
Arthonia Ach.
Opegrapha Ach.
Graphis Ach.

C. Pyrenulatae.
Verrucaria Ach. Meth.
Trypethelium Ach.
Glyphis Ach.
Chiodecton Ach.
Porina Ach.
Thelotrema Ach.

D. Calicioideae.
Limboria Ach.
Cyphelium Ach.
Calicium Ach.

E. Scutellatae.
Sagedia Ach.
Urceolaria Ach.
Gyalecta Ach.
Lecidea Ach.
Lecanora Ach.

Observ. Lecideae quaedam subfoliaceae sunt et ad sequentem ordinem transitum faciunt

Ord. Lobiolatae:

Lichenes foliaceo-laminosi, expansi, repentes vel centro adnati, subcoriacei, strato corticali medullare supra et subtus tegente.

Endocarpon Ach.
Gyrophora Ach.
Collema Ach.
Parmelia Ach.
Borrera Ach.
Cetraria Ach.
Sticta Ach.
Peltidea Ach.
Solorina Ach.
Nephroma Ach.

Ord. Cephaloideae:

Lichenes crustacei vel foliacei, caulescentes, caule crustae vel foliolis homogeneo.

Coniocybe Ach.
Baeomyces Ach.

Cenomyce Ach.
Stereocaulon Ach.

Ord. Ramalineae.

Sphaerophoron Ach.
Roccella Ach.
Evernia Ach.
Dufourea Ach.
Alectoria Ach.
Ramalina Ach.
Cornicularia Ach.
Usnea Ach.

Observ. Hanc nostram dispositionem Lichenum, quantumvis naturalis series generum appareat, thalli fabricae et formae praecipue innixam, plurimis displicere, haud ignoramus. Antecedentes tamen non minus maniacae videntur. Achariana nimirum, etsi praestantissima omnium, mere artificalis est, genera affinia separans, diversa commiscens. Ad Linnaeanam itaque fere regressi sumus, ipsis observationibus Acharii praecipue confirmatam, quibus apothecia non magis ad fructum conferre quam thallum, probatum esse videtur. — Neque firmius fundamentum dispositionis esse potest, quam quod tam in fructu quam in fabrica plantarum consistit. Etiam si pulvis superficialis pro sporidiis solis haberetur, in quam sententiam adoptandam maxime proni sumus, erit thallus receptaculum fructus, et pro fundamento dispositionis non negligendus.

XXXIV.

☉ Fr. G. Eschweiler, Systema Lichenum, genera exhibens rite distincta, pluribus novis adaucta. Cum tab. Lapid. incisa. Norimbergiae. 1824. 4.

pag. 18 — 24.

Cohors I. Graphideae.

Thallus crustaceus. Apothecium oblongum elongatumve, subimmersum, rimatum vel canaliculatum.

1. Diorygma Eschw. Thallus crustaceus, adnatus, uniformis. Apothecium oblongum et lineari-elongatum, subramulosum, a thallo rimato demum hiante inclusum, nucleum fovens gelatinosum nudum thecigerum, disco plano canaliculato (subconcolore rubescente). (Thecae magnae, ovato-cylindricae, pluries annulatae).

H. l. Opegr. hieroglyphica Pers.

2. **Leiorreuma** Eschw. Thallus crustaceus, adnatus, uniformis (saepe coloratus). Apothecium oblongum et lineari-elongatum, immersum, subramulosum. Perthecium laterale, planum, latens, cum margine thallode (albido) connatum. Nucleus quadri-quetrus, disco plano-canaliculato (nigro), juniore albido-velato. (Thecae utplurimum magnae, ovato-cylindricae, pluries annulatae, annulis septatis).

H. l. Graphides plures Acharii inprimis tropici; Typ. Opegr. Lyelli Engl. Bot. tab. 1876.

4. O'pegrapha Ach. pro parte. Thallus crustaceus adnatus, uniformis (cinerascens). Apothecium oblongum et lineari-elongatum, simplex, sessile, subcylindricum, longitudinaliter rimatum, subocclusum, perithecio integro nucleum sursum dilatatum fovente. (Thecae ut plurimum magnae, subfusiforme-cylindricae, pluries annulatae).

H. l. Graphides genuinae Acharii.

4. O pegrapha Ach. pro parte. Thallus crustaceus adnatus, uniformis (cinerascens). Apothecium oblongum et lineari-elongatum, simplex, sessile, subcylindricum, longitudinaliter rimatum, subocclusum, perithecio integro nucleum sursum dilatatum fovente. (Thecae ut plurimum magnae, subfusiformi-cylindricae, pluries annulatae, annulis cellulosis).

H. l. Opegraphae hysterinae Ach. plurimae.

5. **Oxystoma** Eschw. Thallus crustaceus, adnatus, uniformis. Apothecium lineari-elongatum, ramosum, subsessile, perithecio subcylindrico una cum nucleo sursum longitudinaliter compresso, medio aucto.

6. **Scaphis** Eschw. Thallus crustaceus, adnatus uniformis. Apothecium oblongum et lineari-elongatum, subsimplex, sessile. Perithecium junius subintegrum, demum aperiundum inferum lateraleque nucleum discoideum concaviusculum margine subflexuoso ambiens.

H. l. Opegraphae alyxorinae Ach. vix omnes, et nonnullae e hysterinis ejusd.

7. **Lecanactis** Eschw. Thallus crustaceus, adnatus, uniformis. Apothecium oblongum et difformiter elongatum, immersum, (nigrum), perithecio infero lateralique cum margine thallode concreto, nuclei supra nudi disco plano-convexiusculo. (Thecae fusiformi-cylindricae, annulatae).

H. l. videntur Opegr. astroidea Engl. Bot. et Arthonia lyncea Ach.

8. **Sclerophyton** Eschw. Thallus crustaceus, adnatus, uniformis (coloratus). Apothecium lineari-elongatum, ramosum, immersum, immarginatum, perithecio mere infero, nucleum tenuem suffulciente, disco planiusculo. (Thecae stipatae, subclavatae, 3—4 annulatae).

9. **Pyrochroa** Eschw. Thallus crustaceus, adnatus, uniformis, (coloratus). Apothecium oblongum et lineari-elongatum, ramosum, e lamina discoidea depressa plano-concava, juniori albo-velata, demum denudata (rubra) in ambitu libera. (Thecae angustae, cylindricae, pluries annulatae).

H. l. Graphis caribaea Ach. et Gr. coccinea Holl. (in Regens. Fl. 1824 p. 249).

Cohors II. Verrucariae.

Thallus crustaceus. Apothecium rotundum, globosum vel patelliforme plano-apertum.

10. **Variolaria** Pers. Ach. Thallus crustaceus, subleprosus, adnatus, uniformis. Apothecium thalli verruca demum rumpenda pulverulenta inclusum, nucleum sistens (rarius plures) nudum corneo-gelatinosum (flavescentem) sublentiformem thecigerum. (Thecae maximae, oblongo-cylindricae e membranula crassa intus saepe cellulosa).

11. **Porina** Ach. Thallus crustaceus, adnatus uniformis (glaucescens). Apothecium thalli verruca ostiolo (colorato) instructa (unum vel plures) inclusum, nucleum sistens nudum globosum gelatinosum thecigerum. (Thecae maximae, oblongo-cylindricae, e membranula crassa intus saepius cellulosa, binae, quaternae vel octonae ascis cylindricis inclusae).

12. **Thelotrema** Ach. emend. Thallus crustaceo-cartilagineus, adnatus, uniformis. Apothecium thalli verruca conico-hemisphaerica rotundo-pertusa inclusum, perithecio annulari plano nucleum cingente demum depresso-concavum, juniorem membranula orbiculari albido-pulverulenta velatum. (Thecae minimae, triannulatae, octonae ascis inclusae).

13. **Verrucaria** Ach. emend. Thallus crustaceus, adnatus, uniformis. Apothecium hemisphaericum subsessile, perithecio laterali superoque poriformi-ostiolato. (Thecae elliptico-cylindricae vel cellulosae).

14. **Pyrenula** Ach. Thallus crustaceus, adnatus uniformis. Apothecium globosum thalli verrucae immersum, perithecio integro poriformi-ostiolato. (Thecae ellipticae 2 vel 4 cellulas globosas foventes, ascis conformibus liberis inclusae). (Perithocium nunquam dimidiatum).

15. **Pyrenastrum** Eschw. Thallus crustaceus, adnatus, uniformis. Apothecium turbinatum, verrucae thallodi subimmersum, perithecio integro longe ostiolato, ostiolis conicis pluribus saepe in os commune desinentibus. (Thecae fusiformi-ellipticae, 4—6 cellulas globosas vel ellipticas foventes, ascis oblongis liberis inclusae).

16. **Limboria** Ach. emend. Thallus crustaceus adnatus, uniformis. Apothecium subimmersum, plano-hemisphaericum, a thallo obtectum. Perithecium juniore integrum, demum substellatim dehiscens, discum planiusculum (altrum) limbo inciso-laciniato marginans. (Thecae ellipticae, annulatae, seriatae).

17. **Urceolaria** Ach. Thallus crustaceus, adnatus, uniformis. Apothecium orbiculatum, immersum, a thallo marginatum, (nigrum), perithecio infero lateralique subcupulari, disco plano-concavo. (Thecae ellipticae, annulatae, ascis cylindricis inclusae).

18. **Lecidea** Ach. pro parte. Eschw. Thallus crustaceus, adnatus, uniformis, vel subfoliaceus effiguratus. Apothecium orbiculatum, subsessile, in am-

bitu liberum, perithecio infero cupulari nucleum marginante discoideum planum (nigrum). (Thecae parvae, ellipticae, semel vel pluries annulatae vel cellulas 2—3 globosas angustiores foventes, seriatae).

19. Biatora Fries. Thallus crustaceus, adnatus, uniformis, vel subfoliaceus effiguratus. Apothecium orbiculatum, (coloratum), subsessile, e lamina discoidea demum plana ambitu marginato subtus libero. (Thecae parvae, cylindrico fusiformes, 2—3 annulatae vel cellulosae).

Cohors III. Trypetheliaceae.

Thallus crustaceus. Apothecia forma varia verrucis e thalli substantia medullari formatis immersa.

20. Arthonia Ach. emend. Eschw. Thallus crustaceus, adnatus, uniformis. Verruca similaris, gelatinosa, (nigra s. fusca), junior a thallo obtecta, demum tumida difformis, ex ascis infra superficiem reconditis aspera. (Asci ovato-pyriformes, thecas foventes 3 vel 5 subcylindricas annulatas, annulis 1, 3, 5, 13, 15).

21. Porothelium Eschw. Thallus crustaceus, adnatus, uniformis, Verruca subgelatinosa, (solenniter nigra), plures fovens nucleos subglobosos nudos thecigeros, singulisque ostiolis pertusa. (Thecae oblongo-cylindricae, annulatae).

H. l. videntur: Trypeth. conglobatum Ach., Trypeth. anomalum Ach. et Porina compuncta Ach.

22. Medusula Eschw. Thallus crustaceus, adnatus, uniformis. Verruca depressa, pulverulenta, (alba). Apothecia lineari-elongata, immersa, (nigra), juniora albido-velata, perithecio laterali plano.

H. l. videtur Opegrapha Medusula Pers.

23. Ophtalmidium Eschw. Thallus crustaceus, adnatus, uniformis. Verruca subhemisphaerica, (flavescens). Apothecia (unum vel plura) subimmersa, subglobosa, perithecio supero lateralique ostiolato nucleum globosum obtegente. (Thecae fusiformes, constricto-annulatae).

H. l. Pyrenula discolor Ach.

24. Trypethelium Spr. Ach. Thallus crustaceus adnatus uniformis, (coloratus). Verruca tumidula, duriuscula, difformis. Apothecia immersa, globosa et pyriformia, peritherio integro poriformi ostiolato. (Thecae elliptico-cylindricae, pluries annulatae, subinde quadrâte cellulosae, octonae convolutae, ascis inclusae).

25. Astrothelium Eschw. Thallus crustaceus, adnatus, uniformis, (coloratus). Verruca hemisphaerico-conica, (colorata). Apothecia turbinata, immersa, perithecio integro longe ostiolato, ostiolis conicis pluribus in os commune desinentibus. (Thecae fusiformi-ellipticae, annulatae, subinde insuper globoso-cellulosae).

H. l. int. al. Trypeth. lageniferum Ach.

26 Glyphis Ach. Thallus crustaceus, adnatus, uniformis. Verruca convexa, pulverulenta, (alba). Apothecia immersa, varia, subrotunda et elongata difformia, perithecio infero lateralique excavato, disco concavo (nigro). (Thecae

minutae, elliptico cylindricae, 3 — 5 annulatae, vel fusiformes pluries annulatae, simplici serie ascis subcylindricis inclusae).

27. **Chiodecton** Ach. Thallus crustaceus, adnatus, uniformis. Verruca convexa, subpulverulenta (alba). Apothecia subrotunda, immersa, perithecio mere infero nucleum suffulciente, disco plano. (Thecae minutae, fusiformes, vix annulatae, convolutae, ascis inclusae).

28. **Conioloma** Fl. Thallus crustaceus, adnatus, uniformis. Verruca planiuscula, difformis, floccoso - pulverulenta, (rubra). Apothecia (unum vel plura) immersa, subrotunda, oblonga et difformia, e lamina discoidea plano-concaviuscula juniore albido-velata, in ambitu sublibera. (Thecae fusiformi-ovatae, 3—5 annulatae, ternae ascis conformibus inclusae).

Cohors IV. Parmeliaceae.

Thallus ut plurimum foliaceus, rarius crustaceus vel gelatinosus, strato corticali in prioribus supero, in gelatinoso cum medullari intime juncto. Apothecium scutelliforme, e lamina discoidea a thallo marginata.

29. **Lecanora** Ach. Thallus crustaceus, adnatus, uniformis. Apothecia orbiculata, scutelliformia, sessilia, e lamina discoidea demum plana, a margine thallode libero cincta.

30. **Collema** Hoffm. Schreb. Ach. Thallus gelatinosus, varie formatus, substantia similari fila moniliformia fovens. Apothecia scutelliformia, sparsa, e lamina discoidea a thallo (vel lamina propria albida) marginata.

31. **Cornicularia** Schreb. Ach. Thallus cartilagineus, ramuloso-fruticulosus. Apothecia orbiculata, marginalia et subterminalia, oblique adfixa, e lamina discoidea a thallo suboblique denticulatim marginata.

32. **Parmelia** Ach. Thallus membranaceo-foliaceus, lobato-laciniatus. Apothecia scutelliformia, sparsa, e lamina discoidea plano-concava a thallo marginata.

33. **Sticta** Schreb. Ach. Spr. Thallus membranaceo-foliaceus, lobatus, subtus lanuginosus cyphellisque sorediferis (discoloribus) instructus. Apothecia scutelliformia, marginalia, suboliqua, e lamina discoidea a thallo suboblique marginata.

34. **Hagenia** Eschw. Thallus foliaceus, ramoso-laciniatus, supra margineve fibrilloso-ciliatus, inferne (albido) tomentosus. Apothecia orbiculato - reniformia, terminalia, subpodicellata, e lamina discoidea a thallo oblique marginata.

H. l. Borrera ciliaris Hoffm. et Borr. leucomela Ach. etc.

Cohors V. Dermatocarpeae.

Thallus foliaceo - membranaceus. strato corticali supero vestitus. Apothecium subrotundum, vel immersum ostiolatum, vel libere absque margine thallode insidens.

35. **Solorina** Ach. Thallus coriaceo-foliaceus, lobatus, subtus lanuginosus. Apothecium suborbiculatum, depressum, junius a thallo obtectum, dein denudatum,

nucleum sistens nudum adnatum immarginatum (coloratum) thecigerum. (Thecae magnae, oblongae, simpliciter annulatae.)

36. **Dermatocarpon** Eschw. Thallus cartilagineo-membranaceus (et sub-crustaceus effiguratus), sublobatus. Apothecium globosum, a thallo ostiolato inclusum, nucleum sistens nudum thecigerum. (Thecae ellipticae, annulatae et cellulosae).

H. l. plurima Endocarpa Ach.

37. **Gyrophora** Ach. Thallus cartilagineo-membranaceus, peltatus, submonophyllus. Apothecium lineari elongatum, rimatum, orbicolariter convolutum, sessile, perithecio laterali superoque subtus deficiente, nucleum thecigerum occludente. (Thecae parvae, fusiformi-cylindricae et majores clavatae).

38. **Endocarpon** Hedw.! Thallus cartilagineo-membranaceus, subangulosus. Apothecium globosum, thallo immersum, perithecio integro poriformi - ostiolato, nucleum thecigerum fovente. (Thecae ellipticae, annulatae, binae ascis inclusae.)

Typus: Endocarp. pusillum Hedw. (Stirp. Crypt. II. p. 56 Tab. 28 fig. A.)

39. **Capitularia** Fl. Mart. Thallus membranaceo - foliaceus, in podetia erecta fistulosa productus. Apothecium marginale, convexum, immarginatum, in podetiorum summitate sessile, (rufo-fuscum) strato gelatinoso tubuloso (thecigero?) tectum.

40. **Peltidea** Ach. Thallus coriaceo-foliaceus, subtus lanuginoso - venosus. Apothecium orbiculatum, planum, sub-marginale, e lamina discoidea sub - oblique adnata margine thallode tenui cincta.

Cohors VI. Plocariae.

Thallus teretiusculus fruticulosus, strato corticali undique obductus. Apothecium rotundum, vel thallo immersum vel libere absque margine thallode insidens.

41. **Isidium** Ach. Thallus subcrustaceo - fruticulosus. Apothecium in podetio solido terminale, junius a lamina tallode obtectum, nucleum sistens nudum gelatinosum hemisphaerico-convexum et subglobosum (coloratum).

42. **Plocaria** (N. ab Es. in Hor. phys. Berol. p. 42) Thallus filiformi-fruticulosus, teres, ramosus. Apothecium verruca thallode globosa ostiolata singulum inclusum, e nucleo nudo globoso gelatinoso thecigero.

43. **Sphaerophoron** Ach. Thallus fruticulosus, teres ramosus. Apothecium subglobosum, sessile:, terminale, thallo undique obductum, perithecio integro floccoso-cartilagineo demum lacero - rumpente, una cum nucleo in pulverem fatiscente.

44. **Roccella** Ach. Thallus teres et compressus, ramoso-laciniatus, cartilagineus, intus stuppeus. Apothecium scutelliforme, innatum, a thallo marginatum, perithecio cupulari discum gelatinosum planiusculum dein convexum (nigrum) suffulciente.

45. **Stereocaulon** Schreb. Ach. Thallus fruticulosus teretiusculus, sublignosus. Apothecium sessile, turbinatum, supra planum, marginatum, demum.

hemisphaerico-globosum, perithecio infero (solido) stratum thecigerum suffulciente. (Thecae filiformes, ascis subclavatis inclusae.)

46. Dufourea Ach. N. ab Es. Thallus submembranaceo - fruticulosus, teretiusculus, ramosus. Apothecium orbiculatum, planiusculum, terminale, e lamina discoidea a thallo marginata.

Cohors VII. Usneaceae.

Thallus fruticulosus, subinde compresso - laciniatus, strato corticali undique obductus. Apothecium scutelliforme e lamina discoidea a thallo marginata.

47. Evernia Ach. emend. Eschw. Thallus ramoso-laciniatus et subfruticulosus, compressiusculus. Apothecia sparsa, scutelliformia, subpodicellata, e lamina discoidea (rubicunda) a thallo marginata.

H. l. Evernia, Ramalina et Alectoria Ach.

48. Cetraria Ach. Thallus cartilagineo-membranaceus, adscendens vel expansus, lobato-laciniatus, utrinque glaber (i. e. corticatus). Apothecia scutelliformia, oblique marginalia, e lamina discoidea margine thallode inflexo cincta.

49. Usnea Dill Hoffm. Thallus fruticulosus, teres vel compressiusculus, ramosus. Apothecia peltata, terminalia, e lamina discoidea (subconcolore) a thallo marginata.

XXXV.

⊙ Fée (A. L. A.) Essai sur les Cryptogames des écorces exotiques officinales. Paris 1824. 4. (c. 34 tab. color.)

(298 Species.)

pag. XXVI — LXXXVIII.

Ordre naturel des Lichenes.

Faux Champignons.

1. Baeomycées. — 2. Calycioides.

Faux Hypoxylons.

3. Graphidées. — 4. Verrucariées. — (I. Glyphidées. II. Trypetheliées. III. Porinées. IV. Sagediées.)

Vrais Lichens.

5. Coniocarpées. — 6. Variolaires. — 7. Lécanorées. — 8. Squammariées. 9. Parmélinées. — 10. Colematées. — 11. Umbilicariées. — 12. Peltigéres. — 13. Ramalinées. — 14. Corniculaires. — 15. Usnées. — 16. Sphaerophores. — 17. Cénomycées.

Appendix.

Fausses hépatiques

18. Endocarpées.

Incertae sedis. — Tricharia.

Genera Lichenum.

I. Thallus adhérent amorphe.

α. *Apothécion stipité.*

I. Fongiforme.
(Podetium)
§. I. Faux Champignons.
I. Baeomycées.

1. 1. Baeomyces Ach. Lich. univ.
    Thallus crustaceus uniformis.

⸰ Apothecium (podetium) orbiculatum, convexum, capituliforme, immarginatum, solidum, sessile, indutum: lamina proligera reflexa, intus similari.

Ex. B. roseus etc.

β. *Apothécion stipité, sous sessile.*

II. Scyphuliforme.
(Pilidium.)
II. Calycioides.

2. Calycium (Fée) Calicii spec. Ach. etc.
    Thallus crustaceus uniformis.

Apothecium (pilidium) scyphuliforme, stipitatum, margine crasso, massa pulveracea, discum (aliquando demum subglobosum) formante, repletum.

Ex. C. chrysocephalum, etc.

3. Aeolium (Fée) Calicii spec. Ach. etc.
    Thallus crustaceus uniformis.

Apothecium (pilidium) scyphuliforme, subsessile, margine tenui, massa pulveracea, discum formante repletum.

Ex. A. tigillare etc.

γ. *Apothécion sessile.*

III. Linéaire ou de forme elongée.
(Lirella.)
§. II. Faux Hypoxylons.
III. Graphidées.

4. Arthonia Ach. etc.
    Thallus crustaceus, uniformis, cartilagineo-submembranaceus.

Apothecium sub-rotundo-difforme, planiusculum, elongatumque, immarginatum, membrana atra tectum, intus sub-gelatinosum, similare.

Ex. A. gregaria, dilatata, fuscescens, divergens, confluens Fée etc.

5. Heterographa Fée — Opegraphae spec. Ach. etc.
    Thallus subnullus.

Apothecium (pseudo lirella), polymorphum nigrum, prima aetate sessile, ellipticum, dilatatum cupulaeforme (aliquando hysteriforme), epidermide obtectum erumpens, denique amorphum, in maculas atras aggregatum, intus similare.

Typi: Opegrapha fagina et quercina in DCandoll. Fl. franc.

6. **Enterographa** Fée — Opegr. spec. Ach. etc.

Thallus crassus, crustaceus, laevis, in areolis parvulis limitatis partitus.

Apothecium (lirella) angustissimum, subpunctiforme profunde immersum; basi interiori colore carneo, immarginatumque, intus similare.

Typ.: Opegrapha crassa DCand. Fl. franc.

7. **Opegrapha** Ach. Lich. univ.

Thallus crustaceus, membranaceus vel leprosus, uniformis.

Apothecium (lirella) oblongo-elongatum simplex, sessile, disco angustato-marginato; intus similare.

Ex. O. globosa, ovata, Bonplandi, heterocarpa, myriocarpa, rugulosa, peruviana Fée etc.

. 8. **Graphis** Ach. Lich. univ.

Thallus crustaceus, membranaceus vel leprosus, uniformis.

Apothecium (lirella) immersum, simplex aut ramosum, colore vario, disco nudo a perithecio thalloque marginato; nucleo elongato, intus celluloso-striato.

Ex. G. Laubertiana, pachnodes, intricata, frumentaria, Balbisii Fée etc.

9. **Sarcographa** Fée.

Thallus crustaceus, membranaceus, uniformis.

Apothecium (lirella labyrinthiformis) supra basim carnosam marginantem insertum, disco pulveraceo; nucleo elongato ramoso intus striato.

Ex. S. cascarillae, labyrinthiformis Fée etc.

10. **Fissurina** Fée.

Thallus cartilagineus, uniformis, ab apotheciis fissuratus.

Apothecium (pseudo-lirella) immersum, thalamium ovoideum, carneum, difforme; margine a thallo formato, demum evanescente.

Ex. F. incrustans, Dumastii Fée etc.

δ. *Apothécion hémisphérique*.

(Tuberculum seu Verruca.)

VI. Verrucariées.

1. Glyphidées.

11. **Glyphis** Ach. Syn.

Thallus crustaceo-cartilagineus, plano-expansus, adnatus uniformis.

Apothecium (verruca) subcartilagineum, rotundo-difforme e propria substantia colorata, formatum; impressionibus canaliculatis, oblongiusculis, subcartilagineisque, in singulis verrucis pluribus immersis, intus homogeneum.

Ex. G. cicatricosa Ach.

2. Trypetheliées.

12. **Chiodecton** Ach. Syn. etc.

Thallus crustaceo-cartilagineus, plano expansus, adnatus uniformis.

Apothecium (verruca) e propria substantia colorata alba formatum; punctis subglobosis (atris), subpulveraceis conspersum, intus homogeneum.

Ex. Ch. sphaerale Ach.

13. Trypethelium Ach. Lich. univ. etc.

Thallus crustaceo-cartilagineus, plano expansus, adnatus, uniformis.

Apothecium hemisphaericum sessile (coloratum), thalamiis pluribus, perithecio crasso (atro) obductis, ostiolis prominentibus, eaque intra propriam substantiam includens; nucleis globosis celluliferis

Ex. T. Sprengelii Ach.

3. Porinées.

14. Parmentaria Fée.

Thallus crustaceo-cartilagineus, plano-expansus, adnatus, uniformis.

Apothecium verruciforme a thallo formatum, thalamia plura (4—6) circum axim disposita, perithecio crasso cartilagineo (atro) obducta includens; nucleo globoso cellulifero.

Ex. P. astroidea Fée.

15. Pyrenula Ach. Lich. univ. etc.

Thallus crustaceus vel cartilagineo-membranaceus, uniformis.

Apothecium verruciforme a thallo formatum, thalamium solitarium perithecio crasso cartilagineo (atro) papillato prominente obductum, includens; nucleo globoso cellulifero.

Ex. P. nitida Ach.

16. Porina Ach. Lich. univ. etc.

Thallus cartilagineo-membranaceus, uniformis.

Apothecium verruciforme a thallo formatum, thalamia plura perithecio tenerrimo diaphano obducta includens, ostiolis impressis supra notatum; nucleis subglobosis celluloso-vesiculi-feris.

Ex. P. americana Fée.

17. Verrucaria Ach. Lich. univ. etc.

Thallus crustaceus, membranaceus, subleprosus, uniformis.

Apothecium (tuberculum) subglobosum, pro parte thallo innatum, perithecio duplici, exteriori cartilagineo (atro) papillato, demum ostiolo pertuso, obductum; nucleo subgloboso celluloso-vesiculifero.

Ex. V. thelena Ach.

18. Thelotrema Ach. Lich. univ. etc.

Thallus cartilagineus, membranaceus subcrustaceusque uniformis.

Apothecium (tuberculum) a thallo formatum, excavatum, marginatum, thalamium perithecio membranaceo supra rumpente cinctum includens; nucleo compresso, intus similari substriatoque.

Ex. T. lepadinum Ach.

19. Ascidium Fée.

Thallus membranaceus effusus.

Apothecium (tuberculum) a thallo formatum, depressum apertumque, apertura marginata; thalamium perithecio duplici membranaceo cinctum; nucleo globoso albo, intus similari.

Ex. A. cinchonarum Fée.

4. Sagediée.

20. **Thecaria.**

Thallus effusus membranaceus, adnatus, uniformis.

Apothecium (pseudo-patellula) crateriforme, subpedicellatum, margine crasso concolori; thalamio atro, homogeneo, depresso, membrana disciformi, circum limbos soluta, obvelato.

Ex T. quassiaecola Fée.

21. **Sagedia** Ach. Lich. univ. etc.

Thallus crustaceus uniformis.

Apothecium (pseudo-patellula) verruciforme a thallo formatum, supra membrana colorata, depressione disciformi notata, laminamque proligeram nuclei-formem intus similarem thallo immersam obvelante, tectum.

Ex. S. depressa Ach.

Genre douteux.

22. **Polystroma.** Clementei Ensayo „vid. Comm." in add. p. 299; Ach. Syn. meth. p. 136.

Thallus crustaceo-cartilagineus, plano-expansus, adnatus, uniformis.

Apothecium verruciforme, e pluribus stratis proligeris super impositis, aliis, e substantia thalli formatis interjectis, alternantibus, compositum.

V. Gongyles nus.

(Gongyli.)

§. III. Vrais Lichens.

V. Coniocarpées.

23. **Lepra** (Wigg.) DC. fl. Franc. etc.

Thallus crustaceo leprosus, uniformis, effusus.

Apothecium nullum. Gongyli nudi, thallum formantes inque ejus superficie sparsi ac conglomerati, liberi.

Ex. L. flava Ach.

24. **Coniocarpon** DC. Fl. franc. II. pag. 323 etc.

Thallus crustaceus uniformis, submembranaceus leprosusque.

Apothecium nullum, gongyli nudi, colorati, in massa tumida immarginata aglomerati.

Ex. C. cinnabarinum DC.

VI. Apothécion vérruciforme s'évasant en coupe.

(Variolaria.)

VI. Variolaires.

25. **Gassicurtia** Fée.

Thallus crustaceus, uniformis, subeffusus.

Apothecium (Variola) subovoideum demum subcupuliforme sessileque; membranula subpellucida levi, a crusta formata, pro parte superiori transversim erumpente, gongylos subpulveraceos coloratos tegente, lamina proligera nulla.

Ex. G. coccinea Fée.

26. **Variolaria** (Pers.) Ach. Lich. univ. etc.

Thallus cartilagineo-membranaceus vel crustaceus uniformis.

Apothecium (Variolaria) a thallo formatum (passim sorediferum) submarginatum, laminam proligeram perithecio destitutam, compressam, saepe nullam, celluliferam includens velansque.

Ex. V. cinchonarum Fée.

VII. Apothécion marginé discoide.

(Patellula)

VII. Lécanorées.

27. Myriotrema Fée.

Thallus crustaceus, plano-expansus, adnatus, uniformis, foraminulis numerosis conspersus.

Apothecium (patellula) crassum, sessile, marginatum, in juventute thallo adhaerens, deinque liberum, partem inferiorem occupans.

Ex. M. olivacea Fée.

28. Echinoplaca Fée.

Thallus crustaceo-tartareus vel subleproso-granulosus, echinatus, uniformis.

Apothecium (patellula) orbiculatum immarginatumque, concaviusculum; lamina proligera colorata, supra crustam sessili; parenchymatum nullum.

Ex. E. epiphylla Fée.

29. Urceolaria DC. fl. franc. Ach. etc.

Thallus crustaceus, tartareus vel sub-leprosus, uniformis, determinatus vel effusus.

Apothecium (patellula) orbiculatum, a thallo marginatum; lamina proligera (colorata) discum in ambitu elevato marginatum formante, thallo immersa, suburceolata.

Ex. U. scruposa Ach.

30. Lecidea Fée. Lecideae spec Ach. etc.

Thallus crustaceus vel leprosus, effusus, uniformis.

Apothecium (patellula) orbiculatum, plano convexum, sessile; disco a margine distincto, concolori.

Ex. L. tuberculosa Fée.

31. Lecanora Fée. — Lecanorae spec. Ach. etc.

Thallus crustaceus, tartareus vel leprosus, sub-cartilagineus, uniformis, effusus vel determinatus.

Apothecium (patellula) orbiculatum, crassum, sessile, marginatum; disco planoconvexo, margine discolori; lamina proligera colorata.

Ex. L. subfusca Ach., L. epiphylla Fée.

II. Thallus figurè en folioles soudées.

VII. Apothécion-marginé, discoide.

VIII. Squammariées.

1. Squammariées, qui croissent sur les écorces, sur les rochers et sur la terre.

32. **Psora** DC. fl. Franc. p. 367 etc.

Thallus crassus, irregularis, a tuberculis seu squammis distinctis planiusculis seu convexiusculis, formatus.

Apothecium (scutella) marginatum, planum, denique convexum, super latus squammarum positum, concolor.

Ex. P. lurida DC.

33. **Squammaria** Fée, Squammariae et Placodii spec DC. fl. Franc. etc.

Thallus squammosus, effiguratus, effusus, orbiculatus stellatusque, squamulis distinctis seu adhaerentibus, saepe imbricatis, divergentibus.

Apothecium (scutella) marginatum, discum efformans; margine discolori.

Ex. S. lendigera DC.

34. **Placodium** Fée. Placodii spec. DC. Fl. franc. etc.

Thallus effiguratus, orbiculatus stellatusque, squamis adhaerentibus centro indistinctis, ambitu foliaceus.

Apothecium (scutelliforme) marginatum, discum efformans in thalli parte granulosa situm; margine concolori.

Ex. Pl. canescens DC.

2. Squammariées épiphylles.

35. **Nematora** Fée.

Thallus byssoideus, expansionibus divergentibus, nodosis, apice turgidis obtusisque.

Apothecia (tubercula) in extremitate ramulorum subimmersa, aterrima, intus homogenea.

Ex. N. argentea Fée.

36. **Racoplaca** Fée.

Thallus membranaceus levissimus, in lacinulas angustissimas anastomosantes partitus.

Apothecia (tubercula) aterrima nitidaque, intus homogenea.

Ex. R. subtilissima Fée.

37. **Phyllocharis** Fée.

Thallus crustaceus, uniformis, orbicularis, a ramulis divergentibus confluentibus adpressisque formatus.

Apothecia (tubercula) sparsa, atra, perforata, intus homogenea margine obtuso.

Ex. Ph. complanata Fée.

38. **Craspedon** Fée.

Thallus crassus, sublobato-rotundus fimbriatusque, impressionibus punctiformibus in tota superficie sparsis.

Apothecia (tubercula) sparsa, aterrima, nitida, intus homogenea.

Ex. C. concretum Fée.

39. **Melanophthalmum** Fée.

Thallus orbicularis, crustaceus sublobatusque, inaequalis.

Apothecia (tubercula) atra, nitida, 4—6 in centro thalli congesta, sed non confluentia.

Ex. M. Antillarum Fée.

40 Aulaxina Fée.

Thallus orbicularis, membranaceus, striatulis concentricis notatus.

Apothecium (pseudo-lirella) triangulare, impressionatum apertumque, angulis acutis.

Ex. A. opegraphina Fée.

III. Thallus libre.

1. Surfaces dissemblables.

α. *Appliqué.*

A. Etendu en folioles membraneuses.

VIII. Apothécion scutelloide, marginé libre sur les bords.

(scutella)

IX. Parméliacées.

a. Imbricariae.

41. Parmelia Ach. Lich. univ. etc.

Thallus membranaceus vel cartilagineo-coriaceus, foliaceus, stellatus, lobatus laciniatusque, subtus fibrillosus vel subnudus.

Apothecium (scutella) orbiculatum, suburceolatum, membranaceum, centro thallo affixum subtusque liberum; lamina proligera marginem thallodem aequante et subobtegente, in ambitu inflexa, intus similari vel cellulifera striataque.

Ex. P. tiliacea Ach.

42. Circinaria Fée. Lecideae et Lecanorae spec. Ach. Lich. univ. etc.

Thallus foliaceus, coriaceo-submembranaceus, plano expansus, adpressus, orbiculatus stellatusque, lobatus vel multifido-laciniatus, subtus fibrillosus.

Apothecium (patellula) orbiculatum, suburceolatum sessileque, membrana colorata tectum; disco aequabili marginato, intus similari.

Ex. C. epiphylla Fée; C. erythroxyli Fée.

b. Stictae.

43. Sticta Schreb. etc.

Thallus coriaceo-cartilagineus, foliaceus, late lobatus, subtus villosus, cyphellisque vel sorediis maculiformibus ut plurimum instructus.

Apothecium (scutella) orbiculatum crassiusculum, thallo adpressum, centro eidem affixum, subtus liberum; lamina proligera discum formante margineque thallode eam excedente cincta.

Ex. St. dichotoma Del.

44. Delisea Fée.

Thallus coriaceo-cartilagineus, foliaceus, late lobatus, subtus villosus cyphellisque instructus.

Apothecium (scutella) orbiculatum crassum, plicatum, thallo adpressum, centro, eidem affixum, subtus liberum; lamina proligera crassa, discum formante, tuberculis aterrimis distinctis formata, margineque thallode plicato, eam excedente, cincta.

Ex. D. pseudosticta Fée.

B. Thallus étendu en folioles gélatineuses a l'état humide.

X. Collematées.

45. Collema Ach. Lich. univ. etc.

Thallus polymorphus, totus gelatinosus, crassus vel tenuis, uniformis, granulosus foliaceusque, lobatus, laciniatus ramosusque, in sicco durus,
cartilagineus.

Apothecium (scutella) orbiculatum, sessile (raro subpedicellatum), marginatum, totum e thalli substantia similiari subgelatinosa extus intusque formatum.

Ex C. azureum Ach.

C. Thallus étendu en folioles coriaces.

IX. Apothéceon sessile, arrondi, immarginé non cilié.
(Pelta.)

XI. Peltigéres.

46. Solorina Ach. Lich. univ. etc.

Thallus coriaceus, foliaceus, subvenoso-fibrillosus.

Apothecium (pelta) subrotundum, sessile, immarginatum, membrana colorata
tectum, intus subgelatinosum, celluloso-vesiculiferum.

Ex. S. saccata Ach.

47. Peltigera Fée. Peltigerae sp. DC. Fl. franc. etc.

Thallus coriaceo-membranaceus, foliaceus, subtus nudus subvillosus, vel
venoso-lanuginosus; lobulis partialibus apothecia gerentibus.

Apothecium (pelta) orbiculato-reniforme; lamina proligera supra thallum tota
lobulisque propriis adnata, saepe oblique margine thallode elevato cincta, intus similari, celluloso-substriata.

Ex. P. horizontalis Hoffm.

b) Thallus attaché au centre et orbiculaire.

X. Apothécion sous Patellulé avec ou sans stries.

XII. Umbilicariées.

a. Surface plissée ou striée.
(Gyroma)

48. Gyrophora, Fée. — Gyrophorae spec. Ach. Lich. univ. etc.

Thallus foliaceus, membranaceus, peltatus centro adnatus.

Apothecium (gyroma) orbiculatum, subconvexum, subscutelliforme, sessili-ad-
natum, membrana cartilaginea (atra) vestitum, disco gyroso, plicato marginatoque,
intus similare

Ex. G. cylindrica Ach.

b. Surface lisse.
(Patellula turbinata.)

40. Umbilicaria Pers.

Thallus foliaceus, membranaceus, peltatus, centro adnatus.

Apothecium orbiculatum, subconcavum, sessile, submarginatum, disco subaequabili membrana colorata (atra) tectum, intus similare.

Ex. U. pustulata Hoffm.

II. Thallus a surfaces semblables.

A. Tendant a s'applatir, lacinié.

XIII. Ramalinées, apothécium scutelloide.

50. Cetraria Ach. Lich. univ. etc.
Thallus cartilagineo-membranaceus, foliaceus, lobato laciniatus, subtus nudus.

Apothecium orbiculatum, plano-concavum, thalli margine oblique adnatum, hinc subtus liberum, in ambitu elevatum, inflexum; lamina proligera margino thallode eam excedente cincta, intus similari celluloso-substriata.

Ex C. juniperina Ach.

51. Roccella DC. Fl. franc. etc.
Thallus coriaceo-cartilagineus, teres vel planus, ramoso-laciniatus.

Apothecium orbiculatum, thallo adnatum; lamina proligera, discum plano-convexum formante margineque thallode sessili cincta, massam sublentiformem atram, compactam thallo immersam tegente, intus hyalino-similari

Ex. R. Boryi Del.

52. Borrera Ach. Lich. univ. etc.
Thallus cartilagineus ramoso-laciniatus, laciniis subtus plerumque canaliculatis, nudis ut plurimum.

Apothecium (scutella) orbiculatum podicellatum, lamina proligera discum formante a margine thallode elevato inflexo eam excedente cincta, intus vesiculifera vel similari.

Ex. B. Boryi (Wildenow in litt.)

53. Evernia Ach. Lich. univ. etc.
Thallus subcrustaceus, stuppeus, angulosus, compressus vel planus, ramoso-laciniatus.

Apothecium (scutella) orbiculatûm, sessile, in ambitu elevatum, inflexum, lamina proligera discum concavum formante margineque thallode eam excedente cincta, intus similari.

Ex. E. vulpina Ach.

54. Ramalina Ach. Lich. univ. etc.
Thallus ramoso-laciniatus, intus solidiusculus stuppeus, cortice cartilaginea.

Apothecium (scutella) orbiculatum, crassum, podicellato-subpeltatum, plano-marginatum, totnm a thallo formatum, intusque stuppeum.

Ex. R. fastigiata Ach.

B. Thallus tendant a s'arrondir.

1. Filamenteux, pendant ou appliqué.
a. Thallus traversé par une nerville.
XI. Apothécion scutellé, immarginé, cilié.
(Orbilla.)

XIII. Usnées.

55. Usnea Ach. Lich. univ. etc.

Thallus ramosus filiformis, fasciculo ductulorum filiformi centrali eum percurrente, cortice cartilagineo-crustacea vestito.

Apothecium (orbilla) orbiculatum, peltatum, latissimum, planum, immarginatum, in ambitu ciliato-fibrilosum (raro submarginatum nudum), totum a thallo formatum intusque stuppeum.

Ex. U. arthrocladon Fée, U. cladocarpa Fée.

b. Thallus non traversé par une nerville, quelquefois légerement comprimé.

XIV. Corniculaires (apothécon scutelloide.)

56. Alectoria Ach. Lich. univ. etc.

Thallus ramosus, loculis filiformibus, intus fistuloso-stuppeus, cortice cartilaginea.

Apothecium (scutella) orbiculatum, crassum, sessile, marginatum, demum convexum, subimmarginatum, totum a thallo formatum intusque stuppeum.

Ex. A. taeniata Fée.

57. Cornicularia Schreb. Ach. etc.

Thallus ramosus, fruticulosus, tenuis, intus solidiusculus stuppeus, cortice dura cartilaginea.

Apothecium (scutella) orbiculatum, oblique peltatum, subimmarginatum, in ambitu dentato-radiatum, reflexum, totum a thallo formatum, intusque stuppeum.

Ex. C. tristis Ach.

58. Coenogonium Ehrenb. etc.

Thallus a meris fibris laxe intricatis filiformibus teretiusculis ramosis pellucidis contextus, planus, telam referens, liber.

Apothecium (scutella) orbiculatum, subimmarginatum, substipitatum, disco colorato demum convexo; parenchyma fibroso-carnosum; fructificationis partes : thecae in tota superficie apothecii dense stipitatae (sporidiis repletae).

Ex. C. Linkii Ehrenb.

2. Thallus dendroide.

1. Solide.

XII. Apothécion globuleux émettant une poussiere noire.

(Cistula.)

XV. Sphaerophores.

59. Isidium Ach. Lich. univ. etc.

Thallus crustaceus, uniformis, podetiis solidis brevibus, apothecia producentibus, instructus.

Apothecium (cistula) orbiculatum, formatum e lamina proligera, apici podetiorum thalli subinclusa eoque marginata, dein prominente, crassa, hemisphaerica, subtus plano sessili, intus similari.

Ex. J. corallinum Ach.

60. Sphaerophoron Pers. Ach. etc.

Thallus ramosus, fruticulosus, intus stuppeus, solidiusculus, cortice cartilaginea vestitus.

Apothecium (cistula) subglobosum terminale a thallo formatum, massam pulveraceam in globum congestam (atram) includens, lacero-rumpens.

Ex. Sp. fragile Pers.

61. Stereocaulon Schreb. Ach. etc.

Thallus sublignosus solidus, cortice crustacea granulato-fibrillosa, fruticuloso-ramosus.

Apothecium (cistula) turbinatum, solidum, sessile, marginatum, demum hemisphaerico-globosum, supra sectum; lamina proligera tandem dilatata marginemque obtegente, reflexa, intus similari substriata.

Ex. St. salacianum Fée.

2. Thallus fistuleux.

XIII. Apothécion hémisphérique charnu.
(Cephalodia).

XVI. Cénomycées.

62. Cladonia (Fée). Cladoniae spec. Ach. Prodr. etc.

Thallus fruticulosus, ramosus, raro simplex, foliaceo-squammatus, subinde evanescens, ramulis cartilagineis rigidis, fistulosis, omnibus attenuatis subulatisque, ramosis, axillis plerumque pertusis, apothecium producentibus.

Apothecium (Cephalodia) sessile, orbiculatum convexum, capituliforme, immarginatum, ambitu affixum, subtus liberum, sectum, lamina proligera in ambitu reflexa, intus similari.

Ex. C. ceranoides DC.

63. Scyphophorus (Fée), Scyphophori spec. et Helopodium DC. Fl. franc. etc.

Thallus foliaceo-imbricatus, podetiis fistulosis cylindricis sursum dilatatis, scyphiferis, attenuatis, subulatis, scyphis ·diaphragmate clausis vel apice fissis, subdigtato-radiatis, radiis omnibus fertilibus.

Apothecium (cephalodia) convexum, capituliforme, immarginatum, subtus liberum, sectum, circum marginem scyphorum sedens; lamina proligera in ambitu reflexa, intus similari.

Ex. S. glandulosus Fée, pyxidatus DC.

64. Pycnothelia, Dufour, Annal. gener. scient. phys. t. VIII. etc.

Thallus subcrustaceus uniformis, podetiis inanibus.

Apothecium (cephalodia) orbiculatum, immarginatum, capituliforme, incrassatum, subtus inflatum, terminale, lamina proligera in ambitu reflexa, intus similari.

Ex. P. retipora Duf.

Appendix.

XIV. Apothécion arrondi, immergé.
(Globulus.)
(Thallus foliacé, coriace.)
§. IV. Fausses hépatiques.

65. Endocarpon Hedw. Ach. etc.

Thallus crustaceus, subeffiguratus vel submembranaceus, cartilagineus, foliaceus lobatusque.

Apothecium (globulus) globosum thallo inclusum, perithecio membranaceo diaphano simplici, ostiolo submarginato cartilagineo (nigro) ad superficiem thalli prominente obductum; nucleo globoso subsimilari cellulifero.

Ex. E. miniatum Ach.

Incertae sedis.

66. **Tricharia** Fée.

Thallus membranaceus levis, plano expansus, subrotundo-difformis, pelliculam referens.

Apothecium prima aetate verruciforme, verrucis ostiolo prominulo supra superficiem thalli sparsis, brevi tempore producentibus filamentum elongatum solidum rigidumque, basi crassum, extremitate attenuatum, colore vario.

Ex. T. melanothrix Fée, T. leucothrix Fée.

Anmerkung. Am Schlusse der Beschreibung jedes Genus findet sich auch die Ableitung des Namens des betreffenden Genus überall angegeben, eine Notiz, die Manchem sehr willkommen sein dürfte.

XXXVI.

⊙ Meyer (C. F. W.), Die Entwicklung, Metamorphose und Fortpflanzung der Flechten. Göttingen 1825. 8.

pag. 322—336 gibt der Verfasser folgendes Flechtensystem:

Lichenum

Dispositio Methodica.

Character familiae essentialis.

Sporocarpia ascos sporigeros vel eorum loco sporas nudas foventia, thallo suffulta, cui stratum viride sub corticali discolori.

Ordines.

A. Lichenes gymnospori, sive ascis sporigeris carentes.

Ordo I. Coniocarpi.

(Staubfrucht-Flechten.)

Char. Sporae nudae in stratum proligerum collectae.

Genera.

1. **Lepra** Hall. emend

Sporocarpia nulla. Granula gemmaria, e cellulis laxe aggregatis conflata, irregulariter effusa.

Leprariae Ach. species paucissimae.

2. **Coniocarpon** Decand. emend.
Sporocarpia incompleta, subrotunda, oblonga vel subdifformia. Stratum proligerum liberum e limbo in medio, vel per totam superficiem in pulverem discedens.

Synonyma.
Spilomatis Ach. species paucissimae. Conioloma Floerk.

3. **Coniocybe** Ach.
Sporocarpia pileolata. Stratum proligerum floccoso-pulverulentum, e vertice fatiscente sporangii proprii, stipitati in capitulum globosum protumescens.

Synonyma.
Coniocybe Ach. Stockh. Vet. Akad. Handl.

4. **Calicium** Pers. emend.
Sporocarpia scyphuliformia. Stratum proligerum pulveraceum discum marginatum sporangii proprii, sessilis l. in stipitem elongati, relinquens.

Synonyma.
Calicium Ach. loc. cit. Cyphelii, Limboriae, Verrucariae Ach. species. Acolium Fée.

5. **Sphaerophoron** Pers.
Sporocarpia subglobosa, terminalia. Stratum proligerum in ambitu nuclei indurati, sporangio e thallo intumescente orto, irregulariter rumpente, inclusi.

Synonyma.
Sphaerophoron Ach.

Obs. Genera Lepra et Coniocarpon appendicis loco habenda, stirpibus sub iis comprehensis, jam paucissimis, diligentius cognitis, forte prorsus delenda.

B. Lichenes angiospori, sive ascis sporigeris instructi.

Ordo II. Myelocarpi.
(Kernfruchtflechten.)

Char. Nucleus proligerus sporangio vel thallo inclusus. Asci sporigeri subdeliquescentes.

6. **Endocarpon** Hedw.
Sporocarpia subglobosa Sporangium thallodes membranaceum, thallo immersum, inque ejus superficie ostiolo prominens. Sporae in nucleo gelatinoso, hyalino.

Synonyma.
Endocarpa Ach. plurima. Dermatocarpon et Endocarpon Eschw.

7. **Chiodecton** Ach.
Sporocarpia subglobosa. Sporangium nullum. Nuclei numerosi in stromate thallode veruciformi, sive pulvinulo collecti, papillis carbonaceis promi-

nentes, inferne per maturitatem confluentes. Sporae in gelatina, ceracea mox nigrescente nucleorum.

Synonyma.

Chiodecton Ach.

8. Antrocarpum Meyer.

Sporocarpia hemisphaerico - conica. Sporangium thallodes membranaceum, irregulariter rumpens, in fundo verrucae thallodis concavae, vertice apertae et marginatae, reconditum. Sporae in nucleo gelatinoso-ceraceo, colorato.

Synonyma.

Lichen lepadinus Ach. Prodr. (L. inclusus Engl. bot. t. 678.)

9. Porophora Meyer.

Sporocarpia sphaeroidea. Sporangium nullum. Nuclei plures, rarius singuli, in verrucis thallodibus, ostiolis pertusis, inclusi. Sporae in gelatina nucleorum subceracea, colorata.

Synonyma

Porinae Ach. species nonnullae (v. c. P. pertusa, P. granulata). Variolariae verrucis sphaeroideis (metamorphoseos statum referentes). Ascidium Fée.

Obs. Species plures novae Americanae.

10. Mycoporum Meyer.

Sporocarpia sphaeroidea Sporangium nullum. Nuclei sparsi in stromate dilatato sive pulvinulo, e substantia propria formato, ostiolis pertuso, reconditi.

Sporae in nucleorum gelatina hyalina.

Synonyma.

Porothelii Eschw. species (neque Porina aggregata nec Trypethelium conglobatum ejusdem).

Obs. Species omnes extraneae, novae e Brasilia et Chili.

11. Ocellularia Meyer.

Sporocarpia hemisphaerica vel hemisphaerico conica. Sporangium proprium carbonaceum vel corneum, verruca thallode inclusum, inque ejus vertice aperto papilla vel ostiolo prominens
Sporae in nucleo gelatinoso, hyalino.

Synonyma.

Thelotrematis Ach. species (v. c. T. obturatum. T. urceolare). Pyrenulae Ach. species (v. c. P. discolor, quae Ophthalmidium Eschw. P. mastoidea. P. pupula. P. porinoides).

Obs. Species fere omnes extraeuropaeae; plures novae Americanae et Africanae.

12. Stigmatidium Meyer.

Sporocarpia punctiformia aggregata, subseriata vel singula. Sporangium proprium membranaceum (atrum), thallo impressum, medio collabens.
Sporae in nucleo gelatinoso-ceraceo, colorato (atro).

Porina compuncta Ach. P. aggregata Ach. (Lichen obscurus Engl. bot. excl. synonymis, Opegrapha crassa Decand.)

Nematora — Phyllocharis — Craspedon — Melanophthalmum Fée.

Obs. Analogon generis Phacidii inter fungos; species plurimae extra europaeae; novae Americanae: S Proteus in foliis coriaceis parasitica, S. dendriticum etc. — Africanae: S. ellipiticum in foliis parasiticum, flavorufum etc.

13. Verrucaria Pers.

Sporocarpia subglobosa vel hemisphaerica. Sporangium proprium carbonaceum, basi thallo innatum, papilla vel ostiolo instructum. Sporae in nucleo gelatinoso, hyalino.

Synonyma.

Verrucariae et Pyrenulae Ach. species plurimae.

14. Trypethelium. Spreng.

Sporocarpia subglobosa vel pyriformia. Sporangia propria carbonacea, papilla l. ostiolo instructa, in stromate verruciformi sive pulvinulo, e substantia propria vel thallode formato, recondita. Sporae in nucleis gelatinosis.

Synonyma.

Trypethelii Ach. species. Astrothelii Eschw. species.

15. Pyrenastrum Eschw. emend.

Sporocarpia subglobosa vel pyriformia. Sporangia propria carbonacea in centrum' comune circinatim convergentia, verrucae thallodi impressa. ostiolis conicis saepe in os comune desinentibus. Sporae in nucleis gelatinosis.

Synonyma.

Pyrenastri Eschw. species. Parmentaria Fée.

Observ. Species novae Americanae.

Ordo III. Hymenocarpi.

(Scheibenfruchtflechten.)

Char. Lamina proligera aperta, thallo adnata. Asci sporigeri persistentes.

Genera

a. Lamina proligera plus minusve elongata

16. Graphis Adans.

Sporocarpia lirellaeformia varie curvata, simplicia vel subramosa. Lamina proligera sporotamio corneo-carbonaceo inter margines parallelas excepta. Sporae e disco canaliculato vel impresso propullulantes.

Synonyma.

Graphides et Opegraphae Ach. species plurimae. Graphis — Opegrapha — Oxystoma — Scaphis — Lecanactis et Sclerophyton Eschw. Fissurina Fée.

17. Asterisca Meyer.

Sporocarpia linearia curvata, subradiato-stellata, in stromate thallodi dilatato,

sive pulvinulo, collecta. Lamina proligera sporotamio corneo-carbonaceo inter margines parallelas excepta. Sporae e disco rimaeformi propullulantes.

Synonyma.

Glyphidis Ach. species (v. c. G. labyrinthiaca, G. tricosa). Medusula Eschw. Sarcographa Fée.

Obs. Species plures novae.

18. Leucogramma Meyer.

Sporocarpia lirellaeformia varie curvata, simplicia vel subramosa. Lamina proligera canaliculata sporotamio thallode, superne longitudinaliter rumpente, excepta. Sporae e disco angusto propullulantes.

Obs. Species omnes extraeuropaeae: v. c. e. Brasilia: L. turgidum, L. plicatum, L. confertum, L. serpentarium; in insulis Raddack: L raddaccense; ex Africa: L. carneum etc.

19. Platygramma Meyer.

Sporocarpia linearia, radiato - ramosa vel subsimplicia. Lamina proligera libera, depresso-plana, margine nullo vel thallode spurio cincta. Sporae e disco propullulantes.

Synonyma.

Graphidis Ach. species paucissimae v. c. G. dendritica, Diorygmatis — Leiorrheumatis — Pyrochroae Eschw. species. Arthoniae Fée species.

Obs. Species plures novae extraeuropaeae.

20. Glyphis Ach. emend.

Sporocarpia linearia vel oblonga curvata, in stromate dilatato sive pulvinulo, e substantia propria formato vel thallode, conferta. Lamina proligera libera. Sporae e disco depresso propullulantes.

Synonyma.

Glyphidis Ach. species (v. c. Glyphis cicatricosa).

Obs. Species novae Americanae: G. repens etc.

b. Lamina proligera subrotunda.

21. Lecidea Fries emend.

Sporocarpia disciformia vel hemisphaerica. Lamina proligera cornea (nigra), sporotamio proprio carbonaceo plus minusve in marginem elevato, excepta. Sporae e disco propullulantes.

Synonyma.

Lecideae Ach. species plurimae fructu atro. Gyrophora Ach. Trachyliae Fr. species (v. c. T. flavo-virens).

22. Patellaria. Hoffm. emend.

Sporocarpia patellaeformia vel hemisphaerica. Lamina proligera ceracea sel subcornea (colorata) libera, margine nullo vel primo thallode, dein mutato laminae concolore, cincta. Sporae e disco propullulantes.

Synonyma.

Lecideae Ach. species plurimae fructibus coloratis. Lecanorae Ach. nonnullae. Collematis Ach. species paucissimae. (C. nigrum etc.); Baeomyces Ach. Bistorae Fr. species plurimae, Trachyliae Fr. species (T. lignaria); Myriotrema Fée.

23. Cladonia Hoffm. emend.

Sporocarpia capituliformia, in stromate thallodi elongato, sive podetio, fistu-
loso terminalia. Lamina proligera subcarnosa mox inflata, limbo reflexa.
Sporae e superficie propullulantes.

Synonyma.

Cenomyce Ach. except. paucissimis.

24. Stereocaulon Schreb.

Sporocarpia hemisphaerica in stromate thallodi elongato, sive podetio, fruticuloso terminalia. Lamina proligera carneo-cornea, sporotamio thallodi disciformi immarginatoque suffulta. Sporae e superficie propullulantes.

Synonyma.

Stereocauli Ach. species plurimae.

25. Parmelia Ach. Meth.

Sporocarpia ex urceolato scutelliformia, rarius disciformia. Lamina proligera subcarnea l. ceracea, sporotamio thallodi, strato corticali tecto
excepta. Sporae e disco propullulantes.

Synonyma.

Parmelia — Borrera — Evernia — Cornicularia — Cetraria — Roccella — Ra-
ina — Alectoria — Usnea Ach., Dufouriae (Siphoniae) Collematis — Urceolariae
ediae — Gyalectae Ach. plurimae species. Variolariae Ach. plurimae verrucis
no-concavis (metamorphoseos statum exhibentes). Lecideae Ach. species (v. c.
luteo-alba, L. aurantiaca et affin. L subcarnea, L. sulphurea, L. saxetana
). Thelotrematis Ach. species (v. c. T. variolarioides, T. exanthematicum). Isidii
l. plurima (metamorph. stat. exhib.), Biatorae Fr., species nonn., Hagenia Eschw.
ninoplaca Fée.

26. Sticta Schreb.

Sporocarpia disciformia, submarginalia. Lamina proligera subcornea, sporotamio thallodi, strati corticali orbato, tam a thallo quam a lamina sub-
discolori, excepta. Cyphellae in thalli pagina inferiore. Sporae e disco
propullulantes.

Synonyma.

Stictae Ach. plurimae. Delisea Fée.

27. Peltigera Hoffm.

Sporocarpia peltiformia. Lamina proligera libera, thallo tota adnata, primo
mbrana propria colorata sive velo, mox dissiliente, tecta. Sporae e superficie
ipullulantes.

Synonyma.

Solorina — Nephroma — et Peltidea Ach.

Observatio.

Ad fungorum familiam rejicienda sunt genera Rhizomorpha Ach., Thamno-
ces Ehrenb., Heterographa Fée (Phacidii species ?), Tricharia Fée, Racoplaca ?

Fée, adjectis nonnullis speciebus generum Spilomatis — Arthoniae — Opegraphae-
Calicii et Lecideae Ach. Syn ; Algarum familiae tribuenda Amphiconium Nees ab
Esenb. R. Brown Verm. Schrift nec non Leprariae — Corniculariae et Collematis
Ach. Syn. species. Plocaria Nees ab Esenb. Hor. phys. Berol. neque lichenibus
nec fungis algisve, ut mihi videtur, adnumeranda, contextus cellulosus stirpem
altioris ordinis indicat; an radix aerea plantae parasiticae phanerogamae?

XXXVII.

⊙ Fries (Elias), Systema Orbis Vegetabilis. Pars I. Plantae
homonemeae. Lundae 1825. kl. 8.

pag. 224.

Algae.

Cohors I.

Lichenes.

Char. Algae aereae, perennes, interrupte vigentes, contextu anomale celluloso,
(vel simul in filamenta elongato), demum in stratum leprosum abeunte; nucleum
heterogeneum erumpentem l. immersum proferentes.

pag. 233.

Ordo I. Hymenothalami.

Char. Apothecium apertum, nucleo disciformi persistente ascigero.

Trib. I. Usneaceae.

Excipulum thallodes, semper apertum. Thallus verticali-elongatus (erectus
l. pendulus), undique similaris.

1. Usnea Dill. Ach. Apothecia peltata disco aperto aequabili, excipulo simplici thallode aequaliter marginato. Thallus a basi attenuatus, strato corticali
crustaceo a medullari filamentoso secedente.

A. Thamnium. Thallus basilaris, teretiusculus, strato corticali annulatim
rumpente; fertilis pendulus l. nutans. Apothecia duplicis generis: nor-
malia peltae concolores terminales; abnormia cephalodia carnea, excipulo proprio.

* Radiatae, apotheciis radiatis. Hujus loci omnes Usneae Europeae; U.
australis exot.

** Appendiculatae, apotheciis subtus appendiculatis. Usnea jamaicensis, U.
lorea.

B. Physcia. Thallus basilaris, complanatus, ramoso-laciniatus, strato corticali tessulatim diffracto, subpendulus. Apothecia lateralia, integerrima,
concoloria.

H. l. Ramalina homalea Ach. (facile vero sui generis planta).

C. Cornicularia, Thallus basilaris, teres fruticulosus, strato corticali cum medulari connato. Apothecia terminalia, disco crasso discolori.

U. melaxantha, U. Cornicularia.

D. **Alectoria.** Thallus reptatrix, prostratus, filiformis, strato corticali tenuissimo. Apothecia lateralia, integerrima, concoloria.

U. trichodea, etc.

2. **Evernia** Ach. Apothecia scutelliformia, disco aperto aequabili, excipulo simplici thallode aequaliter marginato Thallus cartilagineo-mollis, intus stuppeus uniformis.

A. **Thamnium.** Thallus basilaris, compressus. Apothecia pedicellata, subterminalia.

* radiata. Borrera chrysopthalma etc.

** integerrima. Borrera flavicans etc.

B. **Physcia.** Thallus basilaris, subcompressus, fructificans pendulus. Apothecia sessilia, lateralia.

H. 1. Everniae Ach., etiam Borrerae spec.

C. **Cornicularia.** Thallus basilaris, fruticuloso-corniculatus. Apothecia sessilia lateralia. Corn. crocea Ach., Borrera ephebea Ach., C. ochroleuca etc.

D. **Alectoria.** Thallus reptatrix, filiformis. Apothecia innato-sessilia, lateralia.

H. 1. Alectoriae Ach.

3. **Ramalina** Ach. Apothecia scutelliformia, disco aperto demum reflexo inaequabili! excipulo simplici thallode aequaliter marginato. Thallus cartilagineus siccus rigidus subcorneus, udus subgelatinosus.

R. linearis (Thamnium), Ramalinae europeae (Physcia), Stereocaulon pulvinatum Ach. (Cornicularia), Ram. rigida (Alectoria).

4. **Roccella** Decand. Apothecia scutelliformia, disco aperto demum convexo inaequabili! excipulo duplici; proprio cupulari, thallode aequaliter marginante, evanescente. Thallus cartilagineus, rigidus, intus stuppeus.

5. **Siphula.** Apothecium disciforme, disco aperto aequabili apicibus thalli subinflatis innato, excipulo thallode obliterato vix marginante Thallus undique concolor, membranaceus, intus stuppeus subfistulosus.

H. 1. Dufoureae Ach.

6. **Cetraria** Apothecium scutelliforme, margini thalli oblique adfixum, disco demum inaequabili, excipulo thallode oblique marginato. Thallus cartilagineo-membranaceus.

A. **Squamaria.** Thallus expanso adscendens, latifolius, concavus. Apothecia subpeltata.

H. l. C. glauca, lacunosa, ciliaris, juniperina, saepincola etc.

B. **Physcia.** Thallus erectus, angustifolius, canaliculatus. Apoth. uno latere thallo adnata.

H. l.. Cet. Tilesis, nivalis, cucullata, islandica.

C. D. **Cornicularia** et **Alectoria.** Thallus fruticulosus, corniculatus. Apoth. terminalia.

H. l. C. odontella, aculeata, divergens, furcellata etc.

Trib. II. Parmeliaceae.

Excipulum thallodes, primo connivens, dein apertum. Thallus horizontaliter e centro expansus, subtus dissimilaris, saepe villosus l. matrici adnatus.

7. **Peltigera Hoffm.** Apothecia peltaeformia, disco aequabili primo velo thallode tecto; dein aperto, excipulo thallode innato. Thallus centrifugo-expansus,
coriaceus, latifolius, subconcavus, lobatus, subtus liber subvillosus, cypellis destitutus.

A Nephroma. Peltae posticae.

H. l. Nephromae Ach.

B. Peltidea Ach. Peltae marginales, anticae.

H. l. Peltideae Ach et Sticta Gröndahliana Ach.

C. Sol. crocea Ach.

D. Sol. saccata Ach.

In ultimis duabus velum apotheciorum totum· evanescit nec margines relin-
quit, sed exinde genus distinctum non fingendum, totus docet habitus.

8. **Sticta Schreb.** Ach. meth. Apothecia scutelliformia, obliqua; disco primo
connivente, excipulo simplici thallode subtus libero suboblique marginato. Thallus
e centro expansus, plano-adscendens, foliaceus, coriaceo-cartilagineus; subtus liber
villosus, cyphella sorediifera enitens.

9. **Parmelia Ach.** meth. Apothecia scutelliformia, horizontalia, disco primo
connivente, excipulo simplici thallode persistente aequaliter marginato. Thallus
e centro expansus, horizontalis, supra corticatus, cartilagineus, forma varius. Cyphellae o.

* Foliaceae, thallo subtus libero.

A. **Lobaria Hoffm.** Thallus subcoriaceus, lobis latis sinuatis discretis. Apotheciorum discus subceraceus (crassior), excipulo thallode fere discolore.

* adscendentes: St. pulmonacea, scrobiculata, obvoluta Ach., hottentotta
Ach., pallida Hook,

** depressae: St. quercicans, herbacea Ach., glaberrima Fr., glomerulifera.

B. **Imbricaria Hoffm.** Thallus submembranaceus, lobis multifidis imbricatis, subtus planis concavisque. Apoth. discus submembranaceus, excipulo thallode.

Huc Parmeliae Ach. plurimae.

C. **Physcia.** Thallus subcartilagineus, ramoso-laciniatus, subtus inflatus
l. canaliculatus; apoth. prioris, sed discus crassior subfuscus.

* adscendentes. Physciae Ach., Borrera ciliaris, tenella, leucomelas,
erinacea etc.

** depressae. P. pityrea, stellaris, caesia etc.

D. **Xanthoria.** Thallus submembranaceus, foliaceus. Apotheciorum discus
tenuis flavus! P. parietina, Lec. cartilaginea, elegans, fibrosa, polycarpa, candelaria etc.

** crustaceae, adnatae.

E. **Amphiloma.** Thallus submonophyllus, radians, discretus adnatus. Discus
rufofuscus, nigrescens.

  * panno filamentoso adnatae.

  P. plumbea, pannosa etc.

** subtus nudae.

  .P. picta, confluens etc.

F. Placodium. Thallus crustaceus, in ambitu effiguratus, lobatus. — Cfr. Ach.

G. Psoroma. Thalli areolae in squamas subfoliaceas effiguratae. Cfr. Ach. (Lec. femsionensis).

  H. Rinodina. Thallus adnatus, uniformis †). Cfr. Ach. U. cinereoruf., Lecidea sulphurea, L. subcarnea, Arthonia pruinosa etc. etc., variae Gyalectae.

  †) Passim vero effiguratus ut in Lecan. fructulosa, L. aipospila, aractina.

10. Dirina. Apothecia scutelliformia, horizontalia, disco primo connivente, excipulo duplici, proprio corneo, thallode persistente aequaliter marginato. Thallus e centro expansus, horizontalis, supra corticatus, cartilagineus, subcrustaceus.

  Lecan. Ceratoniae Ach., D. repanda.

11. Zeora. Apotheciorum discus ceraceus apertus, thallo immersus, primo tectus, mox margine thallode pulveraceo sensim evanescente cinctus. Thallus e centro expansus, horizontalis, totus leprosus, strato corticali soluto.

  A. Imbricariae. Parm. lanuginosa Ach., Lecan. tejcholyta Ach. etc.

  B. Rinodinae. Lecan. haematomma Ach., Lec. Turneri, citrina, lucida Ach., Lecan. expallens, lutescens, Lecid. orosthea, quernea, incana etc.

  C. Crusta subtartarea. Lecan. coarctata etc.

12. Gyalecta Ach. Apotheciorum discus mucosus, siccus tenuissimus, ex urceolato expansus, thallo immersus, margine thallode vix ullo. Thallus horizontalis, tenuis, glabratus, subsimilaris. G. epulotica Ach.

Trib. III. Lecidinae.

Apothecia libera, aperta, excipulo thallode destituta. Thallus duplex: primarius horizontaliter expansus, secundarius verticalis.

13. Stereocaulon Schreb. Apothecia discreta, solida, scutelliformia, excipulo proprio discum ascigerum demum convexum marginante. Thallus verticalis caulescens (Podetia) solidus, intus filamentosus, cum thallo horizontali subgranuloso confluens.

14. Cladonia Hoffm. Apothecia convexa, immarginata, intus inania, disco tenuissimo subgelatinoso, intus tubuloso, excipulo nullo. Thallus horizontalis, squamuloso-foliaceus subtus discolor, raro crustaceus adnatus; discretus a verticali (podetiis) caulescente, fistuloso, cartilagineo.

14 b. Baeomyces Pers. Apothecia subglobosa, immarginata, inania, undique tecta hymenio ascigero, ad basin podetia arcte ambiente. Thallus horizontalis crustaceus, e strato medullari exserens podetia solida, carnosa, omnia fertilia.

  B. roscus etc.

15. **Biatora.** Apothecia discreta, solida (carnoso-gelatinosa); nucleo nudo, disco hymenino discolori depresso, demum convexo marginem proprium excludente. Thallus horizontalis squamuloso-foliaceus l. crustaceus persistens, cum verticali etiam in podetia abeunte confluens.

    A. Psoroma.
       † excipulo in podetium elongato.
          Baeomyc. imbricatus Hook. B. Cladonia Fr.
       †† excipulo sessili.
          Baeomyc rubiformis Ach., B. globifera, testacea, lurida, atro-rufa, triptophylla, microphylla etc.
    B. Placodium. B. olivacea Fr.
    C. Rinodina.
       † excipulo passim in podetia attenuato.
          Baeomyc. rufus, Lecid icmadophila.
       †† excipulo sessili.

                a. apotheciis colore puro.
Biat. rosella, luteola, vernalis, pineti etc.

                b. apoth. rufo-l. luteo-nigricantibus.
    Lecan. commutata, decolorans, fuscolutea, carneola, suffusa, etc. etc.

16. **Lecidea Ach.** Apothecia adnata scutelliformia, (ceraceo-cornea); disco concolori, excipulo proprio heterogeneo marginato. Asci nulli, sporidia seriata. Thallus primarius horizontalis, tenuissimus, macularis; e quo erumpet verticalis, saepius vero cum horizontali confusus.

    A. Imbricaria. Lecid. parmelioides Hook.; L. Cocoës, Cinchonae Spr., gossypina (singularis), Lich. daedaleus E. B.
    B. Placodium. L. canescens, Wahlenbergii, opaca Duf.
    C. Psoroma. L. scalaris, Psora tabacina DC.
    D. Rinodina.
       † granulosae, terrigenae.
          L. candida, vesicularis, squalida, sabuletorum, citrinella, uliginosa etc.
       †† areolatae, crusta primaria nigra, areolis cartilagineis obtecta.
          a. L. flexuosa, spilota, morosa Duf. b. L. atrovirens, melanophaea, panaeola, fuscoatra, atro-alba, Rhicocarpon Morio DC. etc
       ††† tartareae, thallus primarius et secundarius in crustam tartaream confusi.
          L. badia, silacea, Oederi, carphina, variegata, confluens, petraea, epipolia etc.
       †††† cartilagineae, thallus laevigatus, dein in verrucas cartilagineas abiens.
          L. corticola, premnea, Lightfootii, parasema etc.

Trib. IV. Collemaceae.

Apothecia varia, excipulo gelatinoso, saepe confuso. Thallus extus intusque similaris, gelatinosus, aut in filamenta solutus.

17. **Leptogium.** Apothecia scutelliformia, disco erumpente primo clauso, margine proprio excipuloque thallode cincto. Thallus semper foliaceus, membranaceus, udus aqua distentus, flaccidus, intus cellularis.

Typ. Collema lacerum Ach.

18. **Collema Hoffm.** Apothecia scutelliformia, disco immarginato, excipulo thallode, primo clauso, cincto. Thallus horizontaliter expansus, foliaceus l. crustaceus, crassus; udus gelatina tumente pulposus, contextu filamentoso.

h. Collemata crassifolia Ach.

19. **Ephebe.** Apothecia scutelliformia, superficialia, disco excipulo thallode aperto marginato. Thallus filamentosus, filis cylindricis, intus punctis in annulis dispositis notatis.

Typ. Lichen pubescens L.

20. **Micarea.** Apothecia liberata, subsphaerica, semper aperta, immarginata, excipulo thallode nullo. Thallus e granulis liberis gelatinosis aggregatis compositus.

Typ. Lepraria collemoides Fr. (M. prasina).

Ord. II. Gasterothalami.

Char. Apothecia semper clausa (l. excipulo tantum irregulariter discedente aperta), nucleo incluso ascigero deliquescente aut fatiscente.

Trib. I. Sphaerophoreae.

Excipulum thallodes, pertusum, nucleo fatiscente. Thallus verticaliter elongatus (erectus l. pendulus), undique concolor similaris.

21. **Sphaerophoron Pers.** Apothecia terminalia, subglobosa, excipulo duplici, thallode et proprio floccoso-cartilagineo, primo pertuso, dein lacero fatiscente, nucleo in pulverem solvendo. (Thallus basilaris, fruticulosus, ramosus, cartilagineus, intus stuppous).

Trib. II. Endocarpeae.

Excipulum thallodes, ostiolatum, nucleo diffluente. Thallus horizontaliter, expansus, subtus discolor l. adnatus.

22. **Endocarpon Hedw. Eschw.** Nucleus globosus, gelatinosus, ascigerus, thallo immersus, perithecio integro poriformi-ostiolato. Soredia nulla! Thallus horizontalis, peltaeformis, cartilagineo-membranaceus, subtus liber adglutinatusque, subfibrillosus.

23. **Dermatocarpon Eschw.** Nucleus globosus, gelatinosus, ascigerus, thallo immersus, perithecio nullo, ostiolis prominentibus. Soredia nulla. Thallus horizontalis, cartilagineus, foliaceus l. crustaceus, subtus glaber.

H. l. End. miniatum, fluviatile, Thunbergii, Urceolaria esculenta etc.

24. **Sagedia Ach.** Nucleus sublentiformis, ceraceus, thallo immersus, perithecio nullo, ostiolo in verrucis elevatis scutellato-dilatatis. Sporidia seriata. Soredia nulla. Thallus horizontalis, subtartareus, adnatus.

Exempl. S. depressa, laevata, verrucarioides Ach. etc.

25. **Porina** Ach. Nucleus subglobosus, ceraceo-gelatinosus, thallo, verrucas bullato-elevatas formante, inclusus, perithecio nullo, ostiolis prominulis. Asci amplissimi. Soredia. Thallus horizontalis, subcartilagineus, adnatus.

Exempl. O. nucula, pertusa, hymenaea Ach. etc.

Trib. III. Trypetheliaceae.

Excipulum verrucaeforme e strato medullari thalli formatum, ostiolato-pertusum, includens nucleum deliquescentem. Thallus horizontalis, crustaceo-adnatus, strato medullari verrucaeformi-erumpente etiam verticaliter nascens.

26 **Trypethelium** Spr. Eschw. Nucleus gelatinosus, peritheciis discretis, in verruca heterogenea immersus, ostiolo simplici instructus. Thallus crustaceus, subcartilagineus.

Typus: T. Sprengelii.

27. **Astrothelium** Eschw. Nucleus gelatinosus, peritheciis confluentibus multilocularis, in verruca heterogenea prominente immersus, ostiolis in porum communem junctis. Thallus crustaceus, subcartilagineus.

28. **Porodothion** Eschw. Syst. Nucleus subglobosus, perithecio destitutus, in verruca heterogenea, multiloculari prominente immersus, ostiolis distinctis. Thallus crustaceus, subcartilagineus.

Exempl. P. conglobatum, anomalum (prius Trypethelium) etc.

29. **Segestria** Fr. Nucleus solitarius, subglobosus, gelatinoso-fluxilis; excipulo simplici verrucaeformi (colorato) e strato thalli medullari formato, ostiolo papillato. Thallus crustaceus, subcartilagineus.

Typus: S. lectissima.

Trib. IV. Verrucarinae.

Excipulum proprium, simplex, corneum, ostiolatum, (atrum), nucleum includens. Thallus horizontalis, expansus, uniformis, subinnatus!

30. **Verrucaria** Pers. Nucleus gelatinosus, ascigerus, diffluens; peritheciis corneis, discretis, ostiolis liberis. Thallus crustaceus, adnatus, uniformis. H. l. Pyrenulae plurimae Ach., V. amphibia, lacustris etc.

31. **Pyrenastrum** Eschw. Nucleus gelatinosus, ascigerus, diffluens, peritheciis corneis in collum elongatis et in ostiolum commune desinentibus. Thallus crustaceus, adnatus.

32. **Pyrenothea** Fr. Nucleus gelatinosus, subsolutus, globuli instar erumpens, fatiscens, perithecio corneo ostiolato, dein scutellato-dilatatus. Thallus adnatus, subleprosus.

Ord. III. Idiothalami.

Apothecium primo clausum, dein ruptum, enitens nucleum primo subgelatinosum, sensim indurescentem.

Trib. I. Pyxineae.

Excipulum proprium, nudum, thallo superficiali-impositum, primo clausum. Thallus horizontaliter expansus, foliaceus, subtus liber, discolor, contextu filamentoso.

33. **Umbilicaria Hoffm.** Perithecium superficiale, lineari-elongatum, varie convolutum, gyroso-dehiscens, nucleum ascigerum occultans. Thallus cartilagineus foliaceo peltatus, submonophyllus, puncto centrali adfixus.

84. **Pyxine Fr.** Perithecium superficiale, libere evolutum, orbiculare, primo clausum, dein ore circulari ruptum, nucleum ceraceum ascigerum disciformem revelante. Soredia. Thallus cartilagineus, foliaceo-imbricatus, laciniatus, fibrillis adfixus.

Typus: Lecidea sorediata Ach.

Trib. II. Limborinae.

Excipulum proprium, e thallo erumpens l. saepius immersum, excipulo thallode corticato simul cinctum, orbiculare, ruptum nucleum disciformem (subgelatinosum) limbo saepius cingens. Thallus horizontalis, adnatus, uniformis. Apothecia dispersa.

35. **Gyrostomum Fr.** Perithecium erumpens, corneum, subglobosum, integrum, primo clausum, dein ruptum, limbo orbiculari inflexo (passim duplicato), nucleum gelatinosum ascigerum cingente. Thallus cartilagineus, adnatus, uniformis.

Typus: Lecidea scyphulifera Ach.

36. **Limboria Ach.** Perithecium erumpens, immersumve, corneum, rotundatum, integrum, primo clausum, dein stellatim dehiscens, limbo laciniato nucleum subcarbonaceum disci-formem ambiens. Sporidia seriata, annulata. Thallus crustaceus, adnatus, uniformis.

37. **Urceolaria Ach.** Apothecium primo immersum, nudum, apertum, excipulo thallode verrucaeformi rimoso-dehiscente cinctum, nucleum disci-formem ascigerum subcarbonaceum marginante. Thallus crustaceus, adnatus, subleprosus l. tartareus.

Typus: Thelotrema Variolarioides Ach.

38. **Thelotrema Ach.** Perithecium dimidiatum, annulare, excipulo thallode verrucaeformi rupto inclusum, cingens nucleum depresso-disciformem, ascigerum, primo membranula velatum Thallus cartilagineo-crustaceus, adnatus.

Trib. III. Glyphideae.

Nucleus strato medullari thallode immersus, eodemque in plagas elevatas pulverulentas erumpente exceptus, apertus, indurescens. Thallus horizontaliter expansus, adnatus, strato medullari fructificante verticaliter elevato.

39. **Chiodecton Ach.** Perithecia infera, immersa, cum strato medullari verrucas depressas formante errumpentia, aperta, nucleo ascigero, sporidiis simplicibus. Thallus ut supra.

40. *Glyphis* Ach Perithecia infera et lateralia, immersa, cum strato me-

dullari verrucas depressas formante erumpentia, aperta, nucleo ascigero, sporidiis annulatis. Thallus ut supra.

41. **Medusula** Esch. Perithecia lineari-elongata, lateralia, immersa, cum strato medullari maculas subelevatas pulverulentas formante erumpentia, aperta, nucleo ascigero primo velato. Thallus ut supra.

42. **Conioloma** Floerke. Perithecia nulla. Nucleus suboblongus, immersus, cum strato medulari verrucas floccoso-pulverulentas formante erumpens, disciformis, ascigerus Thallus ut supra.

Trib. IV. Graphideae.

Nucleus solitarius, oblongus l. lineari-extensus, per stratum thalli corticale erumpens, indurascens, rimosus l. canaliculatus, excipulo proprio, raro obliterato. Thallus rimose dehiscit, crustaceus, adnatus, uniformis.

43. **Graphis** Ach. Eschw. Perithecium dimidiatum, laterale, planum, apertum cum excipulo thallode clauso dehiscente connatum, nucleo quadriquetro disciformi-canaliculato, juniore albo-vellato. Eschw. Syst. p. 13 f. 2. Lejoreuma.

Typus: **Graphis Afzelii** Ach.

44. **Opegrapha** Pers! Perithecium integrum (l. in erumpentibus ob basin adnatam dimidiatum), clausum, longitudinaliter rimose dehiscens, nucleum rotundatum elongatum indurescentem marginans.

A Hysterina Ach., perithecii integri marginibus inflexis, unde nucleus sursum dilatatus, l. transversim sectus cordatus. Opegrapha Eschw. l. c. p. 14 f. 4.

B. Oxystoma, perithecii integri marginibus compresso-conniventibus, nec inflexis, unde nucleus sursum acutus. Eschw. l. c. p. 14 f. 5.

C. Scaphis, perithecii integri marginibus primo conniventibus, dein distantibus, unde nucleus magis disciformis, semicylindricus. Eschw. l. c. f. 6. (Opegr. alyxoriae Ach.)

D. Erumpentes, perithecium erumpens, margine thallode accessorio, basi adnata obliteratum. Reliqua prioris. Graphis Eschw. l. c. f. 3.

45. **Lecanactis** Esch. Perithecium inferum lateraleque oblongo-difforme, immersum, cum thallo submarginante concretum, nucleo disciformi.

Exempl. L. lyncea, illeccebrosa (Dufour), grumosa etc.

46. **Sclerophyton** Eschw. Perithecium mere inferum; nucleus tenuem apertum lineari-elongatum, ramosum, immersum, immarginatum, suffulciens.

(Typus est Friesio: Arthonia dendritica Duf.)

47. **Ustalia.** Nucleus perithecio destitutus, erumpens, oblongus l. lineari-elongatus, solidus, sistens discum depressum, primo albido-velatum, dein nudum (rubrum) Eschw. l. c. p. 15 (Pyrochroa).

Typus: **Graphis caribaea.**

48. **Coniangium.** Nucleus perithecio destitutus, erumpens, intus leproso-pulveraceus, sistens tuberculum rotundato-difforme nudum.

H. l. Arthonia ochracea Duf, Spiloma auratum E. B. etc.

Ord. IV. Coniothalami.

Apothecium apertum, nucleo in sporidia nuda soluto. Thallus cum nucleo coaetaneus.

49. Coniocybe Ach. Apothecia (stipitata), sphaerica, immarginata, suberosa, undique sporidiis nudis adspersa, excipulo nullo. Thallus crustaceus, uniformis, subleprosus.

50. Calicium Pérs. Apothecia crateriformia, marginata, cornea, disco primo velato, dein nudo, sporidiis coacervatis. Thallus crustaceus, subgranulosus obliteratusque.

 A. Stipitata. Calicia Ach. in V. A. H.

 B. Sessilia. Cyphelium Ach. l. c. exclus. Sphinctrina, Cenangio caliciiformi etc.

51. Trachylia. Apothecia innato-sessilia, rotundata l. irregularia, convexoplana, c sporidiis (thecisve) prominulis scabrosa. Thallus crustaceus, adnatus, subleprosus (Fries V. A. H. 1822).

52.? Coniocarpon Dec. Apothecia varia, flocculoso-scabra, tota formata e sporidiis atris! in caespitulum coacervatis, excipulo nullo. Thallus crustaceus, adnatus.

Genus utique dubium, aliorum forsan Lichenum colligens deformationes.

pag. 278. Genera Achariana, statibus deformatis fundata:

 A. Isidium. Ach. B. Variolaria Pers. C. Coniocarpon Dec. l. Spiloma Ach. ex parte. D. Arthonia.

  Aliae formae Lichenopsides, stricte vero ex eorum cohorte omnino excludendae:

p. 281. E Naevia. Thalus nullus, nisi cortex in ambitu expallens. Tubercula tenuia, solida, atra e sporidiis? connatis formata, tenerrima epidermidis pellicula tecta. Fries exs. Nr. 91.

h. l. Arthonia melantera Ach.

F. Inciliaria. Thallus subnullus. Tubercula erumpentia, solida, (alba in visis), rimose dehiscentia.

h. l. Graphis deformis et incileata. Ach. Cfr. Syn. p. 87.

G. Arthonaria.

Frequentissima forma est Arth. Fraxini, crusta subnulla viridi, pseudoapotheciis depressis oblongis subreticulatis nigricantibus. Ob sporidiorum defectum vegetabile non censeo.

Cohors II.

Byssaceae.

 . Char. Algae aëreae, perennantes, continuo vigentes, contextu filamentoso, fibris farctis (liberis aut pluribus conglutinatis, cortice communi), immutatis persistentibus; fructificatione homogenea, extus nuda nascente.

Trib. I. Rhizomorpheae.

Sporidia intra pseudoperithecium e thallo inflato formatum collocata. Thallus continuus, radiciformis, nigrescens, e fibris pluribus conjunctis simulque corticatis formatus.

53. **Rhizomorpha** Roth.

54. **Thamnomyces** Ehrenb.

55. **Synalissa.** Pseudoperithecia obovata, a thallo botryoso - ramuloso corneo solido suffulta, pertusa. Sporidia ascis tenuibus excepta. Rigidae, atrae.

Typus; S. ramulosa (Collema ramulosum Hoffm., C. symphoreum Fl. Fr., C. synalissum Ach.)

56. **Coenocarpus** Rebent.

57. **Melidium** Eschw.

58. **Phycomyces** Kunz.

Trib. II. Coenogoneae.

Sporidia in excipulo aperto hymenium referente, persistente, subascigero. Thallus e fibris plus minus contextis subcontinuis.

59. **Lichina.** Ag. Excipulum thallodes terminale, poro apertum, sensim scutellato-dilatatum, intus mucosum, fila subtilia moniliformia fovens. Thallus subverticalis, fibris conglutinatis subfiliformis, cartilagineo-corneus, viridi-nigrescens.

H. l. L. confinis, L. pygmaea.

p. 800. 60. **Cora.** — — — Thallus subhorizontalis, fibris intertextis et conglutinatis membranaceo-coriaceus, viridi-languescens, supra zonatus, subtus strato furfuraceo-fibroso secedente.

Typus: Ulva Pavonia Swartz (mihi olim Lichen), Thelephora Weber et Mohr; et Th. glabrata Spreng. in Vet. Ac Handl. 1820 p. 51 synonyma est stirps.

61. **Cilicia.** Excipulum obliteratum, hymenio nudo maculari subascigero hinc inde adpersum thallo effuso l. horizontali-reflexo, fibris intertextis in telam determinatam utrinque similarem, canovirescentem.

Typus: Telephora textilis Spreng.

62. **Coenogonium** Ehrenb. Excipulum proprium, orbiculatum, substipitatum, disco homogeneo ascigerum, insidens thallo effuso, fibris laxe intertextis, pellucidis in telam subindeterminatam viridi-glaucescentem.

63. **Thermutis.** Excipulum proprium, orbiculatum, marginatum, sessile, disco subheterogeneo ascigero, immersum thallo subpulvinato, fibris laxe et indeterminate intertextis intus annulatis opacis nigricantibus.

Typus: Collema velutinum Ach.

64. **Gausapia.** Excipulum tuberculiforme, proprium, orbiculatum, immarginatum, sessile (asci non reperti), immersum thallo effuso, fibris in pannum intertextis continuis coloratis radicantibus.

Typus: Theleph. pedicellata Schwein.!

Appendix.

A. **Dictyonema** Ag Fibrae „arachnoideae in fasciculos undique et irregulariter anastomosantes conglutinatae" Ag. Syst. p. 26.

B. Dichonema Fr. Nees in litt. Fibrae centrifugae in telam sericeam contexae, subconglutinatae.

C. Dematium Thelephora Spreng. in Vet. Ac. Handl. 1820. p. 53. etc.

Trib. III. Racodiaceae.

Sporidia externa, excipulo a thallo discreto excepta (saepius peridium referente). Thallus e floccis subdiscretis, continuis, non articulatis, rarius obscure septatis.

65. Hypochnus Ehrenb. Sporidia simplicia, inclusa globulis (pseudoperidiis) e floccis contextis formatis, adspersis thallo expanso e fibris densius contextis submembranaceo.

66. Colletosporium Lk.

67. Myxotrichum Kunz.

68. Racodium P. Link. Sporidia simplicia, nuda, delabentia e pseudoperidiis e floccis moniliformibus conglobatis formatis inspersis thallo e fibris continuis laxe contexto.

69. Helmisperium Lk.

70. Helicosporium Nees. Pers.

71. Gonytrichium Nees.

72. Oedemium Lk.

73. Trichosporum Fr.

74. Gliotrichum Eschw.

75. Haplotrichum Eschw.

Trib. IV. Bysseae.

Sporidia externa nulla, quare ipsius thalli divisione multiplicantur. Thallus e floccis discretis, articulatis, moniliformibus.

76. Antennaria Link.

77. Amphitrichum Nees.

78. Alternaria Nees.

79. Monilia Pers. Link.

80. Byssus Linn.

81. Ordium Link.

82. Torula Pers. Link.

Byssaceae spuriae etc. etc.

XXXVIII.

⊙ Sprengel (Curtius) in Caroli Linnaei Systemate Vegetabilium. Editio XVI. (curante Curtio Sprengel) 4. Volumina. Gottingae 1827. 8.

Bd. IV. Theil L (Classis 24) pag. 237 et seq.

Sectio III.
Lichenes.
(728 Species).

A. Angiospori.
a. Myelocarpi Meyer.

Nucleus proligerus apothecio vel thallo inclusus: asci sporophori subdeliquescentes.

3360. **Endocarpon** Hedw. Sporocarpia subglobosa thallo immersa, ostiolo puncti-formi in superficie patula. Asci hyalini.

Exempl.: E. miniatum Ach., pusillum Hedw., smaragdulum Wahlenbg., phylliscum Wahlenb., Mühlenbergii Ach., turgidum Ach. etc

3361. **Chiodecton** Ach. Nuclei numerosi, stromati thalloidi verrucoso immersi; papillis atris prominuli inferne demum confluentes. Sporae in gelatina ceracea mox nigrescente nucleorum.

Exempl.: Ch. sphaerale Ach.. seriale Ach., myrticola Fée, effusum Fée, depressum Fée etc.

3362. **Antrocarpum** Meyer. Verruca tallodes concava aperta marginata continens sporangium membranaceum irregulariter rumpens. Sporae in nucleo gelatinoso-ceraceo colorato.

Exempl.: A. inclusum Meyer (Thelotrema lepadinum Ach.)

3363. **Porophora** Meyer Verrucae thallodes ostiolis pertusae nucleos plures gelatinosos cum sporis hyalinis continentes.

* Ostiolis aggregatis.

Exempl.: P. pertusa (L.), pustulata (Ach.), macrocarpa (Fée), Quassiae Fée etc.

** Ostiolo subsolitario.

Exempl.:'P. papillata, Nuculata (Ach.), mastoidea, americana, uberina (Fée sub Porina) etc.

3364. **Mycoporum** Meyer. Pulvilli e substantia propria formati ostiolo pertusi nucleos sparsos sine sporangio condentes. Sporae in nucleorum gelatina hyalina.

·Exempl.: M. Acharii Meyer (Trypethelium anomalum Ach.)

3365. **Ocellularia** Meyer. Sporangium proprium carbonaceum s. corneum, verruca thallode inclusum, ostiolo vel papilla prominulum. Sporae in nucleo gelatinoso hyalino.

Exempl.: O. Cinchonarum (Ascidium Fée), urceolaris (Thelotrema Ach.), Bonplandiae (Thelotrema Fée), discolor (Pyrenula Ach., Ophtalmidium Eschw.), Pupula (Pyrenula Ach.) obturata (Thelotrema Ach.) etc.

· 3366. **Stigmatidium** Meyer. Sporocarpia punctiformia aggregata. Sporangium proprium membranaceum atrum, thallo impressum, medio collabens. Sporae in nucleo gelatinoso-ceraceo colorato.

* Corticalia.

Exempl.: St. compunctum (Porina Ach)., obscurum (Porina aggregata et taxicola Ach , Opegrapha obscura Pers.)

** Epiphylla.

Exempl.: St. Phyllocharis (Phylloch. complanata Fée), elegans (Phylloch. elegans et Nematora viridissima Fée), concretum (Craspedon concretum et Melanophthalmum Antillarum Fée), argenteum (Nematora argentea Fée).

3367. Verrucaria Pers. Sporocarpia subglobosa vel hemisphaerica. Sporangium proprium carbonaceum, basi thallo innatum, papilla vel ostiolo instructum. Sporae in nucleo gelatinoso-hyalino.

* Thallo verrucam velante: Pyrenula Ach.

† Ostiolo aperto.

V. hians (Ach.), V. enteroleuca Spreng., V. gibbosa (Ach. Pyrenula), V. clopima Wahlbg., V. clandestina (Pyrenula Ach.), V. catalepta Röhl. (Pyrenula Ach.,) etc.

†† Ostiolo clauso.

Exempl. V. nigrescens Pers., V. margacea Wahlenb., V. nitida Ach., V. annularis (Pyrenula Fée), V. aspistea Ach., V. leucostoma (Pyrenula Ach.) etc.

** Verrucis nudis.

† Crusta tartarea: saxicolae.

Exempl.: V. muralis Ach , V. Schraderi Ach., V. plumbea Ach., V. pyrenophora Ach., V. actinostoma Ach., etc.

†† Crusta submembranacea laevi: corticolae.

Exempl.: V. punctiformis Ach., V. alba Schrad., V. tropica Ach., V. planorbis Ach., V. catervaria Fée, V. thelena Ach, etc.

3368. Trypethelium Sprengel. Sporocarpia subglobosa vel pyriformia. Sporangia propria carbonacea papilla s. ostiolo instructa, in verruca s. pulvillo recondita. Sporae in nucleis gelatinosis.

Exempl.: T. Sprengelii Ach., T. variolosum Ach., T. lageniferum Ach., T. clandestinum Fée, T. Phlyctaena Fée. etc. etc.

3369. Pyrenastrum Eschw. Sporocarpia subglobosa vel pyriformia. Sporangia propria corbonacea, in centrum commune circinatum convergentia, verrucae thallodi impressa, ostiolis conicis saepe in os comune desinentibus. Sporae in nucleis gelatinosis.

P. gallicum Spr. (Pyrenula composita Ach.), P. americanum Spr. (Parmentaria astroidea Fée).

b. Hymenocarpi Meyer.

Lamina proligera aperta, thallo adnata. Asci sporophori persistentes.

α. Lamina proligera elongata.

3370. Graphis Adans. Lirellae simplices vel compositae. Lamina proligera marginibus parallelis lirellarum excepta. Sporae e disco canaliculato vel impresso propullulantes.

* Lirellae nigrae.

† Disco nudo.

α. Lirellae simplices.

αα. abbreviatae, oblongae.

Exempl.: Gr. subocellata (Opegr. Floerke), Gr. globosa (Opegr. Fée), Gr. lunata Ach, Gr. gyrocarpa (Flotow sub Opegr.) etc.

ββ. Lirellae simplices elongatae.

Exempl.: Gr. stenocarpa (Opegr. Ach.), Gr. Comma (Opegr. Ach.), Gr. herpetica (Opegr. Ach.) Gr. scalpturata (Arthonia obtrita Fée) etc.

β Lirellae ramosae.

Exempl : Gr. atra (Opegr. Ach.), Gr. Cascarillae Fée, Gr. furcata Fée, Gr. sordida Fée etc.

†† Lirellae nigrae, disco pruinoso.

Exempl.: Gr. caesia (Opegr. DC.), Gr. scripta Ach., Gr. tortuosa Ach., Gr. pachnodes Fée etc.

††† Lirellae membrana propria vel thallode obductae.

Exempl.: Gr. Afzelii Ach., Gr. rugulosa (Opegr. Fée), Gr. Poitei Fée, Gr. chlorocarpa Fée, Gr. chrysocarpa (Opegr. Radd.), Gr. Gramitis Fée, Gr. Balbisii Féo etc.

** Lirellae intus discolores, albidae.

Exempl.: Gr. cinerea Fée, Gr. Acharii Fée, Gr. endochroma (Opegr. Fée) etc.

*** Lirellae rufae, flavae.

Exempl.: Gr. caribaea Ach., Gr. marcescens Fée, Gr. rubella Fée, Gr. cinnabarina Fée, Gr. haematites Fée, Gr. Dumastii (Fissurina Fée) etc.

3371. **Asterisca** Meyer. Lirellae subradiato-stellatae in pulvillo s. stromate thallode dilatato collectae. Lamina proligera marginibus lirellarum excepta. Sporae e disco rimaeformi propullulantes.

Exempl.: A. labyrinthica Meyer (Glyphis Ach.), A. tricosa (Glyphis Ach.), A. Medusula (Opegrapha Pers., Medusula isabellina Eschw.)

3372. **Platygramma** Meyer. Lirellae subsimplices vel radiatae. Lamina proligera libera, margine nullo cincta. Sporae e disco propullulantes.

Exempl.: Pl. dendritica (Graphis Ach.), Pl. gregaria (Arthonia Fée), Pl. serograpta (Arthonia sinensigrapha Fée), Pl Lyellii (Graphis Ach.), Pl. coccinea (Pyrochroa Flammula Eschw.).

3373. **Glyphis** Ach. Lirellae oblongae in pulvillo confertae. Lamina proligera libera. Sporae e disco propullulantes. Gl. cicatricosa Ach., Gl. favulosa Ach.

3374. **Lecidea** Ach. Fries. Sporocarpia disciformia vel hemisphaerica. Lamina proligera cornea substantia propria suffulta et submarginata.

I. Catillariae Ach. Crusta aequabili, tartarea s. granulosa.

* Patellis nigris.

† nudis, humectarum colore haud mutato.

α. Intus concoloribus.

αα. Crusta nigra.

Ex. L. atrata Ach., L. coracina Ach., L. atrovirens Ach. etc.

ββ. Crusta lurida.

Ex. L. spectabilis Floerke, L. holomelaena Floerke, L. scyphuliferaAch. etc.

γγ. Crusta grisea.

Ex. L. fumosa Ach., L. parasema Ach.

$\delta\delta$. Crusta alba.

Ex. L. amylacea Ach., L. petraea Ach.

$\varepsilon\varepsilon$. Crusta flavescente, viridula.

Ex. L. citrinella Ach., L. gelatinosa Floerke.

β. Patellis intus corneis.

Ex. L. lapicida Ach., L. confluens Ach., L. urceolata Ach., L. crustulata Floerke.

γ. Patellis intus albis.

$\alpha\alpha$. Crusta nigrescente.

Ex. L. fuscescens Sommerf., L. fuscoatra Ach.

$\beta\beta$. Crusta cinerea, albida.

Ex. L. enteroleuca Ach., L. platycarpa Ach.

$\gamma\gamma$. Crusta flavida.

Ex. L. sepincola Ach., L. bolcana Poll.

δ. Patellis intus rubris.

Ex. L. sanguinaria Ach., L tenagea Ach.

†† Patellis nigris, humectatis fuscis.

Ex. L. lenticularis Ach., L. Antillarum Ach.

** Patellis pruinosis caesiis.

Ex. L. albocaerulescens Ach., L. speirea Ach.

II. Lepidomata Ach. Thallo figurato, imbricato-lobato.

* Patellis nigris.

Ex, L. Wahlenbergii Ach., L. decipiens Ach., L. sorediata Ach.

** Patellis caesio-pruinosia.

Ex. L. candida Ach

*** Patellis fuscis.

Ex. L. demissa Ach., L. testacea Ach.

III. Gyrophorae Ach. Thallo foliaceo peltata ambitu libero, sporacarpiis aborientibus gyroso-plicatis, sorediis verrucosis subramosis; patellis rarissimis atris.

Ex. L pustulata Ach., L. polymorpha etc.

3375. Patellaria Hoffm. Sporocarpia patellae-formia vel hemisphaerica. Lamina proligera subcornea colorata libera, margine vel nullo vel thallode demum concolore.

I. Sporocarpia sessilia.

* Crusta uniformis tartarea.

† Patellis nigris.

Ex. P. immersa DC., P. lignaria (Ach.) etc.

†† Patellis fuscis brunneis.

Ex. P. decolorans Hoffm., P. vernalis (L.) etc.

††† Patellis rubris.

Ex. P. ventosa DC., P. russula (Ach.) etc.

†††† Patellis flavis.

Ex. P. lucida (Ach.) P. pineti (Ach.) etc.

** Crusta lobulata s. effigurata.

Ex. P. globifera (Ach.), P. polytropa Hoffm. etc.

II. Sporocarpia pedunculata.

Ex. P. aipospila (Wahlenb.), P. fungiformis (Baeomyces Ach.), P. carnea (Baeomyc. Flke) etc.

3376. Cladonia Hoffm. Sporocarpia capituliformia. podetiis fistulosis. Lamina proligera subcarnosa, mox inflata, limbo reflexo.

* Thallo subcrustaceo aut nullo: Podetiis i. e. pedunculis simplicibus vel ramosis, apice haud dilatatis.

Ex. Cl. Papillaria Hoffm., Cl. acicularis (Ach.), Cl. retipora (Labill.), Cl. peltasta (Ach.) etc.

** Thallo foliaceo.

† Podetiis apice non dilatatis, simplicibus aut ramosis.

Ex. Cl. decorticata (Flke), Cl. ceratophylla (Sw.) etc.

†† Podetiis apice dilatatis simplicibus.

Ex. Cl. botrytes Hoffm., Cl. parecha (Ach.) etc.

††† Podetiis apice scyphiferis, scyphis margine fructiferis vel proliferis.

α. Tuberculis fuscis.

Ex. Cl. pyxidata (L.), Cl. squamosa Hoffm. etc.

β. Tuberculis coccineis.

Ex. Cl. coccifera (Baumg.), Cl. deformis Hoffm.

3377. Stereocaulon Schreb. Sporocarpia hemisphaerica, podetiis solidis fruticulosis. Lamina proligera carneo-cornea, substantia thallode substrata, margine destituta.

Ex. St. paschale Ach., St ramulosum Ach. etc.

3378. Parmelia. Sporocarpia urceolata, scutellata, disciformia. Lamina proligera, substantia thallode, strato corticali tecta, substrata.

I. Thallo caespitoso ramoso.

* Ramis teretiusculis.

† Solidiusculis.

Exempl. P. tristis (Web.), P. Ceruchis Ach, P. ochroleuca Ach., P. florida (L.), P. muscicola (Sw.)

†† Ramis teretiusculis, subfistulosis.

Ex. P. sarmentosa Ach, P. flammea Ach. etc.

** Ramis compressis.

Ex. P. usneoides Ach., P. fuciformis, P. vulpina Ach., P. Trulla Ach., P. pruuastri Ach., P. cucullata (Bell.), P. fascicularis (Collem.), (L.), P. fluviatilis (Huds.) etc.

II. Thallo foliaceo decumbente.

* Scutellis nigris.

Ex. P. stygia Ach, P. picta Ach. etc.

** Scutellis caesio-pruinosis.

Ex. P. stellaris Ach., P. pulverulenta Ach. etc.
*** Scutellis fuscis, badiis.
† Thallo membranaceo cartilagineo, humecto haud mutato.

Ex. P. glauca (L.), P. juniperina (L.), P. caperata Ach., P. plumbea Ach. etc.
†† Thallo subgelatinoso, humecto mutato.

Ex. P. saturnina Ach., P. nigrescens Ach., P. cheilea Ach., P. scotina Ach. etc.
**** Scutellis rubris.
† Thallo membranaceo-cartilagineo, humecto haud mutato.

Ex. P. glomulifera Ach., P. perlata Ach., P. conoplea Ach., P. cristulata Ach. etc.
†† Thallo subgelatinoso, humecto colorem mutante.

Ex. P. azurea Ach., P. marginella Ach., P. crispa Ach. etc
***** Scutellis flavis.
† Thallo membranaceo-cartilagineo, humecto haud mutato.

Ex. P. paretina Ach., P. murorum Ach., P. crassa Ach.
†† Thallo subgelatinoso, humecto colorem mutante.

Ex. P. pulchella, P. Rottleri (Ach. sub Collema).

III. Thallo squamuloso-lobulato.

* Humecto colorem non mutante.
† Scutellis nigris.

Ex. P. epigaea Ach., P. molybdina Wahlbg. etc.
†† Scutellis pruinosis.

Ex. P. alphoplaca Ach., P. Caricae (Clem.) etc.
††† Scutellis fuscis, badiis.

Ex. P. circinata Ach., P. straminea Wahlbg.
†††† Scutellis rufescentibus.

Ex. P. fulgens Ach., P. chlorophana Wahlbg etc.
** Thallo squamuloso-lobata, humecto colorem mutante.

Ex. P. lividofusca (Collema Flke), P. tenuissima (Diks) Ach.

IV. Thallo crustaceo uniformi.

* Scutellis atris.

Ex. P. atra Ach., P. sophodes Ach. etc.
** Scutellis fuscis.

Ex. P. subfusca Ach., P. badia (Ehrh.) Spr.
*** Scutellis pruinosis.

Ex. P. glaucoma Ach., P. Ceratoniae (Ach.) etc.
**** Scutellis pallidis, lividis·

Ex. P. albella Ach., P. tartarea Ach. etc.
***** Scutellis flavis.

Ex P. lutea Ach., P. pallideflava (Fée) etc.
****** Scutellis rubris.

Ex. P. Acharii, P. rubra, P. punicea Ach. etc.

3379. **Sticta** Schreb. Sporocarpia disciformia submarginalia. Lamina proligera subcornea, substantia thallode substrata. Cyphellae in facie frondis inferiore.

Ex. St. sylvatica Ach., St. pulmonacea Ach., St. herbacea Ach., St. aurata Ach. etc.

3380. **Peltigera** Hoffm. Sporocarpia peltiformia, Lamina proligera libera, thallo omnino adnata, velo mox dissiliente tecta.

* Scutellis marginalibus.

Ex. P. ceranoides Spr. (Parm. hottentota Ach.), P. canina Hoffm., P. venosa Hoffm. etc.

** Scutellis marginalibus resupinatis, s. e dorso thalli inversis.

Ex. P. resupinata (L.) P. polaris (Ach.) etc.

*** Scutellis disci etc.

Ex. P. crocea Hoffm., P. saccata (L.) etc.

B. Gymnospori.

Sporae nudae in strato proligero collectae.

3381. **Coniocybe** Ach. Sporocarpia pileolata. Stratum proligerum floccoso-pulverulentum, e vertice fatiscente sporangii proprii stipitati in capitulum globosum tumescens.

Ex. C. stilbea Ach., C. gracilenta Ach. etc.

3382. **Calycium** Pers. Sporocarpia scyphuliformia. Stratum proligerum pulveraceum discum marginatum sporangii proprii relinquens.

* Capitulis subsessilibus.

Ex. C. tigillare Ach., C. sessile Pers. etc.

** Capitulis stipitatis.

† Constanter atris.

Ex. C. salicinum Pers., C. alboatrum Flke etc.

†† Capitulis nigris, pulvere umbrino, cinereo vel albo pruinosis.

Ex. C. roscidum Flke; C. trachelinum Ach. etc.

††† Capitulis discoloribus.

Ex. C chlorellum Ach.; C. chrysocephalum Ach. etc.

3383. **Sphaerophoron** Pers. Sporocarpia subglobosa terminalia thallodea irregulariter rumpentia, nucleo pulveraceo atro.

Ex. Sph. coralloides Pers., Sph. ceratites (Baeomyces Wahlenb.)

XXXIX.

⊙ **Goebel (Fr.) und Kunze (G.) Pharmaceutische Waaren-kunde. Eisenach 1827—1829. 2 Bde. 4.**

Im ersten Band pag. 123—124 ist folgende Uebersicht eines neuen Flechten-Systems enthalten:

1. **Zunft. Coniolichenes Zenk.** (Lichenes pulveracei) Staubflechten.
Flechtenkörper (thallus) pulverartig, gleichförmig ausgebreitet, meist mit
einzelnen unregelmässig verstreuten Fäden. Ohne deutliche Scheidung
verschiedenartiger Apothekien.

I. **Fam. Leprae Zenk.**
1. **Gen. Lepra Hall. emend.**
2. **Zunft. Cyrolichenes Zenk.** (Lichenes crustacei) Krustenflechten.
Thallus mehr oder weniger krustenartig, unmittelbar auf dem Substrate angeheftet, oft ohne bestimmte Effiguration ausgebreitet, doch bereits Mark-
und Rinden - Substanz unterscheidbar. Deutliche Apothekien im Gegen-
satz des Thallus.

A. Apothekien rundlich:

a) mit fester membranöser oder knorpelartiger (nicht staubiger) Keimplatte (bedecktsamig).

II. **Fam. Variolariae Fée.** Apothekien warzenförmig, oft noch ganz vom
Thallus bedeckt und nicht durch andere Färbung ausgezeichnet, oft nur als Staub-
häufchen erscheinend.
2. **Gen. Variolaria Pers. Ach.**

III. **Fam. Verrucariae Zenk.**
Apothekien einfach kugelig, oft mit Nuss, meist anders gefärbt als der Thallus.
3. **Gen. Verrucaria Ach.**
4. **Gen. Stigmatidium Meyer.**
5. **Gen. Porophora Meyer.**
6. **Ocellularia Meyer.**
7. **Antrocarpum Meyer.**

IV. **Fam. Trypethelia Zenk.** Mehrere elliptische oder rundliche Nüsschen oder
Apothekien meist in ein gemeinschaftliches vom Thallus gebildetes und warzenförmig angeschwollenes Fruchtlager (stroma) gesammelt.
8. **Gen. Pyrenastrum Eschw. emend.**
9. **Gen. Trypethelium Spreng.**
10. **Gen. Mycoporum Meyer.**
11. **Gen. Chiodecton Ach.**
V. **Fam. Lecideae Zenk.** Apothekien einfach, flach schüsselförmig.
12. Lecidea Ach. Synops. (emend.), Sagedia, Biatora, Urceolaria etc.
13. Lecanora Ach. Synops. (emend.)
VI. **Fam. Baeomycae Zenk.** Apothekien einfach rundlich, knopfförmig gestielt.
14. Baeomyces Ach.

b) Apothekien mit in Staub zerfallener Keimplatte (nacktsamig).

VII. **Fam. Calycia Zenk.** Apothekien becherförmig.
15. Calycium Pers. emend.
16. Coniocybe Ach.
17. Coniocarpon Del.

B. Apothekien länglich (lirellae).

VIII. Fam. Graphides Zenk. Längliche Apothekien, gewöhnlich eine Rinne
bildend.

17. Graphis Adans.
18. Asterisca Meyer.
19. Platygramma Meyer.
20. Leucogramma Meyer.
21. Glyphis Ach.

8. Zunft. Phyllolichenes Zenk.
(Lichenes foliacei) blattartige Flechten.
Thallus häutig, flach blattartig auf dem Substrat ausgebreitet, meist von
demselben losgetrennt, und dann nur im Mittelpunkte des Ganzen angewachsen, ja endlich selbst aufrecht.

A. Thallussubstanz trocken, häutig mit verschiedenen Schichten.

a) Apothekien kugelig, noch in der Thallussubstanz.

IX. Fam. Endocarpa Fée.
22. Endocarpon Hedw.

b. Apothekien über der Oberfläche des Thallus.

X. Fam. Gyrophorae Zenk.
Apothekien knopfförmig oder hemisphärisch mit runzlicher oder zusam-
mengefalteter oder spiralförmig zusammengelegter Oberfläche.
23. Gyrophora Ach.

XI. Fam. Parmeliae Zenk. Apothekien schüsselförmig oder schildförmig flach.
24. Parmelia Ach. synops.
25. Cetraria Ach. syn. emend. (Roccella, Ramalina, Evernia, Cornicularia,
Borrera etc.)
26. Sticta Schreb.
27. Peltigera Hoffm. (Peltidea, Nephroma, Solorina).

B. Thallus nässlich weich gallertartig, ohne Scheidung einzelner Struktur-
schichten, sondern ziemlich homogen.

XII. Fam. Collemata Fée.
28. Collema Ach.

4. Zunft. Dendrolichenes Zenk. (Lichenes fruticosi) Baumartige Flechten.
Thallus cylindrisch, fast senkrecht aufgerichtet oder hängend, die einzelnen
Schichten haben sich conzentrisch um die Achse gelagert.

XIII. Fam. Cladoniae Zenk. Thallus strauchförmig, korallenartig.
29. Cladonia Hoffm. emend. (Cenomyce Ach.)
30. Stereocaulon Schreb.
31. Sphaerophoron Pers.

XIV. Fam. Usneae Fée. Thallus büschelartig, haarähnlich.
32. Usnea Ach. (Alectoria).

XL.

Fries (Elias), Lichenographia Europaea reformata. Lundae 1831. 8.

Lichenes Europaei.

(407 Species.)

Ordo I. Gymnocarpi.

Apothecia aperta discifera. Lamina proligera explanata, excipulo thallode aut proprio recepta, normaliter persistens ascigera, subinde primitus pulveraceo-collapsa (nunquam deliquescens).

Trib. I. Parmeliaceae.

Apothecia thallo contigua, subrotunda, e concavo explanata, scutelliformia, raro peltata. Discus subceraceus, persistens, excipulo thallode marginatus.

I. Usnea.

Apothecia orbiculata, peltata. Discus semper apertus, nudus strato medullari filamentoso impositus. Thallus primitus erectus, suffruticulosus, (adultior passim pendulus, filamentosus), strato corticali crustaceo a medullari filamentoso subdiscreto; undique similaris.

. Sp. Usnea barbata.

II. Evernia.

Apothecia orbiculata, scutelliformia, marginalia, a thallo marginata. Discus primitus connivens, strato medullari floccoso impositus. Thallus subtus et margine nudus, primitus erectus, intus stuppeus uniformis, saepe inanis. Discus coloratus.

  * Thallo tereti, undique similari, fruticuloso aut in fuamas filamentosas sarmentaceo-pendulas degenerato.

    Ex E. jubata, ochroleuca, vulpina etc.

** Thallo suffruticuloso erecto undique similari, molli, intus stuppeo subinani, ramis obtusis; apotheciis subterminalibus. Dufoureae Ach.

    Ex. E. divaricata, prunastri, flavicans etc.

III. Ramalina.

Apothecia orbiculata, scutelliformia, aequaliter marginata, utrinque sparsa. Discus apertus, strato gonimo impositus. Thallus primitus erectus, undique similaris et concolor (adultior subpendulus et passim filamentosus). Discus thallo subconcolor.

    Ex. R. calicaris, pollinaria, scopulorum etc.

IV. Rocella.

Apothecia orbiculata, scutelliformia, lateralia, a thallo marginata. Discus primitus apertus, strato carbonaceo impositus. Thallus primitus erectus, demum pendulus, cartilagineo-coriaceus, fere calcareus, intus stuppeus. Discus nigrescens, . plus minus caesio-pruinosus

    Ex. R. tinctoria, fuciformis.

V. Cetraria.

Apothecia peltaeformia l. e scutellato peltata, apicibus thalli (ramis lobisve) oblique adfixa, hinc quoque oblique marginata. Discus tenuis, apertus, strato medullari impositus. Thallus primitus adscendens, fertilis suberectus, cartilagineus aut membranaceus, lobis teretiusculis aut foliaceis supra concaviusculis.

* Thallo cartilagineo suberecto. Thallus fruticulosus aut canaliculato-foliaceus.

Ex. C. tristis, odontella, aculeata, islandica, cucullata etc.

** Thallo membranaceo, sterili subdepresso.

Ex. C. glauca, saepincola, juniperina etc.

VI. Peltigera.

Apothecia peltaeformia, thalli lobis marginalibus, rarius disco innata. Discus primitus clausus aut inferus (in lobis posticis) aut velo thallode fugaci primitus obtectus.

Thallus centrifugo-expansus, coriaceus, frondosus, subtus liber villosus, saepius venosus, cyphellis destitutus.

* Apotheciis posticis, thalli lobis adnatis, reniformibus. Nephroma Ach.

Ex. P. arctica, resupinata.

** Apotheciis antice thalli lobis productis, raro margini, adnatis.

Ex. P. malacea, apthosa, canina etc.

*** Apotheciis subrotundis, laminae thalli adnatis, maculaeformibus, velatis. Solorina Ach.

Ex. P. crocea, saccata.

VII. Sticta.

Apothecia scutelliformia, margini aut disco thalli adnata, margine (saepe obliquo) subtus libero. Discus primitus clausus nuclei instar sub strato gonimo oriens, dein elevatus explanatus nudus, strato medullari impositus.

Thallus e centro expansus, foliaceus, coriaceo-cartilagineus; subtus villosus, cyphellis maculisve discoloribus variegatus nec venosus.

* Cyphellis perfectis, normalibus, luteis.

Ex. St. aurata.

** Cyphellis perfectis, normalibus, albidis.

Ex. St. silvatica, limbata etc.

*** Thallo, cyphellarum loco, subtus maculis nudis pallidis variegato.

Ex. St. scrobiculata, pulmonacea.

**** Thallo subtus immaculato; cyphellis veris, sed accidentalibus et rarissime obviis.

Ex. St. glomerulifera, herbacea.

VII. Parmelia.

Apothecia scutelliformia, orbicularia, thalli disco horizontaliter adnata, margine thallode aequali. Discus primo conniventi-clausus subceraceus.

Thallus e centro horizontaliter expansus, bilateralis, forma varius, hypothallo suffultus.

Sectio I.

Thallo foliaceo, a matre discreto, cui adnatus hypothallus fibrillosus.

Trib. 1. Imbricaria. Apothecia elevata, subpodicellata, regularia; disco tenuissimo, nudo strato gonimo imposito! Thallus imbricato-foliaceus, ex apoth. abortu saepe nigro-punctatus.

 * Glaucescentes.

Ex. P. perforata, perlata, saxatilis etc. .

** Olivaceo-spadiceae.

Ex. P. acetabulum, olivacea, stygia etc.

*** Ochroleucae.

Ex. P. caperata, conspersa, centrifuga etc.

**** Citrinae.

Ex. P. parietina, chrysophthalma.

Trib. 2. Physcia. Apothecia primo clausa, dein dehiscentia. Discus ceraceus crassiusculus, strato medullari impositus. Thallus normaliter foliaceus, adscendens aut stellaris, subtus fibrillosus.

 * Normaliter adscendentes aut laxe decumbentes, apotheciis suboblique marginatis. Hagenia Eschw.

Ex. P. leucomela, ciliaris.

** Normaliter stellato-adpressae, apoth. aequalibus.

Ex. P. aquila, pulverulenta, speciosa, astroidea, stellaris, obscura etc.

Sectio II.

Thallo subfoliaceo, dein in crustam subgranulosam conglomeratam compacto, orto ex hypothallo fibrilloso (raro obsoleto) supra matricem effuso. Zeora S. O. V. pr. p.

Trib. 3. Amphiloma. Apothecia erumpentia, margine accessorio subcoronato.

Discus ceraceus, crassiusculus, nudus. Thallus foliaceus, submonophyllus, rotundatus, centro demum crustaceo-compactus; hypothallo spongioso-pannoso impositus. Pannaria Delis.

Ex. P. plumbea, rubiginosa, lanuginosa.

Trib. 4. Psoroma Apothecia adnata aut immersa, plerumque biformia; nunc e thallo orta, margine thallode crenato, nunc ex hypothallo orta, margine proprio integerrimo. Discus ceraceus, primo clausus.

Ex. hypothallo comuni discreto (raro obliterato) plurimae oriuntur squamulae discretae foliaceae!, quae vero centro aut totae in crustam subgranulosam concrescunt.

 * Glaucescentes.

Ex. P. microphylla, brunnea, ostreata etc.

** Olivaceo-fuscescentes.

Ex. P. muscorum, amniocola etc.

*** Citrinae.

Ex. P. hypnorum, Femsjonensis.

Sectio III.

Thallo crustaceo, ambitu lobato aut toto squamuloso effigurato. Hypothallus glaber, matrici adnatus, saepe cum thallo confusus.

Trib. 5. Placodium. Apothecia scutellata, elevata. Discus immarginatus, nudus, saltim haud caesio-pruinosus. Thallus ut supra. Margo thallodes passim disci colorem induit.

   * Glaucescentes.

      Ex. D. Dufourei, crassa, gypsacea etc.

  ** Olivaceo-fuscescentes.

      Ex. P. Schaereri, balanina, aenea etc.

 *** Ochroleucae.

      Ex. P. straminea, saxicola, chrysoleuca etc.

**** Citrinae.

      Ex. P. elegans, chlorophana, fulgens etc.

Trib. 6. Psora. Apothecia innata, primitus suburceolata. Discus fusco-nigrescens, margine laminae intra thallodem (saltim in junioribus conspicuo) cinctus, normaliter primitus caesiopruinosus. Thallus ut supra.

   * Glaucescentes.

      Ex. P. melansapis, candicans, circinata etc.

  ** Olivaceo fuscescentes.

      Ex. P. molybdina, cervina, Endocarpea etc.

 *** Ochroleuca.

      Ex. P. nimbosa.

**** Citrina.

      Ex. P. Schleicheri.

Sectio IV.

Thallo crustaceo, toto adnato, uniformi, ambitu similari aut ex hypothallo tantum fibrilloso-radiante. Hypothallus matrici adnatus, saepe cum thallo confusus.

Trib. 7. Patellaria. Apothecia regularia, scutellata, sessilia, margine thallode persistente. Lamina disci planiuscula, immarginata. Thallus crustaceus, adnatus, hypothallo indeterminato, qui in paucis verniceus pallidus, in plerisque ater. Discus haud caesio-pruinosus.

   * Glaucescentes.

      Ex. P. pallescens, rubra, subfusca, cinerea etc.

  ** Olivaceo-aut viridi-fuscescentes.

      Ex. P. badia, sophodes, atrocinerea etc.

 *** Ochroleucae.

      Ex. P. ventosa, haematomma, elatina, varia etc.

**** Citrinae.

      Ex. P. epaniora, vitellina, aurantiaca, ferruginea etc.

Trib. 8. Urceolaria. Apothecia crustae innata, vel verrucis protuberantibus immersa. Lamina urceolata aut protuberans verrucaeformis, nigrescens, normaliter caesio-pruinosa, marginata. Thallus crustaceus adnatus hypothallo saepe fibrilloso radiante aut cum thallo confuso albido.

† Apotheciis scutellaeformibus, margine thallode genuino, disco plano immerso demum protuberante. Lecanorae Ach.

    Ex. P. repanda, sordida, cenisia, impolita etc.

†† Apotheciis verrucis thallodibus elevatis subdiscretis dehiscentibus immersis, suburceolatis.

    Ex. P. caesioalba, nodulosa, verrucosa, calcarea, pelobotrya etc.

††† Apothecia crustae subaequabili prorsus immersa, emergentia et passim margine thallode elevato coronata.

    Ex. P. ocellata, scruposa, striata, lepadina.

IX. Dirina.

Apothecia primo tuberculiformia clausa, demum centro dehiscentia scutellata, horizontalia, a thallo marginata. Discus tenuis, strato cartilagineo-corneo atro impositus. Thallus horizontalis, crustaceus, adnatus, cartilagineus.

    Ex. D. Ceratoniae.

X. Gyalecta.

Apothecia urceolata, excipulo ex hypothallo formato primo clauso, dein varie dehiscente, limbo elevato discreto discum cingente. Discus primitus nuclei instar inclusus, gelatinosus, dein apertus, explanatus, induratus. Thallus horizontalis, crustaceus, subtartareus.

    Ex. G. cupularis, geoica, odora, Prevostii, ? exanthematica.

Trib. II. Lecidinae.

Apothecia libera, orbiculata, mox convexa, cephaloidea, subimmarginata. Discus semper apertus, aequabilis, excipulo proprio impositus.

XI. Stereocaulon.

Apothecia discreta, libere enata, primo turbinata marginata, demum cephaloidea, immarginata solida. Discus semper apertus, excipulo proprio impositus, ascis perfectis linearibus.

Thallus verticalis caulescens, solidus, intus filamentosus (podetia), horizontalem squamuloso-granulosum suffulciens (et in quibusdam speciebus e thallo horizontali granuloso adnato surgens).

    * Thallo foliaceo-squamuloso aut fibrilloso Laur.

    Ex. St. tomentosum, corallinum etc.

    ** Thallo verrucaeformi rotundato aut angulato.

    Ex. St. incrustatum, denudatum, nanum etc.

XII. Cladonia.

Apothecia discreta, libere enata, primitus scyphuliformia, mox inflata cephaloidea immarginata, intus inania. Discus apertus, mox protuberans, reflexus, excipulum proprium, cui impositus, abscondens, ascis oblitteratis.

Thallus horizontalis squamuloso-foliaceus aut crustaceus, a quo surgit verticalis caulescens (podetia), cartilagineus, fistulosus.

Sect. I. Thallus horizontalis squamuloso foliaceus, passim evanescens. Podetia e squamulis orta, saepeque tecta.

Ser. 1. Glaucescentes.

Ex. Cl. endiviaefolia, alcicornis, turgida etc.

Ser. 2. Fuscae.

† Scyphiferae.

Ex. Cl. pyxidata, gracilis, degenerans, fimbriata, cornuta etc.

†† Perviae.

Ex. Cl. brachiata, furcata, squamosa.

Ser. 3. Ochroleucae.

Ex. Cl. carneola, straminea, Botrytis.

Ser. 4. Cocciferae.

Ex. Cl. cornucopioides, bellidiflora, deformis, digitata, macilenta etc.

Sect. II. Thallo horizontali crustaceo-granuloso, granulis in podetia abeuntibus. Podetia uniformia, fruticulosa, ascypha, definite ramosa. Pycnothele Ach.

Ex. Cl. rangiferina, uncialis, Papillaria.

XIII. Baeomyces.

Apothecia primitus globosa, immarginata, velata!; adulta inania intus araneosa, basi stipitem arcte ambientia. Lamina peripherica, undique ascigera. Thallus crustaceus, uniformis, protrudens stipites fertiles, strato corticali destitutos.

Ex. B. roseus.

XIV. Biatora.

Apothecia libere enata, primitus ab excipulo thallode in proprium mutato ceraceo marginata, dein hemisphaerica aut globosa subimmarginata solida cephaloidea. Discus semper apertus; primo punctiformi-impressus, dein dilatatus, turgescensque, marginem excipuli pallidiorem obtegens; strato saepius pallidiori, nunquam carbonaceo impositus. Thallus horizontalis, ex hypothallo oriundus, subcrustaceus, effiguratus aut uniformis. Podetia nulla, in paucis apothecia stipitata. Margo nunquam primitus niger.

Sect. I. Thallo crustaceo, effigurato!, squamoso, s. in ambitu lobato. Psorae spec. Hoffm. Decand.

† Apothecia sessilia.

* Glaucescentes.

Ex. B. testacea, albilabra etc.

** Fuscescentes.

Fx. B. decipiens, tabacina, lurida etc.

†† Apothecia stipitata.

Ex. B. Cladonia, placophylla, byssoides.

Sect. II. Thallo crustaceo effuso uniformi.

* Glaucescentes.

Ex. B. icmadophila, pachycarpa, rosella, decolorans, anomala etc.

** Fuscescentes.

Ex. B. rivulosa, fuscescens, uliginosa etc.

*** Ochroleucae.

Ex. B. viridiatra, quernea, lucida etc.

XV. Lecidea.

Apothecia subdiscreta, primitus ab excipulo omnino proprio carbonaceo aterrimo marginata dein scutelliformia aut hemisphaerica, solida. Discus semper apertus, primo punctiformi-impressus, saepius corneus et strato carbonaceo impositus Thallus horizontalis, ex hypothallo oriundus, subcrustaceus, effiguratus aut uniformis. Apothecia jam primitus aterrima, raro discus coloratus.

Sect. I. Thallo crustaceo, in ambitu effigurato aut toto rugoso-plicato. Psorae spec. Hoffm. Decand.

* Glaucescentes.

Ex. L. canescens, mamillaris, candida etc.

** Fuscescentes.

Ex. L. squalida, badia, opaca.

*** Ochroleuca.

Ex. L. epigaea, Wahlenbergii, flavovirescens.

Sect. II. Thallo crustaceo effuso uniformi.

Trib. Areolatarum. Hypothallus niger. Crusta innata, primitus aut rimosa, areolata.

† Genuinae. Absolute saxicolae.

* Glaucescentes.

Ex. L. albocaerulescens, contigua, lapicida etc.

** Fuscescentes.

Ex. L. atroalba, lugubris, badioatra, atrobrunnea etc.

*** Ochroleuca.

Ex. L. armeniaca, marginata, protrusa etc.

**** Citrinae.

Ex. L. theiodes, geographica etc.

†† Corticolae.

Ex. L. premnea, parasema etc.

Trib. Granulosarum. Hypothallus albus, subleprosus. Crusta magis libera, rite evoluta granulosa; deliquescens leprosa.

* Glaucescentes.

Ex. L. sanguinaria, albo-atra etc.

** Fuscescentes.

Ex L. sabuletorum, arctica, myrmecina etc.

*** Ochroleucae.

Ex. L. elabens, citrinella etc.

XVI. Umbilicaria.

Apothecia libera, superficialia, excipulo proprio carbonaceo primitus clauso (h. e. perithecio), dein plus minus aperto, forma varia. Discus corneus, ascigerus, adultus rimosus aut saepissime gyroso-plicatus margine incurvo cinctus. Thallus horizontalis, cartilagineus, foliaceus, submonophyllus, puncto centrali adfixus. Apothecia semper atra, serotina.

Ex. U. pustulata, hyperborea, polyphylla etc.

Trib. III. Graphideae.

Apothecia difformia plerumque oblonga aut lirellaeformi - extensa. Discus primo connivens aut velatus, oblongus, subcanaliculatus. In statu normali excipulo, l. proprio l. thallode marginata.

XVII. Opegrapha.

Apothecia varia, sublirellaeformia, rima longitudinali aperta, excipulo proprio carbonaceo (perithecio) libero marginata. Discus canaliculatus, primitus excipuli margine inflexo-connivente clausus, dein apertus induratus, corneus. Thallus crustaceus.

* Apotheciis superficialibus, margine thallode destitutis.

Ex. O. petraea, cerebrina, varia, atra etc.

** Apotheciis immersis, erumpentibus, excipulo proprio incompleto, margine thallode plerumque spurio coronatis.

Ex. O. elegans, scripta, Lyellii etc.

XVIII. Lecanactis.

Apothecia immersa, subrotundo-difformia, passim lirellaeformia, semper aperta, excipulo proprio carbonaceo cupulari cum thallo (submarginante) connato. Discus corneus, planiusculus, nunquam connivens, primo a thallo pruinoso velatus, margine excipuli cinctus. Thallus crustaceus, apothecia nigra, albo-pruinosa.

Ex. L. grumulosa, lyncea, illecebrosa etc.

* Coniangium.

Apothecia adpressa, rotundato - difformia, oblongave semper aperta, excipulo destituta. Lamina contigua, persistens, parenchymate in sporos coloratos collabente. Thallus crustaceus tenuis. Apothecia fusca, intus pulveracea fulva.

Ex. C. vulgare.

* Coniocarpon.

Apothecia adpressa, rotundato-difformia elongatave, aperta, immarginata, excipulo destituta, demum lamina tenuissima membranacea rumpente aut fatiscente in soros spororum laete coloratorum abeuntia. Thallus crustaceus, si quidem proprius nec Opegraphae mutatus.

Ex. C. cinnabarinum, ochraceum etc.

Trib. IV. Calicieae.

Apothecia orbiculata aut globosa, semper aperta, excipulo proprio sporidia nuda pulveracea gerente. Thallus crustaceus, cum apotheciis coaetaneus aut serotinus.

XIX. Coniocybe.

Apothecia stipitata, sphaerica, suberosa, immarginata, e vertice fatiscentia, demum undique pulverulenta, excipulum proprium abscondentia. Thallus crustaceus.

Ex. C. furfuracea, gracilenta, pallida etc.

XX. Calicium.

Apothecia crateriformia, excipulo proprio carbonaceo discum in sporidia coacervata nuda collapsum marginante. Thallus crustaceus.

Sect. I. Apothecia stipitata.

* Glaucescentia.

Ex. C. viride, lenticulare, trichiale etc.

** Fuscescentia.

Ex. C. hyperellum, trachelinum, physarellum etc.

*** Flavo-virescentia.

Ex. C. chrysocephalum, phaeocephalum etc.

**** Aterrima.

Ex. C. corynellum, byssaceum, microcephalum etc.

Sect. II. Apothecia sessilia, crustae innata aut prorsus acrustacea parasitica.

Ex. C. tigillare, viridulum, tympanellum etc.

** Heteroclita, in aliis Lichenibus sine crusta propria parasitantia.

C. stigonellum, turbinatum.

* Trachylia.

Apothecia sessilia, a thallo discreta, orbiculata, immarginata, corneo-carbonacea, scabrosa, sporidiis nudis pulverulentis adspersa. Thallus crustaceus. Apothecia atra.

T. arthonioides (Ach.)

Ord. II. Angiocarpi.

Apothecia clausa, ostiolo pertusa aut irregulariter dehiscentia, nucleo incluso, subgloboso ascigero.

Trib. I. Sphaerophoreae.

Apothecia ex apicibus thalli intumescentibus formata, clausa, demum irregulariter et lacero-dehiscentia. Nucleus subglobosus, cum ascis fatiscens aut disparens. Thallus verticalis, fruticulosus.

XXI. Sphaerophoron.

Apothecia terminalia, sphaerica, excipulo thallode clauso, lacero-dehiscente. Nucleus globosus, intus floccoso-cartilagineus, in ambitu sporidiis nudis (atris) pulveraceo-fatiscens. Thallus verticalis, fruticulosus, extus crustaceo-cartilagineus, intus solidus stuppeus. Apothecia serotina.

Ex. Sph. compressum, coralloides, fragile.

XXII. Siphula.

Apothecia in apicibus thalli tumescentibus inclusa, clausa, demum poro pertusa laceroque-dehiscentia. Nucleus globosus, dein explanatus, cum ascis disparens. Thallus verticalis, radiculosus!, fruticulosus, intus farctus stuppeus.

Ex. S. Ceratites.

Trib. II. Endocarpeae.

Apothecia thallo inclusa, clausa, ostiolo regulari discreto prominente pertusa, excipulo mere thallode aut thallode mutato. Nucleus deliquescens. Thallus horizontalis, foliaceus aut crustaceus.

XXIII. Endocarpon.

Apothecia thallo inclusa, globosa, nucleo gelatinoso colorato deliquescente, excipulo thallode membranaceo tenui pallido, ostiolis prominentibus. Thallus horizontalis, cartilagineo-foliaceus, subpeltatus.

Ex. E. miniatum, fluviatile, Guepini, pusillum etc.

XXIV. Sagedia.

Apothecia thallo inclusa, globosa, nucleo gelatinoso deliquescente, excipuloque membranaceo tenui demum nigrescente, ostiolis discretis in collum tenue attenuatis apice dilatatis pertusis. Thallus horizontalis, subcrustaceus.

Ex. S. cinerea, fuscella, clopima, gibbosa, aggregata etc.

XXV. Chiodecton.

Apothecia verrucaeformia, e strato medullari pulverulento erumpente formata, includentia nucleos, ceraceo-gelatinosos nigrescentes, demum confluentes, ostiolis discretis prominentibus. Thallus crustaceus.

Ex. Ch. Myrticola.

XXVI. Pertusaria.

Apothecia verrucaeformia, thalli strato corticali (normaliter) tecta, includentia nucleos nudos ceraceo-gelatinosos coloratos. Asci maximi. Thallus crustaceus, saepe in soredia, Isidia abiens.

Ex. P. communis, Sommerfeltii, Wulfenii etc.

* Thelotrema.

Apothecia verrucaeformia, a thallo formata, primo clausa, dein apice aperta marginata, includentia nucleum profunde detrusum, collo destitutum, demum in discum depressum, collapsum rigescentem, excipuloque interiori discreto membranaceo lacero-dehiscente velatum. Thallus crustaceus.

Ex. Th. lepadinum.

Trib. III. Verrucarieae.

Apothecia rotundata, excipulo proprio clauso (perithecio), ostiolo contiguo pertusa, nucleo gelatinoso subhyalino diffluente. Thallus crustaceus.

XXVIII. Segestria.

Perithecia solitaria, ceraceo-membranacea (colorata), ostiolo simplici subpapillato, nucleo gelatinoso-fluxili subhyalino. Thallus crustaceus.

Ex. S. lectissima, rubra etc.

XXIX. Verrucaria.

Perithecia solitaria, corneo-carbonacea (atra), ostiolo simplici papillaeformi aut pertuso, nucleo gelatinoso, fluxili aut deliquescente, subhyalino. Thallus crustaceus.

* Terrestres.

Ex. V. epigaea, muscorum.

** Saxatiles.

⊙ Saxorum calcareorum aut aliorum formationis recentioris.

Ex. V. conoidea, Dufourei, Hochstetteri, rupestris etc.

⊙ Saxorum granitoideorum aliorumque durissimorum formationis primitivae.

Ex. V. glaucina, umbrina, maura etc.

*** Corticolae.

⊙ Majores.

Ex. V. pinguis, nitida, gemmata etc.

⊙ Minores.

Ex. V. biformis, epidermidis, punctiformis etc.

Trib. IV. Limborieae.

Apothecia rotundata, excipulo proprio carbonaceo clauso, dein varie dehiscente; nucleo subceraceo rigescente. Thallus crustaceus.

XXX. Pyrenothea.

Perithecia rotundata, carbonacea, clausa, ore simplici pertusa, nucleum globuli instar demum fatiscentis protrudentia, demum dehiscentia explanata evacuata (Unius speciei adest quoque status disciferus). Thallus crustaceus.

Ex. P. leucocephala, vermicellifera, stictica etc.

XXXI. Cliostomum.

Perithecium carbonaceum, integrum, rotundatum, clausum; collabescendo rugoso-plicatum, rugis demum rimose et transversim dehiscens. Nucleus ceraceogelatinosus, inclusus. Thallus crustaceus.

Ex. Cl. corrugatum.

XXXII. Limboria.

Perithecium corneo-carbonaceum, rotundatum, primo clausum, dein a centro stellatim-dehiscens, nucleo subdisciformi e gelatinoso rigescente. Thallus crustaceus, leprosus aut hypophloeodes.

Ex. L. sphinctrina.

XLI.

Wallroth (Fr. Guil.), Flora Cryptogamica Germaniae. 2. Part. Norimbergae 1831. 16.

Pars prior pag. 285 et XXI.

Classis IV.
Lichenes Michel. Flechten.

(351 Species).

Vegetabilia daedalea, a classium praecedentium morphosi tum contextu simplicissimo et consistentia calcarea s. coriacea tum vita aetherea, colore ipsaque

figuratione tum denique metamorphose ὧν peculiarium casibus integritatem distur-
bantibus quadantenus absona, habitu vario at peculiari, lichenoso illo insignia,
arrhiza prorsus, propullulando gliscentia, leucochroa splendorem chlorogonimicum
transmittentia coloribusve tinctilibus (flavis s. rubris) illum coёrcentibus imbuta,
avidissime bibula, vulgivaga, hygrobia, photophila, hyperborea, perennia, ex
blastemate, cormi et cymatiis sporangiorum, partibus analogis composita.

Blastema (thallus Lk. Ach., folium, frons, crusta auct.) mere - simpliciter-
jugitarque cellulosum, conflatum ex cellulis duplicibus, aliis gonimicis (gonidium)
sphaericis, interaneis illis, lympha vegetabili viridi (Chlorogonidium) flaventique
(chryso-gonidium) praegnantibus, veluti matricalibus, conglobatis, propagationi peri-
blastesique sequnturae inservientibus homoeomericae nimirum gelatinam coactam
circumfundendo (bl. homoeomericum) vel hoteromericae alias cellulas in pelliculam
tenerrimam intertextas (bl. hyalodermatinum) circumvelando easque inter se omnes
conformes (bl. crustaceum) seu aliis productioribus cylindricis iisque per saturam
digestis (bl. stuppeum) segregatisve (bl. thallodes) paginam utramque infarcien-
tibus (bl. thall. homoplacinum) vel intertextis suffulcientibus (bl. thall. heteropla-
cinum) accedentibus difformes circumducendo in synthesin rite figuratam redinte-
grantibus nunc membranaceam adnatam (bl. crustaceum s. stuppeum membranaceum) eamque nonnisi ortu hypophloeode interveniente a periblastesi desciscentem
ex meris gonidiis compositam eatenus fertilem, nunc foliosam liberam omnino phyt-
menibusque adhaerentem (bl. thall.-phyllinum), nunc frondosam erectam (bl. cladodes) nunque fruticulosam (bl. thamnodes) rarius tantum integram ac ab inquina-
mentis gonimicis immunem concinnantibus. Cymatia (apothecia Ach.) sessilia s.
suffulta, epi-rarius hypophylla, speirematibus sporarum analogis foeta, nunc verruciformia vertice umbonato dein poro pertusa, speirematibus ascis inclusis in
pulpa nidulantibus (lich. pyrenocymatii), nunc discoidea (l. discocymatii) inter
marginem tornatum s. utrinque angustatum discum rotundatum s. liratum carnosum speirematibus penitius subeuntibus s. emergentibus tectum (speiremadochium)
recludentia, nunc pileolata vertice scissilia s. aperta speirematibus nudis s. veluti
receptaculo superadditis (l. coniocymatii) insignia.

Propagatio primaria eaque rarior speirematica veluti pseudo-cotyledonaris ex
speirematibus sive primitus in cymatiorum rudimenta eblastematica deliquescentibus
sive producendo in fila byssoidea nigrescentia radiantia (hypothema) excurrentibus
periblastesin raro primitus cymatia informantibus, secundaria eaque adsueta veluti
gemmacea ex hologonidiis emersis foetis iisque a periblastesi l. saepius loci injuria
deliquescentibus monstraque asyntheta hologonimica et mesogonimica ex globulis
microscopicis viviparis, crustam pulverulentam effusam, nunc viridem (Palmella
botryoides Agardh., Lepraria botryoides Ach., L. olivacea Pers., Lichen viridis
Schreb.) nunc flavam versicolorem (Lepraria rubens Ach., Lichen croceus Schreb.)
composita mentientibus s. ex his itidem in chnaumata s. initia periblastetica sensim
abeuntibus.

Classis IV. Lichenes.

Ordo I. Pyrenocymatii W.

Cymatia verruciformia papillata dein pertusa, nucleo ascigero foeta.

74. **Thrombium W.** Cymatium sphaericum e poro dein ampliato nucleum coactum projiciens.

75. **Verrucaria Ach.** Cymatium hemisphaericum nucleo hyalino concreto persistente nec permeante foetum.

76. **Endocarpon Hedw.** Cymatium subglobosum sensim in collum labiatum prominulum productum, ampullaeforme, nucleo hyalino ex thecis ellipticis ascos includentibus factum.

77. **Thelotrema Ach.** Cymatium conicum blastematicum nucleo ceraceo perithecio tenui excepto foetum, fundo adnatum illudque e vertice crateriformi monstrans.

Ordo II. Discocymatii W.

Cymatia speiremadochium sive utrinque contractum lirellaeforme sive orbiculato-tornatum margine proprio s. cinctura blastematica redimitum excipientia, sessilia s. stelidio podetiove suffulta. Blastema varium.

I. Lirati,

cymatiis in finem utrumque contractis speiremadochium simplex aequale s. proliferum gyroso-plicatum concipientibus.

78. **Arthonia Ach.** Cymatium amorphum inter figuram subrotundam et oblongam ambigens subimmarginatum, ex meris speirematibus solutis conflatum.

79. **Graphis Adans.** Cymatium dein naviculare s. liratum simplex vel ex disco proliferum.

A. Opegrapha, cymatiis dein liratis speiremad. simplex angustius latiusve recludentibus, ut plurimum.

a. hypophloeodeis, saepius chrysogonimicis.

* stenograptae, cymatiis canaliculatis nisu angustato insignibus.

α. nudae. — Gr. insculpta, herpetica, atra, vulgata, lithyrga, depressa, involuta, Prunastri,

β. pruinosae. — Gr. pulverulenta.

** Platygraptae, cymatiis sulcatis nisu latescendi insignibus. — Gr. varia, saxatilis, signata, pulicaris, notha.

b. Bl. crustaceo chlorogonimico. — Gr. petraea.

B. Umbilicaria, cymatiis platygraptis e disco proliferis habitum gyroso-plicatum mentientibus, ex bl. monophyllino basi umbilicato emergentibus.

* stenograptae, cymatiis simplicibus linearibus aggregatis. — G. polyrrhiza.

** Gyrograptae, cymatiis proles tenuiter sulcatas e disco emittentibus. — Gr. corrugata, cylindrica, aenea, vellea.

*** Platygraptae, cymatiis subsimplicibus fere patellaribus. — Gr. pustulata.

II. Tornati,

cymatiis orbiculato-tornatis lenticularibus intra marginem s. cincturam speiremadochium varie coloratum recludentibus.

80. **Patellaria** Hoffm. emend. Cymatium ex substantia propria conflatum
patellare orbiculato-tornatum intra marginem circinatum conformem discum
carnosum speirematophorum recludens, sessile s. podetio thamniove suffultum. Blastema hetero- et homoeomericum.

⊙ Heteromericae, blastemate heteromerico.

A. Lecidea, bl. crustaceo s. stuppeo adnato.

† Melanophaenae, speiremadochio nigrescente. .

α. Nudae. — P. simplex, myriocarpa, milliaria sabulotorum, punctata, premnea,
sanguinaria, confluens, atro-alba, atro-virens, spectabilis, flavo-virescens.

β. Pruinosae. — P. fusco-atra, caesia, variabilis, calcaria, farinosa, abietina,
melanocarpa, intermedia.

†† phaeophaenae, speiremadochio fuscescente.

α. tricolores — P. cyrtella, umbrina, anomala, ochrostoma, decolorans,
fusco-lutea, coarctata, Wallrothii, rivulosa, quernea, uliginosa, demissa.

β. unicolores. — P. polytropa, vernalis.

††† erythrophaenae, speiremad. rubente — P. ferruginea, rubella, abstrusa,
pineti, marmorea, rosella.

†††† xanthophaenae, speiremad. flavente. — P. rupestris, luteo-alba, aurantiaca,
holocarpa, obliterata, thejotea.

B. Lepidoma, bl. thallode, phyllis catophliis orbiculatis.

† melanophaenae. — P. canescens, candida, Wahlenbergii, lurida.

†† phaeophaenae. — P. circinata, lentigera.

††† erythrophaenae. — P. teicholyta, caelata.

†††† xanthophaenae. — P. fulgens.

C. Psora, bl. thallode, phyllis dispersis s. microphyllinis.

† melanophaenae. — P. ostracodermatina, Friesii, ostreata, decipiens.

†† phaeophaenae. — P. atrorufa, globifera.

D. Cenomyce, bl. microphyllino steliphoro.

† calycariae, protostelidiis nisu scyphos informandi insignibus.

* phaeophaenae.

α. holophyllinae, ph. sublatescentibus.

a. leioplacinae, stelidiis nudis. — P. symphycarpa, coralloidea, turbinata,
pyxidata, neglecta, foliacea, convoluta.

b. gonimico-erasae, stelidiis in gonidia fatiscentibus. — P. fibularis, fimbriata, tubaeformis.

β. schizophyllinae, ph. compactilibus incisis.

a. leioplacinae. — P. quercina, caespitosa, pyxioides.

b. gonimico-erasae. — P. ambigua, uncinata.

** ochrophaenae, speiremad. stramineo. — P. botrytes, sulfurea, carneola.

*** coccophaenae, speiremad. coccineo.

a. leioplacinae. — P. Papillaria, Floerkeana, polycephala, cornucopiae.

b. gonimico-erasae. — P. macilenta, deformis, pleurota.

†† cladoniae, protost. nisu ramos informandi insignibus.

* phaeophaenae.

α. holophyllinae. — P. subulata, racemosa, amaurocaea, turgida, pungens, rangiferina, Arbuscula.

β. schizophyllinae. — P. furcata, cymosa, sylvatica.

** ochrophaena. — P. uncialis, squarrosa.

⊙⊙ hyalodermatinae, bl. hyalodermatino.

E. Lemniscium, bl. phyllino s. pseudo-thamnode.

† bl. micro s. platyphyllino.

* melanophaenae. — P. humosa, nigra.

** phaeophaenae. — P. vilis, floccosa, nebulosa, microphyllina, tremelloides, diaphana, plumbea.

†† bl. pseudo-thamnode. — P. subtilis, intricata, muscicola.

F. Stereocaulon, bl. thamnode ramnoso. — P. tomentosa, pileata, paschalis.

81. Parmelia Ach. emend. Cymatium sessile tegmine s. strato blastematico succinctum mammillare, e vertice ocellato speiremadochium carnosum cinctura blastematica varia saepius reclinata redimitum recludens. Blastema varium.

⊙ heteromericae, bl. heteromerico.

A. Lecanora, bl. crustaceo.

† melanophaenae.

a. nudae. — P. crenulata, sophodes, caesiella, atra.

b. pruinosae. — P. cinerea, calcaria, scruposa, Villarsii.

†† phaeophaenae.

α. nudae. — P. intricata, albescens, varia, Hageni, galactina, subfusca, intumescens, tartarea.

β. pruinosae. — P. pallida, sordida, Parella, argena.

††† erythrophaenae. - P. erythrella, Jcmadophila, rubra, Haematomma, ventosa.

†††† xanthophaenae. — P. aurella, cerina.

B. Psoroma, bl. thallode microphyllino, phyllis dispersis squamaeformibus.

† melanophaenae. — P. leucolepis, alphoplaca.

†† phaeophaenae. — P. Ludwigii, fuscata, squamulosa, hypnorum, crassa, Smithii, cartilaginea.

††† erythrophaenae. — P. chrysoleuca.

C. Circinaria, bl. thallode saepius platyphyllino, phyllis in rosulam expansis.

† melanophaenae. — P. caesia, homochroa, allochroa, aquila, speciosa, ciliaris.

†† phaeophaenae.

α. homoplacinae, ph. subtus nudis. — P. versicolor, straminea, gelida, saxicola, ceratophylla, prunastri, furfuracea.

β. heteroplacinae, ph. subtus phythmenes exserentibus. — P. obscura, aleurites, diffusa, centrifuga, saxatilis, tiliacea, revoluta, olivacea, corrugata.

γ. trichoplacinae, ph. subtus in cellulas capillares saepius discolores protensis. — P. lanuginosa, caerulescens.

δ. chnooplacinae, ph. subtus vellere tenui vestitis.

a. cymatiis anticis. — P. herbacea, glomulifera, pulmonaria, scrobiculata, sylvatica, saturnina.

b. cymatiis posticis. — P. tomentosa, papyracea.

††† xanthophaenae.

a. campylophyllinae, ph. catophliis. — P. chlorophana, elegans, murorum

b. platyphyllium. — P. parietina, Callopisma.

D. Platisma, bl. cladode compaginato s. inflato.

† phaeophaenae.

α. phyllocladodes, cladis latescentibus, habitum phylloden mentientibus.

a. cymatiis sessilibus. — P. fahlunensis, perlata, glauca, juniperina, sepincola.

b. cymatiis adpressis peltatis. — P. islandica, cucullata, nivalis.

β. physocladodes, cladis parcius penitiusve inflatis. — P. divaricata, vulpina, spadicea.

γ. pseudothamnodes, cladis farctis compresso-teretiusculis thamnia veluti mentientibus. — P. tristis, lanata, bicolor, ochroleuca.

†† xanthophaenae.

α. platycladodes. — P. chrysophthalma.

β. pseudothamnodes. — P. flavicans.

††† ochrophaenae, speiremadochio carneo ex speirematiis adspersis helvolo.

α. platycladodes. — P. scopulorum, calycaris, fraxinea.

β. physocladodes. — P. populina.

γ. pseudothamnodes. — P. sarmentosa, jubata.

E Usnea, bl. thamnode funiculari, cymatiis saepius e margine proliferis. — P. officinarum.

⊙⊙ Homoeomericae, bl homoeomerico.

F. Collema, bl. homoeomerico ad bl. heteromer. thallodis modum configurato.

α. phyllodes. — C. crispa, cheilea, auriculata, tenax, nigrescens, melaena, fluvialis, livido-fusca, chalazana, compacta, Schraderi.

β. cladodes. — C. Botrytis, fascicularis.

γ. pseudothamnodes. — P. teretiuscula, velutina.

82. Peltigera Wigg. Cymatium adpressum velo blastematico fugaci tectum peltiforme. Blastema stuppeum s. platyphyllinum.

83. Baeomyces Pers. Cymatium podetio suffultum, primum tuberculosum, tegmine blastematico obductum, dein speiremadochium margine reclinatum peltato-capitatum informans.

Ordo III. Coniocymatii.

Cymatia pileolata speiremata laxe conglobata floccoso-pulverulenta nuda s.

excipulis variis excepta continentia, sessilia, s. stipite thamnioque suffulta. Blastema saepius obsoletum.

84. **Embolus Batsch.** Cymatium superne in pilidium capitatum ex speirematibus demum nudis floccoso-pulverulentis conflatum incrassatum, inferne in basin stipitiformem succrescens.

Exempl.: E. pallidus, brunneolus, gracilentus, phaeocephalus etc.

85. **Calycium Pers.** Cymatium excipuliforme ex substantia propria compositum in excipulum circumscissum speirematibus pulverulentis foetum dilatatum, sessile s. basi stipitiformi suffultum. Blastema crustaceum s. stuppeum, saepe obsoletum.

A. Cyphelium, cymatiis sessilibus excipuliformibus, speirematibus nigris inquinantibus foetis, nonnisi eblastematicis omnino s. blastematis initia consumentibus.

Exempl. C. sessile, tigillare etc.

B. Leptopodium, cymatiis excipuliformibus in basin stipitiformem succrescentibus, variorum colorum, raro eblastematicis.

Exempl. C. pusillum. lenticulare, adspersum etc.

86. **Sphaerophoros Pers.** Cymatium subglobosum thamnii extremitates terminans, demum e vertice aperto speiremata pulverulenta projiciens.

XLII. A.

⊙ Link D. H. F., Handbuch zur Erkennung der nutzbarsten und am häufigsten vorkommenden Gewächse. 3. Theil. Berlin 1833. kl. 8.

Auch unter dem Titel: Grundriss der Kräuterkunde von D. Carl Ludw. Willdenow. Nach dessen Tode nun herausgegeben mit Zusätzen von H. F.Link. Vierter (praktischer Theil). Berlin 1833.

pag. 162 — 226.

Classis V. Cryptophyta.

Ordo I. Lichenosae.

Thallus gemmulosus (crustaceus) aut foliaceus, rarius caulescens et tum intus e contextu fibroso (vasculoso) sicco. — Contextus fibrosus semper e fibris seu vasis tomentose contortuplicatis Soredia saepe inspersa e sporidiis accumulatis erumpentibus a contextu fibroso dilapso.

Sect. 1. Usneaceae.

Thallus caulescens. Sporangia strato thecigero e thecis appositis parellelis.

1. Usnea. Usnee.

Thallus ramosus: cortex exterior e contextu fibroso concentrice stricto, cortex interior e contextu fibroso laxo, lignum e contextu fibroso longitudinaliter striato. Sporangium patelliforme infra cortice tectum, ramis innatis, supra strato thecigero.

Ex. U. plicata.

2. Alectoria. Alectorie.

Thallus ramosus; cortex tenuis, medulla e contextu fibroso laxissimo stuposo. — Sporangia non vidi.

Ex. A. articulata.

3. Bryopogon. Moosbart.

Thallus ramosus, cortex compactus, medulla lacunosa e contextu subtiliter fibroso. Sporangium patelliforme initio connivens, infra cortice tectum eoque marginatum, supra strato thecigero oppositum.

Ex. B. ochroleucus, sarmentosus, jubatus

4. Cornicularia. Hornflechte.

Thallus ramosus, cortex compactus, medulla e fibris dense contextis. Sporangium terminale patelliforme non marginatum infra cortice et medulla inductum supra strato thecigero.

Ex. C. tristis.

5. Coelocaulon. Hohlflechte.

Thallus ramosissimus cortice tenui, intus cavus, medulla e contextu fibroso fatiscente. Sporangium terminale patelliforme a thallo marginatum, margine verrucoso, supra strato thecigero.

Ex. C. aculeatum.

6. Roccella. Rocelle.

Thallus ramosus intus e contextu fibroso denso, cortice tenuissimo. Sporangia lateralia rotundata convexa, supra strato thecigero, subtus e contextu fibroso-celluloso demum pigmento nigro grumoso referto.

Ex. R. tinctoria, fuciformis.

7. Sphaerophorus. Kugelträger.

Thallus ramosissimus intus e contextu fibroso cortice tenuissimo. Sporangia terminalia initio clausa demum aperta patelliformia subtus strato fibroso, tum strato thecigero. Spora magna demum protrusa nigrescens compacta superficiei sporangii inhaerens.

Ex. Sph. coralloides, compressus, fragilis.

Sect. 2. Cladoniaceae.

Thallus crustaceus aut foliaceus. Podetia cauliformia sporangia sustentantia. Sporangia strato e thecis appositis parallelis.

8. Stereocaulon. Dichtstamm.

Thallus crustaceus. Podetia ramosa intus e contextu fibroso denso, cortice tenuissimo. Sporangia terminalia et lateralia primo turbinata tum expansa deflexa irregularia, subtus strato fibroso supra strato thecigero.

Ex. St. paschale, denudatum, corallinum etc

9. Cladonia Astflechte.

Thallus crustaceus. Podetia ramosa fistulosa, superficie interiore glaberrima. — Sporangia terminalia parva; exteriore strato thecigero (utique !).

Ex. C. rangiferina, uncialis, Papillaria.

10. Cenomyce. Becherflechte.

Thallus foliaceus. Podetia fistulosa, superficie interiore glaberrima superne magis minusve scyphiformia. Sporangia terminalia initio parva, demum circa scyphum confluentia, stratum exterius thecigerum.

Div. 1. Sporangia rufa. Thallus expansus.

Ex. C. endiviaefolia, alcicornis.

Div. 2. Thallus haud expansus, saepe podetiis insidens. Scyphus basi clausus. Sporangia fusca.

Ex. C. pyxidata, gracilis, degenerans, fimbriata cornuta etc.

Div. 3. Thallus haud expansus saepe podetiis insidens. Scyphus pervius. Sporangia fusca.

Ex. C. brachiata, furcata, squamosa.

Div. 4. Thallus haud expansus saepe podetiis insidens. Sporangia carneola.

Ex. C. carneola, botrytis.

Div. 5. Thallus haud expansus, saepe podetiis insidens. Sporangia coccinea.

Ex. C. cornucopioides, bellidiflora, Floerkeana, deformis etc.

11. Baeomyces. Korallenflechte. Thallus crustaceus. Podetia e contextu fibroso denso, cortice nullo. Sporangia terminalia convexa, strato thecigero inducto.

Ex. B. roseus.

Sect. 3. Parmeliaceae.

Thallus foliaceus, intus fibrosus. Sporangia strato thecigero induta.

12. Peltidea. Schildflechte. Thallus decumbens supra corticatus subtus fibroso-tomentosus saepe radiculosus. Sporangia plerumque marginalia. Sporangia semper marginata juniora conniventia, margine thalli interdum obvelata.

Ex. P. canina, malacea, crocea, saccata, glomerulifera (Ach.) etc.

13. Nephroma. Nierenflechte. Thallus decumbens radiculosus, supra infraque cortice tectus. Sporangia marginalia resupinata.

Ex. N. polare, resupinatum.

14. Sticta. Warzenflechte. Thallus decumbens radiculosus, supra verrucae e contextu compacto (sarcomata) sub cortice stratum album e contextu celluloso laxo, subtus stratum tomentoso-radiculaceum areis circumscriptis a tomento liberis (cyphellis). Sporangia?

Ex. St. sylvatica, scrobiculata.

15. Crocodia. Safranflechte. Thallus decumbens radiculosus, sub cortice fusco strato fibroso flavissimo, infra strato spongioso-ramoso. Sporangium pedicello (brevi) immersum e thallo formato non mutato.

Ex. Cr. aurata (Sticta aurata Ach.).

16. Lobaria. Lungenflechte. Thallus decumbens radiculosus, sub cortice stratum fibrosum, infra stratum tenui-tomentoso-radiculosum. Sporangium pedicello (brevi) immersum e thallo formato margine verrucoso lobato.

Fx. L. pulmonaria Hoffm.

17. Cetraria. Moosflechte. Thallus erectus utrinque corticatus radice distincta nulla. Sporangia marginalia initio thallo marginata.

Ex. C. islandica, nivalis, cucullata.

18. **Evernia.** Evernie. Thallus erectus basi deplanata radicans, utrinque corticatus et similis. Sporangium a thallo fultum et marginatum.

Ex. E. Prunastri, vulpina, flavicans, scopulorum, calicaris, pollinaria.

19. **Parmelia.** Parmelie. Thallus decumbens aut adscendens, subtus fibrillis radicans, utrinque corticatus sed dissimilis. Sporangium a thallo fultum et saepissime marginatum.

Sect. 1. Thallus adscendens.

Ex. P. ciliaris, chrysophthalma, villosa, furfuracea, glauca.

Sect. 2. Thallus decumbens.

Ex. P. tiliacea, caperata, perlata, physodes, parietina, juniperina, plumbea, muscorum etc.

20. **Umbilicaria.** Nabelflechte. Thallus decumbens medio radice dilatata affixus, subtus interdum fibrillosus. Sporangium supra in plerisque gyris notatum. Thallus tenuis strato fibroso tenuissimo, saepissime cartilagineus.

Ex. U. pustulata, hyperborea, polyphylla etc.

21. **Placodium.** Kuchenflechte. Thallus foliaceus crassus extus farinosus (e vesiculis parvis). Sporangia e thallo ornata. Laciniae breves saepe in phylla separata transeunt.

Ex. P. crassum, Lagascae, candidum, Wahlenbergii, decipiens, cervinum etc.

22. **Lecanora.** Schüsselflechte. Thallus foliaceus e phyllis minutis aut crustaceus e crusta granulata pulverulentave. Sporangia super phyllis granulisve thalli enata, non e phyllo areolave thalli, ipso vero fulta et saepe marginata.

Sect. 1. Thallus e phyllis minutis saltem partim.

Ex. L. triptophylla, muscorum, murorum etc.

Sect. 2. Thallus totus crustaceus.

Ex. L. parella, subfusca, ventosa, aurantiaca etc.

23. **Urceolaria.** Krugflechte. Thallus crustaceus. Sporangia e granulis aut areolis crustae initio immersa.

Ex. U. cinerea, sordida, confluens, scruposa, geographica etc.

24. **Lecidea.** Tellerflechte. Thallus crustaceus rarius margine foliaceo et subfoliaceo. Sporangia inter thalli granula emergentia excipulo proprio excepta.

Ex. L. placophylla, canescens, ferruginea, carneola, premnea, myrmecina etc.

25. **Psora.** Warzenflechte. Thallus subfoliaceus erectus gelatinosus bullatus. Sporangia ad basin thalli emergentia, a thallo non fulta.

Ex. P. vesicularis etc.

26. **Opegrapha.** Schriftflechte. Thallus crustaceus. Sporangia a thallo non excepta margine utrinque inflexo et hoc patente dehiscentia.

Ex. O. varia, scripta, dendritica etc.

27. **Conioloma.** Staubflechte. Thallus crustaceus. Sporangia a thallo non excepta non marginata superficie demum rescissa thecis in pulverem cohaerentem solutis.

Ex. C. coccineum.

Sect. 4. Collemaceae.

Thallus gelatinosus, fibris (vasis) in gelatina sparsis. Sporangia strato e thecis appositis parallelis tecta.

28. Collema. Leimflechte. Thallus foliaceus. Sporangia scutelliformia.
Ex. C. crispum, melaenum, saturnium, diaphanum etc.

Sect. 5. Coenogoniaceae.

Thallus tubulosus. Sporangia strato inducta e thecis appositis parallelis.

29. Coenogonium. Algenflechte. Thallus ramosus. Sporangia scutelliformia.
Ex. C. Linkii.

Sect. 6. Endocarpeae.

Thallus foliaceus et crustaceus. Thecae sporangio aut thallo inclusae.

30. Endocarpon. Innerfrucht. Thallus foliaceus medio affixus. Sporangium thallo inclusum ostiolis prominentibus, peridio proprio nullo.
Ex. E. miniatum, pusillum etc.

31. Sagedia. Sagedie. Thallus crustaceus. Sporangia thallo inclusa, peridio proprio nullo, tandem nigrescentia, ostiola in collum tenue attenuata, apice pertusa.
Ex. S. cinerea, viridula etc.

32. Chiodecton. Weissküssen. Crusta verrucosa, verrucae elevatae continentes nucleos nigrescentes initio solitarios demum confluentes in lineolas flexuosas massamve.
Ex. Ch. seriale.

33. Pertusaria. Porenflechte. Crusta verrucosa, verrucae nucleis nudis sparsis coloratis.
Ex. P. communis, Wulfenii.

34. Thelotrema. Löcherflechte. Crusta verrucosa, verrucae primo clausae; dein apice apertae marginatae, includentes nucleum collo destitutum, tandem collapsum et rigescentem.
Ex. T. lepadinum.

35. Segestria. Segestrie. Crusta sporangia includens peridio proprio colorata cincta, ostiolo simplici subpapillato.
Ex. S. thelostoma.

36. Verrucaria. Warzenflechte. Crusta sporangia includens aut continens, peridio proprio nigro cincta ostiolo simplici papillaeformi aut pertuso.

A. Terrestres.
Ex. V. epigaea, muscorum.
B. Saxicolae.
Ex. V. muralis, rupestris, nigrescens etc.
C. Corticolae.
Ex. V. nitida, gemmata, punctiformis etc.

37. **Trypethelium.** Löcherflechte. Crusta corticata, sporidochia verruciformia formans, sporangia cohtinentia plura peridio proprio nigro, nec non papilla ostiolove instructa.

Ex. T. Sprengelii.

38. **Pyrenula.** Kernflechte. Thallus crustaceus. Sporangia peridio proprio nigro, ore pertusa, nucleum globuli instar emittentia, demum evacuata explanata.

Ex. P. leucocephala, vermicellifera, stictica.

39. **Cleiostomum.** Schliessmund. Crusta continens sporangia peridio proprio nigro induta collabescendo rugosa non dehiscentia.

Ex. Cl. corrugatum.

40. **Stigmatidium.** Stigmatidie. Thallus pagina inferiore ubique adnatus (instar crustacei), effiguratus, foliaceus, tenuis. Sporangia peridio proprio induta immersa papillata.

St. astroideum.

Sect. 7. Sclerophoreae.

Thallus crustaceus. Sporangia juniora et adulta compacta, sporas sparsas (in thecas non digestas) continentia.

41. **Calycium.** Pilzflechte. Sporangium stipitatum hemisphaericum planum aut marginatum demum saepe collabescendo rugosum.

Ex. C. furfuraceum, pallidum, curtum, stigonellum etc.

XLII B.

⊙ Endlicher Steph., Genera Plantarum secundum Ordines naturales disposita. Vindobonae. 1836—1840. Lexic. Form.

Pag. LIII. (Uebersicht der Ordnungen)

Regio I. Thallophyta.

Sectio I. Protophyta.

Classis I. Algae.

1. Diatomaceae etc. etc.

Classis II. Lichenes.

Ordo 8. Coniothalami.
    Trib. 1. Pulveraieae.
        2. Calicieae.
Ordo 9. Idiothalami.
    Trib. 1. Graphideae.
        2. Glyphideae.
        3. Limborieae.
        4. Pyxineae.
Ordo 10. Gasterothalami.

Trib. 1. Verrucarieae.

2. Trypetheliaceae.

3. Endocarpeae.

4. Sphaerophoreae

Ordo 11. Hymenothalami.

Trib. 1. Collemaceae.

2 Lecidineae.

3. Parmeliaceae.

4. Usneaceae.

Sect. II. Hysterophyta.

Classis III. Fungi. etc.

Pag. 11 — 16 folgen sodann die Flechten-Genera und Subgenera in nachstehender systematischer Ordnung, mit kurzen lateinischen Diagnosen der Ordnungen, Tribus und Gattungen, den vorzüglichsten Synonymen.

Uebersicht der Gattungen.

Classis II. Lichenes.

p. 11. Ordo VIII. Coniothalami.

Suborde I. Pulverarieae.

p. 12 . . . . . Arthonia Ach.

Incillaria Fr. (pl. hom. 281)

Arthronaria Fr. (pl. hom. 282)

Pulveraria Ach.

Suborde II. Calycieae.

Coniocarpon DC.

Trachylia Fr.

Calycium Pers.

a. Cyphelium Ach.

b. Calicium Ach.

Coniocybe Ach.

Ordo IX. Idiothalami.

Trib. I. Graphideae Fr. plant. hom. 272.

Coniangium Fr.

Ustalia Fr.

Sclerophyton Eschw.

Lecanactis Esch.

Opegrapha Pers.

a. Hysterina Ach.

b. Oxystoma Eschw.

c. Scaphis Eschw.

d. Leucogramma Mey.

Graphis Fr.

Trib. II. Glyphideae Fr. plant. hom. 270.

Medusula Eschw.

p. 13 . . . . . Chiodecton Ach

Glyphis Ach.

XLIII.

⊙ Oken Prof., Allgemeine Naturgeschichte. III. Band.
1. Abthl. Stuttgart 1841. 8.

pag. 238—260.

Erstes Land. (Regio prima.)

Markpflanzen (Parenchymariae).

Acotyledonen (Acotyledones).

II. Classe. Aderpflanzen (Venariae).

Moosartige.

B. Landmoose — Flechten und Moose.

IV. Ordnung. Blüthen-Aderer — Flechten.

10. Zunft. Saamenmoose — Rahlen.

Staub- oder Krustenflechten.

Die Früchte oder Saamenschläuche stecken in dem krustenartigen Stock zerstreut.

A. Die Früchte bestehen nur aus pulverartigen Häufchen.

a) Die Kruste ist schorfartig und enthält Früchte ohne Ränder.

1. G. Die Staubrahlen (Conioloma).
2. G. Die Maalrahlen (Spiloma).
3. G. Die Strahlrahlen (Arthonia).
4. G. Die Haftrahlen (Solorina).

b) Die Früchte sind gerandet, eingesenkt, spalt- oder rinnenförmig.

5. G. Die Schriftrahlen (Graphis).
6. G. Die Zeichenrahlen (Opegrapha).
7. G. Die Gekrösrahlen (Gyrophora, Umbilicaria).

B. Früchte zerstreut in Tellerchen oder Warzen.

c) Früchte rund oder tellerförmig.

8) G. Die Scheibenrahlen (Lecidea)

d) Warzenförmige Früchte im Stock eingeschlossen, enthalten einen Kern in besonderer Saamenhaut; die Saamen reihenweise in Schläuchen.

9. G. Die Warzenrahlen (Verrucaria).
10. G. Die Spundrahlen (Porina, Pertusaria).
11. G. Die Kernrahlen (Thelotrema).
12. G. Die Stichrahlen (Endocarpon).

11. Zunft. Gröpsmoose — Stuppen.

Sind krusten-, haut- und besenartige Stöcke mit Früchten in selbstständigen Warzen oder Knöpfen. Die Früchte trennen sich hier als besondere Organe, und erheben sich stellenweise über den Stock als Warzen.

A. Der Stock ist zellig und kaum in Lagen geschieden; aus der Marktlage erheben sich mehrere Früchte in besonderen Warzen.

a. Warzen klein; die Früchte oben durchbohrt.

1. G. Die Löcherstuppen (Trypethelium).

b. Die Warzen weiss und pulverig, enthalten mehrere Früchte ohne Mündung.

2. G. Die Wabenstuppen (Glyphis).
3. G. Die Kissenstuppen (Chiodecton).

B. Strauchartig, die Marklage faserig, ganz von der Rindenlage umgeben.

c) Die Früchte vom Stock bedeckt oder gerandet; die Saamen ohne Schläuche.

4. G. Die Kelchstuppen (Calycium).
5. G. Die Ballenstuppen (Sphaerophoron).
6. G. Die Färberstuppen (Roccella).

d) Die faserige Marklage des besenförmigen Stocks ist ganz von der Rindenlage umgeben; die Früchte nicht mit der Haut des Stocks, sondern mit einer Saamenplatte bedeckt.

7. G. Die Korallenstuppen (Isidium).
8. G. Die Schwammstuppen (Baeomyces).
9. G. Die Knorpelstuppen (Stereocaulon).
10. G. Die Becherstuppen (Cenomyce).
11. Die Geweihstuppen (Cladonia, Cenomyce).

12. Zunft. Blumenmoose — Raspen.
Schildflechten.

Haben gefärbte Saamenschildchen auf einem laub- oder besenartigen Stocke mit deutlichen Substanzlagen.

A. Stock meist laubartig, oben mit deutlicher Rindenlage; das Saamenschildchen mit gefärbter Scheibe und vom Stocke gesäumt.

   a) Der Stock ist noch gallert- oder krustenartig und kaum in Lagen geschieden; die Marklage zellig.

     1. G. Die Gallertraspen (Collema).

     2. G. Die Krugraspen (Urceolaria).

     3. G. Die Schüsselraspen (Lecanora).

   b) Stock laubartig und lappig mit einer deutlichen Rindenlage und faserigen Marklage.

     4. G. Die Wandraspen (Parmelia).

     5. G. Die Lungenraspen (Sticta).

     6. G. Die Hundsraspen. (Peltidea).

B. Stock meist strauchartig, mit faseriger Marklage ganz von der Rindenlage umgeben.

   c) Stock strauchartig, die Schildchen meist ganz aus dem Stock gebildet und ungerandet.

     7. G. Die Hornraspen (Cornicularia).

     8. G. Die Bartraspen (Usnea).

   d) Stock strauchförmig von der Rindenlage umgeben, Schildchen gerandet.

     9. G. Die Zweigraspen (Ramalina),

     10. G. Die Fadenraspen (Alectoria).

     11. G. Die Strauchraspen (Evernia).

     12. G. Die Brodraspen (Cetraria).

XLIV.

Rabenhorst (L.), Deutschlands Cryptogamen-Flora. II. Band. I. Abthl. Lichenen. Auch unter dem Titel: Die Lichenen Deutschlands mit Berücksichtigung der Schweiz und der südlich angrenzenden Länder, bearbeitet von Dr. Ludwig Rabenhorst. Leipzig 1845. 8.

(438 Species mit zahlreichen Varietäten.)

Ordo I. Cyrosporae, Krustenflechten.

Thallus mit vorherrschender Krustenform, in die Schuppen- oder Blattform übergehend. Apothezien anfangs immer bedeckt oder eingesenkt; meist ein Fruchtkern in einer schwarzen, hornartigen Hülle (Perithecium), die an der Spitze sich mit einem kleinen Loche öffnet, in Fruchtwarzen zerstreut. (Gasterosporae Reichb. Gasterothalami Endl.)

Fam. X. Verrucarieae, Warzenflechten.

Thallus gleichförmig schorf- oder rindenartig. Apothezien einfach, kugelig, mit einem eigenen hornartigen, einen gallertartigen, ziemlich durchsichtigen Kern einschliessenden Gehäuse, dessen Mündung unabgesetzt und durchbohrt ist.

1. **Verrucaria Pers. Warzenflechte.**
Apothezien meist kugelig, schwarz, kohlenartig, dem Thallus eingewachsen, oben mit einer Papille oder Oeffnung, einen gallertartigen, durchscheinenden, auch zerfliessenden Kern einschliessend.
Ex. V. Dufourei, glabrata etc.

2. **Sphaeromphale Reichb. Thallus krustenförmig, fast knorpelig.** Apothezien im Thallus eingeschlossen, mit einer besonderen, gefärbten Hülle (Perithezium) und einer einfachen, etwas hervorstehenden Mündung; Fruchtkern einzeln, rundlich, gelatinös, ziemlich durchsichtig.
Ex. Sph. thelostoma, rubra.

3. **Thelotrema Ach. Brustflechte. Thallus ausgebreitet, dünn krusten-** oder warzenartig; Warzen halbkugelig, von der Substanz des Thallus, erst geschlossen dann an der Spitze offen, eingedrückt, den Fruchtkern enthaltend. Fruchtkern gefärbt, fast gallertartig, von einer eigenen, häutigen, oben zerschlitzten Hülle umgeben; in ihm nisten bis 8 Sporenschläuche.
Ex. Th. lepadinum, clausum.

4. **Pertusaria DC. Porenflechte. Thallus krustenförmig, gedrängt, warzig** (grau); Warzen halbkugelig, von der Substanz des Thallus, an der Spitze mehr oder weniger eingedrückt, endlich durchbohrt, 1, 2 oder 3 getrennte, nackte, röthlich gefärbte, wachs-gallertartige Häufchen von Sporenschläuchen einschliessend.
Ex. P. glomerata, communis etc.

5. **Sagedia (Ach.) Fries. Sagedie. Thallus krustenartig, angewachsen.** Apothezien warzig, im Thallus eingeschlossen, mit wachsartigem zerfliessenden Kern und häutigem Gehäuse, endlich schwarz werdend; Mündungen in einen dünnen Hals ausgezogen, an der Spitze schildförmig erweitert, durchstochen.
Ex. S. viridula, fuscella, clopima etc.

6. **Stigmatidium Meyer. Stigmatidie Thallus krustenförmig, dünn, un-** terrindig. Apothezien punktförmig, gehäuft, eingesenkt, mit einer besonderen kohligen Hülle und durchbohrter Mündung, endlich rinnenförmig zusammenfliessend; Fruchtkern kugelförmig, schwärzlich, ziemlich weichwachsartig.
Ex. St. obscurum.

7. **Pyrenula Ach. Nusskernflechte. Thallus krustenartig, ausgebreitet, ein-** förmig, angewachsen, meist gefeldert. Apothezien warzig, im Thallus eingeschlossen, enthalten ein Gehäuse, welches oben durchbricht und einen Fruchtkern einschliesst, der sich später in viele kleine Kerne theilt; Mündungen niedergedrückt, gerandet.
Ex. P. gibbosa etc.

Fam. XI. Graphideae. Schrift- oder Rinnenflechten.

Dünnkrustige, fleckenartige Ueberzüge, welche sich von der Rinde oder dem Stein, worauf sie wachsen, nicht trennen lassen. Die Apothezien brechen aus der Rindenschicht des Thallus hervor, sind sehr verschiedengestaltig, meist länglich gestreckt, rinnenförmig.

8. **Lecanactis** Eschw. Strahlflechte. Kruste einförmig, dünn, angewachsen. Apothezien eingesenkt, verschiedengestaltig-länglich, schwarz, offen; Gehäuse eigenthümlich, kohlig, napfförmig, mit der Kruste verwachsen; Fruchtscheibe hornartig, ziemlich flach, gerandet, enthält spindelwalzenförmige Sporenschläuche.

Ex. L. lyncea, illecebrosa, impolita etc.

9. **Graphis** Ach. Schriftflechte. Thallus dünnkrustig unter der Rinden-Oberhaut, weisslich durchscheinend, später mehr oder weniger nackt. Apothezien in die Kruste versenkt, hervortretend, schmallinienförmig, meist verbogen, bisweilen etwas ästig, mit eigenem, unvollständigem Gehäuse und undeutlichem Laubrande umgeben, in der Jugend immer bereift.

Ex. Gr. dendritica, scripta.

10. **Opegrapha** (Humb.) Pers. Zeichenflechte. Thallus sehr dünn, anfänglich (bei den auf Rinden lebenden) unter der Rinden-Oberhaut, häutig, schorfartig, gleichförmig. Apothezien auf der Oberfläche, verschiedengestaltig, mehr oder weniger gestreckt, länglich, furchenähnlich, gerandet, aber ohne Laubrand, anfangs durch die wulstig erhabenen und zusammengeneigten Ränder geschlossen, später durch Zurückbeugen derselben geöffnet. Die Scheibe schwillt später öfters so an, dass die Ränder davon bedeckt werden.

Ex. O. herpetica, varia, rupestris etc.

Fam. XII. Limborieae. Fr. Limborieen.

Thallus dünn, ganz angewachsen, krustenförmig oder fast häutig. Apothezien gerundet, mit einem eigenen kohligen Gehäuse (Perithecium), welches aus dem Thallus hervorbricht oder eingesenkt bleibt, einen scheibenförmigen, fast wachsartigen Kern einschliesst, und später unregelmässig aufspringt.

a. Genuinae.

11. **Strigula** Fries. Thallus unterrindig. Gehäuse kohlig, ziemlich rund, voll, geschlossen, einen schwärzlichen, erst gelatinösen, dann erhärtenden Kern einschliessend; Mündung ritzig uneben einfallend.

Ex. St. abietina Fr.

12. **Cliostomum** Fr. Schliessmund. Thallus krustenartig. Apothezien mit einem schwarzen Gehäuse, durch Zusammenfallen runzelig-faltig werdend, an den Falten ritzig sich öffnend, einen wachsartigen Kern einschliessend.

Ex. Cl. corrugatum.

13. **Pyrenothea** Fr. Kernflechte, Brandwarze. Thallus krustig-schorfartig, heteromerisch. Apothezien mit rundlichem, schwarzem Gehäuse, am Scheitel durchstochen, nachdem der gelatinöse Kern ausgestossen ist, erweitert und schild-, seltener scheibenförmig verflacht.

Ex. P. incrustans, stictica, fuscella etc.

14. **Trombium** Walb. Pfropfflechte. Ist Pyrenothea mit homöomerischen Lager.

Ex. P. epigaeum, velutinum etc.

b. Urceolarieae, Krugflechten.

Thallus krustenförmig. Apothezien anfangs geschlossen, dann offen, meist krugförmig.

Ex. U. Schleicheri, cinerea, scruposa etc.

15. **Urceolaria** Ach. Napf-, Krugflechte. Thallus krustenförmig oder knorpelig-häutig, mehr oder weniger ritzig gefeldert oder warzig. Apothezien in die Warzen oder Felder eingesenkt, anfangs fast ganz bedeckt, dann ziemlich krugförmig, mit Laubrand und gefärbter, meist schwarzer, bläulich bereifter Scheibe.

16. **Gyalecta** Ach. Gruftflechte. Thallus meist sehr dünn, krustenförmig, schorf oder weinsteinartig, auf einem Hypothallus, worauf das Gehäuse, welches anfangs geschlossen, später sich verschiedenartig öffnet, gebildet ist. Dies umgiebt als ein erhabener, getrennter Rand die anfangs gelatinöse, dann erhärtende sehr dünne Scheibe und bildet so ein krugförmiges Apothezium.

Ex. G. cupularis, foveolaris, odora etc.

c. Endocarpeae, Deckfruchtflechten.

Thallus schuppen- oder blattartig, horizontal- oder aufsteigend. Die Apothezien in der Thallussubstanz.

17. **Endocarpon** Hedw. Deckfruchtflechte. Thallus laubig, blattartig oder schuppenartig, fast schildförmig, einfach oder vielblätterig und dann fast ziegeldachförmig. Apothezien kugelförmig, in den Thallus eingesenkt, mit dünnem, häutigen, blassen, vom Thallus gebildeten Gehäuse, röthlichem, gelatinösen, zerfliessenden Kern und hervorstehenden Mündungen.

Ex. E. pusillum, miniatum, psoromoides etc.

Ordo II. Thallosporae (Reichb. pr. ₥.) Lagerflechten.

Das Lager beginnt mit der horizontalen Krustenform, wird schuppig, blattartig und erscheint in höheren Formen aufsteigend, mehr oder weniger vertikal. Die Apothezien sind ausgebreitet, schüssel- oder tellerförmig, meist mit einem Laubrande und tragen offen eine Fruchtschicht von Sporenschläuchen.

Fam. XIII. Lecanorinae, Schüssel-, Kuchenflechten.

Thallus krustenförmig (körnig-staubig) oder blattartig, kleinschuppig. Apothezien entspringen aus dem Thallus oder über demselben und sind mit einer Schicht von parallelen Sporenschläuchen überzogen.

18. **Lecanora** (Ach.) Link. Schüsselflechte. Thallus krustenförmig, fast knorpelig, häutig, einförmig ausgebreitet. Apothezien schüsselförmig, dick, angewachsen-sitzend, mit einer Anfangs concaven, dann flachen oder flachgewölbten, gefärbten Scheibe, welche von einem fast freien, dem Thallus gleichfarbigen Rande umgeben ist.

† Patellaria, Apothezien sitzend, mit meist dauerhaftem Laubrande, ohne besondern Rand.

Ex. L. subfusca, atra etc.

A. Craterosporae Reichenb. Büchsenflechten.

Fruchtschicht früher oder später nackt, in Staub zerfallend, mit oder ohne Gehäuse.

Fam. XVI. Calicieae Fr. Kelchflechten.

Thallus einförmig, unbestimmt verbreitet, dünn krustenförmig oder staubig, körnig-mehlartig, bisweilen gar nicht zu bemerken. Apothezien meist gestielt (stecknadelförmig), meist mit vollständig entwickeltem Gehäuse, oft becherförmig. Fruchtschicht löst sich auf; Sporenschläuche hinfällig, zerfallend.

29. **Trachylia** Fr. Apothezien sitzend, von dem krustenförmigen Thallus getrennt, kreisrund, hornartig, schwarz, bisweilen randlos; Sporenschläuche frei, oval-länglich, flockig verbunden.

Ex. T. saxatilis, chlorina, tigillaris etc.

30. **Calycium** (Pers.) Fr. Apothezien mehr oder weniger gestielt, selten sitzend, becherförmig; Scheibe von dem kohligen Gehäuse gerandet, löst sich in Staub (Sporen) auf. Thallus krustenförmig, meist dünn-schorfartig.

† Apothezien sitzend. Thallus krustenförmig. (Cyphelium Ach. Acolium Fée).

Ex. C. turbinatum, viridulum.

†† Apothezien gestielt (Calycium Ach.)

Ex. C. byssaceum, adspersum, lenticulare etc.

31. **Coniocybe** Ach. Thallus krustenförmig, fast schorfartig. Apothezien gestielt, sphärisch, am Scheitel zerfallend, ungerandet, fleischig-korkartig, endlich überall bestäubt, ohne deutliches Gehäuse.

Ex. C. nigricans, gracilenta etc.

Fam. XVII. Coniocarpieae, Staubfruchtflechten.

32. **Coniocarpon** (Del.) Schaer. Staubfruchtflechte. Thallus schorf-krustenartig, öfters sehr dünn. Apothezien niedergedrückt, verschiedengestaltig, länglich oder rundlich, ohne Spur eines Gehäuses; Sporenschicht ist von einer sehr zarten, später zerfallenden Haut bedeckt, enthält spindelförmige, bisweilen lebhaft gefärbte Sporen.

Ex. C. dryinum, cinnabarinum etc.

Fam. XVIII. Sphaerophoreae, Kugelflechten.

Apothezien an den angeschwollenen Spitzen der Aeste, Gehäuse ganz aus der Substanz des Thallus gebildet, anfangs geschlossen, später unregelmässig zerreissend; der Fruchtkern kugelförmig, mit den Sporenschläuchen zerfallend oder verschwindend.

33. **Siphula** Fr. ? Thallus strauchartig, vielästig, mit ästiger Wurzel, inwendig mit filziger Markschichte. Apothezien an den Spitzen der verdickten und angeschwollenen Aeste, geschlossen, dann mit einem Loche durchstochen und in Fetzen zerreissend; Fruchtkern erst kugelrund, dann abgeplattet, mit den Sporenschläuchen verschwindend.

Ex. ? S. Ceratites.

34. *Sphaerophorus* Pers. Kugelflechte. Thallus aufrecht, strauchartig,

sehr ästig, mit einer filzig-faserigen Markschichte und einer sehr dünnen, knorpeligen Rindenschichte. Apothezien sphärisch, endständig; Gehäuse aus dem Thallus gebildet, öffnet sich in Fetzen; Fruchtkern inwendig flockig-faserig, im Umfange eine Schicht von Sporenröhren, staubig zerfallend; Sporen gross, schwarz, schmutzend.

Ex. Sph. coralloides, fragilis etc.

B. Chephalosporae Reichb. Kopfflechten.

Fruchtschicht gewölbt, bleibend, durch ein eigenes, schon anfangs offenes Gehäuse berandet oder diess zuletzt überdeckend; Träger undeutlich, dem Lager eingesenkt = Lecideaceen, oder verschiedengestaltig-stielförmig (Podetium) = Cladoniaceen.

Fam. XIX. Lecideaceae, Scheibenflechten.

35. Lecidea (Ach.) Fr. Scheibenflechte. Thallus verschiedenschichtig krustenartig, ausgebreitet, angewachsen, einförmig oder figurirt, blattartig. Apothezien sitzend, offen, schild- oder scheibenförmig, inwendig dicht, mit einem eigenen kohligen, schwarzen Gehäuse und anfangs davon gerandet.

A. Kruste im Umfange nicht figurirt, einförmig (Patellariae spec. De C.)

Ex. L. citrinella, sanguinaria, parasema, geographica, calcarea etc.

B. Kruste im Umfange figurirt oder runzelig-faltig. (Psora Hoffm.)

Ex. L. Wahlenbergii, epigaea, canescens etc.

36. Biatora Fr. Wandelflechte. Thallus ziemlich krustenartig oder schuppig-blattartig, figurirt oder überall einförmig, horizontal ausgebreitet und dicht anliegend. Apothezien sitzend oder kaum gestielt, anfangs von einem eigenthümlichen, wachsartigen Gehäuse gerandet, immer offen, später gewölbt, und bei einigen Arten so stark, dass der Rand fast ganz verschwindet, anfangs niemals schwarz und nie schwarz gerandet.

† Thallus bildet eine schorfartige, bisweilen staubige, einförmig verbreitete Kruste. (Patellaria De C. Verrucariae spec. Hoffm.)

Ex. B. ferruginea, rupestris, carnosa, anomala, rubella etc.

†† Kruste figurirt, mehr oder weniger schuppig, im Umfange gelappt (Psorae spec. Hoffm.)

* Apothezien sitzend.

Ex. B. testacea, decipiens, lurida etc.

** Apothezien gestielt.

Ex. B. byssoides.

Fam. XX. Cladoniaceae, Säulchenflechten.

37. Baeomyces Pers. Knotenschwamm-, Korallenflechte. Thallus krustenförmig, flach ausgebreitet, angewachsen, einfache weiche, rindenlose Stiele treibend, an deren Spitzen die anfangs kugelig-kopfförmigen, ungerandeten, (röthlich-) gefärbten Apothezien sitzen, diese tragen ausserhalb eine (peripherische) aus Sporenschläuchen bestehende Fruchtschicht und sind im Innern mit einer flockigen Zellenmasse angefüllt.

Ex. B. roseus.

38. C l a d o n i a (Hill.) Hoffm. Säulchenflechte. Thallus schuppig-, blatt- oder krustenartig. Apothezien knopf- oder kopfförmig, innen hohl oder locker-markig (öfters verschiedengestaltig-zusammengewachsen), auf hohlröhrigen, bisweilen ästigen, meist becherförmig erweiterten Stielen (Lagersäulchen, stelidium Wallr)

39. P y c n o t h e l i a Duf. Röhrenflechte. Thallus strauchartig, aufrecht, ästig, schwammig-weich, inwendig röhrig und mit flockigem Gewebe angefüllt.

Ex. P. madreporiformis, muricata.

40. S t e r e o c a u l o n Schreb. Dichtstamm, Strunkflechte, Korallenflechte. Thallus körnig-kleinschuppig, krustenförmig, horizontal, bisweilen auch undeutlich oder fehlend. Stiele aufrecht, ästig, mit sehr dünner Rindenschichte, fast holzig, inwendig voll von einem faserigen Gewebe. Apothezien end- oder seitenständig, anfangs kreiselförmig, dann gedunsen, kopfförmig, rundlich, ohne Laubrand; Fruchtscheibe immer offen, in einem besonderen Gehäuse, mit ausgebildeten linealischen Sporenschläuchen.

Ex. St. denudatum, tomentosum etc.

C. Peltosporae, Schildflechten.

Fruchtschicht scheibenförmig, offen. Thallus mehr oder weniger strauchartig, aufsteigend oder aufrecht, auch hängend, von der Rindenschicht ganz umgeben, inwendig bisweilen hohlröhrig; der horizontale ist ganz verschwunden, Lappen oder Aeste zusammengedrückt, flach = Ramalineae, oder stielrund = Usneaceae.

Fam. XXI. Ramalineae, Astflechten.

Thallus aufrecht, lappig-getheilt oder ästig; Lappen oder Aeste flach, beiderseits mit Rinde, gleichartig und meist gleichfarbig. Apothezien kreisrund, vom Thallus gestützt und gerandet.

41. C e t r a r i a (Ach.) Fr. Moos-, Tartschenflechte. Thallus buschig, aufsteigend oder aufrecht, knorpelartig oder häutig, unregelmässig zerschlitzt oder ästig, beiderseits nackt und berindet. Apothezien schüsselförmig, schief an den Rand des Thallus angewachsen, angedrückt oder mit dem unteren Theile etwas abstehend, und einem erhabenen einwärts gebogenen Laubrande; Scheibe dünn, offen, der Medullarschichte aufliegend.

† Thallus ziemlich häutig, aufsteigend, fast breitlappig, concav. Apothezien endständig, fast schildförmig. (Squamaria Fr.)

Ex. C. glauca, saepincola.

†† Thallus knorpelartig, aufrecht oder fast aufrecht-strauchartig; Lappen oft rinnenförmig (mit zusammengeneigten Rändern). Apothezien angedrückt. Cetraria Ach. Physcia Fr.)

Ex. C. cucullata, nivalis, islandica etc.

42. H a g e n i a Eschw. Hagenie. Thallus blattartig, aufsteigend, lappig-ästig, oberhalb oder am Rande faserig. Apothezien endständig, kreisrund, anfangs geschlossen, dann offen, fast gestielt, mit ziemlich dicker, wachsartiger, der Markschichte aufliegender Scheibe und einem umgebogenen, anfangs ganzen, dann gezähnten oder gewimperten Laubrande.

Ex. H. ciliaris, chrysophtalma etc.

43. **Evernia** Ach. Evernie, Strauch-Bandflechte. Thallus knorpelig, aufrecht oder (nach Beschaffenheit des Standortes) hängend, zusammengedrückt, flach, auf der unteren Seite mehr oder minder rinnenförmig, mehr oder weniger getheilt, mit einer erweiterten Basis angeheftet. Apothezien kreisrund, schildförmig, randständig, vom Thallus gestielt und gerandet; Scheibe später ausgebreitet, der flockigen Markschichte aufliegend, gefärbt.

Ex. E. flavicans, furfuracea, vulpina etc.

44. **Ramalina** Ach. Astflechte. Thallus flach, mehr oder weniger getheilt, aufrecht oder schlaff und auch hängend, beiderseits gleichartig und gleichfarbig (im feuchten Zustande gelatinos-lederartig, im trockenen starr und zerbrechlich). Apothezien kreisrund, schüsselförmig, zerstreut an beiden Rändern der Lappen, dem Thallus gleichgefärbt oder heller, mit offener, der Brutzellenschichte aufliegender Scheibe und vorragendem Laubrande.

Ex. R. polymorpha, pollinaria, calicaris etc.

Fam. XXII. Usneaceae, Strunk-, Bartflechten.

Thallus stielrund, strauchartig, aufrecht oder hängend.

45. **Cornicularia** Ach. Hornflechte. Thallus knorpelig, ästig, stielrund, berindet, innen mit einem faserigen, bisweilen ganz oder stellenweise verschwindenden Marke. Apothezien endständig, fast schildförmig, mit dünnem Rande, im Umfange endlich zurückgebogen, warzig oder strahlig-gezähnt-dornig, selten ganz, auf der Scheibe mit einer Schichte von röhrigen Sporenschläuchen.

Ex. C. tristis, aculeata.

46. **Bryopogon** Link. Moosbart. Thallus stielrund, aufrecht oder hängend, vieltheilig, überall gleichartig, innen unterbrochen-röhrig, mit flockigem Gewebe; Aeste starr oder schlaff und fadenförmig. Apothezien schüsselförmig, anfangs zusammengeneigt, dann offen, mit einer Schicht von Sporenschläuchen, vom Thallus gerandet.

Ex. B. sarmentosus, ochroleucus, jubatus etc.

47. **Alectoria** Link. Alektorie. Thallus ästig, schlaff, gestreckt oder hängend, mit dünner Rinde und lockerer, zartfaseriger Markschicht, Apothezien?

Ex. A. articulata (Linn. Dill.)

48. **Usnea** Hoffm. Bartflechte. Thallus baum- oder strauchartig-vielästig, aufrecht oder schlaff und hängend, stielrund, robust oder fadenförmig, mit doppelter Rindenschichte und einer meist scharf getrennten, wergartig-fädigen Markschichte. Apothezien endständig, zerstreut, oft fehlend, scheiben- oder schildförmig, immer offen, flach; Scheibe der Markschichte aufliegend, mit einer Schicht von Sporenschläuchen, von der Rindenschicht, die meist strahlig sprosst, eingefasst.

Ex. Usnea barbata, longissima.

XLV.

Fries E., Summa Vegetabilium Scandinaviae. Sectio prior. Holmiae et Lipsiae (1846). 8.

pag. 102—128.

Class. XIX. Algae.

Fam. CXII. Lichenes L.

(Secund. Lich. Eur. et continuatas observ.)

(421 Species)

Ser. I. Disciferi s. Gymnocarpi.

A. Parmeliaceae Fr.

1. Usnea Ach
   Ex. U. barbata.
2. Evernia Ach. Fr.

   a. Alectoria et Cornicul.
   Ex. E. jubata, vulpina etc.

   b. Thamnolia.

   — — —

   c. Ceruhis.

   — — —

   d. Everniae.
   Ex. E. divaricata, prunastri.
3. Ramalina Ach. Fr.
   Ex. R. calycaris, scopulorum etc.
4. Cetraria Ach. Fr.

   a. Cornicularia Ach.
   Ex. C. tristis, aculeata.

   b. Physcia.
   Ex. C. islandica, nivalis.

   c. Squamaria.
   Ex. C. glauca, juniperina.
5. Nephroma Ach.
   Ex. N. arcticum, resupinatum.
6. Peltigera Wild.
   Ex. P. aphtosa, venosa etc.

   b. Solorina.
   Fx. P. crocea, saccata.
7. Sticta Ach.
   Ex. S. sylvatica, herbacea etc.
8. Parmelia (Ach) Lich. Eur.

   a. Phyllothallae, sed. var. crustaceae!

α. Imbricaria.

Ex. P. tiliacea, olivacea, parietina etc.

β. Hageniae s. Physcia.

Ex. P. ciliaris, obscura etc.

γ. Amphiloma Fr.

Ex. P. rubiginosa, lanuginosa etc.

δ. Psoroma Lich. Eur.

Ex. P. microphylla, hypnorum etc.

b. Placothallae. Lecanorae Ach.

α. Placodium (effigurat. disco immarginato).

Ex. P. crassa, gelida, saxicola, elegans etc.

β. Zeorae (effiguratae, disco marginate).

Ex. P. circinata, cervina etc.

γ. Patellaria Auct. (Uniformes, disco immarg.)

Ex P. cinerea, sophodes, ventosa, cerina etc.

δ. Zeorae uniformes (disco marginato).

Ex. P. glaucoma, scrupoea, calcarea etc.

9. Thelotrema Ach.

Ex. T. lepadinum.

10. Gyalecta Ach.

Ex. G. cupularis, geoica etc.

B. Lecidinae Fr.

11. Stereocaulon (Schreb.) Ach.

a. Squamulosae.

Ex. St. tomentosum, paschale etc.

b. Granulosae.

Ex. St. denudatum, nanum etc.

12. Cladonia Hoffm.

a. Squamulosae.

α. Scyphis axillisque clausis!

Ex. C. alcicornis, pyxidata, botrytes, deformis etc.

β. Scyphis axillisve perviis.

Ex. Cl. furcata, squamosa etc.

b Granulosae, thallo subevanido.

Ex. C. rangiferina, uncialis, papillaria.

13. Baeomyces Pers. Fr.

Ex. B. roseus.

14. Biatora Fr. Dianom. 1817.

a. Psora.

* Apotheciis stipitatis.

Ex. B. byssoides.

** Apotheciis sessilibus.

Ex. B. triptophylla, ostreata, lurida, fulgens etc.

b. **Micarea** Fr. (Hypothallo albo fibrilloso!)

* Stirps B. decolorantis.

Ex. B. icmadophila, decolorans, carneola, dryina etc.

** Stirps B. vernalis.

Ex. B. campestris, rosella, vernalis, anomala etc.

*** Stirps B. polytropae.

Ex. B. polytropa, lucida etc.

**** Chryserythrocarpae.

Ex. B. hypoleuca, cuprea, cinnabarina etc.

c. Epimelas. Crusta subareolata in hypothallo nigro.

Ex. B. panaeola Fr., B. fuscescens, uliginosa, quernea, aurantiaca etc.

d. Calcivorae.

Ex. B. rupestris.

15. **Lecidea** Ach.

a. Placodium.

Ex. L. candida, epigaea, Wahlenbergii etc.

b. Glebaria.

Ex. L. vesicularis, arctica, squalida, citrinella etc.

c. Leucoplacae.

Ex. L. calcarea, sanguinaria, leucoplaca etc.

d. Parasema.

Ex. L. premnea, parasema etc.

e. Epimelas, tartareae, areolat., hypoth. nigro saxisque adnatae.

* Glaucescentes.

α. L. Contiguae (apotheciis primitus pruinosis).

Ex. L. albocaerulescens, contigua, spilota etc.

β. Stirps L. Lapicidae (apoth. prim. nudis).

Ex. L. polycarpa, confluens, lapicida etc.

** Fuscescentes.

γ. Stirps L. atro-albae (opacae).

Ex. L. panaeola, ambigua, atro-alba etc.

δ. Stirps L. fusco-atrae (areolis nitidis marg. tenui).

Ex. L. fusco-atra, morio, atrobrunea etc.

*** Ochroleucae.

Ex. L. armeniaca, agelaea etc.

**** Citrinae fulvaeve.

Ex. L. alpestris, atrovirens etc.

ε. Calcivorae.

Ex. L. immersa, protuberans etc.

C. Graphideae.

16. **Umbilicaria** Hoffm

Ex. U. pustulata, vellea etc.

17. **Opegrapha** Humb. Pers.

Ex. O. petraea, cerebrina, scripta etc.

18. Lecanactis Eschw.
   Ex. L. lyncea, illecebrosa etc.
19 Coniocarpon DC.
   Ex. C. cinnabarinum.

D. Calicieae Fr.

20. Trachylia. Fr.
   Ex. T. tympanella, viridula etc.
21. Calicium Pers.
   Ex. C. lenticulare, hyperellum, roscidum, curtum etc.
22. Coniocybe Ach.
   Ex C furfuracea, pallida etc.

Ser. II. Nucleiferi s. Angiocarpi.

E. Sphaerophoreae Fr.

23. Sphaerophoron Pers.
   Ex. Sph. coralloides, fragile, etc.
24. Siphula Fr.
   Ex. S. ceratites.

F. Endocarpeae Fr.

25. Endocarpon Hedw.
   Ex. E. miniatum, phylliscum, pusillum etc.
26. Pertusaria DC. Porina Ach.
   Ex. P. sorediata, communis, nivea etc.
27. Petractis Fr.
   Ex. P. exanthematica.
28. Segestrella Fr.
   Ex. S. rubra, fuscella (Fr.) etc.

G. Verrucarieae. (Perithecia carbonacea!)

29. Sagedia Fr.
   Ex. cinerea, fuscella Turn., viridula etc.
30. Verrucaria Pers.
   Ex. V. muscorum, conoidea, nigrescens, gemmata, carpinea etc.
31. Cliostomum Fr.
   Ex. Cl. corrugatum.
32. Pyrenothea Fr.
   Ex. P. incrustans, byssacea, stictica etc.

Appendix, Coniangium Fr.

Ex. C. vulgare etc.

Fam. CVIII. Byssaceae Fr.

A. Collemeae (sub genesi Bysseae!)

1. Lichina Ag. = Sphaerophoron, quoad fruct.!
   Ex. L. pygmaea, confinis.
2. Collema Hoffm. pr. p. = Parmelia, quoad fruct.!
   a. Turgida, pulposa, rigesc. ad terram s. saxa calc. inund.
   Ex. C. palmatum, hydrocharum, tenax etc.
       b. Flaccida, sicca membranacea, vulgo ad truncos.
   Ex. C. saturninum, nigrescens etc.
3. Leptogium Fr. = Biatora, quoad fruct.
   Ex. L. tremelloides, lacerum, muscicola etc.
4. Notoc. Vauch. ex p. = Pyrenothea, quoad fruct.!
   Ex. N. commune, corniculatum etc.

B. Coeniogonieae.

5. Thermutis Fr.
   Ex. Th. pannosa (Ach.)

C. Bysseae.

6. Ephebe Fr.
   Ex. E. pubescens etc.
7. Racodium Pers.
   Ex. R. rupestre etc.
8. Byssus Mich.
   Ex. B. aurea, Jolithus, rubens etc.

XLVI.

⊙ Aperçu morphologique de la famille des Lichens par
Camille Montagne. Extrait du Dictionnaire universel d'Histoire naturelle par D'Orbigny. Paris 1846.

Hievon erschien 1851 eine deutsche Uebersetzung unter dem Titel:
Morphologischer Grundriss der Familien der Flechten von Camille
Montagne. Aus dem Französischen mit Zusätzen von Carl Müller.
Halle 1851. 32 pp.

Das von C. Montagne in dieser Abhandlung aufgestellte Flechtensystem ist
nach der Müller'schen Uebersetzung pag. 24—29 Folgendes:

Ordo I. Gymnocarpi Schrader.

Apothezien offen, von scheibenförmiger Gestalt.

Trib. I. Parmeliaceae Fries.

Die Lamina proligera abgerundet, bleibend, vom Thallus gerandet.

Subtrib. 1. Usneae Fries.

Scheibe vom Anfange an offen; Thallus centripetal, gleichartig, öfters aufrecht oder rankig, immer ohne Hypothallus.

Gattungen.

1. Usnea Hoffmann.
2. Evernia Ach.
3. Cornicularia Ach.
4. Bryopogon Nees.
5. Neuropogon Nees et Flot.
6. Ramalina Ach.
7. Thysanothecium Berkeley u. Montag.
8. Alectoria Ach. ex parte.
9. Roccella Decand.
10. Cetraria Ach.

Subtrib. 2. Parmelieae Fries.

Scheibe anfangs geschlossen, dann entfaltet, offen und vom Thallus umrandet; Thallus horizontal, centrifugal, mit einem Hypothallus versehen.

Gattungen.

1. Sticta Ach.
2. Parmelia Ach.
3. Zeora Fr.
4. Placodium Dec.
5. Lecanora Ach.
6. Urceolaria Ach.
7. Dirina Fries.
8. Gassicurtia Fée.
9. Gyalecta Ach.

Subtrib. 3. Peltigereae Montg.

Scheibe entfaltet, abgerundet oder nierenförmig, anfangs mit einer Haut (velum) bekleidet, dessen Ueberreste oft um das Apothezium stehen bleiben. Thallus blattartig.

Gattungen.

1. Peltigera Hoffm.
2. Erioderma Fée.
3. Nephroma Ach.
4. Solorina Ach.

Trib. II. Lecidineae Fr.

Scheibe abgerundet, bleibend, in einem Excipulum proprium enthalten, offen seit der ersten Jugend und oft verkümmert im ausgewachsenen Zustande oder im

Alter durch die centrifugale Entwickelung der Lamina proligera, woher die cephaloidischen Apothezien; Thallus strauchartig oder horizontal, blattartig oder krustig.

Gattungen.

1. Stereocaulon Schreb.
2. Sphyridium Flot. (?)
3. Pycnothelia Duf. (P. retipora).
4. Cladonia Hoffm.
5. Baeomyces Pers.
6. Biatora Fr.
7. Megalospora Flot.
8. Lecidea Ach.

Trib. III. Coccocarpeae Montg.

Scheibe entfaltet, abgerundet, erzeugt zwischen Fäden der Markschicht, bleibend und ohne ein ganzes Excipulum, weder mit einem E. proprium noch einem E. thallodes; Thallus blattartig.

Gattungen.

1. Coccocarpia Pers.
2. Abrothallus De Not.

Trib. IV. Pyxineae Fr.

Scheibe abgerundet; Excip. proprium anfangs geschlossen, oberflächlich angewachsen an einem horizontalen, blattartigen, öfters im Mittelpunkte angehefteten Thallus.

Gattungen.

1. Gyrophora Ach.
2. Umbilicaria Hoffm.
3. Omphalodium Meyen u. Fltw.

Trib. V. Graphideae Fries.

Scheibe länglich (oblongus) oder verlängert (selten kreisförmig) einfach oder ästig, rillenförmig, mit oder ohne Excipulum propr.; Thallus krustig.

Gattungen.

1. Opegrapha Humboldt.
2. Graphis Fries.
3. Aulaxina Fée.
4. Lecanactis Eschw.
5. Sclerophyton Eschw.
6. Ustalia Fr.
7. Arthonia Eschw.! Ach. ex parte.
8. Fissurina Fée.
9. Coniangium Fr.
10. Coniocarpon De C.

Trib. VI. Glyphideae Fr.

Scheibe unförmlich, gefärbt, anfangs eingebettet in die Markschicht eines krustigen Thallus, dann nackt und in diesen selbst in Gestalt von Pusteln em-porgehoben (?), eingesenkt (?).

Gattungen.

1. Glyphis Ach.
2. Actinoglyphis Montg.
3. Medusula Eschw.
4. Chiodecton Ach.

Trib. VII. Calicieae Fr.

Scheibe kugelig oder kreisrund, anfangs von einem Häutchen (velum) bedeckt, dann pulverig, in einem sitzenden oder gestielten Excipulum eingeschlossen.

Gattungen.

1. Calicium Pers.
2. Coniocybe Ach.
3. Trachylia Fr.

Ordo II. Angiocarpi Schrader.

Apothezien verschlossen oder kernerzeugend.

Trib. I. Sphaerophoreae Fr.

Excipulum durch den Thallus gebildet, anfangs geschlossen, dann sich öffnend durch Zerreissen; Thallus aufrecht, gerade, strauchartig.

Gattungen.

1. Sphaerophoron Pers.
2. Siphula Fr.

Trib. II. Endocarpeae Fr.

Excipulum einfach oder doppelt und im letzten Falle das innere sowohl wie das äussere durch den Thallus gebildet, anfangs geschlossen, später geöffnet; Thallus horizontal, frei oder angewachsen.

Gattungen.

1. Endocarpon Fries.
2. Sagedia Fr.
3. Porina Ach. pro parte.
4. Pertusaria Dec.
5. Stegobolus Montgne.
6. Thelotrema Ach.
7. Ascidium Fée (Myriotrema Fée?)

Trib. III. Verrucarieae Fr.

Excipulum proprium verschlossen (Perithecium), durchbohrt von einem Loche, durch welches die Sporen aus einem weichen Kerne hervorgehen; Thallus krustig.

Gattungen.

1. Verrucaria Pers.
2. Pyrenastrum Eschw.

Trib. IV. Trypethelieae Fr.

Excipulum doppelt; das äussere gebildet durch eine Warze des durchbohrten Thallus und mittelbar oder unmittelbar in einem oder mehreren äusseren Excipulis (Perithezien) einen weichen Kern enthaltend; Thallus blattartig oder warzig durch Ueberwuchernng seiner oft gefärbten Markschicht.

Gattungen.

1. Porodothin Fr.
2. Sphaeromphale Reichenb.
3. Astrothelium Eschw.
4. Trypethelium Spreng.

Trib. V. Limborieae Fr.

Excipulum proprium kohlenartig, geschlossen (Perithecium), später sehr unregelmässig geöffnet; Thallus krustig.

Gattungen.

1. Pyrenothea Fries.
2. Gyrostomum Fr.
3. Cliostomum Fr.
4. Limboria Fr.
5. Strigula Fr.

Degenerirte Flechten
und anomale, darauf gegründete Gattungen.

1. Lepraria L.
2. Incillaria Fr.
3. Pulveraria Ach.
4. Arthronaria Fr.
5. Variolaria Ach.
6. Spiloma Ach.
7. Isidium Ach.
8. Arthonia Ach. ex parte.
9. Protonema Agardh ex parte.

Subfamilia Collemaceae Montg.
(Byssaceae Fries).

Trib. I. Collemaceae verae Fr.

Gattungen.

1. Collema Hoffm.
2. Mallotium Fw.
3. Leptogium Fr.
4. Stephanophorus Fw.
5. Omphalaria Gir. et Dun.
6. Myriangium Berk. et Montg.
7. Myxopuntia Mtg.

Trib. II. Coenogonieae Fr.

Gattungen.

1. Coenogonium Ehrenb.
2. Cilicia Fr. emend.
3. Ephebe Fr.
4. Micaraea Fr.
5. Thermutis Fr.

Trib. III. Lichineae Montg.

Gattungen.

1. Lichina Ag.
2. Paulia Fée.

XLVII.

℗ v. Flotow in Dr. Gust. W. Koerbers Grundriss der Cryptogamenkunde. Breslau 1848.

pag. 197—199.

v. Flotows Flechtensystem.

Ser. I. Lichenes heteromerici.

Ord. I. Gymnocarpi Schrad.

Subord. 1. Acroblasti Kbr. (Dendrolichenes Zenker.)

Trib. 1. Usneaceae Eschw. emend.

Gen. 1. Usnea Dill.
   „ 2. Bryopogon Link.
   „ 8. Neuropogon N. et Fw.
   „ 4. Alectoria Montg.
   „ 5. Cornicularia Ach.
   „ 6. Roccella DC.

Trib. 2. Cladoniaceae Zenk.

Gen. 7. Stereocaulon Schreb.
   „ 8. Cladonia Hoffm.
   „ 9. Pycnothelia Duf. (P. retigera Duf.)

Trib. 3. Ramalineae Fée.

Gen. 10. Ramalina Ach.
   „ 11. Thysanothecium Berk. et Mtgn.
   „ 12. Evernia Ach.
   „ 13. Thamnolia Ach. Ms. (Dufourea Ach. Syn.)
   „ 14. Anaptychia Kbr. (Hagenia Eschw.)
   „ 15. Cetraria Ach.

Subord. 2. Amphiblasti Kbr. (Phyllolichenes Zenk.)

Trib. 4. Peltideaceae Fw.

[1]) Dahin gehören: Z. (Biatora) muscorum, icmadophila, coarctata, brunnea, coronata, microphylla haematomma, rubra, carneolutea Sommerf., hypnorum, elatina, carvina, melanaspis, circinata, und noch fragweise Z. Hookeri, amnicola und gelida.
[2]) Dahin: Ps. (Biatora) lurida, globifera, tabacina und testacea.
[3]) Besteht aus C. (Lecidea) Wahlenbergii und ferrovirescens Borr.
[4]) Dahin: H. tuberculosum (Biat. pachycarpa Fr.), sanguinarium, (noch fragweise), pezizoideum und triptophyllum.
[5]) Dahin: L. abietina, dryina und lilacina.

[6] Hieher nur Sch. dolosum, einst auch als Platygramma Kloizchii Fw. unterschieden.
[6*] Ganz in der Eschweiler'schen Begrenzung, wie oben Placodium in der Fries'schen. Hieher gehören A. (Spiloma) fuliginosa, impolita (Lecanactis imp. Fr.), biformis und die noch fragliche A. decussata FW.
[7] Dahin: Ph. (Parmelia) caesio alba, argena und agelaea.

---

8) Bestehend aus: P. exanthematica.

9) Dahin: C. cinerea u. Hookeri (= Verruc. Hookeri Borr., Placod. Draparnaldii Gratel.)

10) Besteht aus M. (Lecidea) elabens.

Gen. 111. Myxopuntia Mont.
„ 112. Atichia Fw. [11])
„ 113. Nostoc Vauch.
„ 114. Thrombium Wallr. ex parte.
Trib. 23. Coenogonieae Mont
Gen. 115. Coenogonium Ehrenb.
„ 116. Cilicia Fr. emend.
„ 117. Ephebe Fr.
„ 118. Micaraea Fr.
„ 119. Thermutis Fr.
„ 120. Rhacodium Pers.
„ 121. Chroolepus Ag.
„ 122. Scytonema Ag ex part.
„ 123. Byssus Fr.

XLVIII.

⊙ Botanique cryptogamique ou Histoire des Familles naturelles des Plantes inférieures par J. Payer. Paris 1850. 8.
pag. 90 — 98.

II. Classe. — Champignons.

1. Ordre — Arthrosporées.
2. Orde — Trichosporées.
3. Orde — Thecasporées.
23. Familie. — Mucors.
24. Familie — Sizygitées.
25. Familie — Pezizes.
26. Familie — Lichens.

Trib. I. Usneae.

Receptaculum partiale peltatum vel scutelliforme, primitus apertum. Receptaculum commune ramosum subverticale.

Usnea Hoffm.

Receptaculi communis stratum verticale crustaceum, a medullari filamentoso solutum. Receptacula partialia terminalia, peltata. Hymenium strato medullari filamentoso impositum.

Evernia Ach.

Receptaculum commune stuppeum fistulosum aut strato medullari floccoso contiguo farctum. Receptacula partialia marginalia, scutelliformia. Hymenium strato medullari floccoso impositum.

Ramalina Ach.

Receptaculum commune subcartilagineum, intus cellulosum. Receptacula partialia utrinque sparsa, scutelliformia. Hymenium strato proprio viridi impositam.

11) Dahln: A. Neclgil Flot.

Roccella DC.

Receptaculum commune subcartilagineum, intus cellulosum. Receptacula partialia, lateralia, scutelliformia. Hymenium strato proprio carbonaceo impositum.

Cetraria Ach.

Receptaculum commune cartilagineo - membranaceum, intus stuppeum. Receptacula partialia terminalia, oblique affixa, peltata. Hymenium strato medullari impositum.

Thysanothecium Mtgn. et Berk

Receptaculum commune verrucis sparsis a quibus surgunt lamellae verticales tereti-compressae, ramosoplicatae, solidae, intus filamentosae. Receptacula partialia, primo orbicularia, margine sinuoso, demum flabellari-expansa, obliqua, lobata, lobis oblongis. Hymenium strato proprio viridi impositum.

Trib. II. Parmelieae.

Receptaculum partiale peltatum vel scutelliforme, primum clausum, demum apertum. Receptaculum commune plano-expansum, foliaceum vel crustaceum.

Parmelia Fr.

Receptaculum commune foliaceum, coriaceum, e centro expansum. Receptacula partialia scutelliformia, receptaculo communi aequaliter marginata.

Lecanora Ach.

Receptaculum commune crustaceum, e centro expansum. Receptacula partialia scutelliformia, receptaculo communi aequaliter marginata.

Gyalecta Ach.

Receptaculum commune crustaceum, e centro non expansum. Receptacula partialia urceolata, receptaculo communi vix marginata.

Sticta Schreb.

Receptaculum commune foliaceum, coriaceum, e centro expansum, saepius cum cyphellis. Receptacula partialia scutelliformia, receptaculo communi oblique marginata.

Peltigera Wild.

Receptaculum commune foliaceum, coriaceum, e centro expansum, saepius venosum. Receptacula partialia peltata, receptaculi communis lobis marginalibus innata.

Dirina Fr.

Receptaculum commune crustaceum, e centro expansum. Receptacula partialia scutelliformia, propria, cornea, receptaculo communi aequaliter marginata.

Trib. III. Lecideae.

Receptaculum partiale primitus apertum, demum cephaloideum. Receptaculum commune crustaceum plano-expansum saepius in stipites abiens.

Stereocaulon Schreb.

Receptaculum commune horizontale subgranulosum, verticale in stipites solidos, intus filamentosos abiens. Receptacula partialia cephaloidea, terminalia immarginata. Hymenium strato proprio impositum.

Cladonia Hoffm.

Receptaculum commune horizontale, crustaceum vel squamuloso-foliaceum, verticale in stipites fistulosos abiens. Receptacula partialia cephaloidea, terminalia, immarginata. Hymenium strato proprio impositum.

Baeomyces Pers.

Receptaculum commune horizontale, crustaceum, verticale in stipites solidos abiens. Receptacula partialia cephaloidea, terminalia, immarginata. Hymenium strato proprio non impositum.

Lecidea Ach.

Receptaculum commune horizontale, crustaceum, verticale obliteratum. Receptacula partialia hemisphaerica, immarginata. Hymenium strato proprio impositum.

Byssacées.
Trib. I. Collemaceae.

Receptaculum commune e floccis hyalinis et moniliformibus compositum.

Collema Hoffm.

Receptaculum commune totum gelatinosum intus vel e floccis duplicis ordinis hyalinis scilicet et moniliformibus, vel e cellulis gelatinosis viridia granula bina quaternave includentibus compositum. Receptacula partialia, scutelliformia, receptaculo communi primitus clauso cincta.

Myriangium Berk. et Mtgne.

Receptaculum commune pulvinatum, madore turgescens, inaequale tuberculatum. Receptacula partialia tuberculiformia, primo clausa, dein aperta, plana immarginata, hymenium includentia crassum, multiloculare, singulo loculo thecam singulam fovente, tandem fatiscente.

Myxopuntia Mtgne.

Receptaculum commune fruticulosum, gelatinosum, erectum, cylindraceum, articulato-constrictum, madidum, e floccis hyalinis et moniliformibus gelatinae immixtis epidermide celluloso religatis compositum. Receptacula partialia scutelliformia, receptaculo communi primitus clauso cincta.

Leptogium Fr.

Receptaculum commune foliaceum, gelatinoso-membranaceum, madidum, e floccis hyalinis et moniliformibus gelatinae immixtis, epidermide celluloso religatis, compositum. Receptacula partialia scutelliformia, receptaculo communi primitus clauso cincta.

Trib. II. Coenogonieae.

Receptaculum commune e floccis articulatis compositum.

Coenogonium Ehrenb.

Receptaculum commune effusum, e floccis pelucidis, obscure articulatis, laxe intertextis compositum. Receptacula partialia orbiculata, substipitata. Hymenium strato proprio impositum.

Ephebe Fr.

Receptaculum commune e floccis cylindricis, intus punctis in annulis dispositis notatis compositum. Receptacula partialia scutelliformia, superficialia. Hymenium receptaculo communi aperto marginatum et impositum.

Micarea Fr.

Receptaculum commune e granulis liberis gelatinosis aggregatis compositum. Receptacula partialia, subsphaerica, semper aperta, immarginata. Hymenium receptaculo communi impositum.

Cilicia Fr.

Receptaculum effusum seu horizontali-reflexum, floccis intertextis in telam determinatam utrinque similarem, canovirescentem. Receptacula partialia obliterata. Hymenium nudum, maculare hinc inde adspersum.

Thermutis Fr.

Receptaculum subpulvinatum, floccis laxe et indeterminate intertextis, intus annulatis, opacis, nigrescentibus. Receptacula partialia orbiculata, marginata, sessilia, immersa. Hymenium strato proprio impositum.

Trib. III, Lichineae.

Receptaculum commune e stratis duobus compositum.

Lichina Ag.

Receptaculum commune subverticale e stratis duobus compositum; corticale e cellulis hexagonis, medullare e floccis hyalinis et moniliformibus in substantia gelatinea mixtis. Receptacula partialia terminalia, poro aperta, sensim scutellata, dilatata.

27. Famille. — Hypoxylons.

Trib. I. Hysterieae.

Conceptaculum rima longitudinali dehiscens.

§. 1. Receptaculum commune nullum.

A. Sporae simplices.

Hysterium Tode*).

Lophium Fr.

Aylographum Lib.

Sporomega Corda.

---

*) Bei den reinen Pilzgattungen werden die Diagnosen Payers weggelassen.

B. Sporae septatae.

Glonium Mühlenb.

Hysterographium Corda.

§. 2. Receptaculum commune crustaceum.

A. Conceptacula propria aggregata.
Chiodecton Ach.

Conceptacula propria, aggregata, verrucas multiloculares subglobosas receptaculi communis prominentes et e propria substantia coloratas formantia.

Glyphis Ach.

Conceptacula propria, aggregata, verrucas multiloculares elongatas canaliculatas receptaculi communis prominentes et e propria substantia coloratas formantia.

Medusula Eschw.

Conceptacula propria aggregata, verrucas multiloculares dendroideas, receptaculi communis prominentes et e propria substantia coloratas formantia.

B. Conceptacula propria discreta
Graphis Fr.

Conceptaculum proprium, primum clausum, dein rima longitudinaliter apertum, receptaculo communi marginatum.

Lecanactis Eschw.

Conceptaculum proprium semper apertum, receptaculo communi marginatum.

Opegrapha Humb.

Conceptaculum proprium, primum clausum, dein rima longitudinali apertum, receptaculo communi non marginatum.

Sclerophyton Eschw.

Conceptaculum proprium, semper apertum, receptaculo communi non marginatum

C. Conceptacula propria nulla.
Ustalia Fr.

Hymenium erumpens, oblongum vel lineari-elongatum, solidum, sistens discum depressum, primo albido-velatum, dein nudum.

Trib. II. Cliostomeae.
Conceptaculum rimis pluribus parallelis dehiscens.

Receptaculum commune crustaceum.
Cliostomum Fr.

Conceptaculum simplex, rotundatum, sessile, rimis pluribus transversalibus arcte clausis dehiscens. Thecae . . . .

Trib. III. Actidieae.
Conceptaculum rimis stellatis dehiscens.

§. 1. Receptaculum commune nullum.
Actidium Fr.

Rhytisma Fr.

Phacidium Fr.

Conceptaculum simplex, sessile, rotundatum, a centro versus marginem in lacinias plures dehiscens. Thecae clavatae vel tubulosae, paraphysibus immixtae. Sporae simplices, ovatae.

§. 2. Receptaculum commune crustaceum.

Limboria Fr.

Conceptaculum rotundatum sessile, a centro versus marginem stellatim dehiscens. Thecae . . . .

Trib. IV. Sphaerophoreae.

Conceptaculum irregulariter dehiscens.

Sphaerophoron Pers.

Receptaculum commune fruticulosum, ramosum, cartilagineum, intus stuppeum. Conceptacula propria terminalia, globosa, irregulariter dehiscentia. Thecae . . .

Trib. V. Stegieae.

Conceptaculum operculatum.

§. 1. Receptaculum commune nullum.

Stegia Fries.

§. 2. Receptaculum commune crustaceum.

Stegobolus Montg.

Conceptaculum erumpens, demum tympaniforme, epiphragmate lenticulari primum clausum tandem circumscissum et epiphragmate delapsa, late apertum. Thecae . . . .

Calicium Pers.

Conceptaculum substipitatum crateriforme velo primum clausum, tandem circumscissum, velo delapso, late apertum. Thecae oblongae paraphysibus mixtae. Sporae didymae.

Thelotrema Ach.

Conceptaculum veruciforme, demum vertice depressum, primum clausum, tandem irregulariter velo delapso apertum. Thecae oblongae, paraphysibus mixtae. Sporae . . . .

Trib. VI. Sphaerieae.

Conceptaculum ostiolatum.

§. 1. Recceptaculum commune nullum.

A. Mycelium non persistens.

Curcurbitaria Grev.

Melanospora Corda.

B. Mycelium persistens floccosum.

Asterina Lev.

Choetomium Kze.

Perisporium Fr.

Ypsilonia Lev.

§. 2. Receptaculum commune expansum, tuberculatum vel cupuliforme.

A. Receptaculum commune membranaceum vel foliaceum.

Microthyrium Desmaz.

Receptaculum commune membranaceum, scutiforme, adpressum, centro perforatum, obtegens conceptacula sacciformia, numerosa, radiatim posita, ostiolis confluentibus. Sporae simplices.

Endocarpon Hedw.

Conceptacula non propria, discreta, basi receptaculo communi foliaceo plus minusve innata, papilla vel ostiolo instructa.

B. Receptaculum commune carbonaceum, corneum vel carnosum.

Sphaeria Haller.

Dothidea Fr.

Poronia Fr.

Hypocrea Fr.

C. Receptaculum commune crustaceum.

α. Conceptaculum proprium.

Verrucaria Pers.

Conceptacula propria, carbonacea, discreta, basi receptaculo communi crustaceo innata, papilla vel ostiolo instructa.

Trypethelium Spreng.

Conceptacula propria, carbonacea, aggregata intra verrucam recoptaculi communis multilocularem prominentem, ostiolis distinctis.

Pyrenastrum Eschw.

Conceptacula propria, carbonacea, aggregata intra verrucam receptaculi communis multilocularem prominentem, ostiolis convergentibus, in os commune desinentibus

β. Conceptaculum non proprium.

Sphaëromphale Reich.

Conceptacula non propria, discreta, receptaculo communi crustaceo verrucaeformia, papilla vel ostiolo instructa.

Pertusaria DC.

Conceptacula non propria, aggregata, verrucam multilocularem receptaculi communis prominentem formantia, ostiolis distinctis.

Astrothelium Eschw.

Conceptacula non propria, aggregata, verrucam multilocularem receptaculi communis prominentem formantia, ostiolis convergentibus in os commune desinentibus.

§. 2. Receptaculum commune erectum.

A. Sporae septatae.

Acroscyphus Lev.

Receptaculum commune erectum, suberosum, ramosum, ramis fasciculatis coadunatis. Conceptacula ovata, terminalia, ore lato dehiscentia. Thecae elongatae. Sporae ovatae, didymae.

Cordiceps Fr.

Receptaculum commune erectum, corneum, simplex, clavatum. Conceptacula superficialia, ostiolo perforata. Thecae tubulosae. Sporae longissimae, multiseptatae.

B. Sporae simplices.

Acrosphaeria Mtgne.

Hypoxylon Bull.

, Thamnomyces Ehrenb.

28. Famille. — Erysiphées.

etc. etc.

XLIX.

Schaerer (Ludw. Em.), Enumeratio critica Lichenum Europaeorum quos ex nova Methodo digerit etc. Bernae 1850. 8. cum 10 Tab. col.

(570 Arten mit 626 Variet.)

Classis prima.

Lichenes discoidei.

Apothecium discoideum, orbiculatum vel elongatum, normaliter planum, interdum turgescens.

Ordo I. Usneacei.

Thallus filamentosus; filis teretibus, lentis, strato corticali crustaceo, facile annulatim rumpente obductis. Apothecium: thalamium peltatum, absque excipulo peculiari thalli ramulis extremis in discum dilatatis insidens, (fibrillis thalloideis tandem radiatum) pallide testaceum, e patellulis carneo-pallidis (cephalodiis Ach.) oriundum.

1. Usnea Dill.

Ex. U. barbata.

Ordo II. Corniculariei.

Thallus filamentosus vel lineari-laciniatus, adscendens vel pendulus. Apothecium: excipulum thallodeum, orbiculatum, terminale v. laterale; thalamium colore varium.

2. Cornicularia (Schreb. g. pl. 768.)

Thallus filamentosus, tereti-compressus vel lineari-laciniatus, lacunosus (undique concolor), strato corticali cartilagineo. Apothecium: excipulum pedicellatum; thalamium constanter nudum, colore varium.

Ex. C. jubata, ochroleuca, divergens, flavicans, vulpina.

3. **Roccella** (DC. franc. II. 884.)

Thallus e comuni basi fruticulosus, teres vel loreus, aequabilis vel nodulosus, erectus vel pendulus, glaucus, undique concolor, strato corticali crustaceo obductus, sorediorum albido-pulverulentorum feracissimus. Apothecium: excipulum thallo innatum; thalamium strato thallodeo primum velatum, dein denudatum, nigrum.

Ex. R. tinctoria, phycopsis, fuciformis.

4. **Ramalina** (Ach. univ. 122).

Thallus e comuni basi fruticulosus, lineari-laciniatus, glaucus, utrinque lacunosus, undique concolor; strato corticali cartilagineo obductus, sorediorum ferax.

Apothecium: excipulum subpedicellatum; thalamium cum thallo subconcolor vel carneo-pallidum.

Ex. R. pollinaria, pusilla, farinacea, tinctoria, fraxinea, scopulorum.

5. **Physcia** (Schreb. gen. pl. II. 768).

Thallus lineari-laciniatus, supra aequabilis, membranaceus; subtus canaliculatus discolor stuppeus. Apothecium: exipulum subpedicellatum, thalamium constanter nudum, colore varium.

Ex. Ph. furfuracea, ciliaris, prunastri, divaricata, chrypsophtalma etc.

Ordo III. Cetrariacei.

Thallus frondosus vel subfistulosus, adscendens vel erectus, plerumque reticulato-lacunosus. Apothecium: excipulum peculiare nullum; thalamium peltatum thalli lobulis oblique adnatum.

6. **Cetraria** (Ach. univ. p. 96).

Ex. C. glaucum, juniperina, nivalis, islandica, aculeata etc.

Ordo IV. Peltidei.

Thallus frondosus, coriaceus, vel membranaceus prostratus vel adscendens, laciniato-lobatus, subtus tomentosus vel venosus, fibrillis laxe et interrupte adnatus. Apothecium: excipulum peculiare nullum; thalamium peltatum, thalli lobis horizontaliter vel verticaliter adnatum.

7. **Nephroma** (Ach. univ. p. 101).

Thallus subtus avenius, subtomentosus. Apothecium: thalamium reniforme, constanter nudum, extremis et productis thalli lobulis postice adnatum.

Ex. N. articum, resupinatum.

8. **Peltigera** (Wild. prodr. Fl. berol. 847).

Thallus subtus venosus, fibrillosus vel spongiosus. Apothecium: thalamium suborbiculatum, primitus membrana thallodea tenuissima, mox dehiscente velatum, extremis et productis thalli lobulis antice adnatum. (Omnium specierum thallus in herbariis fuscescit).

Ex. P. venosa, aphtosa, malacea, canina, polydactyla, rufescens, horizontalis, sylvatica.

9. **Solorina** (Ach. univ. 27).

Thallus subtus venosus vel fibrillosus. Apothecium: thalamium suborbiculatum, mediis thalli lobulis antice adnatum, (superficiare), primitus membrana thallodea, tenuissima, mox dehiscente velatum.

Ex. S. crocea, saccata.

Ordo V. Umbilicarii.

Thallus frondosus, prostratus, subtus fibrillosus aut nudus, solo puncto centrali supra reticulato-rugoso arcte adnatus, monophyllus, lobatus aut polyphyllus et imbricato-lobatus. Apothecium constanter atrum: excipulum proprium, carbonaceum, orbiculatum, marginatum; thalamium normaliter prolificatione varie plicatum, plicis, rupto tandem excipuli margine, in lirellas aggregatas solutis, rarius aequabile vel papillatum.

10. U m b i l i c a r i a (Hoffm. pl. lich. I. p. 9).

Ex. U. vellea, pustulata, polymorpha etc.

Ordo VI. Parmeliacei.

Thallus frondosus, laciniatus vel squamulosus, prostratus vel adscendens, subtus discolor. Apothecium: excipulum thallodeum, orbiculatum, normaliter solo centro affixum; thalamium concavum, planum, interdum tumescens, colore varium.

11. S t i c t a (Schreb. gen. pl. II. 768).

Thallus laciniato-lobatus, subtus tomentosus, gibbis nudis vel cyphellis distinctus. Apothecium sessile, marginale vel superficiare, totum cum thallo subconcolor (fuscum).

§. 1. Thallo subtus gibberoso, gibbis nudis.

Ex. St. Garovaglii, pulmonaria, linita, scrobiculata.

§. 2. Thallo subtus cyphellis albidis excavato.

Ex. St. canariensis, macrophylla, limbata, fuliginosa.

§. 3. Thallo subtus cyphellis citrinis excavato.

Ex. St. crocata, aurata.

12. P a r m e l i a (Ach. univ. 89).

Thallus varie laciniatus vel squamulosus, subtus aequabilis, subfibrillosus. Apothecium sessile, superficiare, colore varium.

§. 1. Thallo laciniato-lobato, lobis rotundatis, subadscendentibus. Lobaria Schreb. gen pl. II. 768.

Ex. P. amplissima, perlata, laetevirens etc.

§. 2. Thallo sinuato-laciniato, laciniis adpressis, imbricatim centrifugis. Imbricaria Schreb. gen. pl. 767.

Ex. P. plumbea, rubiginosa, obscura, pulverulenta, speciosa, stellaris, ceratophylla, conspersa, fahlunensis, parietina, elegans etc. etc.

§. 3. Thallo squamuloso; squamulis imbricato-lobatis. Squamaria Hoffm. pl. lich.

Ex. P. rubina, cartilaginea, hypnorum, carnosa, amniocola (Ach) etc.

Ordo VII. Lecanorini.

Thallus crustaceus, effiguratus vel uniformis. Apothecium: excipulum tallodeum, orbiculatum, normaliter totum adnatum; thalamium concavum, planum, facile tumescens, colore varium.

13. Le ca no ra (Ach. univ. p. 77).

Thallus effiguratus vel uniformis. Apothecium: thalamium constanter denudatum, normaliter immarginatum, planum vel tumidum, colore varium.

§. 1. Thallo squamuloso; squamulis centralibus in crustam areolatam confertis (Psoroma Ach. meth. 181).

Ex. L. cervina, frustulosa, Lamarkii, crassa.

§. 2. Thallo ad ambitum stellato-radioso, centro rimoso-areolato. (Placodium Hill.)

Ex. L. candicans, Reuteri, gelida, chalybaea, radiosa, poliophaea, aipospila, callopisma, murorum, aurea, flava, concolor, muralis, oreina, carphinea, straminea etc.

§. 3. Thallus uniformis. (Rinodina Ach. univ. 344).

a. Apotheciis atris vel fuscis.

Ex. L. badia, sophodes, subfusca, rimosa, atra etc.

b. Apotheciis albidis vel testaceis.

Ex. L. pallida, pallescens, carneolutea etc.

c. Apotheciis luteis.

Ex. L. vitellina, epanora, varia etc.

d. Apotheciis rubris.

Ex. L. rubra, Haematomma, ventosa etc.

14. Urceolaria (Ach. univ. 74).

Thallus uniformis. Apothecium: thalamium constanter denudatum, marginatum, concavum vel planum, ab excipuli limbo subdiscretum (atrum vel rufescens).

§. 1. Thallo colorato.

Ex. U. Schleicheri, Oederi, suaveolens.

§. 2. Thallo cinereo vel albo.

Ex. U. cinerea, actinostoma, cinereo-rufescens, scruposa, calcarea etc.

15. Dirina (Fr. syst. O. veg. 244).

Thallus uniformis. Apothecium: thalamium carbonaceum, planum, strato thallodeo primum velatum, dein denudatum.

Ex. D. Ceratoniae.

Ordo VIII. Lecidini.

Thallus crustaceus. Apothecium: excipulum proprium, constanter orbiculatum; thalamium concavum, planum vel tumescens solidum.

16. Gyalecta (Ach. univ. 30).

Thallus uniformis. Apothecium: excipulum urceolatum, immarginatum.

Ex. G. epulotica, Acharii, odora, foveolaris, cupularis, geoica.

17. Lecidea (Ach. meth. 32).

Thallus effiguratus vel uniformis. Apothecium: excipulum planum, marginatum; thalamium planum, saepe intumescens excipulique marginem reclinans.

§. 1. Thallus squamulosus, squamulis saepe in crustam plicatam confertis: (Psora Hall. hist. III. p. 93. emend.)

a. Thalli squamulae solitariae vel imbricatae.

Ex. L. decipiens, paradoxa, testacea, cinereo-virens, lurida, myrmecina, microphylla, triptophylla, Saubineti etc.

b. Thalli squamulae in crustam gyroso-vel rugoso-plicatam congestae.

Ex L. pulchella, tabacina, squalida, candida, mammillaris etc.

c) Thalli squamulae in crustam radioso-plicatam congestae.

Ex. L. opaca, olivacea, canescens.

§. 2. Thalli subiculum nigrum, tenuissime fibrillosum; areolis tartareis coloratis distinctum; areolis interdum in crustam rimoso-areolatam, nigro limitatam confertis. Rhicocarpon (Ramond ap. DC. Fl. fr. II. 365).

Ex. L. geographica, armeniaca, morio, atrobrunnea, fumosa, rivulosa, confervoides etc.

§. 3, Thallus uniformis, simplex (Catillaria Ach. met. 33).

a. Apotheciis atris vel atro-rufis.

α. Thallo tartareo.

Ex. L. marginata, protuberans, confluens, contigua, calcaria, turgida, albo-atra, petraea etc.

β. Thallo leproso, granuloso vel pulverulento,

Ex. L. flavovirescens, abietina, immersa, enteroleuca, punctata, elabens, sanguinaria, sabuletorum etc.

b. Apotheciis varie coloratis, intus albis.

α. Apotheciis variegatis.

Ex. L. gelatinosa, cuprea, granulosa, sphaeroides, quernea etc.

β. Apotheciis rubris.

Ex. L. pineti, rosella, rubella, cinnabarina, incana, ferruginea, Prevostii etc.

γ. Apotheciis luteis.

Ex. L. rupestris, lutea, cerina, aurantiaca, lucida, orosthea etc.

Ordo IX. Graphidei.

Thallus crustaceus, uniformis. Apothecium: excipulum proprium, carbonaceum', primum orbiculatum, dein elongatum; thalamium ab inflexis marginibus rimale.

18. Opegrapha (Humb. Fl. Freib. 57).

Observ. Thalamium saepe absque excipulo peculiari prorumpit immarginatum, difforme vel radiato-stellatum. Arthoniae genus Ach.

Ex. O. scripta (Lin.), Lyellii, dendritica, elegans, atra, herpetica, cerebrina, crassa etc.

Classis secunda.

Lichenes capitati.

Apothecium turbinatum vel sphaericum, normaliter stipiti, quasi capitulum insidens.

Ordo X. Calicioidei.

Thallus crustaceus, normaliter in stipites intus solidos succrescens. Apothecium: thalamium floccoso-pulverulentum; vel excipulo peculiari, proprio, carbonaceo, turbinato insidens, vel ipsi stipiti extremo infixum.

19. **Calicium** (Pers. in Ust. Ann. de Bot. VII. p. 20).
Apothecium: excipulum carbonaceum, orbiculatum, planum vel turbinatum, marginatum, stipitatum, rarius sessile vel substipitatum; thalamium concavum, planum vel lentiforme.

§. 1. Apotheciorum disco atro.

a. Apotheciis sessilibus vel substipitatis.

Ex. C. turbinatum, inquinans, tigillare, saxatile etc.

b. Apotheciis stipitatis.

Ex. C. corynellum, hyperellum, lenticulare, byssaceum etc.

§. 2. Apotheciorum disco fusco.

Ex. C. chrysocephalum, melanophaeum, trichiale, stemoneum etc.

20. **Coniocybe** (Ach. in act. holm. 1816. p. 283).
Apothecium: thalamium sphaericum, stipitatum, stipiti absque excipulo peculiari infixum (cum excipulo confusum).

Ex. C. nigricans, pallida, furfuracea etc.

Ordo XI. Sphaerophorei.

Thallus fruticulosus, cinereo-glaucus, tandem fuscescens, intus solidus. Apothecium: thalamium floccoso-pulverulentum, conglobatum, atrum; excipulum thallodeum sphaericum, lacero-dehiscens, extremis thalli ramulis insidens.

21. **Sphaerophorus** (Pers. in Ust. Ann. VII. 23).
Ex. Sph. fragilis, coralloides, melanocarpos.

Ordo XII. Cladoniacei.

Thallus crustaceus vel microphyllinus, stipites agens solidos vel cavos, simplices vel ramosos. Apothecium: thalamium solidum, turbinatum vel sphaericum, normaliter stipiti insidens, excipulum peculiare nullum vel proprium, scyphuliforme.

22. **Stereocaulon** (Schreb. gen. pl. 1668).
Thallus tartareus, granulosus, stipites agens solidos, simplices vel ramosos, extus crustaceos. · Apothecium: thalamium lentiforme, (fuscum) compactum, extremo stipiti ejusve ramulis dilatatis absque excipulo peculiari insidens.

§. 1. Minora; stipitibus simpliciusculis, thallo persistente.

Ex. St. quisquiliare, Delisei, Cereolus, condensatum.

§. 2. Majora; thallo subevanescente; stipitibus repetito-ramosis.

Ex. St. incrustatum, denudatum, Soleirolii, corallinum, paschale, tomentosum etc.

23. **Baeomyces** (Pers. in Ust. Ann. VII. 19).
Thallus tartareus, stipites agens solidos, strato crustaceo orbatos, simplices vel divisos. Apothecium: thalamium globosum, fungosum, intus araneosum, extremo stipiti absque excipulo peculiari infixum.

Ex. B. roseus, byssoides, placophyllus, calycioides.

24. Cl a d o n i a (Hill. in Schreb. gen. pl. 768).

Thallus microphyllinus, stipites agens cavos, alios turbinatos aut tubaeformes in scyphos vel infundibula simplicia aut prolificatione ramosa desinentes, alios cylindricos simplices vel ramosos, extremitatibus subulatis vel apotheciis coronatis. Apothecium normaliter scyphorum aut infundibulorum oris vel stipitum cylindricorum extremitatibus, raris thalli foliolis, aut stipitum curvaturis insidens: excipulum peculiare, proprium, minutum, ventricosum, sursum attenuatum, apice excavatum: thalamium primum orbiculatum, planum, dilutius marginatum, dein sphaericum, fungosum excipulumque abscondens.

A. Stipites turbinati scyphiferi; cylindrici ad ramulorum axillas integri. (Scyphophorus Vent.)

§. 1. Apotheciis coccineis.

Ex. Cl. macilenta, extensa, deformis etc.

§. 2. Apotheciis fuscis.

a. Stipites scyphiferi simplices, sola prolificatione ramosi, thallus normaliter persistens.

Ex. Cl. pallida, fimbriata, pyxidata etc.

b. Stipites scyphiferi fruticulosi-ramosi; thallus normaliter evanescens.

Ex. Cl. gracilis, cornuta, amaurocraea.

B. Stipites turbinati aperte infundibuliformes, cylindrici integri (Chasmaria Flke.)

Ex. Cl. ceranoides, cenotea, squamosa etc

C. Stipites turbinati obscure infundibuliformes; cylindrici ad ramulorum axillas clausi vel hiantes.

Ex. Cl. stellata, turgida, furcata, rangiferina etc.

D. Stipites papillaeformes vel nodulosi, scyphis aut infundibulis destituti. (Papillaria).

Ex. Cl. papillaria (Eschw.)

Classis tertia.

Lichenes Verrucarioidei.

Apothecium sphaericum vel hemisphaericum, absque stipite thallo insidens eove inclusum.

Ordo XIII. Verrucarii.

Thallus crustaceus. Apothecium: excipulum proprium, sphaericum, vel ipsi thallo vel verrucae thallodeae insidens, thalamium gelatinosum includens.

25. Segestria Fr. S. O. V. 263.

Apothecium: excipulum duplex; exterius e tuberculo thallodeo formatum, interius proprium, ceraceo-membranaceum, coloratum, apice papillula vel poro instructum, thalamium gelatinosum servans.

Ex. S. umbonata, faginea, rubra.

26. Pyrenula (Ach. univ. 64).

Apothecium: excipulum duplex, exterius e tuberculo thallodeo formatum, interius corneo-carbonaceum, apice papillula vel poro instructum, thalamium gelatinosum servans. Thallus tuberculosus.

§. 1. Thallo mucoso-gelatinoso, normaliter contiguo.
Ex. P. elaeina, olivacea, hydrela etc.

§. 2. Thallo tartareo, normaliter rimuloso.
Ex. P. maura, nigrescens, clopima etc.

§. 3. Thallo membranaceo-cartilagineo vel dermatino.
Ex. P. nitida, sphaeroides etc.

27. Verrucaria (Wigg. hols.)

Apothecium: excipulum simplex, corneo-carbonaceum apice papillula vel ostiolo instructum, thalamium gelatinosum servans. Thallus aequabilis.

§. 1. Thallo mucoso-gelatinoso.
Ex. V. chlorotica, macularis etc.

§. 2. Thallo tartareo.
Ex. V. macrostoma, viridula, fuscella, rupestris, Dufourei etc.

§. 3. Thallo leproso.
Ex. V. alba, epidermidis.

§. 4. Thallo arachnoideo vel hyalino.
Ex. V. rhyponta, Fumago, punctiformis etc.

§. 5. Thallo membranaceo.
Ex. V. carpinea, analepta, glabrata etc.

28. Thrombium (Wallr. crypt. I. p. 287),

Apothecium: excipulum simplex, corneo-carbonaceum, apice papillula vel poro instructum, thalamium gelatinosum projiciens, tandem collabens patellulamque saepe corrugatam mentiens.

Ex. Th. velutinum, spongiosum etc.

29. Limboria (Ach. emend.)

Apothecium: excipulum simplex, corneo-carbonaceum, primo clausum, dein apice stellatim dehiscens, thalamium gelatinosum (?) servans.

Ex. L. sphinctrina (Duf.)

Ordo XIV. Pertusarii.

Thallus crustaceus. Apothecium: superficiale; excipulum verruca peculiaris, thallodea, thalamium ceraceum vel gelatinosum includens.

30. Thelotrema (Ach. meth. 130).

Apothecium: excipulum duplex; exterius e verruca thallodea, compacta formatum, apice dehiscens; interius proprium, membranaceum, lacero-dehiscens, apice connivens, basi sua thalamium discoideum, subgelatinosum amplectens.

Ex. Th. lepadinum, clausum.

31. Chiodecton (Ach. syn. 108).

Apothecium: excipulum simplex, e verruca peculiari subthallodea, pulverulenta formatum, thalamium carbonaceum, ad basin integrum , supra quasi reticulo dividens leviterque obducens, indeque a protuberantibus thalamii ostiolis atropunctatum.

Ex. Ch. myrticola (Fée).

32. Pertusaria (DC. franc. II. 319).

Apothecium: excipulum simplex, e verruca peculari thallodea formatum , a protuberantibus thalamiorum ostiolis impresso-punctatum, vel, confluentibus istis, in scutellam, saepe radiato-striatam, dehiscens.

§. 1. Thallo tartareo.

Ex. P. rupestris, sulphurea etc.

§. 2. Thallo membranaceo-cartilagineo.

Ex. P. communis, glomerata etc.

Ordo XV, Endocarpei.

Thallus frondosus vel squamulosus. Apothecium ipsi thallo transversim innatum; excipulum sphaericum, proprium, membranaceum, ostiolo tandem elongato, indurato, poroque pertuso in adversa thalli pagina protuberans, thalamium gelatinosum, corneo-rubrum, tandem atrum includens.

33. Endocarpon Hedw. stirp. crypt. II. 56.

Ex. End. miniatum, Guepini, pusillum, cinereum etc.

Appendix.

Lichenes quorum apothecia hucusque ignota, hinc incertae sedis , aliorumque lichenum vero similiter vel primordia offerentes, vel status abnormes.

Sect. I. Crustacei.

Thallus crustaceus.

34. Lepra (Hall. hist. IH p. 102).

Thallus leproso-pulverulentus , organa peculiaria nulla offerens.

Ex. L. alba, incana , citrina etc.

35. Spiloma (Ach. univ. 23.)

Thallus leprosus, gonidiis discoloribus, in pulvinulos nudos aggregatis distinctus.

Ex. Sp. melaleucum, viridans etc.

36. Coniocarpon (DC. franc. II. p. 325) emend.

Thallus leprosus, gonidiis distinctus discoloribus, in pulvinulos, membrana thallodea, tenuissima, ad latera dehiscente tectos, aggregatis.

Ex. C. gregarium (Weig.)

37. Arthonia (Ach. univ. 25).

Thallus leprosus, pulvinulis discoloribus, solidis, apertis, suborbicularibus distinctus.

Ex. A. ochracea, lurida, impolita, biformis, cinereo-pruinosa.

Sect. II. Fruticulosi.

Thallus fruticulosus.

38. Thamnolia (Ach. in litt. anni 1819).

Thalus: stipites cylindrici, subulati, cavi.

Ex. Th. vermicularis.

39. Siphula (Fr. act. holm. 1821).

Thallus: stipites subcylindrici, obtusati, solidi.

Ex. S. ceratites.

Corollarium.

Lichenes collemacei seu gelatinosi (homoeomerici Wallr., byssacei Fr. p. p.) Licheñes disciferi, scutelliferi, quorum contextus cellulas gonimicas cum caeteris confusas offert. Parmeliae homoeomericae seu gelatinosae.

40. Collema Hill. in Schreb. gen. pl. 1668.

Thallus forma varius, filamentosus vel frondosus; udus constanter flaccidus, turgescens vel pulposo-gelatinosus; siccus membranaceus, coriaceus vel coriaceo-cartilagineus. Apothecium discoideum scutellare vel patellaeforme, disco fusco.

§. 1. Thallus filamentosus; apothecia patellaeformia (Polychidium Ach., Ephebe et Thermutis Fr.)

Ex. C. pubescens, pannosum, muscicola etc.

§. 2. Thallus frondosus, siccus membranaceus, udus flaccidus. Apothecia patellaeformia et scutellaria.

Ex. C. atrocaeruleum, corniculatum, minutissimum, tremelloides, ruginosum, nigrescens, rupestre etc.

§. 3. Thallus frondosus, siccus membranaceus, udus pulposo-gelatinosus. Apothecia scutellaria.

Ex. C. granosum, Schraderi, tenax etc.

§. 4. Thallus frondosus, siccus coriaceus, udus turgescens. Apothecia scutellaria.

Ex. C. multifidum, myochroum, Girardi, crispum etc.

§. 5. Thallus frondosus, siccus coriaceo-cartilagineus; udus pulposo-gelatinosus. Apothecia scutellaria, rarius patellaeformia.

Ex. C plicatile, turgidum, pulposum, spongiosum, stygium etc.

§. 6. Vollständige Flechtensysteme, gestützt auf die Thallus- oder auf die Frucht- oder endlich auf die Sporenbildung, oder auf alle drei Momente zugleich.

L.

⊙ Normann (J. M.), Conatus praemissus redactionis novae generum nonnullorum lichenum (in organis fructificationis vel sporis fundatae) cum tab. icon. duobus.

("E. Magazin for Naturvidenskaberne VII. B. 3. H.")
Christianiae 1852. 8.
pag. 11 — 29.

Adumbratio generum

cum partiali euumeratione specierum, quas examinavit autor.

I. Usnea.

Sporae parvae, (ambitu) ovales, uniloculares, oleo imbutae, pariete tenui laevi hyalino. De apotheciis et thallo vide: Fries Lichenogr. Europ reform. p. 17.

1. Usnea barbata Fr. 2. U. fasciata R. Br.

II. Evernia.

Sporae parvae, ovales, uniloculares, oleo imbutae, parieto tenui laevi hyalino. De apoth. et thallo v. Fr l. c. p. 20 et 24

1. Evernia furfuracea (L.) 2. Evernia prunastri (L.)

III. Cornicularia.

Sporae magnae ambitu orbiculari-ovales, uniloculares, pariete crasso, a pariete sporulae etiam crasso manifeste distincto, ad ultimum obfuscato. Sporula in centro contenti mucoso-gelatinosi sporae nascens in peripheriam sub absorptione partiali contenti sensim excrescit. De apoth et th. v. Fr. l. c. p. 20.

1. C. ochroleuca (Fr.)

IV. Cetraria.

Sporae parvae, uniloculares, oleo imbutae, pariete tenui, laevi hyalino. De apoth. et th. v. Fr. l. c. p. 34.

1. C. tristis (Web.) 2. C. islandica (L.) 3. C. cucullata Bell. 4. C. nivalis L. etc.

V. Ramalina.

Sporae magnitudine mediocres, oblongae, dissepimento transversali medio distincte biloculares, pariete sub evolutione sporae hyalino. De apoth. et Th. v. Fr. l. c. p. 28.

1. R. calicaris Fr. 2. R. polymorpha Ach. 3. R. scopulorum (Retz.)

VI. Roccella.

Sporae magnitudine mediocres, lanceolatae, dissepimentis transversalibus distincte quadriloculares, pariete sub evolutione sporae hyalino.

1. R. tinctoria Ach. 2. R. fuciformis Ach.

VII. Nephroma.

Sporae longae, oblongo-lineares, dissepimentis transversalibus distincte quadriloculares, pariete ad ultimum rufescente. Apothecia peltaeformia paginae inferiori thalli affixa.

1. N. arcticum (L.) 2. N. resupinatum (L.)

VIII. Peltigera.

Sporae praelongae, lineares, dissepimentis transversalibus (interdum abortientibus) quadri-octo-loculares, pariete sub evolutione subhyalino. Apothecia peltaeformia paginae superiori thalli in lobis prope marginem affixa.

1. P. aphtosa (L.) 2. P. malacea Ach. 3. P. canina (L.) Fr. etc. etc.

IX. Solorina.

Sporae magnae, ovales, dissepimento transversali medio distincte biloculares, pariete sub evolutione praecociore sporae mox saturate obfuscato. Apothecia peltaeformia paginae superiori thalli in lamina affixa.

1. S. saccata (L.)   2. S. crocea (L.)

X. Sticta.

Sporae majores, praecociores dissepimentis transversalibus fere aeque quadri-loculares, maturiores post abortum loculamentorum terminalium dissepimento transversali medio biloculares, pariete ad ultimum fuscescente.

Apothecia parmeliacea thallo foliaceo affixa.

1. Sticta scrobiculata, pulmonacea, glomerulifera, herbacea.

XI. Parmelia.

Sporae ovales vel orbiculari-ovales, uniloculares, pariete tenui laevi hyalino (arcte cum pariete sporulae coalescente). Apothecia v. Fr. l. c. p. 56.

a. Sporae parvae vel submediocres oleo imbutae.

P. tiliacea, saxatilis, coarctata, atra, subfusca, badia, varia, glaucoma etc.

b. Sporae majores vel magnae, contento mucilagineo imbutae.

P. rugosa (Ach.), P. pallescens (L.)

P. tartarea (L.), P. oculata (Diks.)

XII. Teloschistes nov. gen.

Sporae parvae, ovales, pariete tenui laevi hyalino, mediae vacuae (oleo destitutae), utraque extremitate cavitatis receptaculo oleifero (sporula cum pariete sporae arcte coalita) munitae, receptaculis funiculo gracili denique evanescente prius connexis. Apothecia parmeliacea vel biatorina.

A. Apothecia stricte parmeliacea.

a. Thallus fruticulosus (Evernia Fr.)

T. flavicans (Sw.), villosus (Ach.)

b. Phyllothallae (Parmelia).

T. parietinus (L.)

c. Placothallae (Parmelia).

T. elegans Ach., murorum (Hoffm.),   ? chlorophanus (Whlbg.), vitellinus (Ehrh.), cerinus (Hedw.). aureus (Schaer.)

B. Apothecia biatorina (Biatora Fr.)

T. ferrugineus (Huds.), aurantiacus (Lightf.)

XIII. Trachyderma, nov. gen.

Sporae ovatae, uniloculares, pariete subhyalino minuto-granuloso, sporulam laxius includente. Apothecia parmeliacea.

T. plumbeum (Lightf.), rubiginosum (Thunb.), triptophyllum (Ach.), microphyllum (Sw.), brunneum (Sw.), hypnorum (E. B.)

XIV. Amygdalaria, nov. gen.

Sporae magnae, ovales, complanatae, uniloculares, pariete hyalino ambitu incrassata albo marginatae. Apothecia parmeliacea.

A. verrucosa (Ach.), pelobotrya (Wahlbg.)

XV. Secoliga, nov. gen.

Sporae lanceolatae vel lanceolato-lineares, dissepimentis transversalibus di-

stincte quadriloculares pariete sub evolutione praecociore hyalino. Apothecia parmeliacea vel galeritica vel biatorina.

S. cupularis (Ach.), lutea (Dicks.), exanthematica (Sm.), repanda (Fr.), rubra
Hoffm.), vernalis (L.)

XVI. Ophioparma, nov. gen.

Sporae perlongae, graciles, sublineares, extremitate superiore obtusata, inferiore in caudam tenuissime acuminata, dissepimentis transversalibus distincte
pluri (octo v. ultra) — loculares, pariete sub evolutione sporae hyalino.

O. ventosa (L.), haematomma (Ehrh.), punicea (Sm.)

XVII. Dimelaena, nov. gen.

Sporae dissepimento transversali medio distincte biloculares, pariete sub evolutione sporae jam praecociore saturate obfuscato. Apothecia parmeliacea.

   a. Thallus suffruticulosus.

D. ciliaris (L.)

   b. Phyllothallae.

D. speciosa (Wulf.), stellaris (L.), caesia (Hoffm.), pulverulenta (Schreb.), obscura (Ehrh.), aquila (Ach.), amniocola (Ach.)

   c. Placothallae.

D. oreina (Fr.), nimbosa (Fr.), sophodes (Ach.)

XVIII. Diploschistes, nov. gen.

Sporae dissepimentis tam transversalibus quam longitudinalibus distincte pluriloculares, pariete sub evolutione sporae jam praecociore saturate obfuscato. Apothecia parmeliacea.

D. ocellatus (Vill.) Spora fusca.

D. scruposus (L.) Spora atra.

XIX. Thelotrema.

Sporae maximae, lanceolatae, valde complanatae, sporulis numerosis per
series transversales in contento gelatinoso sporae nidulantibus, pariete hyalino.

Th. lepadinum (Ach.)

XX. Stereocaulon.

Sporis dissepimentis transversalibus distincte pauciloculares, pariete sub
evolutione sporae hyalino. De apoth. et th. vid. Fr l. c. p. 200.

   * Species plures.

XXI. Cladonia.

Sporae oblongae vel ovales, interdum cellulas filiares plures includentes,
ad ultimum uniloculares vel obsolete loculosae, pariete sub evolutione hyalino.
De apoth. et th. v. Fr. l. c. p. 200.

   * Species plurimae Europaearum

XXII. Baeomyces.

Sporae lineares, graciles, dissepimentis transversalibus gracillimis locula-
mentosae, pariete sub evolutione hyalino. De apoth. v. Fr. l. c. p. 246.

B. roseus Pers.

XXIII. Biatora.

Sporae nunc ovales, uniloculares, cellulam filiarem unicam includentes, nunc oblongae et haud raro cellulas filiares, plures obsoletissimas includentes, nunc dissepimento transversali medio distincte bi (?) — loculares. De apoth. v. Fr. l. c. p. 247.

    a. Sporae uniloculares, cellulam filiarem unicam vel plures obsoletas includentes, nunquam (?) distincte loculamentosae.

    B. uliginosa (Schrad.), lurida (Sw.), decolorans (Hoffm.), miscella (Sommerf.), globifera (Ach.), mixta Fr., cuprea (Sommerf.), placophylla (Ach.), decipiens (Ehrh), globulosa (E. B.), fusco-lutea (Diks.)

    b. Sporae distincte loculamentosae.

    B. icmadophila (Ehrh.), byssoides (L.)

    c. Hippocrepula. Sporae valde arcuatae, extremitatibus leviter dilatatis.

    B. rivulosa (Ach.)

XXIV. Lecidea.

Sporae parvae, ovales, ad ultimum uniloculares, pariete sub evolutione laevi hyalino. De apoth. v. Fr. l. c. p. 281.

    L. conglomerata Ach., sabuletorum Floerke, parasema Ach., contigua (Hoffm.). confluens (Web.), aglaea Sommerf., spilota Fr. etc.

XXV. Skolekites, nov. gen.

Sporae longae, graciles, sublineares, extremitate superiore obtusata, inferiore tenuissime acuminata, dissepimentis transversalibus pluri- (octo v. ultra-) loculares. Apothecia Lecideae.

    Sk. candidus (Web.), vesicularis (Hoffm.), citrinellu⸱ (Ach.), scabrosus (Ach.) lugubris (Sommerf.)

XXVI. Dimaura, nov. gen.

Sporae dissepimento transversali medio ad ultimum biloculares, pariete sub evolutione jam praecociore saturate obfuscato. Apothecia Lecideae.

    a. Trachylina. Sporae praecociores loculamentis tantum duobus.

    D. Wahlenbergii (Ach.), micraspis (Sommerf.)

    b. Stictella. Sporae praecociores quadriloculares, maturae biloculares.

    D. dolosa (Auct. p. p.)

XXVII. Abacina, nov. gen.

Sporae dissepimentis tam transversalibus quam longitudinalibus pluriloculares, pariete sub evolutione jam praecociore saturate obfuscato. Apothecia Lecideae.

    a. Abacinae genuinae. Sporae nudae.

    A. alboatra (Hoffm.), papillata (Sommerf.), variegata (Fr.), atroalba (Auct. p. p.)

    b. Mykochlamys. Sporae tunica gelatinosa hyalina velatae.

    A. alpestris (Fr.), atrovirens (L.)

XXVIII. Tetramelas, nov. gen.

Sporae dissepimentis transversalibus distincte quadriloculares, pariete sub evolutione jam praecociore saturate obfuscato. Apothecia Lecideae vel Biatorae.

    T. geophilus (Sommerf.), querneus (Diks.)

XXIX. Mykoblastus, nov. gen.

Sporae magnae, ovales, complanatae, pariete hyalino ambitu incrassato albo-marginatae. Sporula in centro contenti mucoso-gelatinosi nascens in peripheriam sub absorptione contenti sensim accrescit. Apothecia Lecideae.

M. sanguinarius L.

XXX. Umbilicaria.

Sporae ovales vel orbiculari-ovales ad ultimum uniloculares. De apoth. v. Fr. L. c. p. 347.

* Species plurimae Europaearum.

XXXI. Graphis.

Sporae dissepimentis transversalibus multi (octo-viginta v. ultra-) loculares. Apothecia Opegraphae.

Gr. scripta L.

XXXII. Opegrapha.

Sporae dissepimentis transversalibus pauci- (quadri-sex) loculares. De apoth. v. Fr. L. c. p. 361.

O. herpetica Ach. ... ura Pers.

XXXIII. Conioloma.

Sporae turbinatae. dissepimentis transversalibus c. quadri-loculares. loculamento superiore valde ampliore. De apoth. v. Fr. L. c. p. 373.

C. coccineum Flke.

XXXIV. Coniangium.

Sporae turbinatae dissepimento transversali biloculares. loculamento superiore valde ampliore. pariete sub evolutione sporae praecociore saturate rufo. De apoth. v. Fr. p. 377.

C. vulgare Fr.

XXXV. Trachylia.

Sporae naguinuline mediocres. dissepimento transversali media distincte biloculares. pariete sub evolutione jam praecociore sporae saturate olidaceo.

T. tympanella Ach. sigillaris Ach.

XXXVI. Calicium.

Sporae parvae vel minimae. dissepimento transversalie media distincte biloculares vel evolutione abortiente rarius fisconiese uniloculares. pariete sub evolutione jam praecociore sporae saturate oidaceo. De apoth. v. Fr. L. c. p. 385.

* Species plurimae Europaearum.

XXXVII. Coniocybe.

Sporae parvae fisconiese uniloculares. pariete ad ultimum pallido. De apoth. v. Fr. L. c. p. 392.

C. furfuracea L. pallida Fr.

XXXVIII. Sphaerophoron.

Sporae parvae fisconiese uniloculares. pariete ad ultimum olidaceo et caerulea nigrantem et atro. De apoth. v. Fr. L. c. p. 396.

Sph. coralloides Pers. fragile L.

XXXIX. Endocarpon.

Sporae parvae oblongo-discoideae, pariete ad ultimum pallido. De apoth.
v. Fr. l. c. p. 407.

End. miniatum (L.), phylliscum Wahlbg.

XL. Pertusaria.

Sporae magnae vel permagnae, ovales vel ovatae, complanatae, uniloculares,
pariete hyalino ambitu incrassato albo-marginatae. Sporula in centro contenti
mucoso-gelatinosi sporae praecocioris nascens in peripheriam sensim accrescit. De
apoth. v. Fr. l. c. p. 418.

P. communis DC., Sommerfeltii (Flke), globularis (Ach.) etc.

XLI. Chiodecton.

Sporae oblongo-lineares, dissepimentis transversalibus distincte quadriloculares, pariete sub evolutione praecociore hyalino. De apoth. v. Fr. l. c. p. 417.

Ch. myrticola Fée.

XLII. Verrucaria.

Sporae parvae, uniloculares, pariete sub evolutione sporae hyalino. De
apoth. v. Fr. l. c. p. 431.

* Species plures.

XLIII. Endophis, nov. gen.

Sporae longae, graciles, sublineares, extremitate superiore obtusata, inferiore
tenuissime acuminata, dissepimentis transversalibus pluri (octo v. ultra)- loculares.
Apothecia Verrucariae.

End. cerasi (auct. p. p.)

XLIV. Staurothele, nov. gen.

Sporae dissepimentis tam transversalibus quam longitudinalibus pluriloculares, pariete sub evolutione jam praecociore sporae saturate obfuscato. Apothecia
Verrucariae.

* Species plures.

XLV. Graphidula, nov. gen.

Sporae dissepimentis transversalibus pauci (quadri)- loculares, pariete sub
evolutione sporae obfuscato.

* Species plures.

Schema
affinitatis naturalis serierum isosporarum.

Series isosporae.

Maurosporae.	Hyalarthrae.	Nuciporae.	Maurosporae.	Thelo-schisteae.	Myko-blasteae.
Sticta	Ramalina	Usnea	Sticta	Teloschistae everniacae	
Solorina	Roccella	Evernia			
Dimelaena	Nephroma		Tetramelas	Cornicularia	
Dimaura	Peltigera	Cetraria	Opegrapha	Teloschistae parmelia-	
Trachylia		Parmelia	Graphis	ceae	Amygdalaria
Calicium	Secoliga	Trachyderma	Graphidula		Mykoblastus
Sphaerophoron etc.	Stereocaulon		Diploschistes	Teloschistae biatorinae	
Diploschistes	Chiodecton etc.	Lecidea	Abacina		
Abacina	Ophioparma	Umbilicaria	Staurothele		
Staurothele	Stolekites		Solorina	? Genus nov.	Pertusaria
	Endophis	Verrucaria	Dimelaena		
Tetramelas			Dimaura		
	Conioloma	Bistora p. p.	Trachylia		
Opegrapha	Coniangium		Calicium		
Graphis	Baeomyces	Coniocybe			Thelotrema
Graphidula	Cladonia	Endocarpon			
	Bistora p. p.	Sphaerophoron			

LI.

1. ⊙ Conspectus.

Systematis Lichenum a cel. A. Massalongo primo in Schedulis criticis ad lichenes exsicc. Italiae (Veronae 1855) pag. 14 etc. proposti, adjunctis emendationibus additamentisque ab auctore memorato variis in scriptis serius evulgatis. Curante A. de Krempelhuber.

Observ. Signo † illa genera designata sunt, quorum diagnoses vel descriptiones a Massalongo non datae, asterisco (*) autem illa, quorum loca systematica in scriptis Massalongianis non certe indicata sunt.

Ser. I. Phycolichenes.

A. Gymnocarpi.

Ord. I. Collemaceae.

Trib. 1. Collemeae.
1. Collema Hoffm. emend.
2. Mallotium Fw. emend.
3. Lethagrium (Ach.) Mass.
4. *Homothecium Mass.

Trib. 2. Leptogieae.
5. Leptogium (Ach.) Fries.
6. Koerberia Mass.
7. Polychidium (Ach.) Mass.

Trib. 3. Myriangieae.
8. Myriangium Berk. Mont.

Trib. 4. Omphalarieae.
9. Omphalaria Gir. et Dun. emend.
10. Thyrea Mass. ad int.
11. Enchylium (Ach.) Mass.
12. Psorotichia Mass.
13. †Atichia Fw.?
14. *Plectospora Mass.
15. *Pecania Mass.
16. *Synalissa Mass.
17. *Physma Mass.

Ord. II. Racoblennaceae.

Trib. 5. Racoblenneae.
18. Racoblenna Mass. emend.
19. Callolechia Mass.
20. Placynthium (Ach.) Mass.

*Trib. 5½. Sarcosagieae.
21. *Sarcosagium Mass.

Trib. 6. Coenogonieae.
22. †Coenogonium Ehrenb.
23. Ulocodium Mass.
24. †Thermutis Fries.

Ord. III. Byssaceae.

Trib. 7. Bysseae.
25. †Byssus Fries emend.
26. †Racodium Pers. emend.
27. †Chroolepus Ag. emend
28. †Scytonema Ag. emend.
29. †Nemacola Mass.

B. Angiocarpi.

Ord. IV. Lichinaceae.

Trib. 8. Lichineae.
30. †Lichina Ag.

Trib. 9. Ephebeae Fries.
31. †Ephebe.

Ordo V. Phylliscaceae.

Trib. 10. Phylliseeae.
32. Phylliscum Nyl.
33. Thelignia Mass.?
34. *Coccodinium Mass.

Ser. II. Gnesiolichenes.

A. Gymnocarpi.

Ordo VI. Cladoniaceae.

Trib. 11. Cladonieae.
35. Cladonia Hoffm.
36. Stereocaulon Schreb.
37. Thamnolia Ach.

Trib. 12. Baeomyceae.
38. †Sphyridium Fw.
39. Baeomyces Pers. emend.
40. Mycetodium Mass.

Ord. VII. Usneaceae.

Trib. 13. Usneae.
41. Usnea Dill.
42. †Cornicularia Ach. emend.
43. Alectoria Ach. emend. (Bryopogon Link.)

Trib. 13½. Ramalineae.
44. Ramalina Ach.
45. Dufourea Ach. emend.

46. †Desmaziera.
47. Cenozosia Mass.

Trib. 14. Evernieae.
48. Evernia Ach. emend. (Chlorea Nyl. includ.)
49. Cetraria Ach. emend.

Trib. 15. Roccelleae.
50. Roccella DC.
51. Combea Dntrs.

Ord. VIII. Parmeliaceae.

Trib. 16. Parmelieae.
52. Parmelia Ach. (Imbricaria Koerb. includ.)
53. Menegazzia Mass.
54. Squammaria Hoffm. (Parmelia Koerb. et Anaptychiae spec. Mass. includ.)
55 †Platisma Hoffm. (Cetrariae spec. emend. Mass. et auct. includ.)
56. *Chondrospora Mass.
57. *Parmotrema Mass.
58. *Crocynia Mass.
59. *Cryptodictyon Mass.

Trib. 17. Sticteae.
60. Sticta Schreb. et Ach.

Trib. 18. Peltigereae.
61. Peltigera Hoffm.
62. Nephroma Ach.
63. Solorina Ach.
64. Heppia Naeg.?

Trib. 19. Placodeae.
65. Placodium Hill. emend.
66. Ricasolia Mass.
67. Physcia (Schr.) Mass. (Amphiloma Koerb. incl.)
68. Gussonea Tornab. emend. (Pleopsidium Koerb)

Trib. 20. Anaptychieae.
69. Anaptychia Koerb. !
70. Tornabenia Mass.
70½. Niorma Mass.

Trib. 21. Pannarieae.
71 Pannaria Delis.
72. Lopadium Koerb.
73. †Massalongia Koerb.
74. Polyozosia Mass.
75. Sporoacania Mass.?

Trib. 22. Psoromeae.
76. Psoroma Ach. em.

77. Fulgensia Mass. et Dntrs.
78. Gyalolechia Mass.
79. Solenospora Mass.
79½. Niospora Mass.
80. Acarospora Mass. (Myriospora Hepp).

Trib. 23. Lecanoreae.

81. Lecanora Ach. emend.
82. Dirina Fries. Dirinopsis Denot. includ.)
83. Haematomma Mass.
84. Rinodina (Ach.) Mass.
85. Pyrenodesmia Mass.
86. Callopisma Denot. auct.
87. Ochrolechia Mass.
88. Icmadophila Ehrh.
89. Lecania Mass.
90. Candelaria Mass.?
91. †Zeora (Fries) Koerb
92. Cryptolechia Mass.
93. *Maronea Mass.
94. *Catarraphia (Mass.)
95. *Byssiplaca Mass.
96. *Myxodictyon Mass.
97. *Lecanidium Mass.

Ord. IX. Urceolariaceae.

Trib. 24. Volvarieae.

98. Volvaria Mass.
99. Ectolechia Mass.
100. Urceolaria Ach. emend.
101. Thelotrema Ach. emend.
102. *Myriotrema Mass.
103. *Conotrema Mass.
104. *Craterolechia Mass.
105. *Chapsa Mass.
106. *Coscinedia Mass.
107. *Phlyctomia Mass.
108. *Brassia Mass.
109. *Coniochila Mass.
110. *Gomphospora Mass.
111. *Macropyremium Mass.
112. *Antrocarpon Mass.
113. *Ascidium Mass.

Trib. 25. Hymenelieae.

114. Hymenelia Krplhbr. auct.
115. Pinacisca Mass.
116. †Stenhammera Mass.

Trib. 26. Gyalecteae.
117. Gyalecta Ach. ref.
118. Petractis Fries auct.
119. Phyalopsis Koerb.
120. *Secoliga Norm.

Trib. 27. Aspicilieae.
121. Aspicilia Mass.
122. Pachyospora Mass.
123. †Harpidium Koerb.

Ordo X. Lecideaceae.

Trib. 28. Umbilicarieae.
124. Umbilicaria Hoffm. emend.
125. Lasallia Mérat emend.

Trib. 29. Psoreae.
126. Psora Hall. emend.
127. Thalloidima Mass.
128. Toninia Mass.
129. Catolechia Fw.
130. Cormothecium Mass.
131. †Schaereria Koerb.

Trib. 30. Coccocarpieae.
132. Diploicia Mass. emend.
133. Coccocarpia Pers.

Trib. 31. Lecideae.
134. Lecidea Ach. em.
135. Catillaria (Ach.) Mass. emend.
136. Arthrosporum Mass.
137. Scoliciosporum Mass.
138. Raphiospora Mass.
139. Megalospora Mey. et Fw. reform.
140. Diplotomma Fw.
141. †Porpidia Koerb.
142. Buellia Dntrs. emend. (Abroth. spec. Catolechiae Mass. p. p.)
143. Rhicocarpon Ram. auct.
144. †Lecideola Dntrs. (Lec. Koerb. Biatora Hepp. p. max. p.)

Trib. 32. Biatoreae.
145. Biatora Fr. em.
146. Biatorina Mass.
147. †Pyrrhospora Koerb.
148. Bombyliospora Dntrs.
149. Bilimbia Dntrs.
150. Bacidia Dntrs.

150¹/₂. *Byssopsora Mass.

151. Blastenia Mass. ?

152. Xanthocarpia Mass. et Dntrs.

153. Biatorella Dntrs.

154. *Heterothecium Fw.

155. *Sporopodium Mont.

156. *Trichoplacia Mass.

157. *Tricholechia Mass.

158. *Picolia Mass.

159. *Psilolechia Mass.

160. *Ropalospora Mass.

161. *Psorothecium Mass.

162. *Temnospora Mass.

163. *Chiliospora Mass.

164. *Sporacestra Mass.

Trib. 33. Sarcogyneae.

165. Sarcogyne Fw. auct.

166. Sporostatia Mass.

167. Sagiolechia Mass. ?

B. Angiocarpi.

Ordo XI. Sphaerophoraceae.

Trib. 34. Sphaerophoreae.

168. Sphaerophoron Pers.

169. †Siphula Fr. ?

Ord. XII. Endocarpaceae.

Trib. 35. Endocarpeae.

170. Endocarpon Hedw. reform.

Trib. 36. Dermatocarpeae.

171. Dermatocarpon Eschw.!

172. Dacampia Mass.

173. Placidium Mass.

174. †Catopyrenium Fw. auct.

175. Lithoicea (Ach.) Mass. emend.

176. Mosigia Fr. emend. (?)

177. †Lenormandia DC.

Ordo XIII. Verrucariaceae.

Trib. 37. Verrucarieae.

178. Verrucaria Wigg. emend.

179. Amphoridium Mass.

180. Thrombium Wallr. emend.

181. Polyblastia Mass.

182. Porphyriospora **Mass.**
183. Arthopyrenia **Mass.** emend.
184. Blastodesmia **Mass.** emend.
185. Acrocordia Mass.
186. Sagedia Mass.
187. Thelidinm Mass. ?
188. *Microthelia Koerb. reform.

Trib. 38. Pyrenuleae.

189. Pyrenula Ach. emend.
190. †Bunodea Mass.
191. Sporodictyon Mass.
192. Sphaeromphale Mass.
193. *Micromma Mass. (?)
194. *Dyctyoblastis Mass. **(Microglaena Koerb.)**
195. *Celothelium **Mass.**

Trib. 39. Thelochroeae.

196. Segestria Fr.
197. Thelochroa **Mass.**
198. Porina Ach.

Trib. 40. Limborieae.

199. Limboria Eschw.
200. Bagliettoa **Mass.**

***Trib. 41. Trypetheliaceae.**

201. Trypethelium **Spr.**
202. Bathelium Ach.
203. Astrothelium Esch. emend.
204. Anthracothecium Hampe.
205. Meristosporum **Mass.**
206. Cryptothelium **Mass.**
207. Tomasellia Mass.
208. Melanotheca Fée.
209. Bottaria Mass.
210. Parmentaria Fée.

Trib. 42. Striguleae.

211. Strigula Fr. em.
212. Mazosia **Mass.**

Trib. 43. Pertusarieae.

213. Pertusaria DC.

Series III. Hysterolichenes.
Ordo XIV. Opegraphaceae. *)
A. Melanocarpeae.

Trib. 44. Opegrapheae.

Sporae simplices, longitud. loculares.

214. Opegrapha Humb. em.
215. Encephalographa Mass.
216. Diplolabia Mass. (?)
217. Aulacographa Leight.
218. Xylographa (Fr.) Nyl.

Subtrib. α. Ucographeae.

a. Sporae simplices vel longit. loculares.

219. Ucographa Mass.
220. Lecanactis (Eschw.) Em.
221. Schismatomma Fw. et Koerb.
222. †Thelographis Nyl.
223. †Melaspilea Nyl. Em.

b. Sporae murales.

224. Krempelhuberia Mass.
225. Thecaria Fée.
226. Thecographa Mass.
227. †Mycoporum Fw.
228. Megalographa Mass.

Sub. β. Graphideae.

a. Sporae simplices vel long. loculares.

229. Graphis. (Adans.)
230. Solenographa Mass.
231. Sarcographa Fée.

b. Sporae murales.

232. Lejorrheuma (Eschw.) Mass.
233. Creographa Mass.

Trib. 45. Coniangeae.

a. Sporae simplices vel long. loculares.

234. †Trachylia. Fr.
235. Coniangium Fr.
236. Bactrospora Mass.
237. †Schizoxylon Pers.?
238. Pachnolepia Mass.
239. Arthonia (Ach.) Mass.
240. Naevia (Fr.) Mass.

---

*) Vid. A. Massalongo Catagraphia acosaliorum Graphidearum brasiliensium in den Verhandlungen der
k. k. zool. bot. Gesellschaft in Wien. X. Bd. 1860 pag. 675—677.

b. Sporae murales.

241. Xylastra Mass.
242. Arthothelium Mass.

B. Phaeocarpeae.

Trib. 46. Sclerophyteae.

a Sporae simplices long. loculares.

243. Diplographis Mass.
244. Fissurina Fée.
245. Enterographa Fée.
246. †Helminthocarpon Fée.?

b. Sporae murales.

247. Glaucinaria Fée.
248. Diorygma (Eschw.) Mass.
249. Leucogramma (Eschw.) Mass.
250. Phlyctis Wallr.?

C. Cromocarpeae.

Trib. 47. Pyrrhographeae.

a. Sporae simplices long. loculars.

251. Pyrrhographa Fée.
252. Phlegographa Mass.

b. Sporae murales.

253. Pliariona Mass.
254. Thalloloma Trev.

Subtrib. α. Coniocarpeae.

255. Coniocarpon DC.

Ordo XV. Glyphideaceae.

Trib. 48. Glyphideae.

256. Actinoglyphis Mont.
257. Glyphis Ach.

Subtrib. α. Chiodectoneae.

258. Chiodecton Ach.
259. Melanodecton Mass.
260. Leucodecton Mass.
261. Glyphidium Mass.

Ser. IV. Mycolichenes

Ordo XVI. Calicieaceae.

Trib. 49. Calicieae.

262. Calicium Pers. em.
263. Cyphelium Ach.
264. Sphinctrina Fr.

265. *Theloloma Mass.
266. *Pyrgillus Nyl.
267. *Stenocybe Nyl.
Trib. 50. Coniocybeae.
268. Coniocybe Ach.
Trib. 51. Acolieae.
269. Acolium Ach.

Series V. Pseudolichenes.

A. Gymnocarpi.
Ordo XVII. Nesolechiaceae.
Trib. 52. Nesolechieae.
270. Nesolechia Mass.
271. Abrothallus Dntrs. reform.
Trib. 53. Celidieae.
272. Celidium Tulasn. em.
273. †Scutula Tulasn. em.
274. Phacopsis Tulasn. em.
275. Spilodium Mass.
276. Conida Mass.
277. *Celidiopsis Mass.
Trib. 54. Leciographeae.
278. Leciographa Mass.
279. Pragmopora Mass.

B. Angiocarpi.
Trib. 55. Thichothecieae.
280. Thichothecium Fw.
Trib. 56. Spolverinieae.
281. Spolverinia Mass.

Series VI. Apateolichenes.

282. †Lepra Hal. (Lepraria Ach.) omnium lichenum metamorph.
283. †Variolaria Ach. (Pertusariearum anamorph.)
284. †Isidium Ach. (plur. lichenum et potiss. Ochrolechiarum et Lecanorarum anamorph.)
285. †Spiloma Ach. (plerumque Opegrapheacearum anamorph.)
286. †Clyostomum Fr.
287. Pyrenothea Fr. (Spermatocalia aut Pycnides aliorum lichenum.)
† . . 3.

in Summa 290 genera.

2. Genera lichenum Massalongiana
ex scriptis hujus auctoris excerpta et hic primo ordine systematico collecta.

Observ. Numeri generum iidem sunt ac in Conspectu Systematis Lich. Massalongiani (supra pag. 221.)

Ser. I. Phycolichenes.

A. Gymnocarpi.
Ord. I. Collemaceae.
Trib. 1. Collemeae.

1. Collema (Hoffm.)
(Mem. lich. p. 80.)

Collemata pulposa Ach. (Enchylia spec.) Collemata Mont. — Parmeliae spec. Schaer. Spic. — Blennothalliae Trevis!

Apothecia scutelliformia, disco immarginato excipulo thallode primitus clauso cincta. Lamina proligera tenuis. — Asci clavati 4 — 6 — 8 spori paraphysibus laxis apice incrassatis, obvallati: sporidia ovoidea, v. elliptica, v. lineari-elliptica, v. ovoideo-fusiformia, v. fusiformia, primum homogenea, inde blastidiis irregularibus foeta, dein normaliter quadrilocularia, tandem longitudinaliter et transverse septata, plurilocularia, semper diaphana. Spermatocalia tuberculiformia, viridia, erismata fasciculata filiformia, ramosa, articulata vel simplicia, tromodoblastia minutissima.

Thallus foliaceus v. crustaceus, crassus, horizontalis, gelatinosus, intus e filamentis duplicis ordinis seu hyalinis, et moniliformibus, strato scilicet corticali cum medullari composito, aetate vero e stratis duobus distinctis constitutus, nempe stratum corticale e gonidiis v. solitariis v. moniliformibus gelatina densa colorata obvolutis, conflatum, stratum medullare e filamentis hyalinis tenuissimis, ramosis substantia gelatinosa achromatica immixtis, compositum.

Exempl.: C. pulposum, multifidum, stygium etc.

2. Mallotium (Ach.)
(Mem. lich. p. 95.)

Apothecia patellaria subpedicellata, excipulo thallode recepta. Discus subcartilagineus, hypothecio tenui plerumque agonimico impositus. Asci subventricoso-saccati, v. elongato-cylindrici, 6—8 spori, paraphysibus laxis obvallati, sporidia ovoidea vel elliptica primum homogenea dein 4 locularia, tandem plurilocularia diaphana; spermatocalia sicut in Gen. Collema.

Thallus horizontalis foliaceus, lobis rotundato-plicatis, subtus fibrilloso-tomentosus, intus e filamentis hyalinis et moniliformibus in substantia gelatinosa nidulantibus stratoque penta-hexagono-celluloso obvolutis, scilic. e stratis, fere quatuor constitutus, corticali nempe celluloso, medullari e cellulis gonimicis solitariis et substantia gelatinosa colorata, inferiori e filamentis diaphanis hyalinis, moniliformibusque et substantia mucilaginosa achromatica, hypothallinico e cellulis elongatis cylindricis articulatis simplicibusque in fibrillas abeuntibus, compositus.

Exempl.: M. saturninum (Ach.), myochroum (Fw.), dedaleus (Fw. sub Stephanophorus) etc.

3. Lethagrium (Ach.)

(Mem. lich. p. 90.)

Collemata spec. Auct. — Synechoblastus Trevis.

Apothecia sessilia, patelliformia excipulo thallode recepta, lamina proligera tenuis ceraceo-gelatinosa, strato gonimico crasso imposita. Asci 8 spori clavae-formes, paraphysibus laxis capillaribus flexuoso-contortis apice incrassatis, obvallati, sporidia fusiformia elongata v. acicularia vel lineari-elongato-vermicularia, recta incurvave, vel contorta, 6—20 locularia, diaphana, episporio tenui cincta. Spermatocalia sicut in Collema.

Thallus foliaceus decumbens, utrinque nudus, plerumque submonophyllus, gelatinosus membranaceus, intus e filamentis duplicis ordinis constitutus, seu hyalinis et moniliformibus primum confusis, demum discretis, thallo scilicet e duobus stratis distinctis constitutus, nempe stratum corticale gonidiis plerumque solitariis gelatina densa obvolutis conflatum, stratum medullare e filamentis ramosis capillaribus diaphanis tenuissimis, et gonidiis moniliformibus substantia gelatinosa immixtis compositum, utrisque strato gelatinoso fere epidermoidali anisto achromaticoque vix discreto, obvolutis.

Exempl.: L. rupestre, nigrescens, fasciculare etc.

4. Homothecium (Montagn.)

(Alcun. gen. p. 7.)

Collemata spec. Auct.

Apothecia biatorina, concaviuscula, sessilia, ambitu libera, marginata. Lamina proligera tenuis miniata. Asci clavati, sporidia octona ovoidea foventes.

Thallus crassus, orbicularis, siccus corneus, madidus gelatinosus, lobatus, supra lacunoso-cribrosus, subtus fibrilloso-tomentosus.

Exempl.: H. opulentum (Montagn.)

Trib. 2. Leptogieae.

5. Leptogium (Ach.)

(Mem. lich. p. 86.)

Collemata (Leptogia) Ach. spec. — Leptogia Fries! — Mont. — Fw. —

Apothecia scutelliformia subpedicellata, excipulo thallode discum erumpentem, primo clausum, margine proprio instructum cingente, tandem excluso. Ascis et sporidiis sicut in Genere Collema.

Thallus foliaceus raro subfruticulosus, gelatinosus, gelatinoso-membranaceus, tenuissimus, madidus flaccidus diaphanus, intus e filamentis hyalinis et moniliformibus in substantia gelatinosa mixtis, constitutus, strato corticali hexagone-celluloso; spermatocalia sicut in genere Collema.

Exempl.: L. azureum (Ach.), atrocaeruleum (Schaer.) etc.

6. Koerberia Mass.

(Gen. lich. p. 5.)

Apothecia biatorina, primum punctiformia (fere clausa); dein plus minusve explanata patellaria, excipulo pseudo-thallode in proprium mutato, albo-farinoso instructa. Lamina proligera (carneo-miniata) ceraceo-gelatinosa, tenerrima, hypothecio crassiusculo cum excipulo connivente, imposita, licheninaque*) praedistincta praedita. Asci crebri parvi 8 spori, paraphysibus gelatinosis (apice fuscidulis) obvallati, sporidia aciformia, vermicularia, contorta, longa, filiformia, flexuosa, diaphana, homogenea s. unilocularia.

Thallus biformis, primum planiusculus platyphyllinus lobulato-cristatus (supra laete virens, subtus albus), tandem isioideo-filamentoso-ramulosus, teres, undique concolor, e quatuor stratis distinctis constitutus; corticalis nempe e cellulis diaphanis pentagonis tetragonisque praedistinctis, hypothallinicus (in statu platyphyllino) subspongiosus, e cellulis diaphanis serialibus praelongis, articulatis s. parallelo-grammaticis: mesothallinicus superior, e cellulis longissimis filamentosis inarticulatis diaphanis ramosis, mucilago achromatica obvolutis; inferior e gonidiis multiformibus in substantia mucilaginosa colorata nidulantibus, scilicet e coniogonidiis, diplogonidiis, ormogonidiis, gastrogonidiis, encatogonidiis croceis viridibusque, nec non idiosporis ferrugineis, compositus. Spermatocalia, tromodoblastia hucusque ignota.

Exempl.: K. biformis Mass. (lich. It. exs. Nr. 17)

7. Polychidium (Ach.)

(Mem. lich. p. 88.)

Collematum spec. Ach. — Leptogii spec. Fries. — Mont. — Garovaglieae Trevis.

Apothecia patelliformia subpedicellata, excipulo thallode recepta, asci elongati 8 spori, paraphysibus laxis obvallati, sporidia elliptico-elongata subfusiformia, bilocularia, hyalino-luteola.

Thallus decumbens filamentosus tenuissime laciniatus ramulosus, pulvinatus, ramis erectiusculis subfastigiatis, gelatinosus, e stratis duobus distinctis constitutus! Stratum corticale tenuissimum e cellulis polyedricis conflatum, stratum medullare e filamentis tenuissimis ramosis sparsis et gonidiis solitariis v. raro moniliformibus substantia gelatinosa obvolutis, compositum. Spermatocalia sicut in Leptog. et Collema.

Exempl.: P. muscicola Ach.

Trib. 3. Myriangieae.

8. Myriangium Berk. et Mont.

(Mem. lich. p. 96.)

Thallus orbiculatus epidermide tenui hexagone-cellulosa tectus, tuberculatus aut inaequabilis, ambitu plicato-striatus, gelatinosus, madore turgescens atro-fuscus, intus pallescens. Apothecia imperfecta tuberculiformia immarginata, perfecto vero

---

*) Lichenina est substantia isomerica cum amalo, quaeque caeruleo colore tingitur per Jodium. Reperitur in Muscis et Lichenibus, substantiae gelatinosae commixta. Ita ut quam dico „Lamina proligera lichenina praedita", idem est ac si Cl. Nylanderi verbis dixerim: Mucilago hymenea jodio caerulescit. Mass. in not.

scutelliformia, a thallo marginata, primo clausa dein aperta, thalamium includentia, crassum, concolor, fuscum, multiloculare, loculo singulo ascum singulum fovente, tandem fatiscenti-pulverulentum; sporidia oblonga octona, octies annulata, annulis quadrate cellulosis, pellucidia, ascis ovoideo-sphaericis, inclusa.

Exempl.: M. Durieui Mont. et Berk.

. Trib. 4. Omphalarieae.

9. Omphalaria (Gir. et Dum.)

(Framm. lich. p. 13.)

Apothecia ex mesothallo oriunda, primum punctiformia omnino immersa clausa et tantum papillula umbilicata prominula, tandem plus minusve emersa sessilia urceolata v. lecanorina, excipulo thallode praedita. Lamina proligera lichenina instructa, hypothecioque agonimico imposita. Asci plus minusve clavati, apice rotundati, basi in stipitem petiolumve attenuati, 8 spori, paraphysibus capillaribus v. crassiusculis obvallati. Sporidia ovoidea v. elliptica v. fusiformia diaphana, monolocularia.

Thallus peltatus umbilicato-adfixus monophyllus, integer v. lobatus incisusve, planus v. gyroso-plicatus, v. intestini-formis v. rubiformis, humectus turgescens, e quatuor stratis distinctis constitutus: epidermoidalis nempe e gelatina indurata anista, epithallinicus e gonidiis gastrogonidiisque amplis plerumque croceis v. ferrugineis, mucilagine colorata obvolutis, mesothallinicus praecrassus e gonidiis plerumque viridibus raris, sparsis, solitariis v. aggregatis, mucilagine incolorata obvallatis, nec non filamentis diaphanis ramosis anastomosantibus nonnunquam fere obsoletis, hypothallinicus e gonidiis, coniogonidiis, gastrogonidiisque compactis plerumque croceis, compositus.

Spermatocalia eteroichia immersa punctiformia, erismata ramosa diaphana, tromodoblastia arciminutissima.

Exempl.: O. Notarisii (Omphalodium Dufourei Dntrs.), O. decipiens Mass. etc.

10. Thyrea Mass.

(Regensburg. Flora 1856. Nr. 14.)

Apothecia ex mesothallo oriunda, primum punctiformia omnino immersa, clausa, et tantum papillula umbilicata, prominula, tandem plus minusve emersa, sessilia, urceolata v. lecanorina: excipulo thallode recepta. Lamina proligera lichenina instructa, hypothecioque agonimico imposita. Asci plus minusve clavati, apice rotundati, basi in stipitem petiolumve attenuati 8 spori, paraphysibus capillaribus filiformibusve obvallati. Sporae ovoideae v. ellipticae v. fusiformes diaphanae uniloculares.

Thallus peltatus umbilicato-adfixus, monophyllus, integer v. lobatus, incisusve, planus vel gyroso-plicatus l. intestiniformis v. rubiformis, humectus turgescens, e quatuor stratis constitutus; epidermoidalis nempe e gelatina indurata anista; epithallinicus e gonidiis gastro-gonidiis amplis plerumque croceis, ferrugineisve, mucilagine densa colorata obvolutis; mesothallinicus praecrassus e gonidiis plerumque viridibus raris, sparsis, solitariis aggregatisve, mucilagine incolorata obvallatis, nec non filamentis diaphanis ramosis anastomosantibus nonnumquam fere obsoletis;

hypothallinicus e gonidiis coniogonidiis, gastrogonidiisque compactis croceis, substantia amylacea immixtis, compositus. — Spermatocalia monoica heteroicia, immersa puncti-formia, profunde urceolata, erismata ramosa diaphana simplicia vel
articulata, tromodoblastia arciminutissima ovoidea v. elliptica hyalino-viridula.
Huc spectant: T. Notarisii, T. decipiens Mass., T. pulvinata (Schaer) etc.

11. Enchylium Mass (Ach.) emend.

(Regensburg. Flora 1856 Nr. 14.)

Apothecia scutellaria depressa minuta, primum clausa dein aperta, urceolata,
excipulo thallode recepta, stratoque gonimico imposita. Asci clavati polyspori,
paraphysibus lichenina immixtis, creberrimis obvallati. Sporae ovoideae v. ellipticae diaphanae uniloculares. — Thallus crustosus effusus protothallo aetate obsoleto enatus, e squamulis, areolis, granulisve pseudobotryosis irregularibus ef-
fusis, diffractis, compactisve, epidermide subcellulosa saepe anista corticatis, intusque e gonidiis coniogonidiis, encatogonidiis, gastrogonidiisque viridibus, croceis,
subferrugineis substantia amylacea et mucilaginosa, filamentis diaphanis ramosis
intricata, in stratis subdiscretis dispositis compositus. Spermatocalia, erismata,
tromodoblastia uti in Thyrea.

Observ. Differt. Enchylium a Synalissa uti Acolium a Calycio etc.
Huc spect : E. affine Mass, E. Rubbianum Mass.

12. Psorotichia Mass.

(Fram. lich. p. 15.)

Apothecia primum clausa minutissima papillaeformia, dein aperta urceolata v.
plana, marginata, excipulo thallode praedita. Lamina proligera gelatinosa lichenina
instructa, hypothecioque gonidiifero imposita. Asci irregulares lanceolato-clavati
8 spori, paraphysibus capillaribus gelatinosis, obvallati ; sporidia ovoidea diaphana
v. granulosa monolocularia, spermatocalia eteroicia cystiformia gelatinosa, erismata
ramosa, tromodoblastia viridula ovoidea.

Thallus granuloso-verrucosus, effusus, homoeomericus, areolis corallinoideis, e
magnis gastrogonidiis croceo-ferrugineis gonidiisque viridulis creberrimis mucilagine colorata obvolutis compositus, hypothallo obsoleto praeditus.

Exempl. : Ps. murorum Mass., Ps. Rehmica Mass.

14. Plectopsora Mass.

(Regensburg. Flora 1856 Nr. 14 sub Arnoldia, dein Mass. Esam. di alc. gen. di Lich. p. 55.)

Apothecia ex mesothallo oriunda, puncti-formia omnino immersa, primum clausa,
dein papillaeformia in thalli pagina inferiore pustularum ad instar protuberantia,
tandem plus minusve conicotruncata, vixque aperta suburceolata, excipulo thallode
recepta. Lamina proligera lichenina instructa gelatinosa crassiuscula, hypothecio
agonimico imposita. Asci clavati crebri 8 spori, paraphysibus crassiusculis obvallati, sporae ovoideo-ellipticae v. fusiformes diaphanae uniloculares. — Thallus
peltatus umbilicato-adfixus, monophyllus integer gyroso-plicatus, utrinque leviter
rugulosus, rigidus, madefactus turgescens tenerrimus, epidermide anista undique

cinctus, e tribus stratis distinctis constitutus, epithallinicus nempe e gonidiis coniogonidiisque flavo-viridulis mucilagine colorata obvolutis; meso-thallinicus crassus
ex ormogonidiis sc. gonidiis moniliformibus ac filamentis ramosis anastomosantibus
diaphanis mucilagine chromatica cinctis; hypothallinicus e gonidiis croceis mucilagine colorata obvallatis compositus. Spermatocalia monoica heteroicia immersa
punctiformia, minutissima, erismata filiformia ramosa, tromodoblastia ovoidea arciminutissima.

Observ. Differt potissimum a generibus Omphalaria et Thyrea ob gonidiorum
moniliformium praesentiam.

Exempl.: Pl. cyathodes Mass.

15. Peccania Mass.

(Regensburg. Flora 1856 Nr. 14, sub Corinophorus, dein Mass. Esam. comp. di
alc. gen. di Lich. p. 54.)

Apothecia primum clausa dein aperta explanata, patellaria, marginata, in
thalli stipitibus (veluti in podetio) oriunda, excipuloque thallode instructa. Discus
ceraceus, hypothecio tenui agonimico impositus, licheninaque instructus. Asci clavati 8 spori, paraphysibus crassis apice coloratis, arcte conglutinatis, obvallati.
Sporae ovoideae diaphanae uniloculares. Thallus coriaceo-cartilagineus, e ramulis
elevato-stipitatis isidioideo-corallinoidcis s. e podetiis ramosis claevaeformibus, late
pulvinato-coadunatis, epidermide anista tectis, e tribus stratis distinctis constitutus.
Epithallinicus superior e gonidiis croceis coniogonidiisque atro-violaceis, inferior e
chryso-chlorogonidiis tetragonidiisque viridibus, mucilagine colorata nidulantibus;
mesothallinicus e gonidiis raris, gastrogonidiisque sparsis gonidiolis didymis obscure
violaceis repletis, nec non filamentis diaphanis ramosis mucilagine achromatica
immixtis, compositus. Spermatocalia monoica heteroicia minutissima verrucaeformia semiimmersa umbilicato-pertusa, erismata fasciculata ramosa, tromodoblastia
anguiformia s. lineari-elongata aciformia utrinque attenuato-acuta.

Observ. Differt hoc genus a Synalissa propter sporarum numerum, ob epidermidem anistam, ob thalli indolem ac naturam formamque patellarem apotheciorum.

Huc spect.: P. coralloides Masss. — P. Pellizonii Mass.

16. Synalissa Fr. emend.

(Regensburg. Flora 1856 Nr. 14.)

Apothecia depresso-scutellaria, primitus clausa, dein plus minusve aperta explanatave, in thalli stipitibus oriunda, excipuloque thallode recepta. Discus gelatinosus thalli in substantia immersus, stratoque gonimico impositus, licheninaque
instructus. Asci elongato-clavati 16 — 80 spori, paraphysibus laxis crassiusculis
obvallati. Sporae ovoideae diaphanae uniloculares. — Thallus coriaceo-cartilagineus udus turgescens, e granulis elevato-stipitatis isidioideo-corallinoidiisve sc. e:
podetiis plus minusve ramosis clavaeformibus pulvinato-coadunatus, epidermide
cellulosa tectis, nec non e filamentis hyalinis ramosis, gonidiis viridibus flavescen-
tibusque, plerumque solitariis, mucilagine obvallatis, compositus. Spermatocalia
non vidi. — Huc spectat: S. ramulosa Fr.

17. Physma Mass.

(Neag. Lich. p. 6.)

Apothecia primum punctiformia, omnino in thalli substantia immersa, clausa, dein globulosa aperta, depresso-saccata, urceolata, excipulo unico thallode bullaeformi dilatato, praedita; primum sessilia, tota adnata, tandem centro adfixa ambituque libera. Lamina proligera, lichenina instructa, ceraceo-gelatinosa tenerrima, viscosiuscula, hypothecio agonimico ex duobus stratis distinctis constitutus, fereque in excipulum proprium abeuntibus, imposita. Asci creberrimi clavati, 8 spori, paraphysibus capillaceo-filiformibus apice tumidulis, obvallati, sporidia ovoidea, monolocularia diaphana, nucleo hyalino-viridulo sebaceo, foeta, episporio triplici cincta.

Thallus foliaceus horizontalis, centro ample adfixus ambituque liberus, incisolobatus: e tribus (re vera quatuor) stratis distinctis constitutus: epithallinicus e duobus stratis compositus, superior (epidermoidalis) e mucilagine tenaci colorata indurata, cellulis irregularibus parvis angulosis efformante, inferior e gonidiis viridulis rhomboidalibus conformibus, coniogonidiisque croceis irregularibus mucilagine colorata obvolutis; mesothallinicus praecrassus ex ormogonidiis praelongis viridibus, prima aetate spiraliter convolutis cellulaque magna anista obvolutis, nec non filamentis diaphanis ramosis in substantia gelatinosa achromatica nidulantibus: hypothallinicus e gonidiis viridibus coniogonidiisque croceis inconspicuis irregularibusque mucilagine colorata confertis et in pannum tomentosum abeuntibus, compositus.

Exempl.: Ph. Boryanum (Collema Pers. — Collema byrsinum Montagn. (non Ach.)

Ord. 11. Racoblennaceae.

Trib. 5. Racoblenneae.

18. Racoblenna Mass.

(Ricerch. p. 139.)

Lecideae spec. Duf. — Lecothecii spec. Trev.

Apothecium patellare, ex hypothallo oriundum, excipulo omnino carens. Lamina proligera atra subcartilaginosa tenuisve, strato gonimo discolori imposita. Asci 8 spori, paraphysibus laxis, obvallati, sporidia diaphana bilocularia, ovoideoelliptica, leviterque subincurva.

Thallus homoeomericus, microphyllinus, effusus, hypothallo spongioso-pannosocaerulescenti impositus, gonidiis moniliformibus refertus.

Exempl.: R. tremniaca.

19. Callolechia Mass.

(Geneac. lich. p 6.)

Apothecia catothalamia lecideina, semper aperta, primum punctiformia, dein patellaria plana, margine excipuloque proprio carbonaceo praecrasso praedita. Lamina proligera ceraceo-cornea, atra, licheninaque instructa, strato gonimico crasso imposita. Asci saccati 8—10 spori, paraphysibus crassis stipatis crassiusculis granuloso-articulatis, obvallati; sporidia constanter diaphana proteiformia-polymorpha, primum minutissime-subrotunda homogenea monolocularia, inde ovoideobilocularia, dein elliptica irregulariter granuloso-nucleifera, tandem (normaliter) baculi-formia, contorta, 4—6—8 locularia.

Thallus limitatus homoeomericus, crustosus, e cellulis gonimicis polymorphia, scil. e gonidiis, coniogonidiis (trichomatibus) encatogonidiisque croceis viridibusque in substantia gelatinosa inordinate nidulantibus, compositus: centro e squamulis corallinoideis, bullosis, ambitu laciniato-effiguratis, hypothallo spongioso-fibrilloso, constitutus.

Exempl.: C. caesia (Lecidea caesia Duf. Gorov. etc.)

20. Placynthium (Ach.)
(Ricerch. p. 109 et Memor. p. 118.)

Collemata (Placynthia) spec. Ach.) — Micareae spec. Fries. — Lecothecii spec. Trevisan — Massal.

Apothecia patellaria plana, dein tuberculiformia tumidula, ex hypothallo oriunda, excipuloque omnino carentia. Lamina proligera tenuis, subgelatinosa, strato gonimo discolori (non excipulum!) imposita. Asci 8 spori, paraphysibus crassiusculis obvallati, sporidia diaphana elliptica utrinque subattenuata quadrilocularia, episporio tenui cincta.

Thallus microphyllinus effusus vel effiguratus, hypothallo spongioso-pannoso caerulescente-atro, impositus.

Exempl.: Pl. nigrum (corallinoides) etc.

Trib. 5½. Sarcosagieae.
21. Sarcosagium Mass.
(Regensburg. Flora 1856 Nr 19.)

Apothecia jam primitus aperta epithalama, scilicet ex epithallo oriunda primum papillaeformia globularia adnata, tandem verrucaeformia conico-truncata, excipulo proprio colorato (carneo ad speciem) ceraceo instructa. Discus gelatinosus, hypothecio colorato uniformi amylaceo mucilaginoso, gonidiifero impositus. Asci creberrimi clavato-elongati myriospori, paraphysibus capillaribus ramosis mucilaginosis impolitis immixti; sporidia diaphana ovoideo-elliptica, nucleolis minutissimis, serialibus plerumque, foeta. Thallus crustosus homoeomericus effusus cum protothallo confusus, ecorticatus, arcte matricibus adglutinatus, in sicco areolato-verrucoso-squamulosus, udus turgescens globulosus, e gonidiis variis multiformibus ormogonidiisque (!) praedistinctis constitutus.

Typ.: S. biatorellum Mass.

Trib. 6. Coenogonieae.
23. Ulocodium Mass.
(Symmicta Lich. p. 62.)

Apothecia anothalama punctiformia minutissima, vix lentis ope perspicua, semper aperta, tandem globularia v. patellularia, excipulo fere nullo instructa, licheninaque tornata. Lamina proligera miniata ceracea, hypothecio agonimico cum pseudo-excipulo proprio connivente v. confuso, praedita. Asci parvi rari subclavati 8 spori, paraphysibus filiformibus crassiusculis apiceque tumidulis obvallati, sporidia minuta ovoidea primum unilocularia, dein bilocularia hyalina subnubilosa, constanter diaphana.

Thallus leproso-pannosus arcte matricibus adglutinatus, contiguus v. in pulvinulos irregulares diffractos effusus, e filamentis byssoideis ramosis articulato-constrictis compositus.

Exempl.: U. odoratum (Byssus odorata (Web.) Fr.

B. Angiocarpi.

Ord. V. *Phylliscaceae.*

Trib. 10. Phylliseeae.

32. Phylliscum Nyl.

(Neag. Lich. p. 7.)

Apothecia mesothalama s. ex mesothallo oriunda, innata verrucaeformia, primum omnino immersa thallique epidermide tecta, dein protuberantia pustulae-formia papillulata, aetate depresso-truncatula coacervata: excipulo duplici, exterius e substantia thalloidea, interius proprium membranaceum, nucleum gelatinosum, absque lichenina hypothecioque crasso agonimico impositum, servans, praedita. Asci cylindracei creberrimi, plerumque clavato-lanceolati v. elliptico-lanceolati, utrinque attenuati, 15 — 20 spori (circiter), mucilagine achromatica tenuissima obvallati. Sporidia minuta ovoideo-elliptica, plerumque subrotunda oleoso-viridula, semperque hyalino-diaphana.

Thallus peltatus umbilicatus, monophyllus, inciso-lobulatus, membranaceus, ex quatuor stratis distinctis constitutus, epidermoidalis sempe compacto anisto, e gelatina densa achromatica indurata, inferior (hypodermicus) pinguis e conio-gonidiisque ferrugineo-croceis in substantia mucilaginosa colorata nidulantibus, mesothallinicus praecrassus e gonidiis magnitudine variis, amplis, epigonidio lato diaphano cinctis, nucleumque viride unicum v. didymum, ternatum, v. quaternatum includentibus, mucilagine achromatica nidulantibus, hypothallinicus e filamentis capillaribus transversis, difformibus, inordinatis, inconspicuis gelatina incolorata obvolutis, compositus.

Exempl.: Ph. endocarpoides Nyl. (Endocarpon phyllicum Wahl.)

33. Thelignya Mass.

(Fram. lich. p. 18.)

Apothecia thallo concoloria verrucaeformia gelatinosa papillato-rugulosa, furfuracea, excipulo-duplici praedita; exterius primitus clausum, dein apertum, crassum, e substantia thalloidea formatum, interius proprium cartilagineum hemisphaericum subtus late deficiens, solo apice pertuso prominulum. Nucleus gelatinosus absque lichenina, hypothecio gonidiifero cyaneo-virenti, impositus. Asci irregulares plus minusve elongato-clavati 8 spori, paraphysibus gelatinosis filiformibus apice sub-aequalibus obvallati. Sporidia ovoideo-subrotunda v. sphaerica oleoso-nubilosa diaphana, monolocularia. Spermatocalia eteroicia, inconspicua.

Thallus rugulosus verruculosus effusus homoeomericus !

Exempl.: T. fuliginea (Wahlenb. sub Verrucaria.)

34. Coccodinium Mass.

(Esam. comp. di alc. gen. d. Lich p. 55.)

Apotecii gelatinosi prima sepolti nel tallo, quindi protuberanti, papilleformi, cupuliformi minutissimi, dello stesso colore del tallo: forniti di un peritecio con-stituto di sostanza propria oscura, rozzamente celluloso, prima affatto chiuso, poi papillato all apice e segnato da un piccolo forellino. Nucleo ampio, circondato da un distinto anfitecio. Aschi frequenti a 4—8 spore, privi di parafisi, e fram-misti ad una mucilagine scolorata, e portati da un ipotecio scolorato agonimico : sporidii ovoidei prima diafani 4 loculari, poi diplopirenii foschi con 4—8 strati di blastidii, divisi longitudinalmente una o due volte. Thallo spongioso diffuso, ineguale di colore fosco, bagnato nerissimo, formato esclusivamente di filamenti articolati moniliformi (ormogonidii), foschi, ramosi, cogli articoli circolari-ovali, talora leggermente compressi e racchiudenti nel mezzo un piccolo e circolare nucleo (endogonidio) di colore più sbiadato della cellula ambiente. Questi filamenti ra-mosi sono conglutinati insieme da una sostanza mucilaginosa colorata volgente al verdognolo.

Typus : C. Bartschii Mass. (e Germania).

Series II. Gnesiolichenes.

A. Gymnocarpi.
Ordo VI. Cladoniaceae.
Trib. 11. Cladonieae.
35. Cladonia Hoffm.

(Mem. lich. p. 75.)

Apothecia discreta libere enata, primitus scyphuliformia, mox inflata, cepha-loidea, immarginata, intus inania. Discus apertus mox protuberans, reflexus, ex-cipulum proprium, cui impositus, abscondens. Asci oblongo-clavati 6—8 spori paraphysibus stipatis vix inextricabilibus, obvallati, sporidia ovoideo-oblonga pler-umque uniseriata homogenea. Spermatocalia sphaerica sessilia, vel substipitata solitaria vel aggregata, erismata filiformia ramosa, tromodoblastia linearia, cylin-drica, curvula.

Thallus horizontalis squamuloso-foliaceus aut crustaceus, a quo surgit verti-calis caulescens (podetia) cartilagineus, fistulosus.

36. Stereocaulon Ach.

(Mem. lich. p. 74.)

Apothecia discreta libere enata, primo turbinata, marginata, demum cepha-loidea, immarginata, solida. Discus semper apertus, excipulo thallode in proprium mutato, impositus. Asci oblongi-subclavati 8 spori, inter paraphyses ramosos apiceque incrassatas et coloratas nidulantes, sporidiaque includentes acicularia tenuissima 4 — 6 — 8 locularia diaphana. — Spermatocalia punctiformia contorta, eriamata inconspicua, tromodoblastia linearia recta.

Thallus verticalis, caulescens, solidus intus filamentosus (podetia) horizontalis squamuloso-granulosus suffulciens, (et in quibusdam speciebus) e thallo horizontali granuloso adnato surgens.

Exempl.: St. corallinum, paschale, incrustatum etc.

37. Thamnolia Ach.
(Regensburger Flora 1856 Nr. 15.)

Apothecia abnormia, terminalia, aggregata, e thalli strato medullari oriunda, pustularum adinstar protuberantia, cxcipulo destituta. Lamina proligera colorata, ceracea absque lichenina, constanter thalli strato corticali cribrose-perforato (qua latitudine lamina prolig. patet) nunquam dehiscente tecta. Asci lineares clavati 8 spori paraphysibus parcis capillaribus hypothecio agonimico impositis obvallati; sporae ovoideo-fusiformes minutae diaphanae uniloculares. Thallus (podetia) cartilagineus verticalis, fistulosus, flexuosus, prostratus vel erectiusculus, subramosus v. subsimplex, subuliformis, protothallo (thallus Auct.) nullo enatus.

Exempl.: Th. vermicularis (Ach.), Th. taurica (Ach.)

Trib. XII. Baeomyceae.
39. Baeomyces Pers.
(Ricerch. p. 138.)

Baeomyces Pers. Ach. Schaer. Fr. etc. — Sphyridii spec. **Flotow.**

Apothecia stipitata, globosa, immarginata, velata, excipulo proprio jam primitus aperto, praedita. Lamina proligera ceraceo-gelatinosa, apothecium totum obducens, et ei adnata, convexo-reflexa, crassiuscula, colorata, similaris. Asci elongato-cylindrici, creberrimi, 8 spori, paraphysibus capillaribus laxis aequalibus, obvallati; sporidia ovoideo-elliptica v. elliptico-fusiformia, minuta, diaphana, homogenea, monolocularia, episporio opaco adpresso cincta.

Thallus crustaceus, uniformis, aeruginosus, tartareo-squamulosus, podetia mollia compressa proferens.

Exempl.; B. roseus, byssoides.

40. Mycetodium Mass.
(Berengeria Mass. Sched crit. p. 15.)
— Regensb. Flora 1856 Nr. 18. —

Apothecia pseudobiatorina primitus obconica dein subcapitata, brevi stipite, apicem versus in excipulum mutato, instructa, jamque primitus aperta. Lamina proligera gelatinosa pellucida versicolor, hypothecio gonimico cum apice podetiorum (in excipulum mutato) connivente, imposita, absque lichenina epithecioque crasso striato subanisto tecta. Asci lineares elongati creberrimi 8 spori, paraphysibus capillaribus intricatis granulosis subcoloratis obvallati, sporidia linearia aciformihelminthoidea s. vermiformia, contorta, gelatinosa, hyalino-viridula, longissima 80 — 80 locularia, utrinque obtusa.

Thallus gelatinoso-leprosus effusus cum hypothallo confusus.

Typ.: M. calycioides (Delis.)

Ord. VII. Usneaceae.

Trib. 13. Usneae.

41. Usnea (Dill.)

(Mem. lich. p. 72.)

Usneae spec. — Parmeliae spec. Auct. — Usneae Dntrf. — Neuropogi Nees et Fw.

Apothecia lateralia v. sessilia v. terminalia, initio scutelliformia, demum plerpumque explanata, orbicularia, disco pallido-ochracea v. glaucescentia, margine excipuli pertenui redimita. Lamina proligera strato medullari, gonidia inferius tantum exhibente, imposita. Asci octo-spori paraphysibus concrescentibus obvallati. Sporidia elliptico-rotundata, simplicia nucleo hyalino homogeneo foeta, episporio crassiusculo cincta.

Thallus glaucescens, pallidusve, ochraceus, funicularis, varie ramosus, erectus, vel elongato-dependens, saepissime muricato-scaber, vel ramulis filiformibus ramentaceis, horizontaliter prorectis plus minusve copiosis, obsitus, intus axi lignoso continuo tenaci, a strato corticali, annulatim saepius per aetatem diffracto, facile exeundo exaratus.

Exempl.: U. florida, antennaria (Neurop. melaxanthus) etc.

43. Alectoria (Ach.) Emend. Dntrs.

(Mem. lich. p. 62.)

Alectoriae spec. Ach. — Everniae spec. Fries. — Bryopogi Link. — Rabenh.

Apothecia sessilia, thalli ramis adnata, disciformia lenticularia v. oblongata, disco convexiuscula, fusco-atra, excipulo thallode marginata. Lamina proligera a latere visa crebre lineolis, vel punctis fuscis seriatis notata, hypothecio homogeneo, crassitie laminam ipsam aequante, strato medullari filamentoso, laxiusculo sparse gonidiifero imposito, excepta. Asci ampli tetraspori, v. abortu bi-tri-spori, paraphysibus arcte concretis, obvallati, sporidia majuscula, ovoideo-rotundata, unilocularia, episporio diaphano, tenui limbata, endosporio fuscescente, vix a nucleo grumuloso fulgineo-fusco, distincto. Spermatocalia minutissima atra punctiformia; erismata filiformia articulata, tromodo-blastia elliptica, linearia.

Thallus filaris, repetito-dichotomo-ramosus, ramis sensim sensimque attenuatis, ultimis filiformibus, laevis, ochroleucus, intus laxe filamentosus, subfistulosus, gonidiis periphaericis glomerulatis sparsis.

Exempl.: A. canariensis, jubata, crinalis, ochroleuca etc.

Trib. 13½. Ramalineae.

44. Ramalina Ach.

(Mem. lich. p. 63.)

Parmeliae spec. Auct. quorumd. — Ramalinae Dnts.

Apothecia thalli apicibus innata, vel plerumque peltata, sessilia vel breviter pedicellata, terminalia lateraliaque, patellaria, scutelliformia, vetustate saepius ampliata deflexave subcephaloidea, margine thallode persistente, ·rarius excluso cincta, disco pallida, vel dilute cinnamomea, vel thallo concoloria, intus stupposa toto ambitu et sub lamina proligera vel ambitu tantum gonidiifera. Asci ampli 8 spori paraphysibus filiformibus connascentibus obvallati, sporidia oblonga, ellipticave, utrinque rotundata, recta vel curvula, utrinque nucleo hyalino diaphana sporidium dimidium aequante foeta, sive bilocularia, episporio pertenui vestita. Spermatocalia verrucosa punctiformia aggregata, atra, urceolata, truncata, erismata linearia fasciculata, ramosa inarticulata, tromodoblastia lineari-ovoidea.

Thallus cartilagineus laevigatus, rugosus, longitudinaliterve costatus, pallidus, lutescens, glaucescens, varie ramosus, ramis compressis foliaceisve, raro teretiusculis, saepe sorediiferis, intus filamentosus stuppeus subinde fistulosus subinanis.

Exempl.: R. polymorpha Mass. (Inbegriff der Ram. fraxinea, fastigiata, calicaris, scopulorum, tinctoria, pollinaria, farinacea etc.), R. Montagnei, Ceruchis Webbii, rigida etc.

45. Dufourea Ach. (emend.)

(Mem. lich. p 70.)

Apothecia orbiculata in ramulis thalli terminalia, undique sessilia immarginata v. vix margine thallode cincta; discus coloratus: lamina proligera tenuis subgelatinosa fere decolor, strato medullari tenuissimo imposita. Asci ventricosiusculi 8 spori, paraphysibus clavatis, obvallati. Sporidia ovoideo-elliptica constanter diaphana, primum homogenea, dein bilocularia, initio blastidiis fusiformibus, dein conico-ellipticis tandem conico-truncatis foeta.

Thallus teretiusculus ramosus subcartilagineus, mollior, intus stuppeus, fistulosus.

Exempl.: D. flammea (Ach. Hoffm.)

47. Cenozosia Mass.

(Neag. Lich. p. 4.)

Apothecia epithalama s. ex epithallo oriunda, orbiculata v. scutellaria, in thalli ramulis innata, breviterque pedicellata, ambitu libera, margine thallode demum crenulato-persistente cincta, tandemque plus minusve ampliata deflexave, excipulo thallode crasso recepta.

Lamina proligera pruinosa lichenina praedita, membranula anista constanter tecta, hypothecioque praecrasso obscuro gonidiifero imposita. Asci clavati 8 spori, paraphysibus laxis obvallati. Sporidia 2—3—4 locularia fusiformia, curvula, normaliter bilocularia, constanter diaphana, hyalino-viridula, episporio adpresso cincta.

Thallus teretiusculus adscendens, ramosus, fistulosus, spongiosus, monostromaticus, e cellulis irregularibus magnis filamentisque raris, ramosis, incoloratis, multiformiter intricatis coniogonidiisque flavidulis, tantummodo compositus.

Exempl.: C. inanis (Montag. sub Ramalina.)

Trib. 14. Evernieae.
48. Evernia (Ach.) Mann! Dntrs!
(Mem. lich. p. 60.)

Everniae spec. Fr. — Physciae et Coniculariae spec. DC. — Duby. — Parmeliae spec. Schaer.

Apothecia scutelliformia, plus minusve concava, vel senio subinde explanata, reflexave, excipulo thallode, discum badio-rufum excedente, marginata, puncto centrali affixa, sessilia, vel vix supra thalli superficiem elevata. Lamina proligera hypothecio tenui aequali praedita, subtus agonimica, vel strato gonimo continuo v. interrupto imposita. Asci clavaeformes, breves octospori, paraphysibus crassis apice praesertim arcte connatis stipatis. Sporidia tenuia, ovoidea, nucleo homogeneo diaphano, hyalinove foeta, ex episporio crassiusculo limbo diaphano cincta.

Spermatocaliis punctiformibus atris, tandem majusculis, subrotundis, elevatulis, urceolatis, erismatibus indistinctis, tromodoblastiis ovoideo-sphaeroideis arciminutissimis.

Thallus colore et forma varius; vel fruticulosus, ramosissimus, erectus, rigidus, vel flaccidus, saepe prolixus, pendulus, v. subdichotomus, segmentis explanatis linearibus discoloribus, subtus canaliculatis lacunoso-rugosis, intus stuppeus, per gomphum substrato adnatus.

Exempl.: E. vulpina, prunastri, furfuracea etc.

49. Cetraria (Ach.)
(Mem. lich. p. 56.)

Cetrariae et Corniculariae spec. — Ach. — Corniculariae et Physciae spec. DC. — Cetrariae et Parmeliae spec. Fr. — Cetrariae Montag.

Apothecia patellaeformia scutellato-peltata, apicibus thalli (ramis lobisve) oblique adfixa, hinc quoque oblique marginata. — Discus apertus strato medullari impositus. — Lamina proligera tenuis badia v. fusca, asci parvi obovati 8 sporis, paraphysibus mucilaginosis cohaerentibus (inextricabilibus) apice incrassatis, summoque vertice typice coloratis, nidulantes, sporidia ovoidea perfecte diaphana, homogenea, episporio adpresso opaco cincta. Spermatocalia (aut in margine aporheciorum aut in thalli laciniis) typice pedicellata, cylindrica vel clavata, vel vertucaeformia, plerumque atra, vel thallo concoloria, erismata indistincta, tromodoblastia lineari-elliptica, medio angustata, h. e. utrinque incrassata, v. clavaeformia, saepe uno apice incrassata, altero filiformi evanescente.

Thallus primitus adscendens, fertilis subrectus, cartilagineus, membranaceus, lobis erectiusculis aut foliaceis supra concaviusculis.

Exempl.: C. islandica, aculeata, glauca, pinastri, ciliaris etc.

Trib. 15. Roccelleae.
50. Roccella (DC.)
(Mem. lich. p. 68.)

Roccellae Ach. — Schaer. — Eschw. — Fr. — Dnts. — Parmeliae spec. Auct. quorumd.

Apothecia adnata convexa v. subhemisphaerica, margine brevi, demum excluso vel evanescente cincta, disco atra v. atro-pruinosa. Lamina proligera albido-pallescens, strato medullari crasso, atro, filamentis intricatis contexto, imposita. — Asci mediocres clavati, creberrimi 8 spori, paraphysibus laxis obvallati. Sporidia oblongo-cylindracea, plerumque curvula, quadrilocularia, nucleis hyalinis diaphanis, episporio tenui diaphano limbata. Spermatocalia papillaeformia fusca, erismata filiformia fasciculata, ramosa, tromodoblastia lineari-elongata incurva v. semicircularia.

Thallus fruticulosus adscendens, teres vel applanatus, linearis, varie ramosus, compactus tenax plus minusve rigescens, cinerescens, superficie fere pulverulentus, sub digitis untuosus (?) intus filamentis implexis, stipatis, stuppeus, epidermide cartilaginea crassiuscula opaca vestitus, saepe sorediferus gonidia peripherica sat rara.

Exempl.: R. tinctoria, fuciformis, phycopsis, intricata etc.

51. Combea Dntrs.
(Mem. lich. p. 69.)

Dufoureae spec. Auct.

Apothecia apicibus ramulorum thalli innata, primum punctiformi-impressa, perfecta explanata dilatata, orbicularia, margine thallode vix prominente cincta, disco convexiuscula atra, v. atro-rufescentia, pruinosa. Lamina proligera tenuis, intus fere decolor, strato gonimico imposita. Asci clavati, elongati, basi in pedicellum fere constricti 8 spori paraphysibus filiformibus tenuibus intertextis, obvallati, sporidia cylindraceo-oblonga quadrilocularia, nucleis hyalinis diaphanis discoideis, episporio tenui diaphano limbata.

Thallus fruticulosus adscendens teretiusculus, fistulosus, flaccidus, albidocinerescens, saepius punctato-rugosus, intus stuppeus, ramis alternis subfastigiatis, subinde brevissimis, summo apice fructiferis.

Exempl.: C. pruinosa Dntrs. (Dufourea pruinosa Nees.)

Ordo VIII. Parmeliaceae.
Trib. 16. Parmelieae.
52. Parmelia (Ach.) Dntrs.
(Mem. lich. p. 48.)

Parmeliae spec. Auct. -- Cetrariae spec. Schaer.

Apothecia scutelliformia vel senio plus minusve dilatata, explanatave, subindeque undulata, centro affixa, sessilia, ambitu libera, vel vix supra thallum elevata, excipulo thallode, discum badio-rufescentem vel badio-fuscum excedente, marginata. Lamina proligera hypothecio aequali, crassitie subinde eam aequante, instructa, strato gonimo plerumque imposita. Asci crassiusculi, obovati, clavative, breves, octospori, paraphysibus crassiusculis, apice praesertim connascentibus, vix extricabilibus, stipati. Sporidia simplicia, ellypsoidea nucleo homogeneo hyalino diaphano foeta, episporio crassiusculo plus minusve conspicuo, limbata.

Thallus foliaceus horizontalis ambitu varie lobatus laciniatusque, faciebus discoloribus matricibus laxe vel arcte adhaerens, subtus ut plurimum fibrillosus pannosusve, spermatocalia punctiformia atra, erismata filiformia simplicia varie ramosa fasciculata, tromodoblastia lineari-elliptica v. ovoidea, diaphana.

Exempl.: P. caperata, saxatilis, encausta, fahlunensis etc.

53. Menegazzia Mass.

(Neag. lich. p. 3.)

Apothecia primum clausa dein aperta scutelliformia v. senio plus minusve dilatata explanatave, centro affixa, ambituque libera; excipulo thallode, discum excedente, praedita. Lamina proligera lichenina destituta, ceracea, hypothecio aequali imposita. Asci ventricoso-saccati, magni, rari, 2 – 3 spori, mucilagine paraphysica, obvallati. Sporidia magna diaphana, ex nephoblastia oriunda episporio latissimo cincta, ovoidea vel elliptica rotundave, monolocularia, nucleum amplum sebaceum hyalino-viridulum, foeta.

Thallus foliaceus horizontalis, ambitu varie lobatus laciniatusve, hinc inde papillato-pertusus, faciebus discoloribus matricibus laxe adhaerens, subtus obsolete pannosus.

Exempl.: M. terebrata (Hoffm.) (Parmelia pertusa Schaer); M. diatrypa (Ach. Babingt.)

54. Squammaria (Hoffm.) Mass.

(Mass. Symm. p. 74.)

Nomen! (sine diagn. et descript.) — Syn. Parmelia Koerb. Syst. Lich. Germ.

Huc spectant: S. tenella (Borrera Ach.), S. pulverulenta (Parmelia Fr.), S. obscura (Ehrh.), S. elaeina Mass. Sched. crit., S. caesia (Parm. Ach.), S. aipolia (Parmelia Ach.), S. stellaris (Hoffm), S. aquila (Parmelia Ach.), S. speciosa (Parm. Ach.), S. Domingensis (Parmelia Montag.), S. Casarettiana (Hagenia Denot.), S. decipiens (Hagenia Denot.), S. alba (Parmelia Fée), S. formosa (Parmelia Fée), S. picta (Swartz), S. obsessa (Parmelia Ach.), S. granulifera (Parmelia Ach.) etc.

56. Chondrospora Mass.

(Esam. comp. di alc. gen. di lich. p. 4.)

Tallo cartilagineo stellato-raggiato, laciniato-partito, sotto-spongioso, qui e qua aderente alle matrici col mezzo di rizine crinali più o meno forti; apotecii cupuliformi prima chiusi, e poi aperti, forniti di escipulo tallode, coronati di un intero margine: aschi saccato-clavati, monospori, infarciti ad esilissime parafisi articolate: spore grandi diafane, ripiene di blastidii disposti in serie spirali che s'intersecano.

Typ. Ch. semiteres (Mont. et v. d. Bosch sub Parmelia.)

57. Parmotrema Mass.

(Esame comparativo di alc. generi di Lich. pag. 4.)

Osser. Questo nuovo genere 'é fondato sulla Parmelia perforata Ach., e non differisce dall'antecedente (Parmel. pertusa Schaer.), che pelle scutelle od apotecii forati nel mezzo; dalle Parmelia pegli apotecii forati e pella mancanza di parafisi nel disco. Del resto il tallo è perfettamente eguale a quello delle Parmelia.

Typus: P perforata (Ach.)

58. Crocynia (Ach.) Mass.

(Symplocia Mass. olim.)

(Esam. comp. di alc. gen. di lich. p. 7.)

Apotecii superficiali, prima chiusi, poi aperti marginati, di escipulo tallode forniti. Aschi 6—8 spori, misti a parafisi, spore fusiformi elittiche o lanceolate, biloculari, diafane. Tallo fogliaceo monofillo bambagio-pannosa, uniforme, egualmente disteso, intero od onduleggiato o lobulato nel margine, composto intieramente di fili incolori lunghissimi anastomosanti, e ramosi, raccolti o conglutinati da una mucilagine scolorata, mista a coniogonidii.

Huc spect.: C. gossypina, (Parmelia Mont.), C. sanguinolenta (Parmelia Eschw.), C. arecae Mass., C. amboinensis Mass., C. noli-tangere (Mont.)

59. Cryptodictyon Mass.

(Esam. di alc. gen. di lich. p. 6.)

Tallo bissaceo, diffuso, apotecii sparsi marginati ravvolti da un escipulo tallodico, disco coperto nella gioventu dallo strato corticale, il quale coll'età si rompe circolarmente, e talora resta aderente al centro sino a che scompare e lascia nuda la lamina, la quale é sorretta da un ipotecio oscuro. Aschi oblungo-clavati, monospori, spore reticolate, diafane, o giallognolo-foschette, coi blastidii disposti in serie moniliformi e trasversali.

Typus: C. Holleana (Mont. et v. d. Bosch. Lich. javan. p. 28 sub Parmelia.)

Trib. 17. Sticteae.
60. Sticta (Ach.)

(Mem. lich. p. 27.)

Stictae Ach. Fries. — Delis. — Swarts. — Mont. — Lobariae spec. DC. — Ricasoliae et Stictae Dntris. — Parmeliae spec Wallr. — Parmeliae et Peltigerae spec. Schaer.

Apothecia plerumque marginalia vel centralia, vel centralia marginaliaque, primum nuclei instar in strato thalli medullari plus minusve demersa, dein sensim sensimque liberata, explanataque perfecte scutelliformia, disci-formiave, peltata, excipulo a thalo efformato corticatoque, thalamium plus miniusve excedente marginata, disco badio-rufescentia vel fusco-atra. Lamina proligera ascis octosporis (rarissime 4—6 sporis) paraphysibus copiosis stipatis cohaerentibusque composita, hypothecio tenui subtus saepius agonimo suffulta. Sporidia elongata v. ovoideo-oblonga, v. fusiformia, baculiformiaque, dimera aut tetramera, v. 2—4—6—8 locularia, episporio tenui limbata, nucleis pallide latescentibus vel fuligineis. Spermatocalia verrucae-formia tumidula, fusca: erismata crassiuscula articulata, tromodoblastia lineari-elliptica minutissima.

Thallus foliaceus in planum expansus, vel frondosus subinde stipatus, coriaceus cartilagineusve, supra plerumque glaber, subtus tomentosus cyphellis urceolatis vel sorediiformibus vel papillaribus, rarius deficientibus praeditus, rarissime utrinque nudus.

Exempl.: St. pulmonaria, laetevirens, damaecornis, macrophylla, scrobiculata etc.

Trib. 18. Peltigereae.
61. Peltigera Hoffmann.)
(Mem. Lich. p. 19.)

Peltideae Ach. — Peltigerae spec. Dub. Wallr. Fr. — Montagn. Dntrs.

Apothecia thalli margine vel apice loborum ejusdem adnata, antica, e strato medullari oriunda, ab eo suffulta, primitusque velata, perfecta explanata, in thalli planum prorecta, nuda, tota superficie inferiori adnata, limbo tenui a velo ipso efformato cincta, oblonga, orbiculariave, vel crassiuscule marginata subpatelliformia, disco badia vel fusco-atra, siccitate saepius revoluta. Lamina proligera ascis octosporis, paraphysibus plus minusve coalitis composita, hypothecio tenui subtus agonimo excepta: sporidia ellipsoidea, fusiformia, aciformiave, normaliter 4—6 locularia seu tetramera vel hexamera, sporidiolis polaribus minimis, hyalina, limbo tenui saepius perspicuo, cincta.

Spermatocalia tuberculiformia obtusa, erismata articulata, tromadoblastia ovoidea inconspicua.

Thallus foliaceo-frondosus, supra laevis vel tomentosus, varie sectus, subtus ecorticatus, spongiosus, venosusve, venis pallidis fuscisve subradiantibus, reticulatisve, lobis fertilibus, horizontalibus, surrectisve.

Exempl.: P. venosa, horizontalis, canina, apthosa etc.

62. Nephroma (Ach.)
(Mem. Lich. p. 23.)

Peltigerae spec. Fée, Duby. — Schaer. Fries. — Parmeliae spec. Wallr. — Nephromata Mont. Dntrs.

Apothecia postica, peripherica, prope marginem nempe inferioris thalli paginae vel loborum ejusdem sita, primitus nuda, perfecta explanata reniformia, tota superficie inferiore adnata, excipulo destituta, disco rufescentia vel rufo-fusca. Lamina proligera hypothecio tenui subtus agonimo imposita. Ascis octosporis, paraphysibus cohaerentibus composita, sporidia ellipsoidea vel ellipsoideo-fusiformia, tetramera, hyalina episporio tenui donata: — spermatocalia tuberculiformia fusca, subrotunda, obtusa v. conica: erismata? . . . tromodo-blastia linearia curvula.

Thallus foliaceo-frondosus utrinque corticatus, subtus avenius, glaber villosusve, lobis fertilibus marginalibus plerumque ascendentibus retroflexis.

Exempl.: N. resupinata, papyracea, polaris etc.

63. Solorina Ach.

(Mem. lich. p. 25.)

Solorinae Fée. — Ach. — Mont. — Dntrs. — Peltigerae spec. Wallr. — Fr. — Duby. — Schaer. aliorumque.

Apothecia in thalli pagina superiore sparsa, excipulo thallode destituta, tenuia adnata, primitus exigua, strato tenui epidermico mox stellatim irregulariterve rumpente velata, ejusque laciniis saepius persistentibus limbata, perfecta dilatata, plana, orbicularia, ellipticave, vel depresso saccata, in thalli pagina inferiore pustularum adinstar protuberantia, disco saturate fusca. Lamina proligera ascis tetra-vel octosporis, paraphysibus filiformibus, stipatis constituta, hypothecio tenui, subtus gonidiis instrato, excepta. Sporidia dimera seu bilocularia, oblonga vel ad dissepimentum constricta subdidyma, maturitate plus minusve saturate badia, translucida, episporio tenui limbata. Spermatocalia sicut in Nephroma.

Thallus foliaceus ambitu varie sectus, horizontalis, subtus tomentosus avenius, fibrillosus v. spongio-venosus.

Exempl.: S. saccata, crocea etc.

64. Heppia Naeg.

(Geneac. lich. p. 7.)

Apothecia in thalli pagina superiore sparsa, primum clausa, dein explanato-patellaria, depresso-saccata, urceolata, in thalli pagina inferiore pustularum ad instar protuberantia, (veluti in Solorina saccata!), excipulo destituta, margineque thallode elevato undique cincta. Lamina proligera tenuis ceracea, lichenina destituta, hypothecioque crasso gonidiifero (non excipulum!) imposita. Asci clavati 8 spori, paraphysibus stipatis crassiusculis, obvallati; sporidia ovoidea oleosogranulosa, diaphana, homogenea.

Thallus ea subfoliosus matricibus arcte adhaerens s. adglutinatus, submonophyllus subimbricatus, e quatuor stratis constitutus: corticalis e cellulis diaphanis irregularibus saepe obsoletis; hypothallinicus, spongiosus: mesothallinicus superior e crysogonidiis latis, encatogonidiisque croceis in substantia granuloso-amylacea acromatica obvolutis; inferior e gastrogonidiis magnis, subtilibusque encatogonidiis viridibus, compositus.

Exempl.: H. adglutinata (Krempelh. in Flora Ratisb. 1851 sub Lecanora.)

Trib. 19. Placodeae.

65. Placodium (Hill.)

(Richerch. p. 22.)

Placodii spec. Ach. — Parmeliae spec. Ach. Schaer. — Lecanorae Spec. Ach. et auct. — Lobariae spec. Hoffm. — Lecideae spec. Pollin. Fl. Ver. — Lichenis spec. Schl. — Wulf. — Psorae spec. Hoffm.

Apothecia innata, primitus suburceolata, dein patellaria-scutelliformia, excipulo thallode clauso, mox aperto, marginata. Lamina proligera colore varia, ceraceo-subcartilaginosa. Asci 8 spori, paraphysibus validis obvallati, sporidia ovoidea, v. elliptica, diaphana, episporio tenui cincta.

Thallus ad ambitum stellato-radiatus, centro rimoso areolato-squamulosus.

Exempl.: Pl. radiosum, saxicolum, inflatum.

66. Ricasolia Mass. (non Dtrs.)
(Mem. lich. p. 47.)

Apothecia patellaria ex mesothallo oriunda, primum clausa punctiformia immersa, dein emerso-sessilia, plana, tandem tumidula; lamina proligera cartilaginosa (caesia v. badia) tandem fusca, excipulo thallode recepta. Asci subclavati 8 spori, paraphysibus ramosis articulatisve apice incrassatis, obvallati, sporidia diaphana, primum homogenea, dein sporidiolis circularibus foeta, tandem bilocularia, nonnunquamque subconstricto-didyma elliptica v elliptico-elongata, recta v. incurva subreniformiave.

Thallus foliaceus effiguratus, matricibus arcte adhaerens.

Exempl.: R. candicans (Diks.), Cessatii (Garov.) etc.

67. Physcia (Schreb. reform.)
(Mem. lich. p. 43.)

Physciae spec. Dntrs. — DC. Duby. — Massal. sym. et Monog. — Callopismatum spec. Dntrs. — Lecanorae et Parmeliae spec. Ach. — Fries. — Schaer. — Psorae spec. Hoffm — Blasteniosporae spec. Trevis.

Apothecia scutelliformia tenuia sessilia vel subsessilia, excipulo thallode, discum planum vel turgescentem, aurantium excedente marginata. Lamina proligera crassiuscula hypothecio plus minusve crasso instructa, et strato gonimico imposita. Asci clavati octospori, paraphysibus clavaeformibus plerumque apice articulato-ramosis, obvallatis, sporidia ellipsoidea vel ovoideo-diaphana, nucleis polaribus subhemisphaericis, hyalinis, isthmo filiformi exili invicem conjunctis, vel demum isthmo evanescente, discretis, foeta.

Thallus foliaceus horizontalis, in latitudinem (ad ambitum) crescens (amphiblastus) effiguratus, ambitu varie sectus, laciniis planis, per pythmenes matricibus adhaerens.

Exempl.: Ph. parietina, murorum, callopisma, elegans etc.

68. Gussonea (Tornab. emend.)
(Geneac. lich. p. 7.)

Apothecia patellaria primitus clausa, dein aperta, excipulo omnino thallode marginata. Lamina proligera thallo concoloria, hypothecio tenui imposita. Asci clavati monospori, paraphysibus apice incrassatis obvallati. Sporidia ovoideo-elliptica majuscula, tetrablastia diployrenia, subcolorata.

Thallus subfoliaceus crustaceusve effiguratus, radioso-plicatus, matricibus arcte adhaerens.

Exempl.: G. chlorophana, oxytona (Ach. sub Lecanora) etc.

Trib. 20. Anaptychieae.

69. Anaptychia Koerb. (Auct.)

(Mem. lich. p. 33.)

Hageniae Dntrs. — Eschw. — Rabenh. — Mann. — Parmeliae spec. Eschw.
Fr. Hepp. Schaer. Ach. etc. — Borrerae spec. Ach. — Everniae spec. Fr. —
Tornbaeniae omnes Trevisan. — Physciae spec. DC. Duby.

Apothecia peltata, sessilia, vel thallo sursum elevato subpedicellata, scutelliformia, disco concava, plana vel convexiuscula, caesia, fusca, atrave, excipulo thallode plus minusve prominente marginata. Lamina proligera strato medullari supra
agonimico vel gonidiifero imposita, verticaliter secta et lentis ope adversus lucem
inspecta, crebre lineolis fuscis perpendicularibus notata. Ascis copiosis 8 sporis,
paraphysibus tenuibus lasciusculis, obvallatis, sporidia elliptica vel elliptico-oblonga, reniformiave, subinde medio leniter constricta, nucleis binis globosis vel
hemisphaericis, discretis, vel latere interno in pedicellum fere attenuatis (mischo-
blastiis) invicemque septo transverso interposito, foeta, bilocularia, primum lenissime
fuscescentia, diaphana, demum plus minusve saturate fuligineo-fusca, vel prorsus
opaca, homogenea. Spermatocalia, papillaeformia impressa, erismata fasciculata
simplicia vel ramosa, vel articulata, tromodoblastia linearia minutissima.

Thallus foliaceus, horizontalis, laciniatus, segmentis vel omnibus vel periphericis
varie multifidis, linearibus, subtus plus minusve canaliculatis, nudis, fibrillosis,
pannosisve v. glabris, radiatim expansis vel curvatis, subinde ciliiferis.

Exempl.: A. ciliaris, A. leucomelas, A. flabellata (Parmelia Fée), A. comosa,
A. intricata, A. Boryi (Fée sub Borrera), A. compacta (Parmelia Fée), A. melano-
tricha (Parmelia Mont. et v. Bosch.)

70. Tornabenia Mass. (non Trevis.)

(Mem. lich. p. 41)

Borrerae spec. Ach. — Physciae spec. Dntrs. — Schaer. Duby. — DC.
Everniae spec. Fries. — Mtgne. — Usneae spec. Hoffm. — Corniculariae spec.
Schaer. — Parmeliae spec. Ach. Fr. — Physciae spec. Mass. Syn. et Monog. —
Blasteniosporae spec. Trevis.

Apothecia scutelliformia, plus minusve crassa concavaque, vel demum explanata reflexave subpedicellata, excipulo thallode, discum aurantium excedente
marginata. Lamina proligera strato gonimo plus minusve crasso imposita. Asci
clavaeformes, breves, octospori, paraphysibus simplicibus apice incrassatis, obvallati,
sporidia ellypsoidea diaphana nucleis polaribus subhemisphaericis, hyalinis, isthmo
filiformi axili invicem conjunctis, vel demum isthmo evanescente discretis, foeta,
episporio pertenui instructa.

Thallus in longitudinem (ad apicem) crescens (acroblastus), cartilagineus laciniato-ramosus nudus vel puberus, laciniis liberis subtus plerumque canaliculatis
margineque ciliatis, caespitosus, per gomphum adnatus.

Exempl.: T. villosa (Ach.), flavicans (Ach.), chrysophtalma Ach. etc.

70½. Niorma Mass.

(Lich. Cap. pag. 51.)

Apothecia primum clausa, dein aperta patellaria, excipulo thallode tenui recepta. Discus ceraceus coloratus, hypothecio subdistincto impositus. Asci clavati 8 spori, paraphysibus apice ramosis obvallati. Sporidia diaphana ovoidea vel elliptica, 4 locularia. Blastidia elliptica v. subrotunda, habena axili invicem conjuncta.

Thallus foliosus membranaceo-cartilagineus.

Exempl.: N. derelicta (Tornabenia chrysophthalma Nonnulli! N. Africana.

Trib. 21. Pannarieae.
71. Pannaria (Delis.)

(Ricerch. p. 110.)

Pannariae Delis. — Parmeliae spec. Ach. Fr. Schaer. etc. — Lichenis spec. Schleich. — Sw. Schrad. — Psorae spec Trev. Hoffm. — Lecideae spec. Auct. . — Megalosporae spec. Trev.

Apothecia tuberculiformia erumpentia, primum clausa, dein aperta, patellaria, plana vel tumidula, excipulo thallode tandem in proprium mutato, marginata; lamina proligera ceraceo-subgelatinosa, crassiuscula, strato gonimo imposita, rufa v. badia, brunneaque fusca, tandem testaceo-nigricante. Asci crebri oblongi 8 spori, paraphysibus subclavatis obvallati, sporidia ovoidea utrinque subattenuata hyalinoviridula diaphanave monolocularia, anormaliterque (aetatis causa) sporidiolis foeta.

Thallus foliaceus, submonophyllus, microphyllinusque, rotundatus, centro demum crustaceo-compactus, hypothallo spongioso-pannoso glauco-caerulescenti impositus.

Exempl.: P. plumbea (Del.), brunnea, triptophylla, Schaereri etc.

72. Lopadium Koerb.

(Esam. comp. d. alc. gen di Lich. p. 18.)

Apotecii prima semichiusi, poi aperti, turbinati, substipitati, forniti di escipulo proprio assai pingue, di sostanza carboniosa composto. Aschi 1—2—8 spori, frammisti a distinte parafisi, sporidii ovoidei od ellitici, diafani, poi foschi, tetrablasti-diplopirenii. Tallo crostoso uniformi, confuso coll'ipotallo.

Exempl.: L. pezizoideum Koerb., L. sociale (Biatora Hepp.)

74. Polyozosia Mass.

(Fram. lich. p. 18.)

Apothecia stipitato-pedicellata solitaria v. aggregata primum papillaeformia subclausa, dein globularia cephaloidea v. patellaria v. symphycarpea aperta, excipulo thallode in proprium mutato, instructa. Discus coloratus ceraceo-gelatinosus, humecto turgescens, lichenina praeditus, hypothecioque agonimico impositus. Asci parvi clavati 8 spori, paraphysibus crassiusculis gelatinosis subclavatis conglutinatis obvallati; sporidia ovoidea diaphana monolocularia. Spermatocalia eteroicia.

Thallus rimosus contiguus papillato-squamulosus isidioideus, acervulatus, subgelatinosus fere homoeomericus, limitatus, hypothallo fibrilloso byssino radiante non-numquam obsoleto, instructus.

Exempl.: P. spodophaea, P. poliophaea, P.? aipospila Wahlenb. sub Parmelia.

75. Sporoacania Mass.

(Fram. lich. p. 11.)

Apothecia biatorina, catothalama, primum punctiformia omnino immersa, dein vix emerso-sessilia globularia papillaeformia in sicco rugulosa, humecta (ad speciem) hemisphaerica glabra, excipulo omnino proprio unico farinoso (albescente) praedita. Lamina proligera subgelatinoso-farinosa, tenuis absque lichenina, hypothecio cum excipulo connivente gonidiifero enata. Asci rari e membrana indistincta praediaphana facile obsoleta constituti 5—10—20 spori (?), paraphysibus aequalibus crassiusculis angulosis ramosis articulatis, obvallati. Sporidia polymorpha, proteiformia, diaphana, intus oleoso-viridula luteolave, angulato-ovoidea, plerumque concatenata cellulaque, unica spiraliter convoluta, tecta, ideoque sporidium fere unicum 5—20 loculare vermiforme, efformantia, facileque in sporidiolos ovoideos monoloculares v. constricto-didymos biloculares v. 4 loculares etc. elabentia, magnitudine varia, abnormia!

Thallus areolato-rugulosus, verrucosus e squamulis contiguis compositus effigurato-limitatus, orbicularis, hypothallo atro-glaucescente obsolete pannoso, ambitum excedente, praeditus.

Exempl.: Sp. copromya Mas. (Descr. sec. unicum specimen.)

Trib. 22. Psoromeae.

76. Psoroma (Ach.)

(Ric. p. 18.)

Parmel. spec. Ach. Fr. Schaer. etc. — Lecanorae spec. mult. — Urceolariae spec. DC. — Psorae spec. Hoffm. — Lecideae spec. Ach. Schaer. — Lichenis spec. Huds. Will. Smith. Swartz etc.

Apothecium scutellare sessile, superficiale, excipulo thallode crasso primum clauso, dein aperto, marginatum: lamina proligera, colore varia, subcartilaginosa, strato gonimo imposita. Asci claevaeformes oblongi 8 spori, paraphysibus flexuosis, obvallati; sporidia monolocularia ovoideo-elliptica utrinque attenuata, vel ovoideo-fusiformia, diaphana, episporio tenui cincta.

Thallus squamosus, saepe effiguratus, ambitu lobatus, centro areolatus, imbricatusve.

Exempl.: Ps. crassa, Lamarkii, Gypsacea, testacea.

77. Fulgensia Mass. et DNtus.

(Alcun. gen. p. 10.)

Lecanorae spec. Ach. Schaer. — Parmeliae spec. Fr. — Psoromata spec. Mass.

Apothecia ex mesothallo criunda, primum punctiformia immerso clausa, dein emerso-sessilia, patellaria, plana, tandem tumidula, excipulo thallode ceraceo-colorato mox in proprium mutato praedita. Lamina proligera ceraceo-subcartilaginea

aurantio-miniata, strato gonimico crasso pallidiori imposita. Asci 8 spori clavae-
formes, paraphysibus laxis obvallati, sporidia ovoideo-elliptica v. elliptico-oblon-
giuscula homogenea diaphana episporio tenui cincta.

Thallus crustaceus (citrinus) ecorticatus tartareo-farinosus submonophyllus v.
imbricato-lobatus, lobis centrifugis plicato rotundatis, subtus levis efibrillosus.

Exempl.: F. vulgaris Mass. et Denot. (Lecanora fulgens Ach.)

78. Gyalolechia Mass.
(Ricerch. p. 17.)

Parmeliae species Schaer. Fr. — Lecanorae spec. Schaer. — Psorae spec.
Hoffm. — Lichenis spec. Ach.

Apothecium patellare clausum, mox apertum, sessile, excipulo thallode in proprium mutato, ceraceo, marginatum: lamina proligera subcartilaginosa, aurantiaco-
fusca, strato gonimo imposita. Asci 8 spori, paraphysibus crassiusculis, obvallati;
sporidia bilocularia elliptica clavaeformia utrinque angustato-subacuminata, v. obtusiuscula, hyalino-diaphana, pallide lutescentia, episporio tenui diaphano cincta.

Thallus tartareus, farinosus, areolato-squamulosus, bracteolosus, effusus vel
effiguratus.

Exempl.: G. bracteata, aurea, nivalis (Koerb. sub Zeora).

79. Solenospora Mass.
(Fram. lich. p. 20.)

Apothecia zeorina ex mesothallo oriunda, primum punctiformia globularia, omnino clausa, dein verrucaeformia semi-aperta, tandem elevato-substipitata patellaria
ambitu libera; excipulum duplex, exterius e thalli epidermide cum epithecio confluens fereque confusum, formatum, interius coloratum e substantia meso-thallinico
tandem in propriam mutata, compositum. Discus ceraceo-cartilagineus (ad speciem
rufo-fuscus) concaviusculus, v. planus, v. convexus, tandem excipuli externi marginem reclinans v. obvestiens, lichenina instructus, hypothecioque agonimico impositus. Asci crebri mediocres 8 spori, paraphysibus crassiusculis clavaeformibus
ramosiusculis, obvallati; sporidia elliptica primum monolocularia nebulosa, tandem
bilocularia subconstricto-didyma praediaphana, episporio adpresso cincta. Spermatocalia?

Thallus cartilagineus foliosus imbricato-lobatus (unde nomen), e lobis amplis
rotundatis faciebus discoloribus, utrinque nudis, compositus.

Exempl.: S. Requienii Mass.

79½. Niospora Mass.
(Lich. Capens. p. 52.)

Apothecia primum clausa dein aperta, excipulo composito, thallode et proprio
confuso, instructa, subpedicellata s. centro adfixa ambitu libera, patellaria. Discus
ceraceus coloratus, hypothecio gonidiifero impositus, madefactus gelatinosus. Asci
clavati 8 spori, paraphysibus apice ramosis, obvallati. Sporidia elliptica diaphana
bilocularia. Blastidia polaria, habena axili invicem conjuncta.

Thallus foliaceus effiguratus, amphiblastus, e laciniis lobulato-multifidis sub-imbricatis, siccus membranaceo-coriaceus, madefactus omnino gelatinosus, e tribus stratis distinctis etc. compositus.

Exempl.: N. Ekloni, N. Capense.

80. Acarospora Mass.
(Ricerch. p. 27.)

Lecanorae et Urceolariae spec. Auct. — Endocarporum spec. Wahlenb.

Apothecia primum immersa, scutellata, suburceolata, dein emersa superficialia plana, tandem tumida, excipulo thallode praedita. Lamina proligera tenuis, strato gonimico crasso imposita. Asci subclavaeformes myriospori, paraphysibus tenuibus, obvallati: sporidia minutissima diaphana, ovoideo-elliptica episporio tenui cincta.

Thallus squamulosus, areolatus vel areolato-verrucosus, effiguratus, v. effusus, ambitu nonnumquam plicato-radiosus.

Exempl.: Ac. Schleicheri (Ach.), cervina (Pers.), smaragdula (Wahlbg.) etc.

Trib. 23. Lecanorèae.
81. Lecanora.
(Ricerch. p. 1.)

Lecanorae spec. Auct. — Patellariae et Verrucariae spec. Hoffm. — Parmeliae spec. Fries. Ach. Schaer. etc. — Lecideae nonnullae Ach. — Dirinae DNrs. — Berengeriae Trevis. — Lichenis spec. Pers. Schreb. etc.

Apothecium orbiculatum crassum sessile, excipulo omnino thallode praeditum, lamina proligera ceraceo-cartilaginosa colorata immarginata, discum plano-convexum formante, margineque thallode tumido elevato sublibero cincta. Asci crebri, 8 spori, paraphysibus tenuibus obvallati; sporidia ovoidea, v. eliptico-fusiformia, semper diaphana.

Thallus uniformis, crustaceus, areolatus, rugulosus v. effiguratus.

Exempl.: L. badia, rimosa, subfusca, coarctata, varia etc.

82. Dirina Fries.
(Mass. sui generi Dirina e Dirinopsis osservazioni p. 5.)

Dirina Fries Syst. Orb. Veg. — Lecanorae spec. Ach. — Parmeliae spec. Fries. Lich. Europ. — Urceolariae spec. Schaer. En. — Dirinopsis De Not. —

Apothecia primitus tuberculiformia clausa, demum centro dehiscentia scutellata, adnato-sessilia cinerescentia, excipulo thallode crasso prominulo flexuoso persistente marginata. Lamina proligera tenuis, strato carbonaceo cartilagineo-corneo imposita, plerumque caesio-pruinosa. Asci creberrimi 8 spori, paraphysibus filiformibus flexuosis diaphanis vix coalescentibus stipati. Sporidia diaphana oblonga quadrilocularia margine diaphano ex episporio decolore cincta, diametro 4 vel 6-plo longiora, nucleis pallide stramineis.

Thallus crustaceus cartilagineus adnatus, candidus, areolato-verrucosus vel contiguus, effusus vel effiguratus, hypothallo albo vel laevissime cinerescente cinctus.

Huc spectant: D Ceratoniae (Ach.), D. repanda Fr.

83. Haematomma Mass.

(Ricerch. p. 32.)

Apothecia innata, primum punctiformia clausa, excipulo thallode recepta, dein aperta, sessilia patellaria, convexiuscula, margine thallode praedita : lamina proligera corneo-cartilaginosa coccinea vel sanguinea, strato gonimico crasso imposita. Asci oblongi clavato-subventricosi 8 spori, paraphysibus subclavatis apice fusco-rufescentibus, obvallati, sporidiis acicularibus diaphanis subincurvis 4—6—8 locularibus, episporio decolore cinctis.

Thallus cartilagineus verruculosus, tartareo-farinosus, areolatus, effusus.

Ex. H. vulgare (Lecan. haematomma Ach.), H. ventosum, H. elatinum (Ach.), H. puniceum (Ach. sub Lecanora), H. Persoonii (Fée sub Lecanora), H. coccineum (Fée sub Lecanora), H. rufidulum (Lecanora Fée), H. undulatum (Lecanora Fée), H. Babingtonii (Lecanora punicea Babingt! N. Zeel. (non Ach.), H. ochrophaeum (Biatora Tuckerm.)

84. Rinodina (Ach.)

(Ricerch. p. 14.)

Lecanorae spec. auct. — Parmeliae spec. auct. — Hageniae spec. Mass.

Apothecia tuberculiformia, orbiculari-patellaria, sessilia, excipulo omnino thallode marginata : lamina proligera tenuis, ceraceo-gelatinosa, strato gonimo imposita, obscure-fusca; asci 8—16—20 spori, paraphysibus tenuibus, laxis, obvallati. Sporidia elliptico-oblonga, reniformiave, medio leniter constricta, bilocularia, primum diaphana, dein fulgineo-fusca.

Thallus uniformis, areolato-rugulosus, sublimitatus v. effusus.

Exempl.: R. sophodes, Albana, oreina, lecanorina etc.

85. Pyrenodesmia Mass.

(Monogr. dei Lich. Blasteniosp. p. 119.)

Apothecia primum punctiformia immersa, urceolata dein patellaria adnato-sessilia, excipulo proprio thallode tumido marginata. Lamina proligera ceraceo-cartilaginosa colorata (nec rubra nec flava) strato gonimico praecrasso imposita. Asci clavati octospori, paraphysibus laxiusculis obvallati, sporidia ovoideo-elliptica utrinque obtusiuscula diaphana, nucleis polaribus conico-hemisphaericis hyalinis, isthmo filiformi axili invicem conjunctis, vel isthmo evanescente, discretis foeta.

Thallus tartareus v. areolato-verrucosus limitatus, plerumque effiguratus, matricibus arcte adhaerens.

Exempl.: P. agardhiana, chalybea, olivacea, variabilis etc.

86. Callopisma Denot. auct.

(Mass. Monogr. dei Lich. Blasteniosp. p. 69.)

Apothecia discoidea, excipulo thallode, discum luteum cerinum vel aurantium, demum turgescentem plerumque excedente marginata, centro affixa, sessilia, thallo adpressa. Lamina proligera tenuis, hypothecio crasso, eam crassitiae plerumque superante instructa, strato gonimico imposita. Asci clavati octospori, paraphysibus apice cohaerentibus incrassatis ramosis, stipati. Sporidia ellipsoidea utrinque rotundata diaphana, nucleis polaribus subhemisphaericis, isthmo filiformi axili invicem conjunctis, vel demum isthmo evanescente discretis, foeta, episporio tenui instructa.

Thallus crustosus squamulosus horizontalis plerumque limitatus vel effusus matricibus arcte adnatus.

Exempl.: C. aurantiacum, luteo-album, cerinum, haematites etc.

87. Ochrolechia Mass.
(Ricerch. p. 30.)

Lecanorae et Parmeliae spec. Auct.

Apothecia scutellata, patellaria, sessilia, excipulo thallode primum clauso mox aperto marginata, lamina proligera strato gonimo crasso imposita. Asci ampli 8 spori, paraphysibus tenuibus flexuosis obvallati: sporidia magna hyalina viridula, ovoideo-elliptica nonnunquam sporidiolis orbicularibus seriatis foeta episporio lato cincta.

Thallus crustaceus areolatus, verrucosus tuberculosusque effusus, effiguratusque.

Exempl.: O. tartarea (Ach.), parella (Linn.) etc.

88. Icmadophyla (Ehrh.)
(Ricerch. p. 26.)

Lecideae et Biatorae spec. Auct. — Lichenis spec. Linn. — Ehrh. — Scop.

Apothecia patellaria, excipulo cupulari thalloideo subvestita, a thallo libera. Discus gelatinosus, prima aetate strato corticali thalloideo vestito, fere clausus, dein denudatus apertus, explanatus, strato stuppeo albidiori impositus. Asci elongato-elliptici sub-incurvi rectique, creberrimi, 8 spori, paraphysibus capillaribus laxis aequalibus, obvallati: sporidia fusiformia diaphana, bilocularia, episporio opaco adpresso cincta.

Thallus tartareus, leprosus, effusus, rugulosus.

Exempl.: Icm. aeruginosa (Linn. fil.)

89. Lecania Mass.
(Alcun. gen. p. 12.)

Lecanorae spec. Mass. Schaer. et Auct.

Apothecia patellaria cephaloidea sessilia excipulo thallode evanido marginata. Lamina proligera subcartilaginea, hypothecio albo cupulari cephaloideo compacto, imposita. Asci 12—14—16 spori crebri tumidique, paraphysibus filiformibus laxiusculis obvallati, sporidia diaphana elliptica recta v. incurva quadrilocularia, episporio decolore cincta.

Thallus tartareus effusus epiphloeodes, tenuis fere arachnoideus, leprosus.

Exemp.: L. fuscella.

90. Candelaria Mass.
(Mem. lich. p. 46.)

Parmeliae spec. Ach. — Lecanorae spec. ejusd. — Lecanorae et Patellariae spec. Hoffm. — Lichenis spec. Ehrh. — Wahl. — Blasteniosporae spec. Trevis.

Apothecia discoidea, sessilia, excipulo thallode, discum flavo-vitellinnm vix excedente marginata. Lamina proligera tenuis, strato gonimo crasso excepta. Asci clavati-ventricosi creberrimi 20—30—40 spori, paraphysibus tenuibus apice subramosis, obvallatis. Sporidia elliptico-elongata, minuta, utrinque rotundata, recta vel incurva, diaphana, initio homogenea, dein nucleis polaribus hyalinis vix per. spicuis discretis, (isthmo filiformi axili evanido plerumque obsoleto) foeta.

Thallus horizontalis (amphyblastus) microphyllinus saepe obliteratus, vel in lepram solutus.

Exempl.: C. vulgaris (Lich. candelaris Ehrh.), vitellina (Ehrh.) etc.

92. Cryptolechia Mass.
(Alcun. gen. p. 13.)

Lecanorae spec. Ach. Patellariae spec. Trevis.

Apothecia hypophloeodica (sub epidermide arbor. abscondita) patellaria erumpentia, excipulo omnino carentia, normaliter immarginata v. margine heterogeneo (arbor. epidermide) stellato dentato evanescente praedita. Lamina proligera colorata gelatinosa, tenerrima, strato gonimo perexiguo imposita. Asci clavato-elongati creberrimi, in stipitem brevem fere attenuati 8 spori, paraphysibus capillaribus contortis, flexuosis ramosisque obvallati, sporidia majuscula ovoidea hyalina episporio pertenui cincta.

Thallus hypophloeodes.

Exempl.: C. carneo-lutea (Ach. sub Lecan.)

93. Maronea Mass.
(Regensb. Flora 1856 Nr. 19.)

Apothecia primum punctiformia immersa omnino clausa, dein emerso-sessilia, aperta patellaria, excipulo thallode recepta. Lamina crassiuscula tenerrima, hypothecio agonimico pingui stuppeo enata, licheninaque instructa. Asci clavato-elliptici polyspori, mucilagine granulosa achromatica apiceque tantum (ad speciem) colorata obvallati. Sporidia diaphana minuta trementia, ovoidea, unilocularia.

Thallus tenuis verruculoso-subsquamulosus subcontiguus, hypothallo discolori impositus, ab eoque cinctus.

Typus: Maronea Berica Mass.

94. Catarraphia Mass.
(Esam. comp. di alc. gen. di lich. p. 8.)

Tallo quasi crostiforme, diffuso, composto di filamenti fascicolati, disposti in maniera da renderne la superficie lacunosa, quasi reticolata: fili fra loro conglutinati da una mucilagine sudicia poco colorata mista a gonidii. Gli apotecii sono sparsi, piccoli, marginati, ornati di distinto escipulo tallodico. Aschi clavati od oblunghi ad spore, con sporidii diafani, tre a quattro-loculari

Typ.: **C.** dictyoplaca (Parmelia Mont. et v. d. Bosch.)

95. Byssiplaca Mass.

(Esam. comp. di alc. gen. di lich. p. 8.)

Tallo ineguale diffuso, senza limiti, formato da filamenti ramosi articolati quasi moniliformi. Apoteci sessili marginati forniti di escipulo thallode; aschi ad otto spore, misti a parafisi, spore ovoidee uniloculari fosche.

Typ.: B. Féeana Mass. (Lecanora byssiplaca Fée.)

96. Myxodictyon Mass.

(Esam. comp. di alc. gen. di lich. p. 10.)

Tallo crostoso uniforme, apotecii prima chiusi poi aperti, di escipulo tallode forniti. Disco colorato: aschi saccato-cistiformi monospori, frammisti a parafisi, spore grandi diafane-poliblastie multicellulari reticolate.

Typ.: M. Chrysosticta (Tayl.) h. e. (Heterothecium Berteroanum Mont.)

97. Lecanidium Mass.

(Miscell. lichen. p. 36)

Apothecia primum clausa dein explanata patellaria stipitata, excipulo thallode recepta. Discus ceraceus coloratus hypothecio crasso impositus. Asci cylindracei subclavati elongati 8 spori, paraphysibus creberrimis obvallati, sporidia ovoidea diaphana unilocularia.

Thallus cartilagineus pulvinatus isidioideo-corallinoideus, hypothallo verniceo instructus.

Exempl.: L. oculatum (Lichen oculatus Diks.)

Ord. IX. Urceolariaceae.
Trib. 24. Volvarieae.
98. Volvaria DC.

(Ricerch. p. 141.)

Volvariae spec DC. — Thelotrematum spec. Ach. Schaer. Fr. etc.

Apothecia verrucaeformia, a thallo formata, primo clausa, dein apice aperta, marginata, nucleum profunde detrusum demum in disco depressum collapsum, rigescentem, includentia, excipuloque interiori discreto, membranaceo, lacero-dehiscente, velata. Asci clavati rari 2—4 spori, paraphysibus creberrimis capillaribus flexuosis viridulis, obvallati, sporidia ovoideo-elliptica hyalino-badia 6 — 8 — 10 septata, sive sporidiolis orbicularibus in serie transversa (1—2—3—4—6) foeta.

Thallus crustaceus, stuppeus, effusus.

Exempl.: V. lepadina (Ach.)

99. Ectolechia Mass. (non Trevis.)

(Alcun. gen. p. 10.)

Ascidii spec. Montag.

Apothecium (verruca) hemisphaericum, apice depresso umbilicatum, poro marginato apertum, monocarpum, stroma medullare pulverulentum. Perithecium carbonaceum atrum, conico-hemisphaericum, subtus deficiens, apice poro pertusum, nucleum pallidum mucilaginosum tegens. Asci maximi, paraphysibus immixti mono-et-plejospori, sporidia fusi-formia oblonga multicellulosa.

Thallus crustaceus membranaceus effusus levis aut granulatus, strato medullari albo aut roseo-pulverulento insignis.

Exempl.: E. rhodostoma (Mont. sub Ascidium.)

100. Urceolaria (Ach.)

(Ricerch. p. 33.)

Urceolariae spec. Ach. — Parmeliae spec. Fries. — Lecanorae et Gyalectae spec. Ach. — Patellariae spec. Hoffm. — Thelotrematum spec. Ach.

Apothecia excipulo thallode praedita, immersa, urceolata, concava vel plana, thallo marginata. Asci subclavati vel elliptico-elongati 3—8 spori, paraphysibus tenuibus capillaribus, obvallati: sporidia ovoideo-elliptica juventute triseptata, quadrilocularia diaphana, dein 5 septata, 6 locularia, tandem transverse 5, longitudinaliter 1—2 septata, 12—18 locularia, fuligineo-fusca.

Thallus areolatus, verrucosus, tartareo-rugulosus, farinosus effusus, plerumque limitatus, ambitu subeffiguratus.

Exempl.: U. scruposa, ocellata, thelotremoides (Thelotrema urceolare Ach.) etc.

101. Thelotrema (Ach.)

(Ricerch. p. 142.)

Thelotrematis spec. Fée. Ach. — Ocellulariae spec. Meyer etc.

Apothecium a thallo formatum, excavatum, marginatum, thalamium perithecio membranaceo supra rumpente, cinctum, nucleo compresso substriato intus similari, includens. Asci clavato-oblongi 8 spori, paraphysibus capillaribus, obvallati; sporidia elliptico-elongata hyalino-badia v. hyalino-viridula 6—8 locularia, episporio lato cincta.

Thallus cartilagineus, membranaceus, subcrustaceus uniformis.

Exempl.: Th. Bonplandiae (Fée), gyalectoides etc.

102. Myriotrema Fée.

(Esam. comp. di alc. gen. di Lich. p. 12.)

Apotecii sempre ipofleodici, cioè nascosti sotto l'epidermide del tallo, uniformemente sparsi, di uniforme figura e grandezza, nascenti dallo strato midollare del tallo, prima affatto chiusi, poi aperti, e communicanti all'esterno per mezzo d'un poro circolare (ampio pella piccolezza degli apotecii), interissimo, privo di margine: disco ceraceo esile, sorretto da un ipotecio cartaceo, sotilissimo, e che tiene le veci di escipulo proprio. Aschi ad 8 spore, frammisti a parafisi, spore ovoidee, 4 loculari diafane. Tallo costantemente ipofleode.·

Exempl.: M. olivaceum, M. album Fée.

103. Conotrema Tuckerm. emend.
(Esam. comp. di alc. gen. di Lich. p. 11.)

Apotecii prima chiusi perfettamente, immersi nella sostanza del tallo, poi emersi, superficiali, aperti urceolati, regolari, elevati, forniti di un escipulo proprio oscuro di sostanza molle gelatinosa, se sia bagnata, mancante affatto inferiormente, e coronato o cinto esternamente alla base dall'epidermide del tallo: disco gelatinoso scolorato, soretto da un ipotecio membranaceo. Aschi cilindrici lunghi flessuosi e contorti ad 8 spore, frammisti a parafisi. Sporidii vermicolari, filiformi, quasi moniliformi, contorti flessuosi, diafani, con 20 sino 40—50 nuclei tetragoni. Tallo crostoso.

Typ.: C. urceolatum Tuckerm.

104. Craterolechia Mass.
(Esam. comp. di alc. gen. di lich. p. 11.)

Tallo pingue, farinoso, crostaceo, senza limiti, talora pieghettato intestiniforme, talora uniforme: apotecii nascenti dallo strato midollare de tallo, ed in questo immersi, prima chiusi poi aperti, urceolati profondamente, più o meno immersi, irregolari, angolosi, immarginati, privi di escipulo (o di solo escipulo tallode ornati, se prendasi il thallo nel quale sono immersi per escipulo). Disco molle ceraceo colorato, portato da un sottile ipotecio. Aschi ad 8 spore, miste a parafisi, sporidii diafani 4—6—8 loculari.

Typus: C. lanuginosa Mass. (Pachnolepia, Hampe Herb.) Ceylon.

105. Chapsa Mass.
(Esam. comp. di alc. gen. di lich. p. 12.)

Apotecii ipofleodici, prima chiusi e nascosti sotto l'epidermide del tallo: poi si fanno strada al esterno forando l'epidermide, e lasciando qual loro indizio un foro ampio rotondo più o meno regolare, con un orlo tallodico appena più elevato della restante superficie. Il disco è ceraceo, prima disteso e coperto interamente da un grosso strato amilaceo bianchissimo, che è continuo collo strato midollare del tallo, della cui sostanza è formato; in appresso quando è secco diviene concavo ed in tal caso rompe questo velo e lo distacca dal resto del tallo, ma ne rimane tuttavia coperto et divene libero ai lati, orlandosi talora colle estremità dell'ipotecio, che si muta in vero escipulo proprio. Gli asci sono elevati ad 8 spore, frammisti a parafisi, sporidii vermicolari-fusiformi ossai lunghi, 20—30—40 loculari, diafani, coi nuclei verdognoli.

Tallo ipofleodico.

Typ.: Ch. indica Mass. (Thelotrema indicum Mass. in herb.) — del Ceylon.

·106. Coscinedia Mass.
(Esam. comp. di alc. gen. di Lich. p. 13.)

Tallo crostoso carnoso pingue, superficiale contiguo, uniforme, e coll'età grossamente areolato, composto di tre strati distinti, epidermide, strato gonimico e strato inferiore assai grosso, apotecii uniformemente sparsi, punctiformi, tutti eguali, prima chiusi, poi aperti, nascosti internamente sotto l'epidermide del tallo, de viene da essi forata uniformemente senza menomamente protendere, od essere rilevata a formare un margine : nascenti dallo strato gonimico, e privi di escipulo proprio, ma unicamente accolti dal tallo, che a guisa di commune sarcotecio tutti gli raccoglie; disco ceraceo esile, fornito di un ipotecio di sostanza tallode, ma alquanto di natura diversa; aschi cilindrici ad otto spore, frammisti a parafisi, sporidii ovoidei diafani 4—6 loculari.

Typ.: C. microporum (Montagne sub Thelotrema.)

107. Phlyctomia Mass.
(Esam. comp. di alc. gen. di Lich. p. 15.)

Apotecii ipofleodici verrucosi, prima chiusi ed affatto nascosti sotto l'epidermide del tallo, quindi lacerando l'epidermide irregolarmente e di essa cingendosi, si fanno strada all'esterno ed assumono una forma circolare, patellare; mancano affatto di escipulo proprio, ma, in sua vece, sono forniti di un grasso ipotecio e posseggono un escipulo tallodico. Il disco è colorato, gelatinoso, che si gonfia se sia bágnato, privo di un margine proprio, ma cinto dall'irregolare e lacero-dentato orlo tallodico. Aschi saccati monospori, frammisti a parafisi, sporidii grandi ovoidei od cllitici, reticulato-murali, cellulosi, coi blastidii spessissimi e piccolissimi, prima diafani, poi giallo-verdognoli Tallo ipofleode.

Typus : Ph. sepulta (Phlyctis sepulta Mass. Misc. Lich. pag. 85.)

108. Brassia Mass.
(Esam comp. di alc. gen. di Lich. p. 15.)

Apotecii ipofleodici, prima chiusi, poi aperti, protuberanti e communicanti all'esterno per un foro ampio, forniti di un escipulo tallode pingue formato della sostanza midollare del tallo, e di un escipulo proprio cartaceo esile: disco gelatinoso, aschi saccato-clavati ad 8 spore, frammisti a parafisi, sporidii lanceolati-ellitici allungati, 10 - 20—30 loculari, diafani, blastidii, prima circolari poi ellitici, quindi rettangolari verdognoli, finalmente ogni blastidio contiene nel mezzo un nucleo circolare rettangolare, secondo l'étá, di colore giallastro, di maniera che i blastidii sembrano divisi in 3—4 parti. Tallo ipofleode.

Typus : Br. porinoides (Thelotrema porinoides M. v. Bosch.)

109. Coniochila Mass.
(Esam. comp. di alc. gen. di Lich. p. 14.)

Apotecii ipofleodici prima chiusi e nascosti sotto l'epidermide del thallo, immersi nello strato midollare, poi aperti, superficiali, ma tuttavia sepolti e poco o nulla protuberanti, soriformi, disco sottile ceraceo raccolto da un escipulo (ipotecio) di sostanza propria e cartacea, affato libero nella periferia, e solo aderente pel centro, e circondato da un orlo farinoso, formato della sostanza midollare del tallo, che a guisa di corona lo contorna: dove sia secco il disco é urceolato, se bagnato riesce più o meno disteso. Achi clavati ad 8 spore, frammisti a parafisi, sporidii ovoideo-ellitici con 4—6—8 nuclei diafani, poi giallognoli colorati. Tallo crostoso ipofleode.

Typus: C. variolarioides Mass. (Thelotrema variolarioides Hampe in herb.) del Ceylon.

110, Gomphospora Mass.

(Ricerch. p. 40.)

Urceolariae spec. Fée.

Apothecia immersa, primum punctiformia clausa, dein aperta suburceolata, excipulo thallode recepta, tandem emersa sessilia plana, concaviuscula. Asci parvi 4 - 6 spori, paraphysibus capillaribus obvallati sporidia claviformia quadrilocularia apice plus minusve incrassata vel tumentia.

Thallus areolatus, rugulosus, effusus.

Exempl.: G. viridescens (Urceolaria viridesc. Fée.)

111. Macropyrenium Hampe in herb.

(Mass. esam. comp. di alc. gen. di Lich. p. 48.)

Apotecii verrucosi mastoidei cupulari, prima affatto sepolti nel tallo, e perfettamente chiusi, poi protuberanti ed aperti all apice per mezzo di un florellino; forniti di due escipuli, l'esteriore talloideo prolungato all apice in una specie di collo che accoglie nel mezzo il foro, e forma quasi corona all'apotecio, l'interiore formato di sostanza propria legnosa (non carbonacea), cupuliforme ed intero, vale a dire non mancante inferiormente. Nucleo gelatinoso, circondato da un anfitecio oscuro. Aschi cilindraceo-ellitici, monospori, frammisti a copiose parafisi, sporidii ellitici, retti o curvi o flessuosi, prima diafani granolosi, poi con 10—12—20 blastidii rettangolari, e finalmente tetra-blastii diplopirenii (murali) colorati, foschi.

Tallo cartilagineo, quasi coriaceo, formato di tre strati distinti, epidermoidale, gonimico ed amilaceo inferiore.

Typus: Ascidium Massalongi (Mont. in litt. ad Mass.), spec. nuov. delle Indie, = Macropyrenium pertusarioides Hampe in herb.

112. Antrocarpon (Meyer reform.)

(Miscell. lich. p. 38.)

Apothecia verrucaeformia depressa thallo immersa, dein scutellaria gyalectiformia, excipulo thallodico cartilagineo v. membranaceo recepta. Asci clavati v. cylindracei 8 spori, paraphysibus obvallati. Sporidia ovoideo-oblonga tetrablastia diplopyrenia diaphana tandem plus minusve fucata.

Thallus crustaceus uniformis effusus.

Exempl.: A. Féeanum Mass. (Thecaria quassiaecola Mass. olim); A. depressum Mass. (Thelotrema Montag); A. urceolaris Mass. (Thelotrema Ach. Ocellularia Spreng.; Urceolaria thelotremoides Mass. Ricerch.)

113. Ascidium Fée.

(Ricerch. p. 144.)

Ascidii Fée. — Ocellariae spec. Meyer.

Apothecium tuberculiforme, a thallo formatum, depressum, apertum, apertura marginata, thalamium perithecio duplici membranaceo cinctum, uucleo globoso-albo intus similari. Asci clavati 8 spori, paraphysibus laxis hyalinis obvallati, sporidia elliptica hyalino-viridula 6—8 locularia.

Thallus membranaceus, effusus.

Exempl.: Asc. Cinchonarum Fée.

Trib. 25. Hymenelieae.

114. Hymenelia Kremplh. (Ch. auct.)

(Geneac. lich. p. 12.)

Apothecium subimmersum, excipulum duplex, exterius e verruca thalloidea superficiali compacta formatum, apice dehiscens, interius proprium immersum tartareum dehiscens apice connivens, basi sua thalamium amplectens. Lamina proligera discoidea subgelatinosa, lichenina praedita. Ascis multiformibus regularibus irregularibusve clavato-stipitatis 8 sporis, paraphysibus gelatinosis evanidis obvallatis. Sporidia diaphana oleoso-monolocularia, regularia vel irregularia v. polymorpha, sc. ovoidea, v. circularia, v. elliptica, v. angulosa, v. polygona, episporio lato cincta. Spermatocalia frequentissima papillaeformia semiimmersa, erismata fasciculata, tromodoblastia elliptica.

Thallus tartareo-amylaceus uniformis, contiguus areolatusve, effusus.

Exempl.: H. Prevostii (Fr.) Krplhbr.; H. hyascens Mass., caerulea Mass., calcivora Mass. (Lecid. immersa v. calciv. Schaer. En.); affinis Mass., lithofraga Mass.

115. Pinacisca Mass.

(Neag. lich. p. 5.)

Apothecia catothalama, primum punctiformia clausa, omnino thalli in substantia immersa, dein aperta plus minusve explanata, sessilia, planiuscula, tandem normaliterque depresso-urceolata, excipulo omnino proprio simplici, e substantia homogenea cartilaginea, agonimica, incolorata, subtus (fere deficiente) cum hypothecio confluente, praedita. Lamina proligera lichenina instructa (subcarnea) ceraceo-gelatinosa, strato gonimico (hypothecio) crasso imposita. Asci crebri saccato-clavati, raro sporiferi, paraphysibus laxis filiformibus apice incrassatulis, intusque granulosis, simplicibus, obvallati. Sporidia ovoidea v. subrotunda magnitudine varia, ampla, ex mera lichenina composita, intus nubiloso-granulifera s. cicloblastiis irregularibus foeta, normaliter monolocularia diaphana, tandem vix fuscidula.

Thallus crustaceus, areolatus contiguusve, effusus.

Exempl.: P. similis Mass.

Trib. 26. Gyalecteae.

117. Gyalecta (Ach. reform.)

(Mass. Mem. p. 132.)

Gyalectae spec. Schaer. — Mass. — Lecideae spec. auct. —

Apothecia ex hypothallo oriunda, primum punctiformia clausa, dein sessilia normaliter urceolata, excipulo omnino proprio unico e substantia homogenea cartilaginea agonimica, intus achromatica, composito, undique (excepto vertice) discum obvestiente: lamina proligera (carneo-rosea) miniata ceraceo-pergamenacea concava, excipuli epidermide supra normaliter tecta, strato gonimo crassiusculo imposita. Asci cylindraceo-elongati creberrimi 6—8 spori, paraphysibus filiformibus aequalibus contortis, obvallati, sporidia ovoidea diaphana', hyalina, tetrablastia-diplopyrenia.

Thallus leprosus effusus.

Exempl.: G. cupularis (typus.)

118. Petractis (Fries) Char. auct.

Gyalectae spec. Fr. — Schaer. — Mass. — Thelotrematum spec. Ach. — Schaer. — Lecanorae spec. Ach. — Schaer. etc.

(Mass. Mem. p. 133.)

Apothecia urceolata excipulo ex hypothallo formato, primum clauso dein varie dehiscente, limbo elevato discreto, discum cingente. Discus miniatus, primitus nuclei instar inclusus, gelatinosus, dein apertus explanato-concavus, induratus. Asci 4—6—8 spori elongato-clavati, paraphysibus laxis capillaribus obvallati, sporidia diaphana hyalina ovoideo-fusiformia v. ovoideo-elliptica, tetra-blastia aplopyrenia!

Thallus crustaceus, subtartareus, verruculosus.

Exempl.: P. exanthematica (Fr.)

119. Phyalopsis Koerb.

(Mass. Descriz. di alc. Lich. nnovi p. 20.)

Typus: Lecanora rubra Ach.

120. Secoliga Norm.

(Mass. Descriz. di alc. Lich. nuovi p. 19.)

(Apothecii scutellari con escipulo proprio colorato, disco ceraceo pure colorato; aschi ad otto spore con parafici e spore fusiformi diaphane con 4—6—8 nuclei.)

Huc spectant: S. leucaspis (Krphbr.), gyalectoides (Mass.), Flotowii (Koerb.), foveolaris (Schaer.), Friesii (Koerb.)

Trib. 27. Aspicilieae.

121. Aspicilia Mass.

(Ricerch. p. 36.)

Urceolariae spec. Ach. — Patellariae spec. Hoffm.

Apothecia thallo innata, vel verrucis protuberantibus immersa: lamina proligera excipulo thallode recepta, normaliter urceolata, aliquando aetate protuberans, verruciformis, marginata. Asci 8 spori, paraphysibus plus minusve crassis tenuibusve obvallati, sporidia ovoidea diaphana monolocularia, nonnunquam anormaliterque fere bilocularia nubilosa.

Thallus crustaceus, totus adnatus, areolatus v verrucosus, effusus.

Exempl.: A. cinereo-rufescens, suaveolens, odora, polygonia (Urc. cinerea Schaer.) etc.

122. Pachyospora Mass.

(Ricerch. p. 42)

Urceolariae spec Auct. — Parmeliae spec. Fries. — Verrucariae spec. Hoffm.

Apothecia varia, primum punctiformia immersa, dein subemersa urceolata difformia, excipulo homogeneo thallode praedita. Asci ventricosi ampli 2—4—6—8 spori, paraphysibus filiformibus tenuibus obvallati: sporidia magna, ovoidea vel rotunda constanter diaphana, nonnunquam granulosa, episporio, opaco cincta.

Thallus crustosus, areolato-verrucosus, vel verrucoso-rimulosus, effusus, vel contiguus, interdum effiguratus.

Exempl.: P. calcarea (Urceol. calcarea Schaer.), verrucosa, mutabilis etc

Ord. X. Lecideaceae.

Trib. 28. Umbilicarieae.

124. Umbilicaria Hoffm.

(Ricerch. p. 60.)

Umbilicariae spec. Hoffm. — Schrader. — DC. — Schaer. — Fries. — Gyrophorae Ach. — Gyromii spec. Wahlb. — Lecideae spec. Schaer. — Lichenis spec. Linn. etc.

Apothecia constanter atra, excipulo proprio, carbonaceo, orbiculato, marginata: thalamium normaliter varie plicatum, plicis, rupto tandem excipuli margine, in lirellas aggregatas solutis, rarius aequabile vel papillatum. Asci ventricoso-saccati 6—8 spori, paraphysibus crassiusculis laxis, obvallati: sporidia ovoidea vel elliptica, diaphana, intus nubilosa, tandem (aetate provecta) badiofuliginea, fuscescentia.

Thallus horizontalis, cartilagineus, foliaceus, solo puncto centrali adfixus, supra reticulato-rugulosus, subtus fibrillosus aut nudus, monophyllus, lobatus aut polyphyllus et imbricato-lobatus.

Exempl.: U. vellea, erosa, hyperborea etc.

125. Lasalia Mass.

(Ricerch. p. 59 et Mem. p. 118.)

Lecideae spec. Ach. — Schaer. — Gyrophorae spec. Ach. — Umbilicariae spec. Hoffm. Schaer. Fries etc.

Apothecia libera superficialia, excipulo proprio carbonaceo, primitus clauso

(h. e. perithecio), dein plus minusve aperto, praedita, patellaria. Discus corneus planus aequalis vel papillosus. Asci breves saccato-oblongi, paraphysibus filiformibus hyalinis immixti, sporidiumque unicum, magnum, elliptico-subrotundum, quadrate-multicellulosum, diaphanum, demum luteo-fuscum, limbo angustissimo cinctum, includentes.

Thallus coriaceus, papulosus, subtus reticulato-lacunosus, horizontalis, submonophyllus, puncto centrali adfixus.

Exempl.: L. pustulata (Ach.) etc.

Trib. 29. Psoreae.

126. Psora (Hall. emend.)

(Mem. lich. p. 123.)

Apothecia anothalama, scilicet e thallo oriunda, primum plana, dein tumida cephaloidea, undique sessilia, excipulo thallode in proprium mutato, ceraceo, marginata, discus semper apertus corneo-cartilagineus jam primitus ater, strato gonimico cupulari nunquam carbonaceo impositus. Asci clavato-elliptici 8 sporis paraphysibus solidis inextricabilibus obvallati, sporidia ovoideo-oblonga diaphana, episporio crasso cincta, monolocularia, homogenea.

Thallus crustaceus, squamosus, squamulis plerumque discretis vel in crustam varie plicatam confertis.

Exempl.: Ps. paradoxa, decipiens, globifera, lurida etc.

127. Thalloidima Mass.

(Mem. lich. p. 121.)

Apothecia catothalama s. ex hypothallo oriunda, primum plana, dein scutelliformia substipitata, scilicet ambitu patenter libera, tandem dilatata irregulariter plicato-bullata, intestini-formia, excipulo omnino proprio carbonaceo marginata: lamina proligera cornea, strato gonimico fuscescente albidoque pertenui suffulta. Asci parvi subclavati apice obtusi, 8 spori, paraphysibus validis clavaeformibus, obvallati; sporidia elliptico elongata v. fusiformia 1—2 locularia.

Thallus cartilagineus bullato squamosus, in crustam rugoso-plicatam elevatam subcaespitosam, intestiniformem, confertus.

Exempl.: T. tabacinum (DC.), mamillare etc.

128. Toninia Mass.

(Ricerch. p. 107.)

Lecideae et Biatorae spec. Auct.

Apothecia solida plana, excipulo proprio aterrimo marginata. Discus jam primitus apertus, corneus, strato gonimico cinereo nigricante, vel albo-cinerescente, impositus. Asci oblongi obtusi 8 spori, paraphysibus subclavatis obvallati, sporidia elliptico-elongata linearia, utrinque obtusa, diaphana, plerumque 3 septato quadrilocularia, episporio pertenui cincta.

Thallus crustosus, squamosus, effiguratus vel in ambitu lobatus.

Exempl.: T. cinereovirens (Schaer.), squalida Ach. etc.

129. Catolechia Flotow (auct.)
(Ricerch. p. 88.)

Lecideae spec. Auct.

Apothecia discreta, ex hypothallo oriunda, patellaria, difformia, excipulo carbonaceo aterrimo proprio marginata. Discus corneus, semper apertus. Asci clavato-obtusi 8 spori, paraphysibus apice incrassatis fuscescentibus, obvallati; sporidia ovoideo-subrotunda didyma, bilocularia, primum diaphana dein fuligineo-fusca, opaca.

Thallus crustosus, areolatus, cartilagineus, squamulis turgidis, intestini-formibus, in crustam gyroso-plicatam confertis.

Exempl.: C. pulchella, badio-atra etc.

130. Cormothecium Mass.
(Geneac. lich. p. 8.)

Apothecia catotholama s. ex hypothallo oriunda, jam primitus stipitata, cephaloidea globosa, excipulo proprio carbonaceo atro in stipitem subattenuato, praedita. Lamina proligera lichenina praedita, ceracea immarginata epithecio scabriusculo in testa, hypothecioque semicupulari cum excipulo connivente praedita. Asci crebri subclavati 8 spori, paraphysibus laxis cloraeformibus, obvallati; sporidia bilocularia elliptica, oblongiuscula subreniformia constricto-didyma, primum diaphana dein badia, tandem fuligineo-opaca.

Thallus cartilagineus bullato-squamosus, ramulosus, in crustam rugoso-plicatam gyrosamque, caespitosam, pulvinatam, intestiniformem, confertus.

Obs. Differt hoc genus a Buelliis, sicut Thalloidima a Lecideis.

Exempl.: C. Dubenii (Lecidea Dubenii Fries S. Veg. Sc. p. 114.)

Trib. 30. Coccocarpieae.

132. Diploicia Mass.
(Ricerch. p. 86.)

Lecideae spec. Auct. — Buelliae spec. DNtrs.

Apothecia e thallo oriunda, discreta, primum ab excipulo thallode marginata, dein excipulo proprio nigro, ceraceo, recepta. Discus semper apertus, strato plerumque pallidiori imposito, tenuis, nunquam corneus. Asci clavati 8 spori, paraphysibus clavaeformibus apice fuscescentibus obvallati: sporidia elliptica subpyriformia, reniformiave, bilocularia, primum diaphana, dein fuligineo-fusca, opaco-cornea.

Thallus tartareus, ruguloso-areolatus, crustaceo-subfoliaceus, effiguratus.

Exempl.: D. canescens, epigaea etc.

133. Coccocarpia Pers. (Montag.) Char. emend.
(Mem. lich. p. 54.)

Apothecia scutiformia plano-convexa (interdum symphycarpea) idiogena, id est thallo non marginata, nec excipulo instructa. Lamina proligera nucleus evolutus strato medullari primitus inclusa, demum erumpens, ex ascis clavatis sporidia octona glauco-viridea, v. omnino diaphana, clliptico-cymbiformia, v. elliptico-fusiformia, plerumque homogenea, nonnunquam anomaliterque uniseptata, irregulariter fere bilocularia foventibus, paraphysibusque crassis geniculato-subarticulatis composita.

Thallus membranaceus, subgelatinosus orbicularis v. squamis flabelliformibus centro concretis, subtus ·aveniis, aut laciniis linearibus multifidis radiantibus constans, supra plumbeus aut viridis, subtus ad fixuras densas tomentosus.

Exempl.: C. incisa (Pers.), molybdea (Pers.).

Trib. 31. Lecideae.
134. Lecidea (Ach.)
(Ricerch. p. 64.)

Lecideae spec. Auct.

Apothecia subdiscreta, jam primitus ab excipulo omnino proprio carbonaceo aterrimo marginata, dein scutelliformⁱa aut hemisphaerica, solida. Discus semper apertus ater, punctiformi-impressus, plerumque corneus et strato carbonaceo impositus. Asci clavati 8 spori, paraphysibus apice incrassatis fuscescentibus, obvallati: sporidia ovoidea vel elliptica, semper diaphana, nonnumquam aetate provecta fuscescentia, homogenea monolocularia

Thallus horizontalis ex hypothallo oriundus, subcrustaceus, uniformis, nonnunquam sublimitato-effiguratus.

Exempl.: L. sabuletorum (Ach.), confluens (Ach.), platycarpa (Ach.), crustulata, hypnorum (Lieb.) etc.

135. Catillaria (Ach.)
(Ricerch. p. 78.)

Lecideae spec. Auct.

Apothecia ex mesothallo oriunda, tuberculi-formia, excipulo proprio carbonaceo, atro, marginata. Discus semper apertus, tenuis, strato pallidiori plerumque impositus. Asci clavati 8 spori, paraphysibus tenuibus obvallati: sporidia ovoidea vel elliptica, v. elliptico-fusiformia semper diaphana, primum homogenea, dein sporidiolis duobus circularibus foeta, tandem sporidiolis discretis, bilocularia.

Thallus crustaceus uniformis, areolato-rimulosus vel rugulosus, sublimitatus vel effusus.

Exempl.: C. Philippea (Lecid. lutosa Montag.), concreta (Schaer.), chalybeia etc.

136. Arthrosporum Masa.
(Mem. lich. p. 127.)

Apothecia patellaria hemisphaerica sessilia, atra, excipulo omnino destituta: lamina proligera intus atro-cinerea, tenuis, hypothecio fusco-virescente semicupulari, imposita. Asci clavato-ventricosiusculi 8 — 10 — 12 spori, paraphysibus apice tumidulis, crassiusculis, obvallati. Sporidia tenerrima mire flexibilia semper diaphana, primum homogenea, ovoidea, inde granuloso-nubilosa, elliptica, recta v.

carvula, dein elongato-elliptica incurva, semicircularia monoseptata subdidyma, tandem hinc inde constricto-articulata 4 — 6 locularia, articulis facile elabentibus, episporio pertenui cincta.

Thallus epiphloeodes tartareo-amylaceus, granuloso-verruculosus, effusus.

Exempl.: A. accline (Lecidea acclinis Fw.)

137. Scoliciosporum Mass.
(Ricerch. p. 104.)
Lecideae spec. auct.

Apothecia discreta, solida, plana, dein hemisphaerica, excipulo proprio aterrimo marginata. Discus corneus apertus, jam primitus punctiformis impressus, strato carbonaceo impositus. Asci oblongi, obtusi, 8 spori paraphysibus stipatis fuscescentibus, obvallati; sporidia diaphana hyalina baculiformia, linearia, elliptico-elongata, plerumque quadrilocularia, episporio opaco angusto cincta.

Thallus effusus tartareo-leprosus, verruculosus.

Exempl.: Sc. holomelaenum, Villae-Latii Mass., molle, etc.

138. Raphiospora Mass.
(Alcun. gen. p. 11.)
Lecideae spec. Auct. — Heterothecii spec. Mass. — Catolechiae spec. Fw.

Apothecia ex hypothallo oriunda minuta patellaria atra, plerumque urceolata, excipulo proprio praedita. Lamina proligera cornea strato carbonaceo imposita. Asci creberrimi 8 spori, paraphysibus laxis subobsoletis obvallati, sporidia aciformia lineari-elongata, plerumque apice obtusiuscula, basi peracuta, 4—8—10 —12 locularia (in eodem apothecio) diaphana, episporio tenui stricto cincta.

Thallus crustosus leprosus vel globuloso-pulverulentus effusus, nonnunquam ambitu sublobatus.

Exempl.: R. flavo-virescens (Lecidea flavovirescens α citrinella Schaer.); R. viridescens Mass. etc.

139. Megalospora Mey. et Fw. (emend.)
(Ricerch. p. 105.)
Heterothecii spec. Fw. — Lecideae spec. Auct. — Verrucariae spec. Hoffm.

Apothecia sphaeroidea sessilia, nuda, normaliter immarginata, nucleo medullari homogeneo hemisphaerico, composita. Lamina proligera atra, crassa, strato sanguineo (excipulo proprio sanguineo) imposita. Asci magni oblongo-ventricosi, tumidi, 1—2 sporis, paraphysibus tenuibus obvallati; sporidia magna, ovoideo-elliptica diaphana, homogenea, hyalina, episporio diaphano lato cincta.

Thallus crustosus, adnatus, granuloso-verrucosus-effusus.

Exempl.: M. sanguinaria [Mey. et Fw.)

140. Diplotomma Flotow (reform.)
(Ricerch. p. 97.)
Diplotommatum spec. Flotow. — Lecideae spec. Auct — Verrucariae spec. Hoffm.

Apothecia primum punctiformia immersa, dein emersa patellaria, vel subhemisphaerica, ex strato medullari oriunda, excipulo composito, intus proprio atro, extus thallodico homogeneo, praedita: lamina proligera cornea, strato gonimico crasso imposita: asci elliptico-oblongi, vel clavato-ventricosi 8 spori, paraphysibus capillaribus, vel subclavatis, stipatis, obvallati: sporidia ovoideo-elliptica, primum diaphana, dein fusca, normaliter triseptata quadrilocularia, nonnunquam transverse 8 septata, et longitudinaliter 1 — 2 septata, 16 — 24 locularia, episporio crasso cincta.

Thallus crustosus areolato-rimulosus, leproso-verruculosus, effusus vel limitato-effiguratus.

Exempl.: D. albo-atrum, Weisaii etc.

142. Buellia De Not. (Emend.)
(Ricerch. p. 80.)

Lecideae spec. Auct.

Apothecia adnato-sessilia, patellaria, e mesothallo oriunda, extus intusque atra, plana, vel demum convexa umbonata, excipulo proprio carbonaceo, marginata. Lamina proligera tenuis: Asci creberrimi 8 spori, paraphysibus filiformibus simplicibus vel ramosis, apice fuscescentibus plus minusve stipatis concretisve obvallati, sporidia bilocularia, elliptica, oblonga, subreniformia, subinde constricto-didyma, primum diaphana, dein dilute fuliginea, tandem fusco-badia vel fuligineo-fusca, parce translucida, margine episporico diaphano tenui quandoque limbata.

Thallus crustaceus, adnatus, effusus, albicans vel cinereus, leprosusque, hypothallo (plerumque obsoleto) glauco-nigrescente.

Exempl.: B. Schaereri DNts., leptocline, punctiformis, badia Fr. etc.

143. Rhicocarpon Ramond.
(Ricerch. p. 100.)

Rhicocarpi spec. DC. — Lecideae spec. Auct. — Verrucariae spec. Hoffm. — Mycopori spec. Hoffm.

Apothecia sessilia subrotundo-planiuscula, e subiculo oriunda, demum difformia, fibrillas atras producentia, marginata: lamina proligera excipulo proprio corneo-carbonaceo, atro recepta. Asci ampli ventricosi 8 spori, paraphysibus tenuibus filiformibus, interdum articulatis, granulosis, obvallati, sporidia ovoideo-elliptica, vel ovoideo-elongata, primum diaphana, triseptata (quadrilocularia), dein transverse 8 septata et 1—2—3—4 longitudinaliter divisa, 16—24—32 locularia, quadrate cellulosa, tandem fuligineo-fusca, opaca, episporio corneo cincta.

Thallus adnatus areolato-squamosus, granuloso-verrucosus, limitatus vel effusus.

Exempl.: R. geographicum, petraeum, obscuratum etc.

Trib. 32. Biatoreae.
145. Biatora Fries.
(Ricerch. p. 123.)

Biatorae et Lecideae spec. Auct.

Apothecia libere enata, primitus ab excipulo thallode in proprium mutato ceraceo, marginata, dein hemisphaerica aut globosa subimmarginata, solida, cephaloidea, colore varia, rufo-fuscescentia, livido-nigrescentia, tandem atra. Discus semper apertus, primo punctiformi impressus, dein dilatatus turgescensque, marginem excipuli pallidiorem obtegens, strato pallidiori nunquam carbonaceo, impositus. Asci 8 spori, paraphysibus laxis v. stipatis, obvallati, sporidia diaphana ovoidea v. elliptica, aliquando subincurva monolocularia homogenea.

Thallus horizontalis tartareo-rugulosus, granulosusve, areolatusve, uniformis, effusus.

Exempl.: B. decolorans (Fr.), rivulosa (Fr.), lucida (Fr.), orosthea (Ach.), rupestris (Ach.) etc.

146. Biatorina Mass.
(Ricerch. p. 134.)

Lecideae et Biatorae spec. Auct.

Apothecia globuloso-hemisphaerica adnato-sessilia, excipulo thallode in proprium mutato, ceraceo, praedita. Discus semper apertus, colore varius, ceraceo-gelatinosus, strato albescente gonimico impositus. Asci 8 spori, paraphysibus laxiusculis, obvallati, sporidia elliptico-fusiformia diaphana vel elliptica obtuso-elongata, primum homogenea, hyalina, demum bilocularia subincurva.

Thallus rugulosus, effusus tartareo-leprosus.

Exempl.: B. cyrthella, pineti, sphaeroides, commutata etc.

148. Bombyliospora DNtris (ined.)
(Ricerch. p. 114.)

Lecideae et Biatorae spec. Auct. — Heterothecii spec. Fw.

Apothecia libere enata, ab excipulo thallode in proprium mutato, marginata, plana aut hemisphaerica. Discus semper apertus, strato fusco-nigricante, impositus: asci oblongi, ventricosi monospori, paraphysibus capillaribus stipatis, obvallati: sporidia ovoideo-oblonga vel elliptico-elongata, magna, hyalino-lutescentia v. opaca, 8—10—12 septata, episporio crasso cincta.

Thallus crustosus.

Exempl.: B. pachycarpa, versicolor etc.

(Mass. Esam. comp. di alc. Lich. p. 18.)

Osserv. Questo genere non differisce dai Psorothecium, che pelle spore pluriloculari, come le Biatorina differiscono dalla Bacidia. Comprende le seguenti specie:

B. pachycarpa Dnts. (Lecidea Duf.),
„ versicolor (Lecanora Fée.),
„ tuberculosa (Lecidea Fée.),
„ melanocarpa (Lecidea Nyl.),
„ quadrilocularis (Lecidea Nyl.),
„ coccodes (Lecidea Nyl., Bel.),
„ gyrosa (Lecanora Ach. Fée, Mont.),

B. flavocrocea (Lecidea Nyl.),
„ stictica (Lecidea Fée),
„ porphyritis (Biatora Tuckerm.)

149. Bilimbia DNtrs.

(Ricerch. p. 120.)

Biatorae et Lecideae spec. Auct.

Apothecia sphaeroidea, sessilia, nuda, immarginata, nucleo homogeneo medullari, agonimico, subrotundo, undique lamina proligera vestito, composita. Excipulum nullum. Asci copiosi, tenues, 8 spori, paraphysibus filiformibus, obvallati. Sporidia elongata fusiformia vel elliptico-elongata 4 — 6 — 8 locularia, diaphana, nucleis pallide stramineis, episporio tenui angustato limbata.

Thallus adnatus, crustaceus, effusus, tenuis, squamulosus, ex albido-virentefuscescens.

Exempl.: B. lignaria (Ach.), fusca (Schaer.), sabulosa (Mass.) etc.

150. Bacidia DNtrs.

(Ricerch. p. 117.)

Biatorae et Lecideae spec. auct.

Apothecia concoloria, rosea vel subcinnamomea, tandem fuscescentia primum globularia punctiformi-impressa, demum sensim sensimque reclusa, explanata, patellaria sessilia, planiuscula vel turgescentia, excipuli homogenei cartilaginei, margine persistente, cincta. Lamina proligera, strato pertenui leviter fuscescenti, grumoso, imposita. Asci 8 spori, creberrimi, paraphysibus filiformibus laxis obvallati. Sporidia bacculi-formia, septis transversis aequidi-stantibus 6—12 locularia, hyalina, diaphana utrinque attenuata vel obtusiuscula, vel apice obtusiuscula et basi acuminata.

Thallus crustaceus, granulatus, adnatus, effusus, tenuis, ex albido-fuscescens vel virescens.

Exempl.: B. rosella, rubella, cornea etc.

150½. Byssopsora Mass.

(Lich. Capens. p. 57.)

Apothecia semper aperta, patellaria, excipulo proprio colorato instructa. Asci clavati 8 spori, paraphysibus obvallati. Sporidia aciculari-fusiformia, diaphana, longitudinaliter pluriseptata. Thallus leprosus stuppeus, e filamentis hyalinis ramosissimis anastomosantibus mucilagine amylacea subochromatica obvolutis, compositus.

Exempl.: B. stupposa Mass.

151. Blastenia Mass.

(Mass. Monogr. dei Lich. Blasteniosp. p. 101.)

Apothecia semper aperta discoidea excipulo proprio (thallodoque accessorio evanido) colorato, discum ferrugineo-fuscum vel croceo-rubrum densim turgescentem subglobosum, marginata, centro adfixa et thallo adpressa. Lamina proligera corneo-cartilaginosa, primum punctiformi-impressa, dein dilatata, strato gonimo imposita. Asci clavati 4—8 spori, paraphysibus laxiusculis apice incrassatis stipati. Sporidia ellipsoidea utrinque rotundata vel·attenuata, diaphana, nucleis polaribus conico-subhemisphaericis hyalino-viridulis, isthmo filiformi axili invicem conjunctis, vel plerumque evanescente, discretis, foeta, episporio tenuissimo cincta.

Thallus crustosus totus adnatus uniformis, effusus vel effiguratus, hypothallus sub-fibrillosus.

Exempl.: Bl. ferruginea Mass., sinapisperma, Pollinii, arenaria, Lallavei etc.

152. Xanthocarpia Mass. et Denot.

(Alcun. gen. p. 11.)

Lecideae spec. Schaer. — Parmeliae spec Fr. — Callopismata spec. Mass.

Apothecia minuta patellaria, ex mesothallo oriunda, excipuloque proprio ceraceo praedita, primum punctiformia immersa, dein emerso-sessilia urceolulata, tandem plano convexiuscula elabentia, margine evanescente cincta. Lamina proligera (flavocitrina) ceracea strato gonimo semicupulari imposita. Asci crebri octo-spori, paraphysibus apice ramosis obvallati; sporidia oblonga elliptica 4 locularia, loculis mediis majoribus conico-truncatis, primitus contiguis, dein discretis, loculis minoribus polaribus semicircularibus discretis, nonnunquam nucleis omnibus conjunctis blastidium unicum columnarem, foventes.

Thallus crustosus effusus tartareo-amylaceus, areolato-verrucosus, compactus contiguusque.

Exempl.: X. ochracea Mass. et Denot. (Lecidea ochracea Schaer.)

153. Biatorella Dntrs.

(Geneac. lich. p. 10.)

Apothecia hemisphaerica tuberculiformia, basi lata adnata subcarnea, laete miniata, excipulo omnino carentia, nucleo medullari, lamina proligera lichenina praedita, superiori parte vestito, composita. Asci creberrimi oblongo-clavati polyspori, paraphysibus tenuissimis flexuoso capillaribus obvallati. Sporidia elongato-linearia utrinque obtusa diaphana, sporidiolis uniseriatis globosis foeta.

Thallus leprosus tenuissimus effusus, e meris chlorogonidiis coniogonidiisque compositus.

Exempl.: B. Rousselii (Dur. et Mont. sub Biatora.)

154. Heterothecium Fw. (Mass.)

(Esam. comp. di alc. gen. di Lich. p. 17.)

Osserv. Questo genere offre più di frequente veri apotecii biatorini, vale a dire di un solo escipulo proprio tallode. Differisce poi dalle Bombyliospora pelle spore murali, dei Lopadium di Koerber per l'escipulo non carbonaceo. Comprende le sequenti specie:

H. lividum (Biatora Hepp),

„ leucoxanthum (Patellaria Spreng.! Biatora tricolor. Mont.),

„ Hampeanum (H. fuscescens et miniatum Hampe Herb.)

„ desquamescens (Lecanora Fée),

„ cupuliferum (Lecidea Nyl.),

„ cuticulum (Lecidea Fée),

„ lecanorellum (Lecidea Mass., Nyl.),

„ heterosporum (Lecidea Nyl.),

„ argenteum (Biatora Mont.),

„ admixtum (Lecidea Nyl.),

„ triste (Biatora Mont.) etc.

155. Sporopodium Montagn.

(Alcun. gen. p. 9.)

Biatorae spec. Mont. — Ectolechiae Trevis.

Apothecium sessile excipulo destitutum. Lamina proligera primo thallo marginata, mox nuda, hypothecio orbiculari celluloso-vesiculoso erumpente imposita. Sporidium solitarium oblongum multi-cellulosum, initio asco diaphano receptum, dein hoc deliquescente, nudum longeque pedicellatum.

Thallus crustaceus epiphloeodes, indeterminatus tenuissimus viridi-glaucescens, granulis adspersus (Montag.)

Exempl.: Sp. Leprieurii Mont., phyllocaris (Mont. sub Biatora.)

156. Trichoplacia Mass.

(Alcun. gen. p. 8.)

Biatorae spec. Dub. Montag.

Apothecia punctiformia minutissima, urceolata, excipulo thallode in proprium mutato praedita. Lamina proligera tenuis miniata, strato gonimo pallidiori imposita. Asci breves sub-6-spori, sporidia fusiformia 2 septata trilocularia hyalina.

Thallus orbicularis e squamis raris discretis compositus, subtus fibrillis atris ramosis e centro radiantibus, obsitus.

Exempl.: T. microscopica (Mont. sub Biatora.)

157. Tricholechia Mass.

(Alcun. gen. p. 8.)

Biatorae spec. Dub. Mont.

Apothecia minima punctiformia, excipulo thallode in proprium mutato praedita, margineque e fibrillis byssoideis agonimicis ramosis intricatis composito, instructa. Lamina proligera colorata, strato pallidiori imposita. Asci clavati 8 spori absque paraphysibus, sporidia hyalina oblonga, utrinque attenuato-obtusa, subcymbiformia 4 locularia.

Thallus tenuissimus, e gonidiis juxta positis compositus, effusus. — (Lichenes phyllicoli.)

Exempl.: T. Montagnei Mass. (? Biatora tricholoma Montag.)

158. Piccolia Mass.

(Miscell. lichen. p. 41.)

Apothecia zeorina primum clausa dein aperta urceolata tandem plus minusve explanata patellaria, excipulo thallode in proprium mutato, praedita. Lamina proligera colorata plicata ut plurimum, licheninaque instructa, hypothecioque stuppeo colorato imposita. Asci clavati myriospori, paraphysibus pertenuibus substantia amylaceo-coniogonimica immixtis, obvallati, sporidia minutissima sphaerica trementia subdiaphana l. leviter colorata.

Thallus tartareus leprosus effusus.

Exempl.: P. crocea (Patellaria crocea Spreng. Syst. Veg. vol. IV. p. 207.)

159. Psilolechia Mass.

(Esam. comp. di alc. gen. di Lich. p. 20)

Apothecii fino dall'infanzia aperti, puntiformia poi patellari più o meno biatoriformi, del colore del thallo, di sostanza assai tenue, affato privi di escipulo di qualunque fatta, ed appena aderenti al tallo: disco sottilissimo adagiato sopra un esilissimo ipotecio, appena distinguibile. Aschi ad 8 spore, frammisti ad una mucilagine parafisica granulosa colorata: spore ovoidee od ellittiche uniloculari. Tallo superficiale polveroso.

Typus: Biatora lucida Ehrh. Fr.

Osserv. Questo genero differisce dalle altre Biatorae pegli apotecii sprovveduti di escipulo, e dalle Pyrrhospora Koerb., pelle spore scolorate.

160. Ropalospora Mass.

(Esam. comp. di alc. gen. di Lich. p. 19.)

Apotecii sempre aperti, prima puntiformi immersi nelle areole del tallo, poi patellari più o meno piani, bagnati tumidi o convessi ed affato sessili. Disco gelatinoso sorretto da un escipulo proprio colorato (non carbonioso), che si confonde coll'ipotecio. Aschi clavati ad 8 spore, frammisti a parafisi, sporidii allungato-ellitici 4—6—8—10 loculari diafane stipitati, vale a dire, forniti di un'appendice caudiforme a guisa di peduncolo o di manubrio. Tallo crostoso areolato.

Typus: R. Cafra (Bacidia Cafra Mass. in herb.) del Capo.

161. Psorothecium Mass.

(Esam. comp. di alc. gen. di Lich. p. 16.)

Tallo cartilagineo, crostoso, fortemente e dovunque aderente alle matrici, sfigurato, talora apparentemente foglioso; apotecii sempre aperti patellari, marginati, forniti di escipulo proprio talloideo esilissimo evanescente, e di escipulo proprio oscuro colorato (non carbonioso). Aschi clavati grandi con 2—4—6—8 spore, misti a parafisi, spore grandi sempre diafane, biloculare, ellittiche, rette o curve (uniforme) talora nel mezzo contratte.

Huc spectant: Ps. premneum (Lecidea leuco-placa DC.), Ps. bruneo-atrum Mass. (Lecidea Zenk.), Ps. megacarpum Mass. (Lecidea Nyl.), Ps. marginiflexum

(Lecidea Tayl.), Ps. Taitense (Lecidea Nyl.), Ps. glaucescens (Lecidea Nyl.), Ps. endochromum (Lecanora Fée), Ps. polymorphum (Biatora Hepp) etc.

162. Temnospora Mass.

(Esam. comp. di alc. gen. di Lich. p. 22.)

Apotecii sempre aperti, puntiformi, minutissimi, prima piani, poi convessi, e bagnati protuberanti, affato sessili, od appena sopra il livello del tallo; forniti di due escipuli, uno tallode, che orla gli apothecia nella gioventù, ed affatto scompare col tempo, ed uno proprio confuso coll'ipotecio. Disco gelatinoso dello stesso colore del tallo: aschi clavati piccoli ad 8 spore, frammisti a mucilagine, sporidii diafani 4 loculari, claviformi, ellitici, ristretti nel mezzo, e più grossi inferiormente, articolati in modo, che si dividono facilmente in parti. Tallo pulveroso superficiale, circoscritto.

Typus: Bilimbia fulgens Hampe in herb., specie similissima alla Biatora lucida.

163. Chiliospora Mass.

(Esam. comp. di alc. gen. di Lich. p. 21.)

Apotecii puntiformi poi patellari, forniti nella gioventù e marginati da un distinto escipulo tallodico, allo stato adulto e nella vecchiezza di solo escipulo proprio colorato forniti. Disco tenue, bagnato gelatinoso. Aschi polispori, frammisti a parafisi, spore minutissime, tremanti, diafane, uniloculari. Tallo ineguale, granuloso.

Typus: Ch. elegans Mass. (Biatora Zwackh. Lich. exs. Nr. 344.)

164. Sporacestra Mass.

(Esam. comp. di alc. gen. di Lich. p 20.)

Apotecii sempre aperti, patellari, sessili, forniti di escipulo proprio colorato, talora marginante il disco: aschi ad 8 spore, frammisti a parafisi, sporidii capillari aghiformi, lineari allungati, diafani, uniloculari. Tallo granuloso, diffuso e composto di gonidii concatenati ramosi, e di grandi gastrogonidii.

Typus: Biatora prasina Mont., Tuckerm.

Trib. 33. Sarcogyneae.
165. Sarcogyne Fw. (Ch. auct.)
(Geneac. lich. p. 10.)

Apothecia primitus globosa clausa, dein aperta plicato-difformia patellularia v. sublirellaeformia, excipulo composito (fere duplici) instructa; exterius (perithecium) subcarbonaceum undique discum obvestiens, interius albescens crassiusculum cum hypothecio connivens, praedita. Lamina proligera concava v. canaliculata, ceracea, fusca, humecta rufescens, lichenina destituta. Asci creberrimi polyspori, oblongo clavati, paraphysibus conglutinatis mucilaginosis apice fuscidulis, obvallati. Sporidia minutissima homogenea, diaphana, ovoidea, trementia (s. motu Browniano exagitata.)

Thallus nullus.

Exempl.: S. privigna Fw.; S. pruinosa (Lecidea immersa v. pruinosa Schaer.)

166. Sporastatia Mass.

(Geneac. lich. p. 9.)

Apothecia catothalama s. ex hypothallo oriunda, primum punctiformia, dein patellaria plana, tandem irregularia, plicato-rugosa, angulata, centro papillata v. punctulato-urceolata, excipulo composito (fere duplici), exterius e substantia carboniosa atra undique discum obvestiens, interius albescens e substantia thalloidea in propriam mutata, praedita. Lamina proligera hypothecio agonimico imposita licheninaque instructa. Asci ventricosi creberrimi polyspori, paraphysibus mucilaginosis tenuibus granulosis, obvallati; sporidia minutissima ovoideo-elliptica diaphana, homogenea, trementia.

Thallus subfoliaceus, centro areolatus, ambitu effiguratus lacinulatus, hypothallo spongioso̅ evanescente praeditus.

Exempl.: Sp. testudinea (Lecidea morio v. testudinea Schaer. En. p. 108.)

167. Sagiolechia Mass.

(Geneac. lich. p. 11.)

Apothecia punctiformia, primum omnino in thalli substantia inclusa, dein sensim erumpentia, prominula, urceolata, tandem gyroso-plicata, inaequaliter laciniato-stellata, centro papillata, patellularia, excipulo duplici praedita. Interius conicum elevatum erumpentem e substantia thalloidea hypothallinica ac mesothallinica in propriam mutata, exterius carbonaceo-amylaceum, discum omnino perithecii adinstar obtegentem, elabentem, instructa. Lamina proligera lichenina praedita, in centro plerumque papillata, gelatinosa, hypothecio cupulari agonimico imposita. Asci clavati 8 spori, paraphysibus crassis obvallati; sporidia elliptica fusiformia' constanter diaphana tetrablastia s. quadrilocularia.

Thallus tartareus amylaceus, areolato-contiguus, uniformis.

Exempl.: S. protuberans Mass., (Schaer. sub Lecidea.)

B. Angiocarpi.

Ordo XI. Sphaerophoraceae.

Trib. 34. Sphaerophoreae.

168. Sphaerophoron Pers.

(Mem. lich. p. 71.)

Spaerophori Auct. — Ach. — Fr. — Mont. — Schaer. etc.

Apothecia terminalia sphaerica, excipulo thallode clauso lacero-dehiscente. Nucleus globosus ex ascis compositus tenuissimis linearibus erectis, primo pellucidis tandem (sub microscopio) atro-caeruleis. Sporidia octona oblonga umbrinata concoloria, mox erumpentia et sub forma pulveris atrae fatiscentia , includentibus. Spermatocalia rotundata, atra, erismata? . . . . Tromodoblastia linearia recta.

Thallus verticalis fruticulosus extus crustaceo-cartilagineus, intus stuppeus. — Apothecia serotina, juniora pseudo-columella a strato filamentoso seu medullari formata instructa.

Exempl.: Sp. coralloidea, fragilis etc.

Ordo XII. Endocarpaceae.
Trib. 35. Endocarpeae.
170. Endocarpon Hedw.
(Ricerch. p. 182.)

Endocarpi spec. auct. — Verrucariae spec. Borr. et Auct. — Sagediae spec. Fries. — Platismae spec. Hoffm.

Apothecium innatum, excipulum sphaericum, simplex, proprium, membranaceum, ostiolo tandem elongato indurato, poroque pertuso, in adversa thalli pagina protuberans, thalamium gelatinosum carneo-rubrum, tandem atrum, includens. Asci clavati, 8 spori, paraphysibus tenuibus laxis, obvallati, sporidia ovoideo-elliptica, constanter diaphana nonnunquam nubiloso-granulosa.

Thallus frondosus v. squamulosus, plerumque monophyllinus, coriaceo-cartilagineus, totus adnatus v. umbilicatus.

Exempl.: E. psoromoides (Borr.), miniatum (Ach.), fluviatile (DC.) etc.

Trib. 36. Dermatocarpeae.
171. Dermatocarpon (Eschw. reform.)
(Mass. Mem. p. 140.)

Verrucariae spec. Mont. — Polyblastiae spec. Mass. — Endocarporum spec. Schaer.

Apothecium in strato thalli gonimico oriundum, innatum, tandem erumpens, excipuloque simplici proprio atro pyriformi, poro dehiscente, praeditum, thalamium gelatinosum decolor includens. Asci clavati 1 — 2 — 3 spori, paraphysibus gelatinosis capillaribus gonidiis exiguis hyalino-viridulis irregularibus immixtis, obvallati, sporidia ovoidea v. elliptico-elongata, primum diaphana, tandem badia v. fusca, tetrablastia-diplopyrenia (8—16—32—60 locularia.)

Thallus cartilagineus squamulosus totus adnatus, lobatus, squamulis solitariis vel in crustam undoso-plicatam confertis, subtus obsolete fibrillosus v. papillulis exasperatus, siccus supra fusco-virescens v. badio-fuscus, coriaceus, humectus subgelatinosus tenuis, virescens, e duobus stratis distinctis constitutus, superiori nempe epidermoidali albo-fuscidulo e gelatina densa et gonidiis moniliformibus! badiofuscis constitutum, inferiori praecrasso e gonidiis tantum solitariis amplis viridibus conflatum.

Exempl.: D. Garovaglii (Montag.), clopimum, Ambrosianum (Mass.) etc,

172. Dacampia Mass.

(Sulla Lecidea Hookeri di Schaerer Nota pag. 7.)

Lecideae spec. Schaer. — Verrucariae Spec. Borr.

Apothecia e subiculo oriunda, primum punctiformia, dein emerso-sessislia, scutellata, planiuscula, tandem protuberantia globosa, persaepe umbonato-clausa vel umbonato-pertusa, excipulo simplici proprio carbonaceo atro praedita, nucleumque viscosum amplum foventia. Asci cylindraceo-clavati, basi valde attenuati, 8 spori paraphysibus creberrimis diaphanis mucilaginosis, obvallati; sporidia ovoideo-fusiformia, primum diaphana tandem fuligineo-opaca tetra-hexa-blastia diplopyrenia

Thallus squamosus, rugulosus, lobulato-effiguratus, monostromaticus, e meris gastrogonidiis sismogonidiisque, substantia gelatinosa achromatica obvolutis, compositus, subtus fibrilloso-pannosus.

Typus: D. Hookeri (Borr. Engl. Bot. sub Verrucaria.)

173. Placidium Mass.

(Miscell. lich. p. 31.)

Apothecia globosa v. elliptica mesothallinica, scilicet e thalli strato medullari oriunda, excipulo simplici membranaceo praedita, clausa, demum apice elongato indurato, protuberantia, ostioloque pertusa. Nucleus gelatinosus coloratus. Asci clavati, cylindraceo-elliptici 8 spori, mucilagine farinosa parca obvallati. Sporidia ovoidea v. elliptica unilocularia diaphana.

Thallus cartilagineus frondoso-squamulosus undique per fibrillas hypothallinicas matricibus adnatus adpressus, ambituque saepe adscendente sublibero. — Endopyrenium Koerb Syst. p. 323.

Exempl.: Pl. compactum Mass. l. c.

175. Lithoicea (Ach.)

(Mem p. 141.)

Verrucariae spec. auct.

Apothecium e subiculo oriundum, in thalli squamulis fere totum immersum, excipulum duplex, exterius e tuberculo thalloideo formatum, interius proprium corneo-carbonaceum, subtus deficiens, apice prominulum poroque (nonnunquam obsoleto) instructum, thalamium obscurum farinosum servans. Asci clavati 8 spori, paraphysibus laxis obvallati, sporidia ovoidea v. elliptica semper diaphana homogenea.

Thallus cartilagineus, squamulosus.

Exempl.: L. viridula (Ach.), fuscella (Ach.), nigrescens (Pers.), macrostoma (Duf.) etc. etc.

176. Mosigia (Fries.)

(Geneac. lich. p. 18.)

Apothecia solitaria catothalama s. ex hypothallo oriunda, primum punctiformia omnino clausa, in thalli tuberculis inclusa, dein emergentia urceolata, tandem fere patellaria elevata: excipulum duplex, exterius crassum conico-truncatum e tuberculo thalloideo unico formatum, interius proprium carbonaceum omnino clausum subtusque deficiens, thalamiumque farinosum, absque lichenina, tandem irregulariter fatiscens, servans. Asci clavato-saccati octospori, paraphysibus granulosis crassiusculis, mucilaginosis, obvallati; sporidia ovoidea diaphana homogenea, intus nubiloso granulosa. Spermatocalia minuta pyriformia, erismata articulata, tromodoblastia lineari-elliptica.

Thallus crustosus, cartilaginosus, areolatus, ex areolis planis v. tuberculiformibus, discretis, elevatisque constitutus, hypothallo nigro byssoideo effuso, insidentibus.

Exempl.: M. gibbosa Fr.

Ord. XIII. Verrucariaceae.
Trib. 37. Verrucarieae.
178. Verrucaria (Wigg.)
(Mcm. p. 143.)

Verrucariae spec. Auct.

Apothecium solitarium sessile semi-immersum, excipulum simplex proprium corneo-carbonaceum cupuliforme subtus deficiens! apice papillula v. ostiolo instructum, thalamium gelatinosum fluxile aut deliquescens, albecena, servans. Asci clavati 8 spori, paraphysibus laxis subobsoletis gelatinosis, obvallati, sporidia ovoidea elliptica constanter diaphana, homogenea v. nubiloso-granulosa.

Thallus tartareus amylaceus uniformis cum matricibus confusus!

Exempl.: V. Dufourei DC, muralis Ach., Veronensis Mass. etc.

179. Amphoridium Mass.
(Mass. Mem. p. 145.)

Apothecia e subiculo oriunda, matricibus immersa, initio verrucis thalloideis globosis tota inclusa, dein aperta. Excipulum (perithecium) proprium simplex corneo-carbonaceum amphori-forme, integrum subtus non deficiens, apice truncatum planiusculum, papillula v. poro terminali instructum, thalamium viscosum amplum hyalinum servans. Asci clavati octospori, paraphysibus filiformibus diffractis apice evanescentibus obvallati, sporidia ovoidea v. elliptica, primum diaphana dein luteolo-fuscidula homogenea v. nubiloso granulosa, scilic. sporidiolis foeta.

Thallus crustaceus amylaceus contiguus effusus uniformis, matricibus arcte adhaerens.

Exempl.: A purpurascens (Hoffm.)

180. Thrombium Wallr. (emend.)
(Ricerch. p. 156.)

Thrombii spec. Wallr. — Verrucariae spec. Ach.

Apothecia e subiculo oriunda, sphaerica, sessilia, nuda, excipuli simplici proprie, corneo-carbonaceo, apice papillula v. poro instructa, thalamium gelatinosum decolore, projicientia , tandem collabentia patellulamque saepe corrugatam , mentientia. Asci clavato-ventricosi v. clavato-elongati 8 spori, paraphysibus tenuibus diaphanis obvallati, sporidia monolocularia elliptica vel ovoidea diaphana, homogenea, plerumque granulis (sporidiolis) circularibus foeta (tandem badio-fuliginea). Thallus mucoso-gelatinosus v. cartilagineus, v. areolatus, v. verruculosus effusus.

Exempl.: Th. epigaeum (Pers.), velutinum (Wallr.) etc.

181. Polyblastia Mass. emend.
(Mass. Mem. p. 189.)
Verrucariae spec. auct.

Apothecia conica, ampla, basi innata, atra, excipulo simplici corneo-carbonaceo praedita, apice papillula v. ostiolo instructa, thalamium gelatinosum servantia. Asci clavati 2—4—6—8 spori, paraphysibus tenuibus crassis obvallati, sporidia ovoidea primum homogenea diaphana, tandem fusca tetrablastia diplopyrenia. Spermatocalia minutissima, erismata fasciculata ramosa, tromodoblastia elliptica crassiuscula.

Thallus tartareo-farinosus effusus v. determinatus, rimuloso-rugulosus uniformis.
Exempl.: P. rufa, cupularis, rugulosa etc.

182. Porphyriospora Mass.
(Ricerch. p. 154.)
Verrucariae spec. auct.

Apothecia immersa amphoriformia, excipulo simplici corneo-carbonaceo praedita, primum thallo inclusa, dein erumpentia, apice suo thalli superficiem aequantia, minuta, vix oculis perspicua, papillula v. ostiolo perexiguo instructa, nucleum gelatinosum servantia. Asci clavati 2—3—4 spori, paraphysibus tenuibus obvallati, sporidia elliptico-elongata, primum hyalino-badia granulis pluribus orbicularibus referta. dein transverse 7—9 septata, 8 10 locularia, tandemque longitudinaliter monoseptata, 16—20 quadratelocularia, purpurino-rosea.

Thallus amylaceus, tartareo-farinosus, limitatus, hypothallo nigro cinctus.
Exempl.: P. orbicularis Mass.

183. Arthopyrenia Mass. emend.
(Geneac. lich. p 16.)
Apothecium solitarium v. aggregatum superficiare v. semi-immersum hemisphaericum; excipulum simplex corneo-carbonaceum, absque lichenina, thalamium farinoso-gelatinosum, servans, primum clausum dein vix apice pertusum, tandem nucleo erumpente subdepressum, fatiscentem. Asci clavati 8 spori, mucilago hymenea vel paraphysibus mucilaginosis vix conspicuis obsoletisve consiti. Sporidia constanter diaphana, ovoideo-elliptica v. elliptico-clavaeformia, medio constrictodidyma, inaequaliter divisa, 2—6 - 10 locularia, raro diplopyrenia.

Thallus uniformis effusus plerumque hypophloeodes.

(Hieher alle Arthopyroniae in Mass. Ricerch. mit Ausnahme von Nr. 808 und 810.)

Exempl.: A. analepta Mass., punctiformis Mass., leucostoma (Ach.) Mass. etc.

184. Blastodesmia Mass. (emend.)

(Geneac. lich. p. 16.)

Apothecium sessile semi-immersum, excipulo simplici proprio (perithecium) carabonaceo cupuliforme subtus late deficiente thalamiumque, absque lichenina, farinosum, servante, praeditum. Asci creberrimi 8 spori, paraphysibus mucila-ginosis obvallati. Sporidia elliptico-linearia oblonga utrinque obtusa, baculiformia 6—8—10 locularia (raro diplopyrenia) constanterque fuligineo-fusca.

Thallus hypophloeodes.

Exempl.: Bl. nitida Mass.

185. Acrocordia Mass.

(Geneac. lich. p. 17.)

Apothecium semi immersum v. innatatum conicum v. hemisphaericum, excipulo simplici corneo-carbonaceo subtus deficiente, praeditum, thalamiumque gelatinosum, absque lichenina, servante. Asci cylindraceo-oblongi creberrimi 8 spori, para-physibus distinctis capillaribus, obvallati; sporidia uniseriata ovoidea, oleoso-viri-dula, medio leniter constricta subdidyma, constanter bilocularia, aequaliter divisa, semper diaphana.

Thallus tartareo-farinosus vel stuppeus arachnoideusque uniformis, effusus.

Exempl.: A. gemmata, A. Garovagli.

186. Sagedia Ach. Fries (reform.)

(Ricerch. p. 159.)

Sagediae spec. Fries. — Opegraphae spec. DC. Schaer. — Stigmatidium spec. Meyer — Porinae spec. Ach. — Arthoniae spec. Duf. — Verrucariae spec. Auct.

Apothecium thallo inclusum v. sessile, globosum; excipulum simplex corneo-carbonaceum apice papillula v. ostiolo instructum; thalamium gelatinosum servans. Asci clavati 8 spori, paraphysibus capillaribus flexuosis, laxis, obvallati, sporidia fusiformia diaphana 4—6 locularia, plerumque quadrilocularia.

Thallus tartareus verruculoso-rugulosus, mucoso-gelatinosus v. crassiusculus.

Exempl.: S. crassa (DC.), chlorotica (Ach.), carpinea (Pers.), planorbis (Ach.) etc.

187. Thelidium Mass.

(Fram. lich. p. 15.)

Apothecia immersa v. emerso-sessilia punctiformia, tandem hemisphaerica v. conica, papillulata v. truncata, pertusa; excipulo fere duplici, exterius e substantia thalloidea prima aetate perithecium omnino, dein basim tantummodo tegens, tandem evanido, interius proprium corneo-carbonaceum subtus deficiens, v. tantummodo at-tenuatum, praedita, absque lichenina. Asci crebri clavato-saccati 6—8 spori, mu-cilagine subcolorata obvallati. Sporidia primitus granulosa luteola monolocularia, ovoidea v. elliptica, ampla, dein bilocularia, hyalino-oleoso-viridula, tandem dia-phana tetrablastia aplopyrenia, nonnunquam constricto didyma, nucleis tetragonis vel paralellogramaticis. Spermatocalia omoicia ascis immixta, erismata pinguia luteola v. diaphana fasciculata, articulata, simplicia v. ramosa, tromodoblastia ovoidea luteola v. viridula creberrima.

Thallus tartareus, effusus, farinosus v. rugulosus v. cartilagineus nonnunquam areolatus, hypothallo obscuriore persaepe cinctus.

Exempl.: Th. pyrenophorum (Ach.), Th. amylaceum Mass., Th. rubellum (Chaub.) etc.

188. Microthelia Koerb. reform.
(Miscell. lich. p. 27.)

Apothecia punctiformia v. papillaeformia perithecio unico proprio carbonaceo subtus late deficiente instructa. Asci rari irregulares 8 sporii, mucilagine obvallati, sporidia clavato-elliptica bilocularia constricto-didyma, fulgineo fusca.

Thallus hypophloeodes tenuissimus.

Exempl.: M. biformis (Microth. micula Koerb. Syst. p. 873); M. atomaria Koerb. Syst. p. 873 excl. syn.; M. macularis Mass. l. c.

Trib. 38. Pyrenuleae.
189. Pyrenula Ach. (emend.)
(Ricerch. p. 162.)

Pyrenulae et Verrucariae spec. Auct. — Trypethelii spec. Montag. (?)

Apothecii excipulum duplex, exterius e tuberculo thalloideo formatum, interius proprium corneo-carbonaceum, apice papillula v. poro instructum, thalamium gelatinosum servans. Asci clavato-elongati 8 spori, paraphysibus laxiusculis, obvallati, sporidia ovoideo-elliptica quadrilocularia, loculis (blastidiis, sporidiolis) plerumque tetragonis v. rhomboidali-octogonis foeta, primum diaphana dein badia, tandem fuligineo-fuscidula.

Thallus nitidus crustaceus.

Exempl.: P. nitida (Ach.), glabrata (Ach.), annularis (Fée sub Trypeth.) etc.

191. Sporodictyon Mass.
(Ricerch. p. 181.)

Lecanorae et Parmeliae spec. Schaer.

Apothecium excipulum triplex! exterius e substantia thalloidea praesertim corticali, interius substantia thalloidea praecipue medullari formatum; medium proprium corneo-carbonaceum, papillula vel poro terminali atro vix instructum, thalamium ceraceo-viscosum servans. Asci creberrimi magni 8 spori, paraphysibus tenuibus laxiusculis obvallati. Sporidia ovoidea fulgineo-fusca, quadrate multicellulosa, episporio diaphano crasso, dein cartilagineo opaco, plerumque transverse dehiscente cincta.

Thallus crustosus.

Typ.: Sp. Schaererianum Mass. (Lecan. atra v. verrucoso-areolata Schaer. Ex.)

192. Sphaeromphale Reich. (emend.)

(Geneac. lich. p. 15.)

Apothecium e subiculo oriundum, in thalli substantia primitus immersum, dein prominulum, conoideum, excipulo duplici praeditum; exterius e substantia thalloidea v. tuberculo thalloideo formatum; interius proprium corneo-carbonaceum subtus deficiens, apiceque prominulum, thalamium, absque lichenina, farinoso-gelatinosum, servans. Asci clavati 1 · 2—8 spori, mucilagine granulosa, immixti, sporidia ovoideo-elliptica, tetrablastia-diplopyrenia, primum diaphana, dein badia, tandem fuligineo-opaca.

Thallus cartilagineus, effusus, squamulosus, foliolosus.

Obs. Differt hoc genus a Polyblastiis, sicut Lithoiceae a Verrucariis.

Exempl.: Sphr. Silesiaca Mass.

193. Micromma Mass.

(Esam. comp. di alc. gen. di Lich. p. 52.)

Apotecii solitarii e talora raramente aggregati (1—2) nascosti sotto il tallo, poi protuberanti, mastoidei, e forniti di 3 escipuli: uno esterno mamilliforme verrucoso di sostanza talloidea, due interiori di sostanza carboniosa e propria, dei quali il primo e più esterno è di forma cupulare, aperto inferiormente, e si prolunga all'esterno con una specie di collo, superando il livello dell escipulo talloidico, od all'apice di questo protende formando una papilla nerissima forata nel mezzo, il secondo e più interno escipulo è pure di sostanza carbonioso-amilacea, e riempie tutta la cavità formata dall'escipulo tallode, ed accoglie il peritecio portante il nucleo, e fa le veci di sarcotecio, confondendosi coll'ipotecio e colla base aperta del peritecio. Aschi cilindracei ad otto spore frammisti a poche parafisi, sporidii ovoidei opachi, prima con due blastidii circolari, poi con un solo nucleo ampio. Tallo crostoso.

Typ.: M. coccorum Mass. (che vive sui Cocchi di Amboina.)

194. Dyctyoblastus Trevis.

(Microglaena Koerb.)

(Mass. esam. comp. di alc. gen. di Lich. p. 46.)

Apotecii verruciformi più o meno depressi, formati interamente di sostanza talloidea, monotalamici, all'apice forniti di una papilla o poro, col quale il nucleo si fa strada all'esterno. Nucleo globoso gelatinoso, prima perfettamente chiuso nelle verruche talloidee, poi più o meno protuberante e superficiale circondato da un anfitecio membranaceo, di colore diverso da quello della sostanza talloidea delle verruche. Aschi saccati o clavati ad otto spore, frammisti a parafisi mucilaginose, sporidii ovoidei od ellitici, murali (tetra-blasti-diplopyrenii), prima diafani, poi foschi. Tallo crostoso superficiale, circoscritto, o senza limiti.

V. appart.:

D. Walhrothianus (Microglaena Koerb.),

D. Ceylonensis (Microglaena Hampe),

D. ? javanicus (Dirina multiformis van Bosch, non Mont. et v. B. L. Jav.)

195. Celothelium Mass.

(Esam. comp. di alc. gen. di Lich. p. 51.)

Apotecii gregarii immersi nel tallo, poi superficiali, papilleiformi quasi cupulari, forniti di un peritecio nero, di sostanza propria formato, mancante inferiormente, e forato all'apice, raccolti da un commune sarcotecio nero di sostanza propria formato. Aschi clavati ad otto spore, frammisti a mucilagine scolorata, sporidii aciculari, retti o curvi, con 2 — 4 — 6 nucleetti diafani, affatto simili a quelli delle Campylacia. Tallo crostoso.

Typ.: Verrucaria socialis (Montagn.) Zenk? (ex descript.) della Guiana.

Trib. 39. Thelochroeae.

196. Segestria Fries.

(Ricerch. p. 158.)

Segestriae Fries. — Verrucariae et Pyrenulae spec. Auct.

Apothecia excipulo duplici, exteriori e tuberculo thalloideo formatum, interiori proprio, ceraceo-membranaceo colorato, apice papillula v. poro instructo, praedita, nucleum gelatinosum fluxile subhyalinum, includentia. Asci clavati crebri 8 spori, paraphysibus laxis flexuosis obvallati, sporidia fusiformia diaphana tetralocularia.

Thallus crustaceus effusus, tuberculosus.

Exempl.: S. thelostoma (Sm.) etc.

197. Thelochroa Mass.

(Fram. lich. p. 17.)

Apothecium solitarium semi-immersum v. innatum, conicum v. hemisphaericum, excipulo (perithecium) simplici ceraceo-subcartilagineo v. membranaceo (colorato) praeditum, vixque pertusum. Nucleus gelatinosus coloratus amplus, absquo lichenina. Asci crebri clavati, irregulares 8 spori, paraphysibus (!!) capilaribus obvallati. Sporidia ovoidea, diaphana v. hyalino-luteo-viridula, nubilosa, monolocularia. Spermatocalia homoicia inconspicua.

Thallus areolatus rugulosus, effusus, hypothallo obsoleto praeditus.

Exempl.: T. Flotowiana (Hepp Fl. Europ. exs. Nr. 92 sub Verrucaria.)

Osser. Genere distinto dalle Verrucaria per la presenza delle parafisi, e pel peritecio colorato; dalle Segestria per le spore.

198. Porina Ach.

(Ricerch. p. 190.)

Porinae et Pertusariae spec. Auct. — Trypethelii spec. Fée.

Apothecium monothalamium, ostiolo rufescente. Asci clavati 8 spori, paraphysibus capillaribus creberrimis obvallati; sporidia elliptico-fusiformia recta v. incurva 6—8—10—12 locularia, constanter diaphana.

Thallus crustosus areolato-verrucosus cartilagineus, varius, effusus.

Exempl.: P. mastoidea Fée, marginata Fée, Americana Fée, desquamescens Fée, nana Fée etc.

Trib. 40. Limborieae.
199. Limboria Ach. (emend.)
(Ricerch. p. 155.)

Urceolariae spec. Auct. — Thelotrematum spec. Pers. — Verrucariae et Parmeliae spec. Fries.

Apothecia thallo omnino immersa, excipulo simplici proprio cartilagineo-carbonaceo, primum clauso, dein stellato-radiatim dehiscente, praedita, nucleum coloratum plerumque induratum servantia; asci clavato-elongati 4—8 spori, paraphysibus creberrimis simplicibus v. articulatis, obvallati, sporidia ovoidea, primum diaphana 5—6 septata 6—7 locularia, dein longitudinaliter 1—2 secata 12—14—18—20 locularia, fusca.

Thallus tartareus laevis rimuloso-areolatus effusus.

Exempl.: L. actinostoma (Pers.), Euganea Mass. etc.

200. Bagliettoa Mass.
(Mem. p. 146.)

Apothecia hemisphaerica thallo omnino immersa, excipulo proprio cartilagineo subtus non deficiens, carbonaceo, primum clauso, dein stellato-radiatim dehiscente, praedita, nucleum homogeneum compactum subfarinosum, includentia. Asci 5—6—8 spori saccati, tenues, evanidi, paraphysibus filiformibus laxis obsoletisque obvallati, sporidia ovoideo-elliptica, primum blastidiis circularibus minimis, plus minusve homogeneo-nebulosa, subinde nucleolis 2—3—4 rotundis referta, tandem nucleo lutescente oblongo v. subrotundo, episporio laxo recepto, foeta.

Thallus crustaceus uniformis, amylaceus, cum matricibus confusus.

Exempl.: Bagliettoa limborioides Mass.

Trib. 41. Trypethelieae.
201. Thrypethelium Ach.
(Ricerch. p. 143.)

Trypethelii spec. Auct.

Apothecium hemisphaericum sessile (coloratum), thalamiis pluribus, perithecio crasso (atro), obductis, ostiolis prominentibus. Asci clavati 8 spori, paraphysibus capillaribus simplicibus ramosisve, obvallati, sporidia elliptica vel elliptico-fusiformia, diaphana v. hyalino-badia, 8—12—20 locularia.

Thallus crustaceo-cartilagineus, plano-expansus, adnatus, uniformis.

Exempl.: Trypethelium Sprengelii etc.

202. Bathelium Ach.

(Mass. Esam. comp. di alc. gen. di Lich. p. 54.)

Typi: Trypethel. mastoideum Ach., e Trypeth. madreporiforme Eschw. (che posoggono spore murali.)

203. Astrothelium Eschw. emend.

(Mass. Esam. comp. di alcun. gen. di Licheni p. 54.)

V. appart: A. conicum Eschw., A. Féei (Trypethelium), A. annulare, A. Leprieurii, A. cruentum, (Mont. sub Trypeth.) specie con spore quadriloculari.

204. Anthracothecium Hampe.

(Mass. esam. comp. di alc. gen. di Lich. p. 49.)

Apotecii ipofleodici, perfettamente chiusi e nascosti sotto l'epidermide del tallo, prima quasi piani od appena convessi, poi protuberanti globosi, cupuliformi, elevati, e solo per breve tratto liberi all'apice dall' epidermide del tallo: provveduti di due escipuli, uno esterno talloideo, e l'altro interno assai pingue, formato di sostanza carboniosa quasi cornea, che manca inferiormente; nucleo fuligineo, farinoso-nerastro, circondato da un anfitecio della stessa natura, e seduto sopra un pingue ipotecio. Aschi clavato-saccati con 4—6—8 spore, frammisti a parafisi granulose e colorate; sporidii ovoidei od ellitici prima con 2–4—6–8 nuclei rettangolari diafani poi tetrablasti-diplopirenii, foschi, finalmente opachi interamente, e cinti da un episporio cartilagineo. Tallo ipofleodico.

Vi appart: A. Doleschallii Mass. (nuov. spec. delle Indie), A. americanum (Spreng.) spec., che non conviene confondere colla Parmentaria astroidea Fée.

205. Meristosporum Mass.

(Esam. comp. di alc. gen. di Lich. p. 46.)

Apotecii verrucosi ipofleodici, affatto nascosti sotto del'epidermide del tallo, quindi protuberanti mastoidei, segnati all'apice da una papilla oscuro-nerognola, ornati di un doppio escipulo: uno esteriore di sostanza talloidea persistente, l'altro interiore di sostanza propria legnoso-carbonacea di forma cupolare, interissimo, non mancante inferiormente, con una papilla all'apice, che attraversa a guisa di collo l'escipulo tallode: nucleo ampio gelatinoso, circondato da un distinto anfitecio, aschi sacciformi grandissimi con otto spore, frammisti a parafisi. Spore elongato-ellittiche rette o curve, talora reniformi e quasi articolate o strozzate nel mezzo, diafane constantemente, prima con due nuclei, poi con 4, dei quali i due mediani (stando alla specie) sono poligoni, i due estremi di forma conica, quindi con 8—20–30 nuclei o blastidii rettangolari, che finalmente divengono diplopirenii. Tallo ipofleode.

Typus: M. javanicum Mass. (Trypethelium meristoporum Mont. et v. Bosch!)

206. Cryptothelium Mass.

(Mass. Esam. comp. di alcun. gen. di Lich. p. 54.)

,,nuovo genere, che differisce dagli Astrothelium per le spore murali, e dai Bathelium per la morfologia degli apotecii.''

Typ.: C. sepultum (Astrothelium Mont.)

207. Tomasellia Mass.

(Regensb. Flora 1856 Nr. 18.)

Apothecia hypophloeodica aggregata nunquam solitaria, minuta verrucaeformia, excipulo proprio carbonaceo corneo subtus deficiente instructa, omnino immersa, tandem emerso-sessilia vix pertusa, sarcothecio carbonaceo atro comuni recepta. Nucleus amylaceo-farinosus. Asci clavati 8 spori absque paraphysibus et lichenina amphithecioque gelatinoso-farinoso incolorato obvoluti, sporidia constricto-didyma, bi-quadrilocularia elliptico claviformia. Thallus uniformis vix conspicuus, hypothallo atro irregulariter limitatus.

Typus: Arthopyrenia arthonioides Mass. Ricerch. p. 169.

208. Melanotheca Fée.

(Porodothium Fries.)

Mass. Esam. comp. di alc. gen. di Lich. p. 53.

Genere ottimo et differisce dalle Tomasellia e dalle Parmentaria e dai Celothelium etc. oltre che pelle spore 4 loculari alla foggia delle Pyrenula, per la mancanza di peritecii singolari, che ravvolgono e coprono i nuclei independentemente dal sarcotecio, come in tutti gli altri generi quivi nominati.

Typus: M. anomala (Melanotheca Achariana Fée!, Porodothium Acharii Fr., Trypethelium anomalum Ach.)

209. Bottaria Mass.

(Miscell. lich. p. 42.)

Apothecia primum epiphloeodica dein emersa papillaeformia in pulvinulos aggregata, excipulo proprio cartilagineo-carbonaceo cupulari subtus subdeficiente instructa, sarcothecioque comuni recepta; asci clavato-cystiformes 8 spori, absque paraphysibus et lichenina; sporidia elliptica recta v. incurva saepeque constricto-didyma tetrablastia-diplopyrenia colorata.

Thallus primum hypophloeodes dein emersus tartareo-farinosus effusus.

Exempl.: B. composita (Pyrenastrum compositum Hampe in litt.)

210. Parmentaria Fée.

(Ricerch. p. 144.)

Parmentariae Fée. — Pyrenastri spec. Spreng.

Apothecium verrucaeforme, a thallo formatum, thalamia plura (4—6) circa axim disposita, perithecio crasso cartilagineo (atro), obducta. Asci elliptici, elongati, 8 spori, paraphysibus capillaribus, obvallati; sporidia ovoidea, primum (juventute) diaphana, 8 locularia, sive blastidiis 6—7 tranversis, foeta, dein blastidiis (sporidiolis) 1—2 longitudinaliter secatis, plerumque 20 locularia, tandem fusca sporidiolis rhomboidalibus hyalinis, foeta.

Thallus crustaceus cartilagineus, plano-expansus, adnatus, uniformis.

Exempl.: P. astroidea Fée., P. chilensis Mass.

Trib. 42. Striguleae.

211. Strigula Fries.

(Ricerch. p. 148.)

Perithecia carbonacea, subglobosa, farcta, clausa, ostiolo rimoso-inaequabili collabente, nucleo e gelatinoso rigescente, nigricante, in superficie subfatiscente. Asci subclavati 8 spori, paraphysibus laxis, evanescentibus, obvallati, sporidia elliptico-fusiformia diaphana, bilocularia.

Thallus plerumque epiphyllus, effiguratus, nitidus.

Exempl.: St. Féei Montag.

212. Mazosia Mass.

(Neag. Lich. p. 9.)

Apothecia primum punctiformia omnino in thalli substantia immersa, dein emersa sessilia, conico-truncata, depresso-mastoidea; excipulo duplici, exterius clausum dein apertum e substantia thalloidea, interius (perithecium) cupuliforme subtus late deficiens, proprium, carbonaceum, nucleumque absque lichenina hypothecioque crasso agonimico imposito, farinosum fatiscentem, obtegentem, praedita. Asci clavati, crebri 8 spori, paraphysibus obsoletis et tantummodo mucilagine hymenaea, obvallati: sporidia fusoideo-aciformia 6 locularia, constanter diaphana.

Thallus epiphyllus, (plerumque effiguratus) nitidus monostromaticus, tantummodo e coniogonidiis achromaticis compositus.

Exempl.: M. rotula (Strigula rotula Montag.)

Trib. 43. Pertusarieae.

213. Pertusaria DC.

(Mass. Ricerch. p. 186.)

Pertusariae et Porinae spec. Auct.

Apothecium plurithalamium, poro lato pertusum, excipulum simplex, e verrucis peculiaribus thalloideis formatum. Asci magni elliptico-elongati v. saccato-ventricosi, 1—2—4—6—8 spori, paraphysibus forma et natura variis, obvallati, sporidia ovoidea v. elliptica, recta vel incurva, magnitudine varia, plerumque ampla, diaphana, episporio crasso lato cincta, intusque hyalino-viridula nitida v. granuloso-nubilosa, granulis (blastidiis) inordinatis, nonnunquamque in series, dispositis.

Thallus crustaceus, areolato-verrucosus, varius.

Exempl.: P. communis (DC.), lejoplaca (Ach.), glomerata (Schaer.), verrucosa Fée etc.

Series III. Hysterolichenes.
Ord. XIV. Opegraphaceae.
A. Melanocarpeae.
Trib. 44. Opegrapheae.
214. Opegrapha Humb.
(Mass. esam. comp. di alc. gen. di Lich. p. 27.)

Apotecii lineari allungati, lirelleformi, per lo più semplici, rarissimamente ramosi, superficiali, forniti di escipulo proprio carbonaceo intero (cioè sotto non mancante), di rado alla base vestiti di un margine tallode, che si dilegua. Disco oscuro, rigido, stretissimo, cilindrico. Aschi 8 spori frammisti a parafisi capillari rare, sporidii diafani aciculari longitudinalmente pluriloculari. Tallo crostoso uniforme, talora quasi nullo.

Vi appart: O. saxatilis DC., O atra Pers.; O. varia Ach. etc.

215. Encephalographa Mass.
(Geneac. lich. p. 18.)

Apothecia primum fere punctiformia, matricibus immersa, dein emersa plus minusve patellularia, elongatula, cylindrica tandem multiformiter intertexta canaliculata v. in globum elevatum intestiniformem spiraliter gyrosum, aggregata: excipulo proprio, carbonaceo aterrimo, discum fulciente, praedita. Lamina proligera absque lichenina, tenuis, subcylindrica. Asci rari, parvi, 8 spori, paraphysibus granulosis, mucilaginosis, inconspicuis, obvallati; sporidia elliptica primum diaphana dein fuscidula, medio constricto-didyma bilocularia nucleolata.

Thallus crustaceus uniformis amylaceus.

Exempl.: Enc. cerebrina (Ram.), Elisae Mass., rubiformis Mass.

216. Dyplolabia Mass.
(Neag. lich. p. 6.)

Apothecia catothalama s. ex hypothallo oriunda, primum in thalli substantia omnino immersa, dein emerso-sessilia elongatula, subsimplicia, flexuosa, tandem turgida elevata, tumentia, excipulo duplici (immo triplici), exterius e substantia thalloidea, interius proprium carbonaceum subtus non deficiens praedita. Lamina proligera gelatinosa lichenina destituta, hypothecio agonimico imposita, nec non perithecio (3 excip.) albo praecrasso rimaeformi e substantia farinose coniogonimica achromatica, tecta. Asci cylindraceo-clavati in stipitem subattenuati 8 spori, paraphysibus capillaribus ramosis obvallati. Sporidia elliptica ovoideave 4 locularia diaphana, blastidiis viridulis tetragonis rhomboidealibusve.

Thallus membranaceus, crustaceusve, uniformis, contiguus, per aetatem rimuloso-areolatus, effusus.

Exempl.: D. Afzelii (Ach. sub Graphis.)

217. Aulacographa Leight.
(Mass. esam. comp. di alc. gen. di Lich. p. 30.)

Apotecii ipofleodici, poi epifleodici erompenti, sessili, lineari semplici più o

meno allungati, naviculari, lirelle-formi, forniti di un escipulo carbonaceo, che si
assottiglia, ma non manca nella parte inferiore e si divide in 2—4—5 e più
parti, per accogliere altrettante lamine proligere, delle quali la mediana è generalmente la più sviluppata e fertile, le laterali più o meno abortive. L'escipulo
carbonaceo cosi partito e diviso, s'innalza sopra dei dischi, e rende cosi longitudinalmente solcato l'intero apotecio. Però non raramente le parti escipulari car-
boniose sono cosi pingui, che soffocano le nascenti lamine proligere, fra le loro
cripte, ed alla superficie si saldano insieme, donde talora gli apotecii di questo
genere presentano con una sola rima tutti i caratteri della Opegrapha. Il disco
è gelatinoso scolorato, gli aschi possegono 8 spore, sono frammisti a parafisi, le
spore sono lineari ellitiche con 6—8—12 nuclei circolari o rettangolari, diafane.
Tallo crostoso ipofleode.

Typus: Graphis elegans Ach.

218. Xylographa Fr. emend.
(Miscell. lich. p. 17.)

Apothecia primum punctiformi-elliptica, jam primitus aperta, dein plus minusve
elongata linearia lirellaeformia ceraceo-mollia: excipulo annullari nigro subtus
omnino deficiente instructa. Asci clavati 8 spori, paraphysibus obvallati, sporidia
ovoidea v. elliptica simplicia unilocularia. Thallus leprosus tenuissimus saepe
subobsoletus.

Exempl.: X. incerta Mass. l. c. p. 17.

219. Ucographa Mass.
(Esam. comp. di alc. gen. di Lich. p. 31.)

Apotecii lecideiformi, patellari, perfettamente circolari, prima chiusi, poi
aperti, generalmente ipofleodici, coll'età più o meno pieghettati navicolari, marginati, forniti di un escipulo esile proprio cupolare nero di sostanza molle (non
rigida nè carbonacea), che non manco nemmeno inferiormente. Disco sottile, scolorato, gelatinoso, piano, quasi mancante d'ipotecio, che si gonfia colla umidità.
Aschi clavati ad 8 spore, frammisti a parafisi, sporidii lineari allungati, longitudinalmente pluriloculari diafani. Tallo crostoso, esilissimo, diffuso, talora affatto
mancante.

Typus: Opegrapha lecanactis Mass.

220. Lecanactis Eschw.
(Mass. esam. di alc. gen. d. Lich. p. 26.)

Apotecii per lo più immersi o sessili, aperti sino dall'infanzia, irregolarmente
rotondi, finalmente sformati ed angolosi più o meno naviculariformi, semplici, quasi
mai ramosi, o ramosi per avvicinamento o confluenza: forniti di un escipulo proprio
carbonaceo grasso, cupolare, non mancante inferiormente, e talora ravvolti almeno
alla base da un velo escipulare tallodico, che si dilegua. Disco scolorato pruinoso,
talora gelatinoso, grasso, appianato. Aschi ad otto spore, cilindraceo-clavati, misti
a parafisi, spore aciculari o fusiformi longitudinalmente pluriloculari. Tallo crostaceo
uniforme.

Vi appart:

L. Dilleniana Koerb.; L. abietina (Ach.) Koerb.; L. lyncea Fr.; L Ricasolii (Garov.) Mass.; L. grumulosa Fr.; L. illecebrosa Duf.; L. zonata (Koerb.) Mass., L. plocina (Ach.) Mass.; L. ? involuta (Koerb. sub Zwackhia) Mass. etc.

221. Schismatomma Fw. et Kbr. (auctum.)

(Ricerch. p. 55.)

Lecideae spec. Auct. — Lecanactis spec. Fries. — Opegraphae spec. Auct.

Apothecia primum hemisphaerica papillata (epithallo inclusa), dein dehiscentia, explanata, thallo marginata. Lamina proligera crassa, atra, excipulo carbonaceo-corneo, proprio, imposita, strato pruinoso plerumque tecta. Asci oblongi ventricosi 8 spori, paraphysibus tenuibus capillaribus obvallati; sporidia aciformia hyalino-diaphana triseptata, quadrilocularia, episporio tenui cincta.

Exempl.: L. illecebrosum (Duf.), dolosum (Wahlbg.) etc.

224. Krempelhuberia Mass.

(Esam. comp. di alc. gen. di Lich. p. 84.)

Apotecii nascenti dall'ipotallo, ipofleodici affatto chiusi, poi aperti erompenti lecidei-formi più o meno irregolari, navicolari semplici, forniti di escipulo talloideo accessorio spesso mancante, e di escipulo proprio carbonaceo laterale. Aschi 8 spori, frammisti a parafisi, sporidii ovoideo-ellittici od ellitici, murali, cioè tetrablastii diplopirenii, diafani, poi giallognoli (e talora foschi di sola lichenina formati). Tallo crostoso ineguale ipofleodico od epifleodico spesso obliterato.

Typus: K. Cadubriae Mass.

225. Thecaria Fée.

(Mass. esam. comp. di alc. gen. di Lich. p. 85.)

Escipulo carbonaceo proprio sotto non mancante (?), e ravvolti da una membrana di sostanza talloidea che si rompe circolarmente, e copre come una cuffia il disco, che é omogeneo nero e schiacciato. Le spore sono murali.

Typus: Th. Feeanum Mass.

226. Thecographa Mass.

(Esam. comp. di alc. gen. di Lich. p. 85.)

Apotecii ipofleodici chiusi, poi erompenti aperti gialletiformi urceolati elevati, quasi stipitati, flessuosi, contorti, e finalmente angolosi, rarissimamente e parcamente ramosi, forniti di un escipulo proprio carbonaceo pingue cupolare, assottigliato, ma non mancante inferiormente, e ravvolto dall'epidermide del tallo (o dell' albero sol quale vive), che coll'età va più o meno scomparendo. Disco scolorato urceolato gelatinoso, appianato, soretto da un ipotecio solido quasi cartaceo. Aschi clavati a 2—4 - 8 spore, frammisti a parafisi, spore ellitiche, od ovoidee, murali, diafane, poi fosche ed opache. Tallo ipofleode, diffuso, irregolare.

Typus: Th. ceramia Mass. (spec. nuova del Brasile.)

228. Megalographa Mass.

(Esam. comp. di alc. gen. di Lich. p. 36.)

Apotecii lecideiformi patellari, perfettamente circolari prima chiusi, poi aperti, generalmente ipofleodici, coll'età piú o meno pieghettati naviculari, forniti di un esile escipulo proprio cupulare, nero di sostanza molle (non carboniosa) che non manca nemmeno inferiormente. Disco scolorato gelatinoso, esile, piano, quasi privo d'ipotecio. Aschi clavati, 2—4—8 spori, frammisti a parafisi, spore ovoidee od ellittiche murali diafane poi fosche. Tallo nullo.

Typus: Megalographa hysterina Mass. (Opegrapha Mass. herb.)

229. Graphis Adans.

(Mass. Esam. comp. di alc. gen. di Lich. p. 25.)

Apotecii navicolari, lirelleformi, per lo più ramosi, di rado semplici, prima chiusi, poi aperti, forniti di escipulo proprio carbonaceo laterale, mancante di sotto, e di un pseudo-escipulo tallodico marginante e spesso mancante: disco gelatinoso scolorato. Aschi ad 8 spore, misti a parafisi, spore longetudinalmente pluriloculari diafane o giallognoli o verdognole, coi blastidii per lo più circolari o rettangolari. Tallo crostoso uniforme prima ipofleode, poi epofleodico.

Vi appart: G. scripta, serpentina Ach., virginea Eschw. etc.

230. Solenographa Mass.

(Esam. comp. di alc. gen. di Lich p. 26.)

Apotecii prima affatto chiusi e nascosti sotto l'epidermide del tallo, poi aperti e superficiali, patellari, angolosi, elittici, lineari, allungati e finalmente flessuosi e vagamente ramosi, forniti di due escipuli, uno tallode esterno assai crasso e regolarissimo, l'altro interiore sottile, di sostanza nera propria formato, assottigliato, ma non mancante inferiormente, dove coll'ipotecio si confonde. Disco ceraceo gelatinoso piano, grassamente pruinoso: aschi clavati ad 8 spore, frammisti a parafisi, spore ellittiche, od ovoideo-ellittiche, con 4—6 nuclei, raramente 8—10—12, diafane, coi blastidii verdognoli.

Tallo crostoso ipofleode.

Typus: Lecanactis confluens Montag.

231. Sarcographa Fée.

(Mass. esam. comp di alc. gen. di Lich. p. 32.)

Apotecii ipofleodici prima chiusi, poi erumpenti aperti, lineari, lirelleformi, ramosissimi, talora anastomosanti, formanti un aggregato più o meno circolare; forniti di un escipulo esile di sostanza propria, laterale, mancante inferiormente, e di un passeggero margine tallode, raccolti da un sarcotecio formato di sostanza talloidea, che si tramuta in sostanza propria. Disco gelatinoso scolorato, schiacciato. Aschi ad otto spore, frammisti a parafisi, spore diafane ovoideo-ellitiche od ellitiche, 2—4 loculari, giallognole, coi nuclei verdognoli assai piccoli. Tallo crostoso indefinibile ipofleodico.

Vi appart: S. medusula Fée, S. pometum, olivacea (Mont. sub Medusula.)

232. Leiorreuma (Eschw.) Mass.

(Mass. esam. comp. di alc. gen. di Lich. p. 38.)

Apotecii prima chiusi, e nascosti sotto l'epidermide del tallo o delle matrici, poi aperti ed emersi, lirelleformi, vagamente flessuosi e ramosi, di raro semplici e retti, forniti di un escipulo tallode che investe tutto l'apotecio e che ne orla la base, e di un escipulo carbonaceo di sostanza propria formato. Disco scolorato gelatinoso più o meno pingue, per lo più tetragono, col lato inferiore curvo ed angoloso, aschi clavati con 1—2—8 spore, frammisti a parafisi, sporidii murali prima diafani, poi colorati oscuri. Tallo crostoso ora ipofleode, ora superficiale, illimitato e circoscritto.

Vi appart :

L. scalpturatum (Graphis Ach.)
L. streblocarpum (Opegrapa Bel.)
L. pudicum (Graphis M. v. B.)
L. depressum (Opegrapha Mont.)
L. sordidum (Opegrapha Fée) etc.

233. Creographa Mass.

(Esam. comp. di alc. gen. di Lich. p. 41.)

Apotecii ipofleodici prima chiusi, poi aperti e superficiali, lirelliformi, più o meno ramosi, e talora persino anastomosanti, privi di escipulo proprio anche laterale, e solo orlati dagli orli protuberanti dell'ipotecio, e dai margini del tallo, raccolti da un sarcotecio di sostanza tallode tramutata in sostanza propria, più o meno appariscente, e formanti macchie più o meno irregolari. Disco gelatinoso scolorato, aschi clavati, saccati, frammisti a parafisi, sporidii diafani, poi foschi murali. Tallo ipofleodico crostoso.

Typus : C. Brasiliensis Mass. (spec. nuov. del Brasile.)

Trib. 45. Coniangeae.
235. Coniangium Fr.

(Fram. lich. p. 5. non Alcun. gen. p. 18.)

Apothecia adpressa rotundato-difformia, oblongave, semper aperta, initio punctiformia, convexiuscula, excipulo omnino destituta. Lamina proligera supra fere decorticata, contigua persistens, absque lichenina paraphysibusque, hypothecio gonidiis impolito pertenui imposita. Asci rari, parvi, 8 spori, sporidia praediaphana, elliptica v. ovoidea bilocularia.

Thallus tartareus effusus, fere nullus.

Exempl. : C. vulgare Fries (lich. Europ. p. 143.)

236. Bactrospora Mass.

(Ricerch. p. 133.)

Lecideae spec. Ach. — Leprantae spec. Fw.

Apothecia libere enata subceraceo-gelatinosa patellaria, tandem hemisphaerica, sessilia, excipulo omnino carentia, nucleo medullari, lamina proligera superiori parte vestito, composita. Asci polyspori, (18—20), paraphysibus ramosis, flexuosis, obvallati; sporidia diaphana baculiformia, linearia, utrinque obtusa, demum in sporidiolos ellipticos biloculares divisa.

Thallus effusus, crustoso-subpulverulentus.

Exempl.: B. dryina (Ach.)

238. Pachnolepia Mass.

(Fram. lich. p. 6.)

Apothecia multiformia fere biatorina; primum minuta clausa, innata, dein scutelliformia v. patellaria v. cephaloidea, aperta, ut plurimum difformia varie plicata, angulosa, excipulo thallode recepta. Discus tenuis gelatinosus absque lichenina, glauco pruinosus, hypothecio praecrasso (fere in proprium excipulum mutato) gonidiifero, impositus, humecto coloratus. Asci subclavati 8 spori, mucilagine obvallati, sporidia diaphana clavato-elliptica 4—6 locularia.

Thallus tartareus contiguus, rimosusve, crassiusculus, effusus v. limitatus, nonnunquam lobulatus membranaceusve, hypothallo discolori praeditus.

Exempl.: P. lobata Mass. (Arthonia pruinosa v. lobata Flke), A. impolita (Fr. sub Parm.), P. ? Endlicheri (Garov. sub Opegr.)

239. Arthonia Ach. (emend.)

(Fram. lich. p. 8.)

Apothecia primitus punctiformia, subrotunda, dein angulosa, immarginata, clausa, tandem difformia aggregata plano-tumidula ramosa, substellata, lirellaeformia, thallo adnata, pseudo-excipulo proprio (s. hypothecio in excipulum mutato) praedita. Discus plerumque gelatinosus facile farinoso-fatiscens, absque lichenina. Asci clavati v. subrotundi v. elliptici, 4—8 spori, mucilagine striata v. parcis paraphysibus obvallati, sporidia diaphana 4—6—8 locularia plerumque clavaeformia.

Thallus tartareus uniformis effusus, epi-vel-hypo-phloeodes, interdum limitatus.

Exempl.: A. serographa (Mont. sub Lecanactis), A. caribaea (Ach.), A. pineti Koerb., A. radiata Ach. etc.

240. Naevia Fr. emend.

(Mass. Fram. lich. p. 7.)

Apothecia tuberculiformia hypophloeodica, solida, elliptica v. subrotunda, perithecio atro e gelatina indurata, tandem depresso-concaviusculo, tecta: excipulo, lichenina, paraphysibusque destituta. Asci clavati ventricosiusculi v. subrotundi 3—8 spori, sporidia diaphana 4—6 locularia, prima aetate constricto-didyma bilocularia.

Thallus fere nullus et ejus loco cortex arborum colore obscuriore v. pallidiore tincta.

Osser. Le Naevia stanno alle Arthopyrenia, come le Aspicilia alle Lecanora.

Exempl.: N. populina, celtidis, atomaria, gyrosa, punctiformis Mass. in Ricerch.

241. Xylastra Mass.

(Fram. p. 10.)

Apothecia primum punctiformia hypophloeodica, dein erumpentia patellulata, tandem angulata ramoso-substellata v. simplicia, excipulo marginante colorato (non carbonaceo) subtus deficiente praedita. Discus gelatinosus lichenina instructus, coloratus, humectus turgescens, facile in farinam fatiscens, hypothecio gonidiifero impositus. Asci cystiformes v. subrotundi v. pyriformes s. tenuiter breviterque basi in petiolum attenuati, 8 spori, mucilago subcolorata obvallati. Sporidia ovoideo-elliptica, magna, primum nubiloso-granulosa, inde aequaliter divisa bilocularia, dein tetrablastia, blastidiis extremis s. polaribus maximis conicis, mediis parvis ovoideis v. tetragonis, tandem limaciformia (aut potius onisciformia), 8—10 locularia, loculis binis mediis plerumque quartam v. quintam sporidii partem occupantibu s ceteris valde minoribus, constanter diaphanis aplopyreniis oleoso-subviridulis.

Thallus membranaceus, cartilagineus limitatus.

Exempl.: X. fuscescens (Fr. sub Ustalia), X. ? melambo (Fée sub Opegr.)

242. Arthothelium Mass.

(Fram. p. 9.)

Apothecia gelatinosa prima aetate omnino immersa thallique epidermide tecta, dein erumpentia, plus minusve prominula concava v. convexa subrotunda v. oblonga, integra v. angulata v. crenulata tandem difformia aspero-rugulosa centrifuga, epithecio gelatinoso anisto compacto tecta, excipulo carbonaceo proprio marginante praedita. Discus gelatinosus lichenina instructus, hypothecio gonidiifero plus minusve crasso tandem in excipulum fere mutato, praedita. Asci cystiformes rotundi v. ovoidei, facile fatiscentes 8 spori, mucilagine colorata coniogonidiifera obvallati, rari, invicem segregati: sporidia ovoidea v. elliptica interdum navicularia curvata v. constricto-didyma, primum 2—4—6—8 locularia aplopyronia diaphana, dein multilocularia, polyblastia, diplopyrenia, fusca, tandem fuligineo-opaca.

Thallus crustaceus adnatus uniformis effusus.

Exempl.: A. polymorpha Eschw.

B. Phaeocarpeae.

Trib. 46. Sclerophyteae.

243. Diplographis Mass.

(Esam. comp. di alc. gen. di Lich. p. 29.)

Apotecii ipofleodici o nascosti sotto l'epidermide del tallo, nascenti dallo strato midollare, perfettamente chiusi, quindi emersi, più o meno sessili, ed aperti, navicolari lineari-lirelle-formi flessuosi più o meno allungati, variamente ramosi: provveduti di due escipuli, uno tallodico pingue che tutto ravvolge l'apotecio, e si fende quindi longitudinalmente; l'altro formato di sostanza propria quasi legnosa (non carbonacea), che si confonde col crasso ipotecio. Disco colorato gelatinoso. Aschi cilindracei ad 8 spore, frammisti a parafisi, sporidii diafani 2—4 loculari, coi blastidii verdognoli rotondi nell'infanzia, angolosi allo stato perfetto, nè mai in numero maggiore. Tallo crostoso irregolarmente diffuso, ipofleode, e talora epifleode.

Vi appart: D. chlorocarpa (Graphis Fée); D. rufula (Graphis Mont.)

244. Fissurina Fée.

(Sclerophyton Eschw., Emblemia Pers.)

Mass. esam. comp. di alcun. gen, di Lich. p. 31.

Apotecii ipofleodici, prima affato chiusi, poi erumpenti, aperti, lineari, navicolari, lirelleformi, più o meno allungati semplici onduleggiati e raggiato-ramosi per confluenza, privi affatto di escipulo proprio, ma cinti dai bordi rilevati del tallo (escipulo tallodico). Disco colorato coraceo-gelatinoso, che bagnato si gonfia, soretto da un pingue ed oscuro ipotecio. Aschi cilindracei clavati ad 8 spore, frammisti a parafisi, spore ovoidee, oblunghe, 4 loculari, diafane, o giallognole. Tallo ipofleode crostoso diffuso.

Vi appart: F. nitida Fée; F. colliculosa (Sclerophyton Mont.); F. crassilabra Mont.; F. Babingtoni Mont.; F. radiata Mont.; F. nivea Fée; F. isabellina Hampe.

245. Enterographa Fée.

(Mass. esam. comp. di alc. gen. di Lich. p. 33.)

Apotecii prima chiusi e nascosti sotto l'epidermide del tallo, poi erompenti ed aperti, puntiformi, poi ellittici e per confluenza talora seriali, flessuosi e ramosi, privi affatto di escipulo proprio, ma cinti da un margine (escipulo) talloideo. Disco gelatinoso più o meno colorato, secco concavo, bagnato rigonfio, soretto da un ipotecio abbastanza distinto e che talora protende all'esterno, e margina gli apotecii, formando un falso escipulo proprio. Aschi clavati ad otto spore, frammisti a parafisi, sporidii aciculari o fusiformi o lineari-allungati, 4—6—8—10—12 loculari.

Tallo uniforme crostoso talora areolato, diffuso, e per lo più circoscritto.

Vi appart: E. quassiaecola Fée,

E. venosa (Sm.) Mass.,

E. Hutchinsiae (Leigt.) Mass.,

E. capensis Mass.,

E. stellulata Mass. (Graphis Fée),

E. effusa Mass. (Chiodecton Fée),

E. germanica Mass.,

E. Zwackii Mass. (Platygramma Hutchinsiae Zwackh exs. 302 A.)

E. Flotowii Mass. (Schismatomma dolosum v. rimatum Fw. (Zwackh exs. 367),

E. leucina Mass. (Stigmat. Nyl.)

247. Glaucinaria Fée.

(Mass. Esam. comp. di alc. gen. di Lich. p. 38.)

Apotecii prima chiusi e nascosti sotto l'epidermide del tallo, poi aperti, più o meno spianati, ellitici od allungati, semplici o ramosi, mancanti affatto di escipulo proprio di qualunque fatta, e solo marginati talora dagli orli salienti dell'ipotecio (escipulo proprio spurio), ma accolti da un escipulo talloideo, che margina più o meno distintamente il disco, che è scolorato (per lo più del colore del margine, o del tallo) gelatinoso irregolare, facilmente tumido se venga bagnato. Aschi clavati, che contengono da una sino ad 8 spore, frammisti a parafisi, sporidii ellitici od ovoidei murali prima diafani, poi foschi. Tallo crostoso diffuso, talora circoscritto.

Vi appart: G. Poitiei Fée (Graphis Fée), G. Junghuhnii (Graphis M. v. B.), G. hololeuca (Graphis M. v. Bosch), G. radacensis (Leucogramma Meyer) etc.

248. Diorygma (Eschw.) Mass.

(Mass. esam. comp. di alc. gen. di Lich. p. 40.)

Apotecii ipofleodici prima chiusi e poi aperti e superficiali, lineari, naviculari, lirelle-formi più o meno ramosi, privi affatto di escipulo proprio, ma cinti dai labbri rilevati del tallo (escipulo tallodico.) Disco colorato, canaliculato, bagnato rigonfio e tumido, sorretto da un pingue ed oscuro ipotecio. Aschi clavati ad 8 spore, frammisti a parafisi, sporidii ellitici od ovoidei, prima semplici, poi murali, diafani o solo coll'età giallognoli più o meno colorati. Tallo ipofleode circoscritto ed effuso.

Typus: D. grammitis Eschw.

249. Leucogramma (Eschw.) Mass.

(Mass. Esam. comp. di alc. gen. di Lich. p. 39.)

Apotecii prima chiusi e nascosti sotto l'epidermide del tallo, poi aperti e superficiali, naviculari, lirelleformi, ordinariamente semplici o poco ramosi, più o meno allungati retti o flessuosi, forniti di un pingue escipulo tallodico e di un escipulo proprio di sostanza dura amilacea quasi scolorata che si confonde coll'ipotecio e margina il disco, donde gli apotecii sembrano di doppio margine forniti. Disco coriaceo scolorato od appena colorato, aschi saccati o clavati con 1—8 spore, frammisti a parafisi, sporidii ellitici od ovoidei, od elittico-allungati, murali diafani, poi foschi.

Tallo crostoso circoscritto o diffuso ipofleode o superficiale.

Typus: L. chrysanteron (Graphis Mont.)

250. Phlyctis (Wallr. emend.)

(Ricerch. p. 58.)

Phlyctidis et Parmeliae spec. Wallr. — Telothrematis spec. Ach. Schaer. — Urceolariae spec. Ach.

Apothecia patellaria impressa, subimmersa, primum ab excipulo thallode clauso, dein vage irregulariterque dehiscente, marginata; discus humectus gelatinosus et carneo-roseus, siccus induratus cinereo-fuscus, pruinosus. Asci tenues saccati, 1—2—3 - 4 spori, paraphysibus capillaribus flexuosis creberrimis, obvallati: sporidia elliptico-ovoidea, hyalino-diaphana, tandem badia, utrinque breviter podicellato-appendiculata, quadrate multicellulosa, magná:

Thallus crustaceo-stuppeus, adnatus, tartareo-leprosus , saepius in soredia fatiscens.

Exempl.: Phl. agelaea, spilomatica etc.

C. Chromocarpeae.
Trib. 47. Pyrrhographeae.
251. Pyrrhographa Fée mscpt..

(Mass. esam. comp. di alc. gen. di Lich. p. 28.)

Apotecii prima sepolti nel thallo o sotto l'epidermide delle matrici , chiusi, poi aperti , lineari, lirelleformi, vagamente ramosi, flessuosi , persino talora anastomosanti , privi affato di un vero escipulo proprio, ma accolti da un escipulo tallodico marginante, appariscente: disco più o meno roseo, o fosco, o giallo-rosso, o giallo-ranciato, in una parola colorato , più o meno piano, non di rado coperto da una pruina o polvere colorato, e sostenuto da un esile colorato ipotecio, che si ripiega ai lati e talora cinge di un margine spurio il disco (escipulo proprio spurio). Aschi cilindracei clavati ad 8 spore, frammisti a parafisi, sporidii ellitici od ellitico-allungati, od ovoideo-ellitici , 4—6—8 loculari, diafani, poi giallognoli colorati, coi blastidii piccoli circolari, o tetragoni o rettangolari, verdognoli , o di color diverso dal resto dell'endosporio. Tallo crostoso.

Vi appart: P. flammula (Pyrochroa Eschw.), P.? javanica Mass. (Ustalia pyrochroa M. v. B.), P. medusolina Mass.

252. Phlegographa Mass.

(Esam. comp. di alc. gen. di Lich. p. 33.)

Apotecii ipofleodici prima chiusi, poi erumpenti aperti, lineari lirelleformi flessuosi più o meno ramosi, confluenti e finalmente ramosissimi , diposti in macchie circolari forniti di un escipulo proprio colorato laterale, ed affatto privi di margine tallodico, accolti da un sarcotecio di sostanza talloidea tramutata in propria: disco colorato canaliculato, cosperso di polvere colorata (atro-purpurea nella specie), di forma cordata. Aschi clavati ad 8 spore, frammisti a parafisi, sporidii ellitici diafani, poi giallognoli, con 4—6 blastidii prima circolari, poi a 4—6 lati. Tallo ipofleodico diffuso.

Typus : Opegrapha Leprieurii Mont.

253. Pliariona Mass.

(Esam. comp. di alc. gen. di Lich. p. 37.)

Apotecii prima ipofleodici chiusi, poi sbucciati, aperti, ellitici, naviculari, più o meno allungati, lirelliformi poco ramosi , forniti di un escipulo proprio colorato quasi intero, che si confonde coll'ipotecio, accompagnato da un escipulo tallode marginante, disco più o meno colorato gelatinoso, portato da un distinto ipotecio, aschi clavati o saccati a 3 4 - 6 - 8 spore, frammisti a parafisi, sporidii ovoidei od ellitici murali , prima diafani, poi foschi. Tallo crostoso ipofleodico , tallora superficiale, indeterminato o circoscritto.

Typus : Graphis Montagnei v. d. Bosch.

254. Thalloloma Trev.

(Mass. esam. comp. di alc. gen di lich. p. 36.)

Apotecii prima chiusi e nascosti sotto l'epidermide del tallo, o delle matrici, quindi aperti e sbucciati, lineari, naviculari, lirelliformi, semplici e furcato-ramosi o stellato-ramosi, retti o flessuosi, privi affatto di escipulo proprio, ma marginati più o meno dall'escipulo tallode, che il disco accoglie: il quale è gelatinoso colorato (rossiccio, fosco, rosso ed incarnato, o giallastro etc.), sorretto da un ipotecio variabile per spessore e natura. Aschi clavati 2—4—6—8 spori, frammisti a parafisi, spore ovoidee od ellitiche murali diafane, poi giallognole e finalmente fuligginee. Tallo crostoso ipofleodico, e talora superficiale, diffuso, o circoscritto.

Vi appart: T. anguina Trev. (Ustalia Mont.,) T.? erythrella (Ustalia M. v. d. B.,) T,? Junghuhnii (Ustalia M. v. d. B.) etc.

255. Coniocarpon DC.

(Ricerch. p. 46.)

Coniocarpi spec. Auct. — Conioloma spec. Floerke. — Spiloma spec. Ach. — Sphaeriae spec. Weig. — Arthoniae spec. et Opegraphae spec. Auct.

Apothecia adpressa rotundato-difformia, oblongave, aperta immarginata, excipulo destituta; lamina contigua persistens, aut fatiscens, parenchymate in soros laete coloratos abeunte: asci ventricosi 8 spori, paraphysibus tenuibus obvallati; sporidia pyriformia, quadrilocularia, loculo extremo majore, primum diaphana dein fuligineo-fusca, episporio opaco cincta.

Thallus crustaceus tenuis, effusus, vel limitatus.

Exempl.: C. gregarium, ochraceum, subrotundum (Meissn.) etc.

Ordo XV. Glyphideaceae.

Trib. 48. Glyphideae.

256. Glyphis Ach.

(Mass. esam. comp. di alc. gen. di Lich. p. 42.)

Apotecii gregarii subrotondi, brevemente lineari-navicolari, prima chiusi, poi aperti, talora retti o curvi od angolosi, forniti di un escipulo proprio laterale carbonaceo, che raccoglie un disco scolorato gelatinoso, ed accolti da un commune e generale sarcotecio irregolare polimorfo, formato di sostanza propria negro-oscura, e ravvolto da un commune tegumento (periblema), di sostanza bianca amilacea talloidea, che scompare coll'età affatto, o solo resta a vestire od a coronare la base del sarcotecio carnoso. Aschi ad 8 spore, frammisti a parafisi, sporidii ellitici od ovoidei 4—6—8 loculari, diafani o giallognoli. Tallo crostoso o polveroso uniforme.

Exempl.: Gl. cicatricosa, labyrintica, favulosa etc.

257. Actynoglyphis Mont.

(Mass. Esam. comp. di alc. gen. di Lich. p. 42.)

Apotecii gregarii, brevi lirelliformi-navicolari, semplicissimi, retti, disposti in due serie paralelle, e forniti di un escipulo singolare carbonaceo-coriaceo, di sostanza propria formato, ed accolti da un commune sarcotecio formato di sostanza midollare del tallo, prima ipofleodico chiuso, poi superficiale ed aperto, scafiforme nella gioventù e semplice, poi angoloso, c finalmente raggiato-ramoso. Aschi clavati ad 8 spore, frammisti a parafisi, spore ovoideo-ellittiche 4—6 loculari, prima diafane, poi giallognole, volgenti al ferrugineo. Tallo crostoso ipéfleodiço e poi superficiale circoscritto.

Typus: A. Leprieurii Mont.

258. Chiodecton Ach.

(Mass. esam. comp. di alc. gen. di Lich. p. 43.)

Apotecii gregarii puntiformi, poi più o meno spianati argolosi, polimorfi, segregati e talora confluenti, immarginati, privi di escipulo particolare, sempre aperti, prima immersi e raccolti da un comune sarcotecio (escipulo proprio), che meglio si direbbe ipotecio, carbonaceo assai grasso continuo (connivente) alla base, ed all'apice a norma del numero dei dischi frastagliato e diviso, ed avvolti da un tegumento (periblema) amilaceo generale di sostanza talloidea bianca, che si insinua fralle frastagliature o divisioni del sarcotecio carbonaceo. Aschi clavati ad otto spore, frammisit a parafisi, sporidii fusiformi od aciformi, retti o curvi diafani, attenuati alle due estremità, 4—6 - 8—10 loculari. Tallo crostoso o polveroso uniformi.

Typus : Ch. myrticola.

259. Melanodecton Mass.

(Esam. comp. di alc. gen. di Lich. p. 43.)

Apotecii gregarii puntiformi angolosi, segregati e talora confluenti, privi di un escipulo singolare separato, raccolti da un commune sarcotecio carbonaceo indiviso, tanto alla base che all'apice, e ravvolti da un universale tegumento (periblema), di sostanza amilacea talloidea, che non s'insinua a segregare i varii dischi proliferi, nè a frastagliare la parte superiore del sarcotecio carbonioso, e coll'età scompare almeno verso l'apice. Aschi clavati ad otto spore, frammisti a parafisi, sporidii aciculari o fusiformi retti o curvi, 2—4—6—8 loculari diafani. Tallo crostoso o polveroso uniforme.

Vi appart: M. sphaerale (Chiodecton Ach.), M. indicum Mass. herb.

260. Leucodecton Mass.

(Esam. comp. di alc. gen. di Lich. p. 44.)

Apotecii gregarii puntiformi, angolosi, talora allungati seriali, confluenti, mancanti affatto di escipulo proprio, e raccolti da un commune sarcotecio di sostanza talloidea formato, amilacea, farinosa, biancastra. Disco gelatinoso più o meno colorato, appagiato sopra un sottile ipotecio che si mantiene separato in tutti i dischi.· Aschi clavati ad otto spore, frammisti a parafisi, sporidii aciculari fusiformi retti o curvi, 2—4—6—8 loculari, diafani. Tallo crostoso o polveroso uniforme.

Vi appartengo:

L. seriale (Chiodecton Ach.)

L. compunctum (Sagedia Mont.); typus.

L. Collensoi (Stigmatidium crassum Babingt.)

L. ? crassum (Stigmatidium Duby).

L. verrucosum (Trypethelium Fée.)

L. granulatum (Sagedia Mont.) etc.

261. Glyphidium Mass.

(Esam. comp. di alc. gen. di Lich. p. 45.)

Apotecii gregarii, prima chiusi ed immersi nella sostanza del tallo (sarcotecio), puntiformi, poi quasi patellari, ellittici navicolari, aperti e superficiali, semplici, e solo per confluenza apparentemente ramosi, angulosi, non di rado conniventi, cinti lateralmente da un escipulo proprio carbonaceo o quasi carbonaceo, mancante inferiormente, ovvero confuso coll'ipotecio: raccolti da un commune sarcotecio elevato formato di sostanza talloidea biancastra. Aschi saccati, ampii ad otto spore, frammisti a mucilagine, od a poche parafisi mucilaginose appena distinguibili, sporidii diafani grandi 4—6—8 loculari, semplici, coi blastidii polari maggiori degli altri. Tallo crostoso o granuloso uniforme.

Typus: Gl. pulvinulatum (Coniocarpon? Hepp) della Columbia.

Ser. IV. Mycolichenes.

Ord. XVI. Calicieaceae.

Trib. 49. Calicieae.

262. Calicium (Pers.)

(Mem. p. 151.)

Calicii De Not. — Calicii spec. Auct.

Apothecia cum stipite plus minusve elongato, teretiusculo, cellulis elongatis arcte cohaerentibus, contexto, confluentia, atra. Excipulum primitus conoideum, rotundatumve, dein sensim sensimque vertice dilatatum, obconico-cupulare, cum stipite concolor vel ferrugineo-rufescens, glabrum, vel una cum margine subinde etiam cum stipite, velo pulverulento adspersum. Discus demum convexiusculus, ater vel umbrino-fuscus sub lente compacte granulosus, pannosusve, excipuli margine prominente, rarissime subexcluso, limbatus. Lamina proligera tenuis, hyalina; asci cylindraceo-clavati, creberrimi, octo-spori; paraphysibus filiformibus ascos longitudine quidquam superantibus obvallati. Sporidia bilocularia, plerumque medio constricta, fuliginea badio-fuligineave, pellucida, episporio tenui limbo carentia.

demum ascorum membrana dilabente, emergentia, in stratum pulveraceo-carbonaceum, compactum, supra laminam proligeram coacervata. Spermatocalia, erismata ac tromodoblastia, sicut in Acoliis.

Thallus varius, granulosus, verrucosus, leprosus, substuppeus, subceraceusve, vel prorsus obliteratus.

Exempl.: C. nigrum, hyperellum, roscidum, corinellum etc.

263. Cyphelium (Ach.)

(Mem. p. 155.)

Cyphelii Denot. — Emboli Denot. — Calicii spec. Auct.

Apothecia stipite teretiusculo plus minusve elongato concolori praedita, atra v. fuscescentia velo in pulveraceo inspersa, disco demum protuberante umbrino atrove pulverulento floccosoque excipuli marginem excedente v. obvallante, cephaloidea. Excipulum primitus conoideum v. obconoideum mox vertice fatiscens, dein protuberans, ampliatum cupulare, tenue. Lamina proligera tenuis, hyalina, ascis minutis cylindraceo-oblongis 8 spori, paraphysibus valde elongatis, filiformibus invicem capillitii ad instar implexis, composita. Sporidia ellipsoidea v. sphaeroidea, fuliginea v. badia, pellucida, simplicia, statim v. maturitate emergentia, capillitii filis inspersa, in stratum pulverulento-pannosum ad apotheciorum superficiem coadunata, eam demum ex integro operientia. Spermatocaliis sicut in Caliciis.

Thallus granulosus, squamulosus, leprosus subceraceusve v. substuppeus v. prorsus obsoletus.

Exempl.: C. physarellum, trichiale, melanophaeum, chrysocephalum, pusillum etc.

264. Sphinctrina (Fries.)

(Mem. p. 154.)

Sphinctrinae Denot. — Calicii spec. Auct.

Apothecia atra e basi plus minusve attenuata obverse pyriformia substipitata, primum vertice punctiformi umbilicata, demum ore angusto orbiculari, reclusa, disco minuto, atro compacto, velo pruinoso adsperso, tersove. Excipulum cellulis elongatis contextum. Lamina proligera hyalina, ascis octo-sporis, cylindraceo-elongatis, paraphysibus filiformibus stipatis, composita. Sporidia elliptico-lanceolata, rhomboideave, dilute fuliginea pellucida, simplicia, maturitate, membrana ascorum tenuissima evanescente, liberata, emergentia, stratum compactum, atrum, laminam proligeram obtegens, efformantia. Spermatocalia, erismata, tromodoblastia sicut in Acoliis.

Plantulae parasiticae in lichenum crusta, thallo orbatae, habitu fere sphaeriarum nonnullarum.

Exempl.: Sph. turbinata (Pers.), tubaeformis Mass.

265. Thelomma Mass.

(Esam. comp. di alc. gen. di Lich. p. 24.)

Apotecii verrucosi, prima affato chiusi nelle verruche elevate dal tallo, poi aperti, immarginati, lecideiformi, patellari, piani, forniti di escipulo tallode, assai pingue, che margina il disco, il quale è di sostanza amilaceo carboniosa, spugnosa, composta di parafisi ramose, angolose, frammisto a spore che facillmente divengono libere; ipotecio carbonioso assai grasso, 3 - 4 volte più del disco, che si protende e margina talora la lamina proligera (escipulo proprio). Aschi ad 8 spore, le quali sono circolari uniloculari fosche. Tallo crostoso areolato verrucoso.

Typus: Cyphelium mammosum Hepp di Madeira.

266. Pyrgillus Nyl.

(Esam. comp. di alc. gen. di Lich. p. 23.)

Apotecii conici a rovescio, urceolati, patellari, lecideiformi, appena stipitati, quasi sessili, prima chiusi, poi aperti, forniti di escipulo proprio carbonaceo, che si prolunga vel brevissime piede. Lamina proligera immersa, ceracea, sorretta da un ipotecio abbastanza pingue, e confuso colla sostanza escipulare dello stipite: aschi cilindracei clavati ad 8 spore, frammisti a parafisi, sporidii ovoidei 4 loculari opachi. Tallo crostoso, uniforme o circoscritto.

Vi appartengo: P. javanicus (Calicium M. v. B.), P. americanus (Pyrenastrum pyrgillus Tuckerm.)

267. Stenocybe Nyl.

(Esam. comp. di alc. gen. di Lich. p. 23.)

Apotecii stipitati clavato-turbinati gracilissimi, prima chiusi, poi aperti, forniti di un escipulo proprio di sostanza carboniosa formato, ed assottigliato e continuato nello stipite, che è di natura cellulosa irregolarissima. Disco ceraceo sorretto da un sottile ipotecio. Aschi frequentissimi, flessuosi, cilindracei ad 8 spore, frammisti a parafisi capillari, sporidii grandi, prima diafani, ellitico-fusiforme-reniformi scolorati, poi forniti di un ampio nucleo irregolare verde, quindi giallognoli od olivigni con due blastidii, finalmente con 4 nuclei, ora rotondi, ora tetragoni, e perfino esagoni, secondo l'età e lo sviluppo. Tallo nullo od appena distinguibile.

Vi appartengo: St. major Nyl, St. byssacea, St. euspora (Zwackh exs. 71), St. septata (Leight. exs. 288.)

Trib. 50. Coniocybeae.
268. Coniocybe (Ach.)
(Mem p. 159.)

Coniocybes Denot. — Fries. — Schaer. — Sclerophorae spec. Cheval. — Calicii spec. Floerk. — Pers. — Schaer. — Trichiae spec. Hoffm.

Apothecia pallescentia, stipite filiformi flexili, subpellucido, concolori, cellulis elongatis contexto, praedita, juniora subsphaerica, dein excipulo membranaceo vertice fatiscente, vel sensim sensimque recluso ampliata, depressa, lenticularia, disco carneo, convexo, excipuli margine persistente, adpresso, cincta. Asci creberrimi e basi filiformi elliptici, obverse oblongi, 8 spori, paraphysibus filiformibus ascis ipsis multo longioribus, capillitium fere efficientibus, stipati. Sporidia diaphana prorsus decolora demum ascorum membrana evanescente liberata, emergentia, capillitii ope in stratum pulveraceum pannosum supra laminam proligeram coadunata.

Thallus leprosus, candicans, tenuissimus, effusus.

Exempl.: C. pallida Fr.

Trib. 51. Acolieae.
269. Acolium (Ach.)
(Mem. p. 149.)

Calicii (Acolii) spec. Ach. — Acolii Dhtrs. — Lecideae spec. Ach. — Calicii spec. Auct.

Apothecia atra sessilia, hemisphaerica, vel a basi attenuata obconica, marginata, disco atro-carbonacea. Excipulum atrum, contextu obscure cellulosum, initio ore angustatum connivens, dein ampliatum, margine tenui, terso concolore v. pulverulento, senio evacuatum, cupulaeforme. Lamina proligera tenuis hyalina, asci e basi attenuata elongato-clavati, sporidiis octo uniserialibus rectis referti, copiosissimi, paraphysibus filiformibus raris stipati, sub maturitate emergentes et et una cum sporidiis dilabentibus, stratum compactum grumosum atrum laminam proligeram obducens efficientes. Sporidia dilute fuliginea v. badio-fuliginea pellucida bilocularia, plus minusve constricto-didyma, utrinque rotundata, episporio crassiusculo, papyraceo concolore limbata. Spermatocalia punctiformia atra, erismata lineari-subsimplicia, tromodoblastia linearia curvula (semicircularia.)

Thallus crustaceus vel squamulosus, granulosusve vel nullus.

Exempl.: A. tigillare (Ach.), inquinans (Sm.), viridulum (Ach.) etc.

Ser. V. Pseudolichenes.
A. Gymnocarpi.
Ord. XVIII. Nesolechiaceae.
Trib. 52. Nesolechieae.
270. Nesolechia Mass.
(Miscell. lichen. p. 13.)

Abrothalli spec. Tul. — Lecideae Auct.

Apothecia punctiformia e matrice aliena erumpentia plus minusve deplanata v. tumidula orbicularia v. subelliptica sessilia lecideaeformia, furfuraceo-subverruculosa excipulo quolibet destituta. Asci clavati 8 spori, paraphysibus adglutinatis apice crassiusculis obvallati, sporidia elliptica v. ovoidea diaphana unilocularia.

Exempl.: N. oxyspora (Tul.), inquinans (Tul.), thallicola (Mass. lich. ital. exs. Nr. 152), Heerii (Schaer. exs. Nr. 630 sub Lecidea), punctum Mass. lich. ital. exs. Nr. 153.

271. Abrothallus (Denot. reform.)
(Miscell. lichen. p. 42.)

Abrothalli spec. Tulasne et Mass.

Apothecia e matrice aliena erumpentia, primum deplanata, dein pulvini-formia v. globoso-capitata glabra v. furfuracea, excipulo quolibet destituta. Asci clavati 8 spori, paraphysibus stipatis apice incrassatis fucatis obvallati, sporidia ovato oblonga elliptica v. baculiformia clavata constricto-didyma bilocularia fuligineo-fer ruginea, loculis inaequalibus majoreque asci verticem spectante.

Exempl.: A. Smithii Tulasne, A. Bertianus, A. talcophilus (Koerb. sub Buellia), A. microspermus Tul. etc.

Trib. 53. Celideae.
272. Celidium (Tulasne emend.)
(Miscell. lich. p. 14.)

Apothecia microscopica pulvinata epiphloeodica in disco apotheciorum aliorum parasitica, consociata, maculaeformia, orbicularia, excipulo quolibet destituta. Lamina proligera hypothecio simplici grumoso aterrimo enata. Asci clavati 8 spori, paraphysibus arcte consociatis obvallati, sporidia elliptica oblonga tetra-blastia subincolorata.

Exempl.: C. stictarum Tul. Mem. p. 121; C. varium (Tul. Mem. p. 125 sub Phacopsis.)

274. Phacopsis (Tul. emend.)
(Miscell. lich. p. 16.)

Apothecia primitus hypophloeodica indeque nudata difformia furfuracea maculaeformia irregularia excipulo destituta, in thallo aliorum lichenum parasitica. Lamina proligera tenerrima, madefacta, turgida. Asci clavati 8 spori paraphysibus gelatinosis conglutinatis inconspicuis fucatis obvallati, sporidia ovoidea unilocularia, coryzina lutea viscosa arcte obvoluta, diaphana oleosa.

Exempl.: Ph. vulpina Tul. (Hepp exs. Nr. 474.)

275. Spilodium Mass.
(Miscell. lich. p. 14.)

Apothecia excipulo destituta epiphloeodica primum omnino immersa, dein papillato-emersa tandem pulvinato-dilatata arthonioidea, in thallo aliorum lichenum parasitica. Lamina proligera continua tenuis unica madefacta turgescens, hypothecio tenui gonidiifero enata. Asci clavati 8 spori, paraphysibus clavatis crassiusculis obvallati, sporidia ovoideo-elliptica v. clavata saepe constricto-didyma bilocularia constanter diaphana.

Exempl.: Sp. fusco-purpureum Tul. Mem. p. 121; affine Mass. l. c. p. 16.

276. Conida Mass.
(Miscell. lich. p. 16.)

Apothecia minutissima hypophloeodica, tandem denudata, maculaeformia laevia, irregularia, immarginata, in disco aliorum lichenum parasitica, excipuloque destituta. Asci clavati rari 8 spori, paraphysibus conglutinatis-stipatis mucilaginosis inconspicuis obvallati, sporidia diaphana ovoideo elliptica v. pallidissime colorata bi-tri-locularia.

Exempl.: C. clemens (Tul. Mem. p. 124 sub Phacopsis, C. apotheciorum Mass. Ricerch. p. 26 sub Sphaeria; Lich. It. exs. Nr. 136); C. sordida (Sphaeria? lichenis sordidi Mass. Richerch. p. 4.)

277. Celidiopsis Mass.
(Miscell. lich. p. 15.)

Apothecia epiphloeodica minuta innata in thallo aliorum lichenum parasitica, excipuloque destituta, aetateque provecta suborbicularia, fere lecideae-formia urceolulata v. plana, marginata. Lamina proligera tenuis made-facta turgida, tenuissime scabriuscula. Asci clavati 8 spori, paraphysibus apice capitellatis fucatis obvallati, sporidia subrotunda v. ovoideo-elliptica, primum bilocularia, dein tetrablastia parce diplopyrenia ferrugineo-fusca.

Exempl.: C. Gyrolophii Mass. l. c. p. 15; C. insitiva (Koerb. Syst. p. 217 sub Celidium?)

Trib. 54. Leciographeae.
278. Leciographa Mass.
(Geneac. lich. p. 14.)

Thallus proprius nullus. Apothecia parasitica punctiformia immersa, dein emmerso-sessilia lecideaeformia pulvinata, tandem lirellaeformia-scutellata, gyrosoplicata, excipulo carbonaceo proprio aterrimo instructa. Lamina proligera tenuis absque lichenina, subcylindrica, hypothecio pingui gonidiis impolito, imposita. Asci crebri 8 spori, paraphysibus crassiusculis coloratis. Sporidia elliptica primum diaphana homogenea, dein 2—4 locularia, tandem tetrablastia-aplopyrenia fuligineo-fusca.

Exempl.: L. parasitica Mass. (in thallo Urc. calcariae.)

279. Pragmopora Mass.
(Fram. lich. p. 12.)

Apothecia solitaria, primum punctiformia semper aperta, sessilia, punctato-depressa, dein plana minutissima, margine proprio cincta, extus intusque atra, excipuloque destituta! Discus tenuis gelatinosus, humectus turgescens absque lichenina, hypothecio pertenui gonidiis impolito, enatus. Asci crebri cylindraceo-clavati, apice rotundati (ad speciem) basique attenuati 8 spori, prima aetate coryzina virescente repleti, paraphysibusque parcis capillaribus ramosissimis, mucilagine granulosa viridula immixtis, obvallati. Sporidia eonstanter praediaphana, primum elliptica monolocularia, dein bilocularia, tandem fusiformia 4—6—8 locularia. Thallus (hypophloeodes?) proprius nullus.

Exempl : P. amphibola Mass,

B. Angiocarpi.

Trib. 55. Thichothecieae.

280. Tichothecium (Fw.) Mass.

(Miscell. lich. p. 26.)

Microtheliae spec. Koerb. — Verrucariae spec. Auct.

Apothecia parasitica punctiformia perithecio unico proprio carbonaceo subtus vix deficiente praedita Asci crebri irregulares polyspori (raro 8—10 spori) mucilagine obvallati, sporidia minuta ovoidea v. clavata constricto-didyma bilocularia fuligineo-fusca.

Exempl.: T. pygmaeum (Koerb. Syst. p. 374; T. erraticum Mass. Sym. p. 94; T. propinquum (Koerb. Syst. p. 374 etc.)

Trib. 56. Spolverinieae.

281. Spolverinia Mass.

(Regensb. Flora 1856 Nr. 18.)

Apothecia in crusta aliorum lichenum vel in saxis nudis parasitica, punctiformia, arciminutissima, gelatinosa, arida convexiuscula depressa patellaria, madefacta turgescentia verrucaeformia globularia, sphaerica, excipulo destituta; nucleus proligerus mucilaginosus, perymenio fusco crassiusculo celluloso (excipuli vice) undique cinctus. Asci cystiformes ampli absque paraphysibus ac lichenina, 1—2 spori, amphitecio gelatinoso incolorato circummuniti, hypothecioque chloro-chrysogonidiis imposito, impositi. Sporidia ovoidea magna primum diaphana, dein crocea unilocularia s. nucleo oleoso-nubiloso-granuloso repleta, coryzinaque lutescente obvoluta.

Exempl.: Sp. punctum Mass.

Ser. VI. Apateolichenes.

287. Pyrenothea-Fries. (reform.)

(Ricerch. p. 150.)

Pyrenotheae spec. Fries. — Cliostomi Fr. — Sagediae spec. Fries. — Lecideae et Arthoniae spec. Floerk. — Pyrenulae spec. Ach. — Thrombii spec. Wallr. — Limboriae spec. Fr. — Verrucariae spec. Auct. etc. etc.

Perithecia carbonacea, integra, rotundata, clausa, v. ore simplici pertusa, collabescendo interdum rugoso-plicata, rugis demum rimose et transversim dehiscentibus vel ore simplici pertusis, nucleum ceracco-gelatinosum tandem fatiscentem includentia. Asci ? . . . . . Paraphyses laxae aciculares v. crassiusculae, totae diaphanae, simplices vel ramosae v. articulatae, caespitosae, sporidiolis (?) innumeris immixtae. Tromodoblastia perminutissima, diaphana, elliptica, linearia, recta v. incurva.

Thallus tartareo-farinosus, rugulosus effusus.

Exempl : P. byssacea (Schl.), corrugata (Ach.), stictica (Ach. Fr) etc.

Adnotatio.

Es wird bemerkt, dass sämmtliche vorstehende Diagnosen genau den citirten Massalong'schen Schriften entnommen sind und dass der Verfasser gegenwärtigen Werkes sich nicht veranlasst gefunden hat, die in diesen Diagnosen hie und da vorkommenden Fehler, worunter selbst grammatikalische, zu verbessern.

LII.

Das System von Naegeli und Hepp, nach welchem die von letzterem 1853—1860 herausgegebene Sammlung getrockneter Flechten Europas geordnet ist.

(1853 aufgestellt.)

A. Cladoniaceae.

I. Cladoniae.
  1. Cladonia.
II. Stereocauleae.
  2. Stereocaulon.

B. Lecideaceae.

III. Umbilicarieae.
  1. Gyrophora.
  2. Umbilicaria.
IV. Biatoreae.
  3. Baeomyces.
  4. Biatora.
  5. Gyalecta,
  6. Myriosperma.
  7. Lecidea.

C. Caliciaceae.

V. Calicieae.
  1. Coniocybe.
  2. Cyphelium.
  3. Calicium.

D. Opegraphaceae.

VI. Opegrapheae.
  4. Opegrapha.

E. Parmeliaceae.

VII. Usneae.
  1. Usnea.
  2. Evernia.
  3. Ramalina.
  4. Roccella.
  5. Borrera.
  6. Physcia.
VIII. Cetrarieae.
  7. Cetraria.
IX. Peltigereae.
  8. Heppia.
  9. Solorina.
  10. Nephroma.
  11. Peltigera.
X. Imbricarieae.
  12. Imbricaria.
  13. Sticta.
  14. Parmelia.
  15. Lobaria.
XI. Lecanoreae.
  16. Amphiloma.
  17. Myriospora.

LIII a.

⊙ Nylander, W., Essai d'une nouvelle Classification des Lichens (première mémoire) in: Mémoires de la société des sciences naturelles de Cherbourg, tome II. 1854.

Thecium (hymenium) exprime l'ensemble des paraphyses (ou du thalamium) et des thèques;

Thalamium : l'ensemble des paraphyses seulement, ou du tissu qui les remplace et qui entoure les théques;

Epithecium (.discus): la superficie des fruits formée par les sommités agglutinées et le plus souvent colorées des paraphyses, ou par une couche particulière de granulations superposées au thecium;

Mucilago hymenea : la substance gommoïde ou amyloïde trés-avide d'eau, qui pénètre l'hymenium de presque tous les Lichens;

Epithallus (Epidermis): la superficie colorée de la couche corticale.

Classis Lichenum.

Fam. I. Lichinaceae.

Thallus obscure fuscus phycoidei aspectus, filamentosus vel caespitose fruticulosus. Plantulae satis parvae. Apothecia endocarpea aut biatorina.

Trib. I. Ephebeae.

Thallus filamentosus, granula gonima majuscula vel sparsa et quaternarie plerumque juncta vel in seria unica concatenata; structura simplicissima. Mucilago hymenea jodo e caerulescente aurantiaco rubet.

Ephebe Fr. Born. — Gonionema Nyl.

Trib. II. Lichineae.

Thallus caespitoso-fruticulosus e structura cellulari tenui formatus , granula gonima praecipue sub cortice zonatim disposita, filamenta nulla. Mucilage hymenea jodo non coloratur. Tribus Sphaerophoreis parallela, habitu, gonidiis, spermatiis a Lichinaceis recedens

Lichina Ag.

Fam. II. Collemaceae.

Thallus lobato-expansus vel laciniatus vel caespitosus, crassiusculus vel membranaceus, siccus cartilagineo rigens, humectatus e substantia hyalina gelatinosa turgescens, in qua plerumque filamenta vage implexa et gonidia vel moniliformiter vel quaternarie distributa, rarius singulatim dispersa.

Trib. I. Collemeae.

Thallus normaliter filamenta continens admixtis granulis gonimis. Apothecia lecanorina, biatorina vel endocarpea; coloratio mucilaginis hymeneae jodo aut nulla aut eximie caerulea; spermatia tenuissima, brevia.

Synalissa Dr. et Mont. — Omphalaria Dr. et Mont. — Collema Ach. — Leptogium Fr. — Obryzum Wallr.

Trib. II. Phyllisceae.

Thallus fuscoater peltatus, umbilicato-adfixus, gonidia magna pariete cellulari thallino crasso cincta, cavitates thalli gelatinoso-cornei dispersas singula implentia. Apothecia endocarpea, paraphyses propriae nullae, sporae simplices, mucilago hymenea iodo vinose rubens; spermatia filiformia. — Omphalariis accedit haec tribus.

Phylliscum Nyl. (Synalissa Fr. S. V. Sc.)

Fam. III. Myriangiaceae.

Thallus vel potius tota planta aequaliter cellulosa, fructus haud discretus, thalamium coloratione modo obscuriore paululum a thallo se distinguens, thecas loculis sphaeroideis continens; mucilago hymenea parca sporas ambiens jodo vinose dilute rubens. Species unica a me visa minuta. Thallus ejus externe niger, intus virescens, tuberculato-glomeratus, siccus molliusculus, fere friabilis. Familia haec sequenti magis affinis quam praecedenti.

Trib. I. Myriangieae.

Myriangium Mont. et Berk.

Fam. IV. Lichenaceae.

Thallus quam maxime varius, ut filamentosus, foliaceus, crustaceus, pulvereus vel denique nullus, raro opace fusco-atro coloratus, substantia gelatinosa nulla inter elementa ejus penetrante. Chlorophyllum gonidiorum laete viride, raro aurantiacum (chrysogonidia). Thalamium texturae propriae (a thallo diversae) adest, ut plurimum e paraphysibus constitutum vel alias e strato cavitatibus modo cellularibus angustis excavato, raro ejus loco fere nonnisi mucilago hymenea copiosa obvenit paraphysiumque tantum vestigia obsoleta

Series I. Coniophoreae.

Apothecium stipite subportatum aut ab hypothecio aut a podetio thallino formato, raro sessile. Sporae maturae liberae minutae pulverem sistentes denique denudatum, a ventis aquave disseminandae.

Trib. I. Calicioideae.

Thallus granulosus, squamulosus, pulvereus vel obsolatus. Hypothecium stipitatum vel sessile cupulare.

Trachylia Fr. — Calicium Ach. — Coniocybe Ach.

Trib. II. Sphaerophoreae.

Podetia cortice corneo medullam e filamentis laxis intertextam includentia. Apothecia in apicibus podetiorum clavatim dilatatis recepta, vetustiora dehiscentia varieque aperta.

Sphaerophoron Pers.

Series II. Cladonioideae.

Podetia foliola horizontaliter expansa vel graniformia gerentia, aut e crusta effusa emersa. Apothecia lecidina vel biatorina.

Trib. III. Stereocauleae.

Podetia solida e filamentis adglutinatis formata, gonidia in foliolis graniformibus podetiis adfixis obvenientia. Apothecia lecideina (nigra).

Stereocaulon Schreb.

Trib. IV. Cladonieae.

Podetia fistulosa e filamentis adglutinatis formata, inter quae dispersa adsunt gonidia. Foliola thalli (ubi non deficiunt) structurae ejusdem ac podetia. Apothecia biatorina (varie colorata).

Cladonia Hoffm

Trib. V. Baeomyceae.

Thallus crustaceus proferens podetia e filamentis formata, brevia, simplicia, singula apothecio unico biatorino terminata.

Baeomyces Pers.

Series III. Intricatae.

Thallus fruticulosus vel filamentosus, ramosus, teres vel compressus (absque foliolis ullis vel crusta basali); gonidia zonatim inter radices filamentorum medullarium sub strato cortical iundique disposita. Apothecia lecanorina vel lecideina.

Trib. VI. Roccelleae.

Thallus cortice corneo tenui, medulla copiosa filamentis implexis consistens jodo addito caerulescentibus Apothecia normaliter lecideina.

Rocella DC.

Trib. VII. Usneae.

Thallus ramosissimus teres, medulla externo e filamentis laxe implexa, interne e fasciculo centrali crasso filamentorum longitudinalium adglutinatorum contexta. Apothecia lecanorina, margine plerumque ciliata, ciliis textura thalli; sporae parvae simplices.

Usnea Hoffm. — Chlorea Nyl.

Trib. VIII. Ramalineae.

Medulla thalli teretis vel saepius compressi laxa, centro interdum cava. Apothecia lecanorina, margine thallino tenui integro.

Alectoria Ach. pr. p. — Evernia Ach. — Ramalina Ach. — Dufourea Ach.

Trib. IX. Cetrarieae.

Thallus rigens plerumque compressus fruticulosus vel fere foliaceus, intus filamentoso-stuppeus, superficie (epithallo) laevigatus, solito spadiceo-coloratus. Spermatia cylindrica.

Cetraria Ach. pr. p.

Series IV. Phylloideae.

Thallus e fronde consistens, dilatata, lobata aut stellato-laciniata (rarissime fruticulose-caespitosa), medulla media e filamentis laxe implexis formata, gonidia strato peculiari versus superam thalli paginam sub cortice disposita. Apothecia peltiformia vel lecanorina vel lecideina et gyrose contorta.

Trib. X. Cornicularieae.

Thallus rigidiusculus fruticulosus (seu exceptione unica filamentosus) vel saepius membranaceo dilatatus, lobatus. Spermatia tenuia vel versus utrumque apicem obsolete crassiuscula vel versus alterum modo fusiformiter incrassata (tunc fusiformi-clavata forsan potissime dicenda). — Tribus Cetrarieis proxima et ab iis forte haud separanda.

Platysma Hoffm. pr. p. — Cornicularia Ach. em. char.

Trib. XI. Peltigereae.

Frons dilatata strato corticali in pagina infera deficiente; apothecia peltiformia marginalia, ad paginam superam thalli aut inferam sita, vel in lamina frondis sparsa. Sporae in illis fusiformi-cylindricae, in his biloculares fuscae.

Nephroma Ach. — Peltigera Hoffm. — Solorina Ah.

Trib. XII. Parmelieae.

Thallus lobatus, varie divisus aut stellato-laciniatus, apothecia lecanorina (h. e. a thallo evidentius marginata quam in tribu praecedente) vixque nisi in formis degeneratis biatorina (h. e. margine thallino non cincta).

Sticta Ach. — Parmelia Ach. — Physcia Fr.

Trib. XIII. Gyrophoreae.

Thallus dilatatus, peltatus, umbilicato-adfixus. Apothecia lecideina simplicia vel gyrose plicata.

Umbilicaria Hoffm.

Series V. Placodeae.

Thallus e crusta consistens variae indolis (squamosa, radiata, granulosa, pulverea aut in infimis nonnunquam nulla) absque strato ullo medullari medio e filamentis laxe contexto, apothecia lecanorina, biatorina, lecideina vel lirelliformia. Thallus raro hypophloeodes (hypoxyleus vel hypolithous); apothecia raro thallo omni destituta vel in alieno parasitica.

Trib. XIV. Lecanoreae.

Apothecia lecanorina.

Lecanora Schaer. (Placodium DC., Pannaria Del., Lecanora Ach pr. p. — Dirina Fr. — Pyrenopsis Nyl. — Thelotrema Ach. — Phlyctis Wallr. —

Trib. XV. Lecidineae.

Apothecia biatorina vel lecideina.

Homalea Nyl. — Biatora Fr. — Gyalecta Ach. — Lecidea Fr. — Gyrothesium Nyl. (Psoram Flot. includens). — Abrothallus De Not. — Scutula Tul. — Celidium Tul. — Phacopsis Tul.

Trib. XVI. Graphideae.

Apothecia difformia lirellina, thalamium vel e paraphysibus veris vel indistinctis formatum. Sporae septatae, raro simplices

Xylographa Fr. (salt pr. p.) — Opegrapha Humb. — Stigmatidium Mey. — Glyphis Ach. — Chiodecton Ach. — Arthonia Ach. pr. max. p. (huc quoque Coniangium Fr. et Coniocarpon Fr.)

Series VI. Nucleiferae.

Thallus peltatus vel crustaceus (squamosus, areolatus, granulosus, pulvereus vel in formis inferioribus hypophloeodes (sive hypolitheus h. e. gonidiis inter particulos superficiei saxi immixtis) vel rarius nullus. Apothecia nucleiformia vel thallo inclusa vel emersa, thalamium vel paraphysibus nullis vel distinctis.

Trib. XVII. Porineae.

Thallus crustaceus. Apothecia thallo inclusa, epithecio poriformi. Sporae maximae episporio crasso cinctae, paraphyses longissimae ramosae. Mucilago hymenea jodo caerulescens.

Pertusaria DC.

Trib. XVIII. Endocarpeae.

Thallus peltatus, crustaceus, hypophloeodes vel nullus. Apothecia nucleo consistentia in sicco pallido vel albo, perithecio (hypothecio) aut concolore aut nigricante cincta. Paraphyses saepius nullae propriae.

Thelocarpon Nyl. (Sphaeropsis Flot.) — Endocarpon Hedw. — Thelenella Nyl. — Verrucaria Pers. — Limboria Eschw. — Strigula Fr. — Endococcus Nyl.

LIII b.

⊙ Nylander W., Essai d'une nouvelle classification des Lichens (second mémorie) in: Mémoires de la société des sciences naturelles de Cherbourg, tome III. 1855.

p. 163 — 194.

Classis Lichenum.

Fam. 1. Collemacei.

Trib. I. Lichinei.

1. Gonionema Nyl.

Granula gutima in serie unica concatenata, axem thalli filiformis intus occupante. Apothecia biatorina. G. velutinum (Ach.) Nyl.

2. Ephebe Fr. Born

Granula gonima magna, sordide virescentia, saepius 2—4 connata, sub cortice thalli distincte cellulosi, filiformis praecipue disposita. Apothecia endocarpea. Sterigmata simplicia.

Ephebe pubescens Fr. .

3. Lichina Ag.

Granula gonima sub cortice thalli praecipue disposita, coerulescentia, saepe invicem concatenata Sterigmata simplicia.

L. pygmaea. — L. affinis Ag.

4. Pterygium Nyl.

Thallus radiato-expansus, granula gonima strato praecipue subcorticali disposita, saepe moniliformi-concatenata. Spermatia arthro-sterigmatibus *) infixa.

P. centrifugum Nyl. (Parm. filiformis Garov.)

Trib. II. Collemei.

1. Synalissa DR.

A. Thallus fragilis fastigiato-divisus, ramis parcis obtusis, granula gonima singulatim vel binarie sparsa inter elementa filamentosa anastomosantia. Sporae simplices, gelatina hymenea jodo non tincta. Sterigmata simplicia.

S. lichenophila DR.

B. Thallus granuloso-areolatus, fragilis, laxe confuseque cellulosus. Apothecia urceolata innata, sporae simplices, gelat. hym. jodo non tincta. Pyrenopsis Nyl. (Forte potius ad Pauliam ducendum vel ut genus proprium conservandum).

S. fuliginea (Verrucaria Wahlb. Ach.)

2. Paulia Fée gen. exot.

3. Omphalaria DR. et Mont.

Thallus peltatus vel caespitose divisus, umbilicato·adfixus; granula gonima glomerulata et dispersa inter elementa filamentosa anastomosantia. Apothecia saepius immersa gelatina hymenea jodo caerulee colorata. Sporae et spermatia ellipsoidea.

O. Girardi Dr. et M. — O. pulvinata (Schaer.) etc.

4 Collema Ach emend. defin.

Thallus varius. Apothecia lecanorina, rarissime biatorina.

A. Thallus crustaceo-diffractus, intus alveolis rotundatis excavatus, elementis filamentosis nullis Apothecia innata, sporae simplices. Gelatina hym. jodo coerulescens. Sterigmata simplicia tenuia.

C. diffractum Nyl. — C. pyrenopsoides Nyl.

B. Thallus umbilicato·adfixus, intus alveolis majoribus aliisque minoribus excavatus, cavitatibus cylindricis tubulosis nullis. Sporae simplices. Gelatina hym. jodo coerulescens. Sterigmata et spermatia ut in Omphalariis.

C. nummularium Duf.

C. Thallus corrugatus, interdum nonnihil lobatus granula gonima moniliformi-

---

*) Arthrosterigmate dicimus sterigmata elongata cylindrica, breviter multi-articulata.

disposita. Sporae simplices. Gelatina hym. jodo vinose rubens. Sterigmata simplicia.

D. Thallus imbricatus, granula gonima in alveolis rotundatis inclusa, cavitatibus tubulosis (cylindricis) distinctis, implexis. Apothecium (unicum visum) endocarpeum, paraphyses vix ullae, sporae septatae, gelatina hym. jodo dilute rubens. Arthrosterigmata. — Facile genus proprium.

C. pannarium Nyl.

E. Thallus membranaceus, lobatus, laciniatus, granula gonima fere omnium specierum moniliformi-seriata. Apothecia lecanorina, rarissime biatorina, sporae septatae. Arthrosterigmata.

a. Sporae ovoideae. Species maxime evolutae generis.

C. saturninum Ach. — C. auriculatum Hoffm. — etc. etc.

b Sporae angustae vel fusiformes.

C. nigrescens Ach. — C. aggregatum (Ach.) etc. etc.

5. Leptogium Fr., emend. defin.

Thallus varius, cortex e strato simplici distincto cellularum formatus, granula gonima saepissime moniliformi-seriata. Apothecia lecanorina, facie biatorina. Arthrosterigmata..

A. Thallus crustaeformis lobulato-aggregatus. L. humosum Nyl. — L. spongiosum (Sm.)

B. Thallus membranaceus, lobatus, varie dissectus, crenato-divisus.

a. Apothecia margine simplici.

L. cretaceum (Sm.) — L. pusillum Nyl. — L. lacerum. — L. diaphanum Mont. etc. etc.

b. Apothecia margine thallino laciniatulo coronata. Stephanophorus Fw.

L. Burgessii Mont. — L. bullatum Mont. — L. phyllocarpum (Pers) etc.

C. Thallus fruticulosus, plus minus teretiusculus. L. Schraderi (Bernh.) — L. muscicola Fr.

6. Obryzum Wallr.

Thallus membranaceus laciniatusque, granula gonima moniliformi-disposita, cortex strato simplici cellularum. Apothecia endocarpea, minuta.

O. corniculatum Wallr.

7. Phylliscum Nyl.

Thallus umbilicato-adfixus, granula gonima oblongo-rotundata, magna, sparsa, singula globulo gelatinoso involuta. Apothecia endocarpea, paraphyses nullae, sporae simplices, gelatina hym. jodo vinose rubens. Spermatia acicularia, longa.

Ph. endocarpoides Nyl. (Endoc. phylliscum Walbg); Ph. Demangeonii (Moug. et Mont.)

Fam. II. *Myriangiacei.*

Trib. I. Myriangiei.

1. Myriangium Mont. et Berk.

Thalamium thallusque similiter cellulosa, thecae rotundatae.

M. Duriaei Mont et Berk.

Fam. III. Lichenacei.

Series I. Coniophorei.

Trib. I. Calicioidei.

1. Trachylia Fr. Scan.

Apothecia aut thallo proprio aut rarissime alieno insidentia, sessilia. Spermatia oblonga.

a. Species thallo flavo vel virescenti-citrino.

Tr. tigillaris Fr.

b. Species thallo cinerascente vel alieno.

Tr. tympanella Fr. — Tr. stigonella Fr. etc.

2. Calicium Ach.

Apothecia stipitata, paucissimis interdum fere sessilia. Spermatia brevia oblonga.

a. Apothecia subsessilia, sporae nigrescentes simplices.

C. adspersum Pers. — C. viridulum Fr. etc.

b. Apothecia stipitata, sporae parvae sphaericae.

C. phaeocephalum Turn. et B. — C. chrysocephalum Ach. etc.

c. Apothecia stipitata, sporae uniseptatae, raro simplices.

C. lenticulare Ach. — C. querinum Pers. etc.

d. Apothecia sparsa excipulis turbinato-clavatis, sporae nigrescentes normaliter 3 septatae. Subgen. Stenocybe Nyl. olim.

C. byssaceum Fr. — C. eusporum Nyl.

3. Coniocybe Ach. Fr.

Thallus pulveraceus. Apothecia longe stipitata excipulis valde apertis; sporae sphaericae (nunquam nigricantes), capitula excipulorum globoso-pulverulenta efficientes.

C. furfuracea Ach. — C. gracilenta Ach. etc.

4. Sphinctrina Fr. p. p. DN.

Apothecia ad thallum Pertusiarum parasitica nitida, globoso-turbinata, sessilia vel breviter stipitata, margine excipuli crassi constricto.

Sporae simplices nigricantes. Spermatia acicularia, arcuata.

Sph. turbinata Fr. — Sph. microcephala (Tul.)

Trib. II. Sphaerophorei.

1. Sphaerophoron Pers.

Thallus fruticulosus fragilis, intus medulla repletus alba ex elementis filamentosis laxe contexta; axes primariae apice clavatim seu globose dilatatae, nucleos ibi recipientes apotheciorum tandem varie dehiscentes. Sporae sphaericae vel rotundatae, cuticula pigmentaria atra obtectae. Spermatia oblonga..

Sph. coralloides Pers. — Sph. fragile Pers. etc.

2. Acroscyphus Lév. — exot.

Series II. Cladonioidei.

Trib. III. Baeomycei.

1. Baeomyces Pers.

Thallus crustaceus effusus vel orbicularis, ambitu lobatus, apothecia biatorina stipitata, (h. e. hypothecio constricto plus minus elongato.) Sterigmata articulata.
B. roseus Pers. — B. rufus Wahlnbg. etc.

2. Glossodium Nyl. gen. exot. (apotheciis unilateralibus.)

3. Thysanothecium Berk. et Mont. id.

Trib. IV. Cladoniei.

1. Cladonia Hoffm.

A. Apothecia pallescentia vel fusca.
* Species macrophyllae.

Cl. endiviaefolia Fr. — Cl. alcicornis Flke.

** Species pyxidatae (Scyphophora Ach.)

Cl. pyxidata Fr. — Cl. gracilis Fr. etc. etc.

*** Species ramosae ramis attenuatis, apotheciis parvis pedicellatis (Clad. Ach.)

Cl. brachiata Fr. — Cl. squamosa Hoffm. etc.

**** Species thallo facie cetrariiformi vel cibroso, nitidiusculo. Apothecia
parva fusco-nigra aggregata. (Spec. exot.)

Cl. aggregata Eschw. — Cl. retipora Flke.

***** Thallus effusus granulosus, granula in podetia abeuntia papillaria,
dein clavata, vel cylindrica, saepe ramosa (Pycnothelia Ach. pr. p.)

Cl. papillaria Hoffm.

B. Apothecia coccinea (Scyphophorae Ach.)

Cl. cornucopioides Fr. — Cl. bellidiflora Schaer. etc.

Trib. V. Stereocaulei.

1. Stereocaulon Schreb.

A. Granula thalli rotundata vel discoidea.
St. incrustatum Flke. — St. alpinum Laur. etc.

B. Granula thalli crenata, incisa vel fibrillosa.
St. tomentosum Laur. — St. corallinum Laur. etc.

C. Granula thalli floccoso-pulverulenta etc.
St. Delisei Borr. — St. nanum Ach.

Series III. Ramalodei.

Trib. VI. Roccellei.

1. Roccella Bauh.

Thallus glauco-cinerascens vel albicans opacus, satis firmus, medulla jodo plerumque coerulescens. Apothecia hypothecio crasso nigro, epithecio quoque incrassato, gelatina hymenea jodo vinose rubente. Spermatia acicularia arcuata.
R. tinctoria Ach. — R. phycopsis Ach. etc.

Trib. VII. Usneei.

1. Usnea Hoffm.
Apothecia thallo concolora.
U. barbata Fr. — U. longissima etc.

2. Neuropogon Nees et Fw.
Apothecia thallo discolora, nigricantia.
N. melaxanthus (Ach.)

3. Chlorea Nyl.
Thallus evernioideus fruticulosus, ramosus, citrinovirens. Apothecia badia vel fusca a ramulis thallinis radiata. Sporae parvae simplices rotundato-ellipsoideae, paraphyses non discretae. Spermatia acicularia recta, versus alterum apicem leviter fusiformi-incrassata.
Ch. vulpina (L.) — Chl. californica Lév. hb.

Trib. VIII. Ramalinei.

1. Alectoria Ach. pr. p.
Stratum thalli cylindrici corticale corneum ex elementis filamentosis longitudinaliter dispositis coalitis formatum. Sporae majusculae ellipsoideae, simplices. Spermatia recta versus utrumque apicem leviter fusiformi-incrassatula.
A. jubata Ach. — A. sarmentosa Ach. etc.

2. Evernia Ach., emend. defin.
Thallus albus, flavescens vel cinerascens, molliusculus vel flaccidus, applanatus (rhizinis fibrilloideis destitutus). Sporae minutae simplices.
E. divaricata Ach. — E. prunastri Ach. etc.

3. Dufourea Ach. emend. defin.
Thallus satis laxus, cylindricus, fragilis. Spermogonia conceptaculis prominulis saltem extus nigris. Sterigmata simplicia, filamentis nullis consociata.
D. madreporiformis Ach. etc.

4. Ramalina Ach. Fr.
Thallus rigidiusculis, plerumque compressus. Sporae uniseptatae, saepe curvatulae. Spermatia acicularia recta, sterigmatibus infixa simplicibus gracilibus, immixtis filamentis spermogoneis anastomosantibus.
R. calicaris Fr. — R. pollinaria Ach. etc.

Trib. IX. Cetrariei.

1. Cetraria Ach., emend. defin.
Thallus saepius spadiceo-coloratus, rigens, fruticulosus, plus minus compressus, vel foliaceo-deplanatus, epithallo laevigato vel nitido. Spermatia cylindrica breviuscula.
C. islandica Ach. — C. aculeata Fr. etc.

2. Platysma Hoffm., emend. defin.
Thallus rigidiusculus fruticulosus, saepius membranaceo-dilatatus lobatusque. Spermatia aut acicularia versus alterum apicem leviter fusiformi-incrassatula, aut (ut in Everniis) utroque apice pauxillum fusiformi-clavata.

a. Spermatia versus apicem alterum fusiformi-incrassatula.
Pl. cucullatum Hoffm. — Pl. nivale (L.)

b. Spermatia utroque apice leviter fusiformi clavata.
Pl. juniperum (L.) — Pl. Laureri (Krplh.) etc.

Series IV. Phyllodei.
Trib. X. Peltigerei.

1. Nephroma Ach.

Stratum corticale pagina infera thalli continuatum. Apothecia marginalia ad inferam frondis paginam sita, sporae oblongo-fusiformes.

N. arcticum F. — N. resupinatum Ach. etc.

2. Peltigera Hoffm.

Thallus (siccus) fragillimus, stratum corticale pagina frondis infera deficiens, rhizinae ex elementis filamentosis pluribus fasciculatae.

P. aphtosa Hoffm. — P. canina Hoffm. etc.

3. Solorina Ach.

Thallus ut in genere praecedente. Apothecia in lamina frondis sparsa, sporae fuscae, biloculares.

S. saccata Ach. — S. crocea Ach. etc.

Trib. XI. Parmeliei.

1. Sticta Ach. Del.

Genus lichenum nobilissimum, centrale. Frons dilatata, varie lobata et divisa, pagina infera saepissime cyphello munita, rhizinae (ut in Nephromate) simplices. Spermogonia immersa.

a. Frons subtus inaequalis gibberosus, subnudus.
St. pulmonaria Ach. — St. scrobiculata Ach.

b. Frons infra cyphellis praedita albis vel albicantibus.
St. macrophylla Hook. — St. sylvatica Ach. etc.

c. Frons cyphellis citrinis.
St. crocata Ach. — St. aurata Ach. etc.

2. Ricasolia DN.

Frons dilatata, lobata, varie divisa, nunquam (ut vidimus) cyphellifera, rhizinae fasciculatae (ubi adsunt). Sporae fusiformes. Spermogonia in tuberculis thalli mamillaribus inclusa. Spermatia (ut in Sticta) arthrosterigmatibus infixa.

R. glomulifera (Lightf.) — R. herbacea (Huds.) etc.

3. Parmelia Ach. Syn. pr. max. p.

Thallus lobatus vel laciniatus. Apothecia paraphysibus nullis discretis, sporae simplices parvae. Spermogonia immersa vel parum elevata, spermatia acicularia apice utroque acutiuscula, medio levissime attenuata, sterigmata pauci-articulata.

a. Species thallo cinerascente, ochroleuco vel albo.
P. acetabulum Fr. — P. caperata Ach. — P. physodes Ach. etc.

b. Species thallo olivaceo vel nigricante, saepius nitido.
P. olivacea Ach. — P. lanata (L.) — P. tristis (L.) etc.

4. Physcia.

Thallus mediae vel minoris magnitudinis, varie laciniatus, rarius fruticulose adscendens intricatusve. Apothecia paraphysibus discretis. Spermatia arthrosterigmatibus infixa.

a. Species flavescentes, sporis non coloratis.

Ph. flavicans (Ach.) — Ph. parietina etc.

b. Species cinerascentes, raro-fuscorufescentes. Sporae fuscae uniseptatae.

Physcia Fr.

Ph. ciliaris DC. — Ph. speciosa Fr. — Ph. obscura Fr. etc.

Trib. XII. Gyrophorei.

1. Umbilicaria Hffm.

a. Thecae monosporae, sporae magnae.

U. pustulata Hoffm.

b. Thecae 8 sporae, sporae mediocres, simplices.

U. atropruinosa Schaer. — U. polyphylla Hoffm. etc.

Series V. Placodei.

Trib. XIII. Lecanorei.

Subtrib. 1. Psoromei.

1. Psoroma Fr. pr. p.

Thallus laciniatus vel squamulosus, apothecia margine thallino sphinctrine-crenato cincta, textura thallina sphinctrine-crenato cincta, textura thallina conspicue cellulosa, gonidia simplicia majuscula. Arthrosterigmata et habitus Pannariae, sed gonidia distinctionem determinant.

Ps. sphinctrinum Mont. — Ps. hypnorum Fr. etc.

Subtrib. 2. Pannariei.

2. Erioderma Mont. genus exot.

3. Pannaria Del., emend. defin.

Thallus fragilis varius, lobatus, radiatus, laciniato-expansus, squamulosus, demumque crustaceus, granula gonima viridi-coerulescentia vel glaucescentia, 8—4 vel plura moniliformi-cohaerentia (ut in Peltigereis). Apothecia lecanorina, biatorina vel raro lecideina.

P. rubiginosa Del. — P. triptophylla (Ach.) etc.

4. Coccocarpia Pers.
5. Cora Fr.   } genera exotica.
6. Dichonema Fr.

Subtrib. 3. Amphilomei.

7. Amphiloma Fr. pr. p.

Thallus mollis lobato-dilatatus hypothallo substrato nigrescente, gonidia ut in Psoromate. Apothecia haud rite cognita, inde haec stirps dubia.

A. lanuginosum Fr.

Subtrib. 4. Squamariei.

8. Squamaria DC.

Thallus radioso-laciniatus vel cartilagineo-squamosus, ambitu radians. Apothecia lecanorina, sporae ellipsoideae simplices. Spermogonia immersa ostiolis thallo concoloribus, spermatia acicularia longissima arcuata.

a. Thallus cartilagineus. Terrestres, saxicolae.

Sq. crassa DC. — Sq. chrysoleuca (Fr.) etc.

b. Thallus tenuior, laciniato-radiatus. Corticolae, lignicolae.

Sq. ambigua (Wulf.) — Sq. aleurites (Ach.)

Subtrib. 5. Placodiei.

9. Placodium DC. emend. defin.

Thallus radioso-crustosus. Apothecia lecanorina vel biatorina; sporae non coloratae simplices vel solidae utroque excavatae apice. Spermatia cylindrica brevia arthrosterigmatibus infixa.

a. Species cinerascentes vel albicantes.

Pl. candicans (Dikš). — Pl. circinatum DC. etc.

b. Species flavescentes, fulvescentes, raro albicantes.

Pl. murorum (Hoffm.) — P. elegans DC. etc.

Subtrib. 6. Lecanorae sensu strictiori.

10. Lecanora.

Thallus crustaceus, areolatus, granulosus vel aequalis, raro ambitu radians. Apothecia lecanorina, quibusdam speciebus saepe biatorina (quod necesse praeterea accidit, ubi thallus deficit), raro diminuta urceolata.

A. Stirps Lecanorae cerinae, accedens ad Placodium. Spermogonia arthrosterigmatibus praedita.

L. cerina Ach. — L. aurantiaca Lighf. — L. ferruginea (Huds.) etc.

B. Stirps Lecanorae cervinae. Apothecia interdum urceolata, thecae plerumque polysporae. Spermatia minuta oblongo-ellipsoidea sterigmatibus simplicibus infixa.

a. Species cervinae vel fuscescentes vel nigricantes.

L. endocarpea (Fr.) — L. cervina Ach. etc.

b. Species citrinae.

L. chlorophana Ach. — L. Schleicheri (Ach.) etc.

C. Stirps Lecanorae cinereae. Thecae 4—8 sporae, sporae saepius majores vel magnae. Spermatia acicularia recta sterigmatibus simpliciusculis infixa.

a. Apothecia innata margineque thallino saepius parum distincto cincta.

L. chalybaea Schaer. — L. cinerea (L.) — L. esculenta (Pall.)

b. Apothecia pallida margine thallino cincta.

L. parella (Ach.) — L. tartarea (Ach.)

D. Stirps Lecanorae subfuscae. Apothecia lecanorina, thecae 8 sporae (raro sporis 12—18), sporae mediocres vel parvae, incolores, simplices, raro 1—3 septatae. Spermatia arcuata vel recta.

L. olivacea (Duf.) — L. subfusca Ach. — L. sulphurea Ach. — L. badia Ach.
— L. atra Ach. — L rubra Ach. etc.

E. Stirps Lecanorae sophodis. Thecae 8 sporae, sporae infuscatae
uniseptatae. Spermatia recta mediocria vel satis brevia, sterigmatibus
simpliciusculis infixa.

L. carphina (Fr.) — L. turfacea Ach. — L. sophodes Ach. etc.

F. Stirps Lecanorae ventosae. Sporae elongato-fusiformes majusculae.
Spermatia recta, sterigmata simpliciuscula.

L. ventosa Ach. — L. haematomma Ach. — L. elatina Ach — L. punicea Ach. etc.

11. Peltula Nyl   { genera Algeriensia.
12. Glypholecia Nyl. {

13. Urceolaria.

Thallus crustaceus. Apothecia urceolata, saepe tenuiter a thallo marginata,
sporae fuscae varie septatae (septis saltem transversis tribus.)

U. ocellata Schaer. — U. scruposa Ach. etc.

14. Dirina Fr., emend. defin.

Thallus crustaceus opacus. Apothecia lecanorina, at hypothecio crasso atro,
sporae fusiformes 3 septatae. Spermatia arcuata.

D. repanda (Fr.)

15. Pertusaria DC.

Thallus crustaceus. Apothecia in verrucis ejusdem plus minus inclusa, sporae
simplices ellipsoideae maximae, episporio crasso munitae. Gelatina hymenea jodo
intense coerulescit, praecipue ea thecas ambiens. Spermatia acicularia.

P. communis DC. — P. glomerata Schaer. — etc.

16. Phlyctis Wallr.

Thallus crustaceus vel pulvereus, tenuis. Apothecia erumpentia difformia,
thecae 1—2 sporae, sporae magnae oblongo-fusiformes vel ellipsoideae, multilocu-
culares Gelatina hymenea modo thecas ambiens jodo coerulescit.

Phl. agelaea Wallr. — Phl. argena Wallr.

17. Thelotrema Ach.

Thallus crustaceus. Apothecia margine cincta duplici: proprio acuto, primum
peritheciiformi clauso, dein dilacerato, et externo thallino, sporae fusiformes magnae
multiloculares. Gelatina hymenea jodo non colorato.

Th. lepadinum Ach. — Th. Auberianum Fw. — Th. olivaceum Mont. — etc.

Trib. XIV. Lecidinei.

† Apothecia typice biatorina.

1. Coenogonium Ehrenb.

2. Lecidea Ach. emend defin.

Thallus crustaceus (radiosus, squamulosus, caulescens, granulatus, areolatus,
continuus, pulvereus). Apothecia vel biatorina (typice pallide colorata) vel (in
subdivisione hujus tribus altera) lecideina (typice primitusque margine nigra).
Apothecia rarissime parasitica, thallo proprio carentia.

A. Thallus stuppeus effiguratus. Crocynia Ach.

L. gosypina Ach.

B. Thallus parcus, granulosus, pulvereus, aequabilis vel obsoletus. Apothecia laete tincta, saepius flavo-carnea, plerumque urceolato-patellaria. Gyalecta Ach.

L. carneolutea (Turn.) — T. exanthematica (Sm.) — L. cupularis Ach. — L. lutea Schaer. — L. Prevostii Schaer. — etc.

C. Apothecia varie colorata (nonnisi aliquando atypice omnino nigra), saepius convexa, color eorum praedominans, primarius pallens, saltem marginis excipularis. Biatora Fr.

a. Thallus squamulosus. Sporae ellipsoideae simplices.

L. lurida Ach. — L. globifera Ach. — L. testacea Ach. etc.

b. Thallus granulosus vel aequabilis vel obsoletus. Sporae oblongae vel ellipsoideae, plurimis simplices, rarius uni-vel pauci-septatae.

* Thallus areolatus. Sporae simplices ellipsoideae.

L. viridiatra Stenh. — L. panaeola Fr.

** Thallus granulosus, pulvereus, tenuiter verniceus, obsoletus. Sporae ellipsoideae vel oblongo-fusiformes, illae simplices, hae saepe uni-vel pauci-septatae.

L. lucida Ach. — L. cinnabarina Smf. — L. vernalis Ach. — L. coarctata Ach. — L. cuprea Smf. — L. parvifolia Pers etc.

*** Thallus granulosus, pulvereus vel obsoletus. Sporae aciculares.

L. rosella Ach. — L. luteola Ach. — L. carneola Ach. etc.

**** Thallus parcus pulvereus, aequabilis vel obsoletus. Sporae sphaericae sive oblongae, thecae saepius polysporae.

L. fossarum Duf. — L. resinae (Fr.) — L. fuscescens Smf. etc.

***** Thallus granulosus vel pulvereus. Excipulum crassum, thecae monosporae. Heterothecium Fw.

L. pachycarpa Duf. — L. pezizoidea Ach. — L. tricolor (Mont.) — L. Berteroana (Mont.) etc.

†† Apothecia typice lecideina, atra.

D. Thallus radiosus, squamulosus, granulatus, laevigatus, areolatus, pulvereus, obsoletus aut denique raro nullus proprius. Apothecia typice nigra, epithecium raro obscure pallescens. Lecideae Fr.

a. Thallus radiosus vel laciniato-expansus. Spermatia recta, sterigmata simpliciuscula. Pyxine Fr. pr, p.

L. epigaea Schaer. — L. canescens Ach. — L. sorediata Ach. etc.

b. Thallus cartilagineo-squamulosus. Spermogonia ut in a.

L decipiens Ach. — L. mammillaris (Gouan.)

c. Thallus squamulosus, granuloso-conglomeratus, laevigatus, diffractus, tenuis vel obsoletus. Spermatia acicularia arcuata.

L. candida Ach. — L. vesicularis Ach. — L. tabacina Schaer. — L. parasema Ach. pr. max. p, — L. miscella Ach. etc.

d. Thallus areolatus, granulosus vel pulvereus. Sporae variae, aut non coloratae aut nigrescentes vel infuscatae. Spermatia recta breviuscula, vel brevissima ellipsoidea.

* Thallus cinerascens, fuscescens, flavicans, rufescens vel albus.

L. lugubris Sommerf. — L. petraea Fw. — L. geminata Fw. — L. contigua Fr. — L. atrobrunnea Schaer. — L. morio Schaer. — L. premnea Ach. — etc. etc.

** Thallus citrinus.

⊙ Sporae fuscae 1—3 septatae.

L. galbula (Ram.) — L. scabrosa Ach. — L. geographica (L.) etc.

⊙⊙ Sporae non coloratae, aciculares, longissimae.

L. citrinella Ach.

  e. Species parasiticae, apotheciis modo constitutae ad thallos alienos obviis.

  * Vera Lecidea.

L. parasitica Flke.

  ** Species vix hujus generis. Apothecia plurimis innata.

L. oxyspora (Tul.) — L. glaucomaria Nyl. etc.

  f. Thallus distinctus. Thecae monosporae, paraphyses non discretae. Spermatia mediocria recta.

L. sanguinaria Ach. — L. dissimulans Nyl.

  3. Gyrothecium Nyl.

Thallus crustaceus continuus. Apothecia lecideina, at gyrose inaequalia vel insculpta, circumcirca e thallo discissa, thecae polysporae.

  G. polysporum Nyl. in herb. Zw. (An vere formatio typica?)

   Appendix species excipiens recedentes.

  A. Apothecia clavato-capitata, capitulis immarginatis, hypothecio constricto stipitiformi.

  4. Gomphillus Nyl. (in Bot. Notis. 1853. p. 165.)

Thallus tenuissimus verniceo-illinitus, gonidiis mediocribus parciusculis elementisque filamentoso-irregularibus gelatinose conglutinatis consistens. Apothecia stipitata parva, texturae tenacis corneae. Sporae 8 longissimae filiformes (septis usque 100), paraphyses nullae liberae. Nulla hymenii pars jodo tincta. Spermatia admodum tenella, recta, sterigmata simplicia. Genus admodum singulare.

  G. calicioides (Dub.)

  B. Apothecia patellaria irregularia, rugosa, absque margine distincto.

  5. Mycoporum Fw.

Habitus s. d. Sarcagynes Fw., apothecia atra rotundata vel nonnihil deformia, quasi plura continentia hymenina in thalamio excipulari communi (non nucleis perithecio definitis Endocarpeorum). Sporae 8 oblongae circa 5 septatae, forma variantes. Gelatina hym. jodo incolor.

  M. elabens Fw.

Trib. XV. Xylographidei.

Lignicolae, thallo occultato vel parum conspicuo, apotheciis lirellinis, sporis simplicibus.

  1. Xylographa Fr. emend. defin.

Paraphyses distinctae. Est hoc genus ac sequens ut Opegrapha ad Arthoniam.

X. parallela Fr. — X. pallens Nyl. — X. pallida (Pers.) — X. hysterella Nyl.

2. **Agyrium** Fr. pr. p.

Apothecia applanata, paraphyses nullae discretae.

A. rufum Fr.

Trib. XVI. Graphidei.

† Apothecia excipulo (hypothecio) simplici praedita.

1. Graphis Ach.

Thallus plerumque epiphloeodes. Apothecia linearia varie ramosa vel simplicia, sporae satis magnae pluri-loculares, jodo coerulee infuscatae, eodem vero gelatinam hymeneam non colorante, paraphyses distinctae non confertae.

G. anguina Mont. — G. scripta. — G. elegans Ach. — G. pruinosa (Eschw.) etc.

(Adhuc ad Graphidem pertinere videntur Medusulae, Sclerophyton Mont., Ustalia flammula Eschw. etc. — Fissurinae Fée quoque subdivisionem sistere possint hujus generis.)

2. Opegrapha Ach.

Tallus plus minus conspicuus. Apothecia saepius simplicia, interdum ramosa, sporae minores septatae jodoque non tinctae, gelatina vero hymenea ab eodem coerulee vel plerumque vinose-rubro colorata.

O lyncea Borr. — O varia Pers. — O herpetica Ach. etc.

3. Platygrapha Nyl.

Thallus parcus, apothecia absque margine proprio, plana simplicia vel sub-simplicia paulo marginans, sporae elongato-fusiformes. Spermatia leviter curvatula vel fere recta.

P. periclea (Ach.) — P. rimata (Fw.) etc.

4. Stigmatidium Mey.

Thallus distinctus. Apothecia punctiformia vel elongata gracilia, intus tota albida, hypothecio incolore, sporae longe fusiformes. Spermatia recta breviuscula.

St. obscurum Dub. — St. venosum (Sm.) etc.

5. Arthonia Ach.

Thallus jam distinctus, jam hypophloeodes vel deficiens. Apothecia applanata paraphysibus nullis discretis, thecae pyriformes, sporae plurimis ovoideae 1—5 septatae. Spermatia aliis recta, aliis incurvata.

A. Species apotheciis varie coloratis (non nigris).

A. cinnabarina Wallr. — A. ochracea Duf. — A. lurida Ach. — A. noli-tangere (Chrysothrix Mont.) etc.

B. Species apotheciis nigris, quibusdam interdum caesio-pruinosis.

* Sporae oblongo-ellipsoideae magnae in hoc genere pluriloculares (vel murales, ut dicunt.)

A. dispersa Duf. — A. phlyctiformis Nyl. etc.

** Sporae ovoideae, normaliter 5—8 septatae.

A. cinereo-pruinosa Schaer. — A. melanophthalma Duf. etc.

*** Sporae ovoideae, normaliter uniseptatae.

A. calcicola Nyl. — A. ruderalis Nyl. — A. punctiformis Ach. etc.

6. Lecanactis Eschw. pr. p. Nyl. Chil. p. 186.

L. serographa Mont. — L. confluens Mont. etc.

7. Pseudographis Nyl.

Apothecia linearia irregularia, thecae cylindricae, sporae ellipsoideae guttulas plures oleosas saepius includentes, jodo coerulee infuscatae, protoplasma eas in thecis ambiens vinose fulvescens, paraphyses graciles distinctae.

P. elatina Nyl. (Hysterium Pers. Fr.)

†† Apothecia composita, excipulo (hypothecio) facile confluente collectivo instructa

8. Chiodecton Ach.

Thallus tenuis (vel in exoticis quibusdam crassus). Apothecia in verrucis thalli sita, hypotheciis facile confluentibus, sporae elongato-fusiformes, septatae. Spermatia acicularia arcuata.

Ch. myrticola Fée. — Ch. seriale Ach etc.

9. Glyphis Ach.

Thallus saepius hypophloeodes vel obsoletus. Apothecia composita, sporae incolores vel infuscatae loculos transversales ellipsoideo-lenticulares 4—10 continentes. Hoc genus est ad Chiodecton, ut Graphis ad Opegrapham.

Gl. cicatricosa Ach. — Gl. heteroclyta Mont. etc.

Series VI. Pyrenodei.

Trib. XVII. Endocarpei.

1. Thelocarpon Nyl.

Thallus verrucosus, verrucae singulae apothecium unum includentes, thecae polysporae, paraphyses distinctae.

Th. Laureri (Fw.) etc.

2. Normandina Nyl.

Thallus squamulosus, squamulis tenuibus rotundatis. Apothecia immersa, peritheciis nigris, sporae oblongo-cylindricae majusculae septatae, paraphyses nullae, gelatina hymenea jodo vinose rubens.

N. jungermaniae (Del.)

3. Endocarpon.

Thallus peltatus vel squamosus, firmus, vel cartilagineo-squamulosus. Perithecia pallida, saepius dilute rosea (ut totum apothecium intus), vel raro infuscata, paraphyses nullae. Spermatia breviuscula arthrosterigmatibus infixa.

E. miniatum Ach. — E. hepaticum Ach. — E. rufescens Ach. etc.

4. Verrucaria.

Thallus squamulosus, areolatus, pulvereus vel hypophloeodes, obsoletus vel denique nullus. Perithecia denigrata (saltem superne) raro tota rufescentia vel pallida.

† Species potissime saxicolae vel terrestres.

A. Paraphyses nullae distinctae, gelatina hymenea jodo vinose rubens.

a. Thallus squamulosus vel crustaceo-confluens. Sagedia Fr. pr. p.

* Sporae incolores, simplices, 8nae in thecis.

V. cinerea Schaer. — V. Schaereri (Fr.) etc.

** Sporae fuscescentes, multiloculares, 2nae in thecis.

V. pallida (Endoc. Ach.) — V. Garovaglii Mont etc.

b. Thallus areolatus vel pulvereus.

* Sporae fuscescentes, multiloculares, 2nae in thecis.

V. umbrina Fr. — V. variolosa (Pers.) etc.

** Sporae non coloratae, simplices 8nae in thecis, raro 1—3 septatae.

V. nigrescens Pers. — V. rupestris Fr. — V. Dufourei Fr. etc.

*** Sporae infuscatae 8nae magnae multiloculares.

V. verrucoso-areolata (Schaer. sub Lecan. atra.)

B. Paraphyses distinctae, sporae simplices oblongae, gelatina hymenea jodo coerulescens.

V. epigaea Ach.

†† Species potissime corticolae, paucissimae simul saxicolae.

C. Sporae incolores 8nae fusiformes septatae, paraphyses graciles distinctae, gelatina hymenea jodo non colorata. Porina Fée, Mont. pr. max. p.

V. chlorotica Ach. — V. lectissima Fr. (s. Segestrella) etc.

D. Sporae 8nae oblongae fuscae (in exoticis nonnullis incolores persistunt), 4-pluriloculares, loculis saepius lenticularibus vel rotundatis. Cetera ut apud C.

V. nitida Schrad. — V. glabrata Ach. — V. catervaria Mont. etc.

E. Sporae incolores, vel raro infuscatae, oblongae uniseptatae, rarissime elongato-fusiformes. Gelatina hymenea jodo non tincta.

V. gemmata Ach. — V. epidermidis Fr. etc.

5. **Limboria** Fr. Genus dubium.

Apothecium ut in Verrucariis, modo sphinctrine fissum.

L. sphinctrina Duf.

6. **Thelenella** Nyl.

Facies porinoidea, perithecium immersum non coloratum vel modo superne pallescens, sporae majusculae oblongae pluriloculares. Gelatina hymenea jodo non colorata. Typus distinctus, tamen facile subdivisionis generis Verrucariae.

Th. modesta Nyl.

7. **Endococcus** Nyl.

Apothecia parasitica globulosa immersa vel pro parte emersa peritheciis atris, sporae 8nae fuscae vel dilute nigrescentes oblongae uniseptatae, paraphyses nullae. Gelatina hymenea jodo coerulescit vel vinose rubet.

E. rugulosus (Leight. s. Verruc.) — E. perpusillus Nyl.

8. **Strigula** Fr.

Species foliicolae, perithecia depressa, sporae 8nae oblonge-fusiformes, simplices vel 1—3 septatae, paraphyses nullae vel parcae, gelatina hymenea jodo parum rubens vel vix tincta.

A. Babingtoni Berk. — St. complanata Mont. etc.

9. Thelopsis Nyl.

Thallus vix ullus. Apothecia prominula pallescentia, thecae polysporae, sporae 3 septatae, paraphyses graciles. Gelatina hymenea jodo vinoso-rubens. Corticolae. Th. rubella Nyl.

10. Trypethelium Ach.

Est ad genera praecedentia hujus tribus, ut Glyphis ad Graphidem; possit igitur tribus Pyrenodeorum in sectiones duas analogas dividi ac Graphidei etc.

LIII A.

⊙ Trevisan Vict., Fragmenta lichenographica, in: Regensb. Flora 1855. p. 177.

Pag. 179—180 gibt der Verfasser nachstehende Uebersicht resp. analytischen Schlüssel seiner Eintheilungs-Methode der Flechten:

Thallus heteromericus. (Ord. I. Parmeliaceae.)	Apothecia aperta, discifera. (Subordo I. Gymno-) carpae.)	Excipulum thallodes (Div. I. Coenothalamae) I.
		Excip. proprium (Divis. II. Idiothalamae.) → Discus orbicularis (Subdiv. I. Diocarpae) II. Discus difformis, gyrosoplicatus vel rimosus. (Subdiv. II. Aulacocarpae) III.
	Apothecia clausa, nucleifera (Subord. II. Angiocarpae)	Excipulum thallodes (Divis. I. Coenothalamae) IV. Excipulum proprium (Divis. II. Idiothalamae) V.
Thallus homoeomericus (Ordo II. Collemaceae)	Apothecia aperta, discifera. (Subord. I. Gymnocarpae) Apothecia clausa, nucleifera. (Subord. II. Angiocarpae.)	

I. Parmeliaceae Gymnocarpae Coenothalami.

Trib.

Thallus centripetalus verticalis . . . . 1. Ramalineae Agardh.
Thallus centrifugus horizontalis, {frondosus . . . 2. Parmelieae Zenker.
                                  {crustaceus . . . 3. Patellariae Trevis.

II. Parmeliaceae Gymnocarpae Idiothalamae Discocarpae.

Trib.

Thallus centripetus verticalis a thallo centrifugo horizontali assurgens . . . . 4. Cladonieae Zenk.

Thallus centrifugus horizontalis.	frondosus			5. Eschatogonieae Trevis.
	crustaceus	Discus persistens		6. Lecideinae Fries.
		Discus demum in sporas nudas coacervatas pulveraceo-collabens		7. Calicieae Zenk.

III. Parmeliaceae Gymnocarpae Idiothalamae Aulacocarpae.

Trib.

Thallus frondosus . . . . 8. Umbilicarieae Rabenh.

Thallus crustaceus	Thalamia stromate nullo obducta .	9. Graphideae Eschw.
	Thalamia stromate obducta	10. Glyphideae Fries.

IV. Parmeliaceae Angiocarpae Idiothalamae.

Trib.

Thallus centripetus verticalis . . . . 11 Sphaerophoreae Fries.

Thallus centrifugus horizontalis,	frondosus . . .	12. Endocarpeae Fries.
	crustaceus . . .	13. Porineae Fée.

V. Parmeliaceae Angiocarpae Idiothalamae.

Trib.

Thallus frondosus . . . . 14. Leightonieae Trevis.

Thallus crustaceus	Thalamia stromate nullo obducta	15. Verrucarieae Fée.
	Thalamta stromale discolori obducta	16. Trypethelieae Fée.

LIV.

Koerber (Dr. G. W.), Systema Lichenum Germaniae. Mit 4 kolor. Steindrucktafeln. Breslau 1855. 8.

Hierzu: Parerga Lichenologica (Ergänzungen zu obigem Werke). Lieferung 1—4. 1859—1865. 8.

(1051 Species.)

Series I.

Lichenes Heteromerici Wallr.

Lichenes thallo e cellularum stratis plerumque tribus, strato corticali, medullari et gonimico (saepius uno alterove repetito), evidenter distinctis rarius inter se commixtis, conflato, ideoque diversa secundum contextus cellulosi indolem insignito consistentia, neutiquam tamen gelatinosa et byssoidea. Gonidia semper praesentia nunc stratis corticali et medullari (s. ipsa stratum exhibentia s. laxe et inordinate) interposita, nunc (rarius) absentibus illis totum thallum informantia. Protothallus l. foliaceus l. crustaceus l. byssoideus, saepissime evanidus (nullus). Apothecia e thallo (rarius e protothallo) orinada nunc discoidea laminifera (=

lich. gymnocarpi) nunc plus minusve verruciformia nucleifera (= lich. angiocarpi), ascos foventia mono-polysporos paraphysibus plerumque obvallatos. Spermogonia punctiformia, spermatia numerosa atomaria exserentia, in plerisque conspicua.

Vegetatio aërea in luce locisque apricis typica.

Ordo I. Lichenes Thamnoblasti Koerb.

L. thallo per gomphum l. per protothallum matrici adfixo verticaliter (in longitudinem) crescente, plus minusve prorrecto, undique similari, centripeto. Stratum corticale periphericum i. e. merenchyma fistulosum medullare undique ambiens, unde oppositio vera paginarum nulla.

A. Discocarpi.

Fam. I.   Usneaceae Esch. emend.

Thallus fruticuloso-adscendens, teres l. cylindrico-compressus, undique corticatus, strato medullari axim centralem constituente. Protothallus nullus. Apotheciorum discus ab initio planus.

1. Usnea Dill.

Apothecia orbiculata, peltata, excipulo e thalli strato corticali formato. Lamina sporigera hypothecio simplici tenui strato medullari imposito enata. Thallus cylindricus, fruticulosus l. filamentosus, rigidus l. laxus, strato corticali peripherico a medullari centrali demum transversim secedente, gonidiis strato corticali immixtis. Sporae ellipsoideo- l. ovoideo-rotundatae monoblastae hyalinae. Spermogonia et spermatia ignota.

Exp.: U. barbata, plicata, florida, ceratina etc.

2. Bryopogon Link emend.

Apothecia (rarissima) scutelliformia, a thallo marginata, disco primitus connivente thallo concolore. Lamina sporigera hypothecio simplici strato medullari imposito enata, paraphysibus subnullis, sporis minutissimis ovoideis hyalinis. Spermogonia et Spermatia ignota.

Thallus fruticulosus l. filamentosus undique continuo-similaris intus laxe fibrillosus lacunosus inanisve.

Exp.: B. jubatum.

3. Alectoria Ach. emend.

Apothecia (rarissima) scutelliformia, a thallo marginata, disco mox convexiusculo thallo discolore. Lamina sporigera hypothecio simplici crasso strato medullari imposito enata, paraphysibus arcte concretis sporisque magnis ovoideo-oblongis monoblastis e hyalino fuscescentibus farcta. Spermatia recta versus utrumque apicem leviter fusiformi-incrassatula (fide Nyl.)

Thallus ut in Bryopogo.

Exp.: A. ochroleuca, crinalis etc.

4. Cornicularia Ach.

Apothecia terminalia peltaeformia a thallo figuratim marginata. Lamina sporigera tenuissima, hypothecio simplici crasso strato medullari imposito.

Thallus ut in Bryopogo, sed constanter erectus. Sporae minutissimae subovoideae monoblastae hyalinae. Spermatia atomaria cylindrica vel ovoidea.

Exp.: ? C. divergens, tristis, aculeata. .

Fam. II. Cladoniaceae Zenk.

Thallus stipitiformi- 1. fruticuloso-adscendens, varie formatus, undique corticatus, protothallo horizontali (1. foliaceo 1. crustaceo) ut plurimum persistenti libere enatus. Apotheciorum discus mox convexus.

5. Stereocaulon Schreb.

Apothecia terminalia aut lateralia, primum turbipata excipulo thallode in proprium mutato marginata demum cephaloidea immarginata, intus solida. Lamina sporigera hypothecio simplici crasso instructa strato medullari imposita. Thallus fruticuloso-caulescens intus stuppeus, strato corticali tenui peripherico mox aut fatiscente aut in vestimenta corallino-squamulosa excrescente. Protothallus crustaceus, saepius evanidus.

Sporae in ascis cuneatis 4—6—8 nec tenuissimae aciculares 4-pleioblastae hyalinae. Spermatia elongata angustissimaque falcato-curvata 1. lineari-elliptica rectiuscula.

Sect. I. Eustereocaulon Koerbr.

Ex. St. tomentosum, corolloides, alpinum.

Sect. II. Cereolus Koerbr.

Ex. St. condensatum, cereolinum.

Sect. III. Chondrocaulon Th. Fr.

Ex. St. nanum.

6. Cladonia Hoffm.

Apothecia terminalia, cephaloidea, excipulo proprio mox abscondito, immarginata, intus lacunosa saepius symphicarpea. Lamina sporigera hypothecio simplici carnoso imposita. Thallus (podetia Autt.) cartilagineus verticalis, fistulosus, aut fruticuloso-ramosus extremitatibus simplicibus, aut stipitiformis extremitatibus 1. in scyphum 1. in tubam dilatatis, strato corticali nunquam in vestimenta corallina, potius quandoque in proliferationes foliaceas excrescente.

Protothallus (thallus Autt.) ut plurimum insignis, horizontalis, squamoso-foliaceus aut crustaceus.

Sporae in ascis brevibus cuneato-clavatis minutae ovoideo-ellipsoideae monoblastae hyalinae. Spermatia linearia 1. cylindrica curvula.

Sectio I. Calycariae Wallr.

A. Calycariae clausae.

* Apotheciis rufis.

Ex.: C. endiviaefolia, alcicornis, turgida.

** Apotheciis fuscis

Ex: C. pyxidata, gracilis, cariosa, fimbriata etc.

*** Apotheciis carneolis.

Ex.: C. carneola, straminea, amaurocraea, botrytes.

**** Apotheciis coccineis.

Ex.: C. incrassata, cornucopioides, bellidiflora, macilenta etc.

B. Calycariae perviae.

Ex.: C. uncinata, furcata, squamosa, pungens.

Sect. II. Eucladonia Eschw.

Ex.: C. Arbuscula, rangiferina, stellata.

Sect. III. Papillaria Koerbr.

Ex.: C. papillaria.

7. Thamnolia Ach. (emend. Mass.)

Apothecia abnormia, terminalia (et lateralia?), aggregata, e thalli strato medullari oriunda, pustularum adinstar protuberantia, excipulo destituta. Lamina
sporigera colorata, ceracea absque lichenina, constanter thalli strato corticali cri-
brose perforato nunquam dehiscente tecta, hypothecio simplici agonimico imposita,
paraphysibus parvis capillaribus constipata, sporas in ascis subclavatis octonas
ovoideo-fusiformes minutas monoblastas hyalinas fovens. Thallus (podetia Autt.)
cartilagineo-coriaceus verticalis, fistulosus, flexuosus, subramosus l. subsimplex, subuliformis. Protothallus (thallus Autt.) nullus.

Ex.: Th. vermicularis (Ach.)

Fam. III. Ramalineae Fée emend.

Thallus fruticuloso-adscendens foliaceo-compressus l. dilatatus undique corticatus.

Protothallus nullus. Apotheciorum discus primitus concavus.

8. Dufourea Ach.

Apothecia orbiculata terminalia undique sessilia subimmarginata, disco thallo
subconcolore. Lamina sporigera tenuis strato medullari tenuissimo imposita. Sporae
in ascis ventricosiusculis octonae, ovoideo-ellipsoideae, dyblastae, hyalinae. Spermatia lineari-ellipsoidea. — Thallus teretiusculus ramosus molliter cartilagineus
intus stuppeus fistulosusve.

Typus: D. flammea; ? D. madreporiformis, ? D. muricata.

9. Evernia Ach.

Apothecia orbiculata scutelliformia lateralia, disco thallo discolore. Lamina
sporigera hypothecio simplici instructa strato medullari floccoso imposita. Thallus
fruticulosus varie dilatatus stuppeus.

Sporae in ascis brevibus subclavatis octonae, ovoideo-subglobosae, monoblastae,
hyalinae. Spermatia acicularia recta l. ovoideo-rotundata.

Ex.: E. vulpina, divaricata, prunastri, furfuracea.

10. Ramalina Ach.

Apothecia orbiculata scutelliformia subpedicellata thalli lobis utrinque oriunda,

disco thallo subconcolore. Lamina sporigera hypothecio simplici gelatinoso instructa strato gonimico imposita. Thallus fruticulosus dilatatus gelatinoso-carti-
lagineus.

Sporae in ascis subclavatis octonae, oblongae saepissime fabaeformi-curvatae,
dyblastae, hyalinae. Spermatia lineari-ovoidea (acicularia recta sec. Nyl.)

Ex.: R. fraxinea, calycaris, farinacea, pollinaria, tinctoria.

11. Cetraria Ach.

Apothecia e scutellato peltata, thalli lobis oblique adfixa hinc quoque margine
thallode oblique cincta, disco thallo concolore l. discolore. Lamina sporigera
tenuis gelatinosa hypothecio simplici instructa strato medullari imposita. Thallus
adscendens foliaceo-lobatus cartilagineus l. membranaceus.

Sporae in ascis angustis 6—8^{nae}, subglobosae l. ellipsoideae, monoblastae,
hyalinae, in quibusdam subinconspicuae. Spermatia aut atomaria cylindrica (in C.
odontella et islandica) aut acicularia ad apicem clavatim incrassata.

Sect. I. Eucetraria Koerb. Thallus cartilagineus suberectus, canaliculato-
foliaceus.

Ex. C. odontella, islandica, cucullata, nivalis.

Sect. II. Platysma Hoffm. Thallus membranaceus, sterilis subdepressus, fo-
liaceo-explanatus.

Ex.: C. juniperina, pinastri, Oakesiana, Laureri, fallax, glauca, scpincola.

Fam. IV. Anaptychieae Mass.

12. Anaptychia Kbr.

Apothecia subterminalia scutelliformia margine thallode introrsum resupinato,
disco thallo discolore. Lamina sporigera hypothecio grumoso colorato . instructa
strato medullari imposita.

Thallus adscendens foliaceo-fruticulosus, tamen cellularum stratis a lichenum
thamnoblastorum typo aberrantibus.

Sporae in ascis clavatis octonae, biscoctiformes, dyblastae, fuscae. Spermatia
lineari-ellipsoidea.

Ex.: A. ciliaris, leucomelas.

13. Tornabenia Mass. (non Trevis.)

Apothecia scutelliformia subpedicellata, excipulo thallode discum aurantium
excedente marginata. Lamina sporigera hypothecio simplici instructa strato gonimico imposita.

Sporae in ascis clavatis octonae, orculaeformes, dyblastae, hyalinae.

Thallus adscendens foliaceo-fruticulosus, caespitosus, per gomphum adnatus.

Ex.: T. chrysophthalma.

B. Pyrenocarpi.

Fam. V. Sphaerophoreae Fr.

Thallus fruticulosus subteres undique corticatus. Protothallus nullus. Nucleus
thallo inclusus demum fatiscens aut disparens.

14. Sphaerophorus Pers.

Apothecia terminalia sphaerica excipulo thallode primum clauso dein lacero-dehiscente. Nucleus strato medullari pseudo-columellam formanti impositus globosus tandem applanatus sporis atris pulveraceo-fatiscens. Thallus coralloideo-fruticulosus extus cartilagineus intus stuppeus. Spermatia lineari-cylindrica.

Ex.: Sph. fragilis, coralloides, compressus.

15. ? Siphula Fr.

„Apothecia in apicibus thalli tumescentibus inclusa, clausa, demum poro pertusa laceroque dehiscentia. Nucleus globosus, dein explanatus, cum ascis disparens. Thallus verticalis, radiculosus, fruticulosus, intus farctus stuppeus." Fr. Lich. Eur. 406.

Ex.: S. Ceratites Fr.

Ordo II. Lichenes Phylloblasti Kbr.

L. thallo per pythmenes (fibrillas) rarius per gomphum matrici adfixo, horizontaliter (in latitudinem) crescente, frondoso l. foliaceo-expanso, extrinsecus ut plurimum inaequabili, centrifugo. Protothallus in plerisque nullus. Stratorum corticalis et medullaris oppositio paginas discretas, superiorem et inferiorem, plerumque discolores causans.

A. Discocarpi.

Fam. VI. Peltideaceae Fw.

Thallus frondosus, coriaceus l. papyraceo-membranaceus, per phythmenes adfixus. Protothallus nullus. Apothecia peltaeformia l. immarginata l. velo thallode disrupto spurie marginato. Discus primitus clausus.

16. Nephroma Ach.

Apothecia peltata, thalli lobulis productis postice adnata, reniformia, excipulo et velo nullo. Lamina sporigera hypothecio simplici strato medullari imposito enata. Thallus frondosus membranaceo-coriaceus subtus avenius.

Sporae in ascis clavatis octonae naviculari-fusiformes tetrablastae hyalino-luteolae. Spermatia linearia curvula.

Ex.: N. arcticum, laevigatum, tomentosum.

17. Peltigera Wild. emend.

Apothecia peltata, thalli lobulis productis antice adnata, orbicularia l. oblonga velo thallode fugaci primitus obtecta siccitate in plerisque revoluta. Lamina sporigera hypothecio simplici strato medullari imposito enata. Thallus frondosus coriaceus subtus villosus venosusque.

Sporae in ascis plus minus clavatis octonae, aciculares l. obtuse fusiformes, 4-pleioblastae, hyalinae. Spermatia ovoidea.

Ex.: P. malacea, aphtosa, canina, pusilla, rufescens, scutata etc.

18. Solorina Ach.

Apothecia peltata, medio thallo antice adnata, subrotundo-maculiformia, velo thallode fugace primitus obtecta, excipulo nullo. Lamina sporigera hypothecio simplici strato gonimico imposito enata. Thallus frondosus subtus fibrillosus avenius.

Sporae in ascis ventricosiusculis quaternae l. octonae, biscoctiformes, dyblastae, fuscae.

Ex.: S. crocea, saccata.

19. ? Heppia Naeg.

Apothecia in thalli pagina superiore sparsa, depresso-saccata, urceolata, excipulo veloque destituta, a thallo elevato-marginata. Lamina sporigera tenuis hypothecio simplici strato gonimico imposito enata. Sporae in ascis elongato-clavatis octonae, ovoideae, monoblastae, hyalinae.

Thallus subfoliaceus squamuloso-monophyllus, substrato per protothallum subgelatinosum atro-virentem arcte adhaerens.

Ex.: H. adglutinata.

Fam. VII. Parmeliaceae Hook.

Thallus frondosus foliaceus l. coriaceus l. membranaceus, substrato per pythmenes adfixus. Protothallus nullus. Apothecia a thallo marginata (scutelliformia), disco primitus clauso.

20. Sticta Schreb.

Apothecia scutelliformia, e thallo emergentia ut plurimum marginalia, excipulo thallode (saepius decorticato) subtus libero. Lamina sporigera hypothecio simplici strato medullari imposito enata. Thallus foliaceus e centro expansus subtus villosus avenius cyphellis veris maculisve variegatus.

Sporae in ascis plus minusve clavatis $4-8^{\underline{nae}}$, fusiformi-naviculares, normaliter tetrablastae (rarius dyblastae), pallide coloratae. Spermatia lineari-elliptica atomaria.

Ex.: ? St. sylvatica, fuliginosa, limbata, scrobiculata, pulmonaria, linita, herbacea, amplissima.

21. Imbricaria Schreb. emend.

Apothecia scutelliformia subpedicellata thalli superficiei adnata excipulo thallode immutato (haud decorticato). Lamina sporigera tenuissima hypothecio simplici tenuiore strato gonimico imposito enata, sporis monoblastis. Thallus e centro expansus imbricato-foliaceus cyphellis maculisve in pagina inferiore nullis.

Spermatia lineari-elliptica l. ovoideo-globosa (sec. Nyl. acicularia!)

* Glaucescentes.

Ex.: J. perlata, Borreri, saxatilis etc.

** Fuscescentes.

Ex.: J. Acetabulum, olivacea, stygia etc.

*** Ochroleucae.

Ex.: J. caperata, conspersa, Mougeotii etc.

22. Menegazzia Mass.

Apothecia scutelliformia demum explanata thalli superficiei centro affixa, excipulo thallode immutato discum excedente. Lamina sporigera lichenina destituta hypothecio simplici strato gonimico imposito enata. Sporae in ascis subsaccatis 2—4^{nae} magnae ovoideo-ellipsoideac monoblastae e hyalino lutescentes. Thallus foliaceus laciniatus subtus obsolete pannosus interstitiis albis variegatus.

Ex. : M. terebrata

23. Parmelia Ach. emend.

Apothecia scutelliformia, sessilia, thalli laminae adnata, excipuli thallodis margine haud decorticante. Lamina sporigera crassiuscula ceracea hypothecio simplici strato medullari imposito enata, sporis biscoctiformibus dyblastis fuscis.

Thallus foliaceus subtus fibrillosus cyphellis maculisve nullis.

Spermatia lineari-elliptica l. ovoidea

Ex.: P. stellaris, caesia, speciosa, pulverulenta, obscura etc.

24. Physcia Schreb. emend.

Apothecia scutelliformia thalli superficiei adnata excipulo thallode immutato marginata. Lamina sporigera tenuis hypothecio simplici crassiusculo strato gonimico imposito enata, sporis polari-dyblastis hyalinis. Thallus foliaceus macrol. microphyllinus subtus obsolete fibrillosus cyphellis maculisve nullis.

Spermatia lineari-elliptica.

Ex. : Ph. parietina, controversa Mass.

Fam. VIII. Umbilicarieae Fée emend.

Thallus frondosus foliaceus cartilagineus utrinque corticatus, substrato per gomphum adfixus, monophyllus aut polyphyllus imbricato-lobatus. Protothallus nudus. Apothecia a thallo plerumque carbonisato marginata, disco primitus clauso tandem in plerisque prolifero.

25. Umbilicaria Hoffm. emend.

Apothecia pseudopatellaria superficialia, rarius (nec unquam in lirellas) prolifica, excipulo thallode in proprium mutato marginata. Lamina sporigera hypothecio simplici carbonisato strato corticali imposito enata, sporis maximis polyblastis coloratis. Thallus monophyllus intime compaginatus subtus efibrillosus.

Spermatia linearia.

Ex.: U. pustulata.

26. Gyrophora Ach.

Apothecia pseudopatellaria superficialia lirelliformi-prolifica, excipulo thallode in proprium mutato marginata. Lamina sporigera hypothecio simplici carbonisato strato corticali imposito enata, sporis parvulis monoblastis subincoloratis. Thallus submonophyllus l. polyphyllus imbricato-lobatus, diverse paginatus subtus in plerisque fibrillosus. Spermatia linearia.

Ex.: G. anthracina, polyphylla, flocculosa, cylindrica etc.

B. Pyrenocarpi.

Fam. IX. Endocarpeae Fr. emend.

Thallus frondosus foliaceus utrinque corticatus, substrato per gomphum adfixus, monophyllus aut polyphyllus imbricato-lobatus. Protothallus nullus. Apothecia thallo inclusa, globosa, excipuli mere thallodis ostiolo e thallo prominente.

27. Endocarpon Hedw. emend.

Apothecia pyrenodea, punctiformia, thallo inclusa, poro pertusa, excipulo submembranaceo a thalli strato corticali formato. Nucleus coloratus, gelatinosus, sporas parvulas monoblastas in ascis diffluentibus fovens. Thallus umbilicatus monophyllus l. polyphyllus subtus efibrillosus.

Ex.: E. miniatum, fluviatile, Guepini, Moulinsii, intestiniforme Koerb.

28. ? Lenormandia DC.

Apothecia pyrenodea minutissima punctiformia thallo immersa. Nucleus absque paraphysibus sporas oblongo-cylindraceas pleioblastas fovens. Thallus squamulosus monophyllus subtus pallidus parce fibrillosus.

Ex.: L. Jungermaniae Del.

Ordo III. Lichenes Kyroblasti Kbr.

L. thallo cum matrice plus minusve intime coalito, horizontaliter (in latitudinem) crescente, determinato aut effuso, varie crustaceo centrifugo. Protothallus in plerisque conspicuus, tandem in multis evanidus. Thalli paginarum oppositio nulla.

A. Discocarpi.
Fam. X. Lecanoreae Fée emend.

Thallus varie crustaceus, in generibus superioribus microphyllino-compactus l. in ambitu foliaceo-effiguratus. Protothallus in aliis persistens, in aliis evanidus l. nullus. Apothecia scutelliformia rarius patellaria, a thallo (l. solo l. cum exci-excipulo proprio interno connato l. ipso in excipulum proprium mutato) varie marginata, disco primitus clauso.

Subfam. I. Pannarinae.
29. Pannaria Delis.

Apothecia zeorina l. pseudo-biatorina, primitus clausa, excipulo composito quandoque in proprium mutato marginata. Lamina sporigera hypothecio simplici crassiusculo colorato strato gonimico (rarius corticali) imposito enata, sporis sub-ovoideis monoblastis subincoloratis Thallus subfoliaceus l. squamuloso-microphyllinus centro demum crustaceo-compactus, protothallo insigni nigricante impositus.

Ex.: P. rubiginosa, ? lanuginosa, microphylla, triptophylla, brunnea, hypnorum, plumbea.

30. Massalongia Koerb.

Apothecia pseudo-biatorina, primitus clausa, excipulo composito (exteriore thallode a strato corticali formato, interiore proprio carnoso) marginata. Lamina sporigera hypothecio simplici crassiusculo dilute colorato strato corticali imposito enata, sporis subfusiformibus dyblastis incoloratis. Thallus foliaceo-squamulosus centro demum crustaceo-compactus, protothallo nigro evanido impositus.

Ex.: M. carnosa (Dliks.)

22*

Subfam. II. Placodinae.

Thallus primitus crustaceus ambitu foliaceo-effiguratus. Apothecia scutelliformia.

31. Amphiloma (Fr.) Kbr.

Apothecia lecanorina l. pseudobiatorina primitus clausa, excipulo l. mere thallode l. composito marginata. Lamina sporigera hypothecio simplici tenui strato gonimico imposito enata, sporis orculaeformibus dyblastis incoloratis. Thallus centro plus minusve crustaceus ambitu lobatus, prothallo in plerisque nullo.

Ex.: A. elegans, murorum, callopismum, cirrhochroum etc.

32. Ricasolia Mass.

Apothecia leconorina scutelliformia l. patellaria, primitus clausa, excipulo mere thallode marginata. Lamina sporigera hypothecio simplici strato gonimico imposito enata, paraphysibus farcta, sporas ellipsoideas simpliciter dyblastas hyalinas fovens. Thallus crustaceo-foliaceus effiguratus arcte adnatus, prothallo nullo.

Ex.: R. candicans.

33. Gyalolechia Mass.

Apothecia pseudobiatorina, scutelliformia, primitus clausa, excipulo thallode in proprium mutato marginata. Lamina sporigera hypothecio simplici strato goni-mico imposito enata, paraphysibus farcta, sporas ellipsoideo-fusiformes l. lineari-ellipsoideas simpliciter dyblastas hyalinas fovens. Thallus varius, areolato-squa-mulosus l. bracteolosus l. granulosus, effiguratus l. effusus, prothallo nullo.

Ex.: G. aurea (Schaer.), bracteata (Hoffm.), nivalis Kbr., aurella (Hoffm.)

34. Pleopsidium Kbr.

Apothecia lecanorina, primitus clausa, excipulo thállode marginata. Lamina sporigera floccoso-decomposita hypothecio simplici vix discreto strato medullari im-posito enata, sporis in ascis monosporis subellipsoideis polyblastis subincoloratis. Thallus crustaceus ambitu radioso-plicatus prothallo nullo.

Ex.: P. flavum (Bell.)

35. Dimelaena Norm. ref.

Apothecia lecanorina, scutelliformia, primitus clausa, excipulo thallode mar-ginata. Lamina sporigera hypothecio simplici strato gonimico imposito enata, pa-raphysibus farcta, sporas obtusissime biscoctiformes dyblastas fuscas fovens. Thallus arcte adnatus centro areolato-verrucosus ambitu foliaceo-effiguratus, prothallo nigro.

Ex.: D. oreina (Ach.)

36. Placodium Hill. emend.

Apothecia lecanorina, primitus clausa innata suburceolata tandem superficialia, excipulo thallode marginata. Lamina sporigera hypothecio simplici carnoso strato corticali (rarius gonimico) imposito enata, sporis subovoideis monoblastis incoloratis. Thallus centro rimoso-areolato-squamulosus ambitu radioso-plicatus, prothallo in plerisque nullo.

Ex.: P. circinatum, inflatum, gelidum, Reuteri, concolòr, saxicolum, cartila-gineum, chrysoleucum etc.

37. Psoroma Ach. emend.

Apothecia lecanorina, primitus clausa mox superficialia (vix suburceolata), excipulo crasso thallode (nonnisi apud P. fulgens composito) marginata. Lamina sporigera hypothecio simplici gelatinoso-carnoso strato gonimico (rarius corticali) imposito enata, sporis oblongis monoblastis incoloratis. Thallus totus squamoso-lobatus rarius ambitu tantum lobato-effiguratus, protothallo nullo.

Ex.: P. fulgens, lentigerum, crassum, gypsaceum, Lagascae.

38. Acarospora Mass.

Apothecia primum immersa, scutellata tandem superficialia l. suburceolata vix unquam emersa, excipulo thallode l. composito (zeorino) marginata. Lamina sporigera hypothecio simplici strato gonimico imposito enata, paraphysibus farcta, sporas plerumque minutissimas ellipsoideas monoblastas hyalinas in ascis polysporis fovens. — Thallus crustaceo-squamulosus, protothallo vario l. nullo.

Ex.: A. Schleicheri, sinopica, glaucocarpa, castanea, smaragdula, glebosa, Heppii etc.

39. Harpidium Koerb.

Apothecia zeorina innata primitus suburceolata dein plana, excipulo composito marginata. Lamina sporigera hypothecio simplici hyalino carnoso-gelatinoso strato gonimico imposito enata, sporis in ascis brevibus oligosporis sublunulatis monoblastis incoloratis. Thallus squamuloso-crustaceus, protothallo maculari evanido.

Ex.: H. rutilans Fw.

Subfam. III. Lecanorinae.

Thallus crustaceus uniformis. Apothecia scutelliformia.

40. Candelaria Mass.

Apothecia lecanorina, primitus clausa, excipulo thallode marginata. Lamina sporigera tenuis hypothecio simplici strato gonimico crasso imposito enata, sporis in ascis polysporis ellipsoideis dyblastis incoloratis. Thallus microphyllinus pseu docrustaceus l. crustaceus granuloso-verruculosus, protothallo nullo l. albo.

Ex.: C. vulgaris, vittellina.

41. Callopisma De Not.

Apothecia lecanorina l. zeorina, primitus clausa, excipulo thallode simplici l. composito marginata. Lamina sporigera hypothecio simplici crasso pallido strato gonimico imposito enata, sporis dyblastis (in plerisque orculaeformibus) incoloratis. Thallus crustaceus uniformis, protothallo ut plurimum albido subevanescente.

Ex.: C. cerinum, haematites, luteo-album, citrinum, aurantiacum, rubellianum etc.

42. Pyrenodesmia Mass.

Apothecia scutelliformia adnato-sessilia excipulo thallode l. composito marginata. Lamina sporigera superne obscure colorata hypothecio simplici strato gonimico praecrasso imposito enata, sporis dyblastis orculaeformibus hyalinis foeta. Thallus crustaceus uniformis l. ambitu effiguratus, protothallo vario.

Ex.: P. variabilis, agardhiana, chalybaea etc.

cupulari carbonaceo ab externo thallode completo discreto) marginata. Lamina sporigera hypothecio simplici grumoso fusco strato medullari imposito enata, sporis cocciformibus plebblastis e hyalino tandem fuscis. Thallus crustaceus uniformis, protothallo albo.

Ex.: U. ocellata, scruposa.

55. Thelotrema Ach.

Apothecia superficialia, verrucaeformia tandem pseudo-urceolata, excipulo duplici instructa (exteriore thallode primitus clauso mox apice circulariter dehiscente, interiore proprio membranaceo lacero-dehiscente). Lamina jam primitus discoidea rigescens paraphysibus capillaribus distinctissimis farcta, sporas magnas sublimaciformes polyblastas subincoloratas in ascis mox evanidis fovens. Thallus crustaceus uniformis, protothallo mox confuso.

Ex.: Th. lepadinum.

56. Conotrema Tuckerm.

Apothecia primitus innata clausa dein emersa urceolata, excipulo duplici instructa (exteriore thallode fugace, interiore proprio annullari crasso atro extus cinereo-pruinato crenulato). Lamina proligera crassa lichenina instructa hypothecio simplici grumoso-gonimico enata, paraphysibus capillaceis farcta, sporas longissimas moniliformes polyblastas hyalinas in ascis oligosporis fovens. Thallus crustaceus uniformis, protothallo confuso.

Ex.: C. urceolatum (Ach. sub Lecidea).

57. Petractis Fr. emend.

Apothecia semiimmersa depresso-globosa tandem pseudo-urceolata, excipulo duplici instructa (?), (exteriore protothallino hemisphaerico primum clauso mox e vertice eleganter radiato-fisso, interiore subceraceo dehiscente laminam denudante). Lamina mox discoidea indurata paraphysibus capillaribus diffluxis farcta, sporas cymbiformes _tetroblastas incoloratas in ascis subclavatis fovens. Thallus crustaceus uniformis, protothallo mox confuso.

Ex.: P. exanthematica.

Subfam. III. Gyalecteae.
58. Pinacisca Mass.

Apothecia primitus punctiformia clausa, omnino thalli in substantia immersa, dein emersa urceolata tandem explanata sessilia planiusculi, excipulo simplici thallode in proprium mutato annulari marginata. Lamina sporigera lichenina instructa hypothecio simplici crasso grumoso enata, paraphysibus laxis filiformibus farcta, sporas ovoideo-subrotundas monoblastas subhyalinas in asca oligosporis fovens. Thallus crustaceus uniformis, protothallo confuso.

Ex: P. similis Mass.

59. Gyalecta Ach. emend.

Apothecia urceolata, primitus clausa, excipulo unico proprio e substantia homogenea agonimica composito marginata. Lamina sporigera hypothecio simplici carnoso strato gonimico imposito enata paraphysibus capillaribus farcta, sporas e tetrablasto pleioblastas larvaeformes in ascis oligosporis fovens. Thallus crustaceus uniformis, protothallo obsoleto.

Ex.: G. cupularis, Flotowii, lecideopsis Mass. (Gyal. hyalina Hepp)

60. Secoliga Norm. (reform. Mass.)

Apothecia urceolata in nonnullis tandem explanata, primitus clausa, plus minus sessilia, excipulo unico proprio e substantia homogenea colorata composito instructa. Lamina sporigera hypothecio simplici carnoso strato gonimico imposito enata, paraphysibus filiformibus farcta, sporas 4—6—8 blastas fusiformes hyalinas in ascis oligo-l. pleiosporis fovens. Thallus crustaceus uniformis, protothallo obsoleto.

Ex.: S. Friesii (Fw.), leucaspis (Krplhb.), gyalectoides (Mass.), foveolaris (Ach.), geoica (Wahlbg.), abstrusa (Wallr.), fagicola Hepp, biformis Koerb.

Subfam. IV. Hymenelieae.

61. Hymenelia Kremplh.

Apothecia subimmersa, excipulo duplici instructa (exteriore e verruca thallode superficiali compacta apice dehiscente formato, interiore proprio immerso dehiscente apice connivente), mox aperta Nucleus discoideus gelatinosus paraphysibus tenuissimis diffluxis farctus, sporas plus minus ovoideas monoblastas incoloratas in ascis subclavatis fovens. Thallus crustaceus uniformis, protothallo subindistincto.

Ex.: H. Prevostii (Fr.), hiascens Mass., affinis Mass., lithofraga Mass., tuberculosa (Mass.), caerulea Mass.

62. Phlyctis Wallr. emend.

Apothecia minuta, maculi-difformia, solitaria l. aggregata, primitus verrucae thallodi (tanquam excipulum thallode constituenti) innata, ostiolo mox disciformi-dilatato a thallo pruinoso-velato pseudogymnocarpa. Nucleus discoideus (rarius e thallo protrusus subglobosus) subgelatinosus amphitecio (hypothecio?) grumoso fuscidulo oriundus paraphysibus tenuibus distinctis farctus, sporas magnas onisciformes (plerumque oblique ellipsoideas utrinque papillatas) muriformi-polyblastas pallide coloratas in ascis obovato-clavatis fovens. Thallus crustaceus uniformis vulgo in soredia decolorantia fatiscens cum protothallo albo confusus.

Ex.; Ph. agelaea, argena, italica (Garov.)

Fam.. XII. Lecideae Fr. emend.

Thallus varie crustaceus, in generibus superioribus squamulosus l. bullato-plicatus l. saltem in ambitu effiguratus. Protothallus in plerisque persistens, in paucissimis nullus. Apothecia patellaria l. scutelliformia, saepius tandem cephaloidea difformiave, excipulo omnino proprio ceraceo l. carbonaceo (in nonnullis e thallo mutato l. a thallo coronato) marginata. Discus primitus apertus, in plerisque tandem convexus subimmarginatus.

Subfam. I. Psorinae.

Thallus varie et eleganter effiguratus. Apothecia plus minus patellaria saepius tandem difformia, excipulo proprio in plerisque e thallo mutato l. a thallo coronato.

63. Diploicia Mass.

Apothecia pseudozeorina dein lecidina, primitus aperta excipulo proprio cupulari nigro primitus a thalli strato corticali vestito marginata. Lamina sporigera hypothecio simplici grumoso fusco enata, sporis biscoctiformibus dyblastis coloratis. Thallus rugoso-plicatus ambitu foliaceo-effiguratus, protothallo indistincto.

Ex.: D. canescens, epigaea, nimbosa (Fr. sub Parmelia).

64. Psora Hall. emend.

Apothecia primo pseudobiatorina dein biatorina, primitus aperta, undique sessilia, plana tandem cephaloidea, excipulo primitus thallode mox in proprium mutato ceraceo cupulari marginata. Lamina sporigera hypothecio simplici crasso grumoso fuscescente enata, sporis subovoideis monoblastis incoloratis. Thallus squamuloso-crustaceus, squamulis in crustam plicatam confertis, protothallo in plerisque atro.

Ex.: Ps. ostrata, lurida, decipiens, testacea, albilabra, globifera, Koerberi Mass., lamprophora Koerb. lich. sel. 73.

65. Astroplaca Bagl.

Apothecia lecidina superficialia, plana l. convexa, excipulo proprio praedita. Lamina sporigera hypothecio simplici fusco enata, paraphysibus farcta, sporas in ascis oligosporis ovoideo-ellipsoideas monoblastas hyalinas fovens. Thallus crustaceus adnatus, in ambitu radioso-stellatus, centro verruculoso-areolatus.

Ex.: A. opaca (Duf.) Fr. Eur. sub Lecidea.

66. Thalloidima Mass.

Apothecia primo pseudolecidina dein lecidina, primitus aperta, substipata, plana tandem irregulariter plicato-bullata, excipulo primitus thallode mox in proprium carbonaceum mutato cupulari marginata. Lamina sporigera hypothecio duplici (fuscescente grumoso et albido tenui medullari) enata, sporis elongatis obsolete dyblastis incoloratis. Thallus bullato-squamosus in crustam rugoso-plicatam elevatam subintestiniformem confertus, protothallo in plerisque atro.

Ex.: Th. tabacinum, vesiculare, candidum, Tonianum.

67. Toninia Mass.

Apothecia lecidina, primitus aperta, excipulo proprio aterrimo marginata. Lamina sporigera hypothecio simplici cinereo-nigricante l. albo-cinerascente enata, sporis sublinearibus tetrablastis hyalinis. Thallus squamoso-crustaceus effiguratus, protothallo pallido obsoleto.

Ex.: T. squalida, cinereovirens, aromatica.

68. Schaereria Koerb.

Apothecia lecidina, primitus aperta, excipulo proprio subceraceo cupulari fuscoatro marginata, constanter patellaria. Lamina sporigera hypothecio simplici subgrumoso fusco (haud carbonaceo) enata, sporis subminutis globosis monoblastis incoloratis. Thallus crustaceus subeffiguratus, protothallo nigro.

Ex.: Sch. lugubris (Sommerf.)

69. Catolechia Fw. emend.

Apothecia e protothallo oriunda, patellaria tandem difformia, primitus aperta, excipulo carbonaceo aterrimo proprio marginata. Lamina sporigera hypothecio crasso excipulari fusco-atro celluloso imposita, sporis biscoctiformibus dyblastis coloratis. Thallus effigurato-crustaceus gyroso-plicatus, protothallo spongioso atro. Ex.: C. Wahlenbergii (Ach.)

Subfam. II. Biatorinae.

70. Xanthocarpia Mass. et Denot.

Apothecia biatorina, ex mesothallo oriunda, primitus subclausa dein patellaria, excipulo proprio ceraceo colorato praedita. Lamina sporigera hypothecio simplici subcarnoso hyalino enata, paraphysibus farcta, sporas ellipsoideas polari-dyblastas (sporoblastis isthmo conjunctis) dein isthmo dilatato dilabente tetrablastas hyalinas in ascis oligosporis fovens. Thallus crustaceus uniformis, protothallo albo. Ex.: X. ochracea (Schaer.)

71. Biatorella Denot.

Apothecia hemisphaerica, tuberculiformia, basi lata adnata, colorata, excipulo quolibet carentia. Lamina sporigera lichenina praedita hypothecio simplici carnoso enata, paraphysibus flexuoso-capillaceis farcta, sporas minutissimas monoblastas hyalinas in ascis polysporis fovens. Thallus subleprosus uniformis evanescens, protothallo obsoleto. Ex.: B. Rousselii (Dntr. et Mont.), germanica Mass.

72. Blastenia ·Mass.

Apothecia biatorina l. pseudo-zeorina, primitus aperta, excipulo proprio colorato quandoque a thallo coronato marginata. Lamina sporigera hypothecio simplici carnoso-gelatinoso hyalino (strato gonimico imposito) enata, sporis plus minus orculaeformibus dyblastis incoloratis. Thallus crustaceus uniformis rarius effiguratus, protothallo in plerisque mox evanido.

* Thallo effigurato, apotheciis zeorinis.

Ex.: B. erythrocarpea, Lalavei.

** Thallo crustaceo uniformi, apotheciis magis biatorinis.

Ex.: B. ferruginea, fuscolutea, Polinii, sinapisperma etc.

73. Bacidia De Not.

Apothecia biatorina, primitus subclausa, excipulo proprio colorato persistenter marginata. Lamina sporigera hypothecio simplici carnoso-grumoso dilute colorato enata, sporis acicularibus l. subfusiformibus pleioblastis incoloratis. Thallus crustaceus uniformis tenuis effusus, protothallo albido saepius indistincto.

Ex.: B. phacodes Koerb., carneola, rosella, rubella, atrogrisea (Delis.), Arnoldiana Koerb. etc.

74. Biatorina Mass.

Apothecia biatorina mox globuloso-hemisphaerica, primitus aperta, excipulo proprio ceraceo colorato marginata. Lamina sporigera hypothecio simplici grumoso-carnoso pallido enata, sporis oblongis dyblastis incoloratis. **Thallus crusta-ceus** uniformis effusus, protothallo albido.

Ex.: R. pyracea, pineti, lutea, cyrthella, Lightfootii, globulosa etc.

75. Biatora Fr. emend.

Apothecia biatorina, primitus aperta, excipulo proprio ceraceo carnosove co-lorato marginata, tandem hemisphaerica aut globosa subimmarginata. Lamina sporigera hypothecio simplici carnoso l. carnoso-grumoso pallidiori (nunquam car-bonaceo) enata, sporis ovoideo-ellipsoideis monoblastis incoloratis. Thallus crusta-ceus uniformis, protothallo vario.

A. Stirps Biatorae decolorantis.
* Ex.: B. Wallrothii (Spr.), decolorans, viridescens, cuprea, vernalis etc.

B. Stirps Biatorae rivulosae.
Ex.: B. leucophaea (Flke.), Laureri (Fw.), rivulosa (Ach.), phaea (Fw.) etc.

C. Stirps Biatorae rupestris.
Ex.: B. cinnabarina, rupestris, incrustans etc.

D. Stirps Biatorae polytropae.
Ex.: B. polytropa, Ehrhartiana, carnea Koerb. etc.

E. Stirps Biatorae lucidae.
Ex.: B. lucida (Ach.)

F. Stirps Biatorae sylvanae
Ex.: B. micrococca Koerb., sylvana Koerb., Cadubriae Mass. etc.

G. Stirps Biatorae uliginosae.
Ex.: B. turfosa, uliginosa, flexuosa etc.

H. Stirps Biatorae ambiguae.
Ex.: B.denigrata (Schaer.), ambigua Mass., chondrodes Mass., cyclisca Mass, etc.

76. Bilimbia De Not.

Apothecia biatorina, primitus aperta, excipulo proprio ceraceo tenuissimo l. nullo marginata, in plerisque mox hemisphaerica globosave immarginata. Lamina sporigera hypothecio simplici carnoso l. grumoso (nunquam carbonaceo) varie co-lorato enata, sporis navicularibus dactyloideisve tetra — l. pleioblastis incoloratis. Thallus crustaceus uniformis, protothallo plerumque indistincto.

* Apotheciis primitus marginatis.
Ex.: B. cinerea (Schaer.), mullea (Krplh.), effusa (Awd), badensis Koerb. etc.
** Apotheciis jam primitus immarginatis.
Ex: B. sabulosa (Mass.), Regeliana (Hepp), sphaeroides (Sommerf.), mil-liaria (Fr.) etc.

77. Biatoridium Lahm in litt. ad Koerb.

Apothecia biatorina, jam primitus aperta, excipulo proprio tenuissimo carnoso albido marginata, tandem convexa immarginata. Lamina sporigera hypothecio gru-moso-gonimico enata paraphysibus capillaceis subconglutinatis farcta, sporas mi-nutissimas globosas monoblastas hyalinas in ascis elongato-clavatis myriosporis fovens. Thallus crustaceus (mere gonimicus) uniformis, protothallo confuso.

Ex.: B. Monasteriense Lahm in litt.

78. Strangospora Koerb.

Apothecia biatorina, jam primitus aperta, excipulo quolibet omnino destituta, convexa hemisphaerica l. papillaeformia. Lamina sporigera hypothecio grumoso-mucoso lutescente enata, paraphysibus brevibus filiformibus in substantia muci-laginosa nidulantibus farcta, sporas minutissimas globosas monoblastas hyalinas in ascis pyriformibus myriosporis fovens. Thallus crustaceus uniformis, protothallo confuso.

Ex.: St. pinicola Kbr.

79. Pyrrhospora Kbr.

Apothecia biatorina, primitus aperta, excipulo proprio marginante destituta, mox convexiuscula. Lamina sporigera hypothecio simplici carnoso luteolo enata, sporis subglobosis monoblastis coloratis. Thallus crustaceus uniformis, protothallo vix distincto.

Ex.: P. quernea (Diks.)

80. Bombiliospora De Not.

Apothecia biatorina, primitus clausa, excipulo proprio ceraceo colorato mar-ginata, plana aut hemisphaerica. Lamina sporigera hypothecio simplici grumoso fusconigricante enata, sporis in ascis monosporis maximis oblongis pleioblastis hyalinis l. coloratis. Thallus crustaceus uniformis, protothallo albo l. nigro.

Ex.: B. pachycarpa (Duf.)

81. Lopadium Koerb.

Apothecia biatorina, primitus subclausa, excipulo proprio subcoriaceo nigro-fuscescente marginata, urceolata l. subturbinata. Lamina sporigera hypothecio simplici grumoso fusco-nigro enata, sporis magnis ellipsoideis polyblastis coloratis. Thallus crustaceus uniformis, protothallo confuso.

Ex.: L. sociale (Hepp), pezizoideum (Ach. emend.), muscicolum (Sommerf.)

Subfam. III. Lecidinae.

Thallus crustaceus uniformis. Apothecia lecidina (disco plus minus atro.)

82. Diplotomma Fw.

Apothecia zeorina dein pseudo-lecidina, primitus aperta, excipulo composito (externo thallode in completo evanido, interno proprio subcarbonisato) marginata. Lamina sporigera hypothecio simplici crasso grumoso nigro-fusco enata, sporis subellipsoideis tetrablastis (tandem pleioblastis) coloratis. Thallus crustaceus uni-formis, protothallo subindistincto.

Ex.: D. lutosum Mass., populorum Mass., albo-atrum (Hoffm.) etc.

83. Siegertia Koerb.

Apothecia pseudolecidina, primitus aperta, excipulo simplici protothallino atro-caeruleo interdum a thallo coronato l. suffuso marginata. Lamina sporigera hy-pothecio simplici grumoso fusco enata paraphysibus tenuibus capillaribus farcta sporas in ascis octosporis e tetrablasto normaliter pleioblastas larvaeformes subhyalinas fovens. Thallus crustaceus ambitu subeffiguratus, protothallo atrocaeruleo plerumque obducto.

Ex.: S. calcarea (Weis).

84. Stenhammara Fw.

Apothecia pseudo-lecidina, primitus subclausa, excipulo simplici cupulari protothallino atrocaeruleo crasso marginata. Lamina sporigera hypothecio duplici (superiore fusconigro subcarbonisato, inferiore excipulari floccoso-grumoso) enata, sporis ovoideis monablastis subincoloratis. Thallus crustaceus uniformis, protothallo atrocaeruleo.

Ex.: St. turgida (Ach. L. U. sub Biatora.)

85. Porpidia Koerb.

Apothecia pseudolecidina, primitus aperta, excipulo composito (externo thallode subpersistente, interno proprio subcarbonisato) marginata. Lamina sporigera hypothecio simplici crasso fusco-nigro enata, sporis ovoideis monoblastis incoloratis. Thallus crustaceus uniformis, protothallo nigricante.

Ex.: P. trullisata (Kremp.)

86. Buellia De Not. emend.

Apothecia lecidina, primitus aperta, excipulo proprio carbonaceo cupulari marginata, patellaria, in plerisque demum convexa. Lamina sporigera hypothecio simplici carbonaceo fuscoatro enata, sporis ellipsoideis biscoctiformibus dyblastis fuscis. Thallus crustaceus uniformis, protothallo plerumque distincto.

Sect. I. Catocarpus Kbr. (Catolechia Mass.)
Apothecia e protothallo oriunda.

Ex.: B. badioatra, spuria, coracina etc.

Sect. II. Eubuellia Kbr. Apothecia e thallo oriunda.

Ex.: B. leptocline, badia, Dubyana (Hepp), punctata, Schaereri etc.

87. Catillaria Mass.

Apothecia lecidina, primitus aperta, excipulo proprio carbonaceo cupulari aterrimo marginata, plus minus patellaria. Lamina sporigera hypothecio simplici carbonaceo fusco-atro enata, sporis majusculis late ellipsoideis biscoctiformibus dyblastis subincoloratis. Thallus crustaceus uniformis, protothallo vario.

Ex.: C. premnea (Fr.), lutosa (Mont.), concreta (Wahlb.) etc.

88. Lecidella Koerb.

Apothecia lecidina, primitus aperta, excipulo proprio annulari carnoso (saepius extus carbonisato l. membrana cellulosa vestito) atro marginata, in plerisque patellaria. Lamina sporigera hypothecio simplici carnoso-grumoso (nunquam carbonaceo) luteolo fulvove enata, sporis ovoideis l. ellipsoideis monoblastis (l. pseudodyblastis) incoloratis.

Thallus crustaceus uniformis, protothallo vario.

* Oryctogenae.
A. Stirps Lecidellae spectabilis.

Ex.: L. atrobrunnea, spectabilis, aglaea etc.

B. Stirps Lecidellae griseo-atrae.

Ex : L. griseoatra, plumbea (Garov.), Mosigii (Hepp) etc.

C. Stirps Lecidellae marginatae.

Ex.: L. theiodes, marginata, elata etc.

D. Stirps Lecidellae spilotae.

Ex.: L. distans (Krphbr.), spilota, rhaetica (Hepp) etc.

E. Stirps Lecidellae goniophilae.

Ex. : L. cyanea (Flke), goniophila etc.

F. Stirps Lecidellae sabuletorum.

Ex.: L. sabuletorum, protrusa, arctica etc.

G. Stirps Lecidellae immersae.

Ex.: L. immersa (Web.)

** Organogenae.

H. Stirps Lecidellae enterolcucae.

Ex.: L. elabens (Fr.), enteroleuca, turgidula etc.

89. Lecidea Ach. emend.

Apothecia lecidina, primitus aperta, excipulo proprio carbonaceo cupulari atro marginata, in plerisque patellaria. Lamina sporigera hypothecio simplici carbonaceo fuscoatro enata, sporis ovoideis l. ellipsoideis monoblastis incoloratis.

Thallus crustaceus uniformis, protothallo nigro.

A. Stirps Lecideae fumosae.

Ex. : L. fumosa.

B. Stirps Lecideae confluentis.

Ex.: L. confluens, superba (Kbr.) etc.

C. Stirps Lecideae platycarpae etc.

Ex.: L. contigua, platycarpa etc.

D. Stirps Lecideae sarcogynoidis.

Ex. : L. Pilati Hepp, L. sarcogynoides Kbr. etc.

E. Stirps Lecideae Juranae.

Ex.: L. emergens Fw.. jurana Schaer etc.

F. Stirps Lecideae hydropicae.

Ex.: L. hydropica Koerb.

G. Stirps dubia Lecideae argillaceae.

Ex.: (?) L. argillacea (Bell.)

90. Megalospora Meyen et Fw. emend.

Apothecia lecidina, primitus aperta, propter excipuli defectum immarginata, hemisphaerico-convexa, tandem difformiter dilatata. Lamina sporigera hypothecio simplici (sanguineo l. luteolo) grumoso-floccoso enata, sporis maximis ovoideo-ellipsoideis monoblastis subincoloratis. Thallus crustaceus uniformis, protothallo albo.

Ex.: M. sanguinaria (L.) etc.

91. Rhizocarpon Ram.

Apothecia lecidina, primitus aperta, in plerisque e protothallo oriunda, excipulo proprio cupulari celluloso subcarbonisato marginata, planiuscula. Lamina sporigera hypothecio simplici carbonaceo fusconigro enata, sporis plerumque majusculis ellipsoideis primum tetra-mox polyblastis coloratis. Thallus crustaceus uniformis, protothallo plerumque distinctissimo atro.

Ex.: Rh. Montagnei, petraeum, geographicum, amphibium etc.

92. Sporastatia Mass.

Apothecia lecidina, primitus aperta, e protothallo oriunda, excipulo proprio annulari subcarbonisato tenuiter marginata, plana tandem irregularia plicato-rugosa. Lamina sporigera hypothecio simplici grumoso pallido enata, sporis in ascis polysporis minutissimis monoblastis subincoloratis. Thallus crustaceus subeffiguratus, protothallo atro.

Ex.: S. Morio (Ram.), cinerea (Schaer.)

93. Sarcogyne Fw.

Apothecia primitus subclausa dein aperta plerumque difformia patellaria l. sublirelliformia, excipulo composito (exteriore carbonisato cum interiore fusco connato) marginata. Lamina sporigera ceracea fusca hypothecio duplici (superiore angusto grumoso fuscidulo, inferiore latiori albido) enata, sporis in ascis polysporis minutissimis monoblastis subincoloratis. Thallus et protothallus subnullus.

Ex.: S. privigna, pruinosa, regularis Koerb.

94. Raphiospora Mass.

Apothecia lecidina, primitus aperta, excipulo proprio carbonaceo atro marginata, patellaria. Lamina sporigera hypothecio simplici fusco-atro enata, sporis acicularibus pleioblastis incoloratis. Thallus crustaceus uniformis, protothallo mox obsoleto.

Ex.: R. flavovirescens (Borr.), fusispora (Hepp), atrosanguinea (Schaer.), viridescens Mass.

95. Scoliciosporum Mass.

Apothecia lecidina, primitus aperta, excipulo proprio aterrimo marginata, patellaria tandem hemisphaerica. Lamina sporigera hypothecio simplici carnoso l. carbonaceo enata, sporis gracillimis angillulaeformibus 4-pleioblastis incoloratis. Thallus crustaceus uniformis, protothallo vario.

Ex.: S. compactum Kbr., holomelaenum (Flke), molle (Borr.), turgidum Kbr. etc.

96. Arthrosporum Mass.

Apothecia lecidina, primitus aperta, excipulo proprio annulari celluloso tenuissime marginata, patellaria. Lamina sporigera hypothecio simplici crasso carnoso luteolo enata, sporis subfabaeformibus normaliter tetrablastis. Thallus crustaceus uniformis, protothallo albido.

Ex.: A. accline (Fw.)

97. Sagiolechia Mass.

Apothecia primum thallo immersa dein protuberantia urceolata tandem gyroso-plicata irregulariter laciniato-stellata patellularia quandoque papillata, excipulo proprio carbonaceo annulari a thallo plerumque suffuso. Lamina sporigera hypothecio simplici fusco enata paraphysibus farcta, sporis fusiformibus tetrablastis hyalinis. Spermatia minuta cylindrica recta. Thallus crustaceus uniformis.

Ex.: S. protuberans (Ach.)

98. Kemmleria Kbr.

Apothecia primitus thallo adnata plana aperta subbiatorina dein protrusa le-cideina l. pezizoidea excipulo proprio aterrimo difformiter ruguloso-contracto mar-ginata. Lamina sporigera mucilaginosa paraphysibus destituta hypothecio fusco enata, sporas soleaeformes dyblastas fuscas in ascis oligosporis fovens. Thallus crustaceus uniformis protothallo albo.

Ex.: K. varians Kbr.

99. Schismatomma Flotow et Kbr.

Apothecia pseudolecidina, primitus aperta, excipulo proprio tenuissimo mem-branaceo (l. nullo) a thallo accessorie ocellato-coronato marginata, ex initiis sub-lirellaeformibus plus minus patellaria. Lamina sporigera hypothecio simplici crasso carbonaceo fusco-atro enata, sporis acicularibus tetrablastis incoloratis. Thallus crustaceus uniformis chrysogonimicus protothallo albido.

Ex.: Sch. dolosum (Wahlbg.)

Fam. XIII. Baeomyceae Fée.

Thallus crustaceus stipites fertiles protrudens, protothallo distincto. Apothecia cephaloidea excipulo omnino carentia indeque immarginata. Discus primitus apertus, stipitis apicem undique ambiens.

100. Sphyridium Fw.

Apothecia pseudobiatorina, primitus depressa, peltato-capitata, ambitu reclinata, intus solida, stipitata, excipulo destituta. Lamina sporigera glabra (non velata) gelatinosa hypothecio simplici granuloso pallido enata, sporis minutis ellipsoideis monoblastis incoloratis. Thallus crustaceus uniformis, protothallo fibrilloso albo.

Ex.: Sph. byssoides (L.), placophyllum (Wahbg.)

101. Baeomyces Pers.

Apothecia peculiaria, primitus globosa, stipitata, intus inania subarachnoidea, excipulo destituta. Lamina sporigera velo thallode fugaci obtecta ceracea hypo-thecio simplici grumoso-carnoso pallido enata, sporis gracilibus subfusiformibus irregulariter mono-dy-tetrablastis incoloratis. Thallus crustaceus uniformis, pro-tothallo submembranaceo, glaucescente.

Ex.: B. roseus (Pers.)

102. Gomphilus Nyl.

Apothecia pseudobiatorina subcapitata, brevi stipite apicem versus in excipulum mutato instructa jam primitus aperta. Lamina sporigera gelatinosa hypothecio gonimico imposita, absque lichenina, epithecioque crasso striato tecta, paraphysibus capillaribus granulosis farcta, sporas longissimas aciculari-vermiformes poly-(30—80) blastas in ascis creberrimis fovens. Spermatia cylindrica recta, sterigmata brevia simplicia. Thallus crustaceus uniformis.

Ex.: G. calycioides (Delis.)

Fam. XIV. Graphideae Eschw.

Thallus varie crustaceus, saepissime primum hypophloeodes. Protothallus in paucissimis persistens, in plerisque nullus. Apothecia difformia (l. pseudo-lecidina l. lirellaeformia l. substellata l. maculaeformia) excipulo proprio carbonaceo (nudo l. a thallo coronato) l. prorsus nullo marginata. Discus primitus apertus l. clausus, canaliculatus l. planus.

Subfam. I. Opegrapheae Kbr.

Apothecia pseudolecidina l. in plerisque lirellaeformia, excipulo proprio in nonnullis a thallo coronato marginata.

103. Lecanactis Eschw.

Apothecia pseudolecidina, primitus aperta, plerumque immersa, rotundato-difformia (passim tandem lirellaeformia), excipulo proprio carbonaceo cupulari tenuiter marginata. Lamina sporigera saltem primitus pruinosa hypothecio simplici carbonaceo excipulari enata, sporis acicularibus l. subfusiformibus 4-pleioblastis incoloratis. Spermatia recta oblonge-cylindrica. Thallus crustaceus uniformis, protothallo in plerisque confuso.

Ex.: L. Dilleniana (Ach.), abietina (Ach.), biformis (Flke), illecebrosa (Duf.), lyncea (Sm.)

104. Encephalographa Mass.

Apothecia anguloso-patellaria l. elongatula cylindrica demum gyroso-difformia superficialia, excipulo proprio carbonaceo crasso praedita. Lamina sporigera hypothecio fusconigro (excipulari) enata, paraphysibus capillaribus conglutinatis farcta, sporas dyblastas biscoctiformes coloratas in ascis oligosporis fovens. Thallus crustaceus uniformis.

Ex.: E. cerebrina (DC.)

105. Placographa Th. Fr.

Apothecia lirellaeformia anguste rimata atra subsimplicia excipulo proprio crasso carbonaceo cincta. Lamina sporigera hypothecio fusconigro (excipulari) enata paraphysibus gelatinoso-difluxis farcta, sporas ellipsoideas monoblastas hyalinas in ascis oligosporis fovens. Thallus crustaceus uniformis.

Ex.: Pl. petraea (Ach.)

106. Opegrapha Humb.

Apothecia lineari-elongata (lirellaeformia) rarius rotundata, primitus clausa, simplicia (haud ramosa), superficialia, excipulo proprio carbonaceo marginata. Lamina sporigera hypothecio simplici carbonaceo fuscoatro enata, sporis dactyloideis l. subfusi-formibus 4-pleioblastis subincoloratis. Thallus crustaceus uniformis saepius primitus hypophloeodes, protothallo vario quandoque nullo. Spermatia varia.

Ex: O. zonata Kbr., lithyrga Ach., atra, herpetica, varia etc.

107. Zwackhia Kbr.

Apothecia primitus punctiformia pseudolecidina dein breviter difformiterque lirellaeformia, excipulo proprio carbonaceo aterrimo marginata. Lamina sporigera hypothecio simplici carbonaceo fuscoatro enata, sporis elongatis limaciformibus uniserialiter polyblastis subincoloratis. Spermatia minutissime bacillaria saepissime lunulatim curvatula.

Thallus primum hypophloeodes demum crustaceus uniformis, protothallo nullo.

Ex.: Zw. involuta (Wallr.)

108. Graphis Adans. emend.

Apothecia lirellaeformia, primitus clausa, ramosa (rarius simplicia), excipulo proprio carbonaceo aterrimo plerumque laterali a thallo saepius coronato marginata. Lamina sporigera hypothecio simplici l. duplici (carnoso luteolo et subcarbonisato fuscoatro) enata, sporis magnis erucaeformibus pleioblastis subincoloratis. Thallus crustaceus uniformis primum hypophloeodes, protothallo nullo.

Ex.: G. elegans, scripta, dendritica.

109. Hazslinszkya Kbr.

Apothecia e rotundato lirellaeformi-deformia aterrima plerumque · aggregata subconfluentia, excipulo proprio carbonaceo tenuiter marginata. Lamina sporigera hypothecio grumoso fuscidulo enata, paraphysibus latiusculis subgrumoso-dissolutis farcta, sporas dyblastas subsoleaeformes hyalinas in ascis oligosporis fovens. Thallus crustaceus uniformis.

Ex.: H. gibberulosa (Ach. Univ. p. 142) sub Arthonia.

110. Enterographa Fée.

Apothecia e punctiformi lirellaeformi-elongata, immersa, excipulo proprio carnoso molli extus inconspicuo praedita, immarginata. Lamina sporigera hypothecio tenui carnoso subincolorato enata, paraphysibus tenuibus gelatinoso-diffluxis farcta, sporas aciculari-fusiformes pleioblastas hyalinas in ascis oligosporis fovens. Spermatia brevissima recta l. curvula. Thallus crustaceus uniformis.

Ex.: E. Hutchinsiae, crassa.

Subfam. II. Arthonieae Kbr.

Apothecia maculaeformia (pseudo-lirellata l. rotundata) excipulo quolibet destituta immarginata.

111. Arthothelium Mass.

Apothecia maculaeformi-difformia, primitus a thallo obtecta dein subcoronata, excipulo destituta immarginata, aspero-rugulosa. Lamina sporigera subgelatinosa paraphysibus destituta hypothecio distincto nullo enata, sporis ellipsoideis pleio-polyblastis tandem coloratis. Thallus crustaceus uniformis, protothallo subindistincto.

Ex.: A. spectabile (Fw.), Beltraminianum Mass., Flotowianum Kbr. (Lecidea elabens Schaer.), Ruanum Mass. etc.

112. Arthonia Ach. emend.

Apothecia pseudo-lirellaeformia plerumque radiato-stellata rarius simplicia subrotundata, primitus aperta, excipulo omnino destituta immarginata, in maculas pulveraceas plus minus tandem fatiscentia. Lamina sporigera grumoso-floccosa paraphysibus destituta hypothecio distincto nullo enata, sporis nymphaeformibus tetrablastis (rarius dy- l. sexblastis) subincoloratis. Thallus crustaceus uniformis in plerisque primum hypophloeodes, protothallo nudo.

A. Stirps Arthoniae gregariae (Coniocarpon DC.)
Ex.: A. gregaria, ochracea.

B. Stirps Arthoniae vulgaris (Euarthonia.)
Ex.: A. vulgaris, epipasta etc.

C. Stirps Arthoniae punctiformis (Naevia Mass.)
Ex.: A. galactites, punctiformis.

D. Stirps Arthoniae impolitae (Leprantha Kbr.)
Ex.: A. impolita (Ehrh.), lilacina Ach., cineropruinosa Schaer. etc.

113. Coniangium Fr.

Apothecia rotundato-difformia, primitus aperta, nuda, excipulo omnino destituta immarginata, pseudopatellaria. Lamina sporigera homogeneo-mucosa paraphysibus destituta hypothecio discreto nullo enata, sporis subdacryoideis dyblastis incoloratis. Thallus crustaceus uniformis saepe nullus, protothallo subindistincto.
Ex.: C. luridum (Ach.), apateticum Mass., rupestre Kbr. etc.

114. Pachnolepia Mass.

Apothecia rotundato-difformia, primitus aperta, a thallo velata l. pruinata, excipulo omnino destituta immarginata, pseudopatellaria l. subtuberculiformia. Lamina sporigera gelatinosa paraphysibus tenerrimis diffluxis farcta hypothecio carnoso crasso vix discreto enata, sporis nymphaeformibus tetra-l. sexblastis incoloratis. Thallus crustaceus ambitu effiguratus per protothallum obscuriorem saepius decussatus.
Ex.: P. lobata (Flke), decussata Fw.

115. Trachylia Fr. emend.

Apothecia orbiculari-cephaloidea dein difformia, primitus aperta, excipulo omnino destituta, immarginata, corneo-carbonacea, scabrida. Lamina sporigera floccoso-decomposita paraphysibus destituta hypothecio discreto nullo enata, sporis nymphaeformibus dy-tetrablastis subincoloratis. Thallus crustaceus uniformis cum protothallo confusus.
Ex.: T. arthonioides (Ach.)

116. Xylographa Fr. emend.

Apothecia jam primitus aperta, ex initiis ellipticis lirellaeformi-elongata simplicia l. substellato-aggregata, excipulo distincto destituta, ceraceo-mollia. Lamina sporigera subgelatinosa, paraphysibus distinctis subconglutinatis farcta, sporas subovoideas monoblastas hyalinas in ascis oligosporis fovens. Thallus l. crustaceo-uniformis tenuissimus l. incompletus absconditus.

Ex.: X. parallela (Ach.), minutula Kbr.

Subfam. IV. Bactrosporeae Kbr.
117. Bactrospora Mass.

Apothecia rotundato-difformia, primitus aperta, excipulo omnino destituta immarginata, scabriuscula, pseudopatellaria l. pseudopyrenodea. Lamina sporigera subceraceo-gelatinosa paraphysibus flaccidis ramosis stipata hypothecio grumoso fusco enata, sporas in ascis polysporis minutissimas baculaeformes monoblastas incoloratas fovens. Thallus crustaceus uniformis cum protothallo confusus.

Ex.: B. dryina (Ach.)

118. Pragmopora Mass. emend.

Apothecia rotundato-difformia, jam primitus aperta, ab excipulo proprio marginata, scabriuscula, pseudo-patellaria. Lamina sporigera paraphysibus parcis capillaribus ramosissimis mucilagini grumosae viridulae immixtis farcta, sporas subfusiformes 4-pleioblastas hyalinas in ascis napiformibus oligosporis fovens. Thallus crustaceus uniformis saepissime obsoletus l. nullus.

Ex.: P. amphibola Mass., ? premnea (Ach. non Fr.) etc.

Fam. XV. Calycieae Fr.

Thallus crustaceus cum apotheciis coaetaneus aut serotinus quandoque nullus, protothallo fibrilloso-byssino saepius indistincto. Apothecio l. turbinata l. pyriformia l. globosa, excipulo proprio corneo-fibroso (rarius floccoso) in plerisque subtus in stipitem attenuato plus minus marginata. Discus in plerisque jam primitus apertus mox in sporas plerumque coloratas pulveraceo-fatiscens.

Subfam. I. Lahmieae Kbr.
119. Poetschia Kbr.

Apothecia ex initiis subglobulosis subturbinato-crateriformia tandem subpatellaria, excipulo proprio aterrimo marginata. Lamina sporigera hypothecio simplici fuscidulo enata paraphysibus subnullis l. in mucilaginem gelatinosam conglutinatis sporas dyblastas biscoctiformes fuscas in ascis oligosporis fovens. Thallus crustaceus uniformis.

Ex.: P. buellioides Kbr.

120. Lahmia Kbr.

Apothecia primitus clausa subglobulosa mox e catcriformi turbinato-subpatellaria sessilia, excipulo proprio aterrimo nitidulo marginata. Lamina sporigera hypothecio simplici excipulari enata paraphysibus tenerrimis gelatinoso-floccosis farcta, sporas vermiculares obsolete pleioblastas hyalinas in ascis napiformibus oligosporis fovens. Spermogonia minutissima punctiformia spermatiis linearibus curvulis. Thallus crustaceus uniformis saepissime obsoletus.

Ex.: L. Kunzei (Fw.)

Subfam. II. Acolieae Kbr.
121. Acolium De Not.

Apothecia obconico-subpatellaria sessilia imo innata, primitus subclausa, excipulo proprio aterrimo tenuiter marginata. Lamina sporigera hypothecio simplici excipulari enata, sporas obtusissime biscoctiformes dyblastas coloratas ex ascis lineari-clavatis pedicellatis mox evanidis protrudens. Thallus crustaceus uniformis in parasiticis nullus, protothallo byssino albo.

Ex.; A. stigonellum, tympanellum, tigillare etc.

Subfam. III. Eucalycieae Kbr.
122. Sphinctrina (Fr.) De Not.

Apothecia pyriformia l. obverse ampullacea, substipata, primitus clausa, excipulo proprio aterrimo inflexo-marginata Lamina sporigera hypothecio simplici excipulari enata sporas subrotundas monoblastas coloratas ex ascis cylindraceis cum paraphysibus flaccidis mixtis protrudens. Spermatia acicularia curvula. Thallus crustaceus uniformis l. saepius nullus (alienus).

Ex.: Sp. turbinata (Pers.), tubaeformis Mass., microcephala Sm. (emend.) etc.

123. Stenocybe Nyl.

Apothecia gracillima clavato-turbinata, stipitata, primitus subclausa (?), excipulo proprio aterrimo corneo in stipitem attenuato marginata. Lamina sporigera hypothecio simplici excipulari enata, ascis genuinis sporas majusculas naviculares 2—4 blastas coloratas foventibus cum paraphysibus flaccidis mucilaginosis mixtis. Thallus crustaceus uniformis aut nullus, protothallo indistincto.

Ex.: St. euspora Nyl.

124 Calicium Pers. emend.

Apothecia plus minus turbinata (crateriformia), stipitata, primitus aperta, excipulo proprio aterrimo corneo saepius varie pruinoso in stipitem attenuato marginata. Lamina sporigera hypothecio simplici excipulari enata sporas plus minus biscoctiformes dyblastas coloratas ex ascis cylindraceis evanidis cum paraphysibus floccosis mixtis in massam pulveraceam protrudens. Thallus crustaceus uniformis saepissime obliteratus, protothallo tenuissimo byssino.

* Excipulo nudo atro.

Ex.: C. byssaceum, populneum, pusillum, nigrum etc.

** Excipulo albido l. caesiopruinoso.

Ex.: C. curtum, lenticulare, cladoniscum etc.

*** Excipulo fusco-pruinoso.

Ex.: C. hyperellum, trachelinum.

**** Excipulo flavo l. aeruginoso pruinoso,

Ex.: C. adspersum, trabinellum etc.

125. Cyphelium De Not.

Apothecia plus minus turbinata (crateriformia), primitus subaperta, excipulo proprio atro fuscove saepius varie pruinoso in stipitem cartilagineo-rigidum succrescente marginata tandem subglobosa-tumida. Lamina sporigera hypothecio

simplici excipulari enata, ascis destituta, sporas minutissimas sphaeroideas monoblastas coloratas paraphysibus filiformibus capillitii instar implexas protudens inque
massam pulveraceam collabens. Thallus crustaceus uniformis quandoque obliteratus,
protothallo (ubi distinguitur) tenuissimo byssino.

* Excipulo nudo atro.

Ex.: C. melanophaeum.

** Excipulo cinereo-albidove-pruinoso.

Ex.: C. trichiale, stemoneum, albidum etc.

*** Excipulo fusco-pruinoso.

Ex.: C. bruneolum.

**** Excipulo flavo-viridi-pruinoso.

Ex.: C. chrysocephalum, phaeocephalum, chlorellum.

126. Coniocybe Ach.

Apothecia sphaerica, primitus aperta, excipulo proprio nullo (nisi spurio pul-
veraceo-membranaceo mox fatiscente) cincta, stipite filiformi flexili extus pulverulento suffulta. Lamina sporigera hypothecio simplici fusco-lutescenti tenuissime
fibroso enata, sporas minutissimas sphaeroideas monoblastas subincoloratas (ex
ascis mox fatiscentibus) protrudens inque massam pulveraceam pallescentem undique collabens. Thallus crustaceus uniformis quandoque obliteratus, protothallo
tenuissimo byssino.

Ex.: C. pallida, crocata Kbr., furfuracea, gracilenta etc.

B. Pyrenocarpi.
Fam. XVI. Dacampieae Kbr.

Thallus frondoso-crustaceus foliaceo-expansus, cartilagineus substrato per protothallum plerumque spongiosum intime adnatus nonnisi ambitu plus minus liber.
Apothecia l. constanter l. saltem primitus thallo inclusa, globosa.

127. Endopyrenium Fw. emend.

Apothecia globosa, e thallo oriunda eique inclusa, ab excipulo simplici membranaceo clausa, demum ostiolo elongato indurato poroque pertuso supra thallum
protuberantia. Nucleus gelatinosus pharaphysibus tenuibus farctus, sporas plus
minus ovoideas monoblastas incoloratas in ascis subclavatis includens. Thallus
frondoso-squamulosus adpressus ambitu subascendens, protothallo nigricante nonnisi thallo subtus adnato.

Ex.: E. rufescens, hepaticum, Michelii, daedaleum etc.

128. Phacidiopsis Beltr.

Apothecia globosa innata excipulo simplici membranaceo praedita poro pertusa. Nucleus gelatinosus paraphysibus mucilaginoso-diffluxis farctus, sporas naviculares l. fusiformes dy-tetrablastas hyalinas in ascis subclavatis fovens. Thallus
lobulato-squamulosus, protothallo subindistincto.

Ex.: P. Custnani (Mass.)

129. Catopyrenium Fw. auct.

Apothecia globosa, e protothallo oriunda, excipulo simplici fibroso-membranaceo nigricante in ostiolum plus minus umbonatum demum pertusum exeunte praedita. Nucleus gelatinosus paraphysibus mucilaginoso-floccosis farctus, sporas subovoideas monoblastas subincoloratas in ascis subclavatis fovens. Thallus crustaceo-frondosus totus adnatus, protothallo atro spongioso.

Ex.: C. cinereum (Pers.), Waltheri (Kplh.), tremniacense Mass.

130. Dacampia Mass.

Apothecia globosa, primitus thallo inclusa mox protuberantia, excipulo proprio carbonaceo atro tandem poro pertuso instructa. Nucleus gelatinosus paraphysibus mucilaginosis farctus, sporas subcocciformes normaliter tetrablastas coloratas in ascis cylindraceis fovens. Thallus frondoso-squamosus lobulato-effiguratus, protothallo atro spongioso.

Ex.: D. Hookeri (Borr.)

131. Dermatocarpon Eschw. emend. Kbr.

Apothecia globosa, primitus thallo inclusa mox protuberantia, excipulo proprio corneo celluloso atro tandem poro pertuso instructa. Nucleus subgelatinosus paraphysibus mucilaginosis farctus, sporas ellipsoideas muriformi-polyblastas coloratas in ascis evanidis oligosporis fovens. Thallus frondo-crustaceus arcte adnatus, protothallo atro.

Ex.: D. Schaereri (Hepp), glomeruliferum Mass., pulvinatum (Th. Fr.) etc.

Fam. XVII. Pertusarieae Kbr.

Thallus crustaceus uniformis, saepissime in soredia diversiformia (monstra variolarioidea l. spilomatica l. isidioidea) efflorescens, protothallo vario. Apothecia mono l. pleiopyrenia, subverrucaeformia, excipulo nonnisi thallode (proprio prorsus nullo) subirregulari instructa. Nucleus plus minus globosus vario colore variaque consistentia insignitus, e verruca thallode varie protuberans.

132. Mosigia Fr.

Apothecia e protothallo oriunda, thalli tuberculis (excipulum thallode formantibus) inclusa, primitus punctiformia, dein emergentia suburceolata l. pseudolecanorina, nimirum epithecio carbonaceo atro nucleum obtegente subumbonato obsolete pertuso disciformi-dilatato. Nucleus spisse gelatinosus sordidescens tandem peculiariter carbonisans, paraphysibus mucilaginoso-diffluxis subnullis farctus, sporas ovoideas monoblastas incoloratas in ascis clavato-saccatis fovens. Thallus crustaceus uniformis, protothallo nigro.

Ex.: M. gibbosa (Ach. emend.)

133. Pertusaria DC.

Apothecia varie verrucaeformia, e thalli tuberculis (excipulum thallode constituentibus) formata, pleio-rarius monopyrenia, nucleorum innatorum verticibus primitus a thallo tectis mox punctiformi-l. papillaeformi-prominulis aut (pluribus confluentibus) disciformi-apertis. Nucleus normaliter globosus varie coloratus gelatinosus amphithecio submembranaceo-carnoso oriundis paraphysibus distinctis capillaribus flaccidis farctus, sporas maximas ellipsoideas monoblastas pallide coloratas in ascis elongato-saccatis fovens. Thallus crustaceus uniformis saepissime in soredia efflorescens tumque sterilescens, protothallo vario.

* Sporis 1—2 nis.

Ex : P. bryontha Ach., sorediata, communis etc.

** Sporis 4—6 nis.

Ex.: P. xanthostoma Sommerf., glomerata, lejoplaca etc.

** Sporis 8 nis.

Ex. : P. fallax Ach., Sommerfeldtii Flke, alpina Hcpp.

134. Microglaena Kbr.

Apothecia depresso-verrucaeformia, e thalli tuberculis (excipulum thallode constituentibus) formata, monopyrenia, ostiolo umbonato instructa. Nucleus subglobosus grumoso-gelatinosus amphithecio membranaceo-carnoso fusco-viridulo oriundus paraphysibus tenerrimis subindistinctis farctus, sporas majusculas ellipsoideas muriformi-polyblastas pallide coloratas in ascis subclavatis fovens. Thallus crustaceus uniformis, protothallo subindistincto.

Ex.: M. Wallrothiana Kbr.

135. Thelomphale Fw.

Apothecia verrucaeformia a thalli tuberculis formata monopyrenia ostiolo punctiformi instructa. Nucleus subgelatinosus amphithecio carnoso subalbido oriundus paraphysibus distinctis tenerrimis flexuosis farctus sporas minutissimas ellipsoideas obsolete dyblastas hyalinas in ascis myriosporis fovens. Thallus crustaceus uniformis, protothallo indistincto.

Ex.: Th. Laureri (Fw)

136. Belonia Kbr.

Apothecia subglobosa e thalli tuberculis formata monopyrenia ostiolo punctiformi pertusa. Nucleus subgelatinosus ex amphithecio carnoso molli paraphyses tenerrimas capillares arcte conglutinatas sporasque longe aciculares polyblastas in ascis oligosporis fovens. Thallus uniformis crustaceus.

Ex. : B. russula Koerb.

Fam. XVIII. Verrucarieae Fr. emend.

Thallus crustaceus uniformis (in nonnullis primum hypophloeodes), protothallo vario saepe indistincto. Apothecia verrucaeformia clausa ostiolo (papillato l. simplici) tandem poro pertuso rarius stellatim dehiscente , excipulo simplici l. duplici instructa. Nucleus globosus plerumque gelatinoso-diffluens.

157. Segestrella Fr.

Apothecia hemisphaerica, excipulo duplici (exteriore e tuberculo thallode formato , interiore proprio ceraceo-membranaceo colorato) instructa , ostiolo subpapillato vix pertuso. Nucleus subgelatinosus hyalinus paraphysibus capillaribus flexuosis farctus, sporas fusiformes 4-pleioblastas in ascis subclavatis fovens. Spermogonia verrucaeformia atra spermatiis atomariis cylindricis foeta.

Ex. : S. Ahlesiana Kbr., lectissima Fr. etc.

138. Sychnogonia Kbr.

Apothecia subsphaerica, excipulo duplici instructa, exteriore e tuberculo thalloideo formato tandem demisso, interiore proprio carnoso colorato apice prominulo. Nucleus hyalinus paraphysibus capillaribus flexuosis farctus, sporas ellipsoideas tetrablastas incoloratas in ascis polysporis fovens. Thallus crustaceus uniformis, protothallo indistincto.

Ex.: S. Bayrhofferi (Zw.)

139. Geisleria Nitschke.

Apothecia subglobosa thallo innata excipulo proprio ceraceo colorato apice prominulo. Nucleus hyalinus paraphysibus capillaribus farctus sporas cymbiformes normaliter tetrablastas hyalinas in ascis cylindraceis oligo-sporis fovens. Thallus crustaceus uniformis, protothallo indistincto.

Ex.: G. sychnogonioides Nitschke in Rabenh. L. E. ad Nr. 574.

140. Thelochroa Mass.

Apothecia depresso-hemisphaerica, excipulo simplici ceraceo-carnoso (humecto subpellucido) colorato instructa, mox poro ampliato pertusa nucleumque denudantia. Nucleus subgelatinosus coloratus paraphysibus capillaribus subconglutinatis farctus sporas ovoideas monoblastas incoloratas in ascis intestiniformibus fovens. Thallus crustaceus uniformis cum protothallo confusus.

Ex.: Th. Flotowiana Hepp.

141. Weitenwebera Kbr.

Apothecia hemisphaerica l. subglobosa superficialia excipulo simplici proprio ceraceo mox nigricante apice poro denique pertuso instructa. Nucleus gelatinosus paraphysibus capillaribus farctus sporas plus minus ellipsoideas pleio-polyblastas dilute coloratas in ascis oligiosporis fovens. Thallus crustaceus l. gelatinosus uniformis, protothallo subindistincto.

Ex.: W. muscorum (Fr. S. O. V. sub Verruc.), sphinctrinoides Nyl. Pyr. sub Verruc.

142. Stigmatomma Kbr.

Apothecia minuta, singulis thalli areolis verruscisve immersa, solo ostiolo protuberantia, excipulo proprio globoso subceraceo tandem carbonisato poroque pertuso praedita. Nucleus subgelatinosus paraphysibus brevibus floccoso-mucilaginosis farctus sporas majusculas ellipsoideas polyblastas coloratas in ascis subsaccatis fovens. Thallus crustaceus areolato-verrucosus, protothallo plus minus distincto.

Ex.: St. clopimum (Wahlbg), cataleptum (Ach.) etc.

143. Sphaeromphale Rchb. emend.

Apothecia majuscula, mox superficialia, conica l. globosa, excipulo duplici praedita; exteriore e substantia l. tuberculo thallode formato, interiore proprio globoso molli demum corneo-carbonisato quandoque celluloso per excipulum thallode tandem protruso papillulaque porove instructo. Nucleus subgelatinosus paraphysibus plus minus obsoletis floccoso-gelatinosis farctus sporas ellipsoideas polyblastas coloratas in ascis saccato-clavatis fovens. Thallus crustaceus uniformis, protothallo confuso.

Ex.: Sph. fissa (Tayl.), elegans (Wallr.) etc.

144. Sporodictyon Mass.

Apothecia (majuscula) conica l. globosa, excipulo triplici praedita: exteriore thallode saepius tandem demisso, medio corneo-carbonaceo nigro per excipulum thallode mox protruso papillulaque obsoleta porove apice instructo, interiore molli grumoso-gonimico. Nucleus gelatinosus amphithecio submembranaceo oriundus paraphysibus distinctis farctus sporas ellipsoideas muriformi-polyblastas coloratas in ascis octosporis fovens. Thallus crustaceus uniformis.

Ex.: Sp. cruentum Kbr., Henschelianum Kbr., Schaererianum (Mass. Ric.)

145. Pyrenula Ach. emend.

Apothecia globosa, a thallo obtecta l. plus minus libera emerso-sessilia, excipulo proprio corneo-carbonaceo atro apice papillato l. poro pertuso instructa. Nucleus gelatinosus paraphysibus distinctis capillaribus subdiffluentibus farctus, sporas diversiformes tetrablastas coloratas in ascis subcylindraceis fovens. Thallus crustaceus uniformis, protothallo plus minus distincto. Spermatia acicularia longa arcuata.

Ex.: P. nitida, glabrata etc.

146. Blastodesmia Mass.

Apothecia sessilia truncato-conoidea excipulo simplici carbonaceo atro umbilicato-ostiolato instructa. Nucleus subfarinosus amphithecio tenui carnoso pallescente oriundus paraphysibus distinctis parcis mucilagine obvallatis farctus sporas oblongo-lineares subbaculiformes uniserialiter pleioblastas coloratas in ascis oligosporis fovens. Spermatia minutissima recta sterigmatibus crassulis brevibus enata. Thallus vulgo hypophloeodes.

Ex.: Bl. nitida Mass.

147. Polyblastia Mass.

Apothecia plus minus immersa (rarius sessilia) excipulo simplici corneocarbonaceo atro praedita varie ostiolata. Nucleus gelatinosus paraphysibus subindistinctis mucilaginoso-diffluxis farctus sporas plus minus ellipsoideas poly. blastas dilute coloratas in ascis oligosporis fovens. Thallus in plerisque crustaceus uniformis.

* Species corticolae.

Ex.: P. lactea Mass., sericea Mass.

** Species saxicolae.

† Apotheciis immersis.

Ex.: P. caesia Arnold., rupifraga' Mass., sepulta Mass. etc.

†† Apotheciis sessilibus.

Ex.: P. rufa Mass., intercedens (Nyl.) etc.

*** Species terricolae.

Ex.: P. Sendtneri (Krphbr.), epigaea Mass.

148. Lithosphaeria Beckh.

Apothecia depresso-hemisphaerica sessilia excipulo simplici proprio corneo-carbonaceo atro obsolete papillato tandemque pertuso instructa. Nucleus subgelatinosus centrifugus amphitecio carnoso viridulo enatus, paraphysibus indistinctis floccoso-mucilaginosis farctus, sporas biclavatas monoblastas subhyalinas in ascis oligosporis fovens. Thallus crustaceus uniformis protothallo indistincto.

Ex.: L. Geisleri Beckh. In litt. ad Kbr.

149. Acrocordia Mass.

Apothecia hemisphaerica l. conica (rarius subglobosa), emerso-sessilia, excipulo proprio corneo-carbonaceo plus minus atro apice papillato l. poro pertuso instructa. Nucleus gelatinosus l. subfarinosus amphithecio grumoso pallido oriundus paraphysibus distinctis capillaribus farctus, sporas ellipsoideas dyblastas incoloratas in ascis cylindraceis uniseriatas fovens. Thallus crustaceus uniformis, protothallo subindistincto.

Ex.: A. conoidea (Fr.), gemmata (Ach.), tersa Kbr., polycarpa (Flke) Kbr. sub Lembidium in Syst. etc.

150. Thelidium Mass.

Apothecia hemisphaerica l. conica, emerso-sessilia, a thallo saepissime suffusa rarius jam primitus nuda, excipulo proprio corneo-carbonaceo (atro) apice papillato l. poro pertuso instructa. Nucleus hyalinus spisse gelatinosus amphithecio crassiusculo oleoso-grumoso pallido oriundus paraphysibus imperfectis diffluxis floccoso-mucilaginosis farctus, sporas ellipsoideas dy-tandem tetrablastas subincoloratas in ascis ampliatis mox evanidis fovens. Thallus crustaceus uniformis (plerumque tartareo-farinosus), protothallo confuso.

* Sporis constanter dyblastis.

Ex.: Th. galbanum (Krphbr.), Ungeri (Fw.), Aurantii Mass. etc.
** Sporis normaliter tetrablastis.

Ex.: Th. pyrenophorum (Ach.), epipolaeum (Ach.), velutinum Bernh. etc.

151. Sagedia Ach. emend.

Apothecia globosa l. hemisphaerica, plus minus sessilia, excipulo proprio corneo-carbonaceo atro apice papillato l. simpliciter pertuso instructa. Nucleus hyalinus gelatinosus paraphysibus capillaribus flexuosis plus minus laxis farctus, sporas fusiformes 4-(rarius 6—8) blastas incoloratas in ascis sublanceolatis fovens. Thallus crustaceus uniformis, protothallo vario.

* Oryctogenae.

Ex.: S. macularis (Wallr.), persicina Kbr. etc.
** Organogenae.

Ex.: S. aenea (Wallr.), abietina Kbr., affinis Mass. etc.

152. Verrucaria Wigg. emend.

Apothecia hemisphaerica truncato-conoidea globosave, a thallo accessorie cincta (thallo plus minus immersa) l. jam primitus libera, excipulo proprio corneo-carbonaceo (atro) apice papillato l. poro pertuso instructa. Nucleus hyalinus

spisse gelatinosus amphithecio oleoso-grumoso pallido oriundus paraphysibus imperfectis diffluxis floccoso-mucilaginosis farctus, sporas ovoideo-ellipsoideas monoblastas
(sporoblastemate plerumque in guttas oleosas secedente) subincoloratas in ascis
difformibus mox evanidis fovens. Thallus crustaceus uniformis varius, protothallo
vario.

>Sect. I. Amphoridium Mass.. Apothecia amphoraeformia in thalli tuberculis
>plus minusve immersa.
>Ex.: V. Baldensis Mass., Veronensis Mass, calciseda Dc. etc.
>Sect. II. Lithoicea Mass. Apothecia a thallo plus minusve obducta l. cincta.
>Ex.: V. maura (Wahlbg.), macrostoma (Duf.), viridula (Schrad.), elaeina
>(Borr.) etc.
>Sect. III. Euverrucaria Kbr. Apothecia jam primitus a thallo plus minusve
>libera.
>Ex.: V. myriocarpa Hepp, muralis Ach., pulicaris Mass. etc.

153. Thrombium Wallr. emend.

Apothecia emerso-sessilia globosa tandem deformia, excipulo proprio corneo-
carbonaceo denique pseudopatellari-collabente instructa. Nucleus hyalinus amphithecio gelatinoso-grumoso pallido l. smaragdulo oriundus paraphysibus distinctis
capillaceis farctus sporas octonas ovoideo-ellipsoideas monoblastas subhyalinas in
ascis elongatis fovens. Thallus crustaceus uniformis plerumque mucoso-gelatinosus,
protothallo indistincto.

>Ex.: Th. epigaeum (Pers.), smaragdulum Kbr.

154. Gongylia Kbr.

Apothecia emerso-sessilia globosa tandem depresso-difformia, excipulum simplex proprium subcorneum caeruleo-atrum ostiolo perforato tandem pseudo-pa-
tellari-collabente instructum monstrantia. Nucleus sublutescens fibrosus amphithecio gelatinoso-grumoso smaragdulo oriundus paraphysibus stipatissimis capillaceis, flexuosis farctus sporas aciculares uniserialiter pleioblastas incoloratas in ascis
napiformibus fovens. Thallus crustaceus uniformis cum protothallo plus minus
confusus.

>Ex.: G. glareosa Kbr.

155. Leptorhaphis Kbr.

Apothecia elliptico-hemisphaerica l. globosa, innato-sessilia, excipulo proprio
corneo-carbonaceo atro apice umbilicato obsolete pertuso instructa. Nucleus subgelatinosus amphithecio tenui grumoso viridulo-fusco oriundus paraphysibus indistinctis floccoso-conglutinatis farctus, sporas aciculares 2—4—8 blastas incoloratas in ascis brevibus fovens. Thallus crustaceus tenuissimus hypophloeodes
subnullus, protothallo nudo.

>Ex.: L. oxyspora (Nyl.), tremulae Kbr. etc.

156. Arthopyrenia Mass.

Apothecia hemisphaerica l. globosa, semi immersa l. sessilia, excipulo proprio
corneo-carbonaceo atro papillato l. simpliciter pertuso instructa. Nucleus hyalinus

subgelatinosus paraphysibus indistinctis floccoso-mucilloginosis subnullis farctus, sporas distracto-dyblastas cuneatas l. tetra-hexablastas subnymphaeformes incoloratas in ascis obovato-clavatis fovens. Thallus crustaceus· uniformis plerumque hypophloeodes, protothallo nullo.

* Oryctogenae.

Ex.: A. saxicola Mass., socialis Kbr. etc.

** Organogenae.

† Sporis normaliter dyblastis cuneiformibus.

Ex.: A. analepta (Ach.), cinereo-pruinosa (Schaer.) etc.

†† Sporis normaliter tetra-l. pleioblastis oblongis.

Ex.: A. Persoonii Mass., rhyponta (Ach.), fumago (Wallr.) etc.

157. Tomasellia Mass. emend.

Apothecia typice aggregata hemisphaerico-verucaeformia, excipulo proprio corneo-carbonaceo atro simpliciter obsoleteque pertuso instructa, mox inferne inter se confluentia· indeque pseudosarcothecio atro comuni tamquam recepta. Nucleus hyalinus farinoso-gelatinosus paraphysibus indistinctis floccoso-mucilaginosis subnullis farctus, sporas elliptico-cuneiformes dy-tetrablastas in ascis oligosporis fovens. Thallus uniformis hypophloeodes a protothallo (?) obscuriore plerumque limitatus.

Ex.: T. arthonioides Mass., Leigthonii Mass. etc.

158. Microthelia Kbr.

Apothecia minuta quandoque parasitica, hemisphaerica l. globosa, sessilia, excipulo proprio corneo-carbonaceo atro vix pertuso instructa. Nucleus gelatinosus amphithecio tenui subgrumoso pallide fuscidulo oriundus paraphysibus tenerrimis mucoso-diffluxis l. prorsus nullis farctus, sporas soleaeformes l. biscoctiformes dyblastas coloratas in ascis subclavatis fovens. Thallus crustaceus uniformis l. nullus (alienus), protothallo nullo.

Ex.: M. micula Fw., atomaria Ach., pygmaea Kbr. etc.

159. Strickeria Kbr.

Apothecia primitus globosa tandem subcupularia l. subpatellaria, excipulo proprio corneo-carbonaceo atro ostiolo umbilicato dein in pseudodiscum dilatato instructa. Nucleus farinoso-gelatinosus amphithecio (ab interno perithecii pariete formato) carnoso-grumoso viridulo-fusco oriundus, paraphysibus indistinctis in massam mucilaginosam striatam diffluxis farctus, sporas obtuse cymbiformes tetrablastas coloratas in ascis cylindraceis octosporis fovens. Thallus crustaceus uniformis saepissime subnullus.

Ex.: St. Kochii Kbr.

160. Bagliettoa Mass.

Apothecia hemisphaerica, thallo immersa, excipulo proprio corneo-carbonaceo atro primum clauso vertice tandem radiatim fisso instructa. Nucleus gelatinosus amphithecio mucoso-grumoso violaceo-fusco oriundus paraphysibus tenerrimis gelatinoso-diffluxis farctus, sporas ellipsoideas monoblastas subincoloratas in ascis mox evanidis fovens. Thallus crustaceus uniformis, protothallo indistincto.

Ex.: B. sphinctrina Duf.

161. Limboria Ach. emend.

Apothecia depressa-globosa, plus minus immersa, excipulo proprio carbonaceo atro primitus clauso dein stellato-radiatim irregulariterve dehiscente instructa. Nucleus gelatinosus amphithecio subcarnoso viridulo-fusco oriundus paraphysibus tenerrimis capillaribus flexuosis farctus, sporas ovoideas cocciformes polyblastas e hyalino tandem coloratas fovens. Thallus crustaceus uniformis, protothallo subindistincto.

Ex.: L. actinostoma (Ach.), corrosa Kbr.

Series II.

Lichenes homoeomerici Wallr.

Lichenes thallo e cellularum stratis plerumque indistinctis in pulpam similarem confusis conglutinato, consistentia aut gelatinosa (thallo humecto aqua distento turgido gelatinae instar tremulo, sicco coacto membranaceo l. coriaceo) aut floccosa (thallo byssoideo, intricato-filamentoso, confervoideo, tubuloso, haud gelatinoso) insigniti. Gonidia semper praesentia, forma et colore varia, stratum discretum nullum informantia, nunc (in lich. gelatinosis) aut, libera l. conglobata per pulpam sparsa aut moniliformi-concatenata pulpam farcientia, nunc (in lich. byssaceis) simpliciter seriata, thalli tubulos implentia. Protothallus in plerisque nullus. Apothecia et spermogonia ut in lichenibus heteromericis, at propagatio per gonidia in plurimis praevalens. Vegetatio amphibia in locis humidis umbrosis typica.

Ord. IV. Lichenes gelatinosi Bernh.

Lichenes thallo (in statu humecto) gelatinoso, frondoso-foliaceo, rarius crustaceo aut fruticuloso, extus epidermide tenuissima achromatica l. (plerumque) anista l. distincte cellulosa cincto, intus e gonidiis varie formatis varieque coloratis una cum filamentis hyalinis per pulpam incoloratam l. coloratam intime transfusis composito, protothallo in plerisque nullo.

A. Discocarpi.

Fam. XIX. Lecothecieae Kbr.

Thallus e squamulis corallinis subcrustaceus, protothallo spongioso-fibrilloso persistenti insigniter enatus, pseudoheteromericus. Apothecia lecideina.

162. Callolechia Mass.

Apothecia e protothallo oriunda, lecideina, jam primitus aperta excipulo proprio carbonaceo atro marginata, patellaria. Lamina sporigera hypothecio simplici grumoso enata, sporis ex initiis polymorphis tandem normaliter baculiformibus tetra-pleioblastis incoloratis. Thallus crustaceus corallino-squamuloso-compactus e gonidiis polymorphis in pulpa inordinate nidulantibus compositus, protothallo spongioso-fibrilloso caeruleo-nigricante.

Ex.: C. caesia (Duf.)

163. Lecothecium Trevis.

Apothecia e protothallo oriunda, lecideina, jam primitus aperta, excipulo annulari protothallino celluloso atro marginata, patellaria tandem tumidula immarginata. Lamina sporigera hypothecio simplici gonimico enata, sporis ellipsoideis dy-tctrablastis incoloratis. Thallus crustaceus microphyllino-coralloideus, protothallo spongioso-fibrilloso caeruleo-nigricante.

Ex.: L. corallinoides (Hoffm.), tremniacum Mass., penninum (Schaer)

164. Pterygium Nyl.

(? Apothecia adnata lecideina sporas ellipsoideas monoblastas hyalinas in ascis octosporis foventia). Thallus adpressus laciniato-multifidus satis fragilis intus e cellulis parallele longitudinalibus utrinque a strato corticali gonidiis solitariis l. moniliformi-concatenatis intertexto subtus caeruleo-tincto circumdatis compositus.

Ex.: P. centrifugum Nyl.

165. Wilmsia Kbr.

Apothecia adnata lecideina excipulo celluloso viridulo-atro tumidule marginata tandem plana. Lamina sporigera hypothecio simplici grumoso fuscescente enata paraphysibus laxiusculis farcta sporas biscoctiformes dyblastas dilute coloratas in ascis oligosporis fovens. Thallus arcte adpressus suborbicularis centrifugus ambitu radioso-laciniatus extus strato tenui celluloso corticatus intus e gonidiis variis varieque inter se conjunctis in substantia mucilaginosa nidulantibus compositus.

Ex.: W. radiosa Anzi.

Fam. XX. Myriangieae Nyl.
166. Atichia Fw.

Apothecia „immersa subdisciformia excipulo nullo." Lamina sporigera „ascis appositis" . . . . . Thallus foliaceus glomerulosus gemmiparus, intus e filamentis hyalinis una cum microgonidiis solitariis pallescentibus in mucilagine subinconspicua achromatica nidulantibus et gonidiis fuscidulis moniliformi-concatenatis epidermidem obscuriorem constipantibus compositus.

Ex.: A. Mosigii Fw.

Fam. XXI. Collemeae Fr. emend.
167. Physma Mass.

Apothecia scutellaria, primitus clausa, plerumque in thallo demersa, excipulo thallode marginata. Lamina sporigera crassiuscula hypothecio simplici gelatinoso cnata paraphysibus elongatis intricatis farcta sporas ovoideas monoblastas incoloratas in ascis creberrimis intestiniformibus fovens. Thallus irregularis crustaceofoliaceus imo granuloso-compactus, gelatinosus, siccus arcte adnatus cartilagineus, intus e gonidiis moniliformibus et filamentis hyalinis tenuissimis mucilagini achromaticae immixtis compositus ab epidermide gelatinosa anista gonidiis simplicioribus intime farcta cinctus.

Ex.: Ph. compactum Kbr., franconicum Mass., myriococcum (Ach), sanguinolentum Krphbr.

168. Collema Hoffm.

Apothecia scutellaria, primitus clausa, e thallo plus minus emersa, excipulo mere thallode marginata. Lamina sporigera tenuis hypothecio simplici l. duplici (supero gelatinoso, infero celluloso) enata paraphysibus laxis farcta, sporas ovoideo-ellipsoideas l. naviculares tetrablastas l. e. tetrablasto tandem pleioblastas (sed sporoblastis in plures series transversales ordinatis) incoloratas in ascis subclavatis fovens. Thallus frondosus macro l. microphyllinus, cartilagineus l. coriaceus l. membranaceus, humecto gelatinosus, intus substantiam mucilaginosam hyalinam filamentis hyalinis ramosis vage implexis et gonidiis tum simplicibus solitariis tum moniliformibus farctam ab epidermide tenuissima anista hyalina cinctam monstrans.

Ex.: C. byssinum Hoffm., cheileum (Ach.), pulposum (Bernh.), multifidum (Scop.) etc.

169. Synechoblastus Trevis.

Apothecia scutellaria, primitus clausa, e thallo emersa, excipulo thallode saepius fere in proprium mutato marginata. Lamina sporigera tenuis hypothecio plerumque duplici enata paraphysibus laxis farcta, sporas elongatas (fusiformes l. lineari-oblongas l. aciculares) tetrablastas l. pleioblastas (sed sporoblastis in unicam seriem longitudinalem ordinatis) incoloratas in ascis subclavatis fovens. Thallus ut in Collemate.

Ex.: S. flaccidus Ach., multipartitus (Sm.), Vespertilio (Lightf.) etc

170. Leptogium Fr.

Apothecia zeorina, ex urceolato scutellaria, primitus clausa, excipulo composito (proprio et thallino) marginata. Lamina sporigera hypothecio duplici (supero gelatinoso infero celluloso) enata sporas ovoideo-ellipsoideas e tetrablasto mox pleioblastas incoloratas fovens. Thallus foliaceus membranaceus undique cellulosocorticatus intus e filamentis hyalinis gonidiisque moniliformibus in pulpa achromatica nidulantibus conflatus.

Ex.: L. lacerum (Ach.), tenuissimum (Dks.), tremelloides Fr. etc.

171. Mallotium Fw.

Apothecia scutellaria, primitus clausa, excipulo mere thallode marginata. Lamina sporigera tenuis hypothecio duplici (supero tenuissimo gelatinoso, infero thallode excipulari) enata, sporas ellipsoideas tetra-pleioblastas incoloratas fovens. Thallus foliaceo-expansus coriaceus superne celluloso corticatus inferne fibrillosotomentosus, intus e filamentis hyalinis gonidiisque moniliformibus in pulpa achromatica nidulantibus conflatus.

Ex.: M. tomentosum (Hoffm.), Hildenbrandii (Garov.) etc.

172. Koerberia Mass.

Apothecia biatorina primitus clausa dein patellaria excipulo pseudo-thallode in proprium mutato instructa. Lamina proligera hypothecio simplici crassiusculo licheninaque praedistincta praedito enata paraphysibus farcta sporas aciculares l. vermiculares monoblastas hyalinas in ascis octosporis fovens. Thallus biformis primum platyphyllinus lobulato-cristatus dein filamentoso-ramulosus teres, extus distincte cellulose-corticatus intus e cellulis filamentosis et gonidiis multiformibus pulpa achromatica obvallatis constitutus.

Ex.: K. biformis Kbr.

173. Polychidium Ach.

Apothecia ut in Leptogio. Lamina sporigera hypothecio duplici (supero gelatinoso, infero celluloso) enata sporas naviculari-fusiformes dyblastas subincoloratas fovens. Thallus filamentoso-fruticulosus extus strato celluloso corticatus intus e filamentis hyalinis et gonidiis sparsis simplicibus l. (rarius) moniliformi-concatenatis in mucilagine achromatica nidulantibus conflatus.

Ex.: P. muscicolum Sw.

Fam. XXII. Omphalarieae Mass.

Thallus varie foliaceus l. crustaceus, mere homoeomericus, extus strato epidermoidali gelatinoso anisto l. obsolete celluloso cinctus, protothallo nullo. Apothecia pseudo-angiocarpia subscutellaria.

174. Synalissa Fr. emend.

Apothecia depresso-scutellaria, primitus clausa, disco coarctato ab excipulo thallode marginata. Lamina sporigera hypothecio simplici sordide luteolo enata sporas ovoideas monoblastas incoloratas in ascis polysporis fovens. Thallus e lobulis elevatis pulvinatus quandoque subcrustaceus extus obsolete celluloso-corticatus intus e filamentis hyalinis et gonidiis plerumque solitariis in pulpa mucilaginosa mixtis compositus.

Ex.: S. ramulosa (Schrad.)

175. Peccania Mass.

Apothecia scutellaria, primitus clausa, mox explanata ab excipulo thallode marginata, in thalli stipitibus oriunda. Lamina sporigera hypothecio simplici agonimico dilute colorato enata, lichenina instructa, paraphysibus arcte conglutinatis farcta, sporas ovoideas monoblastas subhyalinas in ascis octosporis fovens. Thallus e lobulis elevatis late pulvinatus extus epidermide anista tectus intus e filamentis hyalinis cum gonidiis variis (nunquam vero moniliformi-concatenatis) in pulpa mucilaginosa mixtis compositus.

Ex.: P. coralloides Mass.

176. Thyrea Mass.

Apothecia primum punctiformi-immersa clausa dein emersa urceolata l. lecanorina excipulo thallode recepta. Lamina sporigera lichenina instructa hypothecio simplici agonimico imposita paraphysibus filiformibus farcta, sporas simplices monoblastas hyalinas in ascis octosporis fovens. Thallus monophyllus umbilicato-adfixus integer l. lobatus incisusve varieque plicatus, intus e substantia mucilaginosa gonidiis viridibus et coloratis solitariis l. aggregatis (nunquam moniliformi-concatenatis) una cum filamentis hyalinis ramosis farcta et epidermide indurata anista cincta constitutus.

Ex.: Th. pulvinata Schaer., ? decipiens Mass.

177. Plectospora Mass.

Apothecia punctifomiar omnino immersa, primitus clausa, dein papillaeformia tandem plus minusve conico-truncata vixque aperta suburceolata excipulo thallode recepta. Lamina sporigera hypothecio simplici agonimico imposita paraphysibus crassiusculis farcta sporas ovoideas l. subfusiformes monoblastas hyalinas in ascis octosporis fovens. Thallus monophyllus umbilicato-adfixus varie plicatus, extus epidermide anista undique cinctus, intus e filamentis hyalinis et gonidiis tum solitariis variis tum moniliformi-concatenatis in pulpa mucilaginosa nidulantibus compositus.

Ex.: Pl. cyathodes Mass.

Fam. XXIII. Psoroticheae Kbr.
178. Enchylium Mass.

Apothecia scutellaria, primitus clausa, excipulo thallode marginata. Lamina sporigera hypothecio simplici gonimico enata paraphysibus farcta licheninaque instructa, sporas ovoideo-ellipsoideas monoblastas hyalinas in ascis polysporis fovens. Thallus crustaceus effusus intus e gonidiis variis (nunquam vero moniliformi-concatenatis) una cum 'filamentis hyalinis sparsis in substantia amylacea et mucilaginosa nidulantibus compositus.

Ex.: E. affine Mass.

179. Psorotichia Mass.

Apothecia primum clausa minutissima papillaeformia dein aperta urceolata l. plana excipulo thallode quandoque in proprium mutato praedita. Lamina sporigera hypothecio simplici gonidiifero enata paraphysibus capillaribus laxis farcta sporas ovoideas monoblastas hyalinas in ascis octosporis fovens. Thallus crustaceus verrucoso- l. subcorallino-granulosus intus e gonidiis varie viridulis nunquam moniliformi-concatenatis una cum filamentis tenuissimis hyalinis in substantiam grumoso-mucilaginosam confluxis compositus.

Ex.: Ps. Arnoldiana Hepp, Rehmii Mass., murorum Mass., fuliginea Wahlbg. etc.

180. Melanormia Kbr.

Apothecia patellaria biatorina excipulo thallino in proprium mutato celluloso tenuissime marginata. Lamina sporigera sordide viridula hypothecio grumoso-carnoso concolori enata paraphysibus subdecompositis conglutinatis farcta sporas . . . . in ascis cylindraceo-clavatis fovens. Thallus pulveraceo-crustaceus e meris melanogonidiis moniliformi-concatenatis tandem in fila byssoidea confluentibus constitutus.

Ex.: M. velutina Kbr.

181. Sarcosagium Mass.

Apothecia biatorina excipulo proprio colorato ceraceo instructa. Lamina sporigera gelatinosa hypothecio crasso carnoso luteolo enata paraphysibus tenerrimis capillaribus subdiffluxis farcta, sporas atomarias ellipsoideas monoblastas hyalinas in ascis polysporis fovens. Thallus crustaceo-homoeomericus ecorticatus e gonidiis variis confusis nec non moniliformi-concatenatis constitutus.

Ex.: S. biatorellum Mass.

182. Micaraea Fr. emend. Kbr.

Apothecia biatorina, jam primitus aperta, hemisphaerica l. subglobosa, excipulo omnio carentia. Lamina sporigera hypothecio simplici grumoso-carnoso fusco enata, sporis typice e monoblasto dyblastis incoloratis. Thallus crustaceus mucoso-gelatinosus, protothallo nullo.

Ex.: M. prasina (Fr.)

B. Pyrenocarpi.
Fam. XXIV. Porocypheae Kbr.

Thallus granuloso-crustaceus protothallo obsoleto enatus, pseudo-heteromericus. Apothecia verrucae-formia.

183. Porocyphus Kbr.

Apothecia verrucaeformia, e thalli tuberculis (excipulum thallode constituentibus) formata, monopyrenia, ostiolo punctiformi-impresso tandem quandoque dilatato. Nucleus gelatinosus amphitecio tenui subhyalino oriundus paraphysibus tenerrimis capillaceis ramosis farctus, sporas subovoideas monoblastas incoloratas in ascis difformibus fovens. Thallus crustaceus extus vix distincte corticatus, intus e pulpa grumoso-mucilaginosa viridula (e gonidiis quasi diffluxis composita) una cum filamentis hyalinis rarissimis et gonidiis moniliformi-concatenatis sparsis in fila byssoidea tandem concretis farctus.

Ex.: P. coccodes Fw., areolatus Fw., ? riparius Arn.

184. Naetrocymbe Kbr.
(Coccodinium Mass.)

Apothecia papillaeformia e thalli tuberculis (excipulum thallode constituentibus) formata, ostiolo punctiformi impresso mox disciformi-dilatato tandem pseudolecanorina. Nucleus gelatinosus paraphysibus paucis brevibus diffluxis farctus sporas ellipsoideas pleioblastas coloratas in ascis brevibus centrifugis octosporis fovens. Thallus spongioso-crustaceus e meris melanogonidiis moniliformi-concatenatis tandem in filamenta abeuntibus conflatus.

Ex.: N. fuliginea Kbr.

Fam. XXV. Phyllisceae Th. Fr.
185. Phylliscum Nyl.

Apothecia globosa immersa (endocarpea), amphithecio tenui incolorato cincta, poro pertusa. Nucleus gelatinosus paraphysibus diffluxis subnullis sporas ellipsoideas monoblastas hyalinas in ascis polysporis fovens. Thallus foliaceus umbilicato-adfixus, extus epidermidem induratam rufo-brunneam monstrans, intus e pulpa carnoso-gelatinosa subincolorata cum filamentis hyalinis ramosis et gonidiis magnis solitariis dilute viridulis auraque mucilaginosa circumdatis intertexta compositus.

Ex.: Ph. endocarpoides Nyl.

Fam. XXVI. Obryzeae Kbr.

Thallus foliaceus, mere homoeomericus, extus strato distincte celluloso corti-

catus, intus ut in Collemeis mucilaginosus. Protothallus nullus. Apothecia thallo
immersa (endocarpea).

186.. Obryzum Wallr.

Apothecia globosa, thalli tuberculis immersa, excipulo proprio membranaceo
(?) cincta, poro pertusa. Nucleus gelatinosus paraphysibus filiformibus farctus
sporas subnaviculares dyblastas incoloratas in ascis subclavatis fovens. Thallus
membranaceo-foliaceus extus celluloso-corticatus intus e filamentis hyalinis gonidiisque moniliformibus in pulpa achromatica nidulantibus compositus.

Ex.: Ob. corniculatum Hoffm.

Fam. XXVII. Lichineae Kbr.

Thallus caespitoso-fruticulosus, aspectum phycoideum tanquam mentiens, intus
a Collemearum structura paullulum recedens, protothallo nullo. Apothecia terminalia globosa.

187. Lichina Ag.

Apothecia terminalia, globosa, excipulo thallode clauso tandem poro plus minus
lato pertuso. Nucleus gelatinosus pallidus paraphysibus capillaceis ramosis subconglutinatis farctus, sporas ellipsoideo-tetragonas monoblastas subincoloratas in
ascis cylindraceis pedicellatis fovens. Thallus cartilagineus dichotome fruticulosus,
extus epidermide indurato-mucilaginosa obsolete cellulosa fusca corticatus, intus e
gonidiis caeruleo-prasinis sub epidermide subzonatim dispositis tum solitariis tum
moniliformi-concatenatis nec non filamentis brevissimis floccosis hyalinis per pulpam achromaticam conglutinatis compositus.

Ex.: L. confinis (Müll.) Kbr., pygmaea Ag.

Ord. V. Lichenes Byssacei Kbr.

Lichenes thallo nunquam gelatinoso, flaccido rarius rigidulo, implexe filamentoso quasi confervoideo aut caespitose fruticuloso tanquam usneoideo, intus e
gonidiis varie concretis et plerumque seriatim dispositis nunquam moniliformi-concatenatis nec unquam filamentis hyalinis intermixtis composito. Apothecia hucusque cognita endocarpea aut gymnocarpia (lecideina l. biatorina).

188. Ephebe Fr.

Apothecia in incrassationibus thalli fusiformibus l. ellipsoideis aut pyriformibus inclusa quasi endocarpea l. impressa, parte immersa incolore. Nucleus
hyalinus paraphysibus destitutus sporas octonas incolores obsolete mono-dyblastas
in ascis brevibus oligosporis fovens. Thallus subusneoideus filiformis ramosus
caespitose aggregatus saepius decumbens nigricans, intus granulis gonimis magnis
2—4 connatis substrato corticali plus minus transverse seriatis farctus.

Ex.: E. pubescens Fr.

189. Spilonema Born.

Apothecia lentiformia, lecideina, immarginata. Lamina sporigera tenuis hypothecio carnoso cerasino oriunda, paraphysibus laxiusculis superne nigro-smarag-

dulis farcta, sporas oblongas monoblastas in ascis oligosporis fovens. Thallus cylindricus tenellus ramosus fruticulosus, intus granulis gonimis magnis in strata transversa dispositis subarticulatus, extus tenuiter et inaequaliter cellulosus, forma et textura epheboideus.

Ex.: S. paradoxum Born.

190. Thermutis Fr.

Apothecia biatorina excipulo proprio cincta scutellaria. Lamina sporigera ampla hypothecio grumoso-carnoso fulvescente enata, paraphysibus capillaribus cohaerentibus farcta, sporas ellipsoideo-subrotundas monoblastas hyalinas in ascis oligiosporis fovens. Thallus byssaceo-fibrillosus intricatus intus granulis gonimis in axem unicum continuum centralem concatenatis.

Ex.: Th. velutina Ach. (sub Coll.)

191. Ulocodium Mass.

Apothecia biatorina punctiformia minutissima tandem globularia l. patellaria excipulo fere nullo instructa. Lamina sporigera ceracea, paraphysibus filiformibus crassiusculuis farcta, hypothecio agonomico oriunda, sporas ovoideas dyblastas hyalinas in ascis oligosporis fovens. Thallus leproso pannosus contiguus l. in pulvinulos irregulares diffractos effussus e filamentis byssoideis ramosis articulato-constrictis compositus.

Ex.: U. odoratum (Web.) Mass.

Anhang,
Lichenes parasitici.
(Pseudolichenes Autt.)
A. Discocarpi.
192. Tromera Mass. in litt.

Apothecia biatorina superficiali excipulo proprio ceraceo marginata obconico-patellaria tandem pseudolecideina subimmarginata. Lamina sporigera hypothecio carnoso luteolo enata, paraphysibus validis liberis farcta, sporas atomarias sub-globosas monoblastas subhyalinas in ascis polysporis fovens. Thallus nullus.

Ex.: T. resinae Fr.

193. Scutula Tul. emend.

Apothecia biatorina scutiformia s. discoidea excipulo distincto praedita tandem immarginata deformia. Lamina sporigera hypothecio carnoso luteolo fulvove oriunda, paraphysibus subconglutinatis apice pallidis demum coloratis farcta, sporas ovato-oblongas dyblastas hyalinas in ascis oligosporis fovens. Thallus alienus.

Ex.: S. Wallrothii Tul., Stereocaulorum Ansi etc.

194. Abrothallus De Not. emend.

Apothecia biatorina, primitus aperta, mox hemisphaerico-capituliformia, excipulo quolibet destituta indeque immarginata. Lamina sporigera hypothecio simplici grumoso olivaceo l. luteolo enata, sporis soleaeformibus dyblastis coloratis. Thallus nullus.

Ex.: A. Smithii (Tul.), microspermus (Tul.) etc.

195. Celidium Tul. emend.

Apothecia microscopica, in disco apotheciorum alienorum aborientium parasitice consociata, maculiformia, orbicularia, excipulo quolibet destituta. Lamina sporigera hypothecio simplici grumoso aterrimo enata, sporis oblongis tetrablastis subincoloratis. Thallus nullus.

Ex.: C. stictarum (Tul.), varium (Tul.) etc.

196. Celidiopsis Mass.

Apothecia lecideina excipulo destituta suborbicularia. Lamina sporigera pellucida hypothecio fusco enata, paraphysibus apice fuscatis farcta, sporas ovoideoellipsoideas normaliter tetrablastas fuscas in ascis oligosporis fovens.

Ex.: C. insitiva (Fw.)

197. Conida Mass. emend.

Apothecia maculaeformia effusa excipulo quolibet destituta. Lamina sporigera mucoso-floccosa hypothecio distincto nullo enata, paraphysibus nullis nisi floccosodecompositis farcta, sporas oblongas dyblastas hyalinas in ascis oligosporis fovens. Thallus nullus.

Ex.: C. clemens Tul.

198. Phacopsis Tul. emend.

Apothecia primitus hypophloeodica postea nudata aut veli diffracti causa furfuracea, matrici tota ianato-adnata, atra, maculaeformia aut irregulariter tuberculiformia inter se mox confluentia, excipulo quolibet destituta. Lamina sporigera hypothecio carnoso-grumoso subindistincto enata paraphysibus conglutinatis subinconspicuis fuscatis farcta, sporas ovoideas monoblastas hyalinas in ascis oligosporis fovens. Thallus alienus.

Ex.: Ph. vulpina Tul.

Lecidella vitellinaria Nyl.

199. Karschia Kbr.

Apothecia lecideina excipulo proprio carbonaceo marginata typice patellaria dein varie deformata. Lamina sporigera hypothecio fusco enata, paraphysibus farcta, sporas dyblastas biscoctiformes fuscas in ascis oligosporis fovens. Thallus alienus l. nullus.

Ex.: K. talcophila (Ach.), Strikeri Kbr. etc.

200. Nesolechia Mass.

Apothecia punctiformia e matrice aliena erumpentia plus minusve deplanata l. tumidula orbicularia l. subelliptica sessilia lecideina furfuraceo-verruculosa excipulo quolibet destituta. Lamina sporigera hypothecio tenero oriunda paraphysibus farcta, sporas monoblastas hyalinas in ascis oligosporis fovens. Thallus alienus.

Ex.: N. punctum Mass., thallicola Mass., Nitschkii Kbr. etc.

201. Leciographa Mass.

Apothecia primitus punctiformia immersa, dein emerso-sessilia lecideaeformia pulvinata, tandem lirellaeformi-scutellata gyroso-plicata, excipulo proprio carbonaceo aterrimo instructa. Lamina sporigera hypothecio grumoso fusco enata, paraphysibus farcta, sporas ellipticas subdactyloideas tetrablastas fuscas in ascis oligosporis fovens. Thallus alienus l. nullus.

Ex.: L. Floerkei Kbr., Neesii Fw., urceolata Th. Fr. etc.

Placographa xenophona Kbr.
Lahmia Fuistingii Kbr.
Acolium corallinum (Hepp sub Cyphel.)
Sphinctrina turbinata Pers.
„ tubaeformis Mass.
Stenocybe euspora Nyl.
Coniocybe crocata Kbr.

B. Pyrenocarpi.

202. Cercidospora Kbr.

Apothecia globosa endocarpea e thallo alieno solo vertice protuberantia excipulo subceraceo nigro obsolete pertuso praedita. Nucleus gelatinosus amphithecio tenui mucoso-grumoso viridulo oriundus, paraphysibus paucissimis filiformibus farctus, sporas oblonge cymbiformes dyblastas hyalinas in ascis oligosporis fovens. Thallus alienus.

Ex.: C. Ulothii Kbr.

203. Xenophaeria Trevis.

Apothecia globosa, e matricis thallo protuberantia, excipulo proprio carbonaceo atro poro pertuso instructa. Nucleus subhyalinus amphithecio grumoso-gonimico cinctus, paraphysibus sparsis flaccidis farctus, sporas oblongas tetrablastas fuscas in ascis oligosporis fovens. Thallus alienus.

Ex.: X. Engeliana (Saut.), ? rimosicola (Leight.)

204. Tichothecium Fr. emend.

Apothecia globosa l. verrucaeformia in thallo alieno oriunda excipulo proprio carbonaceo atro subtus vix deficiente verticeque tandem obsolete perforato praedita. Nucleus gelatinosus amphithecio tenui subgrumoso pallido oriundus paraphysibus destitutus, sporas biscoctiformes l. soleaeformes dyblastas fuscas in ascis creberrimis oligo- l. polysporis farctus. Thallus alienus.

Ex.: Th. pygmaeum Kbr., gemmiferum Tayl., erraticum Mass. etc.

205. Pharcidia Kbr.

Apothecia minutissima globosa verrucaeformia excipulo proprio carbonaceo atro vertice tandem obsolete pertuso instructa. Nucleus mucoso-grumosus amphithecio fusco-viridulo oriundus, paraphysibus distinctis nullis nisi grumoso-decompositis farctus, sporas gracilitor subbacillares dyblastas hyalinas in ascis oligosporis fovens. Thallus nullus.

Ex.: Ph congesta Kbr.

206. Polycoccum Saut. in litt.

Apothecia globosa ex thallo alieno verrucarum instar protuberantia excipulo proprio corneo-carbonaceo apice umbonato obsolete pertuso instructa. Nucleus farinosus amphithecio crasso grumoso fusco-viridulo receptus, paraphysibus tenerrimis grumoso-decompositis farctus, sporas dacryoideas dyblastas fuscas in ascis oligosporis fovens. Thallus alienus.

Ex.: P. Sauteri Kbr.

207. Sorothelia Kbr.

Apothecia verrucaeformia excipulo proprio carbonaceo atro vertice poro pertuso tandemque varie dehiscente instructa in soros irregulares maculaeformes consociata confluentiaque. Nucleus subfarinosus amphithecio tenui subgrumoso fuscidulo oriundus, paraphysibus brevibus flaccidis intricatis farctus, sporas soleaeformes dyblastas fuscas in ascis oligosporis fovens. Thallus alienus.

Ex.: S. confluens Kbr.

208. Rhagadostoma Kbr.

Apothecia depresso-hemisphaerica excipulo proprio carbonaceo atro corrugato vertice tandem radiatim fisso instructa. Nucleus amplus gelatinosus amphithecio tenui grumoso fusco-viridulo receptus, paraphysibus tenerrimis subinconspicuis diffluxis indeque subnullis farctus, sporas magnas subcylindraceas mono- l. dyblastas hyalinas in ascis oligosporis fovens. Thallus alienus.

Ex.: Rh. corrugatum Kbr.

209. Spolverinia Mass. emend.

Apothecia punctiformia crustae alienae vel saxo nudo innata arida depressa subpatellaria madefacta turgescentia subglobularia excipulo proprio carnoso-membranaceo colorato praedita. Nucleus gelatinosus amphithecio mucilaginoso irregulariter celluloso gonidiisque sparsis repleto cinctus paraphysibus omnino destitutus, sporas magnas globoso-ovoideas monoblastas subhyalinas in ascis amplis oligosporis fovens. Thallus alienus l. nullus.

Ex.: Sp. punctum Mass.

LV.

⊙ Berkeley (M. J.), Introduction to Cryptogamic Botany, with 127 Illustrations on Wood, drawn by the Author in Library of illustrated Standard Scientific Works Vol. XII. London 1857.

pag 235. 872. 889.

Mycetales, Berk.

a. Fungales, Lindl.

(Fungi, Linn. Fr. etc. — Mycetes Spr. — Hysterophyta, Endl.)

b. Lichenales, Berk.

I. Angiocarpei.

Apothecia closed or nucleiferous.

1. Limboriei.

Excipulum carbonaceous, aperture irregular.

2. Trypetheliei.

Excipula immersed in distinct pustuleo; nucleus deliquescent.

3. Verrucariei.

Excipula scattered, carbonaceous; aperture punctiform; thallus crustaceous.

4. Endocarpei.

Excipulum simple or double, at length ostiolate; thallus horizontal.,

5. Sphaerophorei.

Excipulum at length ruptured above; thallus vertical, fruticulose.

6. Lichinei.

Gelatinous.

II. Gymnocarpei.

Apothecia open.

1. Caliciei.

Disc at length pulverulent.

2. Glyphidei.

Disc irregular, coloured, et length exposed, immersed in warts of the thallus.

3. Graphidei.

Disc elongated. simple or branched, with or without a proper excipulum.

4. Pyxinei.

Disc orbicular; excipulum adnate to the horizontal foliaceous thallus.

5. Coccocarpei.

Disc rounded, without any excipulum.

6. Collemacei.

Thallus gelatinous.

7. Lecidinei.

Disc naked from the beginning; excipulum present; thallus various.

8. Parmeliacei.

Disc orbicular, surrounded by the thallus.

a. Peltigerei. Disc at first veiled, bordered by the thallus; thallus foliaceous.

b. Euparmeliacei. Disc at first closed, bordered by the horizontal centrifugal thallus.

c. Usneacei. Disc at first naked, thallus for the most part vertical, without hypothallus.

LVI.

⊙ Fries (Doct. Theod. Magn.), Genera Heterolichenum Eu-
ropaea recognita. Upsaliae. 1861. 8.

pag. 47—112.

Heterolichenes.

Series I. Heterocarpi

Fam. 1. Usneei.

1. **Usnea** (Dill.) Pers. Thallus teres, strato gonidiifero undique tectus, ab
axi medulari cartilagineo-corneo facile transversim secedente; apothecia orbicularia, peltata lateralia; hypothecium tenue strato medullari impositum; sporae
octonae, simplices, ellipsoideo-globosae, hyalinae; spermatia recta, acicularia, infra
medium plus minus obsolete fusiformi-incrassatula, sterigmatibus simplicibus adfixa.

a) Apotheciis concoloribus: Usnea Fw. etc. — Ex. U. barbata (L.), longissima Ach.

b) Apotheciis thallo discoloribus: Neuropogon Fw. et Nees etc. — Ex. U.
melaxantha Ach.

2. **Bryopogon** Link: Thallus teretiusculus, intus laxe fibrillosus; apothecia
lateralia, scutellaeformia, concoloria; hypothecium strato gonidiali impositum;
sporae octonae, simplices, ellipsoideae, hyalinae; spermatia recta, utrumque versus
apicem leviter fusiformi-incrassatula, sterigmatibus simpliciusculis infixa.

Ex.: B. jubatus (L.)

3. **Alectoria** (Ach.) De Not: Thallus teres l. subcompressus, intus laxe
fibrillosus l. lacunosus; apothecia lateralia, scutellaeformia, discoloria; hypothecium
crassum, strato medullari impositum; sporae subquaternae, simplices, subellipsoideae, fuscae; spermatia prioris generis similia.

Ex.: A. ochroleuca (Ehrh)

4. **Cornicularia** (Schreber) Fw.: Thallus teretiusculus, intus laxe fibrillosus, plus minus cartilagineus; apothecia terminalia, peltaeformia, concoloria; hypothecium crassum, strato medullari impositum; sporae octonae, simplices, subellipsoideae, hyalinae; spermatia cylindrica vel utrinque levissime incrassatula, sterigmatibus simpliciusculis infixa.

Ex.: C. divergens (Wahlnb.), aculeata (Ehrh), tristis (Web.)

Fam. 2. Ramalinei.

5. Roccella DC.: Thallus foliaceo-complanatus l. subteres, subcartilagineus, intus stuppeus; apothecia orbicularia, scutellaeformia, lateralia, atra l. caesio-pruinosa; hypothecium crassum, nigrum, strato medullari impositum; sporae elon-gatae, tetrablastae, incoloratae; spermatia acicularia, arcuata, sterigmatibus infixa simplicibus vel pauci-articulatis.

Ex.: R. tinctoria (DC.), fuciformis (L.)

6. Ramalina Ach.: Thallus foliaceo-complanatus l. fistulosus, subcartila-gineus; apothecia scutellaeformia, orbicularia, lateralia, terminaliaque, concoloria; hypothecium subgelatinosum, strato gonimico impositum; sporae oblongae (vulgo leviter curvulae), dyblastae, incoloratae; spermatia acicularia, recta, sterigmatibus infixa, pauci-articulatis, immixtis filamentis anastomosantibus.

α. Thallo solido, complanato.

Ex.: R. calicaris (L.), scopulorum (Retz) etc.

β. Thallo inflato: Cenocosia Mass.

Ex.: R. pusilla (Prév.)

7. Theloschistes (Norm.) Th. Fr.: Thallus teretiusculus, infra subcana-liculatus l. foliaceo-compressus; apothecia scutellaeformia, lateralia, terminaliaque, disco aurantiaco; hypothecium strato gonimico impositum; sporae octonae, ovoi-deae, polari-dyblastae, incoloratae; spermatia linearia, recta; sterigmata multi-articulata.

Ex.: Th. flavicans (Sw.), villosus (Ach.), chrysophthalmus (L.)

8. Tornabenia Trev. (non Mass): Thallus teretiusculus l. subtus canali-culatus, subcartilagineus, ciliis fibrillisque destitutus; apothecia scutellaeformia, lateralia, primitus innata, dein sessilia, disco atro; hypothecium strato medullari impositum; sporae octonae, ovoideae, dyblastae, fuscae; spermatia oblongo-cylin-drica, recta, sterigmatibus multi-articulatis infixa.

Ex.: T. intricata (Desf.)

9. Evernia (Ach.) Mann: Thallus varie dilatatus plus minus stuppeus; apothecia scutellaeformia, discoloria, hypothecium strato medullari floccoso impo-situm; sporae octonae, ellipsoideae, simplices, hyalinae; spermatia acicularia, utrumque alterumve versus apicem levissime fusiformi-incrassata, sterigmatibus simpliciusculis.

Ex.: E. prunastri (L.), divaricata (L.), furfuracea (L.), vulpina (L.)

10. Cetraria Ach.: Thallus foliaceus, cartilagineus l. membranaceus; apo-thecia scutellato-peltata, concolaria l discoloria, lobis thalli oblique affixa ideoque oblique marginata; hypothecium strato medullari impositum; sporae octonae, sim-plices, subellipsoideae vel globosae, incoloratae; spermatia cylindrica vel altero ambobusve apicibus leviter incrassatula, sterigmatibus simplicibus vel simpliciusculis.

α. Thallo canaliculato, fruticuloso, apotheciis verticalibus.

* Apotheciis antice adnatis. — Ex.: C. islandica (L.)

** Apotheciis postice adnatis. — Ex.: C. cucullata (Bell.)

β. Thallo explanato, fruticuloso l. foliaceo, apotheciis horizontalibus. — Ex.: C. nivalis (L.), juniperina (L.), glauca (L.), saepincola (Ehrh.)

Fam. 3. Peltigerei.

11. N e p h r o m a Ach.: Thallus frondosus, submembranaceus, subtus avenius; apothecia peltata, lobis thalli postice adnata, excipulo veloque destituta; hypothecium strato medullari impositum; sporae subfusiformes, tetrablastae, incoloratae; spermatia linearia, utrinque levissime incrassata, sterigmatibus multi-articulatis.

Ex.: N. arcticum (L.), tomentosum (Hoffm.)

12. P e l t i g e r a Wild: Thallus frondosus, plus minus membranaceus, subtus villosus venosusque: apothecia peltata, thalli lobis antice adnata, velo thallode primitus tecta; hypothecium strato medullari impositum; sporae aciculares l. fusiformes, tetra-plejo-blastae, incoloratae; spermatia vix cognita.

Ex.: P. aphtosa (L.), canina (L.), venosa (L.)

13. S o l o r i n a Ach.: Thallus foliaceus, fragilis, subtus fibrillosus; apothecia in thalli pagina superiore sparsa, orbicularia, velo thallode primitus tecta; hypothecium strato gonimico impositum; sporae binae — octonae, dyblastae fuscae; spermatia Nephromatum similia (fide Massal.)

Ex.: S. crocea (L.), saccata (L.)

14. H e p p i a Naeg.: Thallus minutus, squamuloso-monophyllus, matrici hypothallo arcte adnatus; apothecia orbicularia, in thalli pagina superiore saccato — depressa, velo destituta nec nisi thallo elevato marginata; hypothecium strato gonimico impositum; sporae octonae, simplices, ovoideae, incoloratae; (spermatia incognita.)

Ex.: H. adglutinata (Krphbr).

Fam. 4. Parmeliei.

15. S t i c t a (Schreb.) Fr.: Thallus foliaceus, subtus villosus; apothecia scutellaeformia, excipulo thallode persistente l. saepius decorticato; hypothecium strato medullari impositum; sporae fusiformes, l. subaciculares, 2—4 blastae, incoloratae; spermatia breviuscula, utroque apice leviter incrassatula; sterigmata multi-articulata.

α. Cyphelliferae. — Ex.: St. sylvatica (L.), damaecornis (Sw.), aurata (Sm.) etc.

β. Cyphellis non instructae.

* Thallo adscendente. — Ex.: St. pulmonaria (L.), scrobiculata (Scop.) etc.

** Thallo adpresso. — Ex.: St. amplissima (Scop.), herbacea (Huds.)

16. P a r m e l i a (Ach.) DNtrs.: Thallus foliaceus, subtus (vulgo) fibrillosus; apothecia scutellaeformia, excipulo thallode immutato; hypothecium tenue, strato gonimico impositum; sporae subellipsoideae, simplices, hyalinae; spermatia linearia, recta, sterigmata pauci-articulata.

Ex.: P. perlata (L.), conspersa (Ehrh.), stygia (L.)

17. P h y s c i a (Fr.) Th. Fr.: Thallus foliaceus, subtus vulgo fibrillosus; apothecia scutellaeformia, excipulo thallode immutato; hypothecium strato medullari

impositum; sporae octonae. dyblastae. fuscae: spermatia linearia, recta, sterigmata multi-articulata.

α. Adscendentes. laciniis ciliatis: apotheciis pedicellatis. — Ex: Ph. ciliaris L.

β. Normaliter adpressae atque adnatae. — Ex: Ph. stellaris (L.)

18. **Xanthoria** Fr., Th Fr.: Thallus foliaceus l. plus minus crustaceus. laciniato-lobatus l. squamuloso-verrucosus: apothecia scutellaeformia, excipulo thallode immutato marginata. concoloria: hypothecium tenne strato gonimico impositum: sporae polari-dyblastae. incoloratae: spermatia linearia. recta. sterigmata multi-articulata.

α. Thallus mere foliaceus.

* Ascis octosporis. — Ex: X. parietina (L.). controversa (Mass.)
** Ascis polysporis. — Ex: X. candelaria (L.)

β Thallus plus minus crustaceus.

* Ascis octosporis. — Ex: X. elegans (Link). murorum (Hoffm.)
** Ascis polysporis. — Ex: X. crennlata (Wahlbg.), vitellina (Ehrh.)

Fam. 5. Lecanorei.

Subfam. 1. Pannariei.

19. **Pannaria** (Delis.) Mass.: Thallus subfoliaceus l. squamuloso-subcrustaceus hypothallo vulgo crasso impositus: apothecia protuberantia, margine thallode, interdum in proprium mutato subcoronata: sporae simplices, octonae, hyalinae; spermatia cylindrica. recta, sterigmata multi-articulata et ramosa.

Ex: P. plumbea Lightf., brunnea (Sw.). triptophylla (Ach.)

20 **Massalongia** Koerb: Thallus foliaceo-squamulosus, hypothallo evanido impositus: apothecia pseudo-biatorina. primitus clausa, margine proprio cincta; sporae subfusiformes. dyblastae. incoloratae: spermatia (non visa.)

Ex: M. carnosa (Diks.)

Subfam. 2. Placodiei.

21. **Gyalolechia** Mass.) Th Fr.: Thallus crustaceus, laciniato-lobatus l. areolato-squamulosus: apothecia scutellaeformia. excipulo simplici l. duplici marginata. interdum subbiatorina): hypothecium strato gonimico impositum; sporae dyblastae. octonae. hyalinae: spermatia cylindrica brevia, sterigmata multi-articulata (sec. Nyl.)

α. Thallo glauco-candicante l. viridi-fuscescente.

Ex: G. candicans (Diks.)

β. Thallo aureo fulvove. — Ex: G. aurea (Schaer.)

22. **Placodium** (Hill. Th. Fr.: Thallus crustaceus. ambitu stellato-radiatus, centro rimoso-areolatus l. squamulosus: apothecia scutellaeformia, primitus plus minus immersa. dein elevata. excipulo thallode marginata: sporae simplices, octonae, incoloratae; spermatia acicularia l. cylindrica: sterigmata simplicia.

Ex: Pl. crassum (Ach.), saxicolum (Poll.)

23. **Harpidium** Koerb.: Thallus crustaceus. squamulosus: apothecia innata, primitus areolata, dein planiuscula excipulo duplici marginata: hypothecium cur-

noso-gelatinosum, strato gonimico impositum; sporae simplices, lunulatae l. sub-falcatae, senae-octonae, hyalinae; spermatia oblongo-ellipsoidea, minuta; sterigmata simplicia.

Ex.: H. rutilans (Fw.)

24. A c a r o s p o r a Mass.: Thallus crustaceus, squamulosus l. stellato-ra-diatus; apothecia primitus immersa, pseudo endocarpea l. scutellata, tandem ur-ceolata l. adnata, excipulo thallode marginata; hypothecium subcarnosum, strato gonimico impositum; sporae simplices, minutissimae, hyalinae, ascis myriosporis inclusae; spermatia oblongo-ellipsoidea, minuta; sterigmata simplicia.

Ex.: A. glaucocarpa (Wahlnbg.), molybdina (Wahlnbg.), smaragdula (Wahlnbg.), Schleicheri (Ach.)

25. D i m e l a e n a (Norm.) Beltram: Thallus crustaceus, ambitu foliaceo-effi-guratus; apothecia scutellaeformia, depressa l. subinnata, excipulo thallode mar-ginata; hypothecium strato gonimico impositum; sporae octonae, dyblastae, fuscae; spermatia minuta, recta; sterigmata simplicia.

Ex.: D. nimbosa (Fr.), oreina (Ach.)

Subfam. 2. Rinodinei.

26. H a e m a t o m m a Mass.: Thallus crustaceus, uniformis; apothecia excipulo duplici marginata; hypothecium carnosum, strato gonimico impositum; sporae aci-culares, tetra-plejo-blastae, incoloratae; spermatia oblonga, recta; sterigmata sim-pliciuscula.

Ex.: H. ventosum (L.), clatinum (Ach.)

27. D i r i n a (Fr.) Mass.: Thallus crustaceus, uniformis; apothecia excipulo thallode marginata; hypothecium crassum, carbonaceum, atrum, strato medullari impositum; sporae fusiformes, tetrablastae, incoloratae; spermatia acicularia, ar-cuata; sterigmata simplicia.

Ex.: D. Ceratoniae (Ach.), repanda (Fr.)

28. L e c a n i a Mass.: Thallus crustaceus, uniformis, apothecia excipulo thal-lode, saepe demum evanido marginata; hypothecium carnosum, strato gonimico impositum; sporac plus minus oblongae, tetra-blastae, incoloratae; (spermatia non visa.)

Ex.: L. fuscella Mass., L. Koerberiana Lahm.

29. I c m a d o p h i l a Trev.: Thallus crustaceus, granuloso-leprosus, uniformis; apothecia subpatellaria, primitus subclausa, margine duplici instructa, thallode tenui et facile evanescente; hypothecium stuppeum, strato gonimico crasso impo-situm; sporae subfusiformes, dyblastae, incoloratae; spermatia cylindrica, utroque apice incrassatula; sterigmata multi-articulata.

Ex.: J. aeruginosa (Scop.)

30. D i m e r o s p o r a Th. Fr.: Thallus crustaceus, verrucoso l. papillato-areo-latus, uniformis l. ambitu obsolete effiguratus; apothecia excipulo thallode sim-pliciter marginata; hypothecium strato medullari impositum; sporae plus minus oblongae, dyblastae, incoloratae; spermatia acicularia, arcuata; sterigmata sim-plicia.

Ex.: D. aipospila (Wahlnbg.)

31. **Lecanora** (Ach.) Th. Fr.: Thallus crustaceus, uniformis; apothecia margine simplici thallode l. duplici (thallode et proprio) cincta; hypothecium strato gonimico impositum; sporae simplices, numero determinatae, incoloratae; spermatia acicularia l. elongata, plus minus arcuata; sterigmata simplicia.

Subgen. 1. **Eulecanora**: ascis sporas octonas (raro plures) foventibus.

α. Excipulo simplici.

* Sporis magnis. — Ex.: L tartarea (L.)

** Sporis minoribus. — Ex.: L. subfusca (L.), badia (Ehrh.)

β. Excipulo duplici. — Ex.: L. sordida (Pers.), sulphurea (Hoffm.)

Subgen. 2. **Pionospora** Th. Fr.: Sporis in ascis ventricosis solitariis, maximis. — Ex.: L. bryontha (Ach.)

32. **Maronea** Mass.: Thallus crustaceus, uniformis; apothecia margine simplici duplicive cincta; hypothecium strato medullari impositum; sporae in ascis numerosissimae, atomariae, simplices, incoloratae; (spermatia non visa). — Ex.: M. Berica Mass., constans (Nyl.) (= M. Kemmleri Koerb.)

33. **Caloplaca** Th. Fr.: Thallus crustaceus, uniformis; apothecia margine simplici duplicive cincta (interdum biatorina); hypothecium pallidum, strato gonimico impositum; sporae polari-dyblastae, incoloratae; spermatia tenuissima, recta; sterigmata multi-articulata.

α. Disco citrino. — Ex.: C. cerina (Hedw.), aurantiaca (Lightf.)

β. Disco sicco nigricante. — Ex.: C. variabilis (Pers.)

34. **Rinodina** (Ach.) Mass.: Thallus crustaceus, uniformis; apothecia margine simplici duplicive cincta; hypothecium carnosum pallidum, strato gonimico impositum; sporae dy- (rarius tetra-) blastae, fuscae; spermatia breviuscula recta; sterigmata simpliciuscula.

Ex.: R. sophodes (Ach.), Conradi Koerb., polyspora Th. Fr.

35. ? **Schadonia** Koerb.: „Thallus crustaceus uniformis; apothecia lecanorina, mox pseudo-biatorina, excipulo thallode tandem in proprium mutato; . . . . hypothecium grumoso-carnosum, fuscidulum . . . .; sporae ellipsoideae, muriformi-pleioblastae, pallide-fuscescentes."

Ex.: Sch. alpina Koerb.

Subfam. 4. Urceolariei.

36. **Aspicilia** (Mass.) Koerb.: Thallus crustaceus, uniformis; apothecia immersa, urceolata (rarius sessilia et plana), margine duplici (exteriore thallode saepe fugaci) instructa; hypothecium carnoso-grumosum, strato gonimico impositum; sporae subellipsoideae, simplices, incoloratae; spermatia acicularia recta; sterigmata simpliciuscula.

α. Sporis majoribus. — Ex.: A. verrucosa (Ach.)

β. Sporis minoribus. — Ex.: A. cinera (L.), lacustris (With.)

37. **Gyalecta** (Ach.) Th. Fr.: Thallus crustaceus, uniformis; apothecia urceolata (rarius demum planiuscula), excipulo instructa duplici, proprio carnoso a thallode plus minus tecto; hypothecium crassum, carnosnm, strato gonimico impositum; sporae ovoideo-oblongae vel subfusiformes, persistenter tetrablastae l.

demum varie polyblastae, incoloratae; spermatia recta, linearia; sterigmata simpliciuscula.

α Excipulo thallode completo, proprium fere omnino tegente. — Ex.: G. rubra (Hoffm.)

β. Excipulo thallode imcompleto evanidove.

* Sporis plejoblastis.

a. Sporis tetrablastis. — Ex. G. foveolaris Ach.

b. Sporis 6—8 blastis. — Ex. G. hypoleuca Ach.

** Sporis demum submuriformi — polyblastis. — Ex. G. cupularis (Ehrh.)

88. Urceolaria (Ach.) Fw.: Thallus crustaceus, uniformis; apothecia immersa, urceolata, excipulo duplici (thallode et proprio carbonaceo) praedita; hypothecium grumosum, fuscum, strato medullari impositum; sporae primo luteolae, tetrablastae, dein fuscae, muriformi-polyblastae; spermatia elongata l. linearia, recta; sterigmata simplicia.

Ex.: U. scruposa (L.)

Subfam. 5. Hymeneliei.

39. Hymenelia Krplhbr.: Thallus crustaceus, uniformis; apothecia immersa, excipulo duplici instructa, exteriore thallode apice dehiscente, ab interiore proprio apice connivente discreto; lamina sporigera explanata, subgelatinosa; sporae simplices, ovoideae, incoloratae; spermatia recta, sterigmata simpliciuscula.

Ex.: H. Prevostii (Fr.)

40. Petractis Fr.: Thallus crustaceus, uniformis; apothecia subimmersa excipulo duplici instructa, exteriore thallode hemisphaerico, primitus clauso, e centro ambitum versus stellatim fisso, interiore proprio subceraceo; lamina sporigera nucleiformis, dein plus minus explanata, ab excipulo thallode discreta; sporae tetrablastae, oblongae, incoloratae; spermatia recta; sterigmata simpliciuscula (sec. Nyl.)

Ex.: P. exanthematica (Sm.)

41. Conotrema Tuckerm.: Thallus crustaceus, uniformis; apothecia primitus innata, dein emersa, excipulo instructa duplici, exteriore thallode fugaci, interiore proprio annulari, carbonaceo-atro; lamina sporigera explanata, urceolata, subgelatinosa; sporae longissimae, moniliformes, blastidia numerosa una serie disposita foventes, incoloratae; (spermatia non visa).

Ex.: C. urceolatum (Ach.)

42. Thelotrema (Ach.) Fr.: Thallus crustaceus, uniformis; apothecia verrucaeformia, excipulo duplici instructa, exteriore thallode, primitus clauso, dein poro pertuso, interiore proprio membranaceo, lacero-dehiscente; lamina sporigera explanata, a margine thallode discreta; sporae subfusiformes, muriformi-polyblastae, incoloratae; (spermatia nondum cognita.)

Ex.: Th. lepadinum (Ach.)

43. Phlyctis Wallr.: Thallus crustaceus l. pulverulentus, uniformis; apothecia primitus verrucae thallodi innata, mox erumpentia et excipulo thallode irre-

guiariter dehiscente marginata, margine proprio obsoleto; lamina sporigera plus minus irregularis et explanata; sporae oblongae l. ellipsoideae (saepe altero apice vel utrinque apiculatae), muriformi-polyblastae, leviter fuscescenti-coloratae; (spermatia ˙nondum inventa.)

Ex.: Phl. agelaea (Ach.), argena (Ach.)

Series II. Homocarpi.
Fam. 6. Cladoniei.

44. Stereocaulon Schreb.: Podetia solida, strato medullari e filamentis parallelis constructo, corticali et gonidiali persistentibus l. vulgo mox disparentibus, phyllocladiis vestita ramulos corallinoideos, squamulos l. granula formantibus et goni&ia includentibus; apothecia intus solida; lamina sporigera mollis, hypothecio crasso imposita; sporae elongatae, tetra-plejo-blastae, incoloratae; spermatia acicularia l. lineari-elliptica, curvata l. recta; sterigmata simplicia.

Ex.: St. tomentosum Fr., condensatum (Hoffm.), nanum Ach.

45. Pilophorus (Tuckermann) Th. Fr.: Podetia araneoso-farcta, demum vulgo fistulosa, strato medullari e filamentis parallelis contexto, phyllocladiis obsita subcrustaceis, gonidiis foetis; apothecia mere lecideina, intus solida; lamina sporigera cornea, aterrima, hypothecio crasso imposita; sporae oblongo-ellipsoideae, simplices, incoloratae; spermatia cylindrica, curvula; sterigmata ramosa.

Ex.: P. robustus Th. Fr.

46. Cladonia (Hill) Hoffm.: Podetia fistulosa, e filamentis conglutinatis gonidiisque immixtis contexta, phyllocladiis complanatis ejusdem structurae ad basin sitis et per podetia sparsis vulgo instructa; apothecia biatorina, intus inania; lamina sporigera hypothecio tenui carnoso imposita; sporae ovoideo-oblongae, simplices, incoloratae; spermatia et sterigmata prioris similia.

Ex.: Cl. endivaefolia (Diks.), rangiferina (L.), Papillaria (Ehrh.)

Fam. 7. Umbilicariei.

47. Umbilicaria (Hoffm.) Fw.: Thallus cartilagineo-coriaceus, umbilicato-affixus, monophyllus, subtus efibrillosus; apothecia subpatellaria, vulgo simplicia, excipulo thallode in proprium mutato, sporae solitariae l. binae, muriformi-polyblastae, fuligineae; spermatia minuta, linearia; sterigmata multiarticulata.

Ex.: U. pustulata (L.)

48. Gyrophora Ach.: Thallus cartilagineus, umbilicato-affixus, mono-l. poly-phyllus, subtus glaber l. villosus; apothecia suborbicularia, vulgo gyroso-plicata, excipulo proprio carbonaceo marginata; sporae octonae, simplices, incoloratae; spermatia linearia, sterigmata multi-articulata.

α. Apotheciis gyroso-plicatis. — Ex. G. polyphylla (L.), vellea (L.)

β. Apotheciis simplicibus. — Ex. G. anthracina (Wulf.)

Fam. 8. Lecideinei.
Subfam. 1. Psorei.

49. Psora (Hall.) Mass.: Thallus squamuloso-crustaceus, squamulis discretis l. in crustam varie plicatam congestis; apothecia biatorina L mere lecideina, excipulo proprio marginata; hypothecium crassum, grumosum, fuscescens; sporae simplices, subellipsoideae, incoloratae; spermatia recta, cylindrica; sterigmata simpliciuscula.

Ex.: Ps. globifera (Ach.), ostreata (Hoffm.)

50. Schaereria Koerb.: Thallus crustaceus, squamulosus, margine effiguratus; apothecia mere lecideina, constanter patellaria, excipulo proprio cupulari, subceraceo, fusco-atro marginata; hypothecium subgrumosum fuscum; sporae simplices, globosae, incoloratae, in ascis uniserialiter dispositae; spermatia recta, cylindrica; sterigmata simplicia.

Ex.: Sch. cinereorufa (Schaer.)

51. Thalloidima Mass.: Thallus subquamulosus, in crustam bullatam l. rugoso-plicatam confertus, ambitu sublobatus; apothecia mere lecideina, scutellaeformia, excipulo thallode in proprium carbonaceum mutato cupulari marginata; hypothecium fuscescens grumosum; sporae oblongae l. ellipsoideae, dyblastae, incoloratae; spermatia cylindrica recta l. acicularia arcuata; sterigmata simpliciuscula.

Ex.: Th. mamillare (Gouan), vesiculare (Hoffm.)

52. Toninia Mass.: Thallus crustaceo-squamosus, effiguratus; apothecia mere lecideina, excipulo proprio aterrimo marginata; hypothecium cinereo-nigricans l. cinerascens; sporae subbacillares, tetra-plejo-blastae, incoloratae; spermatia acicularia, arcuata (sec. Nyl.)

Ex.: T. squalida (Ach.)

53. Catolechia (Fw.) Th. Fries.: Thallus rugoso-l. gyroso-plicatus, crustaceus, ambitu laciniato-effiguratus; apothecia mere lecideina l. pseudo-zeorina, excipulo proprio atro marginata; hypothecium fusco-atrum; sporae dyblastae, fuligineo-fuscae; spermatia recta; sterigmata simpliciuscula.

α. Excipulo proprio primitus a thalli strato corticali vestito; thallo albicante. — Ex. C. canescens (Diks.), epigaea (Pers.)

β. Excipulo proprio a thallo non vestito; thallo viridiflavo. — Ex. C. pulchella (Schrad.)

Subfam. 2. Baeomycei.

54. Baeomyces (Pers.) Fr.: Thallus crustaceus, uniformis; apothecia stipitata, subglobosa, velata, intus inania, subarachnoidea, excipulo destituta; lamina sporigera ceracea, hypothecio grumoso-carnoso enata; sporae subfusiformes, hyalinae, simplices (l. obsolete dy-tetrablastae); spermatia linearia, recta; sterigmata multi-articulata.

Ex.: B. roseus Pers.

55. Sphyridium Fw.: Thallus crustaceus, uniformis l. effiguratus; apothecia stipitata, pileiformia, margine demum revoluto, nuda (non velata), intus solida, excipulo destituta; lamina sporigera subgelatinosa, hypothecio grumoso pallido enata; sporae plus minus oblongae, simplices, hyalinae; spermatia et sterigmata prioris similia.

Ex.: Sph. placophyllum (Wahlbg.), byssoides (L.)

25*

56. Gomphillus Nyl.: Thallus verniceo illinitus, uniformis, tenuissimus , subnullus; apothecia stipitata, subglobosa, tenacissime cartilaginea; sporae longissimae, aciculares, plejo- (usque ad 80—100) blastae, hyalinae; spermatia cylindrica, recta; sterigmata brevia, simplicia.

Ex.: G. calicioides (Del.)

57. Helocarpon Th. Fr.: Thallus crustaceus, uniformis; apothecia stipitata, intus solida, atra, disco primitus urceolato demumque convexo, margine proprio carbonaceo demum revoluto; lamina sporigera cartilagineo-carbonacea, hypothecio nigricanti imposita; sporae simplices, hyalinae; (spermatia non visa.) — H. crassipes Th. Fr.

Subfam. 3. Biatorei.

58. Lopadium Koerb.: Thallus crustaceus, uniformis, squamuloso l. granulato-verrucosus; apothecia biatorina, primitus subclausa, urceolata l. subturbinata, excipulo proprio subcoriaceo, nigrofuscescente marginata; sporae ellipsoideae muriformi-polyblastae, subcoloratae; spermatia breviuscula, recta; sterigmata simplicia.

Ex.: L. pezizoideum (Ach.), fecundum Th. Fr.

59. Bombyliospora DNtrs.: Thallus leproso-granulosus, uniformis; apothecia biatorina, primitus clausa, excipulo proprio ceraceo colorato marginata; sporae solitariae, oblongae, maximae, plejo- (7—9) blastae, luteolae; spermatia recta; sterigmata breviuscula, simplicia.

Ex.: B. pachycarpa (Duf.)

60. Bacidia (DNtrs) Th. Fr.: Thallus crustaceus, uniformis; apothecia biatorina, disco primitus punctiformi-impresso, dein explanato, excipulo proprio colorato marginata; sporae aciculares, plejoblastae, incoloratae; spermatia cylindrica, recta; sterigmata simplicia.

α. Sporis rectis. — Ex. B. rosella (Pers.)

β. Sporis in ascis spiraliter contortis. — B. asserculorum (Ach.)

61. Bilimbia DNtrs.: Thallus crustaceus, uniformis; apothecia biatorina, excipulo proprio ceraceo tenuissimo cincta l. vulgo mox hemisphaerica globosave, immarginata; sporae octonae, ovoideo-oblongae l. fusiformes, tetra-octo-blastae, incoloratae; spermatia recta, cylindrica, sterigmata simplicia.

Ex.: B. sphaeroides (Diks.)

62. Pachyphiale Lönnr.: Thallus crustaceus, tenuissimus, uniformis; apothecia biatorina, primitus poro dehiscentia: dein urceolato-explanata, excipulo proprio ceraceo-molli colorato cincta; sporae in ascis elongato-saccatis numerosissimae, subfusiformes, tetra-octo-blastae, incoloratae; (spermatia non visa.)

Ex.: P. corticola Lönnr.

63. Biatorina Mass.: Thallus crustaceus, uniformis l. nullus; apothecia biatorina, jam primitus aperta, excipulo proprio ceraceo colorato marginata; sporae plus minus oblongae, dyblastae, incoloratae, spermatia mediocria, l. satis parva, recta; sterigmata simpliciuscula (Nyl.)

Ex.: B. diluta (Pers.), cumulata (Smfdt.)

64. Biatora (Fr.) Th. Fr.: Thallus crustaceus, uniformis; apothecia bia-

torina, jam primitus aperta et excipulo proprio ceraceo carnosove colorato marginata vel hemisphaerica immarginata; sporae ellipsoideae l. oblongae, simplices
octonae, incoloratae; spermatia recta, cylindrica; sterigmata simplicia.

Ex.: B. vernalis (L.), cinnabarina (Sommerfdt), uliginosa (Schrad.)

65. Biatorella DNtrs.: Thallus crustaceus, uniformis, tenuis l. subnullus;
apothecia biatorina, primitus aperta, margine proprio ceraceo cincta l. jam primitus convexa et immarginata; sporae in ascis myriosporis minutissimae, globosae,
hyalinae; spermatia cylindrica, tenella; sterigmata simplicia.

Ex.: B. campestris (Fr.), resinae (Fr.), nitens Th. Fr.

66. Blastenia (Mass.) Th. Fr.: Thallus crustaceus, uniformis; apothecia
biatorina, primitus aperta, excipulo proprio ceraceo colorato primitus marginata;
sporae polari-dyblastae, ellipsoideae l. oblongae, incoloratae; (spermatia nondum
inventa.)

Ex.: Bl. leucoraea (Ach.)

Subfam. 4. Buelliei.

67. Arthrorhaphis Th. Fr.: Thallus crustaceus l. pulvereus, uniformis;
apothecia mere lecideina, excipulo proprio carbonaceo marginata; sporae tenuissimae, aciculares, plejoblastae, hyalinae; (spermatia nondum observata.)

Ex.: A. flavo-virescens (Diks.)

68. Sagiolechia Mass.: Thallus crustaceus, uniformis; apothecia primitus
thallo immersa, dein protuberantia, urceolata et vulgo gyroso-plicata l. papillata,
excipulo proprio carbonaceo annulari, a thallode accessorio cincta; sporae subfusiformes, tetrablastae, incoloratae; spermatia minuta, cylindrica, recta.

Ex.: S. protuberans (Ach.)

69. Rhexophiale Th. Fr.: Thallus crustaceus, uniformis l. subnullus; apothecia adnata, patellaria, primitus aperta, excipulo proprio cupulari crasso aterrimo carbonaceo marginata; sporae elongato-fusiformes, tetra-blastae, incoloratae;
(spermatia non visa.)

Ex.: R. coronata Th. Fr.

70. Arthrospora Mass.: Thallus crustaceus, uniformis; apothecia patellaria, primitus aperta, excipulo proprio annullari celluloso tenuissime marginata;
sporae oblongo-elongatae; curvulae, tetrablastae, 8—16: nae, incoloratae; spermatia
acicularia, arcuata; sterigmata simplicia. — A. acclinis (Fw.)

71. Catillaria Mass.: Thallus crustaceus, uniformis; apothecia patellaria,
primitus aperta, excipulo proprio cupulari carbonaceo aterrimo marginata; sporae
ellipsoideae l. oblongae, dyblastae, incoloratae; spermatia oblongo-ellipsoidea, recta.

Ex : C. leucoplaca (DC.)

72. Lecidea (Ach.) Mass.: Thallus crustaceus, uniformis, raro nullus; apothecia mere lecideina, primitus aperta, excipulo proprio, carbonaceo cincta; sporae
simplices, ellipsoideae l. oblongae, incoloratae, octonae; spermatia vulgo recta,
cylindrica l. oblongo-ellipsoidea, rarius aciculata, arcuata.

α. Excipulo carbonaceo cupulari, — Ex. L. panaeola Ach., contigua (Hoffm.)

β. Excipulo carbonaceo annulari. — Ex. L. enteroleuca Ach., armeniaca. (Ram.)

73. **Mycoblastus** Norm.: Thallus crustaceus, uniformis; apothecia jam primitus aperta, immarginata, hemisphaerico-convexa, sporae maximae, solitariae, ellipsoideo-oblongae, simplices, incoloratae; spermatia mediocria, recta; sterigmata simplicia.

Ex.: M. sanguinarius (L.)

74. **Sporastatia** Mass.: Thallus crustaceus, ambitu subeffiguratus; apothecia mere lecideina, primitus aperta, excipulo simplici, annulari, subcarbonaceo marginata; sporae in ascis myriosporis minutissimae, simplices, incoloratae; spermatia linearia, recta; sterigmata simplicia.

Ex.; Sp. Morio (Ram.)

75. **Sarcogyne** (Fw.) Mass.: Thallus nullus l. subnullus; apothecia primitus subclausa, dein aperta, patellaria l. difformia, excipulo composito (exteriore carbonaceo cum interiore fusco connato) marginata; sporae in ascis myriosporis minutissimae, simplices, incoloratae; (spermatia nondum visa.)

Ex.: S. privigna (Ach.) .

76. **Buellia** (DNtrs.) Th. Fr.: Thallus crustaceus, uniformis l. nullus; apothecia mere lecideina, primitus aperta, excipulo proprio carbonaceo cupulari marginata; sporae plus minus oblongae, (normaliter) dy-tetra-blastae, nudae, mox fuligineo-fuscae; spermatia recta, cylindrica l. oblongo-ellipsoidea.

α. Sporis normaliter dyblastis.

* Thallo evoluto. — Ex. B. parasema (Ach.), scabrosa (Ach.) .

** Thallo proprio nullo (spec. parasit.) — Ex B. Dübenii (Fr.)

β. Sporis normaliter tetrablastis.

* Thallo evoluto. — Ex. B. albo-atra (Hoffm.)

** Thallo proprio nullo (spec. paras.) — Ex B. parasitica (Flke.)

77. **Rhicocarpon** (Ram.) Th. Fr.: Thallus crustaceus, uniformis; apothecia mere lecideina, primitus aperta, excipulo proprio subcarbonaceo cupulari marginata; sporae plus minus oblongae, dy-poly-blastae, tunica gelatinosa quam maxime hyalina velatae, diu incoloratae, demum fuscae l. nigricantes; spermatia prioris similia.

α. Sporis normaliter dyblastis. — Ex. Rh. atro-album (Ach.)

β. Sporis normaliter tetrablastis. — Ex. Rh. calcareum (Weis.)

γ. Sporis demum muriformi-polyblastis. — Ex. Rh. geographicum (L.), geminatum (Fw.)

78. **Schismatomma** Fw. et Koerb.: Thallus crustaceus, uniformis; apothecia jam primitus aperta, excipulo proprio tenuissimo (l. nullo), a thallo accessorie marginato praedita; sporae aciculares, tetrablastae, incoloratae; spermatia curvula rectave.

Ex.: Sch pericleum (Ach.)

Fam. 9. Graphidei.

Subfam. 1. Opegraphei.

79. **Lecanactis** (Eschw.) Koerb.: Thallus crustaceus, uniformis; apothecia rotundato-difformia l. elongata, primitus aperta, excipulo proprio carbonaceo cu-

pulari tenuiter marginata; lamina sporigera (saepissime) pruinosa; sporae aciculares l. subfusiformes, tetra-plejo-blastae, incoloratae; spermatia recta, oblongo-
cylindrica.

Ex.: L. lyncea (Sm.), abietina (Ach.)

80. Graphis (Adans.) Norm.: Thallus crustaceus, uniformis, saepius hy-
hypophloeodes l. obsoletus; apothecia lirellaeformia, elongata, (vulgo) ramosa, primitus
clausa, excipulo proprio carbonaceo, a thallo saepius coronato praedita; paraphyses
distinctae; sporae majusculae, elongatae, blastidiis pluribus subglobosis l. lenticularibus uniserialiter dispositis; spermatia recta vel subrecta, mediocria.

Ex.: Gr. scripta (L.)

81. Opegrapha (Humb.) Norm.: Thallus crustaceus, uniformis, saepius
hypophloeodes vel obsoletus; apothecia lirellaeformia l. angulato rotundata, (vulgo)
simplicia, primitus clausa, excipulo proprio carbonaceo marginata; paraphyses
distinctae; sporae minutae, subfusiformes l. subaciculares, tetra-plejo-blastae, blastidiis angulosis, luteolae; spermatia acicularia, recta; sterigmata simplicia.

Ex.: O. varia (Pers.)

82. Placographa Th. Fr.: Thallus crustaceus, verrucosus l. areolatus,
uniformis; apothecia lirellaeformia, adnata, subsimplicia primitus clausa, excipulo
proprio crasso carbonaceo integro cincta; paraphyses distinctae, gelatinoso-con-
glutinatae; sporae simplices, ellipsoideae, octonae, hyalinae; (spermatia frustra
quaesita.)

Ex.: Pl. petraea (Ach.), nivalis Th. Fr.

83. Encephalographa Mass.: Thallus crustaceus, uniformis; apothecia
anguloso-patellaria, demum gyroso-difformia, superficialia, excipulo proprio elevato,
crasso, carbonaceo, integro marginata; paraphyses distinctae; sporae dyblastae
oblongae, octonae, nigricantes; spermatia recta, tenella.

Ex.: Enc. cerebrina (Ach.)

84. Enterographa Fée: Thallus sat crassus, crustaceus, uniformis; apothecia punctiformia l. lirellaeformi-elongata, immersa, intus tota albida, hypothecio
incolorato; paraphyses tenues, subgelatinoso-confluentes; sporae fusiformi-acicu-
lares, plejo-blastae, incoloratae; spermatia recta, breviuscula.

Ex.: E. crassa (DC.)

Subfam. 2. Glyphidei.

85. Chiodecton Ach.: Thallus crustaceus l. pulvereus, uniformis; apothecia plura in thalli verrucis demersa, punctiformia l. elongata, saepe confluentia;
paraphyses tenues, distinctae; sporae elongato-fusiformes l. subaciculares, tetrablastae, incoloratae; spermatia acicularia, arcuata.

Ex : Ch. myrticola Fée.

86. Glyphis Ach.: Thallus crustaceus, uniformis l. hypophloeodes, obsoletus; apotheciis in verrucis elevatis convexis plura immersa, rotundata l. elongata;
paraphyses distinctae; sporae elongatae, 4—10- blastae, blastidiis elliptico-lenti-
cularibus, incoloratae, (spermatia nondum obvia.)

Ex.: Gl. favulosa (Ach.)

Subfam. 8. Arthoniei.

87. **Arthonia** (Ach.) Th. Fr.: Thallus crustaceus, uniformis, saepe hypophloeodes vel obsoletus; apothecia maculaeformia jam primitus aperta, immarginata; paraphyses in massam grumosam mutatae; sporae plus minus cuneato-oblongae, tetra-sex-blastae, incoloratae; spermatia recta vel curvata.

Subgen. 1. Euarthonia: apothecia plus minus immersa l. depressa.

α. Apotheciis laete coloratis. — Ex. A. cinnabarina (DC.)

β. Apotheciis nigris, nudis. — Ex. A. radiata (Pers.)

γ. Apotheciis caesiopruinosis. — Ex. A. impolita (Ehrh.)

Subgen. 2. Trachylia Fr.: Apothecia sessilia, orbiculari-cephaloidea, denique subdifformia, corneo-carbonacea, scabrida.

Ex.: A. lecideoides Th. Fr. (Lecidea Arthonioides Ach.)

88. **Coniangium** Fr.: Thallus crustaceus, uniformis l. subnullus; apothecia rotundato-difformia oblongave, submaculaeformia, jam primitus aperta immarginata, nuda; paraphyses prioris; sporae oblongo-dacryoideae, dyblastae, incoloratae; spermatia recta.

Ex.: C. luridum (Ach.)

89. **Arthothelium** Mass.: Thallus crustaceus, uniformis; apothecia maculaeformia, irregularia, erumpentia, jam primitus aperta, immarginata; paraphyses priorum; asci globoso-pyriformes; sporae ellipsoideae, muriformi-polyblastae, ex hyalino fuligineo-fuscidulae; spermatia acicularia, curvula.

Ex.: A. spectabile (Fw.)

90. **Mycoporum** Fw.: Thallus granulato-pulvereus, uniformis; apothecia orbicularia l. subdifformia, maculaeformia, papillato-corrugata immarginata, nigricantia; paraphyses non distinctae; asci elongati; sporae oblongae, muriformi-poly-blastae, nigricantes; (spermatia non observata.)

Ex.: M. elabens Fw.

Subfam. 4. Bactrosporei.

91. **Melaspilea** Nyl.: Thallus crustaceus, uniformis, tenuis l. obsoletus; apothecia rotundata l. oblonga, maculaeformia, vulgo immarginata; paraphyses distinctae; sporae octonae, ovoideae l. cuneato-ovoideae, dyblastae, incoloratae l. demum fuscidulae; spermatia recta; sterigmata simplicia.

Ex.: M. Arthonioides (Fée.)

92. **Bactrospora** (Mass.) Th. Fr.: Thallus crustaceus, uniformis l. obsoletus; apothecia rotundato-difformia, immarginata; paraphyses laxissime cohaerentes; sporae in ascis elongato-clavatis, aciculares, polyblastae, incoloratae, facile in sporidiola (blastidia) elliptica simplicia secernibiles; spermatia linearia, recta; sterigmata simplicia.

α. Thallo distincto. — Ex. B. dryina (Ach.)

β. Thallo vix ullo. — Ex. B. amphibola (Mass.)

Subfam. 5. Xylographidei.

93. **Xylographa** Fr.: Thallus (inter fibras ligni) absconditus, e cellulosa gelatinosa gonidiisque immixtis contextus; apothecia innata, lirellaeformia; para-

physes distinctae; sporae simplices, ellipsoideae, incoloratae; spermatia acicularia, curvata; sterigmata simplicia.

Ex.: X. parallela (Ach.)

94. Agyrium (Fr.) Nyl.: Thallus prioris similis; apothecia superficialia, rotundata l. elongata; paraphyses non distinctae; sporae simplices, ellipsoideae l. oblongae, incoloratae; (spermatia non cognita.)

Ex.: A. rufum (Pers.)

Series III. Coniocarpi.

Fam. 10. Sphaerophorei.

95. Sphaerophorus Pers: Thallus fruticulosus, extus cartilaginaus, intus solidus, stuppeus; apothecia globosa, excipulo thallode spurio primitus clauso, dein lacero-dehiscente; nucleus strato medullari impositus, pulveraceo-fatiscens; asci mox dissoluti; sporae subglobosae. simplices, una serie dipositae, caeruleo-atrae; spermatia oblonga, sterigmatibus brevibus adfixa.

Ex.: Sph. coralloides Pers.

Fam. 11. Caliciei.

96. Cyphelium (Ach.) Th. Fr.: Thallus crustaceus, uniformis l. nullus; apothecia sessilia l. innata, subcupularia; sporae in ascis elongato-clavatis, stipitatis, dein evanescentibus inclusae, typice dyblastae, fuscae; spermatia oblonga l. ellipsoidea; sterigmata brevissima.

Ex.: C. tympanellum Ach., lucidum Th. Fr. (= Acolium viridulum DNtrs., Calic. virid. Schaer. En. p. p. non Fr.)

97. Calicium (Pers.) DNtrs.: Thallus crustaceus, uniformis l. nullus; apothecia plus minus turbinata, stipitata, primitus aperta, excipulo proprio aterrimo marginata; sporae octonae, oblongae l. subovoideae, simplices l. dy-tetrablastae, fuligineo-fuscae, ascis cylindrico-clavatis, diu persistentibus inclusae; spermatia brevia, oblonga; sterigmata simpliciuscula.

Ex.: C. hyperellum Ach., pusillum Flke, byssaceum Fr.

98. Chaenotheca Th. Fr.: Thallus crustaceus, uniformis l. oblitteratus; apothecia stipitata, plus minus turbinata, primitus aperta, excipulo proprio atro fuscove marginata; sporae simplices, orbiculares, coloratae, ex ascis mox fatiscentibus ejectae et paraphysibus intricatis immixtae; spermatia et sterigmata prioris similia.

Ex.: Ch. chrysocephala (Ach.)

99. Coniocybe Ach.: Thallus crustaceus, uniformis, vulgo pulvereus l. obsoletus; apothecia stipitata, sphaerica, primitus aperta, excipulo proprio minuto valde aperto; sporae simplices, orbiculares, incoloratae, ex ascis mox fatiscentibus ejectae et paraphysibus implexis immmixtae; (spermatia non visa.)

Ex.: C. furfuracea (L.), pallida (Pers.)

100. Sphinctrina (Fr.) DNtrs.: Thallus proprius nullus; apothecia substipitata, pyriformia, primitus clausa, excipulo proprio marginata; sporae sim-

plices, globosae l. fusiformi-ellipsoideae, nigricantes, in ascis cylindrico-clavatis diutius persistentibus inclusae; spermatia acicularia, curvula; sterigmata simplicia.

Ex.: Sph. turbinata (Pers.)

Series IV. Pyrenocarpi.

Fam. 12. Endocarpei.

101. Dermatocarpon Eschw. (non Mass., Koerb.): Thallus foliaceus l. squamulosus; apothecia thallo inclusa, velut puncta in superficie sese praebentia, amphithecio indistincto, perithecio hyalino l. extus demum nigricante; paraphyses gelatinoso-diffluentes; sporae simplices, suboctonae, incoloratae; spermatia breviuscula; sterigmata multi-articulata.

    α. Thallo foliaceo, umbilicato. — Ex. D. miniatum (L.)

    β. Thallo magis crustaceo, adnato.

    * Perithecio incolorato. — Ex. D. hepaticum (Ach.)

    ** Perithecio demum nigricante. — Ex. D. cinereum. (Pers.)

102. Placidiopsis Beltram.: Thallus lobulato-squamulosus, coriaceus, ambitu liber; apothecia innata, solo apice prominula, perithecio membranaceo incolorato (?); paraphyses gelatinoso-diffluentes; sporae fusiformes, 2—4 blastae, incoloratae; (spermatia non visa.)

Ex.: Pl. Grappae Beltram.

103. Endocarpon Hedw.! Thallus subfoliaceus l. squamulaeformis; apothecia immersa l. protuberantia, perithecio extus plus minus distincte obscuro praedita; paraphyses gelatinoso-diffluentes; sporae (normaliter) binae, muriformi-polyblastae, oblongae, demum fuscescentes; spermatia cylindrica, recta; sterigmata simplicia (sec. Nyl.)

Ex.: E. pusillum Hedw.

104. Normandina Nyl.: Thallus foliaceo-squamaeformis, monophyllus; apothecia immersa, perithecio toto nigro, amphithecio minuto; nucleus paraphysibus destitutus; sporae oblongo-cylindricae, plejoblastae, incoloratae; (spermatia nondum obvia.)

Ex.: N. jungermanniae (Del.)

Fam. 13. Verrucariei.

Subfam. 1. Pertusariei.

105. Pertusaria DC.: Thallus crustaceus, uniformis; apothecia verrucaeformia, e thalli tuberculis formata, nucleos ceraceo-gelatinosos singulos vel plures, perithecio hyalino inclusos foventia; paraphyses distinctae; sporae magnae oblongae, subincoloratae; spermatia acicularia, recta; sterigmata simplicia.

Ex.: P. communis DC.

Subfam. 2. Pyrenulei.

106. Microglena Koerb.: Thallus crustaceus l. gelatinosus, uniformis; apothecia emergentia vel verrucis thalli immersa, perithecio carnosulo, albido l. exitus fuscescente, amphithecio subceraceo-molli, demum nigricante; paraphyses capillares; sporae muriformi-polyblastae, pallide coloratae; spermatia longissima, filiformi-cylindrica, arcuata.

Ex.: M. muscorum (Fr.)

107. Belonia Koerb.: Thallus crustaceus, uniformis; apothecia verrucis thalli immersa, perithecio albo, molli, amphithecio indistincto l. nullo; paraphyses capillares; sporae aciculares, plejoblastae, incoloratae; (spermatia non observata.)

Ex.: B. russula Koerb.

108. Thelopsis Nyl.: Thallus crustaceus, uniformis l. obsoletus; apothecia prominula, perithecio subgloboso, incolorato, amphithecio subhemisphaerico, carnosoceraceo, rubello; paraphyses capillares; sporae in ascis elongatis numerosissimae, ellipsoideae, tetrablastae, incoloratae; (spermatia non visa.)

Ex.: Th. rubella Nyl.

109. Segestria (Fr.) Th. Fr.: Thallus crustaceus, uniformis; apothecia thallo immersa vel plus minus prominentia, perithecio subgloboso, pallido l. nigricante, amphithecio plus minus distincto, colorato; paraphyses capillares; sporae in ascis angustis octonae, subfusiformes, tetra-plejoblastae, incoloratae; (spermatia incognita.)

α. Apotheciis thallo immersis, amphithecio minuto. — Ex. S. lectissima Fr.

β. Apotheciis prominentibus, amphithecio inde distincto, carbonaceo. — Ex. S. chlorotica (Ach.)

110. Pyrenula (Ach.) Mass. Ric.: Thallus crustaceus, uniformis; apothecia subglobosa, thalli verrucis immersa l. plus minus libera, perithecio extus plus minus distincte atro, amphithecio atro, minuto l. hemisphaerico; paraphyses capillares; sporae ellipsoideae l. oblongae, fuscae, blastidiis quaternis, lentiformirhomboides; spermatia acicularia, longa, arcuata.

α. Apotheciis thallo obtectis. — Ex. P. nitida (Schrad.)

β. Apotheciis plus minus nudis. — Ex. P. leucoplaca (Wallr.)

111. Blastodesmia Mass.: Thallus tenuis hypophloeodes; apothecia depresso-semiglobosa, nuda, perithecio tenuissimo, molli, albido, amphithecio atrohemisphaerico-conoideo, basi patente; paraphyses capillares; sporae oblongo-lineares, fulgineo-fuscae, blastidiis 6—10: nis; spermatia recta; sterigmata crassula, brevia.

Ex : B. nitida Mass.

112. Staurothele Norm.: Thallus crustaceus, uniformis; apothecia immersa l. protuberantia, perithecio subgloboso, tandem extus subcarbonaceo, amphithecio plus minus distincto; paraphyses in gelatinam diffluentes; sporae paucae (vulgo binae), muriformi-polyblastae, obscure coloratae; (spermatia non observata.)

Ex.: St. clopima (Wnbg.)

113. Sporodictyon Mass.: Thallus crustaceus, uniformis; apothecia thalli verrucis immersa l. protuberantia, perithecio molli fuscescente, amphithecio carbonaceo atro; paraphyses distinctae; sporae octonae, muriformi-polyblastae, demum fusco-atrae; (spermatia nondum observata.)

Ex.: Sp. theleodes (Smft.)

114. **Polyblastia** (Mass.) Lönnr.: Thallus crustaceus, uniformis; apothecia plus minus immersa, perithecio extus mox nigro, amphithecio distincto, carbonaceo, atro; paraphyses gelatinoso-diffluentes; sporae vulgo octonae, muriformipolyblastae, luteolae; (spermatia frustra quaesita.)

Ex.: P. Sendtneri Krplhbr.

115. **Thelidium** Mass.: Thallus crustaceus, uniformis (raro nullus); apothecia immerso-protuberantia l. semilibera, perithecio e pallido extus demum nigricante, amphithecio carbonaceo, atro; paraphyses in gelatinam diffluentes; sporae ellipsoideae l. oblongae, dy-tetra-blastae, incoloratae (spermatia nondum descripta.)

Ex.: Th. pyrenophorum (Ach.) (= Th. galbanum Krmplhbr.)

116. **Acrocordia** Mass.: Thallus crustaceus, uniformis; apothecia elevata, perithecio pallido molli, amphithecio hemisphaerico l. conico, carbonaceo, atro; paraphyses capillares; sporae ellipsoideae, dyblastae, incoloratae, una serie dispositae; spermatia recta, oblongo-cylindrica.

Ex.: A. gemmata (Ach.)

117. **Verrucaria** (Pers.) Mass. Rich.: Thallus crustaceus, uniformis l. oblitteratus; apothecia immersa l. plus minus libera, perithecio pallido l. nigricante, amphithecio plus minus distincto, nigro; paraphyses in gelatinam diffluentes; sporae simplices, octonae, incoloratae; spermatia acicularia, arcuata; sterigmata simplicia.

Ex.: V. nigrescens Pers., rupestris Schrad.

118. **Thrombium** (Wallr.) Mass.: Thallus mucoso-gelatinosus, uniformis; apothecia semi-immersa, perithecio nigricante, amphithecio distincto, nigro; paraphyses distinctae, graciles; sporae simplices, octonae, incoloratae; (spermatia non inventa.)

Ex.: Thr. epigaeum (Pers.)

119. **Thelocarpon** Nyl.: Thallus crustaceus, uniformis; apothecia thalli verruceis immersa, perithecio albido, amphithecio ostioliformi, nigricante; paraphyses graciles, distinctae; sporae ellipsoideae, dyblastae, incoloratae, numerosissimae; (spermatia non descripta.)

Ex.: Th. Laureri (Fw.)

120. **Arthopyrenia** Mass.: Thallus crustaceus, uniformis, plerumque hypophloeodes l. obsoletus; apothecia semi-immersa l subsessilia, perithecio tenuissimo, hyalino, amphithecio corneo-carbonaceo, atro; paraphyses gelatinoso-diffluentes; sporae cuneatae et dyblastae l. elongato-oblongae et 4—6 blastae, incoloratae; spermatia acicularia, recta; sterigmata simplicia.

α. Apotheciis sparsis. — Ex. A. analepta (Ach.)

β. Apotheciis confluentibus. — Ex. A. arthonioides (Mass.)

121. **Leptorhaphis** Koerb.: Thallus tenuissimus l. subnullus, hypophloeodes; apothecia erumpentia, perithecio tenuissimo, hyalino, amphithecio distincto, corneo-carbonaceo, atro; paraphyses indistinctae, floccoso-conglutinatae; sporae aciculares, dy-octo-blastae, incoloratae; spermatia recta, linearia, tenella, sterigmata simplicia.

Ex.: L. epidermidis (Ach.)

122. Microthelia (Koerb.) Mass.: Thallus crustaceus, uniformis l. subnullus; apothecia minuta, semi-innata, perithecio tenui, pallide fuscidulo, amphithecio hemisphaerico, atro; paraphyses in gelatinam diffluentes; sporae dyblastae,
octonae, fuligineo-fuscae; (spermatia non visa.)

Ex.: M. micula (Fw.)

123. Endococcus Nyl.: Thallus proprius nullus; apothecia parasitica,
subglobosa, perithecio carbonaceo, nigro, amphithecio operculiformi l. hemisphaerico,
atro; paraphyses gelatinoso-diffluentes; sporae ellipsoideae l. ovoideae, fuscae;
spermatia recta, tenella.

Ex.: E. gemmifer (Tayl.)

Genera ob apothecia ignota incertae sedis.

124. Pycnothelia (Duf.) Rabenh.: Thallus erectus, teretiusculus, ramosus, mollis fragilisque, intus stuppeo-farctus l. fistulosus; spermatia acicularia,
recta; sterigmata simpliciuscula.

Ex.: P. madreporaeformis (Wulf.)

125. Siphula Fr.: Thallus erectus, teretiusculus, ramosus, subtartareus,
basi quasi radicatus, intus solidus, substuppeus; spermatia linearia, recta, l. breviter curvula.

Ex.: S. Ceratites (Wnbg.)

Genera nobis non satis cognita.

1. Lahmia Koerb. exs. Nro. 140.
2. Odontotrema Nyl. Enum. gén. Lich. p. 143.
3. Polistroma Clem. Ens. sob. Vid. com. App. p. 136.
4. Spolverinia Mass. in Flora 1856. Nr. 18.
5. Sporoacania Mass. Framm. p. 11.
6. Tenorea Tornab. Lich. Sic.

LVI B.

William Mudd, A Manual of British Lichens. Darlington 1861. 8.

Lichenes.

(495 Species.)

Fam. 1. Collemaceae (Nyl.)

Thallus cartilaginous, coriaceous, or membranaceous in a dry state, more or
less distended, turgid, and gelatinous when wet; in form polymorphous, lobed,
lacerated, or branched; varying in colour from pale green to dark olive, brown,
or black, rarely grey or glaucous. Internal anatomic elements indistinctly stratified; cortical stratum reduced to that of a thin cellular or non-cellular epithallus;
gonidiac granules moniliform-coherent, agglomerated, or simple, imbedded and dis-

posed in various modes in an uncoloured gelatinous substance, very greedy of water; medullary composed of hyaline filaments or cells. Apothecia either globose, nuclei-ferous, or disciform, thalamiferous.

Div. I. Angiocarpi (Fries)

Apothecia closed, globose, nucleiferous; the apex at length perforated with a simple pore.

Tribe 1. Lichinaceae.

Thallus caespitoso-fruticulose, or caespitose filamentose; epithallus cellular, or non cellular. Apothecia globose, or ovate; nucleus enveloped by a thallodal receptacle.

Gen. 1. Lichina (Ag.) Apothecia terminal; nucleus pale gelatinous; paraphyses very slender capillaceous; asci elongato-cylindrical, 8 spored; spores uniserial, subelliptical, often subtetragonal, unilocular, uncoloured. Thallus cartilaginous, fruticulose, dichotomously branched.

2. Ephebe (Fries): „Apothecia minute, enclosed in swollen ovate or subelliptical portions of the thallus; spores minute, oblong, unilocular, uncoloured.“ Thallus caespitoso-filamentose, divaricatedly branched; branches very slender, somewhat capillary; epithallus distinctly cellular; gonidiac granules large, 2 to 4 or more, aggregated together.

Ex.: Eph. pubescens (Fr.)

Div. II. Gymnocarpi (Fries)

Apothecia normally open, disciform; thallamium contained in a thallodal exciple, or a proper exciple.

Tribe 1. Spilonemeae.

Thallus fruticuloso-subfilamentose, very minute; epithallus unequally cellular; gonidiac granules arranged in transverse series. Apothecia subpatellaeform.

Gen. 1. Spilonema (Born.): Apothecia lentiform, immarginate; thalamium arising from a brownish black, simple hypothecium; paraphyses slender articulated; asci oblongo-clavate, 8 spored; spores oblong, unilocular, uncoloured. Thallus fruticulose, minute; branches cylindrical, entangled.

Ex.: Sp. paradoxum (Born.)

Tribe 2. Collemeae.

Thallus cartilaginous, coriaceous, or membranaceous, variously lobed and laciniated, more or less rigid when dry; gelatinous distended and turgid when wet; epithallus non-cellular; gonidiac granules simple or moniliform-coherent. Apothecia scutelli-form.

Gen. 1. Synalissa (Fries): Apothecia depresso-subscutelliform; thallamium arising from a dull yellow simple hypothecium; asci subclavate, 8 to 24 spored; spores elliptical or subspherical, uni-locular, uncoloured. Thallus pulvinate, subcrustaceous, slightly lobed, cartilaginous when dry, soft and somewhat gelatinous when wet.

Ex.: S. symphorea (DC.)

2. Collema (Hoffm.): Apothecia scutelliform; thallamium arising from a simple or double hypothecium; asci clavaeform, 4 to 8 spored; spores oblong, elliptical-oblong, or ovate, quadri-locular, becoming irregularly muriform-multilocular, uncoloured or pale yellow. Thallus variously lobed, when wet gelatinous.

Ex.: C. melaenum (Ach.), plicatile (Ach.), pulposum (Bernh.) etc.

3. Synechoblastus (Trevis): Apothecia scutelliform; asci clavaeform, 8 spored; spores acicular, elongato-fusiform, or linear-oblong, quadrilocular, or from quadrilocular becoming multi-locular, but never muriform; loculi constantly uniserial, uncoloured, or pale yellow. Thallus as in Collema.

Ex.: S. flaccidus (Ach.), S. nigrescens (L.) etc.

Tribe 3. Leptogiaceae.

Thallus coriaceo-membranaceous, foliaceous, or caulescent, variously lobed and laciniated; rigid when dry, gelatinous and sowewhat turgid when wet; epithallus distinctly cellular; gonidiac granules simplex or moniliform-coherent. Apothecia scutelliform or patellae-form.

Gen. 1. Mallotium (Fw.): Apothecia scutelliform; asci subventricose, 8 spored; spores subelliptical, quadrilocular, becoming submuriform-multilocular, uncoloured, or pale yellow. Thallus foliaceous; epithallus distinctly cellular on the upper side, under glaucous, tomentose.

Ex.: M. saturnium (Diks.), M. Burgessii (Lightf.)

2 Leptogium (Fries): Apothecia from urceolate, becoming subscutelliform or patellaeform; asci elongato-clavate, 8 spored; spores elliptical-oblong, ovate, or oblongo-ventricose, from quadrilocular becoming irregularly muriform-multilocular, uncoloured, or pale yellow. Thallus foliaceous; epithallus distinctly cellular on both sides.

Ex.: L. cretaceum (Sm.), lacerum (Sw.), chloromelum (Sw.) etc.

3. Polychidium (Ach.): Apothecia subterminal, horizontal, scutelliform; asci clavato-ventricose, 8 spored; spores oblongo-fusiform, bilocular, pale yellow. Thallus filamento-fruticulose, pulvinate; epithallus distinctly cellular.

Ex.: P. muscicolum (Sw.)

Fam. 2. Myriangiaceae (Nyl.)

Thallus equally cellular, unstratified, coriaceous, noduloso-pulvinate, olive-black. Apothecia subscutelliform, innate, of an equal cellular texture, and of nearly the same colour as the thallus; thalamium destitute of amyloid matter, paraphyses and hypothecium, asci spherical or elliptical, irregularly imbedded in the cellular thalamium.

Tribe 1. Myriangieae.

Gen. 1. Myriangium (Mont. et Berk.) Apothecia subscutelliform, innate in the apices of the thallus; thalamium cellular, of nearly the same colour as the thallus; asci subspherical, 8 spored; spores oblong, or elliptical-oblong, quadrilocular, or irregularly submuriform-multilocular, pale yellow. Thallus coriaceous, noduloso-pulvinate.

Ex.: M. Duriaei (Mont. et Berk.)

Fam. 3. Lichenaceae (Nyl.)

Thallus extremely variable, both in form, colour, and texture, being sometimes fruticulose, at others foliaceous, squamulose, squamuloso-radiated, granuloso-crustaceous, pulverulent, and sometimes none, or athalline; in substance, varying from crustaceous to membranaceous and from tartareous to a mere film; and in colour, white, grey, yellow, orange, brown, red, and sometimes black, or blackish, with all their intermediate shades. Internal anatomic elements normally stratified; gonidiac granules rarely, perhaps never, moniliform coherent. Apothecia either disciform, thalamiferous; or verrucaeform, nucleiferous; stipitate, sessile, or innate; very variable in colour, but rarely concolorous with the thallus.

Div. I. Gmnocarpi (Fries.)

Apothecia normally open, disciform, lirellaeform, crateriform, or maculaeform; thallamium contained in a thallodal exciple, a proper exciple, a compound exciple, or destitute of one.

Tribe 1. Cladoniaceae (Zenk.)

Thallus in the superior genera, fruticuloso-caulescent, erect or ascendant; podetia arising from a more or less evident, horizontal squamuloso-granulose, or crustaceous thallus; in the inferior genera, simply crustaceous, uniform. Apothecia terminal or lateral, stipitate or sessile, orbicular, becoming cephaloid; internally lacunose, or solid, variously margined, or immarginate.

Subtribe 1. Cladonieae.

Thallus fruticuloso-ascendant, consisting of a horizontal squamuloso-foliaceous, squamuloso-granulose, or crustaceous proper thallus, from which arises a vertical caulescent, cartilaginous fistulose thallus. Apothecia terminal or lateral, orbicular, cephaloid; internally lacunose.

Gen. 1. Cladonia (Hoffm.): Apothecia orbicular, submargined, by a proper excipule, becoming inflated, cephaloid, and immarginate; internally lacunose, or hollow; asci clavaeform, 8 spored; spores minute, elliptical-oblong, or oblong, unilocular, uncoloured. Podetia cartilaginous, vertical, fistulose, or fruticulose, the extremities either simple stipiform, dilato-tubiform, or scyphiform.

Ex.: Cl. pyxidata (L.), furcata (Huds.), coccifera (L.) etc.

Subtribe 2. Baeomyceae (Fée.)

Thallus effuse, crustaceous. Apothecia stipitate or sessile, cephaloid, or patellaeform, internally lacunose, or solid.

Gen. 2. Baeomyces (Pers.): Apothecia stipitate, pileiform, or globose, immarginate; internally solid, or empty and araneous; asci elongato-cylindrical, 6 to 8 spored; spores elliptical, elliptico-fusiform, or linear-fusiform, often incurved, unilocular, uncoloured. Thallus crustaceous, uniform.

Ex.: B. roseus (Pers.), byssoides (L.) etc.

3. Icmadophila (Ehrh.): Apothecia sessile, patellaeform, becoming immarginate; internally solid; asci cylindrical, 8 spored; spores subfusiform, bilocular, uncoloured. Thallus crustaceous, uniform.

Ex.: Icm. aeruginosa (Scop.)

Subtribe 3. Stereocauleae.

Thallus fruticuloso-caulescent, solid, erect or ascendant, arising from a more or less evanescent horizontal adnate granulose thallus; the upper parts more or less clothed with squamuloso-granulose excrescences. Apothecia turbinato-dilated, solid, margined by a, more or less evident, thallodal exciple, becoming cephaloid and immarginate.

4. Stereocaulon (Schreb.) Apothecia terminal or lateral; asci linear-cuneate, 4 to 6 spored; spores acicular, elongato-subclavate or fusiform, 2 to 8 locular, uncoloured. Thallus fruticuloso-caulescent, solid.

Ex.: St. paschale (L.), nanum (Ach.) etc.

Subtribe 4. Siphuleae (Nyl.)

Thallus vertical, radiculoso-fruticulose, erect; or elongato-subuliform, sub-simple, prostrate; internally cottony, or hollow. Apothecia . . . . ?

5. Thamnolia (Ach.) Apothecia . . . . ? Thallus elongato-subuliform, sub-simple, prostrate; internally hollow.

Ex.: Th. vermicularis (Sw.)

Tribe 2. Usneaceae (Eschw.)

Thallus fruticulose, or subfruticulose, erect, pendulous, or sarmentose, branched, or laciniated; branches round, cylindrico-compressed, or canaliculato-foliaecous. Apothecia peltate, or scutelliform.

Subtribe 1. Usneae.

Thallus fruticulose, erect, becoming pendulous; branches round; medullary stratum solid, composed of hyaline filaments strongly agglutinated together. Apothecia peltate.

Gen. 1. Usnea (Dill.) Apothecia subterminal, the margin of the thallodal exciple becoming radiato-ciliated; asci oblongo-ovate, 8 spored; spores oblong, or elliptical, unilocular, uncoloured. Thallus fruticulose.

Ex.: U. barbata (Fr.)

Subtribe 2. Ramalineae (Fée.)

Thallus fruticulose, erect, pendulous, or ascendant, filamentose and roundly compressed, or subfoliaceous compressed or dilated, concolorous on both sides, or discoloured; medullary stratum soft, composed of hyaline filaments. Apothecia scutelliform.

2. Alectoria (Ach.) Spores oblong, unilocular, sub-uncoloured. Thallus fruticulose or filamentose, roundly compressed, or linear-laciniated, concolorous on both sides.

Ex.: A. jubata (L.), sarmentosa (Ach.), vulpina (L.) etc.

3. Evernia (Ach.) Apothecia lateral; asci obovate, or cuneate, 8 spored; spores elliptical, or subglobose, uncoloured. Thallus ascendant, subfoliaceous, compressed, branched and laciniated; under side discoloured, canaliculate.

Ex.: Ev. furfuracea (L.), prunastri (L..)

4. Ramalina (Ach.) Apothecia scattered on both sides of the thallus,

and nearly of the same colour; asci clavate, 6 to 8 spored; spores linear-oblong, straight or curved, bilocular, uncoloured. Thallus subfoliaceous, erect, or pendulous, compressed, branched and laciniated, concolorous on both sides.

Ex.: R. calicaris (Fr.), pollinaria (Ach.) etc.

Subtribe 8. Roccelleae.

Thallus subfruticulose, erect, afterwards pendulous, branched and laciniated, round, rounded, or compressed, concolorous on both sides; medullari stratum soft. Apothecia scutelliform; disc bluish-black, caesio-pruinose.

5. Roccella (DC.) Apothecia lateral; thalamium arising from a brownish-black carbonaceous hypothecium; asci clavate, 8 spored; spores clavato-fusiform, or obtusely-fusiform, straight or curved, quadrilocular, uncoloured. Thallus branched, or laciniated, rounded or compressed, smooth and equal, or nodulose.

Ex.: R. tinctoria Ach., fuciformis (L.)

Subtribe 4. Cetrarieae.

Thallus fruticulose, canaliculato-foliaceous, or foliaceous, sub-erect, or ascendant, branched, or laciniated, rounded, or compressed and dilated, concolorous on both sides, or discoloured. Apothecia peltaeform, or scutellato-peltate, affixed obliquely to the apices of the thallus.

6. Cornicularia (Ach.) Apothecia peltaeform; thallodal margin, smooth or denticulated; asci oblong, or cuneate, 8 spored; spores elliptical, or ovate, unilocular, uncoloured. Thallus fruticulose, or canaliculato-foliaceous, erect, or ascendant; branched, or laciniated, rounded, or compressed and dilated, concolorous on both sides.

Ex.: C. tristis (Web.), aculeata (Ehrh.), islandica (L.)

7. Cetraria (Ach.) Apothecia scutellato-peltate; asci cuneate, or subventricose, 8 spored; spores elliptical, oblong, or subglobose, unilocular, uncoloured. Thallus foliaceo-lobed, lobes ascendant, or depressed, under side mostly discoloured.

Ex.: C. cucullata (Bell.), glauca (L.) etc.

Tribe 8. Peltideaceae (Fw.)

Thallus frondoso-foliaceous, coriaceous, papyraceo-membranaceous; hypothallus villose, or venose, adnate to the under side of the thallus. Apothecia peltaeform, or reniform, adnate to the upper surface, under surface, or to the disc of the thallus.

Gen. 1. Nephroma (Ach.) Apothecia reniform, adnate to the under side of the apices of the lobules, or proper portions of the thallus; asci clavate, 8 spored; spores obtusely fusiform, straight, or slightly curved, quadrilocular, pale yellowish brown. Thallus foliaceous, submembranaceous; under side somewhat villose.

Ex.: N. laevigatum (Ach.)

2. Peltigera (Wild.) Apothecia peltaeform, adnate to the upper side of the elongated lobes of the thallus; asci clavate, 6 to 8 spored; spores acicular,

fusiform, or clavato-fusiform, normally quadrilocular, often 6—8—10 locular, un-coloured. Thallus frondoso-foliaceous, coriaceous, or membranaceous, under side venose.

Ex.: P. apthosa (L.), venosa (L.) etc.

3 Solorina (Ach.) Apothecia peltate, adnate to the disc of the thallus; asci elongato-subventricose, or oblongo-cylindrical, 4 spored; spores oblong, or obtu-sely-fusiform, bilocular, pale bright-red, or dark-red. Thallus submonophyllous, coriaceo-membranaceous; under side venose, or lanuginose.

Ex.: S saccata (L.), limbata (Sommerf.) etc.

Tribe 4. Parmeliaceae (Hook.)

Thallus normally foliaceous, horizontal; or fruticuloso-foliaceous, ascendant; coriaceous, or membranaceous; hypothallus villose, or fibrillose, adnate to the under side of the thallus. Apothecia scutelliform.

Gen. 1. Sticta (Schreb.) Apothecia scutelliform, asci elongato-clavate, or oblongo-ventricose, 4 to 8 spored; spores fusiform, or clavato-fusiform, from bi-locular becoming quadrilocular, pale yellow. Thallus foliaceous, coriaceo-mem-branaceous; under side villose, variegated with small urceolate cyphellae, or ma-culae.

Ex.: St. pulmonaria Ach, scrobiculata (Scop.), sylvatica (L) etc.

2. Parmelia (Ach.) Apothecia scutelliform; asci clavate, or oblongo-obo-vate, 8 spored; spores elliptical, oblong, or ovate, unilocular, uncoloured. Thallus foliaceous, imbricated; under side more or less fibrous.

Ex.: P. perlata (L.), terebrata (Hoffm.), lanata (L.), Mougeotii Schaer. etc.

3. Borrera (Ach.) Apothecia scutelliform; asci clavate or subventricose, 8 spored; spores oblong, often slightly constricted in the middle, bilocular, varying in colour from green to dark brown. Thallus foliaceo-fruticulose, ascendant, or loosely decumbent; or foliaceous, stellato-appressed; under side more or less fibrillose.

Ex.: B. leucomela (L.), speciosa (Wulf.), obscura (Ehrh.) etc.

4. Physcia (Schreb.) Apothecia scutelliform; asci oblongo-subventricose, 8 or 24 spored; spores elliptical oblong, polari-bilocular, uncoloured. Thallus fruticuloso-foliaceous; under side obsoletely fibrillose.

Ex.: Ph. flavicans (Sw.), parietina (L.), candelaria (L.) etc.

Tribe 5. Umbilicariaceae (Fée.)

Thallus horizontal, foliaceous, coriaceo-cartilaginous, monophyllous, or poly-phyllous, affixed to the basis of attachment by a central point. Hypothallus none. Apothecia erumpent from the disc of the thallus, sessile, pseudo-patellaeform, simple or compound.

Gen. 1. Umbilicaria (Hoffm.) Apothecia from tuberculiform becoming subpatellaeform, simple; asci oblongo-saccate, one spored; spores oblong, or elliptical, reticulato-multilocular; pale yellowish brown. Thallus coriaceous, mó-nophyllous.

Ex.: U. pustulata Hoffm.

2. G y r o p h o r a (Ach.) Apothecia pseudo-patellaeform, simple or compound; asci clavate, 8 spored; spores elliptical-oblong, unilocular, uncoloured. Thallus submonophyllous or polyphyllous.

Ex.: G. polyphylla (L.), erosa (Web.), vellea (L.) etc.

Tribe 6. Lecanoraceae (Fée.)

Thallus subfoliaceous, squamuloso-radiated, or squamulose, in the superior genera; squamuloso-crustaceous, or crustaceous, in the inferior. Hypothallus in some persistent, in others evanescent, and in a few absent. Apothecia scutelliform, subpatellaeform, or urceolate.

Subtribe 1. Pannarineae (Kbr.)

Thallus subfoliaceous, squamuloso-radiated, or squamulose; hypothallus bluish-black. Apothecia scutelliform, or subpatellaeform.

Gen. 1. P a n n a r i a (Delis.) Apothecia scutelliform, or subpatellaeform; asci oblong, subclavate, or subventricose, 8 spored; spores oblong, elliptical-oblong and more or less attenuated at the extremities, or subfusiform, unilocular, the external spore-wall often crenulated, uncoloured. Thallus subfoliaceous, or squamuloso-radiated, or squamulose; hypothallus bluish-black.

Ex.: P. plumbea (Lightf.), microphylla (Sw.) etc.

2. M a s s a l o n g i a (Kbr.) Apothecia scutelliform, or subpatellaeform; asci subclavate, 8 spored; spores subfusiform, bilocular, uncoloured. Thallus foliaceo-squamulose, or squamulose; hypothallus brownish-black evanescent.

Ex.: M. carnosa (Dicks.), cheilea (Nyl.)

3. A m p h i l o m a (Fries.) „Apothecia scutelliform, very rarely produced." Thallus membranaceus, granuloso-pulverulent in the centre, lobed at the circumference; hypothallus tomentose, brown, or bluish-black.

Ex.: A. lanuginosa (Ach.)

Subtribe 2. Placodineae.

Thallus rimoso-areolate, or squamulose in the centre, squamuloso-radiated at the circumference; hyothallus often indistinct. Apothecia scutelliform.

4. Squamaria (DC.) Asci oblongo-clavate, 8 spored; spores oblong, or elliptical-oblong, unilocular, incoloured. Thallus squamuloso-radiated.

Ex.: Sq. crassa (Huds.), saxicola (Poll.), circinata (Pers.) etc.

5. Placodium (DC.) Asci clavato-cylindrical, 8 spored; spores elliptical, or oblong, polari-bilocular, uncoloured. Thallus squamuloso-radiated.

Ex.: Pl. fulgens (Sw.), elegans (Lk.), murorum (Hoffm.), candicans (Dicks.) etc.

Subtribe 3. Lecanorineae.

Thallus crustaceous, uniform. Apothecia scutelliform, or subpatellaeform.

6. C a l l o p i s m a (De Not.) Apothecia normally scutelliform, at times subpatellaeform, or patellaeform; asci clavate, oblong, or subventricose, 8, 24 or 32 spored; spores elliptical, or oblong, polari-bilocular, uncoloured. Thallus crustaceous.

Ex.: C. vitellinum (**Ehrh.**), cerinum (Hedw.), aurantiacum (Lightf.) , ferrugineum (Huds.), Lallavei (Clem.) etc.

7. L e c a n i a (**Massal.**) Apothecia scutelliform , sometimes becoming cephaloid; asci clavato-cylindrical, 8 or 16 spored; spores elliptical, or linear-oblong, bilocular, or quadrilocular, uncoloured. Thallus crustaceous, effuse.

Ex. : L. carneo-lutea (Turn.), fuscella (Schaer.), erysibe (Ach.) etc.

8. R i n o d i n a (**Ach.**) Apothecia scutelliform; asci clavate, 8 or 16 spored; spores elliptical-oblong, or oblong, bilocular, varying in colour from green to dark brown. Thallus crustaceous; hypothallus brownish black, often wanting.

Ex. : R. sophodes (Ach.), exigua (Ach.), atrocinerea (Dicks.) etc.

9. L e c a n o r a (**Ach.**) Apothecia scutelliform, at times becoming subpatellaeform; asci clavate, or saccate ; 8 spored; spores very variable in size, ovate, elliptical-oblong, or subfusiform, unilocular, uncoloured, or pale yellow. Thallus crustaceous, uniform.

Ex.: Lec. badia (Pers.), subfusca (L.), glaucoma (Ach.), tartarea (L.), oculata (Dicks.) etc.

10. H a e m a t o m m a (**Mass.**) Apothecia scutelliform ; asci clavato-ventricose, 8 spored, spores acicular subincurved, 4—6—8 locular, uncoloured. Thallus crustaceous uniform.

Ex. : H. ventosum (L.), coccineum (Dicks) etc.

Subtribe 4. Urceolarineae.

Thallus squamuloso-crustaceous , or crustaceous; hypothallus black, often wanting. Apothecia more or less urceolate, margined by a compound exciple.

11. A c a r o s p o r a (**Mass.**) Apothecia at first immersed, suburceolate, afterwards more or less emersed, nearly plane; asci subclavate, polyspored; spores very minute, oblong, unilocular, uncoloured. Thallus squamuloso-crustaceous.

Ex.: A. cervina (Pers.) etc.

12. A s p i c i l i a (**Mass.**) Apothecia innate; asci ventricose, 4, 6 or 8 spored; spores elliptical, ovate, or subrotund, unilocular, uncoloured. Thallus crustaceous, hypothallus black, or brown, often evanescent.

Ex. : A. calcarea (L.), cinerea (L.), epulotica (Ach.) etc.

13. U r c e o l a r i a (**Ach.**) Apothecia urceolate, margined by a compound exciple ; asci subclavate, 4 spored ; spores elliptical oblong, or subpyriform , muriform-multilocular, varying in colour from green to dark brown. Thallus crustaceous ; hypothallus white.

Ex.: U. scruposa (L.)

14. Phialopsis (**Kbr.**) Apothecia urceolate, margined by a compound exciple ; asci oblongo-lanceolate ,8 spored, spores elliptical-oblong, quadrilocular, uncoloured. Thallus crustaceous.

Ex.: Ph. rubra (Hoffm.] etc.

15. G y a l e c t a (**Ach.**) Apothecia urceolate, margined by a compound exciple ; asci cylindrical, 8 spored; spores elliptical-oblong, or subfusiform , from

quadrilocular, becoming irregularly multilocular, uncoloured, or pale yellow. Thallus crustaceous.

Ex.: G. cupularis (Ehrh.), foveolaris (Ach.) etc.

Tribe 7. Lecideaceae (Fries)

Thallus variously crustaceous; in the superior genera squamulose, bullato-plicate, or effigurate at the circumference; in the inferior genera crustaceous, uniform; hypothallus for the most part persistent, in a few species altogether wanting. Apothecia patellaeform, innate or sessile, often becoming cephaloid, and sometimes deformed; margined by a ceraceous or a carbonaceous proper exciple, and at times furnished with an accessory thallodal margin.

Subtribe 1. Psorineae (Kbr.)

Thallus squamulose, bullato-plicate, or effigurate at the circumference. Apothecia patellaeform, often deformed.

Gen. 1. Diploicia (Mass.) Asci broadly clavate, 8 spored; spores elliptical oblong bilocular, dark-olive. Thallus rugoso-plicate, foliaceo-effigurate at the circumference.

Ex.: D. canescens (Dicks.)

2. Psora (Hall.) Asci clavaeform, 8 spored; spores oblong, or ovate, unilocular, uncoloured. Thallus squamulose, or squamuloso-crustaceous.

Ex.: Ps. ostreata (Hoffm.), lurida (Sw.), decipiens (Ehrh.) etc.

8. Thalloidima (Mass.) Asci subclavate, 8 spored; spores oblong, subfusiform, or clavato-fusiform, bilocular, uncoloured. Thallus cartilaginous, squamulose, for the most part forming a bullate or rugoso-plicate crust.

Ex.: Th. candidum (Web.), vesiculare (Hoffm.), mamillare (Gouan) etc.

4. Toninia (Mass.) Asci clavate, 8 spored; spores linear-oblong, straight or curved; quadrilocular, uncoloured. Thallus squamoso crustaceous.

Ex.: T. aromatica (Turn.), squamulosa (Deak.) etc.

5. Lecothecium (Trevis.) Apothecia patellaeform, margined by a black, cellular exciple; eventually tumid and immarginate; asci linear-clavate, 8 spored; spores elliptical oblong, bi-quadri-locular, uncoloured. Thallus squamuloso-coralline, subcrustaceous; hypothallus bluish-black.

Ex.: L. nigrum (Huds.) — (L. corallinoides α nigrum Kbr. S. L. G. 398.)

Subtribe 2. Lecidineae.

Thallus crustaceous, uniform; hypothallus various. Apothecia patellaeform, often becoming cephaloid, and immarginate.

6. Biatorina (Mass.) Asci 8 spored; spores oblong, or elliptical-oblong, bilocular, uncoloured.

Sect. A. Apothecia coloured; never truly black from the first

Ex.: B. pineti (Schrad.), lutea (Dicks.), sphaeroides (Dicks.) etc.

Sect. B. Apothecia black.

Ex.: B. synothea (Ach.), grossa (Pers.), concreta (Wahlbg.), etc.

7. Bacidia (De Not.) Asci 8 spored; spores very slender, acicular or subclavato-fusiform, variously flexuose, 4 to 18 locular, uncoloured.

Sect. 1. Apothecia coloured, never black from the first.

Ex.: B. rosella (Pers.), rubella (Ehrh.) etc.

Sect. 2. Apothecia reddish-black, or black.

Ex.: B. atrogrisea (Del.), muscorum (Sw.) etc.

8. Scoliciosporum (Mass.) Asci oblong, obtuse, 8 spored; spores very slender, anguillulaeform, normally quadrilocular, uncoloured.

Ex.: Sc. vermiferum (Nyl.)

9. Raphiospora (Mass.) Apothecia sometimes athalline; asci pedicellato-clavate, 6 or 8 spored; spores elongato-acicular, or subclavate, 8 to 12 locular, uncoloured.

Ex.: R. flavovirescens (Dicks.) etc.

10. Bilimbia (De Not.) Apothecia often immarginate from the first; asci clavaeform, 4 to 8 spored; spores fusiform, or clavato-fusiform, 4 to 8 locular, uncoloured.

Ex.: B. sphaeroides (Sommerf.), anomala (Ach.) etc.

11. Bombyliospora (De Not.) Asci subclavate, 1 spored; spores elongato-elliptical, 8—12 annular-locular, pale yellow.

Ex.: B. pachycarpa (Duf.)

12. Lopadium (Kbr.) Asci saccato-clavate, 1 spored; spores very large, elliptical-oblong, muriform-multilocular, or internally coarsely granular, yellowish-brown.

Ex.: L. pezizoideum (Ach.), fusco-luteum (Dicks.)

13. Biatorella (De Not.) Asci oblongo-clavate, 50 to 100 spored; spores very minute, elliptical, or oblong, unilocular, uncoloured.

Ex.: B. resinae (Fr.), pruinosa (Sm.), Morio (Ram.)

14. Pyrrhospora (Kbr.) Apothecia immarginate; asci subclavate, 8 spored; spores oblong, or subglobose, unilocular, reddish-brown, becoming pale brown.

Ex.: P. quernea (Dicks.)

15. Lecidea (Ach.) Asci clavaeform, 8 spored; spores elliptical, or elliptical-oblong, unilocular, uncoloured.

Sect. 1. Apothecia coloured, never truly black from the first; hypothecium pale carnose or grumous.

Ex.: L. lucida (Ach.), rupestris (Scop), decolorans (Hoffm.), rivulosa (Ach.) etc.

Sect. 2. Apothecia reddish-black; hypothecium carnoso-grumous, never carbonaceous.

Ex.: L. parasema (Ach.), goniophila (Flke), atrobrunea (Ram.), ambigua (Ach.) etc.

Sect. 3. Apothecia black; hypothecium carbonaceous.

Ex.: L. crustulata (Ach.), contigua Fr., fumosa (Hoffm.) etc.

Sect. 4. Species athalline; parasitic of the thallus of other lichens.

Ex.: L. vitellinaria Nyl. etc.

16. Schaereria (Kbr.) Asci elongato-sublinear ;8 spored; spores uniserial, globose, unilocular, uncoloured.

Ex.: Sch. lugubris (Sommerf.)

17. M e g a l o s p o r a (Mey et Fw.) Asci oblongo-ventricose, one spored; spores elliptical-oblong, unilocular, uncoloured.

Ex.: M. sanguinaria (L.)

18. B u e l l i a (De Not.) Asci clavaeform, 8 spored; spores elliptical, or oblong, often slightly constricted in the middle, bilocular, varying in colour from gren to dark brown.

Ex.: B. badio-atra (Flke), disciformis (Fr.), myriocarpa (DC.) etc.

19. D i p l o t o m m a [Fw.) Apothecia patellaeform, margined by a proper exciple, and an accessory thallodal exciple, sometimes becoming immarginate; asci ventricoso-clavate, 8 spored; spores elliptical-oblong, or oblong-obovate, quadrilocular, or irregularly muriform-multilocular, varying in colour from pale green to reddish-brown.

Ex.: D. albo-atrum (Hoffm.), calcareum (Weis).

20. R h i z o c a r p o n (Ram.) Asci clavaeform, 8 spored; spores ellipticaloblong, or oblongo-obovate, irregularly muriform-multilocular, varying in colour from pale-yellow to dark-green or brown.

Ex.: Rh. Montagnei (Fw.), petraeum (Wulff.), geographicum (L.) etc.

21. S c h i s m a t o m m a (Fw. et Mass.) Apothecia patellaeform, margined by a cupular, carbonaceous proper exciple; asci clavate, 8 spored; spores fusiform, or acicular, 4—6 locular, uncoloured.

Ex.: Sch. premneum (Ach.), amylaceum (Ehrh.), abietinum (Ach.)

22. D a c t y l o s p o r a (Kbr.) Apothecia athalline, asci subclavate, 8 spored; spores linear-oblong, quadrilocular, dark reddish-brown.

Ex.: D. inspersa (Tul.)

23. A b r o t h a l l u s (De Not.) Apothecia athalline; asci obovato-clavate, 8 spored; spores ovate, or elliptical-oblong, bilocular, or subbilocular, varying in colour from pale yellow to olive-green, or brown.

Ex.: A. Smithii (Tul.), oxysporus (Tul.)

Tribe 8. Xylographidaceae (Nyl.)

Thallus crustaceous uniform. Apothecia pseudo-lirellae-form. Thalamium contained in a cupular carbonaceous exciple.

Gen. 1. Lithographa (Nyl.) Apothecia oblong, rounded at the extremities, subinnate, margined by a carbonaceous proper exciple; asci oblongo-subclavate, 8 spored; spores oblong, unilocular, uncoloured.

Ex.: L. tesserata (DC.)

2. Melanospora (Mudd.) Apothecia rotundato-deformed, subinnato-sessile, black, margined by a carbonaceous proper exciple; asci broadly clavate, 8 spored; spores linear-oblong, bilocular, of a bluish state, or nearly black colour.

Ex.: M. cerebrina (DC)

3. Stictographa (Mudd.) Apothecia punctiform, becoming linear-oblong, sessile, black, margined by an incurved, carbonaceous proper exciple; asci obovatoclavate, 8 spored; spores irregularly obovate, unequally bilocular, pale brown.

Ex.: St. lentiginosa (Lyell sub Opegr.)

Tribe 9. Graphidaceae. (Eschw.)

Thallus crustaceous, uniform. Apothecia lirellaeform, simple or substellate, or maculaeform, or punctiform; disc rimaeform, canaliculate or plane.

Subtribe 1. Graphideae.

Apothecia lirellaeform, margined by a carbonaceous proper exciple; disc rimaeform, canaliculate, naked or pruinose.

Gen. 1. Opegrapha (Humb.) Apothecia lirellaeform, sessile, simple or divided, black; asci clavate, or oblong-clavate, 8 spored; spores linear-oblong, fusiform or acicular, 4—14 locular, uncoloured.

Sect. A. Saxicolae.

Ex.: O. saxatilis DC., rupestris (Pers.) etc.

Sect. B. Corticolae.

Ex.: O. lyncea (Borr.), varia (Pers.), atra (Pers.) etc.

2. Stenographa (Mudd.) Apothecia erumpent, lirellaeform, black; disc rimaeform, or canaliculate, naked or pruinose, margined by an annular carbonaceous proper exciple, and an accessory spurious thallodal margin; asci large, oblongo-ventricose, 6 to 8 spored; spores oblong, or oval, muriform-multilocular, palle yellow.

Ex.: St. anguina (Mont.), anomala (Leight.)

3. Graphis (Adans.) Apothecia lirellaeform, margined by a proper exciple, and at times by an accessory spurious thallodal exciple; asci oblongo-ventricose, 8 spored; spores linear-elongated, the extremities rounded, each containing from 6 to 12 transversely oval loculi; pale yellow.

Ex.: G. scripta (L.), inusta (Ach.), Lyellii (Sm.) etc.

4. Aulacographa (Leight.) Apothecia lirellaeform, prominent, black; disc rimaeform, margined by a palmatifid carbonaceous proper exciple; asci oblongo-ventricose, 6 to 8 spored; spores linear-elongated, each enveloped in a hyaline membrane, and containing from 10 to 18 transversely oval loculi, pale yellow.

Ex.: A. elegans (Sm.)

Subtribe 2. Arthonieae.

Apothecia immarginate, pseudo-lirellaeform, maculaeform, or punctiform.

5. Stigmatidium (Mey.) Apothecia punctiform, or pseudo-lirellaeform, simple, subsimple, or radiate; disc open, plane; asci clavate, 8 spored; spores fusiform, or acicular, 6—14 locular, pale yellow.

Ex.: St. crassum (Dub.), Hutchinsiae (Leight.), venosum (Sm.)

6. Platygrapha (Nyl.) Apothecia immersed in thallodal verrucae, pseudo-lirellaeform, simple, or divided; asci obovato-clavate, 8 spored; spores fusiform, or acicular, quadrilocular, uncoloured.

Ex.: Pl. rimata (Fw.)

7. Chiodecton (Fée.) Apothecia immersed in subrotund thallodal verrucae, formed of the erumpent medullary stratum; each verruca containing many anastomosing or confluent thalamia, which are at first covered by the thallus, after-

wards crumpent, substellato-radiate, or gyrose, pale brown; asci clavate, 8 spored; spores elongato-fusiform, slightly curved, quadrilocular, uncoloured.

Ex.: Ch. myrticola (Fée.)

8. A r t h o n i a (Ach.) Apothecia pseudo-lirellaeform, rotundato-deformed, or macular, innato-sessile, plane, or tumid; asci rounded, clavaeform, or subpyriform, 4—8 spored; spores oblong,· obovate, or linear-clavate, 2—4—6—8 locular, uncoloured.

Sect. A. Corticolae.

Ex.: A. astroidea (Ach.), impolita (Ehrh.), gregaria (Weig.), lurida (Ach.) etc.

Sect. B. Saxicolae.

Ex.: A. trachylioides (Nyl.), parasemoides (Nyl.) etc.

9. A r t h o t h e l i u m (Mass.) Apothecia maculaeform, deformed, innato-sessile; asci broadly obovato-subpyriform, 8 spored; spores oblong, or ovate, muriform-multilocular, uncoloured.

Ex.: A. dispèrsum (Duf.)

10. S t i g m a t e l l a (Mudd.) Apothecia punctiform, often becoming confluent, innate; asci linear-clavate, 6 or 8 spored; spores clavate, 6 locular, dark-brown.

Ex.: St. circumscripta (Tayl. sub Verruc.)

Tribe 10. Caliciaceae (Fr.)

Thallus crustaceous, uniform, or none. Apothecia sessile, sub-sessile, or stipitate, turbinate, pyriform, or globose; margined by a proper exciple, which is, for the most part, attenuated into the stipe below; disc of the thalamium eventually expanded, and often displaying the spores in a naked pulverulent mass.

Gen. 1. A c o l i u m (Ach.) Apothecia innate, or sessile, obconico-subpatellaeform, margined by a thin, black, proper exciple; asci elongato-clavate, 8 spored; spores oblong, more or less constricted in the middle, bilocular, varying in colour from green to dark brown; often displayed in a naked pulverulent mass on the disc of the thalamium.

Ex.: A. tigillare (Ach.), stigonellum (Ach.) etc.

2. S p h i n c t r i n a (Fr.) Apothecia sessile or substipate, pyriform, margined by a very black and polished proper exciple; asci elongato-cylindrical, 8 spored; spores spherical, or subspherical, unilocular, grenish-olive.

Ex.: Sph. anglica Nyl., turbinata (Pers.) etc.

3. S t e n o c y b e (Nyl.) Apothecia stipitate, clavato pyriform, truncate, margined by an inflexed, proper exciple, which extends into the stipe below; asci linear-subpedicellate, spored; 8 spores elliptical, bilocular or quadrilocular, dark brown.

Ex.: St eusporum (Nyl.)

4. C a l i c i u m (Pers.) Apothecia stipitate, crateriform, black, margined by an horny, proper exciple; asci cylindrical, soon evanescent, 8 spored; spores oblong, mostly constricted in the middle, bilocular, varying in colour from pale yellowish-green to reddish-brown; often displayed in a naked, pulverulent mass on the disc of the thalamium.

Ex.: C. curtum Turn. and B, quercinum Pers., hyperellum Ach. etc.

5. C y p h e l i u m (Ach.) Apothecia stipitate, crateriform, becoming subglobose, brown or brownish-black, margined by a very thin, proper exciple; asci very minute, clavaeform, soon evanescent (8 spored?); spores very minute, spherical, or oblong, unilocular, or obscurely bilocular, pale yellowish-brown; generally displayed in a naked, pulverulent mass on the disc of the thalamium.

Ex.: C. melanophaeum (Ach.), trichiale (Ach), chlorellum (Wahlenb.) etc.

6. C o n i o c y b e (Ach.) Apothecia stipitate, spherical, suberose, immarginate; asci evanescent, spores globose, unilocular, pale yellow; displayed in a naked, pulverulent mass on the apex of the stipe.

Ex.: C. furfuracea (L), pallida (Pers.) etc.

Div. 2. Angiocarpi (Fries)

Apothecia normally closed, subglobose, nucleiferous; nucleus enveloped in a simple or compound tunic, either entirely formed of the thallus, or distinct; perforated at the apex by a simple pore, or irregularly dehiscent.

Tribe 1. Sphaerophoraceae (Fries.)

Thallus vertical, fruticulose. Apothecia formed of the swollen extremities of the thallus, closed, at length irregularly lacerato-dehiscent; nucleus subglobose.

Gen. 1. S p h a e r o p h o r o n (Pers.) Apothecia terminal, spherical; nucleus globose, or globoso-depressed, floccoso-cartilaginous, bluish-black; asci elongato-cylindrical, 8 spored; spores oblong, or globose, unilocular, normaly bluish-black. Thallus fruticulose.

Ex.: Sph. coralloides Pers., compressum Ach. etc.

Tribe 2. Endocarpeae (Fries.)

Thallus horizontal, foliaceous, squamulose, or squamuloso-crustaceous. Apothecia at first entirely imbedded and enclosed in the thallus; nucleus globose, enveloped in a thallodal, or a proper membranaceous tunic, becoming, at length, slightly elongated into an obtuse neck, prominent, and eventually perforated by a minute, regular pore.

Gen 1. E n d o c a r p o n (Hedw.) Apothecia imbedded in the thallus, globose; nucleus pale, gelatinous, enveloped in a membranaceous pale tunic; asci subclavate, 8 spored; spores elliptical, or elliptical-oblong, unilocular, uncoloured. Thallus cartilagineo-foliaceous, or squamulose.

Sect. A. Thallus foliaceous, subpeltate.

Ex.: E. miniatum L., fluviatile, DC.

Sect. B. Thallus adherent, squamulose.

Ex.: E. psoromoides (Borr.), rufescens Ach., cinereum Pers

2. N o r m a n d i n a (Nyl.) „Apothecia very rarely produced, solitary, subglobose, enclosed in the thallus; asci clavaeform, 8 spored; spores oblongo-cylindrical, 8 locular, pale yellow." Thallus squamulose; squamules thin, rotundato-discoid.

Ex.: N. jungermanniae (Del.), viridis (Ach.)

3. **Dermatocarpon** (Eschw.) Apothecia solitary, globose, or subglobose at first enclosed in the thallus, afterwards partly emersed; asci obovato-clavate, or obovato-subventricose, 2 or 8 spored; spores oblong or elliptical, muriform-multilocular, pale yellowish-brown. Thallus squamuloso-crustaceous.

Ex.: D. pallidum (Ach.), Garovaglii (Mont.), isidioides (Borr.)

4. **Dacampia** (Mass.) Apothecia solitary, ampullaeform, immersed in the thallus, the apices at length prominent, and perforated; nucleus pale, gelatinous, enveloped in a carbonaceous perithecium; asci elongato-cylindrical, 8 spored; spores uniserial, subelliptical, or broadly fusiform, slightly constricted in the middle, normally quadrilocular, dark bright-brown. Thallus subtartareous, lobulato-effigurate.

Ex.: D. Hookeri (Borr.)

Tribe 3. Pertusarieae. (Kbr.)

Thallus membranaceo-crustaceous, uniform. Apothecia verrucaeform, formed of the thallus; each verruca containing one or more subglobose waxy-gelatinous nuclei; which are enveloped in a distinct, proper membranaceous tunic; ostiolum slightly depressed and perforated by a regular pore, or irregularly dehiscent.

Gen. 1. **Pertusaria** (DC.) Apothecia verrucaeform, normally covered by the cortical stratum of the thallus; each verruca containing one or more gelatinous nuclei; asci elongato-cylindrical or clavato-saccate, 1, 2, 4, 6 or 8 spored; spores very large, elliptical, or elliptical-oblong, unilocular, pale yellow, or yellowish-brown, each enclosed in a hyaline double membrane. Thallus crustaceous.

Sect. 1. Saxicolae.

Ex.: P. ceuthocarpa (Sm.), rupestris (DC.) etc.

Sect. 2. Corticolae; or rarely saxicolae.

Ex.: P. globulifera (Sm.), communis DC., etc.

Sect. 3. Muscicolae or terricolae.

Ex.: P. glomerata (Schl.), Hutchinsiae (Turn. et Borr.) etc.

2. **Thelotrema** (Ach.) Apothecia solitary, superficial, verrucaeform, formed of the thallus, at first closed, afterwards open pseudo-urceolate, each verruca containing a deeply-sunken nucleus, enveloped in a proper membranaceous tunic; asci clavato-cylindrical, 4 spored; spores subfusiform, submuriform-multilocular, pale yellow. Thallus cartilagineo-crustaceous.

Ex.: Th. lepadinum Ach.

3. **Petractis** (Fries.) Apothecia solitary, verrucaeform, semi-immersed, depresso-globose; nucleus enveloped in a double receptacle; the external one, formed of the hypothallus, at first closed, afterwards stellato-fissured; the internal one, subceraceous yellow, semi-opaque, at first closed, afterwards irregularly lacerated; the nucleus finally becoming pseudo-disciform; asci elongato-clavate, 8 spored; spores broadly fusiform, quadrilocular, uncoloured. Thallus crustaceous, uniform.

Ex.: P. exanthematica (Sm.)

4. **Phlyctis** (Wallr.) Apothecia maculaeform-difformed, solitary, or ag-

gregated, at first immersed in thallodal verrucae, closed, afterwards irregularly dehiscent, and finally pseudo-disciform; asci oblongo-clavate, 1, 2, or 3 spored; spores elliptical-oblong, with a minute hyaline papillaeform appendage to each extremity, muriform-multilocular, pale yellowish-brown. Thallus crustaceous, eventually pulverulent.

Ex.: Ph. agelaea (Ach.), argena (Ach.)

Tribe 4. Verrucarieae (Fries.)

Thallus crustaceous, uniform. Apothecia verrucaeform, solitary, distinct from the thallus, innato-sessile, hemispherical, or globose; perithecium, for the most part carneo-carbonaceous, black; ostiolum usually slightly depressed, and when mature, perforated by a regular pore; nucleus globose, subhyaline.

Gen. 1. **Sphaeromphale** (Rchb.) Apothecia solitary, conico-hemispherical, or globose; asci saccato-clavate, or oblongo-ventricose, 2 or 8 spored; spores elliptical-oblong, or ovate muriform-multilocular, varying in colour from pale yellowish-green to dark brown, or nearly black.

Ex.: Sph. umbrina (Wahlbg.), nigrata (Nyl.), Carollii Mudd. etc.

2. **Segestrella** (Fries.) Apothecia solitary; perithecium ceraceo-membranaceous, coloured; paraphyses distinct; asci subclavate, 8 spored; spores fusiform, quadrilocular, uncoloured.

Ex.: S. lectissima Fr.

3. **Verrucaria** (Wigg.) Perithecium corneo-carbonaceous; nucleus gelatinous; fluid or deliquescing, subhyaline; paraphyses for the most part indistinct; asci oblongo-clavate, 8 spored; spores oblong, or elliptical-oblong, unilocular, pale yellow, or uncoloured. Thallus crustaceous uniform.

Sect. 1. Saxicolae.

A. Perithecium corneo-carbonaceous, black; paraphyses indistinct.

* Thallus tartareo-membranaceous, more or less gelatinous when moist.

Ex.: V. maura Wahlbg., hydrela Ach., laevata Ach. etc.

** Thallus tartareous, rimoso-areolate.

Ex.: V. plumbea Ach., fuscella (Turn.), viridula Schrad. etc.

*** Thallus tartareous, contiguous.

Ex.: V. Dufourei DC., rupestris Schrad. etc.

B. Perithecium ceraceo-membranaceous, brown; paraphyses distinct.

Ex.: V. thelostoma Harrim.

Sect. 2. Terricolae.

C. Perithecium corneo-carbonaceous, black; paraphyses distinct, very slender.

Ex.: V. epigaea Ach.

4. **Thelidium** (Mass.) Asci ovato-oblong, or elongato-cylindrical, 4 or 8 spored; spores elliptical, or elliptical-oblong, bilocular, or quadrilocular, varying in colour from white to yellowish-brown. Thallus crustaceous, or athalline.

Sect. A. Paraphyses indistinct; asci ovato-oblong.

Ex.: Th. pyrenophorum (Ach.), Borreri Leight etc.

Sect. B. Paraphyses distinct; asci elongato-cylindrical.

Ex.: Th. Salweii (Leight.), gemmatum (Ach.), biformis (Borr.) etc.

Sect. C. Thallus none, species athalline.

Ex.: Th. aggregatum Mudd, epipolytropum Mudd.

5. Pyrenula (Ach.) Asci elongato-clavate, 8 spored; spores elliptical-oblong, quadrilocular, each loculus containing an angular or rounded nucleus, pale or dark brown. Thallus crustaceous, membranaceo-cartilagineous, uniform.

Ex.: P. nitida (Weig.).

6. Arthopyrenia (Mass.) Asci clavato-lanceolate, or ovato-oblong, 8 spored; spores acicular, fusiform, or linear-oblong, 2, 4, 6 or 8 locular, uncoloured. Thallus membranaceo-crustaceous, often indistinct.

Sect. A. Spores normally fusiform.

Ex.: A. lucens (Tayl.), macularis (Wallr.), olivacea (Borr.) etc.

Sect. B. Spores normally linear-oblong, bilocular.

Ex.: A. Fumago (Wallr.), epidermidis (Ach.) etc.

Sect. C. Spores acicular, more or less curved, 2 to 8 locular.

Ex.: A. oxyspora (Nyl.)

7. Microthelia (Kbr.) Asci oblongo-clavate, or elongato-cylindrical, 8 or from 32 to 50 spored; spores elliptical, oblong, or oblongo-subfusiform, bilocular, or quadrilocular, varying in colour from pale brown to dark red. Thallus crustaceous, or athalline.

Ex.: M. gemmifera (Tayl.), pygmaea Kbr., rimosicola (Leight.) etc.

8. Strigula (Fries.) Asci 8 spored; spores subcymbiform, quadrilocular, uncoloured. Thallus filmy, mostly produced beneath the cuticle, and its presence indicated by a greyish colouration. Species epiphylla; parasitic on coriaceous perennial leaves.

Ex.: St. Babingtonii Berk.

LVII.

Nylander W., Lichenes Scandinaviae sive Prodromus Lichenographiae Scandinaviae. Helsingforsiae. 1861. 8.

In diesem Werke gibt der Verfasser pag. 19—21 nachstehende Uebersicht seines Flechtensystems.

Classis Lichenum.

Fam. 1. Collemacei.

Genera.

Trib. I. Lichinei.

1. Gonionema Nyl.
2. Spilonema Born.
3. Ephebe Fr.
4. Lichina Ag.
5. Pterygium Nyl.

		6. Synalissa DR.
		7. Pyrenopsis Nyl.
		8. Paulia Fée.
		9. Omphalaria DR.
	Trib. II. Collemei.	10. Collema Ach.
		11. Leptogium Fr.
		12. Hydrothyria.
		13. Obryzum Wallr.
		14. Phylliscum Nyl.
		15. Heterina Nyl.
Fam. II. Myriangiacei.		16. Myriangium Mont. et Berk.
Fam. III. Lichenacei.		

Series I. Epiconiodei.
- Trib. 1. Caliciei.
  - 17. Sphinctrina Fr.
  - 18 Calicium Ach.
  - 19. Coniocybe Ach.
  - 20. Trachylia Fr.
  - 21. Pyrgillus Nyl.
- Trib. II. Sphaerophorei.
  - 22. Sphaerophoron Pers.
  - 23. Acroscyphus Lév.
  - 24. Gomphillus Nyl.

Series II. Cladoniodei.
- Trib. III. Baeomycei.
  - 25. Baeomyces Pers.
  - 26. Glossodium Nyl.
  - 27. Thysanothecium Berk.
- Trib. IV. Cladoniei.
  - 28. Cladonia Hoffm.
  - 29. Pilophoron Tuckerm.
- Trib. V. Stereocaulei.
  - 30. Stereocaulon Schreb.
  - 31. Argopsis Th. Fr.

Series III. Ramalodei.
- Trib. VI. Roccellei.
  - 32. Roccella Bauh.
- Trib. VII. Siphulei.
  - 33. Siphula Fr.
  - 34. Thamnolia Ach.
- Trib. VIII. Usneei.
  - 35. Usnea Hoffm.
  - 36. Neuropogon N. et Flot.
  - 37. Chlorea Nyl.
- Trib. IX. Ramalinei.
  - 38. Alectoria Ach.
  - 39. Evernia Ach.
  - 40. Dufourea Ach.
  - 41. Dactylina Nyl.
  - 42. Ramalina Ach.
- Trib. X. Cetrariei.
  - 43. Cetraria Ach.
  - 44. Platysma Hoffm.

Series IV. Phyllodei.
- Trib. XI. Peltigerei.
  - 45. Nephroma Ach.
  - 46. Nephromium Nyl.
  - 47. Peltigera Hoffm.
  - 48. Solorina Ach.

Series IV. Phyllodei	Trib. XII. Parmeliei,	49. Stictina Nyl. 50. Sticta Ach. Nyl. 51. Ricasolia DN. 52. Everniopsis Nyl. 53. Parmelia Ach. 54. Physcia Fr.
	Trib. XIII. Gyrophorei.	55. Umbilicaria Hoffm.
	Trib. XIV. Pyxinei.	56. Pyxine Fr.
	Trib. XV. Lecanorei.	57. Psoroma Fr. 58. Gymnoderma Nyl. 59. Pannaria Del. 60. Coccocarpia Pers. 61. Erioderma Fée. 62. Heppia Naeg. 63. Cora Fr. 64. Dichoncma N. ab Es. 65. Amphiloma Fr. 66. Squamaria DC. 67. Placodium DC. 68. Lecanora Ach. 69. Glypholecia Nyl. 70. Peltula Nyl. 71. Dermatiscum Nyl. 72. Urceolaria Ach. 73. Dirina Fr. 74. Pertusaria DC. 75. Varicellaria Nyl. 76. Phlyctis Wallr. 77. Thelotrema Ach. 78. Ascidium Fée. 79. Gymnotrema Nyl. 80. Belonia Koerb.
Series V. Placodei.	Trib. XVI. Lecideei.	81. Coenogonium Ehrenb. 82. Byssocaulon Mat. 83. Lecidea Ach. 84. Gyrothecium Nyl. 85. Odontotrema Nyl.
	Trib. XVII. Xylographidei.	86. Lithographa Nyl. 87. Xylographa Fr. 88. Agyrium Fr.
	Trib. XVIII. Graphidei.	89. Graphis Ach. 90 Thelographis Nyl. 91. Helminthocarpon Fée. 92. Leucographa Nyl.

		93. Opegrapha Ach.
		94. Platygrapha Nyl.
		95. Stigmatidium Mey.
		96. Arthonia Ach.
	Trib. XVIII. Graphidei.	97. Melaspilea Nyl.
		98. Lecanactis Eschw.
		99. Schizographa Nyl.
		100. Glyphis Ach.
		101. Chiodecton Ach.
		102. Mycoporum Flot.
		103. Thelocarpon Nyl.
		104. Normandina Nyl.
		105. Endocarpon Hedw.
		106. Verrucaria Pers.
		107. Limboria Fr.
Series VI. Pyrenocarpei.	Trib. XIX. Pyreno-carpei.	108. Thelenella Nyl.
		109. Endococcus Nyl.
		110. Thelopsis Nyl.
		111. Strigula Fr.
		112. Sarcopyrenia Nyl
		113. Melanotheca Fée.
		114. Trypethelium Ach.
		115. Astrothelium Esch.

LVIII.

⊙ Stizenberger (Dr. Ernst), Beitrag zur Flechtensystematik in dem Berichte über die Thätigkeit der St. Gall'schen naturwissenschaftlichen Gesellschaft, während des Vereinsjahres 1861. St. Gallen 1862. 8.

pag. 138—177.

Genera Lichenum denuo constituta et systematice disposita.

Classis Lichenum. *)

Syn. Aerophyceae Mont. Lichenales Berk.

Thallo chromidiifero byssaceo, crustaceo, foliaceo v. fruticuloso;

*) Statt Apothecium wurde der allgemeiner anwendbare Ausdruck „Sporangium" gewählt. Trotz der Anwendung des letztern sind die Ausdrücke Hypothecium und Epithecium dennoch gerechtfertigt, da sie die mit mehr oder weniger Recht über und unter der Schlauchschicht (Hymenium = Thecae [Sporocytia, Asci] + Paraphyses [Hüllhaare Näg.]) unterschiedenen Schichten gut bezeichnen. Für Spermogonium wurde „Spermatangium", für Pycnis „Goniangium", für Stylosporae „Gonidia" angewendet. Die in der Lichenologie bisher „Gonidia" benannten Gewebselemente werden „Chromidia" getauft. Statt Sterigma bediene ich mich des Wortes „Spermatophoron". Die Sporen ohne Septa heisse ich „aphractae", die längs-septirten „stichophractae", die nach den zwei Richtungen der Ebene septirten „pediophractae", die nach den drei Richtungen des Raumes getheilten „histophractae". Für die beiden letztern Theilungsrichtungen gemeinschaftlich empfiehlt sich die Benennung „Sporae staurophractae". Vid. auch Bd. I. pag. 247.

sporis endogeneis, sporocytiis fibris capillaribus plerumque intermixtis in sporangio nuclei-, rimi- v. disciforme aggregatis; spermatiis exogeneis in spermatangiis pyrenodeis.

Plantae perennantes aëreae crystallos oxalatis calcii in thallo continentes, vulgo monoicae rarius dioicae; hymenium solutione iodinae coerulescens v. vinose rubens; fructus secundarius (gonidia in goniangiis pyrenodeis) rarissimus.

Ord. I. **Phycolichenes** (Fr.) Mass. Sched.

Syn. Byssaceae Fr., Collemaceae Mont., J. Müll., Collemacei et Myriangiacei Nyl., Mudd, Homolichenes Th. Fr.

Thallo plerumque nigricante, gelatinoso, homoeomerico, substantiae viridis „Chorophyll" dictae egeno, hypothallo saepissime nullo.

Ser. I. ANGIOCARPI.
Trib. 1. Lichinaceae (Näg.) Mass. Sched.

Thallo byssaceo, folioso v. fruticuloso; sporangiis pyrenodeis.

Fam. 1. Ephebeae Mass. Sched.

Thallo byssaceo, ramoso-intricato, decumbente.

Ephebe (Fr.) Born., Nyl. — Ex. E. pubescens (Ach.) Fr.

Mit fädigem verästeltem berindetem Lager, eingesenkten Sporangien, einzelligen, wasserhellen Sporen je zu 8 in einem Schlauch und cylindrischen Spermatien auf einfachen verlängerten Spermatophoren.

Fam. 2. Obryzeae Koerb.

Thallo folioso, corticato.

Obryzum Wallr., Tul., Nyl. — Ex. O. corniculatum Wallr.

Mit häutigem zerschlitztem Lager, welches aus rosenkranzförmig verbundenen Chromidien gebildet ist; Sporangien in Knötchen des Lagers eingesenkt. Sporen in Einer Richtung des Raumes getheilt (zweizellig), wasserhell, zu 8 in den von fädigen Hüllhaaren umgebenen Schläuchen; Spermatien gerade, sehr zart.

Phylliscum Nyl. — Ex. P. endocarpoides Nyl.

Lager häutig, schildförmig, mit einem sogen. Nabel an die Unterlage befestigt; Sporangien mit doppeltem Gehäuse, ohne Hüllhaare; Sporen zu 8—20 in einem Schlauch, einzellig, wasserhell; Spermatien gestreckt-cylindrisch, gekrümmt.

Paulia Fée. — Ex. P. pullata Fée.

Von der vorigen Gattung durch das Vorhandensein deutlicher Paraphysen und die auf 8 beschränkte Zahl der Sporen in den Schläuchen zu unterscheiden.

? Mastodea Berk. Introd. p. 399.

„Has the habit and form of an Ulva, but the perithecia are those of Lichinei." Möglicherweise keine Flechte, sondern eine von Sphaerien bewohnte Alge.

Fam. 3. Lichineae (Ag.)

Thallo caespitoso-fruticuloso erecto; (sporangiis terminalibus?)

Lichina Ag. — Ex. L. pygmaea Ag.

Lager berindet, verästelt, knorplig, Sporangien kuglig, eingesenkt; Sporen zu 8, einzellig, farblos; Spermatien länglich auf einfachen verlängerten Spermatophoren.

?Lemania Bory. — Ex. L. fluviatilis (L.)

Bisher unter die Algen aufgenommen, möchte wohl die Uebertragung dieser sonderbaren Pflanzengattung zu den Flechten, wenn nicht entschieden durchgeführt, so doch der Berücksichtigung der Sachverständigen empfohlen werden.

Ser. II. GYMNOCARPI.

Trib. 2. Racoblennaceae Mass. Sched.

Thallo byssino v. crustaceo uniformi v. effigurato; sporangiis lecideinis v. biatorinis interdum concavis.

Fam. 1. Coenogonieae (Fr.) Mass. Sched.

Thallo byssaceo.

Thermutis Fr. — Ex. Th. velutina (Ach.)

Syn. Gonionema N y l. Ephebella I t z g s. (?)

Ein Scytonema mit Biatora Frucht und farblosen einzelligen Sporen, je zu 8 in den von zarten Hüllhaaren umgebenen Schläuchen, Spermatien oblong, seht kurz, auf einfachen Spermatophoren.

Coenogonium Ehrb., Nyl. Ann. sc. nat. 1862. — Ex. C. Linkii Ehrb.

Lager aus fast durchsichtigen, verästelten, in einfachen Zellreihen bestehenden, gelblichen Fäden. Früchte beinahe gestielt, biatorinisch, Sporen länglich, in Einer Richtung des Raumes getheilt, zweigliedrig, zu 8 in den von gegliederten und oben kopfförmig aufgetriebenen Hüllhaaren umstellten Schläuchen. Spermatien spindelförmig auf einfachen Trägern.

Die systematische Stellung dieser Gattung ist sehr zweifelhaft, ebenso auch die der folgenden Gattung. Beide enthalten in ihren vegetativen Organen ächtes Chlorophyll. Siehe N y l. l. c. Id. bot. Zeit. 1862. S. 177 und S c h w e n d e n e r Flora 1862. S. 225.

Chrysothrix Mont. — Ex. Ch. noli-tangere Mont.

Ebenfalls mit Biatora-Frucht, diese hier aber unberandet (beim vorigen Geschlecht berandet!) und ohne Paraphysen. Sporen zu 6—8, in Einer Richtung des Raumes getheilt, viergliedrig.

Diese Gattung wird von N y l a n d e r nicht anerkannt und die vorliegende Pflanze zu A r t h o n i a gestellt. M a s s a l o n g a rechnet C h r y s o t h r i x zu den P a r m e l i a c e i s. (Mass. Att. Ist. Venet. Vol. V. Ser. III.)

Spilonema Born., Nyl, — Ex. S. paradoxum Born.

Parenchymatischer, Ephebe-artiger Thallus; schwarze unberandete Sporangien mit dicken, gegliederten Hüllhaaren. Sporen einfach, wasserhell, zu 8. Spermatien kurz-cylindrisch auf gegliederten Trägern.

?Ulocodium Mass. Symm. — Ex. U. odoratum (Web.)

Eine noch sehr zweifelhafte Flechtengattung: mit der Unterlage fest verbundener polsterförmiger Thallus aus ästigen Fäden, je von einer rosenkranzförmigen Zellreihe gebildet. Sporangien sehr klein, unberandet, Hymenium röthlich; Hüllhaare dick, Sporen zweizellig.

Fam. 2. Pyrenopsideae Th. Fr.

Thallo crustaceo uniformi, adglutinato; sporangiis urceolatis.

Sarcosagium Mass. Flor. 1856. — Ex. S. biatorellum Mass.

Einfach krustiger, unberindeter Thallus aus rosenkranzförmig verbundenen Chromidien; kreiselförmige Sporangien mit wachsartigem eigenem Gehäuse. Schläuche zwischen zarten, ästigen Hüllhaaren, von zahllosen einzelligen farblosen Sporen erfüllt.

Pyrenopsis Nyl. Th. Fr. — Ex. P. fuliginea (Wahlb.)

Syn. Thelignya Mass. Framm.

Krustiges, undeutlich zelliges Lager; Sporangien eingewachsen, punktförmig mit äusserem thallodischem und eigenem knorpeligen Gehäuse. Paraphysen fehlend; Sporen einzellig, farblos zu 8. Spermatien länglich. — Neuerdings (Flora 1861 Nr. 15) rechnet *Nylander* auch Pannaria Schaereri, Stenhammara lugubris, Verrucaria Flotowiana *Hepp*, sowie Sect B. von Collema in *Nyl. Synops.*, ferner (Lich. Scand. S. 27) Psorotichia riparia *Arn.* hieher.

Coccodinium Mass. Es. — Ex. C. Schwarzii Mass.

Schwammig krustiges Lager ausschliesslich aus verästelten Chromidienschnüren bestehend; Sporangien krugförmig mit dickem, schwarzem Gehäuse, Sporen nach mehreren Richtungen des Raumes getheilt, braun, zu 4—8 in den Schläuchen — Paraphysen fehlend.

Massalongo hält diese Flechte für eine angiocarpische.

Fam. 3. Racoblenneae Mass. Sched.

Thallo crustaceo-squamuloso, sporangiis lecideinis.

Racoblenna (Mass. Ric.) — Ex. R. corallinoides (Hoffm.), caesia (Duf.), Tremniaca Mass.

Thallo coralloideo- v. microphyllino-squamuloso effuso v. determinato, hypothallo spongioso-fibrilloso atro-coeruleo; sporangiis lecideinis excipulo proprio aterrimo rarius evanescente praeditis; sporis stichophractis 2—4meribus hyalinis 8^{nis} in thecis paraphysibus inarticulatis obvallatis; spermatiis ignotis.

Es umfasst diese Sippe die drei *Massalongo*'schen Gattungen: Placynthium (Lecothecium *Trev.*, *Körb.*), Racoblenna und Collolechia.

Pterygium Nyl. — Ex. P. centrifugum Nyl.

Zerschlizt-vielspaltiges, angedrücktes Lager (mit zartrandigen lecideinischen Sporangien) und einzelligen, wasserhellen Sporen zu 8 in Schläuchen, welche von gegliederten, dicken Hüllhaaren umgeben sind.

Fam. 4. Arctomieae (Th. Fr.)

Thallo crustaceo, sporangiis biatorinis.

Arctomia Th. Fr. — Ex. A. delicatula Th. Fr.

Einfach krustiges Lager ohne rosenkranzförmige Chromidienschnüre; Sporangien unberandet; Sporen wurmförmig, in der Richtung der Linie getheilt, farblos, zu 6—8 in einem Schlauch.

Homothecium (Mont.) Mass. Alc. Gen. — Ex. H. opulentum (Mont.)

Dickes, kreisförmiges, gelapptes, auf der Oberseite grubiges, unten fasserig-filziges Lager; Sporangien berandet; Sporen einzellig, eiförmig, farblos zu 8.

Trib. 3. Collemaceae (Zenk.) Mass. Sched.

Thallo plerumque foliaceo, raro pulviniformi; sporangiis lecanorinis v. zeorinis rarius urceolatis v. subbiatorinis.

Fam. 1. Myriangieae Nyl.

Thallo noduloso-pulvinato; sporangiis sublecanorinis, hymenio celluloso, sporocytiis in loculis hymenii sphaeroideo-ellipsoideis inclusis.

? Atichia Fw. Koerb. — Ex. A. Mosigii Fw.

Eine wahrscheinlich den meisten Lichenologen unbekannte Flechtensippe, die nach *Körber* möglicherweise hieher gehört. Siehe *Körb. Syst.* S. 424.

Myriangium Mont.-Berk. — Ex. M. Duriaei Mont.-Berk.

Höckerig-polsterförmiges Lager; Sporangien schüsselförmig, vom Thallus berandet mit zelliger Schlauchschicht; Sporen zu 8 nach allen Richtungen des Raumes getheilt.

Fam. 2. Omphalarieae Mass.

Thallo crustaceo, squamuloso v. peltato, rarissime folioso, sporangiis pseudo-angiocarpis subscutellaribus (primum clausis dein plus minusve apertis.)

Enchylium Mass. Flor. 1856 (non Mem.) — Ex. E. affine Mass. E. Rubbianum Mass.

Krustiges, körniges, unbegrenztes, der Unterlage vollkommen aufsitzendes Lager, ohne Chromidienschnüre; Sporangien krugförmig, thallodisch berandet; Sporen zu Hunderten in den von deutlichen Hüllhaaren umgebenen Schläuchen, einzellig elliptisch, sehr klein, farblos; Spermatien eiförmig.

Psorotichia Mass. Misc. — Ex. P. murorum Mass.

Unbegrenztes, körnig-warziges Lager ohne Chromidienschnüre, mit krugförmigen, thallodisch berandeten Sporangien, achtsporigen, von Paraphysen umgebenen Schläuchen und einzelligen, eiförmigen, farblosen Sporen; Spermatien eiförmig.

Synalissa (Fr.) Mass. Flor. 1856. — Ex. S. ramulosa Fr.

Polsterförmiges, genabeltes Lager ohne Chromidienschnüre mit zelliger Oberhaut; Sporangien fast gestielt, schüsselförmig mit thallodischem Rand; Sporen einzellig; farblos, eiförmig, zu 16—30 in den von dicken Hüllhaaren umgebenen Schläuchen; Spermatien unbekannt.

Omphalaria (Gir.-Dur.) Anzi Catal.

Thallo peltato v. caespitose diviso umbilicato-affixo sine chromidiis concatenatis; sporangiis urceolatis v. lecanorinis margine thallode cinctis; ascis 8—pleiosporis, sporis aphractis ellipsoideis hyalinis; spermatiis ovoideis v. acicularibus.

α **Peccania Mass. Es. — Ex. P. coralloides Mass**

Syn. Corynephorus *Mass. Flor.* 1856.

Thallo caespitose-diviso e squamis erectis stipitiformibus; ascis 8-sporis; spermatiis acicularibus.

β **Euomphalaria * — Ex. O nummularia Dur.-Mont.**, decipiens Mass.

Syn. Omphalaria *Mass. Framm* Omphalaria et Thyrea *Mass. Flora* 1856.

Thallo monophyllo peltato integro v. lobato, ascis 8—rarius pleiosporis; spermatiis ellipsoideis in spermatophoris simplicibus.

Plectospora Mass. Es. — Ex. P. botryosa et cyathodes Mass.

Syn. Arnoldia *Mass.* in *Flor.* 1856 non *DC.*, non *Cass.*

Genabeltes, einblättriges, ganzrandiges oder gelapptes Lager mit Chromidienschnüren und eingesenkten, nur papillenförmig die Lagerfläche überragenden pseudopyrenodischen Sporangien; Sporen elliptisch, einzellig, wasserhell, zu 8; Spermatien eiförmig.

Physma Mass. Neag. — Ex. P. chalazanum (Ach.), Arnoldianum Hepp.

Blattartiges im Umfang freies, eingeschnitten-gelapptes, im Mittelpunkt breit aufsitzendes Lager mit Chromidienschnüren und krugförmigen, thallodisch berandeten Früchten; Sporen zu 8, einzellig, elliptisch, farblos; Spermatien elliptisch.

Fam. 3. Collemeae (Fr.)

Thallo foliaceo raro caulescente, sporangiis lecanorinis v. zeorinis raro subpatellaribus.

Collema (Hoff.) Mass., Koerb., Th. Fr. — Ex. C. melaenum Ach.

Mit mehr oder weniger blattartigem Lager ohne Rindenschicht, lekanorischen Sporangien und farblosen, in mehreren Richtungen des Raumes getheilten Sporen; Spermatien auf gegliederten Trägern.

Synechoblastus Trev. — Ex. S. nigrescens (Ach.)

Syn. Lethagrium *Mass. Mem.*

Von Collema bloss durch die Sporen verschieden, welche hier nur in Einer Richtung des Raumes getheilt sind.

Leptogium (Fr.) — Ex. L. lacerum Fr.

Lager blattartig mit Rindenschicht, unten zuweilen faserig-filzig; Sporangien lecanorinisch oder zeorinisch; Sporen wie bei Collema. Unter Ausschluss der Arten mit einzelligen oder nur in Einer Richtung des Raumes getheilten Sporen enthält diese Sippe alle Leptogien *Nylander's*, *Massalongo's*, *Körber's*,, ferner Mallotium, Stephanophorus.

Hydrothyria Russ., Nyl. — Ex. H. fontana Russ.

Lager häutig, unterseits adrig, Peltigera-artig, ohne Chromidienschnüre; Sporangien randständig; Sporen in Einer Richtung des Raumes getheilt.

Koerberia (Mass.)* — Ex. K. biformis Mass., cyanescens (Nyl.)

Thallo membranaceo varie diviso v. fruticuloso-ramoso terete distincte corticato; sporangiis subbiatorinis, sporis aphractis globosis v. ellipsoideis v. acicularibus.

Ausser Körberia *Mass.* gehören hieher noch einige Arten von Leptogium *(Nyl.)*

Polychidium (Ach.)* — Ex. P. muscicola (Fr.), adpressum (Nyl.)

Thallo foliaceo v. tereti-compresso suffruticuloso distincte corticato; sporangiis lecanorinis v. pseudobiatorinis, sporis stichophractis di-polymeribus, hyalinis.

Hieher ausser Polychidium *Mass. Mem* auch diejenigen Arten von Leptogium *Aut*, welche in Einer Richtung des Raumes getheilte Sporen besitzen.

Ordo II. **Gnesiolichenes** (Mass. Sched.)

Syn. Lichenes *Fr. Mont.*, Lichenacei *Nyl.*, *Mudd*, Heterolichenes *Th. Fr.*, Eulichenes et Epiconiaceae *J. Müll.*

Thallo coloris varii (raro nigricantis) plerumque e substantia viridi „Chlorophyll" dicta v. pigmento ei cognato rarius e phytochromio orti, (parum vel) non gelatinoso, heteromerico, hypothallo plerumque distincto.

Ser. I. ANGIOCARPI.

Trib. IV. Verrucariaceae Naeg.-Hepp.

Thallo crustaceo v. folioso; sporangiis thallo immersis, excipulo mutato (proprio) apice poro rarissime cruciatim dehiscente praeditis, solitariis v. rarius receptaculo communi insidentibus.

? Fam. 1. Limborieae Fr., Mont.

Thallo crustaceo uniformi v. effigurato; sporangiis radiatim dehiscentibus. *)

Strigula Fr., Mont., Nyl. — Ex. S. Féei Mont.

Blattbewohnendes, zartes fleckenförmiges, zuweilen effigurirtes Lager; Früchte mit kugligen oder halbirten, verkohlten Gehäusen, Sporen zu 8 in den von undeutlichen Hüllhaaren umgebenen Schläuchen, der Länge nach getheilt, zwei- bis sechsgliedrig, spindelförmig, wasserhell; Spermatien gerade. Aechte Goniangien nicht selten.

Limboria Fr., Nyl non Mass. Ric. — Ex. L. sphinctrina Duf.

Syn. Bagliettoa *Mass. Koerb.*

Einfach krustiges Lager; Früchte eingesenkt, mit kohligem Gehäuse, fünf- bis achtsporigen Schläuchen und eiförmigen, einzelligen, wasserhellen Sporen.

Fam. 2. Trypethelieae Fr.

Thallo crustaceo uniformi; sporangiis poro pertusis nigris rarissime coloratis, pluribus in receptaculis communibus immersis raro solitariis v. subsolitariis in quovis receptaculo.

Sarcopyrenia Nyl. — Ex. S. gibba Nyl.

Lager unscheinbar; Früchte einzeln in schwarzen Receptakeln, mit hellerem Gehäuse ohne Paraphysen und wurmförmigen, farblosen Sporen.

Trypethelium (Ach.) * — Ex. T. Sprengelii Ach.

Thallo crustaceo v. hypophloeode; sporangiis excipulo nigro rarissime colorato praeditis, plerumque pluribus rarius solitariis in receptaculo immersis, sporis stichophractis binis — 8^{nis} in ascis paraphysibus gracilibus suffultis.

Bathelium (Ach.) * — Ex. B. connivens (Nyl.)

Differt a genere priori sporis histophractis.

Astrothelium (Eschw.) Trev. — Ex. A. clandestinum (Fée.)

Krustiges Lager; Sporangien zu mehreren auf gemeinschaftlichen Receptakeln und durch ein gemeinschaftliches Ostiolum mit einander verbunden; Sporen wie bei Trypethelium.

---

*) Ueber die Selbständigkeit dieser Familie bin ich noch sehr im Zweifel. Es scheint fast gerathener, auf Nyl. Pyrenoc. S. 62 und Lich. Scand. S. 283 fussend, Limboria mit Verrucaria zu vereinigen und Strigula Fr., Mont., Nyl. — welche Sippe wahrscheinlich mehrerlei Typen umfasst — einstweilen als Untergattung zu Arthopyrenia zu bringen. Vergl. Nyl. En. S. 140 und Pyrenoc. S. 65.

Heufleria Trev. — Ex. H. sepulta (Mont.)
Differt a priori ut Bathelium a Trypethelio.

Fam. 3. Verrucarieae Fr.

Thallo crustaceo uniformi rarissime effigurato v. squamuloso, non-nunquam hypophloeode; sporangiis excipulo corneo-carbonaceo praeditis apice poro pertusis sine receptaculo communi.

Microthelia Koerb. Syst. — Ex. M. micula (Fw.), gemmifera (Tayl.)

Einfach krustiges oder fehlendes Lager; kleine zuweilen parasitische halb-eingewachsene Früchte mit kugligem oder halbirtem schwarzem Gehäuse, ohne Hüllhaare; Sporen zu 8 bis 32, in Einer Richtung des Raumes getheilt, zwei-gliederig, braun; Spermatien gerade.

Hieher Microthelia *Mass. Misc.*, *Th. Fr.* und Endococcus *Nyl.*, *Th. Fr.* (Tichotecium *Mass. Neag.)*

Arthopyrenia (Mass. Ric.) *

Thallo crustaceo uniformi plerumque hypophloeode v. nullo; sporangiis semiimmersis v. erumpentibus excipulo atro a thallo plus minusve velato praeditis interdum confluentibus, ascis 8 sporis, paraphysibus indistinctis, sporis variae formae, stichophractis; spermatiis variis.

α. **Campylacia** Mass. Sched. — Ex. A. albissima (Ach.)
Syn. Leptorhaphis *Koerb.*

Sporis acicularibus 2—8meribus; spermatiis linearibus rectis in sper-matophoris simplicibus.

β. **Melanotheca** Fée Nyl. — Ex. A. arthonoides (Mass.)

A subgenere sequente modo sporangiis confluentibus distinctum.

γ. **Euarthopyrenia** * — Ex. A. analepta (Ach.)
Syn. Arthopyrenia *Mass. Gen. Koerb.*

Sporis cuneatis dimeribus v. oblongis 4—6meribus; spermatiis aci-cularibus rectis in spermatophoris simplicibus.

δ. **Thelidium** Mass Framm., Koerb. — Ex. A. pyrenophora (Ach.)
Sporis ellipticis 2—4meribus; spermatiis ignotis. (Saxicolae.)

Sagedia (Fr.) *

Thallo crustaceo uniformi; sporangiis elevatis globosis v. hemis-phaericis excipulo atro praeditis, pharaphysibus capillaribus, sporis ellip-soideis v. fusiformibus stichophractis 2—8 meribus hyalinis; spermatiis (in *β* saltem) oblongo-cylindricis rectis.

α. **Eusagedia** * — Ex. S. chlorotica (Ach.) Mass.
Syn. Sagedia *Mass. Rico. Koerb.* (saltem p. p.)

Sporis fusiformibus 4-, rarius 6—8meribus.

β. Acrocordia Mass. Gen. — Ex. S. gemmata (Ach.)
Sporis ellipsoideis dimeribus una serie in ascis cylindricis dispositis.

Pyrenula (Ach.) *

Thallo crustaceo uniformi; sporangiis immersis v. liberis excipulo
atro plerumque hemisphaerico cinctis, paraphysibus capillaribus, sporis
8^{nis} stichophractis fuscis; spermatiis variis.

a. Eupyrenula (Fée) * — Ex. P. nitida (Schrad.)
Sporis ellipticis tetrameribus; spermatiis acicularibus arcuatis.
Von *Massalongo (Symm.)* unter Pyrenula und Bunodes vertheilt.

β. Blastodesmia (Mass. Ric.) * — Ex. P. circumfusa (Nyl.)
Sporis oblongis 6—8meribus; spermatiis rectis.

Sporodictyon (Mass. Flor.) * — Ex. S. verrucoso-areolatum
(Schaer.), papilliferum (Nyl.)

Thallo crustaceo uniformi v. hypophloeode; sporangiis immersis v.
protuberantibus excipulo atro praeditis, paraphysibus distinctis, sporis
2^{nis} ad 8^{nis}, rarius solitariis histophractis fuscis rarissime vero hyalinis.

Diese Gattung enthält namentlich die in *Nyl. Pyr.* S. 41 ff. unter Verrucaria Sect. D. a und b (p. p.) aufgezählten Arten.

Polyblastia (Mass. Ric.) Lönnr. — Ex. P. Sendtneri Krmplh.

Einfach krustiger Thallus; Früchte mehr oder weniger eingesenkt mit schwarzen
Gehäusen, undeutlichen Hüllhaaren und nach mehreren Richtungen des Raumes
getheilten wasserhellen oder gefärbten Sporen, die sich zu 8 in den Schläuchen ent-
wickeln; Spermatien unbekannt.

Verrucaria (Pers.) Krmplh., Th. Fr. — Ex. V. rupestris Schrad.

Einfach krustiges, zuweilen undeutliches Lager mit eingesenkten oder auch
hervorragenden, von einem kohligen Gehäuse umgebenen Früchten, ohne deutliche
Hüllhaare und einzelligen, farblosen Sporen zu 8 in den Schläuchen; Spermatien
nadelförmig, bogig auf einfachen Trägern.

Hieher Verrucaria, Lithoicia und Amphoridium *Mass.*, welche
der allzukleinlichen und wenig constanten Merkmale wegen, auf denen ihre Un-
terscheidung beruht, nicht einmal als Untergattungen anerkannt werden dürfen.

Thrombium Wallr. — Ex. T. epigaeum Pers.

Einfach schleimig-gallertiges Lager; halbeingesenkte Früchte mit kohligem
Gehäuse, Sporen einzellig, farblos, zu 8 in den von deutlichen Hüllhaaren umgebenen Schläuchen.

Normandina Nyl. — Ex. N. Jungermanniae Delis.

Schuppig-einblätteriges Lager mit eingesenkten Früchten; Gehäuse schwarz;
Sporen länglich, in Einer Richtung des Raumes getheilt, farblos. Spermatien unbekannt.

Ueber die von *Nylander* hieher gestellte Gattung Cora siehe unten.

Fam. 4. Dermatocarpeae (Eschw.)

Thallo crustaceo uniformi v. effigurato v. folioso; sporangiis excipulo colorato praeditis apice poro pertusis sine receptaculo communi.

Belonia Koerb., Nyl., Th. Fr. — Ex. B. russula Koerb.

Einfach krustiges Lager; Früchte in Lagerwarsen eingesenkt mit fehlendem
oder undeutlichem Gehäuse, deutlichen Hüllhaaren und nadelförmigen, in Einer
Richtung des Raumes getheilten farblosen Sporen. Spermatien unbekannt.

Ueber die systematische Stellung dieser Gattung herrscht noch Unsicherheit.

Porina (Ach.) * Ex. P. muscorum Mass.

Syn. Segestria *Ant. p. p.* Segestrella *Koerb.*

Thallo crustaceo uniformi saepe hypophloeode; sporangiis coloratis
modo passim emersis, paraphysibus gracilibus; sporis octonis stichophractis hyalinis.

Thelocarpon (Nyl.) *

Thallo crustaceo uniformi v. obsoleto; sporangiis immersis v. prominulis, sporocytiis polysporis paraphysibus gracilibus suffultis, sporis
stichophractis incoloratis.

α. **Euthelocarpon** * — Ex. T. Laureri (Fw.)

Syn Thelocarpon *(Nyl.) Th. Fr.*

Sporangiis immersis, sporis dimeribus.

β. **Thelopsis** Nyl. — Ex. T. rubella Nyl.

Syn. Sychnogonia *Koerb.*

Sporangiis prominulis, sporis tetrameribus.

Microglaena (Koerb.) Lönnr. — Ex. M sphinctrinoides (Nyl.)

Einfach krustiges oder gallertiges Lager mit vorragenden oder eingesenkten
Früchten; Gehäuse wachsartig; Sporen nach mehreren Richtungen des Raumes getheilt, zu 2—8 in den von zarten Hüllhaaren umgegebenen Schläuchen; Spermatien sehr lang, fädig-walzig, bogig.

Hieher auch **Thelenella** *Nyl.* und **Geisleria** *Nitschke.*

Endocarpon (Hedw.) Lönnr.

Einfach krustiges, schuppiges oder fast blattartiges Lager mit eingesenkten
oder vorragenden Früchten; Gehäuse häutig, dunkelnd, Sporen in mehreren Richtungen des Raumes getheilt, gewöhnlich braun und einsam bis zu 8 in den von
undeutlichen Hüllhaaren umgebenen Schläuchen.

α. **Staurothele** (Norm.) Th. Fr. = Ex. E. clopimum Wahlb.

Mit einfach krustigem Lager.

Hieher **Stigmatomma** und **Sphaeromphale** *Koerb.*

β. **Euendocarpon** * — Ex. E. pusillum Hedw.

Syn. Dermatocarpon *Mass. Mem. Koerb.,* Endocarpon *Th. Fr.*

Mit schuppig-blattartigem Lager und walzigen geraden Spermatien auf einfachen Trägern.

Placidiopsis Beltr, Th. Fr. — Ex. P. grappae Beltr., crenulata (Nyl.)

Von der folgenden Gattung durch die in Einer Richtung des Raumes getheilten zwei- bis viergliedrigen Sporen verschieden; Spermatien unbekannt.

Dermatocarpon Eschw., Th. Fr.

Syn. Rhodocarpon *Lönnr.*

Blättriges oder schuppiges Lager; Früchte drin ganz eingesenkt, oberflächlich nur als Punkte bemerkbar, Gehäuse nur oben schwärzlich, Sporen farblos einzellig, meist zu 8 in den von undeutlichen Hüllhaaren umgebenen Schläuchen; Spermatien kurz auf gegliederten Trägern.

α. Catopyrenium Fw., Koerb., Mass. — Ex. D. cinereum (Pers.)

Lager dem Substrat angewachsen; Gehäuse etwas schwärzlich.

β. Endopyrenium Koerb. — Ex. D. hepaticum (Ach.)

Syn. Placidium *Mass. Sym.*

Lager wie bei α; Gehäuse farblos.

γ. Entosthelia Wallr. — Ex. D. miniatum (L.)

Syn. Endocarpon *Koerb., Mass.*

Lager blattartig, genabelt.

Trib. V. Sphaerophoraceae Mass.

Fam. Sphaerophoreae Fr.

Thallo fruticuloso corticato; sporangiis terminalibus, primum nucleiformibus dein varie dehiscentibus, receptaculo thallino, hymenii maturi superficie massa sporali liberata plerumque obtecta.

Sphaerophoron Pers. — Ex. S. coralloides Pers.

Strauchartiges Lager mit kugligen, unregelmässig aufspringenden Früchten; Sporen rundlich, einzellig, blauschwarz, zu 8 einreihig in walzenförmigen, hinfälligen Schläuchen; Spermatien länglich auf kurzen Trägern.

Acroscyphus Lév., Mont., Nyl. — Ex. A. sphaerophoroides Lév.

Strauchartiges Lager mit endständigen, anfangs geschlossenen, dann aufspringenden Früchten; Sporen zu 8 einreihig, in walzig-keulenförmigen, von Hüllhaaren umgebenen, hinfälligen Schläuchen, in der Richtung der Linie getheilt, zweigliedrig, mitten eingeschnürt, braun; Spermatien kurz walzenförmig auf gegliederten Trägern.

Ozocladium Mont. – Ex. O. Leprieurii Mont.

Strauchartiges, wenig ästiges Lager mit endständigen thallodisch berandeten, anfangs kugligen, dann zerrissen krugförmigen durch Prolifikation des Gehäuses oft reihenweise rosenkranzartig aneinandergereihten Sporangien. Sporen kuglig, einzellig, farblos, zu vielen, einreihig in walzenförmigen kurzen Schläuchen.

Nylander Syn. S 254 stellt diese Sippe zu den Stereocauleis.

Series II. GYMNOCARPI.

Cohors A. Lirelliferi.

Trib. VI. Graphideae Eschw.

Thallo byssaceo crustaceo v. foliaceo; sporangiis difformibus interdum patellaribus saepe proliferis, varie marginatis v. immarginatis.

?Fam. 1. Byssophyteae.

Thallo byssaceo; sporangiis discoideis a thallo marginatis sine excipulo proprio.

Byssophyton Mont. — Ex. B. sulfureum Mont.

Diese Gattung, die einzige der Familie, wird von ihrem Gründer zu den Graphideen gestellt; *Nylander*.(Ann. Sc. nat. 4 XI. S. 247) hält sie für eine Verrucariacee; mir völlig unbekannt.

Fam. 2. Glyphideae Fr.

Thallo crustaceo uniformi v. hypophloeode; sporangiis compluribus in receptaculis communibus.

Actinoglyphis Mont. — Ex. A. Leprieurii Mont.

Einfach krustiges Lager mit erhabenen, strahlig-ästigen, zelligberandeten Receptakeln, welche kurze rillenförmige, zweireihig parallelgestellte Früchte tragen. Sporen elliptisch nach mehreren Richtungen des Raumes getheilt, zu 8 in gestielten Schläuchen.

Glyphis Ach. — Ex. G. favulosa Ach.

Einfach krustiges oder unterrindiges Lager; Früchte rundlich oder länglich zu mehreren auf gemeinschaftlichen, warzenförmigen Receptakeln; Sporen länglich, in Einer Richtung des Raumes getheilt, mit linsenförmigen Sporidien, farblos, zu 8 in den von deutlichen Hüllhaaren umgebenen Schläuchen; Spermatien unbekannt.

Chiodectou Ach. — Ex. C. myrticola Fée.

Einfach krustiges Lager; Früchte ähnlich den obigen, Sporen aber im Mittelstück mit cylindrischen und an den Enden mit zuckerhutförmigen Sporidien; Spermatien nadelförmig-bogig.

Fam. 3. Arthonieae Koerb.

Thallo crustaceo uniformi interdum hypophloeode v. abscondito; sporangiis maculaeformibus radiato-stellatis v. rotundatis, immarginatis, paraphysibus indistinctis.

Agyrium (Fr.) Nyl. — Ex. A. rufum (Pers.)

Undeutliches Lager mit rundlichen oder länglichen Früchten; Hüllhaare unklar, Sporen zu 8, einzellig, farblos; Spermatien unbekannt.

Arthothelium (Mass.) Koerb. Par. — Ex. A. spectabile (Fw.)

Einfach krustiges Lager; Früchte rundlich, fleckenartig, häufig mit papillös rauher Oberfläche, unberandet, Hüllhaare undeutlich, Sporen in mehreren Richtungen des Raumes getheilt, bräunlich; Spermatien nadelförmig, gekrümmt.

Arthonia (Ach.) *

Thallo crustaceo uniformi v. subnullo v. hypophloeode; sporangiis maculaeformibus v. rotundato-difformibus immarginatis jam primitus apertis, paraphysibus indistinctis; sporis oblongis incoloratis stichophractis; spermatiis rectis v. curvatis.

a. Coniangium Fr. — Ex. A. lurida Ach.
Sporis dimeribus.

β. Euarthonia Th. Fr. — Ex. A. cinnabarina (DC.)
Sporis pleiomeribus; sporangiis plus minus immersis v. depressis.
Hiezu gehören die Sippen: Coniocarpon *DC.*, Naevia *(Fr.) Mass.*, Leprantha *Koerb.*, Pachnolepia *Mass.*

γ. Trachylia Fr. — Ex· A. trachylioides Nyl.
Sporis pleiomeribus; sporangiis sessilibus orbicularibus denique subdifformibus corneo-carbonaceis scabridis.
Dieser Familie scheint auch Stigmatella *Mudd.* anzugehören.

Fam. 4. Opegrapheae Koerb.

Thallo crustaceo uniformi v. hypophloeode; sporangiis lirellaeformibus plerumque excipulo proprio instructis rarius immarginatis, paraphysibus distinctis.

Enterographa Fée, Th. Fr., Koerb. — Ex. E. crassa DC.

Syn. Stigmatidium *Mey. Nyl.*
Lager einfach krustig, dick, mit erst punktförmigen, dann länglichen eingesenkten, unberandeten Lirellen; Schlauchschicht auf fleischigem, farblosem Keimboden, Hüllhaare zart, fast gallertig zerflossen, Sporen spindel- bis nadelförmig in Einer Richtung des Raumes getheilt, farblos oder bräunlich. Spermatien gerade, kurz.

Encephalographa Mass. Gen. — Ex. E. cerebrina (Ach.)

Syn. Melanospora *Mudd.*
Einfach krustiges Lager mit anfangs eckig-lecideinischen, später unregelmässig verbogenen Früchten; Gehäuse dick, verkohlt, Sporen in Einer Richtung des Raumes getheilt, zweigliederig, braun, zu 8 in den von deutlichen Hüllhaaren umgebenen Schläuchen. Spermatien gerade schlank.
Hieher wahrscheinlich auch Stictographa *Mudd.*

Placographa Th. Fr. — Ex. L. petraea (Ach.)

Syn. Haplographa *Anzi.*
Einfach krustiges Lager; Früchte lirellenförmig mit dickem, verkohltem eigenem Rande, deutlichen Hüllhaaren und einzelligen wasserhellen Sporen zu 8 in den Schläuchen.

Lithographa (Nyl)* — Ex. C. cyclocarpa (Anzi.)

Thallo inconspicuo; sporangiis lirellaeformibus marginatis, sporis numerosissimis minutissimis aphractis hyalinis.

Xylographa Fr., Nyl. — Ex. X. parallela (Ach.)

Sehr zartes, kaum erkennbares Lager mit eingewachsenen, gehäuselosen Lirellen; Sporen einzellig farblos zu 8 in den von deutlichen Hüllhaaren umgebenen Schläuchen. Spermatien nadelförmig, gekrümmt, auf einfachen Trägern.

Opegrapha (Humb.)*

Thallo crustaceo uniformi; sporangiis lirellaeformibus primum clausis v. subclausis plerumque margine proprio instructis rarius immarginatis vel margine thallode accessorio cinctis; sporis stichophractis pleiomeribus, sporidiis cylindricis (exterioribus conicis); spermatiis cylindricis rectis v. arcuatis.

α. Sarcographa (Fée) Mass. Catagr. — Ex. O. trichosa (Ach.)

Sporangiis margine thallode in pseudostroma mutato cinctis, sporis 2 - 4meribus.

β. Diplographis Mass. Catagr. — Ex. O. rufula (Mont.)

Sporangiis margine proprio lignoso et thallode discreto munitis, sporis 2—4meribus.

γ. Scaphis (Eschw.)* — Ex. O. varia Pers.

Syn. Opegrapha *Norm*, *Th. Fries, Mass.*.

Sporangiis mere margine proprio carbonaceo praeditis.

δ. Sclerophyton Eschw. — Ex. O. colliculosa (Mont.)

Sporangiis immarginatis hypothecio carbonaceo impositis.

ε. Pyrographa (Fée) Mass. Catagr. — Ex. flammula (Eschw.)

Sporangiis immarginatis v. spurie marginatis, hypothecio decolori impositis, sporis 4—8meribus.

Graphis (Adans.) *

Thallo crustaceo unformi; sporangiis lirellaeformibus primum clausis plerumque margine duplici, exteriore thallode, rarius margine mere proprio instructis v. immarginatis, disco nigro v. colorato, sporis stichophractis pleiomeribus, sporidiis globosis v. lenticularibus.

α. Eugraphis (Eschw.) * — Ex. G. scripta (L.)

Syn. Graphis *Norm.*

Sporangiis margine duplici, interiore nigro, instructis.

β. Phlegographa Mass. Catagr. — Ex. G. Leprieurii (Mont.)

Sporangiis margine simplici proprio colorato cinctis.

γ. Fissurina (Fée)* — Ex. G. crassilabra Mont. ;V. d. Bosch.

Sporangiis immarginatis v. mere margine thallode instructis, sporis 4meribus.

Cohors B. Disciferi.

Subcohors *a*. Heterothalami.

Trib. VII. Caliciaceae Naeg.-Hepp.

Fam. Calicieae Fr.

Thallo crustaceo v. nullo; sporangiis stipitatis v. sessilibus excipulo proprio cinctis, disco fatiscente pulveraceo.

Chaenotheca (Th. Fr.) *

Thallo crustaceo uniformi v. obsoleto; sporangiis stipitatis ab initio apertis excipulo proprio marginatis, sporis simplicibus sphaericis v. sphaeroideis aphractis ex ascis mox fatiscentibus ejectis; spermatiis (quoad subgenus β) oblongis brevibus in spermatophoris simpliciusculis.

a. Coniocybe Ach. — Ex. C. pallida (Ach.)
Sporangiis sphaericis, sporis subincoloribus.

β. Phacotium Gray, Trev. — Ex. C. chrysocephala (Ach.)
Syn. Cyphelium *DNot.*, *Mass.*, *Koerb*. Chaenotheca *Th. Fr.*
Sporangiis turbinatis, sporis coloratis.

Sphinctrina (Fr.) DNot., Nyl. — Ex. S. turbinata (Pers.)

Ohne eigenes Lager; Früchte birnförmig, anfangs geschlossen mit eigenartigem Gehäuse und einzelligen, gefärbten Sporen in dauernden Schläuchen; Spermatien nadelförmig, bogig, auf einfachen Trägern.

Calicium (Pers.) DNot. — Ex. C. hyperellum (Ach.)

Einfach krustiges, seltener fehlendes Lager; Früchte kreiselförmig, mehr oder weniger gestielt, mit kohligem, von Anfang an offenem Gehäuse. Sporen in Einer Richtung des Raumes getheilt, zwei- bis viergliedrig; Spermatien länglich, auf fast einfachen Trägern.
Hieher Calicium *Mass.*, *Koerb*. und Stenocybe *Nyl*, *Koerb*.

Acolium (Ach.) *

Thallo crustaceo uniformi v. obsoleto; sporangiis sessilibus, sporis stichophractis fuscis 8^{nis} in ascis evanescentibus; spermatiis variis.

a. Cyphelium (Ach.) Th. Fr. — Ex. A. tympanellum (Ach.)
Syn. Acolium *DNot.*, *Mass.*, *Koerb*. Trachylia *Nyl* *)
Sporis dimeribus; spermatiis ellipsoideis in spermatophoris brevissimis.

β. Pyrgillus Nyl. — Ex. A. Javanicum (Mont. V. d. Bosch.)
Sporis tetrameribus; spermatiis filiformibus arcuatis.
In diese Familie gehört auch Lahmia *Koerb*. *Par.* S. 281.

---

*) Tr. Notarisii Nyl. muss ihrer in mehreren Richtungen des Raumes getheilten Sporen wegen als Typus einer neuer Gattung betrachtet werden.

Trib. VIII. Lecideaceae (Naeg.-Hepp)

Thallo crustaceo uniformi v. effigurato; sporangiis margine proprio cinctis plerumque primitus apertis sessilibus.

Fam. 1. Gyalecteae (Mass. Sched.)

Thallo crustaceo uniformi; sporangiis margine proprio colorato vel carbonaceo praeditis, primum clausis dein urceolatis rarius denique explanatis.

Stenhammara Fw., Koerb. — Ex. S. turgida Ach.

Einfach krustiges Lager mit anfänglich eingesenkten und fast geschlossenen Früchten; Gehäuse einfach, dick, blauschwarz, Sporen einzellig, wasserhell, zu 8.

Conotrema Tuckm., Koerb. Par. — Ex. C. urceolatum Tuckm.

Einfach krustiges Lager mit erst eingewachsenen, dann hervorragenden krugförmigen Früchten. Gehäuse zwiefach, äusseres vergänglich, thallodisch, inneres eigenartig und verkohlt, Sporen sehr lang, wurmförmig, in Einer Richtung des Raumes getheilt, Sporidien rund.

Gyalecta Mass. Desc. -- Ex. G. cupularis (Ehr.)

Einfach krustiges Lager; Früchte anfangs geschlossen, dann krugförmig, mit einfachem, eigenartigem, fleischigem Gehäuse, Sporen nach mehreren Richtungen des Raumes getheilt, Spermatien lineär, gerade auf einfachen Trägern.

Hieher auch G. trunc+gena, deren Sporen bei vollständiger Entwicklung durchaus keine einfache Zellreihe bilden.

Secoliga (Norm.)*

Thallo crustaceo uniformi; sporangiis excipulo proprio plerumque colorato instructis, primum subclausis postremum urceolatis v. rarius explanatis convexisve; sporis stichophractis 2—pleiomeribus fusi- v. vermiformibus hyalinis in ascis 8—pleiosporis; spermatiis rectis in spermatophoris simpliciusculis.

a. Petractis Fr. — Ex. S, exanthematica (Sm.)

Sporangiis primum pseudopyrenodeis, dein margine radiatim fisso urceolatis, sporis tetrameribus.

β. Sagiolechia (Mass.) *

Sporangiis primum thallo immersis dein protuberantibus, excipulo proprio carbonaceo et accessorio thallode cinctis, sporis tetrameribus fusiformibus.

In diese Untergattung stelle ich mit *Anzi* Sagiolechia *Mass. Gen., Koerb. Par.* und Rhexophiale coronata *Th. Fr*, welche nach *Nyl.* identisch ist mit Lecidea rhexoblephara *Nyl.*, nach *Koerb.* mit Sagiolechia protuberans *β* mamillata *(Hepp.)*

γ. Tronidia (Mass.) — Ex. S. foveolaris (Ach.)

Syn. Secoliga *(Norm.) Mass. Descr.*

Sporangiis urceolatis, sporis fusiformibus 4—12meribus 8^{nis}.

δ. Pachyphiale Lönnr. — Ex. S. corticola (Lönnr.)

Syn. Wilmsia *Lahm*, Bacidiopsis *Bagl.*

A priori ascis pleiosporis diversa.

ε. Bacidià (DNot.) Anzi. — Ex. S. rosella (Pers.)

Sporangiis tandem explanatis convexisve, sporis vermiformibus v. acicularibus rectis v. spiraliter contortis 8^{nis}, 4—polymeribus.

Hieher Bacidia *DNot.*, Scoliciosporum u. Raphiospora *Mass.*

ε̃. Microphiale * — Ex. S. lutea (Dicks.)

Sporangiis laete coloratis parum urceolatis, sporis fusiformibus dimeribus.

Die hieher gehörigen Flechtenarten werden von der Mehrzahl der Autoren zu Biatorina, von *Nylander* dagegen gewiss viel richtiger zu seiner Lecidea-Gyalecta gezogen.

Heterothecium (Fw.) * — Ex. H. pezizoideum (Ach.)

Thallo crustaceo uniformi, squamuloso v. granuloso-verrucoso v. evanescente; sporangiis plerumque coloratis excipulo proprio (ceraceo) crasso instructis, primo subclausis dein urceolatis v. explanatis, ascis mono- v. oligosporis, sporis histophractis; spermatiis rectis.

Hieher Lopadium *Koerb.*, Heterothecium *Mass Es.*, Sporopodium *Mont.*, vielleicht auch Megalospora *Mey;* bei *Nylander* finden sich die hieher gehörigen Arten unter Lecidea; siehe *Enum.* S. 123 ††† und *Mass. Es.* S. 17—19.

Psorothecium (Mass Es.) *

A priore differt sporis stichophractis, pachydermatinis.

α. Bombyliospora DNot., Mass. Koerb. — Ex. P. tuberculosum (Fée.)

Sporis pleiomeribus.

Vergleiche *Nylander*, Enum. S. 123 †† und *Mass.* l. c. S. 18.

β. Eupsorothecium * — Ex. P. Taïtense (Mont.)

Syn Psorothecium *Mass. Es.*

Sporis dimeribus.

Vergleiche *Nyl.* l. c. S. 122 † und *Mass.* l. c. S. 17.

Fam. 2. Lecideae Mass. Sched.

Thallo crustaceo uniformi v. ambitu effigurato v. toto squamuloso; sporangiis (atris) sessilibus primitus apertis, excipulo proprio carbonaceo cinctis.

Rhizocarpon (Ram.) Th. Fr. Arct. non Heterol.

Einfach krustiges Lager; Früchte lecideinisch, schon in der Jugend offen mit einfachem, eigenartigem verkohlten Gehäuse, das zuweilen noch thallodisch berandet ist. Sporen nach mehreren Richtungen des Raumes getheilt, gefärbt. Spermatien gerade oblong oder cylindrisch

α. **Eurhizocarpon** * (Siegertiam Koerb. incl.) — Ex. Rh. geographicum (L.)

Früchte meist einfach berandet; Sporen nach allen Richtungen des Raumes getheilt, vier bis vielgliedrig.

β. **Diplotomma** Koerb. Par. — Ex. R. albo atrum Schaer.

Früchte doppelt berandet; Sporen stets viergliederig, nach 2 Richtungen des Raumes getheilt, daher in der Seitenansicht nur eine einfache Zellreihe darstellend.

Buellia (DNot.) *

Thallo crustaceo uniformi v. effigurato, rarissime obsoleto; sporangiis lecideinis margine proprio carbonaceo (rarissime deficiente) interdum insuper thallode accessorio cinctis, sporis 8^{nis} stichophractis, di-rarissime tetrameribus fuscis; spermatiis rectis.

α. **Eubuellia** (Koerb.) * — Ex. B. Dubyana (Hepp.)

Thallo crustaceo uniformi rarissime deficiente.

Hieher Buellia *DNot.*, *Mass.*, *Koerb.*, Cormothecium *Mass.* und Rehmia *Krmplh.*; ferner die parasitischen Gattungen Abrothallus *(DNot.) Mass. Misc* und Leciographa *Mass. Gen.*; auch Poetschia *Koorb.* möchte wohl hieher gehören.

β. **Catolechia** Fw. — Ex. B. galbula (Ram.)

Thallo effigurato; excipulo proprio a thallo non vestito.

γ. **Diploicia** Mass. Ric. — Ex. B. canescens (Diks.)

Thallo effigurato; excipulo proprio a thallo vestito.

Obige beiden Gattungen entsprechen der *Naegeli-Hepp*'schen Lecidea.

Sporostatia Mass. Gen. — Ex. S. morio (Ram.)

Einfach oder effigurirt krustiges Lager; Früchte schon anfänglich offen; Sporen zu hunderten in den Schläuchen; Spermatien linëar, gerade auf einfachen Trägern.

Lecidea (Ach.) *

Thallo crustaceo uniformi, rarissime ambitu effigurato v. deficiente; sporangiis primitus apertis excipulo proprio carbonaceo (interdum deficiente) v. insuper thallode accessorio cinctis, sporis plerumque 8^{nis}, rarissime solitariis, aphractis hyalinis; spermatiis plerumque oblongo-cylindricis rectis rarissime filiformibus curvulis.

α. **Porpidia** Koerb. — Ex. L. trullisata Krmplh.

Thallo uniformi; sporangiis excipulo duplice instructis.

β. **Eulecidea*** — Ex. L. contigua (Hoffm.)

Syn. Lecidea *Koerb.*

Thallo uniformi; sporangiis excipulo proprio cinctis, hypothecio nigro.

γ. **Lecidella (Koerb.)** — Ex. L. enteroleuca Ach., sanguinaria (L.)

Thallo uniformi; sporangiis excipulo proprio cinctis, rarissime immarginatis, hypothecio nunquam nigro; sporis minoribus 8^{nis} vel rarius solitariis maximis.

Hieher **Lecidella** *Koerb.* und **Megalospora** *Koerb.* (Mycoblastus *Norm.* Oedemocarpus *Trev.*)

δ. **Astroplaca Bagl.**, Koerb. — Ex. L. opaca Duf.

Thallo effigurato ambitu radioso-stellato; sporis minoribus 8^{nis}.

Als weitere Untergattung (Epithallia) können die von *Massalongo* unter **Phacopsis** *(Tul)* und **Nesolechia**, von *Nylander* unter **Lecidea-Epithallia** zusammengestellten Parasiten hier untergebracht werden: **Epithallia** *(Nyl)* * Thallo nullo; sporangiis parasiticis immarginatis, sporocytiis 8 sporis, sporis minutis. — Ex L. oxyspora *(Tul.)*, inquinans *(Tul.)*, vulpina *(Tul.)*

Skolekites (Norm.)*

Thallo crustaceo uniformi v. effigurato; sporangiis lecideinis primitus apertis excipulo proprio carbonaceo praeditis interdum excipulo destitutis, sporis vulgo 8^{nis} (rarissime ad 12^{nas}) stichophractis, 2—pleiomeribus, hyalinis; spermatiis variis.

α. **Catillaria Mass. Ric.** -- Ex. S. Phillipea (Mont.)

Thallo crustaceo, uniforme, sporis dimeribus; spermatiis oblongo-ellipsoideis rectis.*)

β. **Arthrosporum Mass. Mem.** — Ex. S. acclinis (Fw.)

Thallo crustaceo uniformi; excipulo tenuissimo, sporis tetrameribus; spermatiis acicularibus arcuatis.

γ. **Toninia Mass. Ric.** — Ex. S. squalida (Ach.)

Thallo squamoso effigurato; sporis 4—pleiomeribus, spermatiis acicularibus arcuatis.

δ. **Thallodima Mass. Ric.** — Ex. S. vesicularis (Hoffm.)

Thallo subsquamuloso ambitu lobato, sporis dimeribus; spermatiis sicut in subg. γ. v. cylindricis rectis.

---

*) **Lecidea** premnea Ach. (L. leucoplaca DC.) wird nach **Mass. Es. S.** 17 zu **Psorothecium** (vergleiche oben S. 436) gestellt und zwar als P. grossum (Pers., Nyl.). Koerb. Par. S. 193 führt sie als Catillaria premnea (Ach.), Hepp, Flecht. Eur. Nr. 647 als Biatora leucoplaca (DC.) auf.

Als Untergattung Celidium *(Tul.)* * liessen sich ungezwungen hier die von Massalongo unter Celidium *(Tul.)* und Conida aufgezählten Parasiten unterbringen. Die Untergattung charakterisirt sich: Thallo nullo; sporangiis parasiticis immarginatis, sporis 2—4 meribus. Ex. St. stictarum *(Tul.)*, clemens *(Tul.)*

Fam. 3. Biatoreae (Naeg.-Hepp)

Thallo crustaceo uniforme v. effigurato, rarissime obsoleto; sporangiis coloratis primitus apertis, excipulo proprio ceraceo instructis, raro immarginatis.

Biatorina (Mass. Ric.)*

Thallo crustaceo uniforme v. nullo; sporangiis margine proprio ceraceo cinctis v. immarginatis, sporis ovoideo-oblongis v. fusiformibus stichophractis hyalinis; spermatiis rectis in spermatophoris simpliciusculis.

α. Eubiatorina * — Ex. B. pilularis Koerb.

Syn. Biatorina *Mass. Koerb.* p. m. p.

Sporangiis plerumque marginatis, sporis dimeribus.

Hieher auch Scutula *Tul.* und Spilodium *Mass. Misc.*

β. Bilimbia (DNot.) Th. Fr. — Ex. B. Regeliana (Hepp)
Sporangiis vulgo immarginatis, sporis 4—pleioblastis.

Biatorella (DNot.) Th. Fr. — Ex. B. elegans (Zw.)

Einfach krustiges oder fehlendes Lager. Früchte biatorinisch, schon anfänglich offen mit oder ohne Berandung; Schläuche vielsporig, Sporen einzellig; Spermatien schlank cylindrisch auf einfachen Trägern.

Hieher Strangospora *Koerb.*, Tromera *Mass*, Chiliospora *Mass.* (Biatoridium *Lahm, Koerb.*); ferner Biatorella *Koerb. Par.* und Myriosperma *Hepp p. p.*

Biatora (Fr.)*

Thallo crustaceo uniforme v. effigurato v. squamuloso; sporangiis excipulo proprio colorato instructis rarius immarginatis, primitus apertis sporis octonis aphractis hyalinis; spermatiis rectis, cylindricis in spermatophoris simplicibus.

α. Eubiatora* — Ex. B. rivulosa Ach.

Thallo crustaceo uniforme.

Hieher Biatora *Mass., Koerb.*, Pyrospora *Koerb.*, Psilolechia *Mass.*, Micarea *Fr.* und Cryptolechia *Mass.*

β. Psora (Hall.) Mass. Mem. — Ex. B. ostreata (Hoffm.)

Thallo effigurato v. squamuloso; (sporangiis interdum plus minusve atratis).

Zu β rechne ich auch Schaereria lugubris *Koerb.*, von den übrigen Arten durch runde Sporen wesentlich verschieden.

Trib. IX. Peltigeraceae.*
Fam. Peltigereae (Mont.)*

Thallo membranaceo-folioso; sporangiis peltaeformibus pharaphysatis (discoloribus) immarginatis vel velo thallode rupto spurie marginatis, disco interdum ab initio aperto interdum primum clauso.

Die schildförmigen Früchte der Peltigeraceen lassen sich mit den kopfförmigen der Cladoniaceen zwanglos vergleichen. Sie stellen gleichsam eine verebnete Abänderung der letztern vor, während sie mit den Früchten der Parmeliaceen keine Analogie zeigen. Auch *De Notaris* ist nach brieflichen Mittheilungen an Dr. *Hepp* schon längst dieser Ansicht.

Erioderma Fée. — Ex. E. polycarpum Fée.

Häutiges vom Mittelpunkt ausstrahlendes, gelapptes Lager mit kreisförmigen, randständigen Früchten; Sporen kuglig einzellig, zu 8.

Heppia Naeg. — Ex. H. virescens (Despr.)

Schuppig-einblättriges Lager mit kreisförmigen, auf der Lageroberseite befindlichen Früchten; ohne Schleier und Rand; Sporen einzellig, eiförmig, farblos, zu 8.

Solorinella Anzi. — Ex. S. asteriscus Anzi.

Syn. Actinopelte *Stizb.*

Sternförmig einblätteriges Lager mit centraler schleier- und randloser Frucht; Sporen zweizellig, farblos zu hunderten in den Schläuchen.

Solorina Ach. — Ex S crocea Ach.

Brüchig-häutiges, unten faseriges Lager mit kreisförmigen, an der Lageroberseite befindlichen, anfangs beschleierten Früchten; Sporen zweizellig, warzig, braun; Spermatien linear, an den Enden verdickt, auf vielgliedrigen Trägern.

Coccocarpia Pers — Ex C. molybdaea Pers.

Vielblättriges, kreisförmiges Lager mit schildförmigen, -unbeschleierten und unberandeten Früchten; Sporen zu 4—8, zweizellig.

Peltigera Willd. — Ex. P. canina Hoffm.

Häutiges, oberseits berindetes, unterhalb adriges und fasriges Lager mit schildförmigen, an der Lageroberseite befindlichen, anfangs beschleierten Früchten; Sporen spindel- bis nadelförmig, in Einer Richtung des Raumes mehrfach getheilt; farblos.

Nephroma Ach.

Häutiges, beiderseits berindetes, unterhalb aderloses Lager; Früchte schildförmig an der Lagerunterseite angewachsen, unberandet und nicht beschleiert; Sporen spindelförmig, der Länge nach getheilt, viergliedrig, farblos; Spermatien linear, an den Enden verdickt, auf vielgliedrigen Trägern.

α. Eunephroma* — Ex. N. arcticum Fr.

Syn. Nephroma *Nyl.*

Lager mit chlorophylhaltigen Chromidien.

β. Nephromium Nyl. — Ex. N. tomentosum Hoffm

Lager ohne ächtes Chlorophyll.

Dieser Abtheilung wurden bisher auch Cora Fr. und Dichonema *Nees* einverleibt. Erstere ist nach *Nylander* (Lich. And. Boliv.) in Bolivia mit Früchten aufgefunden worden. Falls diese (pyrenodischen) Sporangien nicht etwa einem Parasiten angehören, wäre Cora zu den Verrucarieen neben Normandina zu stellen.

Trib. X. Cladoniaceae (Zenk.)

Thallo duplicis indolis, verticaliter ascendente fruticuloso v. podetiiformi et horizontaliter expanso crustaceo, verrucoso v. subfoliaceo; sporangiis biatorinis v. lecideinis plerumque excipulo destitutis.

Fam. 1. Baeomyceae Fée.

Thallo ascendente brevi tereti v. dilatato, horizontali mere crustaceo v. granuloso rarissime deficiente; sporangiis biatorinis.

Gomphillus Nyl. — Ex. G. calicioides (Del.)

Syn. **Mycetodium** *Mass.* *Flora* 1856.

Zartes firnissartig-krustiges Lager mit Stielchen, auf welchen knorplige, fast kugelförmige Sporangien aufsitzen; Sporen sehr lang, nadelförmig, der Länge nach vielfach (80—100) getheilt; Spermatien gerade, walzenförmig auf kurzen, einfachen Trägern.

Stereopeltis DNot. Commentario. — Ex S macrocarpa Franz.-DNot.

Ohne deutliches horizontales Lager; Sporangien zart berandet, scheibenförmig, später gewölbt, gelappt, auf kurzen, öfter verwachsenen, zähen Stielen; Sporen sehr klein, walzenförmig zu vielen hunderten in keulenförmigen, von fädigen Hüllhaaren umgebenen Schläuchen.

Baeomyces Pers.

Lager einfach oder effigurirt krustig mit kurzen Podetien, worauf unberandete, kopfförmige, biatorinische Früchte sitzen; Sporen länglich, einzellig, farblos; Spermatien gerade, lineär, auf vielgliedrigen Trägern.

α. Eubaeomyces L. Müll — Ex. B. roseus Pers.

Podetien nakt, hohl.

β. Sphyridium Fw. — Ex. B. byssoides (L.)

Podetien nakt, voll.

γ. Phloeopodium * — Ex. B. pachypus Nyl.

Podetien verlängert, berindet.

Siehe *Nyl. Syn.* S. 182. Sect. B.

Glossodium Nyl — G. aversum Nyl.

Auf körniger Kruste sitzen spatelförmige Podetien, welche einerseits ebenfalls spatelförmige unberandete Sporangien tragen; Sporen der Länge nach getheilt, zwei- bis viergliedrig.

Thysanothecium Berk.-Mont. — Ex. T. Hookeri Berk.-Mont.

Körnig warziges Lager mit stielrundlichen, gefurchten, oben einseitig-becher-förmig erweiterten, oft fingerig getheilten Podetien, welche fächerförmige unberandete Früchte tragen; Sporen elliptisch einzellig, farblos, zu 8.

Fam. 2. Pilophoreae.*

Thallo ascendente cylindrico fistuloso v. solido, horizontale crustaceo uniformi v. verrucoso-subsquamuloso; sporangiis lecideinis.

Helocarpon Th. Fr. — Ex. H. crassipes Th. Fr.

Einfach krustiges Lager mit soliden Podetien und letztern aufsitzenden schwarzen, anfänglich krugförmigen, dann gewölbten kohlig-berandeten Früchten; Sporen einzellig farblos.

Pilophoron Tuckerm., Th. Fr. — Ex. P. robustum Th. Fr.

Hohle verlängerte Podetien auf warzig-schuppiger Kruste; Früchte köpfchen-förmig, kaum berandet, hornartig-schwarz; Sporen länglich eiförmig, einzellig, farblos, zu 8; Spermatien gekrümmt-walzenförmig, auf ästigen Trägern.

Fam. 3. Cladonieae (Naeg.-Hepp).

Thallo verticale podetiiformi, caespitoso v. fruticuloso, solido v. fistu-loso, horizontale crustaceo v. folioso; sporangiis postremo cephaloideis, vulgo biatorinis, rarissime lecanorinis.

Cladonia (Hill.) Hoffm. — Ex. C. pyxidata (L.)

Podetien hohl, auf krustigem oder blättrigem horizontalem Lager; Sporangien endständig, biatorinisch, inwendig hohl, Sporen einzellig, farblos; Spermatien verschiedenartig auf einfachen oder ästigen Trägern.

Hieher auch **Thamnolia** (Ach.)

Stereocaulon Schreb. — Ex. S. coralloides Schreb.

Podetien solid auf krustigem, selten fehlendem, horizontalem Lager; Früchte end- oder seitenständig, mit dunkelbrauner Scheibe und lichterem, ursprünglich thallodischem, meist verschwindendem Rande; Sporen verlängert, in Einer Richtung des Raumes getheilt, farblos; Spermatien verschiedenartig auf einfachen Trägern.

Subcohors β Homothalami.

Trib. XI. Parmeliaceae (Zenk.)

Thallo crustaceo v. foliaceo rarius ascendente, sporangiis margine thallode cinctis primum clausis dein scutelliformibus, rarius urceolatis, rarissime omnino pseudopyrenodeis.

Fam. 1. Thelotremeae (Nyl.)

Thallo crustaceo uniformi; sporangiis in thalli verrucis inclusis primum clausis deinde plus minusve urceolato-apertis rarius omnino-pseudo-pyrenodeis. *)

Pertusaria DC., Nyl., Koerb., Mass. — Ex. P. communis DC.

Einfach krustiges Lager; Sporangien in Lagerwärzchen eingeschlossen, nur selten vollständig geöffnet und dann lekanorinisch; Sporen einzeln bis 8 in den Schläuchen, gross, dickwandig, einzellig; Spermatien nadelförmig.

Von dieser Gattung kann Pionospora Th. Fr. nicht getrennt werden.

Varicellaria Nyl. — Ex. V. microsticta Nyl.

Dünnes, einfach krustiges Lager; Früchte in keimhöckerähnlichen Lagerwarzen eingeschlossen, variolarien- oder soredienartig; Sporen sehr gross, in Einer Richtung des Raumes getheilt, farblos, einzeln in den Schläuchen; Spermatien nadelförmig.

Phlyctis Boliviensis *Nyl.* (Ann. sc. nat. 4. XI. 1859 S. 221), welche ihrer ebenfalls nur in Einer Richtung des Raumes getheilten Sporen wegen nicht unter unsere folgende Gattung Phlyctis gebracht werden kann, ist entweder (als eigene Untergattung) zu Varicellaria oder unter ein neu zu gründendes Genus zu stellen.

Phlyctis Wallr. — Ex. P. agelaea Wallr.

Einfach krustiges oder pulverartiges Lager; Früchte anfänglich in Lagerwarzen eingeschlossen, endlich hervorbrechend und vom Thallus unregelmässig berandet; Sporen länglich, nach allen Richtungen des Raumes getheilt, gebräunt, einzeln oder zu 2 in den Schläuchen; Spermatien kurz, schlank, gerade.

Volvaria (DC.)* — Ex. V. lepadina (Ach.)

Thallo crustaceo uniforme; sporangiis excipulo duplice instructis, interiore proprio pseudo-perithecioideo nigro v. colorato, exteriore thallode, ascis mono-pleiosporis, sporis pedio- v. histophractis, hyalinis v. fuscis, spermatiis tenellis rectis.

Hieher möchten wohl Ascidium *Fée* und Leptotrema *Mont.* zu stellen sein. Auch Gyrostomum *Fr.* (G. scyphuliferum [*Ach.*]) scheint mir am besten hier untergebracht.

Thelotrema (Ach.)* — Ex. T. clandestinum Fée)

A priore sporis differt stichophractis.

In diese Gattung gehört auch Myriotrema *Fée* und vielleicht auch (als Untergattung) Stegobolus *Mont.* (Vergl. Mont. Syll. S. 362 und Berk. Introd. S. 393, 396.)

Fam. 2. Lecanoreae (Fée)

Thallo crustaceo uniforme v. ambitu effigurato rarius subfoliaceo, matrici adnato; sporangiis margine thallode cinctis primum clausis dein scutelliformibus rarissime suburceolatis v. patellaribus.

---

*) Diese Flechtengruppe wird von zahlreichen Schriftstellern zu den Angiocarpis gerechnet.

Urceolaria (Ach.) Nyl. — Ex. U. ,scruposa (L.)

Einfach krustiges Lager mit eingesenkten, fast krugförmigen Früchten ; Gehäuse doppelt : äusseres thallodisch, inneres verkohlt; Sporen zu 8 nach mehreren Richtungen des Raumes getheilt, braun; Spermatien lineär, gerade, auf verästelten Trägern.

Hieher ist auch Limboria *Mass. Koerb.* zu ziehen.

Ramonia* — Ex. R. Valenzueliana Mont.

A priore ascis polysporis sporisque stichophractis dimeribus praecipue differt.

Acarospora Mass. Ric.*

Thallo crustaceo uniforme v. squamuloso v. stellato-radiato; sporangiis margine simplice dupliceve cinctis; sporis aphractis minutissimis hyalinis, ascis poly- (nunquam 8-) sporis inclusis; spermatiis oblongoellipticis in spermatophoris simplicibus.

a. Maronea Mass. Flora 1856. — Ex. A. Berica Mass.

Thallo uniforme, sporangiis lecanorinis v. zeorinis, ascis promiscue myriosporis.

β. Euacarospora* — Ex. A. glaucocarpa (Wahlb.), pruinosa (Sm.)

Thallo plerumque effigurato interdum deficiente, sporangiis e pseudendocarpeo scutellatis, interdum urceolatis v. zeorinis rarius subpatellaribus v. (aetate?) glyphiformibus, ascis myrio- (exceptione 20—40-) sporis.

'   Hieher Acarospora und Gussonea *Mass.*, Pleopsidium *Koerb*, Sarcogyne *Fw.*, Myriospora, Myriosperma (p. p.) und Laureriella *Hepp*, sowie (nach *Th. Fr.*) Glypholecia und Peltula *Nyl.*

Rinodina Mass. Ric.

Syn. Psora *Naeg. Hepp.*

Thallo crustaceo v. ambitu effigurato; sporangiis scutelliformibus, sporis stichophractis 2-rarissime 4-meribus fuscis; spermatiis cylindricis rectis, spermatophoris simpliciusculis.

a. Eurinodina* — Ex. R sophodes (Ach.)

Syn. Rinodina *Mass. Gen.*

Thallo uniforme.

β. Dimelaena (Norm.) Beltr. — Ex. R. oreina (Ach.)

Thallo effigurato.

Lecanora (Ach.)

Thallo crustaceo uniforme v. effigurato; sporangiis scutelliformibus rarius suburceolatis margine simplice thallode v. duplice (interiore proprio) cinctis, sporis aphractis hyalinis 4, 6—8^{nis}; rarissime pluribus *); spermatiis acicularibus v. cylindricis rectis v. arcuatis in spermatophoris plerumque simplicibus.

α **Aspicilia** Mass. * — Ex. L. cinerea (L.)

Thallo uniforme; sporangiis innatis vulgo suburceolatis excipulo duplice (interiore carnoso rarissime tartareo, cartilagineo v. carbonaceo, exteriore thallode saepe fugaci) cinctis; spermatiis rectis in spermatophoris simpliciusculis.

Zu dieser Untergattung stelle ich **Aspicilia**, **Pachyospora** und **Pinacisca** *Mass.*; ferner **Mosigia** *Fr.*, **Hymenelia** *Kremplh.* und **Chlorangium** *Link.*

β. **Eulecanora** Th. Fr. — Ex. L. subfusca (L.), tartarea (L.), sulfurea Hoffm.

Thallo crustaceo uniforme rarissime squamuloso; sporangiis sessilibus typice lecanorinis; spermatiis plerumque arcuatis.

Hieher **Lecanora**, **Ochrolechia**, **Zeora** und **Harpidium** *Massalongo's* und *Koerber's.*

γ. **Squamaria** (DC.) Anzi. — Ex. L. crassa Ach.
Syn. Placodium *Th. Fr.*

Thallo ambitu stellato-radiato, centro rimoso-areolato v. squamuloso; spermatiis plerumque elongato-arcuatis.

Zu dieser Untergattung stelle ich **Placodium** und **Psoroma** *Mass.*, *Koerb.*, sowie **Squamaria** *Nyl.* und fraglich **Fulgensia** *DNot.-Mass.*, welche sich durch die ungetheilten Sporen hier, durch die Farbe der Sporangien und die gegliederten Spermatophoren an **Placodium** mihi anschliesst.

Lecania (Mass.) *

Thallo crustaceo uniforme v. effigurato; sporangiis scutelliformibus excipulo simplice v. duplice instructis rarissime subimmarginatis v. subpatellaribus; sporis plerumque 8^{nis} oblongis stichophractis hyalinis, di—pleiomeribus, septis tenuibus non pertusis; spermatiis variis.

α. **Eulecania** * — Ex. L. fuscella (Mass.)
Syn. Lecania *Aut.*

Thallo crustaceo uniforme v. verrucoso-areolato; sporangiis simpliciter marginatis v. subimmarginatis, hypothecio carnoso, sporis oblongis di—tetrablastis, ascis 8—pleiosporis.

Zu α gehört auch **Dimerospora** *Th. Fr.*

β. **Dirina** (Fr.) Mass. Gen. Dir. — Ex. L. Ceratoniae (Ach.)

Thallo uniforme; sporangiis simpliciter marginatis, hypothecio car-

---

*) Mir ist nur Eine Art.: L. Sambuci Pers. Nyl. mit 8 · 32 sporigen Schläuchen bekannt geworden.

bonaceo, sporis fusiformibus 4meribus; spermatiis acicularibus arcuatis in spermatophoris simplicibus.

γ. **Haematomma** Ehrh. — Ex. L. ventosa (L.)

Thallo uniforme; sporangiis dupliciter marginatis, hypothecio carnoso, sporis acicularibus di—pleiomeribus; spermatiis oblongis rectis in spermatophoris simpliciusculis.

Loxospora *Mass. Ric.* ist von γ nicht verschieden.

δ. **Phialopsis** Koerb. — Ex. L. rubra (Ach.)

Thallo uniforme; sporangiis dupliciter marginatis, sporis ellipticis tetrameribus; spermatangiis ignotis.

ε. **Icmadophila** Ehrh. — Ex. L. aeruginosa (Scop.)

Thallo uniforme; sporangiis dupliciter marginatis, margine exteriore fugace, hypothecio stuppeo, sporis fusiformibus dimeribus; spermatiis cylindricis utroque fine incrassatis in spermatophoris articulatis.

Diese Untergattung nähert sich durch die Beschaffenheit des männlichen Geschlechtsapparates an Baeomyces, wohin sie von *Nylander* gestellt wird.

ζ. **Gyalolechia** (Mass.) Th. Fr. — Ex. L. candicans (Dicks.)

Thallo laciniato-lobato v. areolato-squamuloso; sporangiis margine simplice v. duplice praeditis interdum subbiatorinis, sporis dimeribus; spermatiis cylindricis brevibus in spermatophoris articulatis.

Hieher Gyalolechia, Solenopsora und Ricasolia *Mass.*; ferner Thalloidima lecanorinum *Anzi* (Lecanora disparata [*Nyl*]) und Parmelia holophaea *Mont.* Vergleiche *Nyl. Lich. And. Boliv.* S. 877. (Ann. sc. nat. 4. XV.)

Placodium (Hill.) Anzi.

Thallo crustaceo uniforme v. effigurato matrici adnato; sporangiis lecanorinis v. zeorinis raro pseudobiatorinis, ascis 8—pleiosporis, sporis stichophractis dimeribus septo crassiore poro instructo, rarissime 3—4 meribus sporidiis tubulo junctis*); spermatiis tenuissimis rectis in spermatophoris multiarticulatis.

α. **Blastenia** (Mass.)* — Ex. P. leucoraeum (Ach.)

Thallo uniforme; sporangiis interdum pseudobiatorinis.

Hieher Lecanora *Nyl. p. p.* Blastenia *Mass.* et *Koerb. p. p. Th. Fr.*, Xanthocarpia *Mass.-DNot.*, Callopisma *DNot.*, *Mass·*, *Koerb. Par.*, Pyrenodesmia *Mass.*, *Koerb Par.*, sowie Caloplaca *Th. Fr.*

β. **Euplacodium*** — Ex. P. murorum (Hoffm.)

Thallo effigurato; ascis 8—raro pleiosporis.

---

*) Vergleiche Nyl. in Ann. sc. nat. 4. XI. 1859 S. 224 und Ejusd. Lich. And. Boliv. ibid. 4. XV. 1862. S. 377. 378.

Hieher Placodium *Nyl. p m. p.* Physcia *Mass. p. p.* Xanthoria *Th. Fr. sect. β,* Candelaria *Mass. Koerb. p. p.* Amphiloma und Blastenia- Küttlingeria *Koerb. Par.*

Amphischizonia Mont. — Ex. A. Holleana Mont. v. d. B.

Syn. Cryptodictyon *Mass. Es.*

Siehe über diese höchst eigenthümliche Flechte *Mont. Syll.* S. 331 u. *Mass* l. c. S. 6.

Massalongia Koerb. — Ex. M. muscorum (Ach.)

Schuppig-blättriges Lager; Früchte anfangs geschlossen, mit eigenartigem innerem und thallodischem äusserem Rande; Sporen spindelförmig, der Länge nach getheilt, wasserhell.

Zu dieser Gattung gehört wahrscheinlich auch Crocynia *Mass. Es.*

Pannaria (Delis.) Mass.

Schuppig-blättriges Lager mit einfach berandeten, oft durch Umwandlung des thallodischen Randes pseudo-biatorinischen Früchten, einzelligen farblosen Sporen und geraden walzenförmigen Spermatien auf vielgliedrigen, ästigen Trägern.

α. Amphiloma Fr., Nyl. — Ex. P. lanuginosa (Ach.)

Lager einblätterig-lappig, weich, oben bestäubt, chlorophyllhaltig; Früchte unbekannt.

β. Psoroma (Fr.) Nyl. — Ex. P. hypnorum (Hoffm..)

Lager schuppig, Chlorophyll enthaltend; Früchte lekanorinisch.

γ. Eupannaria * — Ex. P. rubiginosa (Thunb.)

Syn. Pannaria *Del.*

Lager brüchig, von verschiedener Form, ohne ächtes Chlorophyll; Früchte zuweilen biatorinisch. *)

Fam. 3. Parmelieae (Fr.)

Thallo foliaceo horizontali per exceptionem ascendente undique cor- ticato, substrato per fibrillas adfixo; sporangiis scutelliformibus excipulo thallode cinctis primum clausis.

Xantoria (Fr.) *

Thallo foliaceo horizontali v. ascendente flavicante, subtus albo;

---

*) Die obigen beiden Gattungen haben in der gegebenen Fassung gewiss keine Zukunft. Ein kleinerer Theil ihres Inhaltes gehört offenbar den Phyco- lichenes an; der übrige Bestand zeigt in der Natur des Farbstoffes in den Chromidien, sowie in der Beschaffenheit des Fruchtgehäuses wiederum solche Unterschiede, dass frühere oder spätere Reformationen der angenommenen Sippen nicht ausbleiben werden. Siehe J. Müller: „Principes de classifi- cation des Lichenes et énumération des Lichens des environs de Genève" — wo ein Theil der Pannarien zu Parmelia gezogen, ein anderer als neue Gattung: Parmeliella angesprochen wird.

sporangiis plerumque concoloribus, hpyothecio strato chromidiali imposito, sporis stichophractis di—rarissime tetra-meribus, septis crassioribus plerumque poro pertusis, ascis 8—rarius pleiosporis paraphysibus discretis suffultis; spermatiis linearibus rectis in spermatophoris articulatis.

α. Xanthophyscia* — Ex. X. hypoglauca (Nyl.)
Sporangiis discoloribus, sporis tetrameribus.

β. Euxanthoria* — Ex. X. parietina (L.), candelaria (L.)
Syn. Xanthoria *Th. Fr. p p.*
Thallo horizontali, sporis dimeribus.
Hieher Physcia *Koerb.*, Parmelia *Naeg.-Hepp.*, Physcia *Mass. p. p.*
Candelaria *Mass.*, *Koerb. p p.*

γ. Theloschistes (Norm.) Th. Fr. — Ex. X. chrysophthalma (L.)
Syn. Tornabenia *Mass. Koerb. non Trev.*
Thallo ascendente, sporarum septis interdum imperforatis.

Physcia (Fr.)*

Thallo foliaceo horizontali rarius ascendente; sporangiis scutelliformibus, hypothecio strato medullari imposito, ascis 8 sporis paraphysibus distinctis suffultis, sporis stichophractis dimeribus vulgo fuscis; spermatiis rectis in spermatophoris articulatis.

α. Lobaria Naeg.-Hepp. — Ex. P. stellaris (L.)
Syn. Squamaria *Mass. Symm.* Parmelia *Koerb.*
Thallo depresso subtus fibrilloso.

β. Anaptychia Koerb. — Ex. ciliaris (L.)
Syn. Physcia *Naeg.-Hepp,*
Thallo ascendente laciniis fibrillosis.

γ. Speerschneidera Trev. — Ex. P. euploca (Tuckm.)
Thallo filiformi-diviso, sporis decoloribus.

9. Tornabenia Trev. non Mass. — Ex P. intricata (Desf.)
Thallo tereti-compresso fibrillis destituto.
Die beiden obigen Gattungen bilden zusammen Physcia *Nyl.*

Anzia Stizb. Flora 1861. — Ex. A. colpodes (Ach.)
Von der folgenden Sippe durch den dicken, polsterförmig-fasrigen Hypothallus und die vielsporigen Schläuche mit einzelligen, zuweilen mondsichelförmigen Sporen verschieden.

Parmelia (Ach.) DNot.
Blattartiges, unterseits meist fasriges Lager mit schüsselförmigen, thallodisch-berandeten Sporangien, Hypothecium der Chromidienschicht aufsitzend, Schläuche meist achtsporig von verleimten, undeutlichen Hüllhaaren umgeben, Sporen einzellig farblos; Spermatien meist gerade, an beiden Enden spindelförmig aufgetrieben auf gegliederten Trägern, seltener walzig-bogig auf einfachen Trägern.

a. Parmeliopsis Nyl. — Ex. P. placorodia Ach.

Lagerunterseite mit Fasern; Spermatien lang, walzig bogig, auf einfachen Trägern.

β. Imbricaria (Schreb.) — Ex. P. caperata (L.)

Syn. Imbricaria *Naeg-Hepp*, *Koerb. p. m. p.* Parmelia *Mass.*, *Nyl. p. m. p.*

Lagerunterseite meist mit Fasern, Markschicht wergartig; Spermatien gerade mit spindelförmig verdickten Enden auf gegliederten Trägern.

Hieher auch Menegazzia *Mass. Körb.*, der oligosporischen Schläuche und grössern Sporen wegen von Parmelia *Mass.* (Imbricaria *Koerb.*) unnöthigerweise getrennt.

γ. Everniopsis Nyl. — Ex. P. trulla Ach.

Lager zerschlitzt-getheilt, mit hornartiger Markschicht, Unterseite ohne Fasern, Spermatien wie bei *β.*

Fam. 4. Sticteae Nyl.

Thallo membranaceo-foliaceo subtus villoso plerumque cyphellis (pulverulentis urceolatisve) instructo.

Sticta (Schreb.) Fr. — Ex. S. pulmonaria (L.)

Einzige Sippe der Familie mit schüsselförmigen, thallodisch berandeten Früchten, deutlichen Hüllhaaren, spindelförmigen der Länge nach getheilten 2—4, selten mehrgliedrigen, zuweilen gefärbten Sporen; Spermatien kurz, an den Enden etwas aufgetrieben, auf gegliederten Trägern.

Diese artenreiche Gattung theilt *Nyl.* in 3, welchen wir als Untergattungen die Anerkennung nicht versagen wollen:

a. Stictina Nyl. — Ex. S. sylvatica (L.)

Lager mit einfachen Rhizinen und bläulichen Chromidien.

β. Eusticta J. Müll. — Ex. S. pulmonacea Ach.

Syn. Sticta *Nyl.*

Lager mit einfachen Rhizinen und gelbgrünen Chromidien.

γ. Ricasolia DNot. Nyl. non Mass. — Ex. S. glomulifera Del.

Lager mit bündelförmigen oder fehlenden Rhizinen, meist ohne Cyphellen.

Trib. XII. Usneaceae Eschw.

Thallo fruticuloso erecto v. pendulo, tereti v. foliaceo-complanato, undique corticato; sporangiis primum conniventibus v. ab initio apertis, excipulo thallode instructis.

Fam. I. Roccelleae Mass., Nyl.

Thallo simplice v. ramoso intus solido, tereti v. compresso; sporangiis nigricantibus v. nigris, rarissime subpodicellatis.

Siphula Fr. — Ex. S. ceratites (Wahlb.)

Stielrundliches, aufrechtes, verästeltes, weisses, am Grunde scheinbar bewurzeltes Lager; Früchte unbekannt; Spermatien linear, gerade oder etwas gekrümmt.

Roccella (DC.) Nyl.

Stielrundes oder abgeflachtes, knorpliges, innen wergartiges Lager mit schüsselförmigen, endständigen oder seitlichen Früchten; Hypothecium dick; Sporen zu 8, der Länge nach getheilt, 3—mehrgliederig, farblos; Spermatien nadelförmig.

a. **Combea** DNot. — Ex. R. mollusca (Ach.)
Früchte endständig, Hypothecium farblos.

β. **Euroccella*** — Ex. R. tinctoria (DC.)
Syn. Roccella *DNot.*
Früchte seitenständig mit verkohltem Hypothecium.

Fam. 2. Ramalineae (Fée).

Thallo tereti v. foliaceo-compresso; sporangiis primum concavis.

Cetraria (Ach.)

Blattartig-aufstrebendes bis strauchartiges Lager mit thallodisch (schief) berandeten Früchten; Sporen einzellig farblos, zu 8 in den von verleimten Hüllhaaren umgebenen Schläuchen; Spermatien verschiedenartig.

α. **Platysma** (Hoffm.) — Ex. C. juniperina (L.)
Mit häutigem (wenigstens im sterilen Zustand) niedergedrücktem Lager.

β. **Eucetraria** Koerb. — Ex. C. islandica (L)
Mit rinnenförmigem, aufsteigendem Lager.

γ. **Cornicularia** (Schreb.) — Ex. C. aculeata (Ehr.), tristis (Web.)
Mit knorpligem, stielrundem Lager.

Evernia (Ach.) Mann — Ex. E. prunastri Ach., vulpina (L.)

Stielrundes oder verflachtes lappig getheiltes oder verästeltes Lager mit schüsselförmigen (mit dem Lager nicht gleichfarbigen), seitenständigen Früchten; Sporen einzellig farblos, zu 8 in den von undeutlichen Hüllhaaren umgebenen Schläuchen; Spermatien nadelförmig, auf einfachen oder kaum gegliederten Trägern.

Dufourea (Ach.) Nyl. — Ex. D. madreporiformis (Wulf.)

Mit aufrechtem, stielrundem dichotomem, aussen glänzendem, innen wergartigem Lager, unbekannten Früchten, end- oder seitenständigen Spermatangien und nadelförmigen, geraden Spermatien auf einfachen oder wenig gegliederten Trägern.

Dactylina Nyl. — Ex. D. arctica (Hook)

Lager aufrecht, aufgebläht, walzenförmig, einfach oder wenig verästelt, hohl, dünnwandig, mit endständigen (mit dem Lager nicht gleichfarbigen) Früchten, verleimten Hüllhaaren und kugligen, einzelligen, farblosen Sporen zu 8 in den Schläuchen; Spermatien unbekannt.

Ramalina Ach., Fr. Nyl.

Stielrundes oder verflachtes. verschiedenartig getheiltes, beiderseits gleichfarbiges Lager, mit schüsselförmigen, dem Lager gleichfarbigen Früchten; Hüllhaare deutlich, Sporen der Länge nach getheilt, zweigliedrig, farblos; Spermatien nadelförmig, gerade auf wenig gegliederten Trägern.

a, Cenozosia Mass. — Ex. R. inanis Mont.
Lager hohl; Spermatangien schwarz.

β. Desmazieria Mont. — Ex. R. ceruchis (Ach.)
Lager innen wergartig; Spermatangien schwarz.

γ. Euramalina* — Ex. R. scopulorum (Retz.)
Lager innen wegartig; Spermatangien blass oder farblos.

Fam. 3. Usneeae (Fr.)

Thallo erecto v. pendulo tereti v. compressiusculo undique corticato, strato medullare axem centralem constituente; sporangiis ab initio planis.

Argopsis Th. Fr. — Ex. A. megalospora Th. Fr.

Strauchartig, stielrundes Lager mit dichtem Markstrang und schildförmig-lecanorinischen, endständigen Früchten; Sporen nach mehreren Richtungen des Raumes getheilt, einsam in den von deutlichen Hüllhaaren umgebenen Schläuchen.

Nylander stellt diese Sippe zu den Stereocauleis.

Alectoria Ach. — Ex. A. jubata (L.), ochroleuca (Ehrh.), divergens (Wahlb.)

Lager stielrund oder etwas verflacht, innen laxfaserig, verästelt; Früchte schüsselförmig, seitenständig; Sporen einzellig, farblos bis gebräunt, zu 2—8 in den von undeutlichen Paraphysen umgebenen Schläuchen; Spermatien gerade, an den Enden spindelförmig verdickt, auf fast ungegliederten Trägern.

Hieher Bryopogon *Link* und Alectoria *DNot.*, oder Alectoria *Nyl.* (excl. A. Loxensi *Fée.*)

Oropogon Th. Fr. — Ex. O. Loxensis (Fée.)
Syn. Atestia *Trev.*

Von der vorigen Gattung durch einsame, nach allen Richtungen des Raumes getheilte Sporen verschieden.

Usnea (Dill.) Pers. (incl. Neuropogon Nees-Fw., Nyl.) — Ex. U. barbata Fr.

Verästeltes, stielrundes Lager, mit knorpelig-hornartigem Mittelstrang; Früchte seitlich, mit dem Lager gleich- oder ungleichfarbig; Sporen zu 8, einzellig, farblos; Spermatien spindelförmig, gerade, auf einfachen Trägern.

Zusätze.

Zu S. 428. In den Trib. Sphaerophoraceae ist auch Tylophoron Nyl. n. g. in Lindig, Lich. Nov. Granat. Nr. 2633 u. 2653 zu reihen. Die Sporenmasse tritt pinselförmig aus niedlichen becherartigen, auf granulirter Kruste aufsitzenden, kurzen Podetien. Im Habitus verhält sich Tylophoron zu Sphaerophoron wie Baeomyces zu Cladonia.

Zu S. 434. Für Trachylia Notarisii wird die neue Sippe: Pseudacolium vorgeschlagen.

LIX

Müller S., Principes de Classification des Lichens et Énumération des Lichens des environs de Genève. Genève 1862. gr. 4. Avec 3 planches analytiques.

(397 Species.)

pag. 19—91.

Les grandes divisions du systeme proposé de nos Lichens se résument de la manière suivante :

Sous - Familles.	Séries.	Divisions.	Tribes.
Epiconiaceae	. . . .	. . . .	Calicieae.
	Capitulariae .	. . . .	Cladonieae. Baeomyceae.
		Thamnoblastae	Usneae. Alectorieae. Ramalineae. Cetrarieae.
Eulichenes	Discocarpeae	Phylloblastae	Gyrophoreae. Peltigereae. Parmelieae.
		Kyroblastae	Heppieae. Placodieae. Psoreae. Lecanoreae. Lecideeae. Opegrapheae. Arthonieae.
	Verrucarioideae	Phylloblastae	Endocarpeae.
		Kyroblastae	Endopyrenieae. Verrucarieae.
Collemaceae	. . . .	. . . .	Omphalarieae. Leptogieae. Collemeae.

Sous Famille I. Epiconiaceae.

Epiconiodei Nyl.

La surface des apothèces mûres est depourvue de substance épithéciale et consiste en une masse pulvérulente de spores devenues libres ou encore renfermées dans des thèques; le thalle est hétéromérique, c'est-à-dire formé de couches cellulaires différentes distinctes. — Les apothèces sont globuleuses ou tourbinées, portées sur un thalle fruticuleux ou sur de petits supports aciculaires.

Observ. Le tribu des Sphaerophoreae, qui occuperait ici le premier rang, n'est pas représentée dans nos environs.

Trib. I. Caliciea e. Caliciei Nyl.

Thalle crustacé ou granuleux, produisant des apothèces (très-petites) *) stipitées sur des supports aciculaires (d'une longueur de $1/3 — 4^{mm}$ env.) ou rarement sessiles.

Subtrib. 1. Eucalicieae. Spores renfermées dans des thèques persistantes.

I. Calicium Koerb. Apothèces turbinees. Spores brunes didymes (à 8 dans les thèques, comme plus loin partout ou un autre nombre n'est pas indiqué, disque des apothèces brun).

§. 1. Apothèces exteurieurement pruineuses, jaunes ou d'une couleur vert-degris :

C. trabellum Ach.

§. 2. Apothèces pruineuses, blanchâtres ou brunâtres.

C. cladoniscum Schleich

§. 3. Apothèces pruineuses, brunâtres.

C. hyperellum, trachelinum.

§. 4. Apothèces non pruineuses, noires:

C nigrum β curtum Schaer., pusillum Flke.

Subtrib. 2. Pseudocalicieae. Spores à l'état ordinaire des apothèces libres, les thèques ètant extrêmement fugaces et détruites de très-bonne heure.

II. Caenotheca Th. Fr. Lich. Arct. Apothèces turbinèes, spores hyalines sous le microscope (simples, disque des apothèces brun, spores globuleuses).

§. 1. Apothèces extérieuremente pruinouses, jaunâtres: Ch. chlorella.

§. 2. Apothèces extérieuremente pruineuses, blanchâtres: Ch. trichialis β filiformis, stemonea.

§. 3. Apothèces non pruineuses, brunes: Ch. bruneola.

III. Coniocybe Ach. Apothéces globuleuses (jaunes), spores hyalines sous le microscope, simples (globuleuscs).

C. furfuracea α vulg. Schaer., pallida Fr.

Sous Famille II. Eulichenes.

La surface des apothéces n'est pas pulvérulente, la couche renfermant les thèques sporophores étant limitée par une sorte de surface amorphe ou substance épithéciale qui couvre l'extrémité des thèques et des paraphyses persistantes (ces dernières peuvent manquer). Le thalle est hétéromérique et non gélatineux, présentant généralement des couches cellulaires feutrées, gonidiques et corticales ou épidermoïdales distinctes, et pourvu d'un hypothalle plus ou moins distinct.

Série I. Capitularieae.

Lichenes capitati Schaer. excl. gen. epiconiac.

Les apothèces sont plus ou moins globuleuses, inserées en forme de tête sur

*) Dans la définition des tribus et sous-tribus, genres, sections, etc. je mets entre parenthèses ou après le signe —, les caractères qui aident à reconaître le groupe, mais qui ne sont, come caractères systématiques, que d'une valeur secondaire.

des rameaux généralement cylindriques ou sur des pédoncules particuliers. — Les thèques renforment toujours 8-spores et les spores sont hyalines.

Tribe II. Cladonieae.

Thalle fruticuleux, vertical.

IV. Thamnolia Ach. Thalle fistuleux, blanch-âtre, stérigmates (organes qui portent les spermaties) cloisonnés, dits arthrostérigmatos. Th. vermicularis.

V. Cladonia Hoffm. Thalle fistuleux ou à laniéres solides aplaties. (Apothèccs brunes, pâles ou d'un rouge pourpré). Spores hyalines simples. Stérigmates non cloisonnés.

Sectio 1. **Eucladonia** Eschw. Tiges entièrement dépourvues de paillets thallines.

Cl. rangiferina, stellata.

Sectio 2. **Calycaria**. Tiges plus au moins squameuses, surtout à leur base, le thalle horizontal (hypothalle Koerb.) généralement persistant

a. Calycariae perviae. Les rameaux, à leur extrémités élargis, ainsi que les aisselles des ramnifications sont ouverts, perforés. Les apothèces sont toujours brunes.

Clad. furcata, cenotea.

b. Calycariae clausae. Les rameaux élargis à leurs extrémités en forme de trompette sont clos.

α. Apothèces brunes.

Ex. Cl. gracilis, cervicornis, pyxidata, fimbriata etc

β. Apothèces de couleur écarlate.

Ex. C. deformis, digitata, macilenta.

VI. Stereocaulon Schreb. Thalle solide, granuleux (apothèces noirs). Spores linéaires cloisonnées transversalement (à 4 loges).

Ex. St. tomentosum.

Tribe III. Baeomyceae. Baeomycei Nyl.

Thalle granuleux ou squamuleux, horizontal, produisant des apothèces brièvement stipitées. Les supports des apothèces dépourvus de rebords, sont décortiqués, c'est-à-dire formés par un tissu feutré e dépourvus d'une couche corticale.

VII. Baeomyces Pers. Supports des apothèces solides. (Apothèces pâles, coloriées); spores simples et hyalines.

Sectio 1. **Sphyridinm** Fw. Koerb. Apothèces solides au centre, couche sporophore gélatineuse; spores allongées-ovoïdales.

B. rufus DC.

Sectio 2. **Eubaeomyces**. Apothèces sous la couche sporophore céracée lâchement celluleuses, spores étroites sublinéaires.

B. roseus Pers.

Série II. Discocarpeae.

(Lichenes discoidei Schaer.)

Les apothèces sont plus ou moins aplaties, formant un disque concave, plane ou convexe, rond ou allongé, sessiles sur des expansions foliacées ou sur la masse crustacée du thalle ; les thèques regardent dans le sens vertical sur la surface du disque.

Division A. Discocarpeae Thamnoblasteae.

Ramalodei Nyl.

Lichens attachés par un point basilaire, ayant un accroissement longitudinal (quant à l'axe) plus ou moins vertical et ayant par conséquent des formes filiformes ou fruticuleuses. La couche gonidique sous la couche épidermoidale enveloppe partout la couche médullaire centrale. Il n'y a donc pas une surface inférieure du thalle différente d'une surface supérieure, et, par cette raison, il n'y a jamais de fibrilles radicellaires.

A. Thalle filamenteux ou cylindrique-conprimé :

Trib. IV. Usneeae. Usnei Nyl. pr. p.

Apothèces planes dès leur apparition.

VIII. Usnea Hoffm. Spores hyalines et simples. — Lorsqu'on tire légèrement un rameau pour l'allonger, l'écorce fragile du thalle se sépare facilement de la moëlle tenace et élastique en forme d'anneaux. L'apothèce pâle, souvent fimbriée.

Ex. U. barbata.

Tribe V. Alectorieae.

Apothèces pourvues d'un rebord thallin saillant.

IX. Alectoria Ach. Spores hyalines et simples. — L'écorce ne se sépare pas de la moëlle.

Ex. A. jubata, bicolor.

B Thalle à lanières très-étroites ou linéaires-lancéolées :

Tribe VI. Ramalineae Fée.

Apothèces scutelliformes, ayant un rebord saillant.

X. Ramalina Ach. Spores hyalines, cloisonées transversalement (biloculaires). Apothèces sortant de la couche gonidique, (pâles et concolores au thalle).

Ex. R. fraxinea, farinacea, pollinaria.

XI. Evernia Ach. spores hyalines, simples. Apothèces sortant de la couche medullaire (brunes, c'est-à-dire discolores au thalle).

Ex. E. divaricata, prunastri, furfuracea.

XII. Anaptychia Koerb. Spores brunes-didymes. — Apothèces noir-âtres.

Ex. A. ciliaris Koerb.

Tribe VII. Cetrarieae. Cetrariei Nyl.

Apothèces peltiformes, sans rebord particulier, mais légèrement bordées par le thalle même dans lequel elles sont un peu enfoncées.

XIII. Cetraria Ach. Spores hyalines, simples.

Sectio 1. Eucetraria. Cetraria Nyl. Spermaties cylindriques. (Apothèces concolores au thalle, thalle cartilagineux, ascendant).

Ex. C. islandica, aculeata.

Sectio 2. Platysma: Platysma Nyl. Spermaties épaissies à l'une ou aux deux extrémités.

a. Apothèces concolores au thalle.

Ex. C. sepincola Ach.

b. Apothèces non concolores au thalle.

Ex. C. cucullata, nivalis, juniperina, glauca.

Division B. Discocarpeae Phylloblasteae.

Phyllodei Nyl.

Lichens attachés par un coussin central (Gyrophorées) ou, en général, lâchement attachés par des fibrilles radicellaires. Leur accroissement est horisontal et ils forment par conséquent des expansions foliacées horisontales. Leur surface corticale supérieure diffère de l'inférieure en ce, qu'il y a une couche gonidique entre elle et le milieu feutré qui lui imprime une teinte plus vert-âtre que ne l'a la surface inférieure

A Thalle attaché par un coussin central:

Trib. VIII. Gyrophoreae, Gyrophorei Nyl.

Apothèces lécidéiniques, noires, à bord particulier carboniné; thalle en dessous tantôt pourvu, tantôt dépourvu de fibrilles.

XIV. Gyrophora Ach. Spores hyalines, simples.

Ex. G. polyphylla, cylindrica, pellita etc.

XV. Umbilicaria Hoffm. Koerb. Spores brunes, cloisonnées transversalement et longitudinalement (parenchymateuses).

Ex. C. pustulata.

B. Thalle attachè par des fibrilles:

Trib. IX. Peltigereae. Peltigerei Nyl.

Apothèces peltiformes. Gonidies dans nos espèces composées: Nephromium Nyl.

XVI. Nephroma Ach. Apothèces situées à la surface inférieure des lobes du thalle. Spores hyalines, cloisonnées transversalement (4 loculaires étroites).

Ex. N. laevigatum.

XVII. Peltigera Ach. Apothecès situées à la surface supérieure du thalle. Spores hyalines, cloisonnées transversalement (4 loculaires étroites).

Ex. P. aphthosa, canina, venosa etc.

XVIII. Solorina Ach. Apothèces à la surface supérieure du thalle, enfoncées dans des creux. Spores brunes, didymes (c'est-à-dire 2 loculaires, contractées au milieu).

Ex. S. saccata.

Trib. X. Parmelieae. Parmeliei Nyl.

Apothèces scutelliformes. (Dans le jeune âge les apothèces sont closes par la connivence de bords).

A. Thalle pourvu à la surface inférieure de cyphelles ou de taches pâles particulières.

XIX. Sticta Schaer. Spores cloisonnées transversalement (en forme de fuseau, avec 1—3 cloisons, hyalines, devenant brunatres à un âge plus avancé). Paraphyses libres. (Nyl.)

Sectio 1. Eusticta. Sticta Nyl. Gonidies de la forme ordinaire, simples, dispersées.

Ex. St. pulmonacea.

Sectio 2. Stictina. Stictina Nyl. Grains gonidiques agglomérés dans des cellules-mères hyalines composées.

Ex. St. fuliginosa, sylvatica.

B. Thalle dépourvu de cyphelles.

Couche gonidique à gonidies de la forme ordinaire.

XX. Parmelia. Spores hyalines, simples. Paraphyses non libres (Nyl.)

§. 1. Thèques à 8 spores d'une grandeur moyenne de 10—20 micromillimétres de longueur. — Imbricaria Koerb.

α. Thalle glauque.

Ex. P. perlata, Borreri, saxatilis, physodes etc.

β. Thalle ochroleuque (vert pâle jaunâtre) :

Ex. P. caperata, conspersa, diffusa.

C. Thalle d'un brun châtaigne.

Ex. P. acetabulum, olivacea, dendritica, stygia etc.

§. 2. Thèques à spores d'une grandeur moyenne.

Thalle microphylinque. — Pannaria Del. et Auct. recent. pr. p.; Amphiloma Naeg. et Hepp pr. p.

Ex. P. brunnea.

XXI. Physcia. Spores hyalines, orculiformes. Paraphyses libres (Nyl.)

§. 1. Theques à 8 spores. Physcia Koerb.

Ex. Ph. parietina, controversa.

§. 2. Théques à 20—30 spores. Candelaria Mass. pr. p.

Ex. Ph. candelaria.

XXII. Lobaria Naeg. et Hepp. Spores brunes, didymes. Paraphyses libres (Nyl.)

Ex. L. pulverulenta, stellaris, caesia, obscura etc.

XXIII. Parmeliella. Bord des apothèces biatorinique (dépourvu de gonidies). Spores hyalines, simples.

Thallus microphyllinus, lobulatus, laxe adnatus, subtus fibrillosus. Apothecia margine proprio gonidiis ab origine destituto cincta, primum subclausa, in thallo sessilia (colorata). Laminae sporigerae asci cum paraphysibus facile secedentibus mixti (8 spori). Sporae hyalinae, simplices. — Pannaria Auct. pr. p.; Amphiloma Naeg. et Hepp pr. p. A speciebus veris Pannariae Del. (species microphyllinae generis Parmeliae, e. gr. P. rubiginosa) omnino recedit hoc genus novum margine apotheciorum gonidiis destituto. Est genus verum parmeliaceum etiamsi microphyllinum.

Ex. P. triptophylla; **Lecidea triptophylla Schaer.** En. p. 98; Hepp exs.

Nr. 610. P. turgida; Lecid. microphylla *β* turgida Schaer. l. c. p. 98; Hepp exs. Nr. 609.

Division C. Discocarpeae Kryoblastae.

Placodei Nyl.

Lichens très-intimement attachés et pour ainsi dire collés aux corps sur lesquells ils se développent. Le thalle à accroissement horizontal ressemble à une sorte de croute ou amorphe ou à rayons distincts sur son bord.

Subdivision A. A. Radiatae.

Thalle rayonnant, devenant crustacé au centre, mais restant rayonnant à sa periphérie. (Dans le cas douteux il faut examiner les jeunes plantes).

Tribe XI. Heppieae.

Apothèces rondes, sans rebord thallin ou particulier, un peu enfoncées dans des excavations du thalle (comme dans les Solorina).

XXIV. Heppia Naeg. Spores hyalines, simples.

Ex. H. adglutinatia Mass.

Tribe XII. Placodieae.

Apothèces pourvues d'un rebord thallin (scutelles) qui renferme des gonidies jusqu'au niveau des théques ou à peu près jusque là, et qui ressemble au thalle et par sa consistance et par sa couleur.

XXV. Placodium. Spores hyalines, simples.

Subgen. 1. Psoroma. Thèques à 8, rarement à 12, 15, 25 ou jusqu'à 40 spores. — Placodium Koerb. et Psoroma Mass. — De ce sous-genre j'exclue les Lecanora cartilaginea, chrysoleuca, liparia des Auteurs; elles appartiennent au genre Parmelia et n'ont pas encore été observées dans nos environs.

a. Lobes périphériques du thalle plus ou moins linéaires, allongés, et appliqués au substrat à leur extrémité. — Placodium Koerb.

Ex. P. radiosum, Reuteri, saxicolum etc.

b. Lobes périphériques du thalle courts, lègèrement relevés à l'extrémité. — Psoroma Mass.

Ex. P. Lamarkii, lentigerum, fulgens etc.

Subgen. 2. Myriospora. Thèques (dans nos espéces) à plusieurs centaines de spores. — Myriospora Naeg. et Hepp.

Ex. P. glaucocarpum, smaragdulum, castaneum etc.

XXVI. Amphiloma. Spores hyalines, orculiformes (à 8 dans les thèques). — Placodium Naeg. et Hepp pr. p.

Ex. A. elegans, Callopisma, murorum, cirrhochroum etc.

XXVII. Dimelaena Norm. Spores brunes, cloisonées (didymes).

Ex. D. oreina.

Tribe XIII. Psoreae.

Apothèces patelliformes, c'est-à-dire ayant un rebord qui diffère du thalle par le défaut de gonidies et génèralement aussi par la couleur et la consistance.

XXVIII. Psora Mass. Koerb. Spores hyalines, simples.

Ex. Ps. decipiens, testacea, lurida etc.

XXIX. Thalloidima. Spores hyalines, cloisonnées transversalement.

Sectio 1. Euthalloidima. Spores 2 loculaires.

§. 1. Disque de l'apothèce colorié (jaune). Gyalolechia Koerb. pr. p.
Ex. Th. aureum.

§. 2. Disque de l'apothèce noir. — Thalloidima Mass.
Ex. Th. candidum vesiculare.

Sectio 2. Toninia. Spores 4-pluri-loculaires. Disque des apothèces noir. — Toninia Mass.

Ex. Th. Boissieri Müll.

XXX. Diploicia Mass. Spores brunes, didymes.
Ex. Th. epigaea.

Subdivisiom B. B. Amorphae.

Thalle entièrement crustacè, amorpha, non rayonnant.

Tribe XIV. Lecanoreae. Lecanorei Nyl. ex max. part.

Apothèces scutelliformes, c'est à dire à rebord thallin.

XXXI. Lecanora. Spores hyalines, simples (généralement à 8 dans les thèques, rarement un peu plus ou aussi moins membreuses). — Jci se rapportent les Lecanora Kbr., Ochrolechia Mass., Zeora Koerb. et Aspicilia Mass. J'en exclus quelques espèces des auteurs récents, à bord dépourvu de gonidies, qui se rapportent au genre Biatora.

§. 1. Apothèces sessiles, sans ligne noire au bord du disque, en dedans du bord thallin. Spores grandes ayant en longueur environ 40—70 micromillim. — Ochrolechia Mass.

Ex. L. pallescens.

§. 2. Apothèces comme à §. 1., mais les spores d'une longueur d'environ 10 —80 micromillim. Lecanora Koerb.

Ex. L. badia, atra, subfusca, pallida, Hageni etc.

§. 8. Apothèces et spores comme dans le §. 2, mais en dedans du bord thallin, ou bord du disque, il y a une ligne noirâtre plus au moins distincte. — Zeora Koerb.

Ex. L. sulphurea, cenisia, rimosa, elacista etc.

§. 4. Apothèces gènèralement un peu plus innées et un peu plus fortement urcéolées que dans les 3 §. précédents. Aspicilia Mass.

Ex. L. coracina, cinerea, calcaria, mutabilis, verrucosa etc.

XXXII. Lecania. Spores hyalines, cloisonnées transversalement (mais non orculiformes).

Sectio 1. Biatorinopsis. Spores biloculaires. (Disque brun). — Biatorinae spec. Mass. Koerb.

Ex. B. proteiformis α Rabenhorstii (Hepp), turicensis (Hepp).

Sectio 2. Eulecania. Spores 4—pluriloculaires, linéaires ellipsoïdales.

§ 1. Disque des apothèces brun. — Lecania Mass.

Ex. L. fuscella Mass.

§. 2. Disque rouge. Phialopsis Koerb.; Gyalectae sp. Fr.

Ex. L. rubra.

Sectio 3. Haematomma. Spores pluriloculaires, linéaires. — Haematomma Mass.

XXXIII. Caloplaca Th. Fr. excl. spec. nonnull. Spores hyalines, orculiformes. Callopisma Koerb.; Blasteniae spec. Koerb.; Placodium Naeg. et Hepp pr. p.

§. 1. Disque des apothèces rouges. — Blastenia Koerb. pr. p.

Ex. C. arenaria.

§. 2. Disque des apothèces jaune. — Callopisma Denot. pr. p. non alior.

Ex. C. cerina, stillicidiorum Th. Fr.

§. 3. Disque des apothèces brun. — Pyrenodesmia Mass. pr. p.

Ex. C. variabilis, chalybaea.

XXXIV. Rinodina Mass. Spores brunes, cloisonnées (didymes); couche ou lame thécophore partant de la couche gonidique. — Psora Naeg. et Hepp pro max. part.

Ex. R. leprosa, horiza, atrocinerea, turfacea etc.

XXXV. Urceolaria Naeg. et Hepp. et auct. recent. Spores brunes, cloisonnées transversalement et longitudinalement (parenchymateuses), l'hypothèce partant de la couche médullaire (dans les autres genres des Lacanorées énumérées ici l'hypothèce part de la couche gonidique), la couche gonidique faisant défaut sous les thèques.

Ex. U. scruposa.

XXXVI. Pertusaria DC. Bord thallin appartenant à une protubérance du thalle dans laquelle se développent une ou plusieurs apothèces, à disque d'abord presque globuleux, plus tard, suivant les espèces, plus ou moins élargi et découvert. Spores hyalines, simples (grandes, à 2—8 dans les thèques). — Quoique certaines espèces (P. communis, lejoplaca) ressemblent à des Pyrénocarpées, il me semble que les autres espèces à disque semblable à celui des Lecanora doivent prévaloir, comme étant plus développées, à déterminer la place et la vraie affinité de ce genre.

Ex. P. rupestris, glomerata, communis, leioplaca.

Observ. Du même groupe je n'ai pas encore observé ni le Thelotrema lepadinum ni des espèces de Phlyctis.

Trib. XV. Lecideae.

Apothèces pourvues d'un rebord particulier lequel est dépourvu de gonidies, du moins vers le niveau des thèques, et qui se distingue généralement du thalle par sa couleur et par sa surface plus lisse et comme poli.

XXXVII. Biatora. Spores hyalines, simples.

Subgen. 1. Eubiatora. Thèques normalement à 8 spores.

§. 1. Disque des apothèces autrement colorié que de noir, surtout à l'état humecté. — Biatora Mass., Koerb. et Thelochroa Mass.

a. Apothéces à bord non fendillé dans le sens radial.

Ex. B. decolorans, uliginosa, phaeostigma, polytropa, immersa α calcivora Hepp etc.

b. Bord des apothèces légèrement fendillé dans le sens radial, un peu épais. — Pinacisca Mass. et Hymenelia Krplhbr.

Ex. B. similis, Prevostii.

§. 2. Disque de l'apothèce franchement noir. — (Sur le sec et à l'état humecté).

a. Hypothèce plus ou moins pâle, ne faisant pas l'effet sous le microscope d'être carbonisé, se montrant sur une coupe verticale des apothèces comme une couche épaisse grisâtre ou du moins pas entièrement noire. — Les apothèces sont d'une dureté médiocre. — Lecidella Koerb.

aa. Se développant sur des écorces, du bois ou des herbes et des mousses mortes.

Ex. B. enteroleuca, olivacea Hepp, Wulfenii Hepp etc.

bb. Se développant sur des pierres ou sur de la terre.

Ex. B. insularis, variegata, spilota, sabuletorum etc.

b. Hypothèce noire, faisant l'effet d'être carbonisée; la coupe verticale des apothèces est noire, du moins en dessous de la lame thécophore. Les apothèces sont généralement fort dures, même après avoir été humectées pendant assez longtemps. Lecidea Koerb. — Obs. Toutes les espèces sont saxicoles.

Ex. B. fumosa, contigua, confluens, crustulata etc.

Subgen. 1. Myriosperma. Thèques polyspores. Myriosperma Naeg. et Hepp.

§. 1. Disque des apothèces non noir, (couleur de chair). — Biatoridium Lahm.

Ex. B. monasteriensis (Lahm).

§. 2. Disque des apothèces noir. — Sarcogyne Fw., Koerb.

Ex. B. myriosperma (Sarcog. pruinosa Koerb.), privigna.

XXXVIII. Patellaria. Spores hyalines, cloisonnées transversalement. Apothèces généralement plus ou moins ouvertes déjà dans le jeune âge come dans les Biatora.

Sectio 1. Biatorina. Spores biloculaires, d'une forme ellipsoïdale plus ou moins alongée.

§. 1. Disque des apothéces colorié (non noir). — Biatorina Mass., Koerb. et Icmadophila Koerb.

Ex. P. icmadophila, cyrthella, pineti, globulosa etc.

§. 2. Disque des apothèces noir. — Catillaria Koerb.; et Lecothecium Trev.

Ex. P. lutosa, chalybeia, corallinoides (Lecid. triptoph. s corallinoides Schaer. En. p. 99) etc.

Sectio 2. Bilimbia. Spores 4-pluri-loculaires, oblongues, obtuses ou attenuées de chaque côté.

§. 1. Disque des apothèces colorié autrement que de noir, ou presque noir et devenant alors brun lorsqu'on l'humecte.

a. Bord des apothèces non fendillé dans le sens radial. — Bilimbia De Not.

Ex. P. fusca (Hepp), Regeliana (Hepp), Naegelii (Hepp) etc.

b. Bord de apothèces légèrement fendillé dans le sens radial.

Ex. P. thelotremoides (Mass.)

c. Bord des apothéces plus profondément fendillé dans le sens radial, disque moins ouvert, à lobes connivents. — Petractis Koerb.

Ex. P. clausa.

§. 2. Disque des apothèces noir.

a. Spores droites — Sagiolechia Mass.

Ex. P. protuberans (Schaer.)

b. Spores légèrement arquées. — Arthrosporum Koerb.

Ex. A. acclinis.

Sectio 3. Arthrorhaphis. Spores linéaires, étroites, plus ou moins en forme de raphides, 4-pluri-loculaires.

§. 1. Disque des apothèces colorié autrement que de noir. — Bacidia De Not.

Ex. P. rubella, Arnoldiana, effusa, atrogrisea etc.

§. 2. Disque des apothèces noir.

a. Spores droites ou légèrement flexueuses, acuminées. — Raphiospora Mass., Collolechia Mass.; Arthrorhaphis Th. Fries.

Ex. P. viridescens, caesia (Callolechia caesia Mass.)

b. Spores anguilliformes, flexueuses, souvent un peu tordues et légèrement entortillées dans les thèques, peu acuminées à l'une ou aux deux extrémités.

Ex. P. atrosanguinea (Schaer.), incompta.

XXXIX. Gyalecta Naeg. et Hepp. — Spores hyalines parenchymateuses. (Bord des apothèces épais, plus au moins fendillé dans le sens radial, disque non noir).

Ex. G. truncigena, lecideopsis Mass., cupularis.

XL. Blastenia Mass. Spores hyalines, orculiformes. — Les espèces sont, génériquement, fort voisines de celles de Caloplaca, et en différent en ce que le bord des apothéces ne renferme pas des gonidies jusqu'au niveau des thèques (ce qui a lieu dans les vraies Lecanorées) et en ce qu'il a un aspect lisse, comme lavé ou même verni, ce qui fait aisément distinguer ces deux genres déjà à la loupe.

Observ. Quoique le terme exacte de la limite de ces deux genres soit encore à fixer par des études comporatives ultérieures, faites sur les divers âges des plantes, les caractères indiqués m'ont paru séparer les choses disparates et approcher celles qui sont évidement très-voisines, tout en mêlant fortement les espèces des genres tels qu'ils ont été admis récemment.

§. 1. Disque des apothèces (jaune ou orange) non noir.

a. Theques à 8 spores.

Ex. B. aurantiaca, luteo-alba, ferruginea, sinapisperma etc.

b. Theques renfermant 20—40 spores.

Ex. R. xanthostigma.

§. 2. Disque des apothèces noir. — Pyrenodesmia Mass. pr. p.

Ex. P. Agardhiana.

XLI- Buellia. Spores brunes, didymes, très-rarement aussi 4- loculaires (apothèces toujours noires).

Sectio 1. Eubuellia Koerb. Apothèces partant des aréoles du thalle. Buellia Mass.

Ex. B. parasema, punctiformis, saxatilis, Dubyana etc.

Sectio 2. Catocarpus Koerb. Apothèces partant généralement de l'hypothalle, sortant des interstices des aréoles du thalle. — Catocarpus Mass.

Ex. B. badio-atra β fusco-atra Hepp exs. Nr. 32.

XLII. Lecidea. Spores brunes, parenchymateuses, les jeunes souvent encore 3—4 loculaires et mêlées avec d'autres plus développées.

Sectio 1. Diplotomma. Apothèces partant des aréoles du thalle. — Diplotomma Fw. et Siegertia Koerb. (Spores 4- loculaires, devenant plus ou moins parenchymateuses. Le bord de apothèces, pendant un certain temps, est couvert de particules thalliniques).

Ex. L. albo-atra, populorum, epipolia, calcarea etc.

Sectio 2. Rhicocarpon. Apothèces partant des interstices des aréoles du thalle, sortant de l'hypothalle. (Spores généralement parenchymateuses, 1—8 dans les théques) — Rhicocarpon Ram.

a. Thalle foncé brunâtre ou blanchâtre.

Ex. L. Montagnei, petraca, atro-alba (Hepp exs. Nr. 37) etc.

b. Thalle jaune.

Ex. L. geographica.

Trib. XVI. Opegrapheae.

Apothèces angulcuses ou lirelliformes, plus ou moins linéaires, souvent flexueuses et ramifiées, pourvues d'un rebord particulier. — Dans nos genres les spores sont toujours hyalines et cloisonées transversalement.

XLIII. Lecanactis. Lirelles courtes, presque orbiculaires, à rebord mince et ouvertes dans le jeune âge. — Lecanactis Eschw. et Schismatomma Fw.

Ex. L. dolosa, biformis.

XLIV. Opegrapha. Lirelles allongées, à rebord épais, et formées dans le jeune âge. — Opegrapha et Graphis Auct.

Sectio 1. Euopegrapha. Lirelles dégagées du thalle plus ou moins superficielles. — Opegrapha Auct.; Opegrapha et Zwackhia Koerb.

a. Espèces saxicoles:

Ex. O. rupcstris, Koerberiana (O. saxatilis Koerb. Syst. non DC.) etc.

b. Espèces corticoles ou lignicoles.

Ex. O. varia, vulgata, atra, herpetica etc.

Sectio 2. Graphis. Lirelles enfoncées dans le thalle ou saillantes et alors bordées de thalle. — Graphis Koerb.

Ex Gr. scripta.

Trib. XVII. Arthonieae.

Apothèces de la forme des scutelles ou patelles ou des lirelles, rondes ou généralement plus ou moins anguleuses, mais toujours dépourvues d'un rebord. Thèques accompagnées ou depourvues de paraphyses.

XLV. Micaraca Fr. Spores hyalines, à la fin cloisonnées transversalement (2 loculaires). Thèques accompagnées de paraphyses conglutinées.

Ex. M. prasina F.

XLVI. Xylographa Fr. Apothèces lirelliformes; spores hyalines, simples. — Thallo ordinairement nul.

Ex. X. parellela Fr.

XLVII. Arthonia. Spores hyalines, cloisonnées transversalement; paraphyses nulles.

Sectio 1. Coniangium. Spores biloculaires, l'une des deux loges étant un peu plus courte et plus large que l'autres. — Coniangium Fr.

Ex. A. fusca, exilis.

Sectio 2. Euarthonia. Spores 4-pluri-loculaires.

§. 1. Apothèces noires. -- Arthoniae spec. Auct.

Ex. A. sordaria Koerb. microscopia Schaer., vulgaris Koerb.

§. 2. Apothèces coloriées. — Coniocarpon DC. Fr.

Ex. A. cinnabarina.

Series III. Verrucarioideae.

Les apothèces (périthèces) sont plus ou moins sphériques et s'ouvrent à leur sommet par un pore, ou trés-rarement par des lanières étoilées, elles renferment dans leur cavité des theques et des paraphyses convergeant ou vers l'ouverture ou vers le centre idéal de l'apothèce. Les thèques ne sont pas plus ou moins collées les unes aux autres à leur sommet, comme cela a lieu dans les deux premières séries, la matière épithéciale faisant défaut.

A. Verrucarioideae Phylloblasteae.

Thalle foliacé, attaché par un coussin central, à acroissement horizontal (sans fibrilles radicellaires).

Trib. XVIII. Endocarpeae Koerb.

Ayant les caractères de A.

XLVIII. Endocarpon Koerb. Spores hyalines, simples. — Endocarpon pr. p. Auct. Le thalle est plus ou moins polyphylle.

Ex. E. miniatum.

XLIX. Lenormandia Del. Spores hyalines, cloisonnées transversalement (souvent 2-loculaires). — Le développement du thalle est unilatéral, d'où il résulte que les thalles sont réniformes, et de plus, ils sont monophylles.

B. Verrucarioideae Kryoblastae.

Thalle dans toute son étendue intimement attaché au substract sur lequel il se développe.

Trib. XIX. Endopyreni.

Thalle foliacé, ou devenant plus tard crustacé au centre, plus ou moins monophylle. — Dacampieae Koerb. pr. p.

A Thalle non crustacé au centre :

L. Endopyrenium Koerb. Spores hyalines, simples (paraphyses distinctes et thalle entièrement foliacé, coriacé). Apothèces partant du thalle.

Ex. E. rufescens, pusillum, monstrosum.

LI. Endocarpidium. Spores hyalines, cloisonnées transversalement. — Thalle cartilagineux à écorce distinctement celluleuse.

Ex. E. Custnani Mass.

LII. Dermatocarpou Mass. Koerb. Spores brunes, parenchymateuses (seulement à 1 ou 2 dans le thèques, paraphyses non distinctes).

Ex. D. Schaereri Mass.

B. Thalle crustacé au centre :

LIII. Catopyrenium Flot. Koerb. Spores hyalines, simples (paraphyses non distinctes). Apothèces partant du protothalle.

Ex. C. cinereum.

Trib XX. Verrucarieæ.

Thalle jamais foliacé, mais crustacé-amorphe dans toute son étendue.

LIV. Verrucaria Naeg. et Hepp. Spores hyalines, simples (apothèces noires).

Sectio 1. Thrombium. Apothèces semiinnées, paraphyses distinctes (thalle uni). — Thrombium Wallr. pr. p., Mass., Th. Fries.

Ex. Th. epigaeum.

Sectio 2. Lithoicea Koerb. Syst. Apothèces plus ou moins enfoncées dans les aréoles du thalle ou plus ou moins couvertes du thalle. Paraphyses non distinctes. Thalle aréolé-fendu. — Lithoicea Mass.

Ex. V. nigrescens, catalepta, glaucina, viridula etc.

Sectio 3. Amphoridium. Apothèces d'abord entièrement innées dans le thalle ou dans des proéminences du thalle, plus tard plus ou moins saillantes et plus ou moins couvertes extérieurement de particules thallines. Le thalle est farineux et non profondément fendu en aréoles comme dans la sect. 2.

Ex. V. dolomitica, veronensis, papularis, rupestris, calciseda etc.

Sectio 4. Euverrucaria Koerb. Apothèces plus ou moins saillantes, découvertes ou dégagées du thalle. Thalle généralement plus mince, uni ou très-finement et irrégulièrement aréolé-fendillé.

Ex. V. cinereo-rufa Schaer., Dufoursi, persicina Hepp, papillosa.

Sectio 5. Bagliettoa. Apothèces fendillées dans le sens radial à leur sommet et s'ouvrant, à l'état humecté, par un pore stellaire à 8 ou plusieurs lobes. Paraphyses non distinctes. — Bagliettoa Mass. — Elle diffère de la section précédente à peu près comme Pinacisca de Biatora.

Ex. V. sphinctrina.

LV. Sagedia. Spores hyalines, cloisonnées transversalement.

Sectio 1. Eusagedia. Paraphyses bien distinctes. Spores 4-pluri-loculaires. — Sagedia Mass. Koerb.

a. Apothèces brunes. — Spores à 6 loges.

Ex. S. muscorum (Hepp)

b. Apothèces noires. — Spores à 4 loges.

Ex. S. macularis, saxicola (Mass.), persicina Koerb. etc.

Sectio 2. Thelidium. Paraphyses fort peu distinctes ou généralement indistinctes. Spores à 2—4 loges, oblongues. — Thelidium Mass. Koerb.

a. Spores 2-loculaires.

Ex. S. Borreri, conoidea, umbrosa etc.

b. Spores à (2—à) 4 loges.

Ex. S. Sprucei, amylacea (Mass.)

LVI. Polyblastia. Spores d'abord hyalines et simples, bientôt plus ou moins divisées par des cloisons minces et transversales et longitudinales et devenant plus tard ou déjà de bonne heure, brun-âtres au brunes. — Thelotrema Naeg. et Hepp ex max. parte.

Ex. P. Schaereriana Mass., rugulosa Mass., sepulta, intercedens, rupifraga etc.

LVII. Müllerella Hepp in litt. Spores brunes, simplices. — Dans l'espèce connue les apothèces sont noires, et partant de la couche feutrée, les thèques sont polyspores, et les paraphyses non distinctes.

Ex. M. polyspora Hepp.

LVIII. Microglaena Koerb. Apothèces se développant à 1, plus rarement à 2 (ou plusieurs?) dans une verrue thalline. Spores hyalines, parenchymateuses. — Apothèces tendres, paraphyses distinctes. Obs. Ce genre est à Polyblastia à peu près comme Pertusaria est à Lecanora.

Ex. M. Wallrothiana Koerb.

Sous Famille III. Collemaceae.

Surface des apothèces consistant en une masse épithéciale liant les extrémités des thèques et des paraphyses. Thalle homéomérique, c'est-à-dire dépourvue de couches (corticale, gonidiale et filamenteuse) distinctes, à tissu sensiblement homogène dans toute l'épaisseur, plus ou moins gélatineux (surtout à l'état humecté, noirâtre, brun, ou de couleur d'olives, gonidies souvent réunies en forme de chapelet), et dépourvu d'hypothalle. — Dans cette sous-famille les spores sont toujours hyalines.

Trib. XXI. Omphalarieae Mass.

Gonidies multiples, non réunies en séries moniliformes, épiderme amorphe, gélatineux.

Subtrib. 1. Synalisseae. Thalle fruticuleux, pourvu de cellules ramifiées.

LIX. Synalissa Trev. Spores simples (8—24 dans les thèques); apothèces scutelliformes et enfoncées dans le thalle (peu ouvertes, bord pourvu, de gonidies).

Ex. S. Acharii, Salevensis Müll.

Subtrib. 2. Euomphalarieae. Thalle foliacé, attaché par un coussin central (comme les Gyrophoreae et les Endocarpeae) et pourvu de cellules filiformes ramifiées.

LX. Omphalaria Mass. Apothèces endocarpiques. Spores simples (à 8 ou plus nombreuses dans les thèques).

Ex. O. Heppii Müll., botryosa Nyl.

Trib. XXII. Leptogieae Mass.

Gonidies simples, généralement réunies en séries moniliformes; épiderme distinct et celluleux.

Subtrib. 1. Polychidieae. Thalle fruticuleux et pourvu de cellules filamenteuses ramifiées.

LXI. Polychidium. Apothéces patelliformes (bord dépourvu de gonidies); spores cloisonnées transversalement (2-loculaires).

Subtrib. 2. Euleptogieae. Thalle foliacé et pourvu de cellules filamenteuses ramifiées.

LXII. Leptogium. Apothèces scutelliformes; spores cloisonnées transversalement et longitudinalement. Thalle dépourvu (à sa surface inférieure) de fibrilles radicellaires.

§. 1. Lanières du thalle inférieurement aplaties, supérieurement comme enflées, et presque cylindriques. — Myxopuntia Mont.

Ex. L. Schraderi β muscicolum Hepp.

§. 2. Lanières du thalle aplaties et minces dans toute leur longueur.

Ex. L. subtile, lacerum, scotinum.

LXIII. Mallotium Fw. Apothèces scutelliformes. Spores cloisonnées transversalement et longitudinalement. Thalle pourvu à sa surface inférieure d'un indument (velouté serré) de fibrilles radicellaires.

Ex. M. Hildenbrandii, tomentosum.

Trib. XXIII. Collemeae.

Gonidies simples, réunies en séries moniliformes, épiderme amorphe (non celluleux).

30*

LXIV. Physma Mass. Spores simples. — Lempholemma Koerb. (Apothèces d'abord enfoncées dans le thalle et punctiformes, puis plus saillantes et plus ouvertes).

Ex. P. franconicum Mass., compactum Mass.

LXV. Synechoblastus Naeg. et Hepp. Spores cloisonnées transversalement (Apothèces sessiles ou peu innées).

§. 1. Spores 2—4 loculaires.

Ex. S. turgidus, Laureri; multipartitus, flaccidus etc.

§. 2. Spores pluri-loculaires.

Ex. S. Vespertilio.

LXVI. Collema Koerb. Spores cloisonnées transversalement et longitudinalement. — (Apothèces comme dans le genre précédent).

    a. Thalle turgescent à l'état humide, ou flasque, non gros-gélatineux.

        aa. Thalle lacinié, c'est-à-dire profondément découpé, à divisions assez grandes.

Ex. C. cristatum, multifidum α complic., polycarpon.

        bb. Thalle lobé, briévement divisé, à lobes larges.

Ex. C. furvum.

        cc. Thalle lobulé, microphyllinique, à petits lobes.

Ex. C. cheileum, microphyllum etc.

    b. Thalle pulpeux-gélatineux à l'état humecté.

        aa. Thalle lacinié (profondément découpé), à divisions assez grandes.

Ex. C. plicatile.

        bb. Thalle lobé, à grands lobes.

Ex. C. granosum.

        cc. Thalle lobulé, microphyllinique, à petits lobes.

Ex. C. multiflorum, pulposum α vulgare Schaer., crispum.

Appendice.

Plantes exclues des Lichens, sans thalle lichéninique, toujours sans gonidies, souvent parasitiques sur le thalle de vrais Lichens, ou se développant sous l'épiderme des arbres et montrant alors, surtout autour des jeunes apothèces, un stroma filamenteux.

    A. Apothèces gymnocarpiques:

        a. Apothèces disciformes à contour rond:

I. Cellidium Tul. Spores hyalines, cloisonnées transversalement.

    Ex. C. stictarum Tul.

II. Abrothallus Tul. Spores brunes, didymes.

    Ex. A. Smithii Tul.

        b. Apothèces anguleuses ou lirelliformes.

III. Pragmopora Mass. Spores hyalines, cloisonnées transversalement. (Paraphyses ramifiées, très-distinctes).

    Ex. P. amphibola Mass., lecanactis Koerb.

B. Apothèces angiocarpiques.

IV. Phaeopsis Hepp. Spores hyalines, simples.

Ex. Ph. psoromoides Hepp exs. Nr. 475.

V. Arthopyrenia. *) Spores hyalines, cloisonnées transversalement. — Obs. Tous les caractères sont comme dans le genre Sagedia, mais il n'y a pas de thalle lichénique pourvu de gonidies, pas même autour des plus jeunes apothèces.

Sectio 1. **Acrocordia.** Spores didymes, paraphyses bien distinctes, flexueuses, libres. — Acrocordia Mass.

Ex. A. gemmata.

Sectio 2. **Pseudosagedia.** Paraphyses bien distinctes. Spores 4-pluriloculaires. — Pyrenula Naeg. et Hepp pr. p.

a. Spores à 4 loges:

Ex. A. minuta Naeg., carpinea, olivacea.

b. Spores à 6—10 loges:

Ex. A. consociata (Hepp), netrospora (Naeg.)

Sectio 3. **Euarthopyrenia.** Paraphyses non distinctes. Spores 2—4—6—8 loculaires. — Jci les spores sont généralement pourvues d'une membrane épisporiale très-épaisse. — Arthopyrenia Mass., Koerb.

a. Spores 2-loculaires.

Ex. A. punctiformis, atomaria.

b. Spores 4-loculaires.

Ex. A. grisea, Cerasi, Coryli

c. Spores 6—8-loculaires.

Ex. A. Heppii (Naeg.)

Sectio 4. **Leptorhaphis** Spores 2—8-loculaires, très-étroites; paraphyses indistinctes. — Leptrorhaphis Mass.

Ex. A. oxyspora, tremulae.

VI. Pyrenula. Spores brunes, cloisonnées transversalement.

Sectio 1. **Eupyrenula** Paraphyses distinctes. — Pyrenula Mass. Koerb. (Spores 4-loculaires).

Ex. P. nitida, glabrata, leucoplaca.

Sectio 2. **Tichothecium.** Paraphyses non distinctes. — Tichothecium Fw. Mass.; Microthelia Koerb.; Phaeospora Hepp. — (Dans notre espèce les spores sont à 4 loges).

Ex. P. rimicola; (Verruc. rimosicola Leight exs. Nr. 253).

VII. Dacampia Mass. emend. Spores brunes, à la fin parenchymateuses. — Paraphyses distinctes.

Ex. D. Hookeri, Engeliana.

Note additonelle.

Conformément aux Lecanoreae et Lecideae, le genre Parmeliella doit constituer une tribu: Parmeliellae, qui se distinguera de Parmelieae par le rebord de ses apothèces biatorinique et non lécanorinique.

*) Vide die Berichtigung, welche der Verfasser (Dr. Müller) bezüglich der systematischen Stellung der Gattungen Arthopyrenia und Pyrenula in der Regensb. Flora 1865 p. 410 nachträglich gegeben hat.

Zusätze zu Abtheilung II. im Bande II.

Pag. 104 ist nach der Gattung 2 Leiorreuma Eschw. die Diagnose des folgenden Genus 4. Opegrapha Ach. pro parte, welche aus Versehen unter Weglassung der Diagnose des Genus Graphis Ach. zweimal abgedruckt wurde, zu streichen und dafür zu setzen:

3. Graphis Ach. Thallus crustaceus, uniformis (albidus) Apothecium lineari-elongatum, ramosum, thallo subimmersum, (nigrum). Perithecium laterale superumque, cum nucleo subcylindricum, supra thallum eminens, sursum arcuato-subclausum rimatum, demum apertum discum canalicalatum elevatum marginans. (Thecae angustae, cylindricae, pluries annulatae). H. l. Graphides genuinae Acharii.

Pag. 163. Nach der Diagnose von Nr. 82 Peltigera Wigg. ist einzuschalten:

A. Phlyctis, blastemate crustaceo-stuppeo adnato in chnaumata saepe fatiscente vel erythrotropo; cymatiis patellaribus impressis ex speirematibus laxis conglobatis. — P. agelaea, biformis.

B. Solorina, blastemate thallode, cymatiis superficialibus sparsis primum depressis velluti saccatis, intus speiremata distincta magna geminata monstrantibus. — P. crocea, saccata·

C. Phlebia, blastemate thallode monophyllino, cymatiis marginalibus extus verticeque strato hypoblastetico vestitis, intus speirematibus distinctis ovalibus notatis. — P. venosa.

D. Antilyssa, blastemate thallode lobato coriaceo, e lobis fertili, cymatiis adnatis immarginatis. (Peltidea Ach.) — P. malacea, canina aphtosa etc.

Pag. 227 ist nach Nr. 187 einzuschalten: 187. a. † Campylacia Mass.

Pag. 239 ist nach der Diagnose des Genus 23 Ulocodium einzuschalten:

29. Nemacola.

Opegraphae et Leptothrix Mass. in litt.

(Regensb. Flora 1855 p. 36 c. icone.)

Sorothrichia solitaria simplicia vel ramosa, vermiformia, multiformiter contorta, utrinque attenuata (ad speciem), ex filis tenuissimis curvatis, articulatis, implexis, apice attenuatis, coloratis, pellicula mucosa amorpha insidentibus composita, stratoque tenuissimo (thallo) arachnoideo cespitoso, effuso vel irregulariter laciniato, matricibus adglutinato insidentia. Typus: N. criniformis Mass.

Pag. 279. Eine neuere Diagnose Massalongo's von dem Genus Endocarpon ist in dessen Sched. crit. pag. 29 enthalten und lautet:

Apothecia pyrenoidea punctiformia immersa, poro pertusa, excipulo proprio membranaceo-cartilagineo, thalli strato corticali obvoluto (non formato!) ideoque fere duplici, nucleum coloratum includente, instructa. Asci irregulares parvi 8-spori mucilagine farinosa, obvallati, sporae ovoideae, ellipticae nubilosae uniloculares.

Thallus cartilagineo-foliaceus monophyllus centro adfixus scil. umbilicatus subtus efibrillosus. (?)

Der Vollständigkeit wegen und behufs Feststellung der Priorität möge hier noch als Anhang eine Uebersicht der Genera und Subgenera, welche Acharius in seiner Lichenographia universalis (Göttingae 1810. 4.) aufgestellt hat und die eigentlich zwischen pag. 78 und 79 einzuschalten gewesen wäre, Platz finden.

Diese Genera und Subgenera sind folgende:

1. Spiloma Ach. Lich. univ. 23.
2. Arthonia * 25.
3. Solorina * 27.
4. Gyalecta * 30.
5. Lecidea 32.
   a. Catillaria 158.
   b. Lepidoma 211.
   c. Crocynia * 217.
6. Gyrophora 36.
7. Calicium 39.
   a. Acolium * 232.
   b. Phacotium 234.
   c. Strongylium 241.
8. Opegrapha 43.
   a Hysterina * 244.
   b. Alyxorina * 255.
9. Graphis 46.
10. Biatora * 49.
11. Verrucaria 51.
   a. Lejophloea * 274.
   b. Blennorina * 282.
   c. Lithoicea * 283.
   d. Conizaea * 293.
   e. Inoderma * 294.
12. Endocarpon 55.

13. Trypethelium 58.
14. Porina * 60.
15. Thelotrema 62.
16. Pyrenula * 64.
17. Variolaria 67.
18. Sagedia * 71.
19. Urceolaria 74.
   a. Aspisteria * 331.
   b Amphiloma * 338.
20. Lecanora * 77.
   a. Rinodina * 344.
   b. Psoroma 406.
   c. Placodium 422.
21. Roccella 81.
22. Evernia * 84.
23. Sticta 86.
24. Parmelia 89.
   a. Lobaria 456.
   b. Circinaria 465.
   c. Physcia 492.
25. Borrera * 93.
26. Cetraria 96.
27. Peltidea 98.
28. Nephroma * 101.
29. Dufourea * 103.

30. Cenomyce * 105.
   a. Phyllocarpa 526.
   b. Cladonia 528.
   c. Helopodium 567.
   d. Pycnothelia 571.
31. Baeomyces 108.
32. Isidium 110.
33. Stereocaulon 133.
34. Sphaerophoron 116.
35. Rhizomorpha 118.
36. Alectoria * 120
37. Ramalina * 122

38. Cornicularia 124.
39. Usnea 127.
40. Collema 129.
   a. Placynthium * 628.
   b. Enchylium * 629.
   c. Scytinium * 643.
   d. Mallotium * 644.
   e. Lathagrium * 646.
   f. Leptogium * 654
   g. Polychidium * 658.
      Appendix.
41. Lepraria 132.

Anmerkung. Die mit einem * bezeichneten 16 Genera und 19 Subgenera wurden von Acharius in obigem Werke zum erstenmale aufgestellt und beschrieben.

Alphabetisches Verzeichniss

der in Band I. und Band II. Abtheilung II. aufgeführten Flechten-
Genera und Subgenera.

Vorbemerkung.

1. Die mit einem * bezeichneten Seitenzahlen suche man in Band I., die übrigen in gegenwärtigem Band II.

2. Wo nicht nach dem Namen des Autors einer Gattung die Schrift, in welcher die betreffende Gattung zum erstenmale beschrieben oder zuerst aufgestellt wurde, speziell (in Parenthese) angegeben ist, weist in der Regel immer die erste Zahl nach dem Autor-Namen auf diejenige Seite unseres Buches hin, wo man diese Schrift angegeben findet oder leicht aufsuchen kann.

*) Hieher sind gezogen: Aglaop. (Physcia) vulgaris (= Physc. callopisma Mass.), Agl. murorum und Agl. elegans.

†) Die Gattung Alectoria wurde nicht, wie Bd I. p. 115 note 394 angegeben ist, 1833 von Link zuerst aufgestellt, sondern nur neu begrenzt. Der ursprüngliche Name stammt von Acharius (Lichenogr. univ. 1810 p. 120) her.

---

*) Man findet auch zuweilen Cleiostomum Fr.
**) Mit Diagnose des neuen Genus Conioloma.

---

†) Massalongo descripsit hoc genus anno 1852 (Ricerch. p. 26), Trevisam idem genus 1853 (Revist period. dell'Acad. di Padova).

---

†) Koerb. Parerga p. 43, ubi ex errore pro Del. legitur Dec.

†) Man findet bald Micarea, bald Micaraea geschrieben.

*) In Nov. Act. Acad. Leop. Carol. Vol. XIX. Supplem. 1840 p. 223.

---

†) Pilophoron bildet bei Tuckerman (Synops. of the Lich. of New. Engl. 1848 p. 86) die Section II. seines Genus Stereocaulon, daher wird man su schreiben haben: Pilophorus (Tuckerm.) Th. Fries.

†) In den lichenologischen Schriften wird die Gattung bald Sphaerophorus, bald Sphaerophoron, bald Spaerophorum genannt. Ersterer Name dürfte, als der primitive, der allein gültige sein.

†) Diese Gattung wurde zuerst von K. Sprengel in dessen Einleitung in das Studium der kryptogam. Gewächse (Halle 1804 p. 350) aufgestellt und beschrieben, während sie bei Acharius erst in der Lichenogr. univ. (1810 p 58) vorkömmt.

Abtheilung III.

Die Flechten-Species.

„Plurimum ad inveniendum contulit qui speravit posse reperiri,
Pigri est ingenii contentum esse his, quae ab aliis inventa sunt."

Senec. Epist. 80.

Vorerinnerung.

Das nachfolgende chronologische Verzeichniss der sämmtlichen bisher (nemlich bis Schluss 1865) aufgefundenen Flechtenarten ist hauptsächlich zu dem Zwecke entworfen worden, die Namen derjenigen Forscher, welche sich durch Entdeckung oder genauere Beschreibung neuer Flechtenarten um die Wissenschaft verdient gemacht haben, sowie den Umfang ihrer diessfallsigen Leistungen in übersichtlicher Zusammenstellung den Lesern vorzuführen, und so zur dauernden Erhaltung des Andenkens an diese Forscher beizutragen. Zugleich wird aber dieses Verzeichniss auch dazu dienlich sein, in den meisten Fällen bei sich ergebenden Zweifeln über die Priorität des einen oder anderen Art-Namens, oder wenn es sich überhaupt darum handelt, zu wissen von wem, wo und zu welcher Zeit eine gewisse Flechtenspezies zum erstenmale beschrieben worden ist, Aufschluss zu geben, sowie auch eine Uebersicht über die gesammte Flechtenflora der Erde zu liefern.

Es gehört aber eine Zusammenstellung der sämmtlichen bisher bekannten Lichenenarten in der Reihenfolge, wie sie im Laufe der Jahrhunderte allmälig entdeckt und beschrieben worden sind, — wenigstens was die ersten Perioden der Geschichte der Lichenologie betrifft — zu den schwierigeren Aufgaben dieser Wissenschaft. Denn wer die alten Autoren der Botanik durchgesehen, wer die meistens sehr kurzen und mangelhaften Beschreibungen gelesen hat, mit welchen sie die wenigen ihnen bekannten Flechten und Kryptogamen überhaupt aufgeführt haben, weiss auch zur Genüge, wie schwierig es in vielen Fällen ist, das Gewächs, welches der Autor seiner Zeit beschrieben, jetzt noch aus der Beschreibung allein (denn die Original-Exemplare sind wohl in den meisten Fällen im Laufe der Zeit längst verloren gegangen oder wenn auch diese nicht der Fall ist, unkenntlich geworden und zudem selten oder gar nicht zugänglich) mit einiger Sicherheit zu erkennen. Nur da, wo den Beschreibungen auch Abbildungen beigefügt sind (und selbst in solchen Fällen nicht immer) ist die Schwierigkeit der richtigen Erkennung geringer.

Altvater Caspar Bauhin, nach ihm aber vorzüglich Micheli und Dillen sind fast die Einzigen, welche in ihren Werken die ältere Synonymie berücksichtigten und auf diese Werke gründet sich daher auch hauptsächlich unsere Kenntniss dieser Synonymie und unser Wissen von den Lichenen, welche nach und nach im Laufe der Zeiten bis zu Haller entdeckt worden sind, sowie von den Namen ihrer Entdecker.

Vorzüglich von E. Fries und Schaerer sind sodann die jetzigen Namen der von Micheli, Dillen und Haller beschriebenen und zum Theil abgebildeten Flechtenarten interpretirt worden.

Allein über gar manche, namentlich von den ältesten Autoren beschriebenen Flechtenarten findet man auch in Bauhin's, Micheli's und Dillen's Werken keinen genügenden Aufschluss und selbst eine beträchtliche Anzahl der von Micheli als neu beschriebenen Lichenenarten ist bis jetzt — wie aus dem pag. 35 in Band I Gesagten zu ersehen — noch unbekannt geblieben und wird es wohl auch für alle Zeiten bleiben.

Alle diese unerkannt gebliebenen, wie auch diejenigen Flechten der Vor-Linné'schen Zeit, bezüglich deren richtiger Benennung noch gerechte Zweifel herrschen, mussten natürlich aus unserem Verzeichnisse hinweggelassen werden und es mag daher in Wirklichkeit die Anzahl der neu entdeckten Arten, was den Zeitraum von den ältesten Zeiten bis zu Linné (incl. Haller) betrifft, eine etwas grössere sein, als dort angegeben. Anderseits ist nicht zu bezweifeln, dass in früherer Zeit hie und da eine und dieselbe Art von verschiedenen Autoren unter verschiedenen Namen als neu beschrieben worden ist, daher in dieser Beziehung, wenn fortgesetzte Untersuchungen hierüber Aufschluss gegeben haben werden, bei einzelnen der in unserem Verzeichnisse bis zu Linné incl. aufgeführten Flechtenarten eine Emendatio oder auch Elimatio nothwendig werden wird.

Ein anderes ist das Verhältniss bezüglich der seit Linné entdeckten Arten. Bei diesen konnte in den meisten Fällen durch die chronologische Aneinanderreihung der von den verschiedenen Schriftstellern als neu beschriebenen Arten die Priorität jeder einzelnen Spezies wie der Namen des Entdeckers sicherer eruirt und konstatirt werden *). Nichtsdesto-

---

*) In dem Verzeichnisse Abth. III. B sind — nach Abzug der mit einem Sternchen bezeichneten Spezies — im Ganzen 5000 Flechtenarten aufgezählt. Es ist dieses Verzeichniss derjenige Theil gegenwärtigen Werkes, dessen Herstellung mir am meisten — ich darf wohl sagen unsägliche — Mühe gekostet hat.

weniger kommen aber auch hier einzelne Fälle vor, dass ein und dieselbe Art von verschiedenen Autoren zu verschiedenen Zeiten als neu entdeckt aufgeführt und mit verschiedenen Namen belegt wurde; dann auch dass ein Autor in einem Werke (z. B. einer Spezialflora) eine oder mehrere neue Arten beschrieben hat, die aber Niemand näher kennen zu lernen Gelegenheit hatte, deren Namen sodann im Laufe der Zeiten in Vergessenheit geriethen, und — wenn die betreffenden Arten später irgendwo wieder aufgefunden wurden — von einen anderen Autor durch andere Namen ersetzt worden waren.

So ergab sich z. B. bei einer Untersuchung des Herbars von Villars zu Grenoble (durch W. Nylander), dass dieser Botaniker in seiner Flora der Dauphiné 1789 eine Anzahl neuer Flechtenarten beschrieben hat, die ganz in Vergessenheit gekommen sind und später von anderen Schriftstellern unter anderen Namen wieder als neu entdeckte aufgeführt worden sind.

In diesem Falle ist offenbar den Villars'chen Namen die Priorität zurückzugeben und man wird daher z. B. künftig nicht mehr Lecidea mamillaris (Gouan), sondern Lecidea mesenteriformis (Villars) zu schreiben haben, da Villars diese Flechte in obiger Flora schon 1789 als Lich. mesenteriformis, Gouan aber dieselbe Flechte unter seinem Lichen mamillaris erst 1796 in den Herboris. de Montp. beschrieben hat u. s. f.

Auch in dieser Beziehung wird in Folge fortgesetzter Untersuchungen unser Verzeichniss — was die seit Linné neu entdeckten Arten betrifft — noch manche Ergänzung erhalten müssen.

Es sind nun in diesem Verzeichnisse die laufenden Nummern solcher bekannten Flechtenspezies, welche schon früher von einem andern Autor unter anderen, als den zur Zeit allgemein angewendeten Namen beschrieben wurden, wie überhaupt die Nummern aller derjenigen Spezies, die nicht zum erstenmale in dem angezeigten Werke, unter welchem sie vorgetragen sind, sondern schon früher unter demselben oder einem anderen Namen in einem anderen Werke, ebenso auch die Nummern der Arten, die im Verzeichnisse doppelt aufgeführt sind, in der Regel mit einem * bezeichnet, was bei dem Gebrauche des Verzeichnisses wohl im Auge behalten werden wolle. *)

**) So ist z. B. sub Nr. 147 der Lichen normericus Gun., welcher 1772 aufgestellt wurde, aufgeführt und sub Nr. * 190 kömmt dieselbe Flechte als Lichen tristis Web., 1778 von Weber zuerst beschrieben, vor, daher letztere Nummer, als die des jüngeren (aber jetzt gewöhnlichen) Flechtennamens mit einem Sternchen bezeichnet ist, welches zugleich anzeigt, dass die betreffende Flechte im Verzeichniss schon einmal vorgetragen ist.

Sub Nr. 700 ist Lecidea aenea (Duf. herb.) in der Uebersicht der von

Im Uebrigen huldigt der Verfasser dem Grundsatze, dass nur Derjenige als der eigentliche Autor einer neuen Spezies anzusehen ist, welcher diese zuerst kenntlich beschrieben hat, nicht aber auch Derjenige, welcher eine Art zwar zuerst entdeckt oder als solche zuerst erkannt, aber ohne eine Beschreibung davon zu geben, lediglich mit einem Namen (in litt.", „in schedul." „in herb." etc.) belegt hat.

Gleichwohl hat der Verfasser — eingedenk der Linné'schen Regel: „Nomen triviale, quod primus inventor aut descriptor imposuit, nisi omnia repugnent, retineatur" — nicht geglaubt, dazu beitragen zu sollen, das Andenken an diese letzteren zu verwischen, da immerhin die Entdeckung, Erkennung und Benennung einer neuen Art, auch wenn dazu keine Beschreibung gegeben wird, als ein Verdienst gelten kann.

Die Namen dieser Forscher sind daher in der Rubrik „Nomina originalia" des Verzeichnisses — in Klammern eingeschlossen — den betreffenden Arten beigefügt, letztere überdiess, und zwar mit den laufenden Nummern versehen, sowohl unter dem Namen der Schriftsteller, welcher dieselben zuerst beschrieben, als auch in den meisten Fällen unter den Namen der Autoren, welche dieselben zuerst entdeckt und benannt haben, in dem Verzeichnisse vorgetragen.

Lecidea aenea (Duf.), in der Rubrik „Nomina originalia" des Verzeichnisses unter dem Namen E. Fries vorgetragen, bedeutet daher z. B. dass Dufour diese Art zuerst entdeckt oder benannt, E. Fries sie aber zuerst beschrieben hat, und man findet daher den Namen dieser Flechte nicht allein unter E. Fries, sondern auch unter L. Dufour aufgeführt. *)

Unter manchen älteren Autoren z B. Persoon, Sprengel, Eschweiler, Acharius, Meyer, E. Fries, Montagne, Fée etc. wird man ferner nicht selten Flechtenarten als neu aufgeführt finden, die in die neueren allgemeinen, beschreibenden lichenologischen Werke keine Aufnahme gefunden haben.

Es sind diess gröstentheils solche, bezüglich welcher noch Ungewissheit zu herrschen scheint, ob die neueren Autoren sie aus dem Grunde

---

Dufour aufgestellten neuen Flechtenarten angezeigt und sub Nr. * 1553 erscheint dieselbe Flechte als Parmelia aenea (Duf.) Fr. unter den von Fries zuerst beschriebenen neuen Arten wieder, aber mit einem Sternchen, was gleichfalls bemerklich machen soll, dass die genannte Spezies schon einmal im Verzeichniss in Vortrag gebracht ist.

Im Allgemeinen ist jeder, in der Rubrik „Nomina originalia" des Verzeichnisses aufgeführte Speziesname, dessen dazu gehörige Nummer nicht mit einem Sternchen versehen ist, als der ursprüngliche und älteste zu betrachten.

*) Auf die in der Rubrik „Nomina hodierna" des Verzeichnisses vorkommenden Namen hat übrigens obige Bemerkung und Erklärung keinen Bezug.

nicht aufgenommen haben, weil sie in denselben nur Synonyme schon früher bekannter Arten fanden oder desshalb nicht, weil sie dieselben überhaupt gar nicht kennen zu lernen Gelegenheit gehabt haben, die wir aber, da wohl manche derselben noch nachträglich als gute Arten allgemeine Anerkennung und Aufnahme finden dürften, aus dem Verzeichnisse ganz wegzulassen uns nicht entschliessen konnten.

Ebenso haben wir auch geglaubt, alle von den neueren Lichenologen, Massalongo, Koerber, Anzi etc. in den letztverflossenen Jahren aufgestellten zahlreichen neuen Arten ohne Rücksicht darauf, ob solche von anderen einzelnen Lichenologen als solche anerkannt oder verworfen worden sind, vollständig in das Verzeichniss einstellen zu sollen, indem wir es vorziehen, die definitive Bestimmung über die Belassung dieser neuen Arten im Systeme oder ihren Ausschluss einer späteren Zeit, wo sich über dieselben in Folge festgesetzter Untersuchungen ein bestimmtes allgemeines Urtheil gebildet haben wird, anheim zu geben.

Ohnehin hat sich in jüngster Zeit schon von mehreren Seiten ein sehr reges Streben kundgethan, die in Folge der neueren Forschungen bereits zu einer bedeutenden Höhe angewachsene Zahl der bisher bekannten Lichenen, insbesonders was die kleinen Spezies mit krustenartigem Thallus betrifft, wie auch die zu grosse Zahl der Flechtengenera möglichst zu reduziren.

Das wäre nun allerdings recht gut und zweckmässig, wenn hiebei Maass und Ziel eingehalten würde.

Die Resultate der bisherigen Bestrebungen in dieser Beziehung lassen aber befürchten, dass man sehr bald von dem einen, nicht mehr weit entfernten Extrem, welches sich durch Aufstellung zu vieler nicht hinlänglich begründeter Gattungen und Arten manifestirt, in das entgegengesetzte Extrem, das durch eine zu weit ausgedehnte Zusammenziehung bisher generisch*) oder spezifisch getrennt gewesener Formen charakterisirt ist, verfallen wird und wir wissen nicht, ob nicht von

---

*) Betrachtet man z. B. das von Stizenberger (vid. oben pag. 417) proponirte neue Flechtensystem näher, so wird man wohl kaum das von dem Verfasser desselben eingehaltene Verfahren, wobei — nur um die wünschenswerthe Reduktion der bisher aufgestellten zahlreichen Flechtengattungen zu erzielen — nicht wenige Gattungen der neueren Lichenologen zu unnatürlichen Familien und unnatürlichen neuen Gattungen gewaltsam zusammengezwängt sind, billigen oder ein solches System ein natürliches nennen können. (Vid. ex gr. die Familien: Pyxineae, Gyalecteae, Peltigereae, Pilophoreae, Thelotremeae etc., oder die Genera; Secoliga, Lecania etc.)

letzterer Seite der Wissenschaft künftig grössere Gefahr droht, als für sie gegenwärtig besteht. *)

Aus dem vorhin Erwähnten wird man aber leicht erkennen, dass unser Verzeichniss noch mancher Verbesserung und Berichtigung benöthigt und fähig ist und keineswegs zu dem Zwecke angefertigt wurde, bei entstandenen Zweifeln über die Priorität des einen oder anderen Art-Namens in allen Fällen als Codex benützt zu werden.

---

*) Wir glauben, dass man bei den neueren Untersuchungen über die Selbstständigkeit gewisser kleinen Lichenenarten (Verrucarien, Lecideen etc.) ein zu grosses Gewicht auf die Uebereinstimmung im inneren Bau und in der Beschaffenheit der Apothezien, ein zu geringes auf Gestalt, Farbe und Beschaffenheit des Thallus wie des ganzen Habitus der betreffenden Lichenen legt, dass man ferner zu viel im Zimmer, zu wenig in der Natur untersucht. Zeigen z. B. einige im Herbar (vielleicht schon seit langer Zeit aufbewahrte) Exemplare irgend einer kleinen, unter verschiedenen Namen bisher gehenden Verrucaria oder Lecidea ziemliche Uebereinstimmung in dem inneren Bau ihre Früchte und kömmt hierzu auch noch einige (zuweilen aber auch ziemlich entfernte) Aehnlichkeit in der Beschaffenheit des Thallus, so ist man gleich bei der Hand. die betreffenden Lichenen kategorisch als zu einer und derselben Spezies gehörig zu dekláriren.

Man scheint bei solchen Untersuchungen ganz zu vergessen, dass z. B. die Uebereinstimmung zweier Verrucarien in Bezug auf die innere Beschaffenheit ihrer Apothezien incl. der Sporen allein noch lange keinen sicheren Schluss auf die spezifische Zusammengehörigkeit derselben gestattet, dass die Natur so kleinen und einfach konstruirten Wesen, wie solche das grosse Heer der Krustenflechten bilden, die spezifischen Merkmale nicht so hervortretend aufdrücken konnte, wie den Pflanzen höherer Ordnungen oder weniger einfach konstruirten und dass desshalb bei der Untersuchung kleiner Krustenflechten, bezüglich deren Art-Recht Zweifel bestehen, auch der kleineren Differenzen, welche Thallus oder Apothezium zeigen, volle Beachtung zu Theil, überhaupt aber bei deren Bestimmung mit grösster Vorsicht verfahren werden müsse, um Fehler zu vermeiden. Es ist aber gerade, als ob man auf mancher Seite die Ansicht hegte, es sei überhaupt unmöglich und undenkbar, dass die Natur auch die Klasse der Lichenen mit jenem Reichthume und jener Mannigfaltigkeit der Arten bedacht haben könne, womit von ihr so viele andere höhere und niedere Klassen des Gewächsreiches freigebig beschenkt worden sind. Man scheint endlich auch ganz zu übersehen, dass es in zweifelhaften Fällen für die Wissenschaft viel erspriesslicher ist, bereits Bestehendes, Anerkanntes einstweilen und bis fortgesetzte Untersuchungen volle Klarheit in die Sache gebracht haben, noch zu erhalten, als dasselbe auf ungenügende Beobachtungen und unsichere Voraussetzungen hin zu zertrümmern oder zu degradiren.

Reformatorische Vorschläge in dieser Beziehung und neue Aufstellungen

Der Hauptzweck desselben ist vielmehr, wie schon oben bemerkt wurde, hauptsächlich der, eine chronologische Uebersicht der sämmtlichen, von den einzelnen botanischen Autoren und Lichenologen zu verschiedenen Zeiten als neu oder überhaupt zum erstenmale beschriebenen Flechtenarten zu geben, wobei allerdings in der Regel darauf Bedacht genommen wurde, nur diejenigen Arten anzuführen, die sich auch als wirklich neu später bewährt haben. Und diesem Zwecke dürfte dasselbe auch, wie wir glauben, genügen.

Schliesslich sei noch bemerkt, dass in dem Verzeichnisse nur die neu entdeckten Arten berücksichtigt, von den aufgestellten Varietäten aber nur wenige ausgezeichnete aufgenommen worden sind, da einestheils die Entdeckung oder Beschreibung einer neuen Varietät überhaupt von untergeordneter Bedeutung ist, anderntheils die Untersuchung und Constatirung des Zeitpunktes der Aufstellung einer jeden der bekannten äusserst zahlreichen Flechtenvarietäten, sowie des betreffenden Autors eine Arbeit gewesen sein würde, deren Nützlichkeit dem Verfasser zu dem Zeitaufwande und der Mühe, welche zur Herstellung derselben nothwendig gewesen wären, in keinem Verhältnisse zu stehen schien.

scheinen uns daher nur dann die Beachtung der Wissenschaft und volle Glaubwürdigkeit zu verdienen, wenn sie auf den Resultaten genauer Untersuchungen, Beobachtungen und Vergleichungen zahlreicher Individuen der betreffenden Lichenen, vorgenommen sowohl an ihren natürlichen Standorten, als auch an Herbarien-Exemplaren von verschiedenen Standorten, beruhen; dagegen wird man gut thun, derlei Vorschlägen, die sich lediglich auf Untersuchung einzelner (oft winzig kleiner) Herbarien-Exemplare stützen, nur geringen Werth beizulegen.

A.

Lichenes Ante-Linnaeani

oder

Chronologisch geordnete Aufzählung aller Flechtenarten, welche durch verschiedene Autoren von den ältesten Zeiten bis auf Linné neu aufgestellt oder wenigstens genauer als früher beschrieben worden sind.

Anni	Nr. crrs.	Nomina originalia.	Nomina hodierna.
371— 286 anteChr.		†) 1. Theophrastes Eres. *Περὶ φυτῶν ἱστορίας βιβλ. ί.* (Edit. Wimmer 1854. kl. 8.)	
	1	„ὁ δὲ καλοῦσι τίνες φάσκον" etc. L. 3. cap. 8. p. 67	Usnea barbata v. dasypoga (Ach.) Fr.
	2	„τὸ δὲ πόντιον φύκος" etc. L. 4. cap. 6. p. 109	Roccella tinctoria Ach.
		2. Dioscorides Ped.	
I. Jahrhundert p. Chr.		**a. De materia medica libri quinque.** (*Περὶ ὕλης ἰατρικῆς βιβλ. ί.*)	
	*3	„Βρύον ὑπὸ τίνων δὲ σπλάγνον καλεῖται" L. 1 cap. XX. p. 36. (Edit. Sprengel)	Usnea barbata v. dasypoga (Ach.) Fr.
	*4	„Φῦκος θαλάσσιον γίνεται" etc. L. 4. cap. 98 p. 592 (ibid.)	Roccella tinctoria Ach.
		3. Ruellius.	
1536	5	**a. De stirp. nat. et hist. libri.** Muscus arborum L. 1. c. 40 . . .	Usnea ceratina Ach.
		4. Dorstenius Theod.	
1540	6	**a. Botanicon etc.** „Pulmonaria" fol. 240 . . · . .	Sticta pulmonacea (L.) Ach.
		5. Conr. Gessner.	
1542	*7	**a. Catal. plantarum.** Penis in Cerro, Muscusve ramis ejus et cortice dependens, odoratus, cubitali magnitudine. Cat. 83 et Phascos ibid. 86	Usnea barbata v. dasypoga (Ach.) Fr.
	*8	Muscus arborum Cat. 66	Usnea ceratina Ach.

---

†) Die Numern dieser Abtheilung, auf welche in den Noten zum ersten Bande hingewiesen ist, beziehen sich auf die den angeführten Autorennamen fortlaufend beigesetzten Zahlen.

Anni.	Nr. crrs.	Nomina originalia.	Nomina hodierna.
		6. Tragus H.	
1552		**a. De stirp. libri.**	
	9	Muscus arborum villosus incanus, tenuior et brevior. L. 3 C. 2. p. 496 .	Usnea barbata v hirta Fr.
		7. Dodonaeus Remb.	
1553		**a. Stirp. hist. (Edit.gall.)**	
	10	Muscus p. 281 ; musci prima species in arboribus. p. 280	Ramalina fraxinea v. fastigiata Ach.
		8. Cordus.	
1563		**a. Sylv. observ. var. (ed. Conr. Gessn.)**	
	11	Muscus quidam crispae Lactucae similis, minor et per ambitus tenuiter aculeatus. p. 221	Cetraria islandica (L) Ach.
	*12	Orisella Musci quoddam genus incanum ramosum , quod ex Italia affertur p. 221	Roccella tinctoria Ach.
		9. Dalechampius J.	
1587		**a. Hist. plant. Lugdun.**	
	13	Muscus foeniculaceus. II. p. 1825 .	Usnea barbata α florida Ach.
		10. Lobelius M.	
1576 1581		**a. Plant. s. stirp. icones.**	
	14	Muscus terrestris pyxidatus alabastriculos imitatus II. p. 267 . . .	Clad. pyxidata α comunis (Schaer.) Fr.
		(vide auch 17)	
		11. Thal J.	
1588		**a. Sylv. hercyn.** •	
	15	Lichenis aliud genus etc. p. 73 . .	Clad digitata Hoffm.?
	15a	Muscus arboreus spadiceus p. 78 .	Alect jubata (L.) Ach.
	15b	Lichenis species foliis latioribus cinerci coloris p. 73	Peltigera canina Hoffm.?
	15c	Lichenis species foliis latioribus nigricantioribus aut ex nigro subrubentibus p. 78	Peltigera rufescens Hoffm.?
		12. Tabernaemontanus.	
1588		**a. Icon. plant. sive stirp.**	
	16	Muscus corallinus sive Corallina montana p. 810	Clad. rangiferina Hoffm
	17	Muscus corniculatus p. 809 . . .	Clad. furcata v. subulata Schaer.

Anni.	Nr. crs.	Nomina originalia.	Nomina hodierna.
	18	Lichen arborum p. 813	Evernia prunastri (L.) Ach.
		13. Camerarius J.	
1588		**a. Epitom.**	
.	19	Pulmonaria tertium p. 783 . . .	Sticta laetevirens (Lightf.)
		14. Ferrantes Imperatus.	
1599		**a. Hist. nat.**	
	20	Muscus amarus L. 27 C. 12 . . .	Evernia furfuracea (L) Ach.
	21	Fucus verrucosus Roccella tinctorum L. 27 C. 11 und Alga, Fucus, e Candia Roccella etiam tinct. L. 27 C.11.	Roccella fuciformis (L.) Ach.
		15. Schwenkfeldt C.	
1600		**a. Stirp. et foss. Siles. Cat.**	
	22	Muscus lapideus p. 142	Lecanora parella v. pallescens Ach.
		16. Clusius C.	
1601		**a. Hist. plant.**	
	23	Muscus tenuis et capillaceus, cinerei coloris e ramis Ilicis dependens p. 23	Physcia leucomelas (L.) Nyl.
		17. Lobelius M.	
1605		**a. Oberv. et Advers.**	
	24	Musci arborei species Corallii aemulatione ramosa p. 643 . . . . (vid. auch 10)	Ramalina fraxinea (L.) Fr.
		18. Columna Fab. .	
1606– 1616		**a. Ecphras.**	
	25	Muscus alter πλατυ-πυκνοδασυφύλλος. P. I. C. 160 p. 334 et 335 . . .	Physcia ciliaris (L) DC.
	26	Lichen Dioscoridis et Plinii secund. P. I. Cap. 154 p. 330. 331 . . .	Physcia parietina (L) De Not.
	27	Muscus alter quernus, latifolius, coralloides. P. I. C. 159 p. 334. 335	Ramalina fraxinea v. calicaris (Ach.)
	28	Lithobryon coralloides. P. II. C. 42 p. 83. 84	Clad. furcata v. racemosa (Ach.) Schaer.
	29	Dendrobryon geniculatum sive nodosum. P. II. C: 43 p. 83. 84	Usnea articulata Ach.
		19. Casp. Bauhin.	
1619		**a. Prodrom.**	
	30	Muscus terrestris coralloides erectus, cornibus rufescentibus p. 152 .	Clad. rangiformis Hoffm.

Anni.	Nr. crrs	Nomina originalia.	Nomina hodierna.
1628		**b. Πιναξ theatri etc.**	
	32	Muscus pyxioides saxatilis p. 361 .	Clad. fimbriata Hoffm.
1640		**20. Parkinson.**	
		a. Theat. bot.	
	33	Lichen petraeus purpureus Derbiensis p. 1315	Parm. saxatilis v. omphalodes.
	34	Muscus aridus crustatus p. 1313 .	Parm. saxatilis (L. Ach) Fr.
circa 1650		**21. Berniz M. B.**	
		a. In Ephem. germ. nat. curios.	
	35	Muscus crustaceus in cranio humano. Observ. 53 p. 96 icon. . . .	Physcia pulverulenta (Schr.) Fr.
1654		**22. Lösel.**	
		a. Tract. de plant. in Boruss.	
	36	Muscus cupressi-formis ramosus p. 168 t. 48	Stereocaulon corallinum Laur. Fr.
1654		**23. Pancovius.**	
		a. Herb. port. Edit. I. Ulm 1654. 4.	
	37	Muscus inferior. ic. 14	Parmelia physodes (L.) Ach.
	38	Muscus pulmonarius. ic. 24 und	
	39	Pulmonaria laciniis latioribus p. 267 s. d.	Parmelia caperata (L.) Ach.
1667		**24 Méret.**	
		a. Pinax rerum nat. brit.	
	40	Muscus aureus tenuissimus p. 79 .	Physcia flavicans (Sw.) Nyl.
	41	Muscus caule rigido, instar fili chalybei p. 79	Alectoria jubata v. chalybeiformis Ach.
	42	Lichen tubulatus p. 72	Clad macilenta Hoffm. Wird ziemlich allgemein als das älteste Synonym aufgeführt, scheint mir aber nicht so sicher zu sein, wie jenes in Raj. Synops. II App. 332.
1677		**25. J. Rajus.**	
		a. Catal. plant. Angl. Ed. II.	
	43	Muscus crustae modo arboribus adnas-	

Anni.	Nr. crrs.	Nomina originalia.	Nomina hodierna.
		cens cinereus , argutioribus segmentis p. 203 . . . . (vid. auch 29. 84. 44.)	Physcia stellaris α aipolia (L. Ach.) Nyl.
		26. Wagner.	
1680		**a. Hist. nat. Helv.**	
	44	Lichen maculatus montanus, non descriptus p. 280	Peltigera aphtosa Hoffm.
	*45	Muscus alpinus, capitulis verrucosis rubentibus, non descriptus p. 281 .	Clad. digitata. Hoffm. NB. Dieses Synonym ist sicherer, als jenes bei Thal (Nr. 15).
		27. Mentzelius.	
1682		**a. Pugillus.**	
	46	Fungilli incarnati coloris, minuti, musco insidentes t. 6 (fid. Schaer.) . .	Lichen ericetorum L. = Baeomyces roseus Pers.
		28. Plot.	
1686		**a. Nat. Hist. Staffordshire.**	
	47	Muscus multiformiter pyxidatus, capitulis sive apicibus coccineis p. 199 tab. 14 f. 1	Clad. coccifera Ach.
		29. J. Rajus.	
1688		**a. Catal. plant. Angliae Fasciculus.**	
	48	Muscus crustae aut Lichenis modo arboribus petrisve adnascens p. 17 .	Parmelia olivacea (L) Ach.
1690		**b. Synops. Stirp. Brit. Edit. I.**	
	49	Corallina montana fruticosior p. 18 .	Sphaerophoron fragile Pers.
	50	Acetabulum petraeum seu Fungus minimus petraeus, orbiculata crustula compositus p. 7	Lecanora tartarea (L.) Ach.
1688— 1704		**c. Hist. plant. Ed. II. 1688. Edit. III. 1704.**	
	51	Muscus arboreus candidus et odorifer, Indis Saliaga. III. Append. p. 3 .	Alectoria Arabum Ach. (Alect. usneoides Ach.)
	52	Muscus foliis crispis licheniformis, superne e flavo viridcscens, subtus albicans. II. p. 23 . . . . . . (vid. auch 25. 34. 44.)	Clad. alcicornis. (Ach.)

Anni.	Nr. crrs.	Nomina originalia.	Nomina hodierna.
1696	53	**30. Pluknet.** **a. Almagest.** Muscus arborcus aurantiacus, staminibus tenuissimis, ex Insul. Fortunatis p. 254 tab. 309 f. 1	Chlorea Canariensis (Ach.) Nyl.
	54	Muscus arboreus leucomelanos, ramulis altera parte anthracinis, altera candidissimis p. 254	Parmelia perlata Ach.
1694	55	**31. Tournefort.** **a. Elemens de Bot.** Lichen cinereus Lactucae foliis p. 434. Tab. 325 f. A. B.	Ramalina fraxinea α ampliata. (L.) Schaer.
		(vid auch 36)	
1695—1699	56	**32. Petiver.** **a. Petiveriani Musc. Cent. X.** Muscus coralloides Tunbrigensis, bracteolis nigerrimis. Cent. IV. et V (1699) Nr. 437	Sphaerophorus coralloides Pers
	57	Muscus crustaceus leprosus, scutis nigricantibus. Cent. I. (1695) Nr. 80	Lecanora atra Ach.
	58	Lichen arboreus Insulae St. Joannis marginibus pilosis. Cent. II. et III. (1698) Nr. 263	Parmelia hottentota Ach
	59	Lichen arboreus Americanus scutellis magnis donatus. Cent. II. et III. (1698) Nr. 262	Parmelia perforata Ach.
	60	Muscus corallinus minor, ramosissimus fuscus. Cent. I. (1695) Nr. 77 .	Cornic. aculeata (Ehrh.) Fr.
1696	61	**33. Cupani.** **a. Hort. catholic.** Muscus arboreus stenoceros ac scutellis minoribus. Supplem. l. p. 249 .	Physcia stellaris v. tenella.
	*62	**34. Joh. Rajus.** **a. Synops. stirp. Britan. Ed. II.** (Lichenes multi a Doody et Richardson.) Muscus licheniformis viridis crispus. App. p. 331 et Muscus licheniformis cornu simplici. ibid. p. 332	Clad. macilenta Hoffm.

Anni.	Nr. crrs.	Nomina originalia.	Nomina hodierna.
	63	Corallina montana difformis. App. p 332	Clad. deformis (L.) Hoffm.
	64	Corallina montana tubulosa, ramulis crassioribus. App. p. 332	Clad. ceranoides (Neck.)
	65	Muscus licheniformis cinereus, crustae modo se expandens et arcte adhaerens. App. p. 331	Lecidea canescens (Diks) Ach.
	66	Lichen terrestris minimus fuscus. App. p. 331	Obryzum corniculatum Wallr.
	67	Muscus arboreus πλατύφυλλος, segmentis argutioribus. App. p. 332 et Muscus coralloides, tuberculis pulverulentis donatus. App. p. 332 . (vid. auch 25. 29. 44.)	Ramalina farinacea (L.) Ach.
		35. Boccone.	
1697		**a. Museo.**	
	68	Muscus arboreus coralloides auritus, supinus incanus, alpinus II. p. 135 t. 95 . . . , ...	Clad. furcata v.recurva Hoff.
	69	Muscus cornucopioides cristatus alpinus saxatilis II. p. 21 tab. 8 et 107	Clad. polydactyla Flké.
		36. Tournefort.	
1698		**a. Hist. plant. Paris.**	
	70	Lichen pyxidatus prolifer p. 485 .	Clad. cervicornis Ach.
	71	Lichen pulmonarius saxatilis, digitatus minor p. 482	Peltig. venosa Hoffm
	72	Lichen pulmonarius saxatilis, e cinereo fuscus, minimus p. 483 . . .	Umb. depressa v. spadochroa (Ehrh.) Schaer.
	73	Lichen crustae modo saxis adnascens, verrucosus, cinereus et veluti deustus p. 481	Umb. pustulata Hoffm.
	*74	Lichen pyxidatus ramosus et non ramosus, acetabulis fimbriatis p..484 .	Clad. fimbriata Hoffm (form. rad. prolif.)
1700		**b. Institut rei herb.**	
	75	Lichen pulmonarius cinereus crispus p. 549 . . . . (vid. auch 31)	Parmelia Acetabulum (Neck.)
		37. Morison.	
1699		**a. Histor. plant. Pars III.**	
	76	Musco-fungus lichenoides arborum crispus cinereus, subtus nigricans p. 633 Nr. 4	Cetraria glauca Ach.

Anni.	Nr. crrs.	Nomina originalia.	Nomina hodierna.
	77	Muscofungus pyxidatus gracilior ramosus, calicibus serratis p. 632 Nr. 6	Clad. gracilis α chordalis. Schaer.
	78	Muscofungus lichenoides arborum hibernicus scutellatus p. 633 . . .	Sticta laetevirens (Lightf.) Dieses Synonym jedenfalls sicherer als das obige bei Camerarius sub Nr. 19.
	79	Muscofungus terrestris minor fuscus, foliis e latitudine crenatis, muscis innascens p. 632 tab. 7 f. 4 . .	Leptogium atro-caeruleum α lacerum Schaer. (fig. cit. infer.) et β sinuatum (fig. cit. sup.)
	80	Muscofungus pyxidatus Norvegicus, tubula longiore p. 632 Nr. 5 . .	Clad. fimbriata Hoffm. (form. fibula.)
	81	Muscofungus petraeus, cornibus indivisis et incurvatis. p. 633 Nr. 4 . .	Ramalina scopulorum Ach.
	82	Muscofungus lichenoides arborum latissimus, e viridi flavescens Norvegicus p. 632 Nr. 2	Sticta scrobiculata (Scop.) Ach.
	83	Muscofungus terrestris latifolius cinereus Hepaticae facie p. 632	Peltigera canina Hoffm. NB. Das Synonym bei Thal (oben Nr. 15 b) ist nicht ganz sicher.
	84	Muscofungus coralloides fruticosior et lignosior p. 633	Stereocaul. denudatum Flke.
	85	Muscofungus coralloides terrestris dense ramnificatus cinereus et velut incrustatus Norwegius p. 633 . .	Stereocaul tomentosum Laur.
1703		**38. Plumier.**	
		a. Filicetum Americ.	
	86	Lichen rufescens, cornua damae referens p. 142 tab. 127 f. A	Sticta damaecornis Ach.
		39. Scheuchzer.	
1708		**a. Itinera alp.**	
	*87	Muscus coralloides, apicibus coccineis, ramosus. I. p. 44	Clad. digitata Hoffm. NB. Das Synonym bei Thal (Nr. 15) ist nicht ganz sicher.
	88	Lichen tubulatus, nivei fere candoris, ramosus, apicibus recurvis acutis. II. p. 187	Thamnol. vermicularis v. taurica (Ach.) Nyl.

Anni.	Nr. crrs.	Nomina originalia.	Nomina hodierna.
	89	Lichen alpinus, glaucus, ramosus, botryoides. II. p. 137 tab. 19 f. 11.	Stereocaul. alpinum Laur.
	90	Lichen tubulatus verrucosus ex obscuro virore flavescens p. 136 Nr 56 .	Clad. gracilis v polyceras. Schaer.
	91	Lichen tubulosus cinereus ramulorum extremitatibus bifurcatis p. 136 Nr. 57	Clad. amaurocraea Flke.
	92	Lichen pulmonarius saxatilis tenuiter laciniatus, elegantis sulphurei coloris. VII. p. 514	Chlorea vulpina (L) Nyl.
	93	Lichen arboreus ramosus longissimus cinereus. VII. p. 514 . . .	Evernia divaricata Ach.
	94	Lichen pyxidatus major, crustulis viridantibus veluti squamis leprosis obsitis. I p. 136	Clad. bellidiflora (Ach.)
1714		**40. Barrelier.**	
.		**a. Icones plant.**	
	95	Muscus pulmonaruis fungoides. Icon. 1278 Nr. 1	Peltigera horizontalis Hoffm.
1718		**41. Rupp.**	
		a. Flora Jenems. Edit. I.	
	96	Lichen gelatinosus minor fugax, in tenuia et velut aculeata segmenta divisus p. 352	Leptog. atrocaerul. v. bolacinum Schaer.
	97	Lichen gelatinosus fugax major p. 352	Collema Vespertilio (Coll. nigrescens Huds. (Lightf.)
	98	Lichen gelatinosus lobatus crassior, peltatus p. 352	Collema rupestre a flaccidum Schaer.
	99	Lichen gelatinosus fugax minor, lobis crassioribus Endiviae foliorum aemulis p. 352	Collema crispum Ach.
1719		**42. Dillenius.**	
		a. Catalog. Giss.	
	100	Lichenoides peltatum saxatile fuscorufum inferne scabrum p. 71 . .	Sticta sylvatica Ach.
	101	Lichenoides saxatile, crusta foliosa, tenuiter et eleganter dissecta, scutellis exilibus, e luteo miniati coloris p. 206	Placodium elegans DC.
	102	Lichenöides saxatile membranaceum, gelatinosum, tenuissimum, erectum, Brassicam crispam aemulans p. 209 .	Leptog. atrocaerul. v. pulvinatum Schaer.

Anni.	Nr. crrs.	Nomina originalia.	Nomina hodierna.
	103	Lichenoides terrestre membranaceum gelatinosum, ex viridi fuscum, tenuiter laciniatum p 209	Collema multifidum (Scop.) Schaer.
	104	Lichenoides crustaceum tenuissimum, segmentis quadratis, flavo et nigro colore eleganter variegatus p. 206 .	Lecidea geographica (L.) Ach.
	105	Lichenoides crustaceum et leprosum, scutellis cinereo-virescentibus p. 205	Placod. radiosum v. circinatum (Hoffm.)
	106	Lichenoides olivaceum scutellis amplioribus verrucosis p. 207 . . .	Parmelia olivacea v. exasperata (Ach.)
		(vide auch Nr. 50)	
		43. Buxbaum.	
1721		**a. Enum. plant. Hallens.**	
	107	Lichen crustaceus et leprosus, scutellis subfuscis p. 187	Lecanora subfusca Ach.
	108	Coralloides corniculis rufescentibus, crustacea, eleganter foliata p. 82 .	Clad. rangiformis (form. fofoliosa) Hoffm.
	109	Lichen crustaceus viridis, tuberculis nigris p. 187	Lecidea parasema Ach.
	110	Lichen saxatilis leprosus croceus p. 187	Physcia murorum (Hoffm.)
	111	Lichen terrestris rigidus foliis Ernygii aemulis, magis aculeati minoris p. 187	Cetraria islandica v. crispa Ach.
		(vid. auch Nr. 45)	
		44. J. Rajus.	
1724		**a. Synopsis stirp. brit. Edit. III.**	
	112	Lichen crusta tenuissima, peregrinis veluti literis inscripta p. 71 . .	Graphis scripta Ach.
	113	Muscus coralloides lanae nigrae instar saxis adhaerens p. 65	Parmel. lanata (L.)
	114	Lichenoides peltatum terrestre rufescens p. 77	Peltigera rufescens Hoffm. NB. Das Synonym bei Thal (oben Nr. 15 c) ist nicht ganz sicher.
	115	Lichenoides saxatile fuscum peltis in aversa foliorum superficie locatis p. 77	Nephroma resupinatum Ach.
	116	Lichenoides fungiforme, terrestre, capitulis fuscis p. 70	Baeomyces byssoides (L.)
	117	Lichenoides tubulosum cauliculis mollioribus et crassioribus, minus p. 67	Clad. stellata s uncialis (Hoff.)

Anni.	Nr. crs.	Nomina originalia.	Nomina hodierna.
	*118	Lichenoides crustaceum et leprosuḿ, acetabulis majoribus luteis limbis argenteis. Richardson p. 71 . . .	Lecanora tartarea Ach.
	119	Lichenoides gelatinosum opuntioides p. 72	Collema fluviatile (Huds.)
	120	Lichenoides saxatile tinctorium, foliis latioribus non pilosis, vesiculas proferens p. 74	Cetraria glauca v. bullata Schaer.
		(vid. auch 25. 29. 34)	
		45. Buxbaum.	
1728		**a. Centur. V. plant. min cogn.**	
	121	Lichen pulmonarius saxatilis, tenuiter laciniatus, eleganter sulphurei coloris. Cent. II. (1728) p. 12 tab 7 f. 3	Parm. conspersa Ach.
		46. Vaillant.	
1727		**a. Botanic. Paris.**	
	122	Lichen pulmonarius saxatilis e cinereofuscus, minimus p. 116 . . .	Endocarp. miniatum Ach.
	123	Lichen crustaceus cinereus, scutis ferrugineis p 116	Lecid. ferruginea (Huds.)
	124	Lichen pyxidatus, verticillatus, prolifer p. 115 tab. 21 f. 9.	Clad. degenerans Flke.
		47. Micheli.	
1729		**a. Nova plant. gen.**	
	125	Lichen pulmonarius, alpinus, terrestris, glauco-virescens, receptaculis florum fuscis p 95	Solorina saccata (L.)
	126	Lichen pyxidatus major, alpinus. receptaculis florum copiosioribus et rufis p. 82	Clad. neglecta (Flke.)
	127	Lichen pulmonarius terrestris, clypeatus, minimus et indivisus, virescens p. 101	Endocarpon Hedwigii Ach.
	128	Lichen crustaceus, verrucosus, alpinus, arboribus adnascens, cinereus, receptaculis florum rufescentibus p. 95	Pertusaria communis DC.
	129	Lichen crustaceus saxatilis, farinaceus, rimosus et veluti tessellatus p. 103	Lecanora (Urceol.) calcarea Ach.
	130	Lichen crustaceus sinuatus, farinaceus verrucosus, cinereus, Musco innascens p. 95	Urceol. scruposa v. bryophila Ach.
	131	Lichen crustaceus saxatilis, farinaceus,	

Anni.	Nr. crrs.	Nomina originalia.	Nomina hodierna.
		verrucosus, candidus, omnium crassissimus, receptaculis florum nigricantibus p. 96	Lecan. (Urceol,) ocellata (Villars). Lecan. Villarsii Ach.)
	132	Lichen crustaceus, saxatilis, glaucus, tenuissimus, receptaculis florum exiguis carneis p. 97	Gyalecta cupularis (Ehrh.)
	133	Lichen pulmonarius, saxatilis, viridis, foliis vix conspicuis, squamulatim sibi incumbentibus, receptaculis florum nigris p. 101	Lecidea lurida Ach.
	134	Lichen pulmonarius saxatilis, farinaceus, foliis brevibus, inferne albis, desuper e cinereo-virescentibus, recept. florum rufis p. 94	Lecidea testacea Ach.
	135	Lichen crustaceus, saxatilis, farinaceus, ex albo-subcinereus, recept. florum exiguis concavis et nigricantibus, ac in substantia plantae veluti infixis p. 97	Lecidea immersa Ach.
	136	Lichen crustaceus, alpinus, lignis putridis adnascens, receptaculis florum carneis et tumentibus p. 98 . .	Lecidea aeruginosa (Scop.)
	137	Lichen crustaceus, arboribus adnascens, ex albo subcinereus receptaculis florum aureis, nudis p. 98 . . .	Lecidea luteo-alba (Turn.) Ach.
	138	Lichen crustaceus, saxatilis, cinereus, crusta tenuissima, recept. florum luteis, exiguis p. 98	Lecidea rupestris (Scop.) Ach.
	139	Lichen crustaceus, saxatilis, crusta tenuiori, lutea, recept. florum saturate aureis p. 97	Lecidea cyrthella Ach.
	140	Lichen crustaceus, arboribus adnascens tenuissimus, pulverulentus aureus, colore elegantissimo et immutabili p. 100	Physcia candelaria (L.)
	141	Lichen alpinus, membranaceus, elegans in amplas lacinias divisus, inferne albus, superne e glauco subvirescens, recept. florum amplioribus, interna parte fuscis p. 75	Cetraria glauca var. fallax Ach.
	142	Lichen terrestris, fruticosus, cinereus minimus p. 78	Stereocaul. nanum Ach

Anni.	Nr. crrs.	Nomina originalia.	Nomina hodierna.
	143	Lichen saxatilis cinereus, ramulis habitioribus minus ramosis, racemulis seminum undique et dense-refertis, recept. florum nigricantibus p. 78 .	Stereocaulon paschale (nach Th. Fries St. Vesuvianum.)
	144	Lichen pyxidatus, terrestris, Endiviae crispae folio, superne ex flavo et glauco subvirescens, inferne albidus, pyxidulis plerumque simplicibus, receptaculis florum rufesc. p. 82 .	Cladonia endiviaefolia (Diks.)
	145	Lichen tubulatus, ramosus, albus, crassus, scaber et elatior, recept. florum rufesc. p. 83	Clad. squamosa Hoffm.
	146	Lichen minimus terrestris, foliis perexiguis, recept. florum fuscis p. 84 .	Clad. fungiformis Ach.
	147	Lichen pulmonarius, saxatilis, farinaceus, major, foliis crassis subrotundis, e cinereo virescentibus, inferne albis, recept. florum subrufis. p. 94	Squamaria crassa v. gypsacea (Sm.)
	148	Lichen pulmonarius, saxatilis, farinaceus, albus, foliis pulposis, ad extremitatem magis complanatis, recept. florum cinereis p. 94	Physcia pulchella (Wulf.)
	149	Lichen pulmonarius, arboribus adnascens exiguus, angustifolius; superne cinereus, inferne albus, recept. florum obscuris p. 93 ·	Physcia pulchella v. semipinnata (Hoffm.)
	150	Lichen pulmonarius, minor, superne cinereus, inferne nigricans, receptaculis florum atrorubeis, externa parte verrucosis p. 91	Physcia obscura v. orbicularis (Ehrh. Neck.)
	151	Lichen pulmonarius, alpinus, foliis angustissimis eleganter divisis, superne e cinereo-virescentibus, inferne nigricantibus et cirrosis, recept. florum fuscis, coronatis s. foliosis p 91 .	Physcia obscura v. cycloselis (Ehrh. Ach.)
	152	Lichen pulmonarius, querno folio, inferne nigricans, superne cinereus, recept. florum sordide virescentibus p. 86	Parmelia querci-folia (Wulf.)
	153	Lichen pulmonarius, arboribus adnascens, maximus, inferne obscurus, desuper e glauco cinereus, recept. florum rubris, seminibus nigricantibus p. 88	Ricasolia amplissima (Stict. glomerulifera). (Scop.)

Anni.	Nr. crrs.	Nomina originalia.	Nomina hodierna.
	154	Lichen pulmonarius, minor, superne cinereus, inferne nigricans, recept. florum atro-rubeis, externa parte verrucosis p. 91	Pannaria rubiginosa (Thunb)
	155	Lichen pulmonarius minimus, subluteus, receptaculis florum coronatis, Mali Aurantii coloris p. 75	Physcia chrysophthalma (L.)
	156	Lichen longissimus ex cinereo-candicans, rugosus et mollior, recept. florum rufescentibus p. 77	Alectoria sarmentosa (Ach.)
	157	Lichenoides, quod Lichen pulmonarius minimus, arboribus innascens, ad margines radicatus, superne cinereofuscus, inferne anthracinus, recept. florum fuscis. p. 93	Physcia obscura α chloantha (Ehrh. Ach.)
	158	Lichen maritimus albidus angustior, receptaculis florum nigricantibus. (Descr. manca) p. 76	Physcia intricata (Desfont.)
	159	Lichen maritimus albus subhirsutus, cornua Damae referens, receptaculis florum interna parte flavescentibus p. 76	Physcia villosa (Ach.)
	160	Lichen pulmonarius crassus, superne e cinereo plumbeus, torosus ac filamentosus, inferne albus et villosus, receptaculis florum ex rubro ferrugineis p 91	Coccocarpia plumbea (Light)
	161	Lichen pulmonarius saxatilis, farinaceus, ex fusco-nigricans, foliis angustissimis et creberrimis, receptaculis florum ferme nigris p. 95	Parmelia aquila Ach.
	161½	Lichen pulmonarius saxatilis farinaceus, glauco-virescens, angustioribus segmentis, receptaculis florum griseis p. 94	Squam. saxicola (Poll.)
	162	Lichen pulmonarius saxatilis ex albo subcinereus, foliis pulposis pulverulentis, receptaculis florum griseo-rufis p. 94	Squamaria incisa (Fr.) δq pruinosa (Chaub.)

48. Linné.

a. Flora lapponica.

Anni.	Nr. crrs.	Nomina originalia.	Nomina hodierna.
1735	163	Lichen fulvus, sinubus daedaleis, laciniatus Nr. 451 . . .	Cetraria juniperina (L)
	164	Lichen foliis subrotundis planis levissime	

Anni.	Nr. crrs.	Nomina originalia.	Nomina hodierna.
		incisis calicibus orbiculatis dico folii adnatis Nr. 443. Tab. 11 f. 3 .	Solorina crocea (L.)
	165	Lichen caule simplici, subulato, rare bifido Nr. 434	Cladonia cornuta (L.) Fr.
	166	Lichen ramis filiformibus ramosis pendulis, confertis Nr. 457 . . .	Usnea plicata (L.)
	167	Lichen niveus sinubus elaedaleis, laciniatus, ramis erectis, calice orbiculato Nr. 446 Tab. 11 f. 1.	Cetraria nivalis (L)
	168	Lichen foliis planis multifidis obtusis, laciniis linearibus calicibus concavis. Nr. 448 Tab. 11 f. 2	Parmelia centrifuga (L.)
	169	Lichen foliis planis subrotundis lobatis obtusis, calice plano ovali, lacinula propria adnato, niveus Nr. 442 . (vide auch 52).	Nephroma arcticum (L.)
		49. Amman.	
1789		**a. Stirp. rar. in imper. Ruth. icon.** -	
	170	Lichen coralloides fruticosus terrestris, parvus flavescens, densissime ramificatus p. 176 Nr. 253	Siphula Ceratites Fr.
		50. Dillenius.	
1741		**a. Historia muscor.**	
	171	Coralloides alpinum, corallinae minoris facie p. 116 tab. 17 f. 34 . .	Sphaerophoron compressum Ach.
	172	Coralloides fruticuli specie candicans, corniculis rufescentibus p 110 tab. 16 fig. 30 B.	Clad. rangiferina v. sylvatica (Ach.)
	173	Coralloides minimum fragile, Madreporae instar, nascens p. 107 tab. 16 fig. 28	Clad. Papillaria (Ehrh.) Hoffm.
	174	Lichenoides marginibus coëuntibus, ut velut tubulosa p. 162 tab. 21 fi. 56 B.	Cetraria cucullata (L.)
	*175	Lichenoides cinereum polydactylon p. 267 tab. 28 fig. 107, 108 . . .	Peltigera polydactyla. α. Hoff.
	176	Lichenoides crustaceum et leprosum, scutellis nigricantibus p. 133 tab 18 fig. 15 B.	Urceol. scruposa α vulg. (Ach.)

Anni.	Nr. crrs.	Nomina originalia.	Nomina hodierna.
	177	Lichenoides coriaceum latissimo folio umbilicato et verrucoso p. 222 et 545 tab. 30 fig. 117 et tab. 82 Nr. 5	Umbilicaria vellea (Ach.)
	178	Lichenoides pullum superne et glabrum, inferne nigrum et cirrhosum p. 226 tab. 30 fig. 130	Umb. polyrrhiza (L.)
	179	Lichenoides atrum corii persici instar exasperatum p. 220. Tab. 30 fig. 119	Umb. arctica (Ach.)
	180	Lichenoides tenue pullum, foliis utrinque glabris p. 225 tab. 30 fig. 129	Umb. polyphylla (L.)
	181	Lichenoides rugosum durum, pullum, peltis atris verrucosis p. 220 tab. 30 fig. 118	Umb. erosa Hoffm.
	182	Lichenoides leprosum tuberculis fuscis et ferrugineis p. 126 p. p. . . ˙.	Lecidea rubella Ach.
	183	Lichenoides leprosum tuberculis fuscis et ferrugineis p. 126 pr. p. . .	Coniocarpon gregarium (Weig.) fide Turner in Transact. Soc. Linn.)
	184	Lichenoides tinctorium, atrum, foliis minimis, crispis p. 188 Tab 24 fig. 81	Parmelia fahlunensis (L.)
	185	Coralloides corniculatum, fusci tenuioris facie p 118 tab 17 fig. 37 . .	Platysma triste (Web.)
	186	Fig. tab. 15 f. 19 c.	Clad. Floerkeana Fr.
	187	Lichenoides tartareum tinctorium candidum, tuberculis atris p. 128 Tab. 18 f. 12	Lecanora rimosa α sordida Schaer.
	188	Lichenoides tartareum lividum, scutellis rufis, margine extili p. 133. Tab. 18 f. 14	Lecan. ventosa (L.)
	189	Lichenoides cartilagineum, scutellis fulvis, planis p. 179. Tab. 24 f. 74 .	Squam. crassa β caespitosa (Vill.)
	190	Lichenoides viride, segmentis angustis, distortis, scutellis pullis p. 178 tab 24 f. 72	Physcia obscura v. ciliata (ulothrix Ach.)
	191	Lichenoides fuliginosum et pulverulentum scutellis rubiginosis p. 198. Tab. 26 f. 100 A	Sticta fuliginosa Dicks.
	192	Lichenoides fuliginosum et pulverulentum, scutellis rubiginosis; var. farinosa p. 198. Tab. 26 f. 100 B . . .	Sticta limbata Sm.

Anni.	Nr. crrs.	Nomina originalia.	Nomina hodierna.
	193	Lichenoides lacunosum lacerum, latius et angustius p. 163 tab. 21 fig. 57 NB. Eine mittelmässige Abbildung dieser Art, aber ohne Diagnose hat Vaillant schon 1727 im Bot. Paris. Tab. 20 fig. 15 gegeben.	Ramalina pollinaria Ach.
	194	Coralloides tenuissimum nigricans, mundi muliebris instar textum p. 113 et	Ephebe pubescens Fr.
		Usnea caepitosa exilis p. 66 . . .	
	195	Lichenoides gelatinosum palmatum, tuberculis conglomeratis p 141 tab. 19 fig. 27 A	Collema nigrescens v. fasciculare.
	196	l. c. tab. 19 fig. 27 B.	Collema nigrescens v. conglomerata.
	197	Lichenoides gelatinosum foliis imbricatis et cristatis p. 140 tab. 19 fig. 26	Collema cristatum(L.)Schaer.
	198	Lichenoides gelatinosum atrovirens, auriculatum et granosum p. 140 .	Collema granosum (Wulf.)
	199	Lichenoides pellucidum Lactucae folio sinuoso p. 145 tab. 19 fig. 32 .	Leptog. marginellum (Sw.)
	200	Coralloides fungiforme arboreum nigrum vix crustosum p. 78	Calicium quercinum Pers.
	201	Coralloides pulchrum, geniculis acetabuli-formibus crispifoliosis p. 100 tab. 16 fig. 23	Clad Dilleniana Flke
	202	Coralloides imperforatum corniculis brevissimis crispis p. 100 tab. 16 f. 24 (non plane certum!)	Clad. aggregata (Sw.)
	203	Lichenoides gelatinosum tenue reticulatum p. 138 . . . . . . (non omnino certum!)	Leptogium reticulatum Mont.
	204	Lichenoides membranaceum pellucidum, peltis digitatis geminatis p. 207 tab. 28 f 107	Peltigera polydactyla v. microcarpa Ach.
	205	Lichenoides corneum marginibus eleganter fimbriatis p. 218 tab. 29 fig. 116	Umbil. polymorpha α cylindrica. (Schrad. L.)
	206	Lichenoides imbricatum luridum p. 224 tab. 30 fig. 128	Endocarpon aquaticum (Weis. Hoffm.)
	207	Lichenoides granosum subglaucum, tuberculis planis nigricantibus p. 544 tab. 82 f. 2	Pannaria triphophylla var. corallinoides (Schaer.)

Anni.	Nr. crrs.	Nomina originalia.	Nomina hodierna.
	208	Lichenoides corniculatum rigidum spadiceum p. 545 tab. 82 fig. 4 .	Evernia ryssolea (Ach.) Fr.
	209	Lichenoides lacunosum rutilum, marginibus flavis p. 549 tab. 84 fig. 12	Sticta aurata Ach.
	210	Coralloides dichotomum gracilius et procerius, corniculis creberrimis p. 549 tab. 35 f. 13 (vide auch 42.) .	Evernia furcellata Fr.
1768		**51. Haller.** **Hist. stirp. indig. Helvet. tom. 3.**	
	211	Lichen quisquiliarum similis fronde cinerea p. 93 . . . . . . (exclus. synonym.)	Clad. parasitica (Hoffm.)
	212	Lichen inseparabilis, reticulatus, cinereus, scutellis nigris minutissimis p. 99 .	Lecan. (Aspicil.) cinerea (L.)
	213	Lichen foliis pulposis, calcariis, glauco polline villosis, scutellis atris p. 94	Lecidea candida (Web.) Ach.
	214	Lichen foliis pulposis, calcariis, fuscis, imbricatis, scutellis nigris p. 94 . (exclus. synonym.)	Lecidea caeruleo - nigricans. Schaer.
	215	Lichen crusta tartarea, albissima scutellis nigris, marginatis p. 99 . .	Lecidea calcaria (Weis.)
	216	Lichen crusta farinosa, tenuissima, alba, scutellis nigris p. 100	Lecidea albo-atra (Hoffm.) Schaer.
	217	Lichen crusta farinacea, inseparabile, cinerea, scutis nigerrimis confertis p. 99	Lecidea confluens Ach.
	218	Lichen crusta verrucosa, cinerea, scutellis nigerrimis, planis p. 100 . .	Lecidea sanguinaria (L.)
	219	Lichen crusta farinacea, virescente scutellis atris p. 100 . . . . . (exclus. synonym.)	Lecidea viridescens (DC. Ach.)
	220	Lichen caule fruticoso compresso, ramosissimo, ramulis punctiferis p. 79 (exclus. synonym.)	Clad. stellata v. turgescens Fr.
	221	Lichen subrubellus minimus, scutis in saxum immersis p. 101 (exclus. synonym)	Thelotrema clausum (Hoffm.) Schaer.
	222	Lichen crusta verrucosa, tenace, fusca, scutis spadiceis nitidis p. 98 (exclus. synonym.)	Lecanora badia Ach.
	223	Lichen saxatilis, crusta verrucosa flava scutellis concoloribus p. 99 . .	Lecanora chlorophana (Whlnbg.)
	228a	Lichen friabilis, obtuse lobatus, scutellis fuscis p. 94	Lecanora fulgens (Sw.)

Anni.	Nr. crrs.		Nomina originalia.	Nomina hodierna.
	224		Lichen saxatilis undulatus niveus p. 94	Squam. Lamarkii DC.
	225		Lichen crispus, convolutus, fronde foliaceo, scrobiculoso, marginibus polliniferis p. 91	Parmelia Borreri Turn.
	226		Lichen fruticosus, levis, diffusus, ramosissimus, flavus, ramulis liventibus p. 80	Alectoria ochroleuca (Ehrh.)
	227		Lichen nigerrimus sessilis, obtuse lobatus p. 95	Collema furvum Ach.
	228		Trichia petiolata, rufa, capitulo sphaerico p. 115 Nr. 2162 t. 18 f. 4 .	Callicium stemoneum Ach.
	229		Trichia petiolata, nigra, capitulo sphaerico; villo ochroleuco p. 115 Nr. 2161	Calic. sphaerocephalum Sw. (dubium !)

Anmerkung. Zu bemerken ist, dass ein Theil dieser neuen Arten von Haller wahrscheinlich schon in dessen 1742 erschienenen Enumeratio Method. Stirp. Helvetiae (vide Note 165 im Band I) beschrieben worden ist. Eine Interpretation der in letzterem Werke enthaltenen Lichenen hat jedoch bisher noch nicht stattgefunden, und auch von Haller selbst sind in seiner Hist. stirp. die in der Enum. meth. früher beschriebenen Lichenen — einige wenige ausgenommen — nicht unter den Synonymen citirt worden.

Alphabetisches Verzeichniss
der heutigen Species - Namen.

Bei jeder Species ist der Name des alten Autors, welcher dieselbe zuerst beschrieben, in Klammern eingeschlossen, beigefügt. Die Zahlen nach den Species-Namen beziehen sich auf die Nummern in der Rubrik: „Nr. crs." des Verzeichnisses.

Acetabulum 75 Parmel. (Tournef.)
aculeata 60 Cornicul. (Petiv.)
aeruginosa 136 Lecid. (Mich.)
aggregata 202 Clad. (Dill.)
albo-atra 216 Lecid. (Haller)
alcicornis 52 Clad. (Raj.)
alpinum 89 Stereoc. (Scheuchz.)
amaurocraea 91 Clad. (Scheuchz.)
amplissima 153 Ricasol. (Mich.)
aphtosa 44 Peltig. (Wagn.)
aquila 161 Parmel. (Mich.)
aquaticum 206 Endocarp. (Dill.)
arabum 51 Alect. (Raj.)
arctica 179 Umbil. (Dill.)
arcticum 179 Nephrom. (L.)
articulata 29 Usnea (Colum.)
atra 57 Lecan. (Petiv.)
atrocaerul. α lac. 79 Leptog. (Moris.)
atrocaerul v. pulvin. 102 Lept. (Dill.)
atrocaerul. v. bolac. 96 Leptog. (Rupp)
aurata 209 Sticta (Dill.)

Badia 222 Lecan. (Hall.)
barbata α florida 18 Usn. (Dalech.)
barbata v. dasypoga 1. 3. 7. Usn. (Theoph.
. Ruell. Dodon.)

barbata v. hirta 9. Usn. (Trag.)
bellidiflora 94 Clad. (Scheuchz.)
Borreri 225 Parmel. (Hall.)
byssoides 116 Baeomyc. (Raj.)

Caeruleo-nigricans 214 Lecid. (Hall.)
calcarea 129 Lecan. (Mich.)
calcaria 215 Lecid (Hall.)
canariensis 53 Chlorea (Plukn.)
candelaria 140 Physc. (Mich.)
candida 213 Lecid. (Hall.)
canescens 65 Lecid. (Raj.)
canina? 15 b Peltig. (Thal.)
canina 83 Peltig. (Moris.)
caperata 38. 39 Parmel. (Pancov.)
centrifuga 168 Parmel. (L.)
ceranoides 64 Clad. (Raj.)
ceratina 5. 8 Usnea (Ruell. Gessn.)
ceratites 170 Siphul. (Amman)
cervicornis 70 Clad. (Tournef.)
chalybeiformis 41 Alect. (Méret)
chlorophana 223 Lecan. (Hall.)
chrysophthalma 155 Physc. (Mich.)
ciliaris 25 Physc. (Column.)
cinerea 212 Lecan (Hall.)

Jubata 15 Alector. (Thal)
jubata v. chalybeiform. 41 Alector.
  (Méret)
juniperina 163 Cetrar. (L.)

Lacerum 79 Leptog. (Moris.)
laetevirens 19. 78. Sticta (Cam. Moris)
Lamarkii 224 Squamar. (Hall.)
lanata 113 Parmel. (Raj.)
leucomelas 23 Physc. (Clus.)
limbata 192 Sticta (Dill.)
lurida 133 Lecid. (Mich.)
luteo alba 137 Lecid. (Mich.)

Macilenta 4?. 62 Clad (Méret Raj.)
marginellum 199 Leptog. (Dill.)
miniatum 122 Endocarp. (Vaill.)
multifidum 103 Collem. (Dill.)
muralis 161 Squamar. (Mich.)
murorum 110 Physc. (Buxb.)

Nanum 142 Stereocaulon (Mich.)
neglecta 126 Cladon. (Mich.)
nigrescens 97 Collem. (Rupp,)
nigrescens v. fascic. 195 Collem. (Dill.)
nigrescens v. conglom. 196 Coll. (Dill.)
nivalis 167 Cetrar. (L.)

Obscura a chloantha 157 Physc. (Mich.)
obscura v. ciliata 190 Physc. (Mich.)
obscura v. orbicul. 150 Physc. (Mich.)
obscura v. cyclosel. 151 Physc. (Mich.)
ocellata 131 Lecan. (Mich.)
ochroleuca 226 Alector. (Hall.)
olivacea 48 Parmel. (Raj.)
olivacea v. exasperat. 106 Parmel. (Dill.)
omphalodes 83 Parmel. var. (Parkins.)

Papillaria 173 Cladon. (Dill.)
parasema 109 Lecid. (Buxb.)
parasitica 211 Cladon. (Hall.)

parella v. pallesc. 22 Lecan (Schwenkf.)
parietina 26 Physc. (Column.)
paschale 148 Stereocaul. (Mich.)
perforata 59 Parmel. (Petiv.)
perlata 54 Parmel. (Plukn.)
physodes 37 Parmel. (Pancov.)
plicata 166 Usnea (L.)
plumbea 160 Coccocarp. (Mich.)
pollinaria 193 Ramal. (Dill.)
polydactyla 69. 175. Peltig (Boccon.
  Dill.)
polydactyla v. microscarp, 204 Peltig.
  (Dill.)
polymorpha a cylind. 205 Umbilic. (Dill.)
polyphylla 180 Umbilic. (Dill.)
polyrrhizos 178 Umbilic. (Dill.)
pruinosa 162 Squamaria (Mich.)
prunastri 18 Evern. (Tabernaemont.)
pubescens 194 Epheb. (Dill.)
pulchella 148 Physc. (Mich.)
pulchella v. sempinnata 149 Physc.
  (Michel.)
pulmonaria 6 Sticta (Dorsten)
pulverulenta 35 Physc. (Berniz.)
pustulata 73. Umbilic. (Tournef.)
pyxidata a communis 14 Clad. (Lob.)

Quercifolia 152 Parmel. (Mich.)
quercinum 200 Cal. (Dill.)

Radiosum a circinat. 105 Plac. (Dill.)
rangiferina 16 Cladon. (Tabernaem.)
rangiferina v. sylvat. 172 Clad. (Dfll.)
rangiformis 30 Clad. (Bauh.)
rangiformis f. folios. 108 Cladon. (Buxb.)
resupinatum 115 Nephrom. (Raj.)
reticulatum 203 Leptog. (Dill.)
rimosa a sord. 187 Lecan. (Dill)
roseus 46 Baeomyc. (Mentz.)
rubella 182 Lecid. (Dill.)
rubiginosa 154 Pannar. (Mich.)
rufescens 15 c 114 Peltig. (Thal. Raj.)
rupestris 188 Lecid. (Mich.)

rupestre α flaccid. 98 Collem. (Rupp.)
ryssolea 208 (Dill.) Ach. Fr. Dufourea
   Evernia.

Saccata 125 Solor. (Mich.)
sanguinaria 218 Lecid. (Hall.)
sarmentosa 156 Alector. (Mich.)
saxatilis 84 Parmel. (Parkins.)
saxatil. v. omphal. 33 Parmel. (Parkins)
saxicolum 161 Squamar. (Mich.)
scopulorum 81 Ramal. (Moris.)
scripta 112 Graphis (Raj.)
scrobiculata 82 Sticta (Moris.)
scruposa α vulg. 176 Urceol. (Dill.)
scruposa v. bryoph. 130 Urceol. (Mich.)
silvatica 100 Sticta (Dill.)
silvatica 172 Clad. (Dill.)
spadochroa 72 Umbilic. (Tournef.)
sphaerocephalum 229 Calic. (Hall.)
squamosa 145 Cladon. (Mich.)
stellaris α aipolia 43 Physc. (Raj.)
stellaris v. tenella 61 Physc. (Cupan.)
stellata α unical. 117 Clad. (Raj.)
stellata v. turgesc. 220 Cladon. (Hall.)

stemoneum 228 Calic. (Hall.)
subfusca 107 Lecanor. (Buxb.)

Tartarea 50. 118. Lecanor. (Raj.)
testacea 131 Lecid. (Mich.)
tinctoria Ach. 2. 4. 12 Roccella (Theophr.
   Discor. Cord.)
tomentosum 85 Stereoc. (Moris.)
trichiale v. stemoneum 228 Calic. (Hall.)
triptophylla v corallinoides 207 Pannar.
   (Dill.)
triste 185 Cornicul. (Dill.)

Uncialis 117 Clad. (Raj.)
usneoides 51 Alector. (Raj.)

Vellea 177. Umbilic. (Dill.)
venosa 71 Peltig. (Tournef.)
ventosa 188 Lecan. (Dill.)
vermicul. v. taurica 88 Thamnol.
   (Scheuchz.)
vespertilio 97 Collem. (Rupp.)
villosa 159 Physc. (Mich.)
viridescens 219 Lecid. (Hall.)
vulpina 92 Chlorea (Scheuchz.)

B.

Lichenes-Post-Linnaeani

oder

Chronologisch geordnete Aufzählung aller Flechtenarten, welche seit den Zeiten Linné's bis zu Ende des Jahres 1865 von verschiedenen botanischen Schriftstellern als neu aufgestellt oder wenigstens zum erstenmale genauer beschrieben worden sind.

Anni.	Nr. crrs.	Nomina originalia.			Nomina hodierna et adnotat.
		52. Linné. ☉)			
1753		**a. Species plant. Edit. I.**			
	† 1	Lichen	floridus	Nr. 80	Usnea.
	† 2	„	hirtus	„ 77	„ var.
	† 3	„	articulatus	„ 79	Alectoria.
	† 4	„	plicatus	„ 71	Usnea.
	† 5	„	jubatus	„ 73	Alectoria.
	† 6	„	chalybeiformis	„ 76	„ forma.
	† 7	„	vulpinus	„ 78	Chlorea.
	† 8	„	furfuraceus	„ 33	Evernia.
	† 9	„	fuciformis	„ 38	Roccella.
	† 10	„	Roccella	„ 70	„ tinctoria.
	† 11	„	farinaceus	„ 35	Ramalina.
	† 12	„	calicaris	„ 36	„
	† 13	„	fraxineus	„ 37	„
	† 14	„	ciliaris	„ 28	Physcia.
	† 15	„	prunastri	„ 89	Evernia.
	† 16	„	glaucus	„ 42	Platysma.
	† 17	„	juniperinus	„ 40	„
	† 18	„	islandicus	„ 30	Cetraria.
	† 19	„	nivalis	„ 31	Platysma.
	† 20	„	arcticus	„ 47	Nephroma.
	† 21	„	resupinatus	„ 44	„
	† 22	„	venosus	„ 45	Peltigera.
	† 23	„	aphtosus	„ 46	„
	† 24	„	caninus	„ 48	„
	† 25	„	croceus	„ 49	Solorina.

☉) Hinsichtlich der Bedeutung der in den Verzeichnissen A und B mit einem
Sternchen * bezeichneten Numern sehe man das pag. 493 in nota Gesagte
nach. Mit dem Zeichen † sind aber hier in dem Verzeichnisse B, die
Numern derjenigen Species bezeichnet, welche schon vor Linné und
vor Einführung der Trivial-Namen bei den Flechten von den alten Autoren
gekannt und beschrieben worden waren. Die betreffenden Autoren und
Werke findet man leicht in dem Verzeichnisse A mittelst des diesem bei-
gefügten Registers.

Anni.	Nr. crrs.	Nomina originalia.			Nomina hodierna et adnotat.
†	26	Lichen	velleus	Nr. 51	Umbilic.
†	27	„	pustulatus	„ 52	„
†	28	„	polyphyllus	„ 55	„
†	29	„	cylindricus	„ 29	„
	30	„	deustus	„ 54	„
†	31	„	polyrrhizos	„ 56	„
	32	„	proboscideus	„ 53	„
†	33	„	pulmonarius	„ 32	Sticta.
†	34	„	caperatus	„ 41	Parmelia.
†	35	„	stellaris	„ 27	Physcia.
†	36	„	centrifugus	„ 18	Parmelia.
†	37	„	saxatilis	„ 19	„
†	38	„	olivaceus	„ 21	„
†	39	„	fahlunensis	„ 22	Platysma.
	40	„	stygius	„ 23	Parmelia.
†	41	„	physodes	„ 26	„
†	42	„	lanatus	„ 74	„
†	43	„	omphalodes	„ 20	„
†	44	„	parietinus	„ 25	Physcia
†	45	„	subfuscus	„ 16	Lecanora.
†	46	„	pallescens	„ 15	Lecanora parella α pallescns.
†	47	„	tartareus	„ 14	Lecanora.
†	48	„	ventosus	„ 9	„
	49	„	upsaliensis	„ 17	„
†	50	„	calcareus	„ 6	„
†	51	„	geographicus	„ 2	Lecidea.
	52	„	atrovirens	„ 7	„
	53	„	fusco-ater	„ 5	Lecidea fumosa Ach.?
†	54	„	sanguinarius	„ 4	„
	55	„	atro-albus	„ 8	„
†	56	„	scriptus	„ 1	Graphis.
†	57	„	fragilis	„ 69	Sphaerophoron.
†	58	„	ericetorum	„ 12	Baeomyc. roseus Pers. pr. p.
†	59	„	deformis	„ 64	Cladonia.
†	60	„	fimbriatus	„ 60	„
†	61	„	pyxidatus	„ 59	„
†	62	„	gracilis	„ 61	„
†	63	„	cornutus	„ 63	„
†	64	„	uncialis	„ 66	„
	65	„	subulatus	„ 67	„
†	66	„	rangiferinus	„ 65	„
†	68	„	sylvaticus	„ 65	„
†	69	„	miniatus	„ 50	Endocarpon.
	70	„	aquaticus	„ 48	Spec anceps!
†	71	„	pubescens	„ 75	Ephebe.
†	72	„	cristatus	„ 24	Collema.

Anni.	Nr. crrs.	Nomina originalia.	Nomina hodierna et adnotat.
	† 73	Lichen cocciferus Nr. 57	Cladonia (= Cenom. extensa Fl.)
	74	„ cornucopioides „ 58	Cladonia (var. Clad. cocciferae.)
	† 75	„ digitatus „ 62	Cladonia.
	† 76	„ paschalis „ 68	Stereocaul.
	77	„ candelarius „ 18	(= Lichen vitellinus Ehrh.)
1767	78	„ fagineus „ 10	Variol.
—		**b. Mantissa. I. 1767. II 1771.**	
1771	† 79	Lichen chrysophthalmus II. p. 311	Physcia.
	† 80	„ horizontalis II. p. 132	Peltigera.
	81	„ crocatus II. p. 310	Sticta.
	82	„ gelidus II. p. 133	Squamaria.
	† 83	„ cinereus I. p. 132	Lecan.
	† 84	„ scruposus II. p. 131	Urceol.
	† 85	„ pertusus II. p. 134	Pertusaria communis DC.
	† 86	„ globiferus I. p. 133	Sphaeroph. coralloides Pers.
	† 87	„ byssoides I. p. 133	Baeomyces.
	† 88	„ fascicularis II p. 133	Collema.
	† 88½	„ parellus I. p. 132	Lecanora.
1764		**c. Species plant. Edit. III.**	
	† 89	Lichen leucomelas p. 1613	Physcia.
	† 90	„ saccatus p. 1616	Solorina.
	91	Mucor furfuraceus p. 1655	Coniocybe.
1767		**d. System. nat. Edit. XII. (cur. Linn.)**	
	† 92	Lichen divaricatus p. 713	Evernia.
	† 93	„ perlatus p. 712	Parmel.
	94	„ vernalis p. 712	Spec. incerta!
1774		**e. System. veget. Edit. XIII. (cur. Murray.)**	
	95	Lichen Burgessii p. 807	Leptogium.
1781		**f. Syst. veget. plant. Supplem. a Linn. filio.**	
	96	Lichen flammeus p. 451	Dufourea.
	* 97	„ icmadophilus p. 450	Lich. aeruginos. Scop.
	98	„ tremelloides p. 405	Leptogium.
	99	„ Capensis p. 451	Physcia.
1784		**g. Syst. veget. Edit. XIV. (cur. Murray.)**	
	*100	Lichen aurantiaco-ater p. 965 (vide auch 48)	Usn. melaxantha Ach. = Lich. sulphureus (Müller.)

34

Anni.	Nr. crrs.	Nomina originalia.	Nomina hodierna et adnotat.
1769 — 1808		**53. Hornemann und Vahl.**	
		in Oeder Flora Danica.	
	101	Lichen leprosus ruber, tuberculis nigris. tom. III. fasc. 8. (1769) t. 470. f. 1 (Hornemann)	Lecidea Oederi (Web.)
	†102	Lichen rimosus. tom. III. (1769) t. 468. f. 3 (Hornem.)	= Lecanora glaucoma (Hoff.) Ach.; = Lich. sordidus Pers.
	103	Lichen confinis t. 879 f. 2 (1782) Hornem.	Lichina.
	105	Lichen stillicidiorum t. 1063 f. 2 (1792) Hornem.	Lecid. cerinae var.
	107	Lichen hypnorum tom. VI. (1787) t. 956 (Vahl)	Psoroma hypnor. (Hoffm.) Nyl.
	†109	Lichen digitatus t. VII. (1797) t. 1188 f. 2 (Vahl)	Clad. Floerkeana Fr.
	*111	Lichen obtusatus t. VII. (1794) t. 1126 f. 1 (Vahl)	Lecan. oculata (Diks.)
	113	Lichen astroideus t. VIII. (1808) t. 1352 f. 2 (Hornem.)	Lecid. conferv. v. dendritica (Hoffm.)
	114a	Lichen jungermaniae t. VI (1792) t. 1063 f. 1 (Vahl)	Lecidea.

    Nota. Ausser obigen Species sind in Oeder's Flora Danica noch circa 10 andere angeblich neue Flechten (wie auf Tab. 463 f. 1 und 2, Tab. 466, 468 f. 2, Tab. 470 f. 3 und 712 f. 1, Tab. 825 f. 1 und 2, Tab. 955 f. 2, Tab. 1352 f. 1) abgebildet und beschrieben; diese gehören aber theils schon früher bekannt gewordenen Arten an, theils sind ihre gegenwärtigen Namen noch nicht eruirt.

Anni.	Nr. crrs.	Nomina originalia.	Nomina hodierna et adnotat.
		54. Schreber.	
1771		**a. Spicileg. Fl. Lips.**	
	†114b	Lichen aculeatus p. 125	Cetraria.
	†115	„ pulverulentus p. 128	Physcia (Lich. orbicul. Neck. meth.)
	116	„ granosus p. 128	Physcia obscura α chloantha (Ach.)?
	†117	„ muralis p. 130	Placodium (= Lich. saxicola Pollich.)
	118	„ pallidus p. 133	Lecanora.
	*119	„ scruposus p. 133	Urceol.

Anni.	Nr. crrs.	Nomina originalia.	Nomina hodierna et adnotat.
	120	Lichen pullus p. 131	Parmel. (P. olivaceae forma.)
	1	„ sabuletorum p. 134	Lecid.
	2	„ stellaris p. 127	Physc. stellaris v. ambigua (Ehrh.)
	3	„ angulosus p. 136	Lecanorae pallidae (Schreb.) var.
	† 4	„ hispidus p. 126	Physc. stellaris v. tenella Scop.

55. Necker.

a. Method. muscor.

Anni.	Nr. crrs.	Nomina originalia.	Nomina hodierna et adnotat.
1771	* 5	Lichen pallescens p. 54	Parmel. aleurites Ach.
	† 6	„ polydactylon p. 85	Peltig. polydactyla.
	† 7	„ rufescens p. 79	„ rufescens.
	† 8	„ ceranoides p. 63	Cladonia.
	9	„ ochroleucus p. 52 (vid. auch 60)	Lecan. haematomma (Ehrh.)

56. Scopoli.

a. Fl. Carniol. Ed. I. 1760. Edit. II. 1772.

Anni.	Nr. crrs.	Nomina originalia.	Nomina hodierna et adnotat.
1760 — 1772	†130	Lichen scrobiculatus II. p. 384	Sticta.
	† 1	„ amplissimus II. p. 386	„ (Lich. glomuliferus Lightf.)
	† 2	„ aeruginosus I. p. 78	Lecidea (icmadophila Lin.)
	† 3	„ rupestris II. p. 364	„
	† 4	„ multifidus II. p. 396	Collema (Lich. gyrosus Gun.)
	† 5	„ cristatus I. p. 113	„ nigrescens (Huds.) (Vespertilio Lightf.)
	6	„ pinastri ll. p. 382	Cetraria
	† 7	„ fragilis ll. p. 391	Lecan. crassa v. gypsacea (Schaer.)
	† 8	„ candelarius ll. p. 366	Placod. murorum (Hoffm.) fide Schaer.
	9	Lichen pulverulentus. II p. 389	Phyc. pulverulenta v. grisea Schaer.
	140	„ physodes. 2. laciniis hiantibus, folio decumbente et perforato ll. p. 393	} Parm. dlatrypa Ach.

57. Weigel.

a. Observ.

Anni.	Nr. crrs.	Nomina originalia.	Nomina hodierna et adnotat.
1772	1	Sphaeria nitida p 45	Verrucaria.
	2	„ byssacea p. 42	„ (Thrombium.)
	† 3	„ gregaria p. 48	Coniocarpon (= Coniocarp. cinnabarium DC.)

Anni.	Nr. crrs.	Nomina originalia.	Nomina hodierna et adnotat.
		58. Weis.	
1772		**a. Plant. cryptog. Götting.**	
	4	Lichen pyxidatus, cristatus (Caules multo pulvere incano instrati) p. 92	Clad. cenotea (Ach.) Flke.
	† 5	Lichen calcarius p. 40	Lecidea.
	† 6	Lichen aquaticus p. 77	Endocarp (End. fluviatile DC.)
		59. Gunner.	
1772		**a. Flor. Norveg. Vol. II.**	
	† 7	Lichen normericus p. 123	Cornicularia tristis (Linn. fil. et Web.) Vide Nr. 190.
		59½. Zoega in:	
1772		**E. Olafsen's et B. Provelsen's Reise Igennem Island.**	
	7a	Lichen sulphureus (Müller) Append. p. 15	= Usnea melaxantha Ach. = Lich. aurantiaco-ater Wulf. (fid. Th. Fries.)
	7b	„ trapeziformis (Müll.) p. 15	= Endocarp. pusillum Hedw. = End. Hedwigii Ach.
	7c	„ reticulatus (Müll.) p. 16	
	7d	„ crinitus (Müll.) p. 16	
	7e	„ defraudans (Müll.) p. 16 (Vide Note 1349 in Band I.)	
		60. Necker.	
1768		**a. Delic. Gallobelg.**	
	† 8	Lichen acetabulum p. 506	Parmelia.
	9	„ pallescens p. 503 (Das Synon. in Neck. meth. p. 54 ist nicht ganz sicher.) (vid. auch 55)	„ aleurites Ach.
		61. Leers.	
1775		**a. Flor. Herborn.**	
	† 150	Lichen quisquilaris p. 993	Clad. parasitica Hoffm.
	1	„ calcarius p. 930	Lichen sulphureus Hoffm. fide Schaer.
		62. Pallas	
1776		**a. Reise.**	
	2	Lichen esculentus tom. 3. p. 80	Lecanora

Anni.	Nr. crrs.	Nomina originalia.	Nomina hodierna et adnotat.
		63. Lightfooth.	
1777		**a. Flor. Scot. tom. II.**	
	† 3	Lichen laetevirens p. 852	Sticta herbacea (Huds.)
	† 4	„ plumbeus p. 826	Coccocarp.
	† 5	„ caeruleonigricans p. 805	Lecidea (= Lecid. vesicularis Ach.)
	6	Fucus pygmaeus t. 32	Lichina.
	7	Lichen aurantiacus p. 810	Lecidea.
	* 8	„ Burgessii p. 827	Leptogium.
	9	„ exilis p. 894	Gonionema pannosum Nyl.
	160	„ cartilagineus p. 815	Squamaria crassa v. caespitosa Nyl.
	*160a	„ alcicornis p. 872	= (L. foliaceus Huds.).
	160b	„ glomuliferus p. 853	Ricasolia (Lich. amplissimus Scop.)
		64. Hudson.	
1762		**a. Flor. Anglic. Edit. I. 1762. Edit. II. 1778.**	
—			
1778	1	Lichen niger. ll. p. 524	Pannaria (Pann. corallinoid. (Hoffm.)
	† 2	„ sylvaticus l. p. 453	Sticta.
	† 3	„ pyxidatus var. ventricosus ll p. 554 *)	Clad squamosa Hoffm.
	† 4	„ crassus ll. p. 530	Squamaria crassa v. caespitosa Nyl.
	† 5	„ ater l. p. 445	Lecanora atra Ach. (Lich. nigricans Neck. Del. Gallob.)
	† 6	„ pyxidatus v. filiformis ll. p. 552	Cladonia macilenta (Ehrh.) Hoffm.
	† 7	„ ferrugineus ll. p. 526	Lecidea ferruginea (Huds.) Schaer.
	8	„ sinuatus ll. p. 535	Leptogium.
	9	„ palmatus ll p. 535	„
	170	„ nigrescens l p. 450	Collema nigrescens (Lich. cristatus Scop. Carniol.)
	† 1	„ fluviatilis ll. p. 536	Collema.
	† 2	„ crispus l. p. 447	„
	* 3	„ globosus l. p. 460	Sphaerophorus coralloides Pers.
	4	„ marginalis ll. p. 534	Coll multifidum v. marginale Schaer.
	† 5	„ furcatus l. p. 458	Cladonia
	† 6	„ foliaceus l. p. 457	„ alcicornis (Lightf.) Flke.

*) = Lich. ventricosus in Ed. I. (1762) pag. 457.

Anni.	Nr. crrs.	Nomina originalia.	Nomina hodierna et adnotat.
		65. Weber.	
1778		**a. Spicileg.**	
	7	Lichen elvaloides p. 186	Lecidea.
	† 8	„ fallax p. 244	Cetr. glauca v. fallax Ach.
	9	„ tinctorius p. 244	Ramalina polymorpha (L.) Ach.
	† 180	„ erosus p 259	Umbilic.
	180½	„ cinereo-fuscus p. 188	Lecid. ferrug. v. cinereofusc. Schaer.
	1	„ verrucosus p. 192	Ricasolia.
	2	„ lentigerus p. 192	Squamaria.
	3	„ pezizoides p. 200	Pannaria brunnea (Sw.)
	4	„ Oederi p. 182	Lecidea (vid. Nr 101.)
	4½	„ cruentus p. 184	Lecanora ventosa (L.) vid. Nr. 48.
	† 5	„ candidus p. 193	Lecidea.
	6	„ muscorum p. 183	Spec. incerta !
	† 7	„ confluens p. 180	Lecidea.
	† 8	„ immersus p. 188	„
	9	„ diffusus p. 250	Parmelia.
	* 190	„ tristis p. 209	Cornicularia (Lich. normericus Gunn.)
		66. Retz.	
1779		**a. Prodrom.**	
	† 1	Lichen scopulorum p. 282	Ramalina (Lich. calicaris Lin.)
	2	„ arenarius p. 292	Evern. prunastri Ach. var.
		67. Swartz.	
1781		**a. Method. musc. (Linnaeo filio praeside.)**	
	3	Lichen vermicularis p. 119	Thamnolia vermic. α subuliform. Schaer.
	4	„ frigidus p 117	Lecanora tartarea v. frigida Ach.
	5	„ linearis p. 118	Ramalina.
	6	„ Filix p. 118	Sticta filicina (Ach. pr. p.) Nyl.
	† 7	„ rupestris p. 119 (vide auch 69. 79.)	Collema flaccidum (Ach.)
		68. Hagen.	
1782		**a. Lich. Pruss.**	
	8	Lichen caerulescens p. 69 „ botrytes p. 121	Lecanora Hageni Ach. Cladonia.

Anni.	Nr. crrs.	Nomina originalia.	Nomina hodierna et adnotat.
		69. Swartz.	
1784		**a. In Nov. Act. Acad., Upsal. tom. IV.**	
	† 200	Lichen impressus p. 245	Urceol. scruposa v. bryophila Ach. (vid. Schaer.)
	† 1	„ luridus p. 247	Lecidea.
	† 2	„ fulgens p. 246	Placodium (Lich. friabilis Villars.)
	† 3	„ sphaerocephalus p. 245	Calic. sphaeroceph. (Nach Fries Lichenogr. ref. p. 391 = Calic. melanophaeum Fr)
	4	„ muscicola p. 248	Leptogium
	5	„ tenax p 249	Collema.
	* 6	„ Oederi p. 245	Lecidea.
	7	„ ulmi p. 247	Lecanora rubra (Hoff.) Ach.
	* 8	„ brunneus p. 247	Pannaria.
1791		**b. In Westring Forsök ete. in K. Vetensk. Akad. Handl.**	
	9	Lichen microphyllus p. 301	Pannaria.
	210	„ glaucescens p. 137	Lecanora rimosa v. Swartzii Schaer.
	1	„ subcarneus p. 126	Lecanora rimosa v. subcarnea Schaer.
1793		**c. Ibidem.**	
	2	Lichen griseus p. 52	Umbilicaria (= Umbilicaria murina (Ach.) DC.
	3	„ hirtus p. 47 (vide auch 67. 79.)	Umbilicaria.
		70. Westring.	
1791		**a. In K. Vetensk. Akad. Handl.**	
	4	Lichen cartilagineus p. 307	Squamaria.
		71. Hoffmann.	
1784		**a. Enum. Lich. icon.**	
	† 5	Lichen radiosus p. 62	Placodium (Lecan. circinata Pers.)
	† 6	„ murorum p. 63	Placodium.
	* 7	„ sulphureus p. 32	Lecanora (Lich. calcarius Leers Herb.)
	† 8	„ albo-ater p. 30	Lecidea.

Anni.	Nr. crrs.	Nomina originalia.	Nomina hodierna et adnotat.
	8a	Lichen tiliaceus p. 96	Parmelia (= Parmel. quercifolia (Wulf.) = Lich. quercinus Willd.)
	† 9	„ clausus p. 48	Thelotrema.
	† 220	„ miniatus p. 62	Placodium elegans (Link.)
	1	„ caesius p. 65	Physcia pulchella (Wulf.) v. caesia.
	2	„ diffusus p. 70	Physcia pulchella v. dubia (Hoffm.)
	* 3	„ pallidus p. 50	Lecanora rubra Ach. (Hoffm.)
	4	„ lanuginosus p. 82	Pannaria caeruleo-badia (Schleich.)?
	5	„ ciliatus p. 69 (vide auch 83 und 93)	Physcia obscura v. ciliata.

72. Relhan.

Anni.	Nr. crrs.	Nomina originalia.	Nomina hodierna et adnotat.
1785		**a. Flor. Cantabr.**	
	6	Lichen stellatus p. 430	Lecidea decipiens (Ehrh.) (fide Engl. Bot.) Ach.
	7	„ muscorum p. 424	Lecidea muscorum Schaer.
	† 8	„ incanus p. 424	Lecidea canescens (Dicks.) Ach.

73. Ehrhart.

Anni.	Nr. crrs.	Nomina originalia.	Nomina hodierna et adnotat.
1785		**a Plantae cryptogamae Lin. exsicc.)**	
		* Dec. 1—24 (Nr. 1—240)	
	† 230	Lichen obscurus Nr. 177	Physcia.
	1	„ vitellinus „ 155	Lecanora (= Lich. candelarius L.)
	2	„ varius „ 68	Lecanora
	* 3	„ tiliaceus „ 59	Parm. tiliacea (Hoffm.)
	4	„ paradoxus „ 206	Lecidea.
	5	„ bryophilus „ 236	Urceol scruposa v. bryoph.
	6	„ abietinus „ 166	Platygrapha (= Lecan. periclea Ach. fid. Schaer.)
	6a	„ bicolor „ 40	Alectoria.
	7	„ granulosus „ 145	Lecidea.
	† 8	„ rubellus . „ 196	„
	9	„ cerinus „ 216	Lecanora.
	† 240	„ candelarius „ 126	Physcia.
	1	„ polycarpus „ 136	Physc. parietina v. polycarpa
1793		** Dec 25—33 (Nr. 241—330)	
	2	Lichen polytropus Nr. 294	Lecanora.
	8	„ holocarpus „ 284	Lecan holocarpa Nyl.

Anni.	Nr. crrs.	Nomina originalia.	Nomina hodierna et adnotat.
	4	Sphaerocarpus sessilis Nr. 320	Trachylia.
	†* 5	Lichen macilentus „ 267	Cladonia (Lich. pyxid. v. filiformis Huds 1778.)
	6	„ turgidus „ 297	Cladonia.
	7	„ impolitus „ 274	Arthonia (= Arth. pruinosa Ach.)
	* 8	„ myochrous „ 286	Leptog saturninum (Dicks.)
	8a	„ amylaceus „ 303	Lecid. farinosa (Flke.) (= Lec corticola b. farinosa Ach.)
	8b	„ myocoporoides „ 264	Verruc. punctiformis Pers.
	* 8c	„ tegularis „ 304	Placod. elegans (Link)
	* 9	„ multipunctus „ 305	Parmel. encausta (Sm.) Ach
	† 9a	„ spadochrous „ 317	Umbilicaria.
	9b	„ umbrinus „ 245	Lecanora.
		(vide auch 77)	

74. Wulfen.

Anni.	Nr. crrs.	Nomina originalia.	Nomina hodierna et adnotat.
1781		**a. In Jaquin Miscellan. austr. ad bot.**	
	* 9c	Lichen aurantiaco-ater ll. p. 379	Vid Nr. 147 a.
1786 — 1796		**b. In Jacqu. Collectan ad bot. etc. spect.**	
	250	Lichen anthracinus ll. (1788) p. 84	Umbilicaria (Umb. atropruinosa Schaer.)
	1	„ flocculosus lll. (1789) p. 99	„
	2	„ antarcticus ll (1788) p. 370	Nephroma.
	† 3	„ perforatus l. (1786) p. 116	Parmelia (= Lich. melanoleucos Willd. Bot. Mag. (1791) 4. p. 9 tab. 1 f. 3.)
	3a	„ pertusus lll. (1788) p. 181	Pertusaria Wulfenii DC. et L. hymenius Ach. et Porina fallax Ach. ††)
	4	„ speciosus lll. (1789) p. 119	Physcia.
	† 5	„ dubius IV. (1790) p. 275	Parmelia (P. Borreri Turn)
	6	„ albocaerulescens ll. (1788) p. 184	Lecidea.
	7	„ petraeus lll. (1789) p. 4	„
	† 8	„ tauricus ll (1788) p. 177	Thamnolia vermicul. v. taurica.
	* 9	„ ochroleucus ll. (1788) p. 192	Squamaria saxicola (Poll.)
	† 260	„ granosus lll. (1789) p. 131	Collema.
	1	„ alboincarnatus lll. (1789) p. 106	Lecidea rosella (Pers.)
	2	„ ambiguus IV. (1790) p. 239	Parm. ambig. v. ochromatica Schaer.

††) Das nächst älteste Synonym zu Lich. pertusus Wulf. (non Lin.) ist: Lich. hymenius Ach. Prodr. (1798).

Anni.	Nr. crrs.	Nomina originalia.	Nomina hodierna et adnotat.
	3	Lichen cristatus III. (1789) p. 189	Coll. pulposum Bernh.
	4	„ madreporiformis III. (1789) p. 105	Dufourea.
	† 5	„ pulchellus ll. (1788) p. 199	Physcia.
	6	„ scutatus IV. (1790) p. 268	Cetrar. sepincola v. chlorophylla (Humb.)
	* 7	„ quercifolius III. (1789) p. 127	Parmelia.
		75. Villars.	
1789		**a. Hist. plant. Dauph. tom III. B.**	
	† 8	Lichen farinaceus p. 994	Squam. pruinosa (Chaub.)
	9	„ dispermus p. 994	Lecidea atrobrunnea Ram.
	270	„ saxipertusus p. 994	Limboria sphinctrina Duf.
	* 1	„ elveloides p. 987	Baeomyc. icmadophilus (L.)
	* 2	„ opuntioides p. 967	Lecidea vesicularis Ach.
	* 3	„ friabilis p. 979	Placod. fulgens (Sw.) DC.
	4	„ mesenteriformis p. 1001	Lecidea mamillaris Gouan.
	* 5	„ tartareus p. 989	Urceol. scruposa, saxicola.
	* 6	„ lingulatus p. 982	Squamaria saxicola (Poll.)
	† 7	„ caesius p. 978	Pannaria rubiginosa (Thunb.)
	* 8	„ pantospermus p. 969	Lecidea decipiens (Ehrh.) Ach.
	9	„ caespitosus p. 976	Squamaria crassa var. (DC.)
	* 280	„ intestiniformis p. 497	Parm. encausta 8m Ach.
	* 1	„ ambiguus p. 934	Clad. alcicornis (Lightf.) Flke.
	2	„ decussatus p. 964	Umbilic. atropruinosa v. reticulata (Schaer)
	† 3	„ microscopicus p. 946	Stereocaul. nanum Ach. (1798).
	* 4	„ rubinus p. 977	Squam. rubina Hoffm. (Sq. chrysoleuca 8m.)
	† 5	„ ocellatus p. 988	Lecanora.
		76. Wildenow.	
1787		**a. Prodrom. Fl. Berol**	
	* 6	Lichen quercinus p. 353	Parm quercifolia (Wulf.)
1791		**b. Magazin der Botanik, IV. 9 und 11.**	
	* 7	Lichen melanoleucus 9. tab 1 f. 2	= Parm. perforata (Wulf.) Ach.
	* 8	„ Cinchonae 11 tab. 1 f. 3	Usnea florida (L.)
		77. Ehrhart.	
1780		**a. Phytophlacium Ehrhartianum.**	
	8a	Lichen sepincola Nr. 90	Cetraria.
	8b	„ papillaria Nr. 100	Cladonia.

Anni.	Nr. crrs.	Nomina originalia.	Nomina hodierna et adnotat.
1788		**aa. Beiträge etc.**	
1789	* 9	Lichen bicolor lll. p. 82 (1788)	Alect. jubata v. bicolor.
	† 290	„ ochroleucus lll. p. 82 (1788)	Alectoria.
	† 1	„ cupularis IV. p. 45 (1789)	Gyalecta.
1783		**b. im Hanov. Magas.**	
1786	* 2	Lichen haematomma (1786) p. 285	Lecanora (Lich. ochroleucus Neck. meth. musc. p. 52.)
	*† 3	„ papillaria (1783) p. 218	Cladonia.
	* 4	„ sepincola (1783) p 206	Cetraria.
1789		**c. in Hedw. stirp. cryptog.**	
	* 5	Lichen decipiens (1789) ll. p. 7	Lecidea (Lich. stellatus Relhan (1785).
		* Erhart in litt.	
1798		**d. Acharius Prodrom. Lich. Suec.**	
	† 6	Lichen conspersus p. 118 (vide auch 73)	Parmelia.
		78. Hedwig.	
1789		**a. Stirp. cryptogam.**	
	* 7	Endocarpon pusillum ll. (1789) p. 56.	= Lich. trapeziformis (Müller) Zoega.
		79. Swartz.	
1788		**a. Prodrom. Fler. Ind.**	
	8	Lichen Cocoes 146	Pyxine.
	9	„ pictus 146	Physcia.
	300	„ gosypinus 146	Lecidea.
	1	„ pannosus 146	Pannaria
	† 2	„ damaecornis 146	Sticta.
	3	„ laciniatus 147	„
	4	„ tomentosus 147	„
	† 5	„ melanocarpus 147	Sphaerophorus (= Sph. compressum Ach.)
	6	„ ceratophyllus 147	Cladonia.
	† 7	„ aggregatus 147	„
	8	„ fungoides 146	Baeomyces.
	9	„ diaphanus 147	Leptogium.
	310	„ vesiculosus 147	Lept. bullatum (Ach. Prodr.)
	† 1	„ marginellus 147	„ marg.
	2	„ cinereo-caesius 146	Urceolaria.
	† 3	„ flavicans 147	Physcia.
	4	„ ramulosus 147	Stereocaul. mixtum Nyl.

Anni.	Nr. crrs.	Nomina originalia.	Nomina hodierna et adnotat.
1806		**b. Flor. Ind. Occid. tom. III.**	
	5	Lichen complanatus 1911	Ramalina.
	6	„ chloromelos 1892	Collema.
	7	„ azureus 1895	Leptog.
	† 8	„ Usnea 1912	Ramal. usneoides et arabum (Ach.)
	9	„ aciculatus 1916. 1988	Clad. uncial. v. acicul.
	320	Thelephora ? sanguinea 1937	Hypochnus rubrocinctus Ehrbg.
	1	„ Pavonia 1930	Cora Pavonia Fr. Syst. Orb. v. p. 800 (1825).
	2	„ sericea 1928 (vid. auch 67. 69)	Dichonema.
		80. Bellardi.	
1788		**a. Osserv. bot. con un sagg.**	
	† 3	Lichen cucullatus 154 (vid. auch Nr. 87)	Cetraria.
		81. De Lamark.	
1789		**a. im Diction. d'hist. nat. tom. III.**	
	† 4	Lichen tartareus 477	Squam. Lamarkii (DC.) Nyl.
	† 5	„ olivaceus 482	Parm. exasperata Ach. (Parm. aspera Mass.)
		82. Schrank.	
1789		**a. Bayer: Flora tom. II.**	
	6	Lichen pertusus Nr. 1513	Parmelia.
	7	„ jacobaefolius Nr. 1532	Coll. multifid. v. jacobaefol. Schaer.
1792		**b. Hoppe bot. Taschenbuch für 1792.**	
	8	Lichen punctatus 70	ignot.
	9	„ varugus 74	„
	330	„ riviformis 75	Graphis fulgurata Fée?
	1	„ perpusillus 77	Spermogonien !
	2	„ Ocellus 78	ignot.
	3	„ cinereo-ater 79	Lecid. enteroleuca Ach. ?
	4	„ Cascarillae 80	Lecid. arthonioides Fée.
	5	„ glandifer 82	ignot.
	6	„ cinereo-ruber 85	„
	7	„ denticulatus 86	„

Anni.	Nr. crrs.	Nomina originalia.	Nomina hodierna et adnotat.
1790 — 1801		### 83. Hoffmann. **a. Plant. Lichenos. I. 1790. II. 1794. III. 1801. *)**	
	* 8	Patellaria rubra I. (1790) 81	Lecanora (Lich. ulmi Sw.)
	9	Sticta filix III. (1801)	(Hoffm. sed non Swartz.)
	† 340	Psora testacea l. (1790) 99	Lecidea.
	1	Umbilicaria Pensylvanica III. (1801)	
	* 2	Patellaria fumosa III. (1801) 3	Lecidea fusco-atra Ach. Meth. p. 44 ?
	3	Verruc. purpurascens l. (1790) 74	(= Lich. marmoreus Wulf.?)
	3a	Squamaria rubina l. (1789)	Squ. chrysoleuca (Sm.)
1790		**b. Veget. cryptogam. Fasc. II,**	
	4	Trichia lenticularis tab. 4. f. 3 (vid. auch Nr. 71 et 93)	Calicium.
1793 — 1814 1831 — 1834 et seq.		### 84. Smith et Borrer. **a. In Engl. Botan.**	
		Vol. VIII. 1799.	
	5	Lichen coarctatus Sm. Tab. 534	Lecanora.
		Vol. X. 1800.	
	* 6	Lichen inclusus Sm. Tab. 678	= Thel . lepad. (Ach. 1798.)
		Vol XI. 1800.	
	7	Lichen cretaceus Sm. Tab. 738	Leptog.
		Vol. XII. 1801.	
	8	Lichen lynceus Sm. Tab. 809	Opegr.
	9	„ inquinans Sm. Tab. 810	Trachylia.
	350	„ Turneri Sm. Tab. 857	= Lecan. pallescens v. albo-flavescens Schaer. En.
		Vol. XIV. 1802.	
	1	Lichen conspurcatus Borr. Tab. 964	Spec. anceps !
	2	„ corneus Sm. Tab. 965	Lecid. carneola Ach.
		Vol. XVI 1803	
	† 3	Lichen limbatus Turn. Tab. 1104	Sticta.
		Vol. XIX. 1804.	
	4	Lichen stictoceros Sm. Tab. 1353	Variet. Everniae prunastri Ach.
		Vol. XX 1805.	
	5	Lichen spongiosus Sm. Tab. 1374	Sol. saccata v. spongiosa Nyl.
		Vol. XXI 1805.	
	6	Lichen Lightfootii Sm. Tab. 1451	Lecidea.

*) Hoffmann hat in diesem Werke auch verschiedene Flechtenarten zum erstenmale unter den Gattungsnamen Umbilicaria (Umb. exasperata Vol. I. 1790 p. 7), Squamaria (Sq. pinastri ibid. p. 33), Pulmonaria (P. herbacea ibid. p. 51), Patellaria (P. scruposa ibid. p. 51) ausführlich beschrieben und abgebildet, ohne jedoch von diesen neuen Gattungen auch Diagnosen oder Beschreibungen zu geben.

Anni.	Nr. crrs.	Nomina originalia.	Nomina hodierna et adnotat.
		Vol. XXV. 1807.	
	7	Lichen tuberculosus Sm. Tab. 1733	Urceol. gibbosa Ach.
		Vol. XXV. 1807.	
	8	Lichen aromaticus Sm. Tab. 1777	Lecidea
	9	„ Clementi Sm. Tab. 1779	= Parm. astroidea (Clem.)var.
*	360	„ Borreri Turn. Tab. 1780	Parmelia (= Lichen dubius Wulf.)
*	1	„ Griffithii Sm. Tab. 1735	= Lich. tricolor et Lich. corneus Wither. (anno 1796) ?
	2	„ Opegrapha calcarea (Turner Msc.) Sm. Tab. 1790	
		Vol. XXVI. 1808.	
	3	Opegrapha elegans Borr. Tab. 1812	Graphis.
	4	Lichen laevigatus Sm. Tab. 1852	Parmelia.
	4a	„ effusus Sm. Tab. 1863	Lecidea ?
	5	„ microcephalus Borr. Tab. 1865	Calicium (= Sphinctr. angl. Nyl.)
	6	„ parasiticus Sm. Tab. 1866	Abrothallus.
		Vol. XXVII. 1808.	
	7	Opegrapha Lyelli Sm. Tab. 1876	
	8	Lichen fragrans Sm. Tab. 1912	= Collema microphyllum Ach.
		Vol. XXVIII. 1809.	
	9	Lichen globulosus Sm. Tab. 1955	Lecidea
		Vol. XXIX. 1809.	
	370	Lichen sinuosus Sm. Tab. 2050	Parmelia.
		Vol. XXX. 1810.	
	1	Lichen daedaleus Sm. Tab. 2129	Spec. anceps !
		Vol. XXXII. 1811.	
	1a	Lichen pruinosus Sm. Tab. 2244	Sarcogyne.
*	2	„ heteromallus Sm. Tab 2246	Est forma Alect. jubatae.
	3	„ Hookeri Sm. Tab. 2283	Pannaria.
		Vol. XXXIII. 1812.	
	4	Lichen verruculosus Sm. Tab. 2317	Lecidea.
*	5	„ atratus Sm. Tab. 2335	Lecidea morio (DC.' var.
	6	„ ceuthocarpus Sm. Tab. 2372	Pertusaria.
		Vol. XXXV. 1813.	
	7	Opegrapha venosa Sm. Tab. 2454	Stigmatid. (Platygramma elaborata Leight.) vid. et Nr. 435.
	8	Lichen melaleucus Sm. Tub. 2461	Pertusaria.
	9	„ debilis Sm. Tab. 2462	Calic.
	380	Calicium ferrugineum Sm. Tab. 2473	
	1	„ aeruginosum Sm. Tab. 2502	

Anni.	Nr. crrs.	Nomina originalia.	Nomina hodierna et adnotat.
		Vol. XXXVI. 1814.	
	* 2	Lichen dubius (Turn. and. Borr. Msc.) Tab. 2547	Lecidea aitema Ach. Lich. Univ. 178.
	* 3	Lichen Gagei Sm. Tab. 2580	Lecidea lenticularis Ach. (sec. Nyland.)
	4	Collema multipartitum Sm. Tab. 2582	
		b. Hooker and Sowerby.	
		Supplem. to the Engl. Bot.	
		1831.	
	* 4a	Endocarpon pulchellum Borr. Tab. 2602 fig. 1.	
	5	Verrucaria dermatodes Borr. Tab. 2607 f. 2	
	6	„ sorediata Borr. Tab 2612 f. 2	
	7	„ psoromoides Bor. Tab. 2612 f. 2	Endocarp.
	8	„ biformis Borr. Tab. 2617 f. 1	
	9	„ isidioides Borr. Tab. 2622 f. 1	
	390	„ Hookeri Borr. Tab. 2622 f. 2	
	1	„ concinna Borr. Tab. 2623 f. 1	
	2	„ elaeina Borr. Tab. 2628 f. 2	
	3	„ niveo-atra Borr Tab. 2637 f. 1	Thrombium.
	4	„ rudis Borr. Tab. 2637 f. 2	
	5	„ laetevirens Borr. Tab. 2658	Normandina.
	5a	Lecidea prominula Borr. Tab. 2687 f. 1	= Lecid. lenticularis Ach. (sec. Nyl.)
	6	„ chalybeia Borr. Tab. 2687 f. 2	sec. Nyl. = Lecid. lenticularis Ach.
		1834.	
	7a	Lecidea incompta Borr. Tab. 2699	
	7b	„ pulverea Borr. Tab. 2726	Edit. 1831.
	7c	Collema ceranoides Borr. Tab. 2704 f. 2	„ 1831.
	8	Verrucaria polysticta Borr. Tab. 2741	„ 1832.
	9	„ submersa Borr. Tab. 2768	„ 1833.
		1843.	
	400	Parmelia erosa Borr. Tab. 2807	Edit. 1837.
	400a	Lecidea Salweii Borr. Tab. 2861	„ 1837.
		1849.	
	* 1	Strigula Babingtonii Berk. Tab. 2959	
		84a. Borrer.	
		(in herbario)	
1851		**a. Leighton Brit. Angiocarp.**	
	1a	Verrucaria rugulosa 47	

Anni.	Nr. crrs.	Nomina originalia.	Nomina hodierna et adnotat.
1859		**b. Nyland. Lich. exot. in Annal. d. sc. nat.**	
	1b	Sticta marginalis 253	
1860		**c. Nyland. Synop. meth. II.**	
	1c	Sticta caperata 357	
		85. Link.	
1794		**a. Annalen d. Bot.**	
	* 2	Lichen elegans I. 37	Placodium (Lich. miniatus Hoffm. En. (1784.)
		86. Smith.	
1791		**a. In Transact. Linn. Soc. Vol. I.**	
	* 3	Lichen tumidulus 82	Lecid. mamillaris (Gouan.) Schaer.
	* 4	„ chrysoleucus 82	Squamar. rubina Hoffm.
	5	„ gypsaceus 81	Squamar.
	6	„ saturninus 84 ·	Leptog. Hildenbrand. (Garov. fide Nyl.)
	6a	„ encaustus 83 (Tab. 4 f. 6)	Parmel. encausta Ach. = Lich. multipunctus Ehrh. (1793.)
		87. Bellardi.	
1792		**a. Append. ad Flor. Pedemont in act.** Taur (1792) et Usters Annal. St. 15 (1795)	
	† 7	Lichen flavus (Ust. Annal. 90) (vide auch Nr. 80)	Lecan. chlorophana (Whlb.)
		88. Humboldt.	
1793		**a. Flor. Friedberg. Specim.**	
	* 8	Lichen chlorophyllus p. 20	Cetr. sepincola v. chloroph. (Humb.) (vid. Nr 266.)
		89. Thunberg.	
1794		**a. Prodrom. Flor. Cap.**	
	* 9	Lichen rubiginosus 176	Pannaria (= Lich. caesius Vill.)
	410	„ excavatus 176	= Gyal. Thunbergiana Ach.
	1	„ pallido-niger 176	Lecidea.
	2	„ Thunbergii (Ach.) 177	Endocarp.
	† 3	„ hottentotus 178	Parmelia.

Anni.	Nr. crrs.	Nomina originalia.	Nomina hodierna et adnotat.
	4	Lichen gilvus 178	Sticta.
	5	„ tabularis 176	Siphula.
	6	„ torulosus 177	Siphula (= Stereoc. pulvinatum Ach.)
	7	„ pertusus 176	Thelotr. henatomma Ach.
	* 8	„ tremelloides 177	Leptog.

90. Persoon.

Anni.	Nr. crrs.	Nomina originalia.	Nomina hodierna et adnotat.
1794		**a. In Uster's Annal. d. Bot.** Stück 7.	
	* 9	Baeomyces roseus 19	Lich. ericetorum Lin. (1753.)
	† 9a	„ cespiticius 155	Cladon. (= Clad. epiphylla (Ach.) = Clad. fungiformis (Schaer.)
	420	Calicium viride 20	
	1	„ salicinum 20	
	2	„ pallidum 20	Coniocybe.
	* 3	Sphaerophorus coralloides 23	Lich. globiferus Linn. anno 1767 et Lich. giobosus Huds. anno 1778.
	* 4	Lichen incurvus 24	Parmelia (vid. Nr. 565.)
	5	„ epigeus 25	Lecidea (Lich. candicans Diks.)
	* 6	„ rosellus 25	Lecidea (= Lich. alboincarnatus Wulf.)
	* 7	„ circinnatus 25	Placod. (vid. Nr. 215.)
	8	„ sambuci 26	Lecanora (Lecan. scrupulosa Fr. Fw. non Ach.)
	8a	„ sordidus 26	Lecanora (vid. Nr. 102.)
	9	„ variabilis 26	Lecanora.
	† 480	„ badius 27	„
	430a	Verrucaria cinerea 28	
	430a¹	„ olivacea 28	
	430a²	Endocarpon cinereum 28	= Endoc. tephroides Ach.
	430a¹	Opegrapha reniformis 31	
	430b	„ atra 30	= Opegr. stenocarpa Ach.
	430c	„ varia 30	
	430d	„ rubella 31	Opegr. herpetica Ach.
	430e	„ viridis 31	Vid. Nyl. Lich. Scand. Prodr. p. 256.
1794		Stück 11.	
	*430f	Verrucaria punctiformis 19	= Lich. mycoporoides Ehrh.
	430g	Opegrapha rupestris 20	
	430g¹	Lichen albellus 18	Lecanora albella (Pers.) Ach.
		Stück 14.	
1795	430h	Verrucaria nigrescens 36	

Anni.	Nr. crrs.	Nomina originalia.	Nomina hodierna et adnotat.
1799		**b. Observ. mycol. s. descr. II.**	Agyrium.
	430 i	Stictis rufa 74	Lecidea pallida Nyl.
	k	„ pallida 74	
1797		**c. Tentam. dispos. fung. suppl.**	
	l	Calicium subtile 60	
	m	„ turbinatum 59	
†	n	„ quercinum 59	
	o	„ sessile 59	Trachyl. stigonella Ach.
1799		**d. Icon. et descript. fung.**	
	p	Calicium adspersum 39	
1801		**e. Synops. method. fung.**	
	q	Peziza diluta 668	Lecidea pineti Ach.
	r	„ chrysophaea 674	Lecidea (sec. Nyl.)
	s	Sphaeria epigea Append. p. 27	Verrucaria.
1810		**f. Acta Soc. Wetterav. Vol. II.**	
	t	Parmelia dendritica 16	
	u	Umbilic. laevis 19	= Umbil. papulosa Ach.
	v	Parm. albicans 17	Physc. domingensis Ach.?
	431	Patellaria erythrocarpia 12	Placod. teicholyt. DC.
	2	Opegr. cincta 15	
	3	„ medusula 15	
	4	„ hieroglyphica 16	Graphis.
	5	„ venosa 15	(Non ead. spec. ac Opegr. venosa Sm.)
	6	Endocarp. americanum 14	
	7	Patell. Domingensis 12	Lecanora.
*	438	Calicium tigillare 14 (Ach. Prodr. p. 67 sub Lecidea.)	Trachylia.
1810		**g. Ach. Lichenogr. univ.**	
		(Persoon in litt.) Urceolaria actinostoma p. 288	
1826		**h. Gaudich, Voyag. Uran.**	
	440	Collema phyllocarpum p. 204	Leptogium.
	1	Sticta sinuosa p. 200	
	2	Borrera acromela p. 208	Physcia.
	3	Sticta xanthosticta p. 201	
	4	Coccocarpia molybdea p. 206	
	5	„ incisa p. 206	
	6	„ smaragdina p. 206	
*	7	Lecanora pilulifera p. 194	Pertusaria (= Parm. velata Turn.)

Anni.	Nr. crrs.	Nomina originalia.	Nomina hodierna et adnotat.
	8	Lecidea furfuracea p. 192	
	9	„ parvifolia p. 192	
	450	Pyrenula variolosa p. 181	Verrucaria.
	1	Physcia gracilis p. 209	Ramalina.
	2	Nephroma aurata p. 202	
	3	Parmelia fimbriata p. 196	Parm. relicina Fr.
	4	„ angustata p. 195	
	5	„ obesa p. 195	
	* 6	„ Sandwichiana p. 199	Pannaria pannosa (Sw.) Del.
	7	Coenogonium controversum p. 214	
	8	Emblemia contexta p. 184	Graphis.
	9	„ venosa p. 185	„
	460	Collema azureum p. 205	Num eadem spec. ac Leptog. azureum (Sw.)?
	* 1	„ Boryanum p. 205	= C. byrsinum Ach.
	2	„ Marianum p. 203	
	3	Cenomyce pycnoclada p. 212	Clad. rangifer. v. pycnocl.
	4	Umbilicaria rubiginosa p. 202	
		Ausserdem sind in dem allegirten Werke noch folgende weitere neue Flechten von Persoon beschrieben worden, deren Selbstständigkeit oder Gültigkeit aber nicht anerkannt zu sein scheint :	
	5	Pyrenula globosa p. 182	
	6	„ sphaerica p. 182	
	7	„ fuscata p. 182	
	8	Verrucaria melaloma p. 182	
	9	„ tessella p. 183	
	470	Porina tessellata p. 183	
	1	Ctesium album p. 186	
	2	„ rugosum p. 186	
	3	„ fuscescens p. 186	
	4	Arthonia violacea p. 187	
	5	Lecidea xanthocarpa p. 191	
	6	„ umbrinella p. 192	
	7	„ ochroleuca p. 193	
	8	Lecanora rubina p. 193	
	9	„ Macloviana p. 194	
	480	Parmelia lugubris p. 196	
	1	„ cuprea p. 196	
	2	„ endocrocea p. 196	
	3	„ macrocarpa p. 197	
	4	„ acanthifolia p. 197	
	5	„ membranacea p. 197	
	6	„ strigosa p. 198	
	7	„ fissa p. 198	

Anni.	Nr. crs.	Nomina originalia.	Nomina hodierna et adnotat.
	8	Parmelia maura p. 198	
	9	„ badia p. 198	
	490	Sticta crispata p. 201	
	1	Gyrophora perforata p. 202	= Paulia pululata Fée.
	2	Collema ulvaceum p. 203	
	3	„ Moluccanum p. 203	
	4	„ lanatum p. 204	
	5	„ polyrrhiza p. 204	
	6	„ Peltigera p. 204	
	* 7	Collema stellare p. 205	= C. byrsinum Ach.
	8	„ plicatum p. 205	
	9	Coccocarpia polyphylla p. 206	
	500	„ viridescens p. 207	
	1	Borrera dendritica p. 207	vid. nr. crs. 1019 a.
	2	„ flavo-grisea p 207	
	3	Usnea laevigata p. 209	
	4	„ strigosa p. 209	
	5	„ microcarpa p. 210	
	6	„ comosa p. 210	
	* 7	Cornicularia flavicans p. 210	= Physcia flavicans (Sw.)
	8	„ caesia p 211	
	9	Stereocaulon rubiginosum p. 212	
	510	Cenomyce crinita p. 212	
	1	„ australis p. 213	
	2	„ pertusa p. 213	
	3	„ scabrosa p. 213	
		i. Persoon in Herb. Mougeot.	
	4	Lecidea grossa	(Nyl. Prodrom. Lich. Gall. p. 139.)
		01. Schrador.	
1794		**a. Spicileg. Fler. Germ**	
	* 5	Lichen microphyllus p. 97	Panaria (vid. Nr. 209.)
	6	„ uliginosus p. 88	Lecidea.
	7	„ intermedius p. 89	„
	7½	„ fuscatus p. 83	Lecanora fuscata Nyl.
	8	Endocarp. viridulum p. 192 tab. 2 f. 4	
	9	Verruc. rupestris p. 109 tab. 2 f. 7	
	520	„ alba p. 109 tab. 2 f. 3	= Verr. gemmata Ach.?
	1	Lichen subtilis p. 95	Leptogium.
	† 2	„ viridescens p 88	Lecidea
	† 2½	Stereocaulon corallinum p. 113	vid. Nr. 1477.
1797		**b. Cryptog. exslcc.**	
	3	Opegrapha dispersa Nr. 167	Arthonia.

Anni.	Nr. crrs.	Nomina originalia.	Nomina hodierna et adnotat.
	3a	Lichen squamulosus Nr 153	Lecanora (Lec. cervina (Pers.) Ach.
	3b	Verrucaria cerasi Nr. 174 (Kurze Diagnosen vorstehender drei Arten in Uster's Neu Annal. 16 St. Leipzig 1797 p. 80.)	
1801		**c. Schrader's Journal f. Bot.**	
	4	Lichen pulchellus St. 1 p. 74	Lecid. Wahlenbergiana Ach.
	5	„ intricatus St. 1 p. 72	Lecan. polytropa v. intric.
	* 6	Peltigera chlorophylla St. 1 p. 79	Cetraria.
		92. Davies.	
1794		**c. Transact. Linn.**	
	7	Lichen simplex. II. p. 283 tab. 28 f. 2	Lecidea simpl. et Opegr. Persoonii v. strepsodina Ach.
	8	„ varians II. tab. 28 f. 3	Arthonia.
	9	„ concentricus II. p. 284	= Rhicocarp. subconcentricus Koerb. = Lecid. petraea Ach. Meth.
		93. Hoffmann.	
1795		**a. Deutsche Flora tom. II.**	
	530	Peltigera papyracea p. 108	Nephroma.
	1	Psora nebulosa p. 166	Pannaria.
	2	„ bracteata p. 169	Placodium.
	3	Lobaria orbicularis p. 155	Physc. obscura var.
	* 4	Verruc. abietina v. pilularis p. 156	Lecanora periclea Ach.
	5	„ coracina p. 183	Lecidea.
	6	Psora ostreata p. 163	„
	† 7	Stereocaulon corallinoides p. 129	Pannaria.
	7a	Verrucaria fumosa p. 190	Lecidea.
	8	„ punctata p. 192	„
	9	„ conglommerata p. 174	„ sphaeroides v. conglom.
	540	Stereocaul. condensatum p. 130	
	* 540a	Cladonia squamosa p. 152	Lich. ventricosus Huds.(1762)
	1	„ digitata p. 124	
	2	Psora albescens p. 165	Lecanora.
	† 3	Clad. rangiformis p. 114	
	4	Collema byssinum p. 105	Leptogium.
	† 5	„ corniculatum p. 105	Obryzum.
	6	Verruc. citrina p. 198 (vide auch 71 und 88)	Physcia parietina v. citrina.

Anni.	Nr. crrs	Nomina originalia	Nomina hodierna et adnotat.
		94. Dickson.	
1785 — 1801		**a. Fascic. plant. cryptog. I—IV.**	
		Fasc. I. 1785.	
	† 7	Lichen fuliginosus p. 13	Sticta.
	8	„ canescens ibid. p. 10 t. 2 f. 5	Lecidea.
	9	„ sphaeroides ibid. p. 9 t. 2 f. 3	„
	550	„ querneus ibid. p. 9 t. f. 3	„
	1	„ luteus ibid. p. 11 t. f. 6	„
	2	„ tenuissimus ibid. p. 12 t. 2 f. 8	Leptogium.
	* 3	„ cochleatus ibid. p. 13 t. 2 f 9	„ tremelloides (Ach.) Fr
		Fasc. II. 1790.	
	4	Lichen membranaceus p. 21 t. 6 f. 1	Amphiloma lanuginosum Ach. Prodr.)
	4½	„ calvus p. 18 t. 6 f. 4	= Lecan. calva (Diks.) Nyl.
	5	„ carnosus ibid. p. 21 t. 9 f 7	Pannaria muscorum (Ach.) Del.
	6	„ oculatus ibid p. 17 t. 6 f. 3	Lecanora (Lich. obtusatus Vahl in Flor. Danic.)
	7	„ fusco-luteus ibid. p. 18	Lecidea.
	8	„ saturninus ibid. p. 21 t. 6 f. 8	Leptogium.
		Fasc. III. 1793.	
	9	Lichen frustulosus p. 13 t. 8 f. 1	Lecanora.
	560	„ candicans ibid. p. 15 t. 9 f. 5	Placodium
	1	„ flavovirescens ibid p. 13 t. 8 f. 9	Lecidea (Huc Lecid. citrinella Ach?)
	2	„ diffusus ibid. p. 7 t. 9 f. 6	Lobaria diffusa Hoffm. Fl. Germ. (1795) p. 156. Lichen (Parmel.) aleurites Ach. Prodr (1798) p. 117.
	3	„ scutatus ibid. p. 18	Peltigera.
	† 4	„ endivifolius ibid. p. 17	Cladonia.
	5	„ multifidus ibid. p. 16 t. 9 f. 7	Parmel. incurva (Pers.) ; Parm. recurva Ach.
		Fasc. IV. 1801.	
	6	Lichen atrorufus p. 22 t. 12 f. 4	Lecidea.
		95. Witherring.	
1796		**a. A Bot. Arrangem. Edit. III. tom. 4.**	
	7	Lichen corneus p. 20 t. 31 f. 3	Lecidea Griffithii (Engl. Bot.)

Anni.	Nr. crrs.	Nomina originalia.	Nomina hodierna et adnotat.
	8	Lichen tricolor p. 20	Lecid. Griffithii (Engl. Bot.)
	9	„ lacustris p. 21	Lecanora [(Lich. Acharii Westr.)
		96. Gouan.	
1796		**a Herborisat. de Montp.**	
	* 570	Lichen mamillaris p 88	Lecidea (= Lich. mesenteri-formis Vill.)
		97. Bernhardi.	
1799		**a. In Roemers Arch. f. d Bot. tom. II. St. 1.**	
	1	Sphaeria velutina p. 11 t. 1 f. 3	Thrombium (Verrucaria.)
	2	„ spongiosa p. 11 t. 1 f. 2	„ „
1799		**b. in Schraders Journ. f. d. Bot. tom. 1.**	
	3	Lichen Schraderi p. 22 t. 2 f. 5	Leptogium.
	4	„ pulposus p. 7 t. 1 f. 1 a	Collema.
	5	„ pulposus v. prasinus p 9 t. 1 f. 6	Coll. prasinum.
	5a	„ marginatus p. 6 t. 1 f. 2 a	Coll. cheileum (Ach.)
		98. Desfontaines.	
1800		**a Flora Atlant.**	
	† 6	Lichen intricatus tom II. p. 419 t. 258 f., 3	Physcia.
		99. Noehden.	
1800		**a. Schrad. Journ. f. d. Bot I. p. 238.**	
	7	Lichen reticulatus p. 238	Ramalina Menziesii Tayl.
		100. Michaux.	
1803		**a. Flora Americ. II.**	
	8	Psoroma palmulata p. 421	Lecanora Ach.
	9	Lobaria submarginalis p. 325	Parmelia Ach.
	580	Imbricaria convexiuscula p. 322	Parmel. Michauxii Ach.
	1	Lobaria quercicans p 324	Sticta.
	2	Scyphophorus sulphurinus p. 328	Cœnomyce Ach.
	3	Helopodium capitatum p. 329	„ Ach.
	4	Physcia exilis p. 327	Borrera Ach.
		101. Wahlenberg.	
1803		**a Supplem. ad Achar. Method.**	
	5	Parmelia molybdina p. 42	

Anni.	Nr. crrs.	Nomina originalia.	Nomina hodierna et adnotat.
	6	Parmelia elaeina p. 45	
	• 7	„ chlorophana p. 44	
	8	„ argopholis p. 32	
	9	„ aipospila p. 36	
	590	„ alphoplaca p. 41	
	1	„ peliocypha p. 40	
	2	„ straminea p. 47	
	3	„ poliophaea p. 38	
	4	„ confragosa p. 33	= Parmel. atrocinerea Fr. = Rinod. caesiella Kbr.
	5	„ anomala p. 39	
	6	„ sarcopis p. 40	
	7	„ spodophaea p. 37	
	8	„ milvina p. 34	
	9	„ ereutica p. 43	
	600	„ hysgina p. 48	
	1	Lecidea coniops p. 8	
	2	„ helicopis p 9	
	3	„ dolosa p. 11	Lecid. enteroleuca v. dolosa Th. Fries.
	4	„ amniospila p. 13	Lecid. ferrugin. var.
	5	Baeomyces rubiformis Ach. Meth. p. 324	„ Flor. Lapp. p. 479.
	6	Urceolaria pelobotrya p. 31	
	7	Baeomyces strepsilis p 51	
	8	Stereocaulon condyloideum p. 51	
	9	Endocarpon phylliscum p. 25	= Phylliscum endocarpoides Nyl
	610	„ sinopicum p. 30	
	1	„ smaragdulum p. 29	
	2	Thelotrema margacea p. 18	
	3	Verrucaria maura p. 19	
	4	„ aethiobola p. 17	
	5	„ striatula p. 21	
	6	„ clopima p. 19	
	7	„ aractina p. 17	
	8	„ lignyota p. 20	= Verruc. fuliginea Wahlbg.?
	9	„ muscosa p. 23	
	620	„ ceuthocarpa p. 22	
	1	„ trachona p 16	
1806		**b. Vet. Akad Handlingar 1806.**	
	2	Lichen glaucocarpus 143 t. 4 f. 4	Lecan. cervina α glaucocarpa.
	3	„ geoicus 142 t. 4 f. 5	Gyalecta.
	4	„ acicularis 143 t. 4 f. 7	Calicium.
	5	„ hydrocharus 145 t. 4 f. 5 (vide auch 111.)	Collema.

Anni.	Nr. crrs.	Nomina originalia.	Nomina hodierna et adnotat.
1803		**102. Bory de Saint. Vinc.**	
		a Voyage dans le quatre îles etc. tom. III.	
	6	Lichen retiger p. 101	Sticta.
	7	„ variabilis p. 101	„
	8	„ ambavillarius p. 100	„
	9	„ unguigerus p. 101	Erioderma (Sticta Groenda- daliana Ach.)
	6ю0	„ hybridus p. 103	Cladonia peltasta (Ach.)
	1	„ medusinus p. 102	Cladonia.
	2	„ candelabrum p. 103 t. 16 f. 2	„
	3	„ salacinus p. 106 t. 16 f. 3	Stereocaulon.
	* 4	„ Vulcani p. 147. 197	„ (= Lichen ce-
1832		**b. Exped. scientif. de Morée. Bot.**	reolus Ach.)
	5	Parmelia contorta p. 305 t. 37 f. 2 (vid. 129 ½.)	
1804 — 1808		**103. Turner.**	
		a. Transact. Linn. 1804—1808.	
	6	Variolaria multipunctata IX. (1808) p. 137 t. 10 f. 1	Pertusaria.
	6a	Variolaria globulifera IX. (1808) p. 139 t. 10 f. 2	„
	† 7	Lichen luteo-albus VII. (1804) p. 92 tab. 8 f. 3	Lecidea. (Patellaria ulmi- cola DC.)
	7a	Lichen carneo-luteus IX (1808) p. 145 t. 12 f. 2	Lecidea (non Sommerfeldt.)
	8	Lichen chrysocephalus VII. (1804) p. 88 t. 8 f. 1	Calicium.
	9	Lichen phaeocephalus VIII. (1807) p. 260 t. 6 f. 1	„
	640	Lichen fuscellus VIII. (1807) p. 88 t. 8 f. 2	Verrucaria.
	1	„ porriginosus VIII. (1807) p. 94 t. 8 f. 4	Lecid. rubella v. porriginosa.
		Parmelia velata IX. (1808) p. 143. t. 12 f. 1	Pertusaria
	2	„ Borreri IX. (1808) p. 148	Lichen dubius Wulf.
	* 3	t. 13 f. 2	
1804		**103½. Labillardiére.**	
		a. Nov. Holland. Pl. Spec.	
	4	Baeomyces reteporus p. 110	Cladonia.

Anni.	Nr. crrs.	Nomina originalia.	Nomina hodierna et adnotat.
		104. Harrimann.	
1805		**a. Winch. Bot. Guide V. 2.**	
	5	Verrucaria thelostoma p. 44	Pyrenula umbonata Ach.
		105. Delamark et Decandolle.	
1805		**a. Flore Francais. tom. II.**	
	6	Squamaria melanophthalma p. 376	
	7	„ peltata p. 377	
	* 7½	„ crassa p. 375	vid. Nr 164.
	* 8	Urceolaria Lamarkii p. 372	Squamaria (Lich. tartareus Delam. Dict. 1789.)
	* 9	Psora tabacina (Ram.) p. 367	
	* 650	Rhicocarpon armeniacum p. 366	= Lecid. viridi - atra Ach. Meth.
	* 1	„ morio (Ram.) p. 366	
	* 2	„ atrobrunneum (Ram.) 367	= Lich. dispermus Villars.
	3	„ confervoides 366	
	4	Patellaria sinapisperma 349	= Lecid. leucoraea (Ach.) Nyl.
	5	„ incrustans 361	
	6	„ myriocarpa 346	
	* 7	„ Clavus (Ram) 348	Lecidea (Fr. Lichenogr.)
	* 8	„ biformis (Ram.) 353	Lecidea albo atrae (Hoffm.) var.
	9	„ leucoplaca 347	
	660	Opegrapha bullata 309	
	* 1	„ saxatilis 312	(= Opegr. Persoonii Ach. sec. Nyl.)
	* 2	„ cerebrina (Ram.) 312	Lithagrapha
	3	„ tesserata 313	= Stigmatidium crassum Duby. (1830).
	4	„ crassa 312	
	* 5	Verrucaria macrostoma (Duf.) 319	
	* 6	„ caerulea (Ram) 318	
	7	„ calciseda 317	
	8	„ Dufourii 318	
	9	„ galactites 315	Arthonia.
	* 670	„ ruderum (Duf) 318	
	* 1	Pertusaria communis 320	Lichen pertusus Lin. Mant. I. p. 134 (1770).
	2	„ communis β rupestris 320	Pertus. rupestris Schaer.
	* 3	Endocarpon fluviatile 413	(Lich. aquaticus Weis (1772).
	* 4	Urceolaria castanea (Ram.) 371	Lecan. cervina v. castanea.
	* 5	Volvaria conchylioides 373	Lecan. coarctata (Sm.)

Anni.	Nr. crrs.	Nomina originalia.	Nomina hodierna et adnotat.
	6	Opegrapha dispersa 308	Arthonia.
	* 6a	Pertusaria Wulfenii 320	= Lich. hymenius Ach. — L pertusus Wulf

106. Schleicher.

Anni.	Nr. crrs.	Nomina originalia.	Nomina hodierna et adnotat.
1805 — 1807		**a. Centuriae I.—V.**	
	* 7	Lichen inflatus. Cent. 2 Nr. 70	Placod. alphoplacum (Wahl.)
	8	„ caeruleo badius. Cent. 2 Nr. 71	Pannaria (vid. Nr. 224).
	9	„ squalidus Cent. 3 Nr. 75	Lecidea.
	680	„ glomeratus Cent. 3 Nr. 77	Pertusaria.
	1	„ albo-ater Cent. 3 Nr. 71	Physcia pulchella v. albo-atra (Parm. albinea Ach.)
	2	Arthonia verrucarioides Ach. in Schl. Cent. 5 Nr. 53	Arth. punctiformis Ach.
1807 1823		**b. Catalog.**	
	2a	Lecidea immersa v. emergens (Ach.)	Lecid. emergens Ach.
	3	Borrera crinalis	Physcia ciliaris v. crinalis.
1821	3a	Lecidea glacialis	
	3b	„ alba	

107. Dufour.

Anni.	Nr. crrs.	Nomina originalia.	Nomina hodierna et adnotat.
1805		**a. Delamark et Decand. Flor. Franc. II.**	
		† (Duf. in litt. in herb.)	
	4	Verrucaria ruderum 318	
	5	„ macrostoma 319	
1818		**b. Journal physique tom. 87 1818**	
		†† (Diagn. et descript.)	
	6	Opegrapha grumulosa p. 214	
	* 7	Arthonia marginata p. 205	(= Graphis Lyellii (Sm.) Ach.
	8	„ ochracea p. 205	
	9	Opegrapha illecebrosa p. 213	Lecanactis Fr. Eur.
		††† Duf. (in litt. in herb.) apud:	
1825		**c. Fries Syst. Orb. veg.**	
	690	Biatora olivacea 285	
1825		**c'. Delise Monogr. Stict.**	
		Sticta fossulata 99	

Anni.	Nr. crrs.	Nomina originalia.	Nomina hodierna et adnotat.
1831		**d. Fries Lichenogr. Eur. reform.**	
	2	Parmelia castaneola 152	
	3	Endocarpon reticulatum 410	= Lecidea (sec. Nyland.)
	4	Parmelia endocarpea 128	
	5	„ chalybaea 125	
	6	„ nodulosa 185	
	7	Lecidea pachycarpa 259	
	8	„ opaca 289	
	9	Biatora albilabra 251	
	700	Lecidea aenea 108	
	* 1	Limboria sphinctrina 456	= Lichen saxipertusus Vill.
1850		**e. Schaerer En. crit.**	
	2	Lecidea caesia 99	Pannaria.
	2a	Stereocaulon Soleirolii 180	
	3	Lecanora Lallavei 57	
		f. Scripta var. Nylanderiana.	
1857	4	Baeomyces Prostii Syn meth. 177	
1854	4!	Arthonia melanopthalm. Etud. Alg. 337	
1856	5	„ marginella Syn. Arth. p. 100	
1857	6	Melaspilea? dimorpha En. gen. des Lich. p. 144	
1854	7	Collema nummularium Lich. Alger. p. 319	
1853	* 8	Lecidea fossarum Annal. des sc. nat. 3 XX. p. 320	= Biat. Rousselii Dur. et Mont. (1846).
1857	8a	Lecanora roboris Prodr. Lich. Gall. p. 93	
1861	9	„ hilaris Prodr. Lich. Scand. p. 173	
		108. Clemente.	
1807		**a. Essaio sobre etc.**	
	710	Parmelia astroidea 302	= P. sideralis Ach. Syn. 207.
	1	Lecidea Lallavei 295	
	* 2	Verrucaria amphibia 299	= V. maura v. striatula Fr.
	712a	Lecidea atra 296	= Lecid. melambola Ach. Syn. 23.
	b	„ plicata 296	
	c	„ globosa 297	= Lecid. microbola Ach. Syn. 48.
	d	Parmelia Caricae 362	= Parm. Clementiana Turn.
	e	Polystroma Fernandezii 299	Ad Ozocladium Mont. pertin. (ex Nyland.)

Anni.	Nr. crrs.	Nomina originalia.	Nomina hodierna et adnotat.
		109. Floerke.	
1808 — 1810		**a. Berl. Mag. etc. 1808—1810.**	
		(Diagn. et descriptiones.)	
	3	Capitularia pleurota (1808) p. 218	
	4	Lecidea immersa v. goniophila (1809) p. 311	Lecidea goniophila.
	5	Lecidea gelatinosa (1809) p. 201	
	* 5a	Cenomyce extensa (1808) p 222	= Clad: coccif. (L)
	* 5b	Lecidea sabuletorum (1808) p. 309 (excl. var.)	
	* 6	Lecidea immersa v. emergens (Ach.) Schleich. (1807) p. 312	Lecid. emergens Ach.
	† 7	Gyrophora polymorpha (1810) p. 65 (Schrad.) in herb.	
	8	Lecidea fusco-lutea var. leucoraea (1810) p. 304	Lecidea leucoraea.
	9	Urceolaria contorta v. glaucopis (1810) p. 123	Urc. glaucopis.
	9a	Urceolaria contorta *a* depressa (1810) p. 123	Lecan. depressa Nyl.
1810		**b. Weber et Mohr Beiträge etc. Bd. II.**	
	† 720	Capitularia neglecta 306	
	† 1	„ degenerans 308	
	† 2	„ amaurocraea 334	
1815 — 1821		**c¹. Deutsche Lichenen.**	
1819	3	Lecidea viridi-atra *) 4 Lfg. p. 4	Lecid. geographica v. viridi-atra Nyl Prodr. Lich. Gall. p. 143.
1821	4	„ tessellata Nr. 64	
	5	„ globulosa Nr. 181	
	6	„ parasitica Nr. 101	(= Lecid. alba Flke im Berl. Magaz. 1807 p. 12).
	7	„ synothea v. exilis Nr. 187	Lecid. exilis Koerb.
	8	„ biformis Nr. 122 A	Arthonia.
1815	9	Arthonia pruinosa β lobata Nr. 22	

---

*) Aber nicht Lecid. viridi-atra (Schleicher) Flke in Schrad. N. Journ. f. d. Bot. (1810) p. 54 was = Lecidea armeniaca DC. = Lecid. spectabilis Flke ist.

Anni.	Nr. crrs.	Nomina originalia.	Nomina hodierna et adnotat.
	730	Calicium albo-atrum Nr. 26	
	1	„ pusillum Nr. 188	
	2	Cenomyce coniocraea Nr 138. 139	
	* 3	„ decorticata Nr. 75	Cenom. pityrea v. decortic. Ach. Syn. p. 254 (1814).
	4	„ polydactyla Nr. 195	
	5	Stereocaulon incrustatum Nr. 77	
	† 6	„ denudatum Nr. 79	
	7	Collema minutissimum Nr 99	
	8	„ livido-fuscum Nr. 80	
	9	Lecanora adglutinata Lf. IV. p. 7 Anmerkung 2.	Physcia obscur. v. adglut.
1819	9a	Lecidea pellucida var. Nr. 102 Anm. 2	
	9b	„ pellucida var. hyalinella Nr. 102	
1821	9c	„ dryina Nr. 141	Schizoxylon dryinum (Flke.)
1825		**c². Th. Haenke, Reliquiae Haenkeanae.**	
	9d	Umbilicaria Haenkeana p. 8	
1826		**c³. Steudel et Hochstetter Enum. plant. Germ. Helvetiaeque.**	
		(Nomina !)	
	740	Lecanora cerinella 264	
	1	„ dispersa 204	
	* 2	Lecidea pellucida 212	
	8	Calicium roscidum 222	
1828		**c⁴. Commentat. de Clad.**	
		(Nomina et diagn.)	
	† 748a	Cladonia Dilleniana 138	
	b	„ ochrochlora 75	
	c	„ incrassata 21	
	d	„ perfoliata 30	
	e	„ sanguinea 22	
		(Floerke in litt., in herb.) apud:	
1821		**d. Sprengel's neue Entdeckung. Bd. I. u. II.**	
	744	Lecanora caesiella ll. p. 97	
	744a	„ lobulata I. 219	
	745	Lecidea badio-atra ll. 95	
	6	„ Wallrothii ll. p. 96	

Anni.	Nr. crrs.		Nomina originalia.	Nomina hodierna et adnotat.
1828			**e. Schaerer's Spicileg. Lich.**	
	7		Lecidea lactea (Flke in litt. 1812) p. 127	Lecid. lactea (Flke) Flotow in Flora 1828 p. 692 ?
	8		Lecidea sabulet. v. aequata (Flke in litt.) p. 152	
1826			**f. Sommerfeldt's Supplem. ad Fl. Lap.**	
	9		Lecanora Sommerfeldtii 84	
	750		Lecidea polycarpa 149	
	1		„ erythrophaea 163	
	2		Cladonia chlorophaea 130	
	4		Endocarpon Sommerfeldtii 134	Pertusaria.
	4a		Lecid. phaeocarpa 159	
1828			**g. Sprengel's Syst. Veget. tom. IV.**	
	5		Lecidea holomelaena 526	= Lecid. umbrina Ach. (secund. Nyl.)
1828			**ga. Flotow in Regensb. Flora 1828.**	
	6		Lecidea aeneofusca 635	
	7		„ petraea v. fusco-atra 690	
	8		„ „ form. A. rubiculosa 690	
	9		„ „ „ B. violacea 690	
	760		„ „ „ C. grandis 690	
	a		„ „ v. intumescens 690	
	b		„ „ v. viridi-atra 690	
	c		„ „ v. ocellata 691	
	*d		„ „ v. lactea 692	
	e		„ „ v. verruculosa 693	
	f		„ „ v. concentrica 693	
1833			**h. Wallroth Flor. Germ.**	
	761		Parmelia (Collema) teretiuscula 551	
1855			**i. Koerber Systema Lich.**	
	* 762		? Lecidea calcigena 251	Lecid. jnrana Schaer. En.
	762½		Lembidium polycarpum 859	
1850			**k. Schaerer Enum. crit.**	
	763		Lecidea contigua v. cyanea	(Flke in herb. Mougeot.) = Lecidea cyanea Kbr.
1861			**l. Nylander Lich. Scand. Prodr.**	
	763a		Lecidea pallido-cinerea 227	(Et in Herbario Flotowii et in collect. lich. exsicc. Zwackhii).

Anni.	Nr. crrs.	Nomina originalia.	Nomina hodierna et adnotat.
		110. Delile.	
1813		**a. Flore de l'Egypte tom. XIX.**	
	764	Parmelia maciformis p. 388 t. 53 f. 2	Ramalina.
		111. Wahlenberg.	
1812		**a. Flora Lapponica.**	
	5	Lichen murorum var. crenulatus 416	Lecanora cren.
	6	„ turfaceus 408	Lecanora.
	7	„ mastrucatus 413	„
	8	„ leucolepis 420	Pannaria.
	9	„ atro-sulphureus 411	Lecanora.
	770-	Lecidea atro-virens v. alpicola 474	Lecid. alpicol. Nyl.
	1	„ rivulosa v. mollis 472	„ mollis.
	† 2	Baeomyces ceratites 459	Siphula.
	3	Lichen mazarinus 412	Lecanora.
	4	„ protuberans 412	„
	* 4¼	Lecidea rubiformis 479	
1826		**b. Flora Suec.**	
	5	Pyrenula umbrina 871	
		(vid. auch 101)	
		112. Acharius.	
		a. Kongl. Vetensk. Acad. Nya Handling.	
1794		Tom. XV. (1794)	
	6	Lichen hyperboreus 89	Umbilic.
	7	„ amylaceus 191	(= Lecidea elata Schaer.)
1795		Tom. XVI. (1795)	
	† 8	Lichen sarmentosus 212	Alectoria.
	8¼	„ citrinellus 135	Lecidea.
	† 9	„ pollinarius 58	Ramal.
	780	„ abietinus 189 t. 5 f. 7	Lecidea.
	* 1	„ flaccidus 14	Collema.
	† 1¼	„ lacerus 18	Collema *)
	2	„ plicatilis 11	„

*) Bei den lichenologischen Schriftstellern (selbst bei Acharius) findet man gewöhnlich bei Collema lacerum: Swartz in Act. Soc. Upsal V. 4 (ohne Pagina-Angabe) als ältestes Synonym citirt. Diess ist unrichtig, denn in der citirten 1784 erschienenen Abhandlung von Swartz kömmt ein Lichen lacerus nicht vor. Letztere Flechte ist daher wohl zuerst von Acharius in der oben allegirten Abhandlung in den K. Vet. Ak. Handl. 1795 beschrieben worden.

Anni.	Nr. crrs.	Nomina originalia.	Nomina hodierna et adnotat.
1797		Tom XVII. (1797).	
	* 2a	Lichen polymorphus 27⁰ t. 11 f. 3	Ramalina (Lich tinctori Web.)
1801		Tom. XXII. (1801).	
	†* 3	Lichen cervicornis 342	Cladon. (auch in Prodr. 184.)
	4	„ rivularis 163	Collema.
1798		**b. Lichenogr. Suec. Predrom.**	
	5	Lichen edontellus 213	Cetrar.
	* 6	„ conspersus (Ehrh. in litt.) 118	Parmel.
	† 7	„ aquilus 109	Physcia.
	8	„ diffractus 63	Plac. murale v. diffract.
	9	„ sophodes 67	Lecan.
	790	„ tigillaris 67	Trachyl.
	* 1	„ Acharii (Westr.) 33	= L. lacustris (Wither.)
	2	„ Dillenianus 57	Lecidea.
	2a	„ argenus 8	Lich. farin. Hoff. En. p. 8
	3	„ orostheus 38	Lecidea.
	3a	„ hymenius 80	Pertusaria. (= Lich. per sus Wulf.)
	4	„ Ehrhartianus 39	Lecidea.
	4a	„ gemmatus 17	Verrucaria.
	5	„ lucidus 89	Lecidea.
	5a	„ Persoonii 19	Opegrapha.
	* 6	„ herpeticus 20	„
	7	„ elatinus 22	Pseudographis Nyl.
	8	„ acicularis 35	Coniocyb. furfur. var.
	9	„ cereolus 89	Lich. Vulcani Bory Voy. Ster. cereolinum A Syn. p. 285.
	† 800	„ bellidiflorus 194	Cladonia.
	800a	„ dactylinus 89	Pertusaria.
	1	„ lepadinus 80	(Lich. inclusus Engl. Bot
	2	„ euplocus 141	Endoc. miniati var.
	† 2a	„ furvus 132	Collema.
	3	„ synalissus 135	Synal. symphorea DC.
	4	„ limosus 126	Collema limosum Ach. S p. 309.
	4a	„ bullatus 137	Collema.
	5	„ chlorinus	Calic. chlorinum.
	5½	„ Persoonii 19	Opegrapha.
	6	„ velutinus 218	Gonionema.
	6a	„ myriococcus 127	Collema.
	6b	„ spurius 158	Peltigera.
	* 6b	„ murinus 148	Umbilic. murina DC. Fr.
	6c	„ cheileus 184	Collema.

Anni.	Nr. crrs	Nomina originalia.	Nomina hodierna et adnotat.
	7	Lichen colpodes 124	Parmelia.
	7a	„ cervicornis 184	Cladonia
	8	„ dealbatus 29	Pertusaria dealb. Nyl.
	†*8a	„ nanus 206	Stereocaulon (= Lich. microscopicus Vill.)
1803		e. Methodus Lich. et Supplem.	
		† Lichenes Europ.	
	9	Usnea barbata v. dasopoga 312	
	810	Alectoria divergens 305	
	† 1	Parmelia villosa 254	Physcia.
	† 2	Gyrophora arctica 106	
	8	Parmelia candelaris v. lychnea 187	
	* 3a	„ encausta 202	Lich. multipunctus Ehrh.
	4	„ olivacea v. prolixa 214	Parmel. prolixa.
	5	„ venusta 211	
	* 5½	„ alenrites 208	= Lich. pallescens = Parmel. hyperopta Ach. (sec. Nyl.)
	6	„ ompholodes v. panniformis 204	
	7	„ liparia 182	Squam. crassae forma.
	8	„ citrina v. phlogina 180	Lecan. phlog. Nyl.
	9	„ galactina 190	Squamaria.
	† 9½	Sticta aurata 277	
	820	„ subfusca v. bryontha 167	Pertus. bryonth.
	1	Lecidea erysibe 62	
	2	Parmelia epanora 179	
	2a	„ cerina v. pyracea 176	= Lecanora cerina (Ach.) Nyl.
	3	Urceol. foveolaris 149	
	4	„ hypoleuca 149	
	5	Lecidea rivulosa 38	
	5a	„ viridi-atra 50	= Lecid. armeniaca DC.
	6	„ atro-alba 11	
	† 6a	„ cyrtella 67	
	7	„ vernalis 68	(vid. Nyl. Prod. Lich. Scand. p. 201)
	8	„ lilacina 34	Est forma Lecid. dryinae Ach.
	8a	„ fusco-atra 44	Lecidea fumosa Ach.?
	8b	„ scabrosa 48	
	9	„ dryina 34	
	9a	„ petraea v. excentrica 37	= Lec. excentrica Nyl.
	830	„ miscella 62	
	* ½	Sphaerophoron compressum 185	
	1	Opegrapha dendritica 31	

Anni.	Nr. curr.	Nomina originalia.	Nomina hodierna et adnotat.
*	2	Opegrapha Persoonii 17	
	3	„ vulgata 20	
	4	„ astroidea 25	= Arthonia astroid. Ach. ?
	5	Calicium corynellum 94	
	6	„ paroicum 89	
	7	„ hyperellum 93	
	8	„ claviculare v. trachelinum 91	Calic. trachel. Ach. Univ
	840	Baeomyces placophyllus 323	
	1	„ cenoteus 345	Cladonia.
	2	„ turbinatus v. crispatus 341	Clad. crisp.
*	4	Verrucaria aethiobola in add. p. 17	
	5	„ acrotella 123	
	6	„ muralis 115	
	7	„ lithina. Supplem. 18	
	7½	„ mucosa Wahlbg. (Suppl. 23)	
	8	„ epidermidis 118	vid. Nyland. Prodrom. L Scand. p. 280.
	9	„ carpinea 120	
	850	„ fuscella v. viridula 290	Verr. viridul.
*	1	„ analepta 119	Verr. olivacea Pers. Sch (1794).
	2	„ farrea 115	
	3	„ stictica 118	Thromb.
*	4	„ trachona (Wahlbg.) Suppl. 16	
*	5	Parmelia cheilea 238	Collema (Lich. marginat Bernh. (1799).
		†† Lich. extranei.	
	6	Lecidea halonia 23	
	7	„ russula 61	
	8	Opegrapha prosodea 22	
	9	Verruc. mamillana 120	
	860	Bathelium mastoideum 111	Trypeth
	1	Verruc. ocellata 123	
	2	„ aspistea 121	
	3	„ tetracera 121	
	4	Parmelia ostracoderma 157	Lecanora Ach. Syn.
	5	„ thallina 172	„
	6	„ punicea 167	„
	7	„ aegialita 192	Physcia confluens (Fr.)
	8	„ lophyrea 198	Parm. cribellata Tayl.
	8a	„ byrsina 222	Collema.
	9	„ enteromorpha 252	
	870	„ Cincinata 252	
	1	„ Trulla 256	Everniopsis.
	2	„ ephebea 269	
	3	„ ceruchis 260	

Anni.	Nr. crrs.	Nomina originalia.	Nomina hodierna et adnotat.
	4	Cetraria lacunosa 295	
	5	Sticta cometia 277	
	6	„ orygmaea 278	
	7	„ anthraspis 280	
	8	Parmelia obvoluta 218	Sticta obvoluta (Ach.) Nyl. Prodr. Lich. Scand. p. 95 in nota (non Syn. meth. p. 362.)
	9	Peltidea cellulosa 289	Nephroma.
	880	Parmelia mollusca 258	Combea.
	1	Baeomyces acicularis 328	Pilophoron.
	* 2	Usnea melaxantha 307	Lich. aurantiaco-ater Wulf. in Jacq. Misc. 2 tab. 11. • f. 2 (1781) vid. Nr. 147 a.
	3	„ trichodea 312	
	4	Parmelia Menziesii 221	Collema Ach. Univ.
1810		**d¹. Lichenogr. Univers.**	
		† Lich. Europ.	
	† 5	Usnea ceratina 619	
	6	„ longissima 626	
	7	Alectoria jubata v. prolixa 592	
	8	„ jubata v. cana 593	
	890	Cornicul. ochroleuca v. nigricans 615	Alectoria nigricans(Ach.)Nyl. Lich. fucoides Diks. Crypt. Br. 2 (1790) p. 22.
	1	Roccella phycopsis 440	
	*† 1a	„ tinctoria 439 (vid. Nr. 10)	
	2	Alectoria thrausta 596	
	3	Lecanora tribacia 415	= var. Physciae stellaris (sec. Nyl.)
	4	Lecidea triptophylla 215	
	5	Lecanora callopisma 435	
	5a	„ colobina 358	
	6	„ anomala v. cooperta 382	Lecan. athroocarpa Duby.
	7	„ metabolica 351	
	7a	„ Hageni v. umbrina 368	Lecan. umbrina (Ach.) Mass.
	8	„ cenisia 163	
	8½	„ Lagascae 423	Species ab Squam. Lamarckii (DC.) diversa!
	9	Urceolaria Schleicheri 332	
	900	„ compuncta 343	Thelotrema.
	* 1	Verruc. actinostoma (Pers.) 288	
	2	Urceolaria cinereo rufescens 677	
	3	„ diacapsis 339	Nach Nyland. eine forma subfarinacea der Lecen. calcarea.

Anni.	Nr. crrs.	Nomina originalia.	Nomina hodierna et adnotat.
	4	Urceolaria verrucosa 339	
	5	„ mutabilis 335	
	6	Lecanora Ceratoniae 361	Dirina.
	6a	„ sulphurea 399	Parm. sordida v. sulphurea Fr.
	7	Gyalecta epulotica 151	
	8	„ Wahlenbergiana β truncigena 152	
	9	Lecidea globifera 213	Gyal. truncig.
	910	„ conglomerata 201	(Lecidea lithophila Ach. Syn.
	1	„ lapicida v. lithophila 160	p. 14 = Lecid. albo
	1½	„ Dicksonii 165	caerulesc. Fr. non Wulf.
	2	„ panaeola 201	
	2a	„ epixantha 208	
*	3	„ pelidna 158	= Lec. umbrina Ach (sec. Nyl.)
	4	„ lapicida var. monticola 159	Lecid. montic.
*	4a	„ corticola v. farinosa 187	= Lecidea farinosa (Ach.) Nyl. = Lich. amylaceus Ehrh.
	5	„ Ehrhartiana v. hilaris 191	Lecidea hil. Nyl.
	6	„ protuberans 328	
	6a	„ aequata 171	= L. stigmatea Nyl.
	7	Biatora turgida 273	
	8	Lecidea platycarpa 173	
	9	„ parasema v. crustulata 176	
	920	„ enteroleuca 177	
*	20a	„ emergens 153	Lecid. emergens (Ach. in litt.) Schleich.
	20b	„ talcophila 183	
†	1	„ parasema 175	
	2	„ premnea 173	
	3	„ pezizoidea 182	(= Lecidea muscicola Sommerf.)
	4	„ lignaria 169	
	4a	„ ambigua 161	= Lecidea albo-atra (Hoffm.) var. ambigua (Ach.) Nyl.
	5	„ asserculorum 170	
	5a	Gyrophora heteroidea v. corrugata 219	= Umbil. corrug. (Ach.) Nyl.
	6	Lecanora commutata 352	
*	7	Lecidea pineti 195	Peziza diluta Pers. (1801).
	8	Lecanora elatina ††) 357	= Lecan. lutescens Ach. ibid. p. 387.
	9	„ rubelliana 376	

††) Die beiden Synonyme: Verruc. lutescens Hoffm. D. Fl. II. (1795) p. 195 und Parmel. lutescens Flke im Berl: Magasin 1807 sind zwar älter, aber unsicher.

Anni.	Nr. crrs.	Nomina originalia.	Nomina hodierna et adnotat.
	9a	Lecanora cooperta 382	
	930	Lecidea erythrocarpia 205	
	1	„ umbrina 188	= Lecid. pelidna Ach. (sec. Nyl.)
	2	Opegrapha Personii var. strepsodina 247	Opegr. strepsod.
	3	„ lithyrga 247	
	3½	„ parallela 253	(Xylographa).
	4	Arthonia radiata var. anastomosans 146	Arth. anast.
	* 5	„ punctiformis 142	
	6	„ gibberulosa 142	Hazslinszkya gibber. Kbr.
	7	Calicium cladoniscum 241	
	8	„ claviculare v. pusillum 236	Cal. pusillum.
	9	„ trichiale 243	
†	940	„ trich. v. stemoneum 243	
	1	„ gracilentum 243	Coniocybe.
	2	Cenomyce coralloidea 528	
	3	„ leptophylla 568	
	* 4	Pyrenula umbonata 316	Verr. thelostom. Harrim.
	5	Verrucaria gelatinosa 283	
	6	Pyrenula gibbosa 317	
	7	Verr. fuscella v. catalepta 290	Pyren. catalepta.
	8	Pyrenula hiascens 314	
	9	Verr. chlorotica 283	
	9a	„ punctiformis var. ptaeleodes 275	= Mycop. ptael. (Ach.) Nyl.
	950	„ Harrimani 284	
	½	„ epidermidis var. albissima 276	= Verruc. albissima et V. oxyspora Nyl.
	1	„ laevata 284	
	1a	„ pyrenophora 285	
	2	„ epipolaea 285	
	2a	„ plumbea 285	
	3	„ rhyponta 282	
	3a	„ papillosa 188	
	4	Porina lejoplaca 309	
	5	Endocarpon viride 300	Normand. laetevirens (Borr.) Nyl.
	6	„ rufescens 304	= Endoc. lachneum Ach.
	7	„ pallidum 301	
	7a	„ hepaticum 298	
	8	Arthonia lurida 143	= Spiloma paradoxum Ach.
	9	Collema furvum v. verruciforme 650	Coll. verrucif.
	960	„ dermatinum 648	
	1	„ asprellum 629	Pterigium.
	1a	„ glomerulosum 641	= Atichia Mosigil Fw.
	2	„ chalazanum 630	
	* 3	„ microphyllum 630	= Collema fragrans Sm.
	4	„ turgidum 634	

Anni.	Nr. curr.	Nomina originalia.	Nomina hodierna et admotat.
	6	Collema fasciculare β aggregatum 640	Coll. aggreg.
	7	„ elveloideum α 641	
	8	„ thysanaeum 651	
	8½	Isidium coccodes 578	Pertusaria.
		†† Lich. extranei.	
	9	Lecidea inculcata 189	
	970	„ Antillarum 172	
	*1	Gyrophora papulosa 226	Gyr. laevis Pers. in Act. Weterav. Vol. II. p. 19 (1810).
	1a	„ heteroidea v. corrugata 129	= Umbilic. corrugata (Ach.) Nyl.
	2a	„ Mühlenbergii 227	
	3	Opegrapha abnormis α 259	Arthonia.
	3a	„ varia 259	
	4	Graphis Lineola 264	
	5	„ Caribaea 272	
	6	Verruc. analepta β Americana 275	Verr. Americ.
	7	„ pulla 281	
	8	„ pusilla 282	
	9	„ tropica 278	
	980	„ hymnothora 280	
	*1	Endocarpon glaucum 302	(= E. miniatum Ach.)
	*2	Trypethelium Sprengelii 306	Trypeth. Elutheriae Spreng. Einl. in das Stud. der Kr. (1803) p. 350.
	3	Graphis tricosa in Add. p. 674	Glyphis.
	*4	Pyrenula henatomma 316	Thelotrema (Lich. pertusus Thbg. Prodr. Cap. (1794) p. 176).
	5	Thelotrema lapadinum β bahianum 312	Thelotr. bah.
	6	Pyrenula subaperta in Add. p. 676	
	7	Lecanora prosecha 346	
	8	„ caesiorubella 366	
	8½	„ scrupulosa 375	
	9	„ cinnabarina 402	
	990	„ bella 898	
	1	„ adscensionis 422	
	2	„ Afzeliana 429	
	3	Parmelia pellita 468	
	4	„ congruens 491	
	5	„ molliuscula 492	
	6	Borrera erinacea 499	
	7	„ pubera 502	
	8	Cetraria ciliaris 506	

Anni.	Nr. crrs.	Nomina originalia.	Nomina hodierna et adnotat.
	• 9	Sticta Groendaliana 452	Erioderma unguigerum (Bory Voy. 3 (1804) p. 101).
	1000	Dufourea ryssalea 525	
	† 1	Alectoria Canariensis 597	
	2	Ramalina homalea 598	
	3	„ Peruviana 599	
	4	Cornicularia crocea 615	
	5	Ramalina scopulorum v. cuspidata 605	Ram. cuspid. Hepp.
	6	Usnea jamaicensis 618	
	7	„ Cornicularia 619	
	8	„ gracilis 627	
	• 9	Collema byrsinum 642	Parmel. byrsina Ach. Meth. 222.
1812		**d². Anmärkn. vid. Lafsl. The-lotrema.**	
	1010	Thelotrema terebratum 88	
	1	„ urceolare 90	
	2	„ fumosum 91	
	3	„ cavatum 92	
	4	„ obturatum 92	
	5	„ discoideum 94	
	6	„ variolarioides 95	= Phlyctis argena (Flke) p. p.
1814		**e. Synops. meth. Lich.**	
		a. Lich. Europ.	
	7	Nephroma laevigata 242	
	8	Peltigera malacea 240	
	9	Sticta linita 234	
	9a	Parmelia speciosa v. hypoleuca 211	= Borrera dendritica Pers., = Parm. flabellata Fée, — Physcia lamelligera Tayl. (sec. Nyl.)
	1020	„ contortuplicata 210	
	1	Lecanora amniocola 156	
	2	„ cirrochroa 181	
	3	„ oreina 181	
	4	„ Agardhiana 152	
	5	„ rhagadiosa 164	Lecan. grumulosa Schaer. En.
	6	Gyalecta cretacea 10	
	7	Lecidea delibuta 31	
	7½	„ limosa 26	(= Lecidea milliaria α terrestris Fr)
	8	„ lygaea 34	
	8½	„ lenticularis 28	
	9	„ caesia 17	Lecid. spilota Fr.

Anni.	Nr. crrs.	Nomina originalia.	Nomina hodierna et adnotat.
1030		Lecidea rudeta 888	Pannaria.
	* 1	„ fuliginea 85	(= L. uliginosa (Schrad Ach.)
	1¼	„ incusa 33	
	2	„ anomala 38	
	3	Verrucaria hydrela 94	
	4	„ glaucina 94	
	5	„ glabrata 91	Verruc. laevigata Pers. Act. Wett. 1810.
	* 5a	Porina fallax 110	= Pertus. Wulfenii DC.
	6	Collema tremelloides v. cyanescens 326	Lept. cyanesc.
	7	„ formosum 311	
	8	Spiloma melaleuca 2	Arthonia melaleucella N
	8a	Cenomyce pityrea v. decorticata 254	= Cenomyce decorticata F
		b. Lichen extranei.	
	9	Arthonia palmicola 5	
1040		„ polymorpha 7	
	1	Lecidea urceolata 27	
	2	„ scyphulifera 27	Gyrostomum.
	3	„ spadicea 34	
	4	„ varians 38	
	5	„ craterella 42	
	6	„ sorediata 54	
	7	Gyrophora mammulata 67	= G. spodochroa var.
	8	Opegrapha Comma 73	
	* 9	„ petraca 72	Lithographa tesserata (l
1050		„ striatula 74	= Graph. duplicata Ac Syn. 81.
	1	„ scaphella 78	
	2	„ cicatrisans 78	
	3	„ enteroleuca 78	
	4	Graphis tenella 81	= Gr. venosa v. elonga Eschw.
	5	„ tortuosa 85	
	6	„ Afzelii 85	
	7	„ inusta 86	
	8	„ scalpturata 86	
	9	„ planata 86	
1060		„ pezizoidea 86	
	1	Verrucaria phaea 88	
	2	„ galactina 90	
	3	„ Cinchonae 90	
	4	„ pyrinoica 90	
	5	„ sphinctrina 91	
	6	„ thelena 92	(= V. cinerella Fw. ?)
	7	„ planorbis 92	

Anni.	Nr. crrs.	Nomina originalia.	Nomina hodierna et adnotat.
	8	Endocarpon Mühlenbergii 101	
	9	Trypethelium variolosum 104	
	1070	„ papillosum 105	
	1	„ lageniferum 105	
	2	„ anomalum 105	
	3	„ conglobatum 106	
	4	„ porosum 106	
	5	Glyphis labyrinthica 107	
	6	„ cicatricosa 107	
	7	„ favulosa 107	
	8	Chiodecton sphaerale 108	
	9	„ seriale 108	
	1080	Porina peliostoma 111	
	1	„ papillata 111	
	2	„ granulata 112	
	3	„ Nucula 112	
	4	„ globularis 112	
	5	„ compuncta 112	
	6	„ subcutanea 113	
	* 7	Thelotrema terebratum 114	Thelotr. punctulatum Nyl.
	8	Pyrenula discolor 118	
	9	„ umbrata 118	
	1090	„ clandestina 118	
	1	„ trypanea 119	
	2	„ mastoidea 122	
	3	„ cinerosa 122	
	4	„ Pupula 122	
	5	„ Verrucarioides 124	
	6	„ leucostoma 124	
	7	„ heteroclita 127	
	8	„ Porinoides 128	
	9	Lecanora chrysomelaena 148	
	1100	„ diplacia 154	
	1	„ granifera 163	
	2	„ miculata 164	
	3	Parmelia galbina 195	
	4	„ placorodia 196	
	5	„ crinita 196	
	6	„ rudecta 197	
	7	„ cetrata 198	
	* 8	„ cineritia 201	= Lich. gossypinus Sw.
	9	„ setosa 203	
	*1110	„ diversicolor 210	= Placodium elegans DC.
	1	„ granulifera 212	
	2	„ obsessa 213	
	3	„ cristulata 218	
	4	Borrera Camtschadalis 223	

Anni.	Nr. crit.	Nomina originalia.	Nomina hodierna et adnotat.
	5	Borrera pubera v. peruensis 221	Physcia Peruens.
	6	Cetraria Tilesii 228	= Cetr. juniperina v. terrestre Schaer. Spicileg. (1823) p. 10.
	7	Ramalina rigida 294	
	8	Usnea angulata 307	
	9	Collema pustulatum 317	
	1120	„ pulchellum 321	
		Achar. in:	
1816		**f. Liljeblad. Utkast Sv. Flor. Edit. III.**	
	1	Lecidea Friesii 610	= Lecid. myrmecina Fr. in V Ac. Handl. 1822 p. 257.
1815 — 1817		**g. Vet. Acad. Handling. 1815, 1816 u. 1817.**	
	* 2	Calic. melanophaeum (Fr.) (1816) 276	
	* 3	„ brunneolum (Fr.) (1816) 279	
	* 4	„ viridulum (Fr.) (1817) 226	
	4a	„ parietinum (1816) 260	
	* 5	„ disseminatum (Fr.) (1817) 227	
	5a	„ pusiolum (1817) 231	
	* 6	„ physarellum (Fr.) (1816) 280	
	6½	Limboria flexella (1815) 258	Xylographa.
1804		**h. Web. et Mohr Archiv.**	
	7	Opegrapha pruinata I. 132	
		i. Achar. in herbario:	
		a) Dufourii.	
	7a	Lecidea polypaena.	sec. Nyland.
		Achar. (in litt.) apud Schaerer **Spicileg. et Enum. critic.**	
	8	Urceolaria suaveolens Spicil. 70 (1826)	Gyal. suaveolens Fries (1825)
	9	Gyalecta odora Spicil. 80 (1826)	
	*1130	Lecanora Schaereri En. crit. 70 (1850)	Ach. in litt. 1817 ad Schaerer.
	1	Endocarp. tephroides v. monstrosum. En. cri.. 232 (1850)	Endoc. monstrosum (Ach.) Mass.
	1a	Lecid. lapponica. Spicil. 205 (1833)	
	1b	Lecanora homaliza Spicil 413 (1840)	

Anni.	Nr. crrs.	Nomina originalia.	Nomina hodierna et adnotat.
		113. Turner et Borrer.	
1816		**a. Lichenograph. Brit.**	
	2	Calicium curtum 148	
	3	Thelotrema Hutchinsiae 178	Pertusaria.
		114. Agardh.	
1817		**a. Synops. Alg. Scandinav.**	
	* 4	Lichina pygmaea 9	
1823		**b. Species Algarum Vol. I.**	
	* 5	Lichina confinis 105	
		115. Chaubard.	
1821		**in St. Amand Flor. Agen.**	
	6	Lecidea exigua 478	
	7	Lecanora haematites 492	
	8	Verrucaria rubella 483	
	†* 9	Lecanora pruinosa 495	Squamaria (Parm. incisa Fr.) vid. auch Nr. 268).
		116. Ramond.	
1805		**a. Delamark et Dec. Flor. Franc. II.**	
		Nomina!	
	1140	Psora tabacina 367	
	· 1	Rhioc. morio 366	
	* 2	„ atrobrunneum 367	= Lich. dispermus Vill.
	3	Opeprapha cerebrina 312	
	4	Verruc. caerulea 318	
	5	Patellaria clavus 348	
	6	Urceol. castanea 371	Lecan. cervina v. castanea.
	6a	Patellaria biformis 353	
1823		**b. Mem. Soc. Linn. Paris.**	
	7	Lecanora concolor IV 436	
		117. Schweinitz in:	
1823		**a. Halsey Lich. New York.**	
	8	Cetraria viridis 16	
	9	Lecanora fulva 18	

Anni.	Nr. crrs.	Nomina originalia.	Nomina hodierna et adnotat.
		b. Schweinits in herb.	
1858	9a	Clad. Caroliniana (Tuckerm. Supplem. I. 427)	
	b	„ pulchella (Tuckerm. ibid. 427)	
	c	„ cetrarioides (Tuckerm. ibid.)	
		118. Pollini.	
1824		**a. Flora Veronens. Vol. III.**	
	1150	Lecidea gibberosa 408	
	1	„ bolcana 411	
		119. Sprengel.	
1804		**a. Einleitung in das Stud. der kr. Gew.**	
	2	Trypethelium Elutheriae 351	Tryp. Sprengelii Ach. (1816
1820		**b. Neue Entdeckung. tom. I. II.**	
1821			
	3	Lecanora Flotowiana I. 221	
	4	„ thiodes I. 224	
	* 5	„ lobulata (Flke) I. 219	
	* 6	„ caesiella (Flke mscr.) II. 97	
	* 7	Lecidea badio-atra (Flke msc.) II. 95	
	* 8	„ Wallrothii (Flke msc.) II. 96	
	9	Endocarpon athallon I. 217	
	†1160	Parmelia melanimon I. 227	Physcia obscura v. ciliata (Hoffm.)
	1	Lecanora spodoxantha II. 97	(Guadalupae : Bertier).
	2	Cornicularia Berterii II. 98	(Ins. S. Thomas : Bertier).
1826		**b². Steudel et Hochstetter Enum.**	
		plant. Germ. et Helvctiae.	
		(Nomina!)	
	3	Pyrenula Funkii 218	
1827		**c. Linn. Syst. Veget. Edit. XVI.**	
		1) Tom. IV. Pars I.	
	4	Porophora versicolor 241	
	5	Verrucaria enteroleuca 248	
	6	Platygramma serograpta 254	
	7	Lecidea circumalbata 257	
	8	„ caribaea 257	
	9	Patellaria crocea 267	
	1170	„ minima 267	

Anni.	Nr. crrs.	Nomina originalia.	Nomina hodierna et adnotat.
	1	Parmelia indica 279	Ramalina Fr.
	2	„ Friesii 281	Evernia Sprengelii Fr.
	3	„ pinguiscula 298	
	4	Peltigera bella 306	
	5	„ americana 306	
1827		2) Tom. IV. Pars II. (cur. post.)	
	6	Parmelia Celastri 328	
	7	„ Ekloni 328	Ramalina.
	8	„ concolor 328	
	9	„ Deweyana 328	
	*1180	Sticta Eklonii 330	St. gilva (Thbg.)
	* 1	Mycoporum melinostigma (Meyer) 326	
	* 2	Ocellularia sphaerica (Meyer) 326	
	* 3	Trypethelium deustum (Meyer) 326	
	* 4	Asterisca conferta (Meyer) 327	
	* 5	„ turgida (Meyer) 327	
	* 6	„ carnea (Meyer) 327	
	* 7	„ serpentaria (Meyer) 327	
	* 8	„ plicata (Meyer) 327	
	* 9	„ rodaccensis (Meyer) 327	
	*1190	Platygramma suffulta (Meyer) 327	
	* 1	Gyrophora porphyrea (Meyer) 327	
	* 2	Parmelia crinita (Meyer) 328	
	* 3	„ phyllocarpa (Meyer) 329	
	* 4	„ cymbalifera (Meyer) 329	Eine Gallertflechte!
	* 5	„ chrysocarpa (Meyer) 329	
	* 6	„ lugubris (Meyer) 330	
	* 7	Sticta Hesseana (Meyer) 330	
1826		d. Vetensk. Acad. Handl. för år 1821.	
		(Pugill. plant. cryptog.)	
	8	Lecidea leucoxantha 46	
	9	„ palmicola 46	
	1200	„ Acaciae 46	
	1	„ Arecae 46	
	2	„ Erythroxyli 47	
	3	„ gyrosa 47	
	4	„ bicolor 48	
	5	„ Pisoniae 48	
	6	„ Portoricensis 48	
	7	Endocarpon vitellinum 48	
	8	Lecanora piperis 49	
	9	„ spondiae 49	
	1210	Nephroma Americanum 49	

Anni.	Nr. crrs.	Nomina originalia.	Nomina hodierna et adnotat.
1839		**e. Drége colleot. plant. cap.**	
	1	Parmelia leonora Nr. 64 (nomen!)	
		120. Meyer.	
1825		**a. Die Entwick. u. Metamorph.** **der Flechten.** (nomina!)	
	2	Patellaria erythrocarpia 16	Brasilien: Beyrich.
	3	Parmelia crinita 23	„ „
	4	„ phyllocarpa 23	„ „
	5	Lecidea porphyrea 54	Cap. b. sp.: Hess.
	6	Trypethelium deustum 95	Brasilien: Beyrich.
	7	Graphis macrocarpa 100	„ „
	8	Parmelia lugubris 143	„ „
	9	Stigmatidium lineolum 142	„ „
	1220	Sticta umbrina 148	Amerika.
	1	„ caesia 148	Brasilien: Beyrich.
	2	„ Hesseana 148	Cap. b. sp.: Hess.
	3	Cladonia miniata 149	Brasilien: Beyrich.
	4	Stereocaulon coralligerum 156	„ „
	5	Parmelia cymbalifera 168	(eine Gallertflechte!)
	6	„ prasiochroa 168	„ „
1827		**b. Linné Syst. Veget. Edit. XVI.** **Tom. IV. Pars II. (cur. post** **Sprengel).**	
	1226a	Mycoporum melinostigma 326	
	b	Ocellularia sphaerica 326	
	c	Asterisca conferta 327	
	d	„ turgida 327	
	e	„ carnea 327	
	f	„ serpentaria 327	
	g	„ plicata 327	
	h	„ rodacoensis 327	
	i	Platygramma suffulta 327	
	k	Parmelia chrysocarpa 329	
1820		**121. Ehrenberg.**	
		a. Nees ab Esenb. Horae Phys. **Berol.**	
	7	Dufourea tortuosa 43	Heterina Nyl.
	*8	Hypochnus rubrocinctus 34	vid. Nr. 320.

Anni.	Nr. crrs.	Nomina originalia.	Nomina hodierna et adnotat.
	9	Hypochnus nigrocinctus 85	vid. Nr. 1964.
	1230	Coenogonium Linkii 117	
		in herb. mscpt	
1864		**b. Acta de la soc. Linné de Ber-deaux XXV.**	
		(Nyland. Lich. in Aegypto ab Ehrenb. coll. seors. impr.)	
	1	Lecanora interrupta 5	
	2	,, placenta 6	
		122. Raddi.	
1820		**a. Atti della Soc. Ital. delle scienc. in Modena.**	
	3	tom. XVIII.	
	4	Opegrapha cylindrica 34	
	5	,, chrysocarpa 34	
	6	Graphis marginata 34	
1822		Cenomyce verticillaris 34	
		ibid. tom. XIX.	
	7	Opegrapha cymbiformis 26	
	* 8	Lecanora acervulata 26	= Lecan. Domingensis (Pers
	9	Collema venustum 29	
	• 9½	,, bullatum 29	Lichen bullatus Ách. Prod (1798).
1829		ibid. tom. XX. Supplem. second.	
	1240	Endocarpon pulchellum 48*	
		123. Schaerer.	
1917		**a. Naturwissenschaftlicher An-zeiger für die Schweiz.**	
—		1819.	
1821			
	1	Lecidea ochracea 11	
	2	,, marginata 10	
	3	,, pulvinata 11	
	4	,, caesio-atra 10	
	5	,, aurea 11	Lecanora.
	6	,, obscurata 9	
	7	,, leprosa 10	
		1821.	
	8	Calicium saxatile 35	Lecidea.
1828		**b. Lich. Helvet. Spicilegium.**	
—		1826.	
1842	1248a	Urceolaria suaveolens (Ach.) 70	
	1248b	Gyalecta odora (Ach.) 80. 281	

Anni.	Nr. crrs.	Nomina originalia.	Nomina hodierna et adnotat.
		1828.	
	9	Lecidea cinereo-virens 109	
	1250	„ cinereo-rufa 122	= Lecid. lugubris Fr. et Sommerf. pr. p.
	1	„ pennina 120	
	2	„ superficialis 125	
	* 3	„ lactea (Flke in litt. 1812) 127	
	4	„ spuria 127	
	5	„ areolata 127	
	6	„ alpina 147	
	* 7	„ glacialis (Schleich. 1823) 147	
	8	„ dubia 148	
	9	„ caesiopruinosa 124	
	1260	„ cinerea 156	
		1833.	
	1	Lecidea aurantiaca α fuscolutea 179	Lecan. fulvo-lutea Nyl.
	* 3	„ lapponica (Ach. in litt. 1817) 205	
	* 4	„ alba (Schleich Cat. 1821) 162	
	4a	„ anomala v. minuta 170	Lecidea minuta (Schaer.) Nyl.
		1836.	
	5	Verrucaria mauroides 335	
	6	„ cinereopruinosa 342	
		1839.	
	7	Parmelia propinqua 436	
	8	Lecanora pallida v. fuscella 397	Lec. fuscella.
		1840.	
	* 9	Lecanora homaliza (Ach. in litt. 1819) 413	
	1270	Lecanora muralis v. disperso-areolata 418	Lec. disp. areol.
	1	Lecanora muralis v. albopulverulenta 418	Parm. albopulv.
		1842.	
	* 2	Collema stygium (Del. herb.) 544	
	3	„ multifidum v. polycarpum 532	Coll. polycarpnm Krplhbr.
		e. Bibliothéque univ. de Genève.	
		Novbr. 1841.	
	4	Umbilicaria Virginis.	(Spicileg. 564.)

Anni.	Nr. crrs.	Nomina originalia.	Nomina hodierna et adnotat.
1846		**d. Moritz Verzeichniss der v. Zollinger etc.**	
	5	Parmelia stictaeformis 128	(= Sticta Schaereri Mont. et v. d. B.)
	6	Lecidea javanica 128	
	7	Stereocaulon graminosum 127	
	8	Cetraria pallescens 129	
1850		**e. Enumeratio critic. lich. Europ.**	
	8a	Cetraria islandica v. Delisei 15	Cetr. Delisei (Schaer.) Nyl
	9	Sticta Garovaglii 30	
	9½	Parmelia Mougeotii 46	vid. auch Nr. 1861.
	*1280	Lecanora Lallavei (Duf.) 57	
	* 1	„ Schaereri (Ach. in litt. 1817 ad Schaer.) 70	= Lecan. torquata Fr.
	2	Lecanora Reuteri 59	
	3	„ atra v. verrucoso-areolata 73	Verrucaria.
	* 4	Lecidea caesia (Duf. Herb.) 99	
	* 5	„ griseo-atra (Flot. in litt 1827)101	
	5a	„ morio β cinerea 108	Sporast. cinerea Kbr.
	6	„ livida 102	
	7	„ Garovaglii 109	
	8	„ Vogesiaca 115	
	* 9	„ lutosa (Mont. Mscrpt.) 116	= Lecid. Philippea Mont.
	1290	„ jurana 123	
	1	„ lecanorina 324	
	2	„ affinis 132	
	* 3	Opegrapha Endlicheri (Garov. in litt.) 158	
	* 4	Stereocaulon Soleirolii (Duf. Herb.) 180	
	5	„ tomentosum v. azoreum 182	St. azoreum.
	6	Segestria faginea 208	
	7	Verrucaria Unionis 216	
	8	„ Dufourii v. verrucosa 218	V. verruc.
	9	Pertusaria sulphurea 228	
	1300	Arthonia cinereopruinosa 243	
	1	Collema Sendtneri (Flot.) 249	Spec. anceps !
	2	Opegrapha varia v. deformis 158	Melaspilea deform.
	2a	Endoc. tephroid. v. monstrosum (Ach.) 232	Endoc. monstrosum (Ach.) Mass.

Anni.	Nr. curr.	Nomina originalia.	Nomina hodierna et adnotat.
1824		**124. Fée.**	
		a. Essai sur les cryptog. des écorc.	
	1302b	Lecanora epiphylla XCIX	*Supra folia viventia arborum vigentes.* (Strigula)
	c	Nematora argentea XCIX	
	d	„ viridissima XCIX	
	e	Racoplaca subtilissima XCIX	
	f	Phyllocaris complanata XCIX	(Strigula)
	g	„ elegans C	
	h	Craspedon concretum C	
	i	Melanophthalmum Antillarum C	
	k	Aulaxina opegraphina C	
	l	Circinaria epiphylla C	
	m	„ erythroxyli C	
	n	Delisea pseudosticta CI	
	o	Roccella Boryi (Delise Monogr. ined.) CI	
	p	Usnea athrocladon CI	
	q	„ cladocarpa CI	
	r	Scyphophorus glandulosus CI	
	s	„ didymus CI	
	t	Tricharia melanothrix CII	Supra folia arborum.
	u	„ leucothrix CII	
	1303	Opegrapha globosa 24	
	4	„ abbreviata 25	
	5	„ ovata 25	
	6	„ Bonplandi 25	
	7	„ inaequalis 26	
	8	„ nana 26	
	9	„ subimmersa 27	
	1310	„ Ruiziana 27	
	a	„ farinacea 27	
	b	„ connivens 148	
	c	„ Peruviana 27	
	d	„ calcea 28	
	e	„ Rabdotis 28	
	f	„ heterocarpa 29	
	g	„ rigida 29	
	h	„ myriocarpa 29	
	i	„ umbrata 29	
	k	„ Condaminea 30	
	l	„ rugulosa 30	
	1311	„ hiascens 31	
	12	„ Pelleteri 81	
	13	„ tumidula 32	
	14	„ conglomerata 32	
	15	„ rhizocola 83	

Anni.	Nr. crrs.	Nomina originalia.	Nomina hodierna et adnotat.
1316		Graphis pachnodes 34	
17		„ cascarillae 34	
18		„ fulgurata 35	vid. Nr. 330.
19		„ atrata 35	Arthonia substellata Ach.
20		„ evanescens 35	Platygrapha.
	a	„ exilis 37	
	b	„ stellulata 148	Stigmatidium.
	c	„ leptocarpa 36	
	d	„ glaucescens 36	
	e	„ cinerea 36	
	f	„ canaliculata 38	
	g	„ plagiocarpa 38	
	h	„ marcescens 38	
	i	„ Acharii 39	
	k	„ inconspicua 39	
	l	„ furcata 40	
1321		„ Pavoniana 40	
2		„ Laubertiana 41	
3		„ interrupta 41	
4		„ intricata 41	
5		„ sordida 42	
6		„ rubella 43	
7		„ orizaeformis 45	
8		„ frumentaria 45	
9		„ Poitaei 46	
9a		„. grammitis 47	
1330		„ reniformis 46	
	a	„ chlorocarpa 47	
	b	„ Balbisii 48	
	c	„ endocarpa 49	
	d	Arthonia leucocheila 52	Graphis.
	e	„ divergens 52	
	f	„ dilatata 54	
	g	„ complanata 54	
	h	„ lecanoroides 54	Platygrapha.
	i	„ confluens 55	
	k	„ torulosa 55	
	l	„ fuscescens 56	
1331		„ ? granulosa 56	
2		„ ? rugosa 56	
3		„ ? glomerulosa 56	
4		Enterographa quassiaecola 57	Stigmatidium !
5		Fissurina Dumastii 59	
6		„ incrustans 60	
7		„ lactea 61	
8		Chiodecton myrticola 63	
9		„ effusum 63	

Anni.	Nr. crrs.	Nomina originalia.	Nomina hodierna et adnotat.
1340		Chiodecton Meratii 64	
	a	„ ? paradoxum 64	
	b	„ depressum 65	
	c	Trypethelium phlyctaena 68	
	d	„ Kunzei 61	
	e	„ Scoria 69	
	f	Parmentaria astroidea 70	
	g	Pyrenodium clandestinum 68	
	h	„ macrocarpum 81	
	i	„ crassum 66	
	k	Porina depressa 80	
	l	„ Quassiae 81	
1341		„ Acharii 85	
	2	„ chiodectonoides 67	
	3	„ verrucosa 66	
	4	„ tetrathalamia 69	
	5	„ Sclerotium 68	
	6	„ marginata 82	
	6a	„ americana 83	
	7	Pyrenula annularis 73	
	8	„ cartilaginea 77	sec. Nyl. = Pyr. pupula Ach.
	9	„ myriocarpa 74	
1350		„ Bonplandiae 74	
	a	„ adacta 74	
	b	„ marcida 77	
	c	„ minor 79	
	d	„ aggregata 91	
	e	„ Cinchonae 87	
	f	„ nitens 88	
	g	„ Kunthii 88	
	h	„ analepta 89	
	i	„ volvarioides 71	
	k	„ subfarinosa 79	
	l	„ mollis 78	
1351		„ porinoides 77	
	2	„ pinguis 75	
	3	„ epapillata 78	
	4	„ irregularis 79	
	5	„ endoleuca 79	
	6	„ uberina 83	
	7	Verrucaria sinapisperma 86	
	8	„ Gaudichaudii 87	(Verruc. tropica Ach.)
	9	„ glauca 86	
1360		„ decolorata 91	
	a	„ macrosoma 85	
	b	„ caduca 86	
	c	„ catervaria 90	

Anni.	Nr. crrs.	Nomina originalia.	Nomina hodierna et adnotat.
	d	Verrucaria salebrosa 90	
	e	Thelotrema Bonplandiae 94	
	f	„ atratum 95	
	g	„ myriocarpon 94	
	h	„ umbratum 72	
	i	Ascidium Cinchonarum 96	
	k	Myriotrema olivaceum 103	Thelotr. myriotrem. Nyl.
	l	„ album 104	
1361		Coniocarpon Caribaeum 99	
	2	„ myriadeum 99	Arthonia.
	3	„ Cascarillae 99	
	4	Urceolaria viridescens 104	
	5	„ ? Cinchonarum 105	
	6	Lecidea anrigera 106	
	7	„ complanata 112	
•	8	„ arthonioides 107	= Lich. Cascarillae Schrank.
	9	„ tuberculosa 107	
1370		„ versicolor 115	
	a	„ cinnabarina 108	
	b	„ tremelloidea 112	
	c	„ translucida 109	
	d	„ Patellula 110	
	e	„ biformis 111	
	f	„ condamineana 111	sub Lecid. cinereofusca.
	g	„ conspersa 108	
	h	„ cuticula 112	
	i	Lecanora endochroma 114	
	k	„ byssiseda 114	
	l	„ soredifera 114	
1371		„ flavovirens 115	
	2	„ sulphureofusca 116	
	3	„ leprosa 118	
	4	„ Personii 119	
	5	„ coccinea 120	
	6	„ pallideflava 116	
	7	„ farinacea 117	
	8	„ undulata 120	Platygrapha.
	9	„ duplicata 111	
1380		Parmelia pulvinata 123	
	a	„ glandulifera 123	
	b	„ coronata 123	
	c	„ parasitica 124	
	d	„ compacta 124	
	e	„ alba 125	
	f	„ minor 125	
	g	„ formosa 125	
	h	„ applanata 126	

Anni.	Nr. curr.	Nomina originalia.	Nomina hodierna et adnotat.
	i	Parmelia ? coccifera 126	Pyxine.
	k	Circinaria dissecta 127	
	l	„ Berteriana 128	
	1381	Ramalina Cumanensis 135	
	2	Cornicularia Loxensis 137	Alectoria.
	2a	Pyrenula rudis 149	
	2b	Verrucaria quassiaecola 149	
		Bemerkung. Unter diesen 191 von Fée als neu aufgestellten Arten sind 90 solche, deren Selbstständigkeit und Berechtigung zweifelhaft oder zur Zeit überhaupt nicht anerkannt ist.	
1825 — 1830		a' **Dictionaire class. d'Hist. nat. par Audoin, Bourbon** *) Tom. VII. 1825.	
	1383	Graphis atro-flava 475 (c. icon.)	e Guadeloupe.
	4	„ confluens 476	e S. Domingo.
	5	„ bicolor 476 (c. icon.)	e Jamaica.
	6	„ gracilenta 476 (c. icon.)	e Guadeloupe.

---

*) Da die Flechtenabbildungen, welche in dem, obigem Dictionaire beigegebenen Kupferatlas enthalten sind, gänzlich in Vergessenheit gekommen zu sein scheinen, so mag ein Verzeichniss derselben hier Platz finden.

Die 9. Lieferung dieses Atlas (1826 erschienen) enthält nemlich auf zwei Tafeln folgende Abbildungen und zwar:

Auf Tafel I.: Umbilicaria Hottentota Fée. Fig. 1.
Erioderma polycarpa Fée. Fig. 2.
Lecanora coccinea Fée. Fig. 3.
Lecidea Thouarsii Fée. Fig. 4.

Auf Tafel II.: Graphis atroflava Fée. Fig. 1.
Graphis gracilenta Fée. Fig. 2.
Graphis bicolor Fée. Fig. 3.
Sticta Féei Delis. Fig. 4.

Auf einer Tafel in Lieferung 10 (ebenfalls 1826 erschienen) ist ferner abgebildet:

Circinnaria epiphylla Fée. Fig. 1.
Phyliocharis complanata Fée. Fig. 2.
Echinoplaca epiphylla Fée. Fig. 3.
Porina americana v. epiphylla Fée. Fig. 4.
Coenogonium Linkii Ehrenb. Fig. 5.

Die Abbildungen sind gut, in natürlicher Grösse, nicht kolorirt. Jeder Species ist eine etwas vergrösserte Figur der Apothezien beigefügt.

Anni.	Nr. crrs.	Nomina originalia.	Nomina hodiern et adnotat.
		Tom. IX. 1826.	
	1386a	Lecidea Thouarsii 259 (c. icon.)	Madagask.
		Tom. XII. 1827.	
	b	Umbilicaria Hottentota 194 (c. icon.)	Cap. b. sp.
	*c	Opegrapha connivens 229	Cort. Angust.
	d	„ murorum 230	Calais.
		Tom. XIV. 1828	
	e	Porina americana v. epiphylla 224 (c.icon.)	P. epiphylla.
	*f	Pyrenula pinguis Pers. 384	Indien.
	g	Ramalina Lafayetii 458	Neu-Orleans.
	h	„ roccelliformis 458	„ „
		Tom. XV. 1829.	
	i	Sphaerophoron palmatum 542	Ile de France.
	k	„ dilatatum 542	„ „
		Tom. XVI. 1830.	
	l	Usnea monumenti 481	S. Helena.
	m	„ scoparia 482	Nordamerika.
		Bemerkung. Die Selbstständigkeit der sub 1383 — 1386 m. führten Spezies scheint bis jetzt noch nicht aner zu sein.	
1829		**b. Monogr. du gen. Chiodecton.**	
	1387	Chiodecton farinaceum 25	
	8	„ umbratum 31	
	9	„ monostichum 33	
1831		**c. Monogr. du gen. Trypethelium**	
		(in Annal. des sc. nat.)	
	1390	Trypethelium quassiaecola 448	
	*1	„ scoria 446	
	2	„ erumpens 436	
	3	„ pallescens 440	
	4	„ pulcherrimum 450	
	5	„ duplex 437	
	* 6	„ inconspicuum (Meissner in litt.) 449	
	7	„ Anacardii 430	
	8	„ Perotetii 432	
	9	„ marginatum 433	
	1400	„ inaequale 439	

Anni.	Nr. crrs.	Nomina originalia.	Nomina hodierna et adnotat.
	1	Trypethelium erubescens 441	
	* 2	„ Féei (Meissner) 442	
	* 3	„ . Kunzei 445	
1836		d. Linnaea Vol. X.	
	4	Paulia pullata 466	
1837		e. Essai sur les Cryptog. Suppl.	
	1405	Opegrapha Melambo 20	
	*a	„ agelaea 23	= Opegr. macularis v. picta Eschw.
	b	„ vernicosa 24	
	c	Graphis cleitops 32	
	d	„ turgida 33	
	e	„ Cometia 35	
	f	Arthonia caesiopruinosa 36	
	g	„ Jobstiana 37	= Graph. scalpturata Ach.
	h	„ graphidis 38	
	1406	„ angulata 39	
	7	„ subrotunda 39	
	8	„ Patellula 44	= Graph. separanda Nyl.
	9	Sarcographa vestita 44	
	1410	„ tristis (Meisan.) 44	
	a	„ inquinans 45	
	b	Fissurina irregularis 46	
	c	Glyphis leucographa 48	
	* d	Chiodecton farinaceum 50	
	* e	„ umbratum 52	
	f	„ Africanum 53	
	* g	„ monostichum 54	
	* h	Trypethelium Anacardii 57	
	*1411	„ Perotettii 57	
	* 2	„ marginatum 57	
	* 3	„ erumpens 58	
	* 4	„ duplex 58	
	●1415	„ inaequale 59	
	*a	„ pallescens 60	
	*b	„ erubescens 60	
	*c	„ Féei (Meissn.) 60	
	d	. „ nudum 61	
	*e	„ quassiaecola 62	
	*f	„ inconspicuum (Meissn.) 63	
	*g	„ pulcherrimum 63	
	h	„ verrucarioides 64	
	1416	„ sordidescens 64	
	7	Parmentaria Cinchonarum 68	
	8	Pyrenodium hypoxylon 69	

Anni.	Nr. crrs.	Nomina originalia.	Nomina hodierna et adnotat.
	9	Melanotheca Esenbeckiana 71	
	1420	Porina viridi-olivacea 74	
	a	„ desquamescens 75	
	b	„ variegata 75	
	c	„ melanostoma 75	
	d	„ nana 75	
	e	Pyrenula ceratina 77	
	f	„ quassiaecola 79	
	g	„ copalchiana 79	
	h	„ oleagina 79	
	1421	„ brunnea 81	= Verruc. quassiaecola Fée Essai p. 149.
	* 2	„ viridescens 81	
	3	„ aurantiaca 82	
	4	„ libricola 82	
	1425	„ clandestina 83	
	a	„ arcte-cincta 84	
	b	Verrucaria Guayaci 85	
	c	„ diluta 85	
	d	„ Tamarindi 85	
	e	„ Cascarillae 86	
	f	„ cincta 87	
	g	Thelotrema conforme 89	
	h	„ calvescens 89	
	1426	„ clandestinum 90	
	7	„ concretum 90	
	8	„ quitoensis 90	
	9	Coniocarpon Antillarum 94	
	1430	„ confertum 95	
	a	Lecidea Lauri Cassiae 101	
	b	„ punctulata 102	
	c	„ chloroplaca 102	
	d	„ sticuca 103	
	e	„ Caryophyllatae 104	
	f	„ quassiae 104	
	g	„ mutabilis 105	
	h	„ disjuncta 107	
	1431	„ Brebissonii 108	
	a	„ hypoxantha 109	
	b	„ glaucotheca 109	
	c	Lecanora desquamescens 111	
	d	„ byssiplaca 113	
	1432	„ rufidula 116	
	a	Parmelia appendiculata 118	
	b	„ latissima 119	
	c	„ papyrina 121	
	d	„ flabellata 122	vid. Nr. C. 1019 a.

Anni.	Nr. curr.	Nomina originalia.	Nomina hodierna et adnotat.
	e 1433 a b c d e f	Parmelia hypomilta 123 Sticta straminea 126 Opegrapha congesta 155 Graphis polymorpha 156 Chiodecton olivaceum 156 Helminthocarpon Leprevostii 156 Pyrenula Canellae albae 157 Verrucaria insulata 158	
		Anmerkung. Unter diesen 77 von Fée im Supplem. zum Essai neu aufgestellten Species befinden sich etwa 30, deren Selbstständigkeit und Berechtigung zur Zeit noch zweifelhaft ist.	
1838		**f. Mémoires lichenograph.**	
	1434 5 6 7 8 9 1440 1 • 2 3	Sarcographa vestita 16 „ fulva 20 „ oliographa 21 „ Medusula 22 Glyphis circinans 37 „ polygrapha 38 „ depressa 39 „ leucoplaca 39 Pyrenodium hypoxylon 54 Parmentaria chilensis 71	
		g. (Fée herb.)	
		in Script. var. Nyland.	
1857 „ „	4 5 6	Dirina capensis Ascidium Domingense Byssocaulon molliusculum.	(vid. Nr. 3670.) (Nyl. Enum. gen. p. 118.) (Nyl. ibid. 119.)
		125. El. Fries.	
1822		**a¹. Systema mycolog. Vol. II.**	
	7 8	Peziza resinae 149 Agyrium rufum 231	Lecidea.
1816 1817		**a². Apud Acharium in Vet. Akad. Handling. 1816 u. 1817.**	
		1816.	
	9 1450 1	Calicium melanophaeum 276 „ bruneolum 279 „ physarellum 280	
		1817.	
	2 3	„ viridulum 226 „ disseminatum 227	

Anni.	Nr. crrs.	Nomina originalia.	Nomina hodierna et adnotat.
1822		**b. Kongl. Vetensk. Handl. af år 1822.**	
	1454	Trachylia saxicola 252	
	5	Lecidea sphaeralis 254	
	6	„ nitidula 255	
	7	„ hydrophila 256	
	7½	„ myrmecina 257	(= Lecid. Friesii Ach.)
	8	„ melanophaea 259	
	9	„ milliaria 255	(=Lecidea limosa Ach. pr. p.)
	1460	„ amphibia 262	
	1	„ elabens 256	Lecidea eluta (Flot.) Kbr.
	* 2	Biatora erysibe 265	
	* 3	„ mixta 267	= Lecidea tricolor Wither.
	4	„ botryosa 268	
	5	„ flexuosa 268	
	6	„ inundata 270	
	7	„ campestris 273	= Sarcosag. biatorellum Mass.
1824 – 1827		**c. Schedulae critic. de lich. exs. Suec.**	
	8	Calicium byssaceum fasc. I. (1824) p 6	
	8a	Trachylia melaleuca fasc. I. p. 5	
	9	Lecidea turgidula I. 10	
	*1470	„ myrmecina I. 11	(= L Friesii Ach.)
	1	Cladonia Floerkeana III. (1824) 18	= Lich. digitatus Vahl.
	† 2	Stereocaulon tomentosum III. 21	
	* 3	Naevia orbicularis IV. (1824) 21	(= Arthon. punctiformis Ach.)
	4	Cornicularia arenaria IV. 23	
	5	Cenomyce cornuta IV. 23	Lich. cornutus Lin. p. m. p.
	6	„ carneola IV. 23	
	7	Stereocaulon coralloides IV. 24	
	7a	Lecidea parasema A disci-formis VIII. (1826) 9	= Lecid. disciformis (Fr.) Nyl. *)
	* 8	Lecidea milliaria VIII. (1826) 7	
	9	„ contigua XIII. (1827) 14	
	9½	Usnea barbata VIII. (1826) 34	
1825		**d. Systema Orb. vegetab.**	
	1478	Micarea prasina 257	Lecidea (Spec. incerta !)

---

*) Lecidea disciformis Fr. findet sich bereits auf der Etiquette zu Nr. 745 (1828) der Lich. exsicc. von Moug. et Nestl. als Synonym der Lec. parasema Ach. angeführt.

Anni.	Nr. crrs.	Nomina originalia.	Nomina hodierna et adnotat.
	1	Verrucaria talcacea 287	
	2	„ muscorum 287	Weitenwebera sec. Kbr.
	3	Segestrella lectissima 287	
	4	Usnea australis 282	
	5	„ lorea 282	
	6	„ dichotoma 282	
	7	Evernia lacunosa 282	
	8	Ramalina laevigata 283	
	9	Cetraria corrugis 283	
† 1490		„ furcellata 283	Evernia.
	1	Sticta magellanica 283	
	2	„ malovina 283	
	3	Parmelia glaberrima 283	
	4	„ polita 283	
*	5	„ cirrhata 283	= Parm. Camtschadalis (Ach.)
	6	„ relicina 284	
	7	„ detonsa 284	= Physc. pulverul. v. detersa Nyl.
	8	„ fibrosa 284	
*	9	„ confluens 284	= Parm. aegialita Ach. Meth. p. 192 fide Nyl.
1500		„ mariana 284	
*	1	„ incisa 284	= Squamar. pruinosa Chaub. = Physc. stellaris v. aipolia saxicola (sec. Nyl.)
	2	„ aractina 284	
	3	„ torquata 284	Lecan. Schaereri Ach.
	4	„ Bokii (Rodig.) 285	
	5	Dirina repanda 285	(non Parmel. repanda Fr. ?)
	6	Gyalecta suaveolens 285	
	7	Stereocaulon laccatum 285	
	8	„ furcatum 285	
	9	Cladonia rubina 285	
1510		Biatora Cladonia 285	
*	1	„ olivacea (Duf.) 285	
	2	„ suffusa 285	
*	3	Lecidea flexuosa 286	
	4	„ spilota 286	
*	5	„ morosa (Duf.) 286	= Lecidea Kochiana Hepp.
*	6	„ armeniaca 286	
*	7	„ incusa (Ach.) 286	
	8	„ atrotestacea 286	
	9	„ atropallens 286	
1520		„ badia 287	
	1	„ variegata 287 -	
	2	Collema complicatum 287	

Anni.	Nr. crrs	Nomina originalia.	Nomina hodierna et adnotat.
	3	Trypethelium superbum 287	
	4	„ pruinosum 287	
	5	Astrothelium umbilicatum 287	
	6	Medusula pedata 287	
	7	Graphis vestita 288	
	8	„ Schubertii 288	
	9	Lecanactis urceolata 288	
	1530	„ grumosa 288	
	1	Ustalia figurata 288	
1825		**e. Stirpes Femsjonens.**	
	2	Parmelia Femsjonénsis 34	Cum diagn. in nota.
1826		**f. Vetensk. Akad. Handl. för år 1826.**	
		(p. 38—45)	
	3	Ramalina indica	
	4	Cornicularia tortuosa	
	5	Sticta Hornemani	
	6	Glyphis graphica	
	7	„ maculosa	
	8	Opegrapha gracilis	
	9	Biatora Forstroemiana	
	1540	„ melaloma	
	1	Graphis pedata	
1831		**g. Lichenograph. Europ. reform.**	
	* 2	Evernia arenaria 23	antea Cornicul.
	* 3	Ramalina pusilla (Le Prevost) 29	
	4	Parmelia stellaris v. hispida 82	
	* 5	„ endocarpon (Duf.) 199	
	6	„ nimbosa 129	
	6a	„ paleacea 97	
	7	„ stannea 125	
	8	„ Blytii 102	
	* 9	„ chalybaea (Duf.) 125	
	1550	„ Montagnei 107	
	1	„ carphinea 110	
	1a	„ cinerea β aquatica 144	= Aspicil. aquatica Kbr.
	2	„ badia β atriseda	Lecan. atriseda (Fr.) Nyl.
	* 3	„ aenea (Duf.) 108	Lecidea.
	4	„ Chaubardii 161	
	* 5	„ castaneola (Duf.) 152	
	6	„ repanda 177	
	* 7	Urceol. nodulosa (Duf.) 185	
	8	Lecidea ileiformis 334	

Anni.	Nr. crrs.	Nomina originalia.	Nomina hodierna et adnotat.
	8†	Lecidea pachycarpa (Duf.) 259	
	* 9	„ opaca (Duf.) 289	
	9a	„ denigrata 270	
	1560	„ alpestris 306	
	1560a	„ lapicida 306	
	1	„ protrusa 324	
	* 2	Biatora decolorans v. flexuosa 268	Lecidea flex.
	*2†	„ albilabra Duf. 251	
	3	Stereocaulon paschale (Laur.) 202	vid. Nr. 76.
	* 4	„ alpinum (Laur.) 204	
	5	Pyrenula olivacea 438	
	6	„ papularis 434	
	* 7	Limboria sphinctrina (Duf.) 456	
	8	Verrucaria conoidea 432	
	9	Pertusaria nivea 426	
	*1570	Endocarpon reticulatum (Duf.) 410	Lecidea.
	†	Lecanora tersa 118	(Vid. Nyl Prodr. Lich. Scand. p. 173.)
1846		h. Summa Veget. Scand.	
	1	Lecidea Stenhammari (nomen) 115	
1846 1847		i. Lehmann, Plantae Preissianae.	
	1a	Cladonia? (Acropeltis) scutellata 141	
	1b	Usnea pulvinata 144	
		126. Stenhammar.	
1833		a. Schedulae critic. de lich. Suec.	
	2	Biatora viridi-atra Fr. XIV. 8	
1848		b. Kongl. Vetensk. Akad. Handl. för år 1848.	
	* 3	Lecidea Stenhammera (F.) 197	(descriptio compl.)
	4	Biatora straminea 196	
1857		c. Öfversigt af Kongl. Vetensk. Akad. Förh. arg. 1857.	
	5	Verrucaria depressa 120	
	6	„ nidulans 121	
		127. W. J. Hooker.	
1822		a. Synops. plant. aequinoct Orb. nov. tom. I.	
	7	Pyrenula marginata 20	= Verruc. complanata Mont.

Anni.	Nr. crrs.	Nomina originalia.	Nomina hodierna et adnotat.
	8	Parmelia fuscescens 23	
	9	„ crenulata 23	Ricasolia.
1850		„ fibrillosa 24	
	1	Sticta rufa (Wildenow Msc.) 27	
	2	„ ? pallida 28	
	3	Ram. scopul. v. tortuosa 35	
	4	Sticta Humboldtii 28	
	5	„ Kunthii 29	
	6	Baeomyces imbricatus 33	
	7	Collema olivaceum 38	
1823		**b. Richardson Narrat. of a Journey to etc. Polar Sea.**	
	8	Cetraria Richardsonii 761	
	9	Dufourea arctica 762	
		128. W. J. Hooker et G. A. Walker-Arnott.	
1841		**a. The Botany of Capt. Beechey's Voy.**	
	1590	Parmelia calicarpa 77	
	1	Collema Turneri 77	
		129. Delise.	
1825		**a. Hist. des Lich. Genre Sticta.**	
	2	Sticta Dufourei 78	
	3	„ Féei 44	
	4	„ dichotoma 107	
	5	„ patula 122	
	6	„ argyracea 91 †)	
	7	„ Freycinetii 124	
	8	„ Gaudichaudii 80	
	9	„ intricata 96	
	*1600	„ fossulata (Duf.) 99	
	1	„ faveolata 101	
	2	„ aurigera 54	
	3	„ carpoloma 159	
	4	„ d'Urvillei 170	
	5	„ endochrysea 43	
	6	„ Mougeoteana 62	
	7	„ discolor 136	

†) Nylander Synops meth. p 334 führt als ältestes Synonym dieser Sticta den Lichen argyraceus Bory Voy. an. Wir haben in dem bezeichneten Reisewerke von Bory de S. Vinc. diesen Namen nicht gefunden.

Anni.	Nr. crrs.	Nomina originalia.	Nomina hodierna et adnotat.
	7a	Sticta angustata 52	
	7b	„ cyathicarpa 71	
	7c	„ Beauvoisii 83	
	7d	„ Thouarsii 90	
	7e	„ rigidula 97	
	7f	„ Billardieri 99	
	7g	„ Boryana 102	
	7h	„ papyracea 104	
	7i	„ plumbea 109	
	7k	„ macrophylla 110	
	7l	„ badia 113	
	7m	„ flavescens 117	
	7n	„ crenulata 128	
	7o	„ laeviuscula 156	

Anmerkung. Die sub 1607 a — 1607 o vorgetragenen Arten sind
in neuester Zeit nicht als selbständige Species anerkannt, sondern nur als Varietäten oder Formen anderer Sticta-Arten angesehen und behandelt worden.
Es finden sich übrigens in dieser Monographie im
Ganzen 56 Arten Sticta beschrieben und 69 Arten und
Varietäten abgebildet.

b. Delise „in herb." et „in litt."
(tantum nomina !)

Scripta varia lichenolog

Anni.	Nr. crrs.	Nomina originalia.	Nomina hodierna et adnotat.
1830	8	Endocarpon Guepini Duby Bot. gall. 594	Endocarpiscum Guep. Nyl. †)
	9	Parmelia Despreauxii ibid. 682	
	1610	Baeomyces calicioides ibid. 636	
	1	Lenormandia jungermaniae Desmaz. Crypt. Fr. ed. 2. 544	
1860	2	Cladonia calycantha Nyland. Synops. 192	
	3	Thamnolia elegans ibid. 265	
	3a	„ andicola ibid. 265	
1857	4	Endocarpon placodiforme Nyl. Prodr. gall. (95)	
	5	Chiodecton petraeum ibid. (172)	Glypholecia.
1846	5a	Alectoria luteola De Not. Fram. 206	
1857	6	Cladonia borbonica Nyl. Expos. Lich. Nov. Caled. 40	

†) Der neue Gattungsname „Endocarpiscum" dessen Typus Endocarpon
Guepini Dub. ist, wurde von Nylander zuerst in der Regensburger Flora
1864 pag. 487 in nota proponirt. Hepp hatte früher auf dieselbe Flechte
sein neues Genus Guepinia gegründet, ein Name der schon früher in der
Mycologie vergeben wurde.

Anni.	Nr. crrs.	Nomina originalia.	Nomina hodierna et adnotat.
1855	7	Lecidea incana Nyl. Essai Classif. II. 200	
1857	8	Endocarp. orygmaeum Nyl. En. gén. Supplem. 337	Lecidea.
1842	9	Collema stygium Schaer. Spicil. 544	
1860	9a	Clad. Salzmani Nyl. Synops. 214	
	9b	Stereoc. Despreauxii Nyl. ibid. 249	
1864	9c	Lecanora pinguiscula Nyl. Lich. in Aegypt. ab Ehrenb. 6	
1828		**129¼. Bory de Saint Vinc. et Delise.** **a. Diction. class. d'Hist. nat. par Audoin etc. tom. XIII. (1828)** Nomina!	
	1620	Pannaria Boryi (Del.) 20	e Madagaskar et Neuseeland.
	1	„ Delisei (Bory) 20	e Molukken et S. Domingo.
	2	„ areolata 20	Rio Janeiro et Madagaskar.
	3	„ imbricata 20	Sandwich-Inseln.
	4	„ cervina 20	Madagaskar.
	5	„ erythrocarpa 20 (vide 102)	
1823		**130. Sommerfeldt.** **a. Kongl. Vetensk. Acad. Handl. of år 1823.**	
	*1626	Lecidea muscicola 113	(= Lecid. pezizoïdea Ach.)
	7	„ cinnabarina 114	
	8	„ fuscescens 114	
	9	Pertusaria xanthostoma 115	
	1630	Lecanora maritima 116	L. sipospila (Wallhg.) var.
1826		**a') Phys. oekonom. Beskrivelse over Saltdalen.**	

In dieser sehr wenig bekannten Abhandlung Sommerfeldt's finden sich ausser den bereits im Supplem. enthaltenen Arten noch folgende neue Species beschrieben.

Anni.	Nr. crrs.	Nomina originalia.	Nomina hodierna et adnotat.
	1630a	Lecidea funerea	
	b	„ lobulata	
	c	„ conglomerata	
	d	„ obscura	
	e	„ nitida	
	f	„ paedina	
	g	Endocarpon indecoratum	
	h	Collema rimosum	

Anni.	Nr. cm.	Nomina originalia.	Nomina hodierna et adnotat.
1826		**b. Supplem. Florae Lappon.**	
	1	Lecanora limbata 105	
	2	Parmelia intestiniformis 111	
	* 3	Lecanora Sommerfeldtiana (Flke) 84	
	4	„ nephaea 103	
	5	„ granatina 90	
	6	Collema haemaleum v. haematopis 117	Pyrenopsis haemat. Nyl.
	7	Lecidea lugubris 143	Spec. mixt. (pr. p. = Lecidea cinerorufa Schaer. et pr. p. = Lecidea candata Nyl.
	8	„ arctica 155	
	9	„ theiodes 145	
1640		„ lepadina 145	
	* 1	„ polycarpa (Flke) 149	
	2	„ melaleuca 148	
	3	„ aglaea 144	
	4	„ xanthococca 154	
	5	„ polycocca 147	
	6	„ papillata 154	
	6a	„ alpestris 156	= Lecid. assimilata Nyl.
	7	„ cumulata 157	
	8	„ cuprea 165	= Lecid. alpestris (Sommerf.) Nyl.
	8a	„ sabuletorum b. alpestris 156	
	9	Lecanora micraspis 102	(Calic. saxatile Schaer. ?)
1650		Lecidea miscella 158	L. miscelloides Nyl.
	1	„ carnosa var. lepidiota 174	Pannaria lepid.
	2	Cenomyce carneo-pallida 129	
	3	„ carneo-pallida v. cyanipes 129	Clad. cyanip.
	4	„ straminea 128	
	6	Verrucaria rubra 140	Segestria.
	7	„ theleodes 140	
	* 8	Lecidea erythrophaea (Flke) 163	
	* 9	„ parasitica (Flke) 153	
*1660		Endocarpon Sommerfeldtii (Flke) 134	
	1	Verrucaria gelatinosa 140	Microglena sphinctrin. Th.Fr.
	* 1a	Lecidea phaeocarpa (Flke) 159	

Ausserdem sind in diesem Supplem. noch folgende neue Flechten beschrieben, über deren Berechtigung aber noch Zweifel bestehen.

Anni.	Nr. cm.	Nomina originalia.	Nomina hodierna et adnotat.
	1b	Lecidea nobilis 149	
	c	„ atrofulva 143	
	d	Lecan. Acharii v. rhodopis 89	Aspic. rhodopis.

Anni.	Nr. crrs.	Nomina originalia.	Nomina hodierna et adnotat.
	1e	Lecan. leptacina 96	
	f	„ unicolor 85	= Lecid. subcarnea Ach.?
	* g	Collema haemaleum 117	
	i	„ radiatum 121	
1826		**c. Crypteg. Nerv. exsicc.**	
	1661	Lecidea obscurella Nr. 132	Nyl. Prodr. Fl. Scand. p.147.
		131. Laurer.	
		† In scriptis variis.	
1825		**a. Fries Schedul. crit. in Lich. Suec.**	
	2	Stereocaulon tomentosum III. 20	(Laur. Mscpt.)
1826		**a'. Steudel et Hochst. Enum. plant. Germ. et Helv.**	
		Nomina!	
	3	Cetraria complicata 195	Cetr. Laureri Krphbr.
	† 4	Stereocaulon alpinum 196	
	5	Lecanora Funkiana 204	
1833		**b. Sturm Deutschl. Flora.**	
	6	Dufourea muricata II. 24	
1827		**c. Linnaea 1827 p. 38—46.**	
	7	Sphaerophoron tenerum 45	
	8	„ australe 44	
	9	Parmelia limbata 39	
	9a	Sticta glaberrima? 42	
	9b	„ dissecta? 41	
	9c	„ aspera?	
	9d	Cenomyce firma?	
1831		**d. Fries Lichenogr. Eur. ref.**	
	*1670	Stereocaulon alpinum (Laur. Mscpt.) 204	
1859		**e. Nylander Synops. meth.**	
	1	Ramalina angulosa (Laur. Mscpt.) 293	
	2	„ melanothrix (Laur. Ms.) 290	
1861		**f. Koerb. Parerg. lich.**	
	2a	Lecidella irrorata (Laur. herb.) 206	

Anni.	Nr. crn.	Nomina originalia.	Nomina hodierna et adnotat.
		### 132. Chevalier.	
1826		**a. Flore génér. de Paris tom. I.**	
	3	Sclerophora farinacea 315	Coniocybe.

Als Anhang möge hier noch das Verzeichniss der übrigen in dieser Flora beschriebenen neuen Flechtenarten folgen, welche aber unseres Wissens bis jetzt als solche noch keine Anerkennung gefunden haben.

Anni.	Nr. crn.	Nomina originalia.	Nomina hodierna et adnotat.
	1678a	Verrucaria grisea 514	
	b	„ obscura 514	
	c	„ cinerea 515	
	d	Opegrapha gigantea 523	
	e	„ mutabilis 525	
	f	„ implexa 525	
	g	„ cinerea 528	
	h	„ spuria 534	
	i	„ perturbata 534	
	k	Urceolaria rhizocarpon 548	
	l	„ nivea 548	
	m	Lecanora leucochlora 550	
	n	„ evanida 551	
	o	„ pulveracea 551	
	p	„ pallida 558	
	q	„ populina 560	
	r	Lecidea sordida 564	
	s	„ crenata (Pers. ined.) 564	
	t	„ expansa 565	
	u	„ applanata 565	
	v	„ discoidea 566	
	w	„ globulosa 566	
	x	„ caesia 567	
	y	„ fulgiana 568	
	z	„ conglobata 569	
	aa	„ aggregata 572	
	bb	„ papaveracea 578	
	cc	Spiloma erubescens 581	
	dd	Collema fruticulosum 629	
	ee	Psora denticulata 641	
1822		**b. Journ. Phys. 1822.**	
	1674	Arthonia gelatinosa 54	Melanotheca (Nyl. En. gen. 1858 p. 145)

Die übrigen in dieser Abhandlung als neu beschriebenen Arten, welche aber bis jetzt als solche nicht anerkannt wurden, sind folgende:

Anni.	Nr. crrs	Nomina originalia.	Nomina hodierna et adnotat.
	1674a	Opegrapha versiformis 38	
	b	„ cerasi 38	
	c	„ coryli 38	
	d	„ tiliacea 38	
	e	„ gibba 38	
	f	„ variegata 38	
	g	„ crustacea 39	
	h	„ subnebula 39	
	i	„ illecebrosa 39	
	k	„ prominula 40	
	l	„ approximata 40	
	m	„ cinerea 41	
	n	„ asteroma 41	
	o	„ rubida 42	
	p	„ minuta 46	
	q	„ ulmaria 46	
	r	„ pulicaria 47	
	s	„ geographica 47	
	t	„ diffusa 48	
	u	„ cana 48	
	v	„ lichenoides 48	
	w	„ glaucoma 50	
	x	„ planiuscula 50	
	y	„ abbreviata 51	
	z	Arthonia obtusangula 52	
	aa	„ marginata 52	
	bb	„ castanea 53	
	cc	„ macularis 53	
	dd	„ diluta 53	
	ee	„ plumbea 53	
	ff	„ cerasina 53	
	gg	„ lineola 54	
	hh	„ immersa 54	
	ii	„ quercicola 55	

133. v. Flotow.

Anni.	Nr. crrs	Nomina originalia.	Nomina hodierna et adnotat.
1825		**a'. Regensburg. Flora 1825.**	
	1675	Lecidea steriza 342	
	a	Opegrapha gyrocarpa 345	
1828		**a'. Regensburg. Flora 1828.**	
	b	Lecidea fumosa v. nigrella 681	
*	c	„ petraea v. fusco-atra (Flke in herb.) 690	
*	d	„ v. intumescens (Flke in herb.) 690	

Anni.	Nr. crrs.	Nomina originalia.	Nomina hodierna et adnotat.
	*e	Lecidea v. viridi-atra (Flke in herb.) 690 et Deutsch. Lich.	
	*f	„ v. ocellata Lecid. ocell. Flke (Flke Mspt.) 690	
	*g	„ v. lactea (Lecid. lactea Flke Mspt) 691	
	*1676	„ v. verruculosa (Lecid. crustulata v. verrucul. Flke Mspt.) 893	
	a	„ v. chloromela 695	
	b	„ sabuletorum v. viridans 697	
	c	Peltig. canina v pygmaea 740	Pelt. pygmaea (Fw.)
	d	Lecidea contigua v: griseo-atra 676	Lec. griseo-atra (Fw.) Schaer.
1829		**a³. Lichenes Silesiae ote. exsic.** (Mit Text)	
	e	Lecidea badia v. intumescens Nr. 175	Lecid. insularis Nyl.
	k	„ Montagnei Nr. 173 A	
	l	„ geminata Nr. 176	
	m	„ sylvicola Nr. 171	
	*n	Opegrapha gyrocarpa Nr. 79	
	o	Coniangium caesium Nr. 117 A. B.	
1836		**b. Regensburg. Flora 1836.**	
	f	Stereocaulon tomentosum β alpestre 17	
	g	„ denudatum v. compactum 55	
	h	Calicium Nessii 42	
	*i	Biat. gelatinosa v. aeneo-fusca (Flke) 15	= Lecid. aeneofusca (Flke. in litt.) Flot. in Regensb. Flora 1828 p. 635.
1848		**c¹. Linnaea 1848.**	
		† Schimper iter Abyssinicum.	
	1677	Stephanophorus daedaleus 16	
	8	Usnea barbata v. cornuta (Hochst.) 16	
	* 9	Endocarpon aequinoctiale (Hochst.) 16	
	*1680	Sticta umbilicariaeformis (Hochst.) 16	
	* 1	Solorina Simensis 17	
	2	Lecanora subfusca v. globulosa 18	
		†† Lichenes Capenses.	
	3	Lecidea insculpta 20	
	4	„ parasema v. atro-purpurea 21	
	5	Opegrapha farinosa 21	
	6	Megalospora lutea 21	Heteroth: tricolor (Mont.)?
	7	Arthonia violascens 23	
	8	Parmelia? leucothrix 25	

Anni.	Nr. crrs.	Nomina originalia.	Nomina hodierna et adnotat.
	9	Umbil. papulosa v. ferruginea 26	Umb. ferruginea.
	1690	Sticta ciliata 26	
	1	Leptogium auritum 27	
	2	Stephanophorus Krausii 29	
1847		**e². Mohl etc. Botan. Zeit. 1847.**	
	8	Sphaeropsis Laureri 65	
1848		**e³. Rabenhorsts Lichenes Italici** in Linnaea 1848.	
	4	Biatora isabellina	
	5	Lecanora spadicea	
	6	Collema concinnum (nomen!)	
1849 et 1850		**d. Jahresber. der schles. Gesell. für Nat.** (Lichenes Florae Silesiae.) 1849.	
	7	Zeora rutilans (nomen) 48	
	8	„ Laureri (nomen) 50	
	9	Psora privigna (Ach.) (nomen) 55	
	1700	Gyalecta Friesii (nomen) 61	
		1850.	
	1	Imbricaria demissa 19 (138)	(nom. et diagn.)
	* 1a	Urceol. scruposa v. clausa	= Urceol. clausa Kbr. = Urceol. striata Duby.
1850		**e. Mohl et Schlechtend. Bot. Zeitung 29. u. 30. Stück.**	
	2	Zeora borealis	
	* 3	Peltigera scutata 539	P. scabrosa Th. Fr. et P. scutata Fw.
	4	Lecidea leptocline 555	
	5	Arthonia fuliginosa	
	6	„ decussata 570	
	* 7	Phlyctis caesio-alba (Le Prevost.)	Pertusaria.
	8	Verruc. Güntheri	
1850		**f. Linnaea 1850 (Ueber Collem.)**	
	9	Collema undulatum (Laur.) 161	= Synechob. Laureri Koerb.
	1710	„ coccodes 152	Porocyphus Koerb.
	1	„ conchilobum 162	
	2	„ areolatus 152	Porocyphus.
	* 3	„ concinnum 157	(Diagn.)
	* 3a	Atichia Mosigii 150	= Coll. glomerulosum Ach.

Anni.	Nr. crs.	Nomina originalia.	Nomina hodierna et adnotat.
		g. Flotow („in herb." oder „in litt." im:	
1855		† Koerb. System. Lich. Germ.	
	4	Lecidea accline 270	sub Arthosp.
	5	„ personata 238	
*	6	„ badia v. intumescens (Flotow Lich. exs. 175) 289	Lecid. insularis Nyl. (1852)
*	7	„ gemminata 259	
*	8	„ Montagnei 258	
*	9	„ sylvicola 254	
	9a	„ angularis 256	Nomen!
	1720	„ emergens 251	
*	1	Opegrapha gyrocarpa 280	
	2	Peltigera pusilla 59	
	3	Acarospora globosa 156	
	4	Biatora hyalinella 201	
	5	„ haematosticta 225	
*	6	Lecidea eluta 246	= Lecid. elabens Fr.
	7	Verrucaria Ungeri 354	Thelidium.
	8	„ Koerberi 363	Sagedia
	9	„ micula 873	= Verruc. biformis Leight.
	9a	Arthonia spectabilis 298	
	b	Lecidea tumidula 256	Nomen!
	c	Pyrenothea Wallrothii 282	Nomen!
	d	Verrucaria memnonia 341	
		†† Koerb. Parerg. lichenol.	
1861	1730	Trachylia ocellata 285	
1860	* 1	Coniangium caesium 269	
	3	Biatora Laureri 149	
	4	„ phaea 150	
	* 5	Urceol. scrup. f. clausa 105	Urc. clausa Kbr. (vid Nr. 1701a)
	* 6	Lecidea tenebrosa 99	= Lec. fusco-cinerea Nyl.
1861	7	Lahmia Kunzei 282	
1865	9	Nesolechia ericetorum 461	
	1740	Leciographa Neesii 463	
1857		**h. Nylander Prodrom. Lich. Gall.**	
	1	Platygrapha rimata (Flot. Herb. Nr. 438 B. sub Schismatomma.)	
	* 2	Arthonia velata (Flot. in Zwackh Lich. exs. Nr. 48)	
1861		**i. Nylander Prodrom. Lichenog. Scand.**	
	2a	Verrucaria cinerella (Fw. in Zwackh exs. 37 B. et 217)	

Anni.	Nr. crrs.	Nomina originalia.	Nomina hodierna et adnotat.
		134. Meyen et Flotow.	
1840		**a. Nov. Act. nat. curios. XIX. Supplem.**	
	3	Evernia stellata 210	
	4	„ Americana 211	Parm. Kamtschadal. (Ach.) v. Americ.
	5	Ramalina digitata 212	
	6	„ costata 212	
	7	Sticta exampliata 215	
	8	Parmelia lividorufa 222	
	9	„ appressa 222	
	1750	Sticta filicina v. orbicularis 215	Stict. orbicul. Nyl.
	1	Omphalodium Pisacomense 228	
	2	Lecanora Meyenii 223	
	3	„ rosulans 224	
	4	„ callopis 224	
	5	Lecidea versatilis 227	
	6	„ bullata 227	
	7	„ phaeomelana 227	
	8	„ microsticta 228	
	9	Megalospora sulphurata 228	
	1760	Graphis Sandalon 228	
	1	„ persicina 229	
	2	Leiogramma obtusatum 230	
	3	Glyphis maculans 230	
	4	Arthonia hepatica 230	
	5	Ocellularia concolor 231	
	6	Verruc. parvinuclea 231	
	7	„ depressa 231	
		NB. Der grösste Theil dieser Arten hat indessen als solche bisher bei den Lichenologen noch keine Anerkennung gefunden.	
		135. Eschweiler.	
1829		**a. v. Martius Flora Brasiliensis.**	
	8	Diorygma biforme 66	
	• 9	„ tinctorium 68	sec. Nyl. = Graph. reniformis Fée.
	1770	„ nitidum 68	
	1	Graphis platycarpa 74	
	2	„ tectigera 78	
	3	„ intricata 79	
	4	„ illinita 82	
	4½	„ illinita v. vermiformis 83	

Anni.	Nr. serr.	Nomina originalia.	Nomina hodierna et adnotat.
	5	Graphis anfractuosa 86	
	5a	„ macularis v. picta 85	est Opegr. agelaea Fée.
	6	„ compressa 87	sec. Nyl. = Opegr. Bonplan-diae.
	7	„ triquetra 90	
	7a	„ scaphella v. gemella	=Melaspilea gemella (Esch.) Nyl.
	8	„ angustata 73	
	9	Oxystoma connatum 92	
1780		Leiograma angustum 94	
	1	„ tartareum 95	
	2	„ umbrinum 96	
	3	„ lateritium 97	
	4	„ isabellinum 102	
	5	„ virgineum 98	
	6	(Lecanactis) sericeum 99	Glyphis.
	7	„ pruinosum 100	
	8	„ tenellum 101	
	9	„ lobatum 100	Lecanactis patellula Fée.
1790		Sclerophyton elegans 103	Stigmatidium.
	1	Ustalia fasciata 108	= Graph. leucocheila (Féé).
	2	Arthonia polymorpha (Ach.) 111	
	3	Pertus. comunis v. lutescens 118	
	4	„ „ v. carneola 118	
	5	„ „ v. granulata 118	
	6	Verruc. punctiformis v. straminea 124	
	7	„ prasina 124	
	8	„ xyloides 126	
	9	„ hymnothora 126	
1800		„ aurantia 127	
	1	„ atropurpurea 128	
	2	„ cuprea 128	
	3	„ arthonioides 129	
	4	(Pyrenula) globifera 131	
	5	„ crassa 132	
	6	„ cerina 133	
	7	„ aenea 133	
	8	„ ochroleuca 135	
	9	„ laureolacea 136	
1810		Pyrenastrum echinatum 143	
	1	„ trypetheloides 144	
	2	„ sulphureum 144	
	3	„ album 146	
	4	„ septicollare 148	
	5	„ cinnamomeum 149	
	6	Porothelium arthonioides 152	

604

Anni.	Nr. curs.	Nomina originalia.	Nomina hodierna et adnotat.
	7	Porothelium rufofuscum 153	
	8	Trypethelium hemisphaericum 155	
	9	„ madreporiforme 156	
1820		„ melanothrix 158	
	1	Astrothelium album 159	
	2	„ isabellinum 160	
	3	„ conicum 163	
	4	Glyphis angulosa 166	
	5	Thelotrema occultum 174	
	6	„ viride 174	
	7	„ marginatum 175	
	8	„ immersum 177	
	9	Parmelia micans 180	
1830		„ pallide-cerina 188	
	1	„ tenera 195	
	2	„ comosa 199	Physcia.
	3	„ urceolata 207	
	4	„ rufa 209	
	5	„ contexta 209	
	6	„ carnea 210	
	7	„ erosa 211	Sticta.
	8	„ albopunctata 218	
	9	„ denticulata 221	
1840		„ cinnamomea 225	Usnea.
	1	„ laevis 227	
	2	„ cymbalifera 222	Non confund. cum P. cymbalifera Meyer.
	3	Collema obliquepeltatum 233	
	4	Lecidea bimarginata 242	Platygrapha.
	5	„ vinosa 251	
	6	„ corallina 256	sec. Nyl. = Lec. Santensis Tuckerm.
	7	„ placynthium 257	
	8	Cladonia muscigena 262	
	9	„ gorgonea 271	

136. Duby.

a. Botanic. Gallic. tom. II.

1830	1850	Stereocaulon Delisei 619	Endocarpiscum Guep. Nyl.
	* 1	Endocarpon Guepini (Delis.) 596	
	* 2	Urceol caesioalba (Le Prevost) 671	
	2a	„ striata 671	
	3	Pertusaria Delisei 672	
	4	Physcia solenaria 612	
	4a	Lecanora conferta 654	

Anni.	Nr. curr.	Nomina originalia.	Nomina hodierna et adnotat.
	* 5	Lecanora athroocarpa (Le Prevost) 669	Lecan. metabolica Ach.
	* 6	Patellaria Prostii 651	Lecid. cinereo-virens Schaer.
	* 7	Baeomyces calycioides (Delis.) 686	
	8	Ureolaria Prevostii (Fr. ined.) 671	Hymenelia.
	9	Hysterium Prostii 719	Opegrapha.
	9a	Parmelia olivacea γ fuliginosa 602	Parm. fuliginosa Nyl.
	*1860	Parmelia Despreauxii (Delise) 682	

Anmerkung. Ausserdem sind in diesem Werke noch eine Anzahl neuer von Delise aufgestellter Cladonia-Arten beschrieben, die sich aber später nicht als solche bewährt haben.

136a. Meissner.

(im litt. im herb.)

† Apud Fée Monogr. Trypethel.

1831			
	1860a	Trypethelium inconspicuum 449	
	1860b	„ Féei 442	

137. Mougeot.

1846	1	Parm. conspersa var. quartzicola (Stat. des Vosg. 1 p 422)	Parmelia Mougeotii Schaer.

138. Le Prévost.

(in litt. vel in herb.) apud:

1831		a. Fries Lich. Eur. reform.	
	2	Ramalina pusilla 29	
1830		b. Duby Botanic. Gallic.	
	3	Urceolaria caesioalba 671	
	4	Lecanora athroocarpa 669	

139. Montagne.

a. Annal. des scienc. naturell. Botanique. 1834—1860.

1834		Ser. 2. tom. 2. Description de plusieures nouvelles espèces de Cryptogames decouv. par M Gaudichaud dans l'Amerique méridionale.	
	5	Parmel. urceolata var. melanothrix	Cetraria melanot.
	6	Usnea Ceruchis	Desmaziera homalea (Ach.)

Anni.	Nr. crr.	Nomina originalia.	Nomina hodierna et adnotat.
	7	Biatora icterica 373	
	8	„ vestita 374	
	9	Cilicia noli tangere 375	Chrysothrix.
1835		**Ser. 2. tom. 4. Prodromus Florae Fernandesianae.**	
	⌊1870	Usnea barbata v. laevis 86	
	1	Nephroma plumbea 87	
	2	Sticta Guillemini 87	
	3	„ hirsuta 88	vid. Nyland. Prodr. Lichenogr. Scand. p. 95 in nota.
	4	„ Richardi 89	
	5	„ Berteroana 90	
	6	Parmelia (Psoroma) pholidota 91	
	7	„ (Biatora) nigrocincta 91	
	7a	Byssocaulon niveum Nr. 52	
1836		**Ser. 2. tom. 6. Cryptogames nouvell. de France.**	
	8	Parmelia (Psoroma) Saubineti 331	Pannaria.
1837		**Ser. 2. tom. 8. Plant. cellul. exotiques nouvell. Cent. I. (Lich. Guyanens.)**	
	9	Biatora erythrella 456	
	1880	Opegrapha Leprieurii 357	
	1	Medusula olivacea 357	
	2	Trypethelium cruentum 357	
1839		**Ser. 2. tom. 12. Cryptogamae Brasil. collect. ab A. de St. Hilaire.**	
	3	Scytonema? thelephoroides 45	
	4	Ramalina membranacea 46	
1841		**Ser. 2. tom. 16. Plant. cellul. nouvell. exotiq. Cent. II. (Lich. Guyanens.)**	
	● 5	Leptogium bullatum (Raddi) 113	
	† 6	„ reticulatum 113	
	7	Parmelia (Patell.) cinereovirens 119	
	8	„ „ diploloma 119	
	9	„ „ subfusca v. byssiseda 120	
	1890	Lecidea imbricata 125	

Anni.	Nr. crrs.	Nomina originalia.	Nomina hodierna et adnotat.
1842		**Ser. 2. tom. 18. Lich. Gaudichaudiani.**	
	1	Sticta marginifera 265	
	2	Parmelia chrysochroa 266	
	* 3	Biatora tricolor 266	= Lecidea leucoxantha Spr.
	4	Collema luridum 266	Pannaria.
1842		**Ser. 2. tom. 18. Cryptogam. Nilgheriens.**	
	5	Lecidea lycopodina 20	
	6	Collema proboscidale 20	
1842		**Ser. 2. tom. 18. Plant. cell. exot. nouv. Cent, III. (Lich. Guyanens.)**	
	7	Graphis chrysenteron 269	
	8	Opegrapha rimulosa 271	
	9	Ustalia anguina 278	
	1900	Fissurina nivea Fée var. congregata 279	
	1900½	„ radiata 280	
1843		**Ser. 2. tom. 19. (Lich. Guyanens.) continuat. Cent. III.**	
	1	Verrucaria prostans 53	
	2	„ melanophthalma 55	
	3	„ micromma 57	
	4	„ cinnamomea 58	
	5	„ chionea 58	
	* 6	„ complanata 60	
	7	Pyrenastrum macrospermum 62	
	8	„ eustomum 63	
	9	„ seminudum 64	
	*1910	Trypethelium megaspermum 68	Verruc. globifera Eschweil.
	1	„ pyrenuloides 69	
	2	„ Leprieurii 70	
	3	„ platystomum 72	
	4	„ sphaerioides 73	
	5	Astrothelium sepultum 74	
	6	Pertusaria leucosticta 77	
	7	Porina endochrysa 79	
	8	Thelotrema platystomum 79	
	9	Glyphis confluens (Zenk?) 81	
	1920	Actinoglyphis heteroclyta 83	
	1	Medusula punctum 85	

Anni.	Nr. crrs.	Nomina originalia.	Nomina hodierna et adnotat.
1843		**Ser. 2. tom. 20. Plant. cellul. exot. nouv. IV. Cent. Miscell.**	
	2	Evernia magellanica 356	
	2a	Ramalina inanis 356	
	3	„ pumila 356	
	4	Biatora pyrophthalma 357	
	5	Endocarpon Moulinsii 378 (Planch. 16 f. 1)	
1848		**Ser. 2. tom. 10. Plant. cell. exot. nouv. Cent. VI. (Lichenes Taitenses).**	
	6	Parmelia fulvescens 125	Pannaria.
	7	Biatora Taitensis 126	
	8	„ argentea 126	
	9	„ tristis 127	
	1930	„ ? phyllocharis 128	
	1	Coccocarpa ciliolata 129	
	2	Thelotrema microporum 130	
	3	Strigula ciliata 131	
	4	„ Microthyrium 131	
	5	Byssophytum sulphureum 132	vid. Nyl. Lich. exot. p. 247.
1849		**Ser. 2. tom. 11. Plant. cell. exot. nouv. Cent. VI. (Contin.)**	
	6	Acroscyphus sphaerophoroides (Lév. emend.) 243	
	7	Myriangium Curtisii 245	
1849		**Ser. 2. tom. 11 Plant. cellul. nouvell.**	
	8	Biatora Peziza 58	
	9	Verruc. Garovaglii 59	
1849		**Ser. 2. tom. 12. Plant. cell. nouv.**	
	1940	Lecidea Philippea 291	Lecid. lutosa Mont. in Schaer. exs.
	1	Thelotrema Prevostianum 292	
	2	Collema (Omphal.) Demangeonii Mont. et Moug.	
1851		**Ser. 2. tom. 16. p. 47—81. Cryptogamia Guyanensis.**	
	3	Coenogonium Linkii v. Leprieurii Nr. 77	Coenog. Lepr.
	4	? Lichina microcarpa Nr. 83	

Anni.	Nr. crrs.	Nomina originalia.	Nomina hodierna et adnotat.
	5	Biatora prolifera Nr. 107	
	6	? tricholoma Nr. 114	
	7	? microscopica Nr. 115	
	8	Sporopodium Leprieurii Nr. 116	
	9	Lecidea Leprieurii Nr. 121	
	1950	Graphis rufula Nr. 132	
	1	Opegrapha depressa Nr. 155	
	2	Sclerophyton colliculosum Nr. 165	
	3	Fissurina Babingtonii Nr. 166	
	4	Ozocladium Leprieurii Nr. 174	
	* 5	Verrucaria micromma Nr. 191	
	6	„ praelucida Nr. 193	
	7	„ trypetheliiformis Nr. 195	
	8	„ infernalis Nr. 197	
	9	Pyrenastrum fuscum Nr. 211	
	1960	Sagedia granulata Nr. 232	
	1	Thelotrema Auberianum Nr. 235	(Anamorph.)
	2	„ depressum Nr. 240	
	3	Ascidium rhodostroma Nr. 246	
	* 4	Chiodecton nigrocinctum (Ehrenb.) Nr. 218	(Descr. emend.)
1857		**Ser. IV. tom. 7. Plant. cellul. exot. nouv. Cent. VII.**	
	5	Coenogonium Tuckermani 143	
	6	Sticta leucoblepharis 143 (Mont. et Tuckerm.)	sec. Nyl. = forma St. tomentosae.
	7	Sticta Fendleri 144 (Mont. et Tuckerm.)	
1857		**Ser. IV. tom. 8. Plant. cellul. exot. nouv. Cent. VIII. (cont.)**	
	8	Coniocybe nivea (Tuckerm. et Mont) 293	
	9	Pyrenothea Maresii 294	
	1970	Porina Hallei (Tuckerm. et Mont.) 295	
	1	Biatora Fendleri (Tuckerm. et Mont.) 296	
	2	„ prasina (Tuckerm. et Mont 296 (vide auch Nr. 140	
1859		**Ser. IV. tom. 12.**	
	3	Evernia californica (Lév. herb.) 178	
1860		**Ser. IV. tom. 14. Plant. cell. exot. nouv. Cent. IX.**	
	4	Graphis Massalongi 174	
	5	Ascidium Massalongi 175	
	6	Collema Millegrana 175	

Anni.	Nr. crrs.	Nomina originalia.	Nomina hodierna et adnotat.
1860		**Ser. IV. tom. 14. (Florula Gorgonea).**	
	7	Roccella fuciformis v. ventricosa 221	
	* 8	Ramalina scopulorum v. erythrocarpa 222	
1838 — 1842		**b. Ram. de la Sagra Historica fisica etc. de Cuba.**	
	9	Parmelia obsessa 227	(non Ach.)
	*1980	Lecanora gyrosa 212	= Patell. domingensis Pers. et Lecan. acervulata Raddi.
	1	Urceolaria Valenzueliana 205	
	2	Biatora pusilla 199	
	3	Opegrapha filicina 184	
	4	Pertusaria entophloea 159	
	* 5	Thelotrema Auberianum 163	
	6	„ oliavaccum 165	
	7	Strigula nitidula 139	
	8	„ Rotula 142	
	9	„ complanata 140	Num a Phylloch. compl. Fée diversa ?
1837		**c. Archives de Botanique de Guillemin.**	
	*1990	Parmelia Saubinetii	
	1	Opegrapha herbarum 302	
1840		**d. Histoire natur. des Canaries par Barker Webb et Berthelot.**	
	* 2	Evernia Canariensis (Ach.) 95	Ach. sub Alectoria.
	3	„ scorigena 97	
	4	Ramalina Webbii 100	
	5	„ decipiens 100	
	6	Solorina Despreauxii 104	Sol. virescens Desp. in herb. Bor.
	7	Psoroma holophaea 113	
	8	Leptogium palmatum 128	
	9	Leptogium Brebissonii 130	Coll. ruginosum (Duf.) Schaer. En.
1842 — 1845		**e. Voyage au Pole Sud. etc. sous Dumont d'Urville.**	
	2000	Sticta fulvocinerea 184	
	1	Parmelia sphinctrina 180	Psoroma sph.

Anni.	Nr. crrs.	Nomina originalia.	Nomina hodierna et adnotat.
1845		**f. Plant. cellul. a Cuming in Insul. Phillipinens. coll.**	
		in Hooker's Lond. Journ. of Bot. tom. IV.	
	2	Trypethelium Cumingii 5	
	3	Stegobulus Berkeleyanus 6	
	4	Trypethelium areolatum 7	
1844 — 1846		**ff. Voyage autour du monde sur la corvette la Bonite par Vaillant.**	
	* 4a	Ramalina inanis 154	Tab. 146 fig. 1.
1852		**g. Historia fisic. etc. de Chile per Claud. Gay. Bot. tom. VIII.**	
	5	Usnea concreta 65	
	6	Ramalina subulata 82	
	7	Roccella Gyana 88	
	8	„ intricata 86	
	9	„ Babingtonii 89	
	2010	Erioderma Chilense 102	
	1	Sticta caerulescens 112	
	2	„ vaccina 112	
	3	„ flabellata 114	
	4	Physcia coccophora 138	Thelocarpon.
	5	Lecanora leucochlora 152	
	6	Cladonia pileata 161	
	7	Biatora livida 174	
	8	Heterothecium Berteroanum 176	
	9	Chiodecton cerebriforme 190	
	2020	Pertusaria curcurbitula 200	
	1	Collema opulentum 217	
	2	Leptogium polyschides 227	
1856		**h. Sylloge gen. spec. cryptog.**	
	2022a	Ramalina scopul. v. erythrocarpa 320	
	b	Cetraria Billardieri 322	
	c	„ melanotrix 322	
	d	Sticta Jamesoni 326	
	e	Endocarpon Tuckermani 859	

140. Montagne et Tuckermann.

(vide oben Numeros 1966—1972).

Anni.	Nr. crrs.	Nomina originalia.	Nomina hodierna et adnotat.
		141. Montagne et Berkeley.	
		a. Hooker, Lond. Journ. of Bot.	
		1845 und 1846.	
1845	2023	Myriangium Duriaei 72	
1846	4	Thysanothecium Hookeri 257	
		142. Montagne et Durieu de Mai-sonneuve.	
1846		**a. Explor. scientif. de l'Algérie.**	
		Botanique.	
	5	Roccella pygmaea 226	
	6	Parmelia miltina 246	
	7	Biatora leptalea M. 268	
	8	„ Rousselii 266	= Lecidea fossarum (Duf. Mpt.) Nyl. (1853).
	9	Opegrapha Duriaei M. 279	
	9¼	„ petraea 278	Lithographa.
	2080	Lecanactis stictica 282	
	1	Endocarpon Dufourei 285	
	2	Verrucaria conspurcans 291	
	3	Collema platycarpum 208	
	4	„ ferax 206	
	5	Omphalaria Girardi 199	
	6	„ nummularia 200	
	7	Myxopuntia Algeriensis 212	
		143. Montagne et v. d. Bosch.	
1055		**a. Plantae Junghuhn. Vol. I.** **Fasc. IV. Lichenes Javanici.**	
	8	Usnea Vrieseana 428	
	9	Cetraria rhytidocarpa 430	
	2040	„ Teysmanni 431	
	1	„ melanocoma 432	
	2	Nephroma olivacea 433	
	3	Sticta ciliaris 435	
	4	„ Boschiana 436	
	5	„ Dozyana 436	
	*6	„ Schaereri 440	(= Parm. stictaeformis Schaer.)
	7	Parmelia tabacina 443	
	8	„ semiteres 444	
	9	„ intertexta 445	

Anni.	Nr. crrs.	Nomina originalia.	Nomina hodierna et adnotat.
2050		Parmelia xantholepis 446	
	• 1	„ melanotricha 447	(= Physcia Schaereri Hepp.)
	2	„ Molkenboerii 448	
	3	„ Holleana 449	
	4	„ dictyoplaca 450	
	5	„ Javanica 453	
	6	Dirina multiformis 453	
	7	Cladonia adspersa 456	
	8	„ Junghuhniana 456	
	9	„ polyphylla 457	
2060		„ isidioclada 457	
	1	Biatora aurata 458	Baeomyces.
	2	„ Junghuhnii 459	
	•3	„ Javanica (Schaer.) 460	Descr. compl.
	4	„ microcarpa 461	
	5	Lecidea coniochlora 463	
	6	Opegrapha crenulata 467	
	7	„ crassilabra 468	
	8	„ prosiliens 468	
	9	„ tectiformis 469	
2070		„ marginata 470	(non Raddi.)
	1	Graphis Junghuhnii 471	
	2	„ pyrrhocheila 471	
	3	„ epixantha 472	
	4	„ Montagnei 472	
	5	„ hololeuca 473	
	6	„ pudica 474	
	7	„ aphanes 475	
	8	Lecanactis planiuscula 475	Graphis ex Nyland.
	9	„ exaltata 475	
2080		Ustalia Junghuhnii 477	
	1	„ pyrrhochroa 477	
	2	„ erythrella 478	
	3	Arthonia lilacina 478	
	4	Fissurina crassilabra 480	
	5	Calicium Javanicum 480	
	6	Thelotrema porinoides 484	
	7	Verr. pudibunda 487	
	8	Trypethel. meristosporum 487	
	9	Chiodecton Boschianum 488	
2090		Glyphis verrucosa 489	
	a	Stephanephorus Javanicus 492	
	b	Byssophytum Hollei 494	

Anmerkung. Von obigem Fasc. IV. der Plant. Junghuhn. ist auch (1855) ein Separatabdruck erschienen und ebenso sind die darin beschriebenen neuen Flechtenarten

Anni.	Nr. crrs.	Nomina originalia.	Nomina hodierna et adnotat.
		auch in Montagne's Syllog. plant. cryptog. (1856), welches Werk den Verfassern des obigen Fasc. IV. der Pl. Junghuhn. aber schon gemäss den darin enthaltenen Citaten 1855 gedruckt vorgelegen haben muss, aufgenommen.	
		143a. v. den Bosch	
		(in herb. Lenormand.)	
1860		a. Nylander. Synops. lich. meth.	
	2090c	Sticta Lenormandii 343	
		144. Wallroth.	
1833		**Flora Germ. cryptogam.**	
	1	Verrucaria dispersa 308	
	2	„ spadicea 308	
	3	„ alutacea 308	
	4	„ microthelia 309	
	5	„ sphaeroides 300	
	6	„ macularis 301	
	7	„ leucoplaca 299	
	8	„ fumago 293	
	9	Thrombium incrustans 294	
	2100	„ sordidum 289	
	1	„ verrucosum 292	
	2	„ asserculorum 292	
		„ bacillare 296	Collema.
	* 3	Collema teretiusculum (Flke) 551	
	4	Graphis involuta 329	
		145. Berkeley.	
1849	5	Strigula Babingtoni (Engl. Bot. Supplem. tab 2959)	
1845	6	Myriangium Montagnei (Hook. Lond. Journ. Bot. 1845 p. 73).	
		146. Nees ab Esenbeck et Flotow	
1834		**a. Linnaea 1834.**	
	7	Parmelia sulphurata 501	
	8	Neuropogon Poeppigii 497	

Anni.	Nr. crrs.	Nomina originalia.	Nomina hodierna et adnotat.
1832		**147. Richard (et Lesson).** a. **Voyage des découvert. de l'Astrolabe. Botanique.**	
	9	Parmelia aurea 23	
	2110	Sticta latifrons 27	
	1	„ cinnamomea 28	
	2	Nephroma australe 31	
	3	Stereocaulon macrocarpon 34	
		148. Bélanger.	
1834 – 1838		a. **Voyage aux Indes-Orientales.**	
	4	Roccella Montagnei 117	
	5	Physcia podocarpa 122	
	6	Patellaria coccodes 125	Lecidea.
	7	Gyalecta tropica 127	
	8	Collema blepharophorum 130	Lecidea.
	9	„ ciliatum 130	Leptogium.
	2120	Oxystomma Friesana 132	
	1	Opegrapha streblocarpa 134	
	2	Thelotrema crateriforme 138	
	3	Verrucaria atacta 141	
	* 3½	Dichonema sericeum (Mont. reform.) 155	Char. gen. Dichonema reform. (cum icone)
		149. Taylor.	
1836		a. **Mackay Flora hibernica.**	
	4	Baeomyces microcephalus 78	
	5	Verrucaria conferta 87	
	6	„ rubiginosa 94	
	7	„ irrigua 94	
	8	„ fissa 95	
	9	„ gemmifera 95	Endococcus Nyl.
	2130	„ circumscripta 96	
	1	„ peripherica 97	Microthelia Koerb.
	2	„ umbrosa 97	
	3	„ mollis 97	
	4	„ erysiboda 98	
	5	Endocarpon rufovirescens 100	
	6	„ sulphureum 100	
	7	Syncesia albida 103	Chiodect. myrticola Fée. ?
	8	Arthonia ilicina 105	
	8a	Collema fragrans 107	Non est Coll. fragrans Sm.
	9	„ fragile 109	
	2140	Lecidea macula 115	

Anni.	Nr. crrs.	Nomina originalia.	Nomina hodierna et adnotat.
	1	Lecidea melastigma 115	
	2	„ recedens 117	
	3	„ stellulata 118	
	4	„ scabra 121 ‘	
	5	„ pulvinata 123	
	6	„ Templetoni 123	
	7	„ lapidicola 124	
	8	„ picta 130	
	9	„ fulginosa 131	Est forma Lecid. confusae Nyl.
	*2150	Lecanora involuta 134	= Lec. coarctata (Sm.) Ach.
	1	Parmelia proboscidea 143	
	2	„ horrescens 144	
	3	„ columnaris 144	
	4	„ sulcata 145	
	5	„ rugosa 145	
	6	„ reticulata 148	
	7	Sticta ciliata 152	
		(Nur ein Theil dieser Arten ist als wirklich neu anerkannt worden).	
1843		**b. The Phytologist. Vol. I. 1843.**	
		Usnea scabrida 1094	
		Parmelia tubularis 1095	
1843	8	**c. The Annal. and Magaz. of N.**	
	9	**Hist. Ser. I. Vol. XII.**	
		Cenomyce foliacea 296	
1847	2160	**d. The Lond. Journ. of Bot.**	
		Vol. VI.	
		A. Zur Zeit anerkannt gute Arten:	
	1	Lecidea crystallifera 148	
	2	„ Mauritiana 151	
	3	Graphis anguillaeformis 152	
	4	Endocarpon Wightii 155	
	5	„ peltatum 155	
	6	Lecanora vigilans 159	
	7	„ millegrana 159	
	8	„ Drummondii 160	
	9	Parmelia atrocapilla 162	
	2170	„ Caraccensis 163	
	1	„ coporrhizans 163	
	2	„ cylindophora 165	

Anni.	Nr. crrs.	Nomina originalia.	Nomina hodierna et adnotat.
	3	Parmelia livida 171	
	4	„ mutabilis 171	
	5	„ polycarpa 173	
	6	„ plumosa 173	
	7	„ sparsa 175	
	8	Cetraria citrina 176	
	9.	Sticta Wallichiana 177	Platysma leucostigm. Nyl. var.
2180		„ nitida 178	
	1	„ lutescens 179	
	2	„ calithamnia 183	Leptogium.
	3	Peltidea pulverulenta 184	= P. scutata Fw. Koerb.
	4	Dufourea simplex 185	Siphula.
	5	Cenomyce sphaerulifera 185	
	6	Baeomyces hyalinus 187	Thysanothec.
	7	Alectoria virens 188	
*	8	Ramalina Menziesii 189	= R. reticulata Noehd. (1800)
		B. Neue Arten, deren Selbstständigkeit zweifelhaft etc.	
	9	Lecidea glanca 149	
2190		„ multiflora 149	
	1	„ lateritia 149	
	2	„ humigena 150	
	3	„ icterica 150	
	4	„ kaleida 150	
*	5	„ endochlora 151	= Biat. icterica Mont. (ex Nyl.)
	6	„ emergens 151	
	7	Calicium glabellum 152	
	8	Verrucaria aspera 153	
	9	„ imbrida 153	
2200		„ melaspora 153	
	1	„ rhodosticta 154	
	2	„ littoralis 154	
	3	Endocarpon speireum 156	
	4	„ crenatum 156	
	5	Trypethelium luteum 157	
	6	„ bicolor 157	
	7	Variolaria carnea 157	
	8	Urceolaria citrina 158	
	9	„ tessellata 158	
2210		Lecanora epiphora 159	
	1	„ bibula 160	
	2	„ comminuta 160	
	3	„ erythrosticta 161	
	4	Parmelia alboplumbea 161	

Anni.	Nr. crrs.	Nomina originalia.	Nomina hodierna et adnotat.
	5	Parmelia imitatrix 162	
	6	„ incisa 162	
	7	„ scabrosa 162	
	8	„ conferta 164	
	9	„ coralliphora 164	
	*2220	„ cribellata 164	= Parm. lophyrea Ach.
	1	„ cristifera 165	
	2	„ diademata 165	
	3	„ divaricata 166	
	4	„ echinata 166	
	5	„ exsecta 167	
	6	„ endoleuca 167	
	7	„ Frankliniana 167	
	8	„ fulvella 168	
	9	„ fistulata 168	
	2230	„ filamentosa 168	
	1	„ Hookeri 169	
	2	„ inaequalis 169	vid. Nr. c. 1019 a.
	3	„ lamelligera 169	
	4	„ leiocarpa 170	
	5	„ limaeformis 170	
	6	„ leucothrix 170	
	7	„ mamillata 171	= Physc. ciliaris var. (sec. Nyl.)
	* 8	„ Nepalensis 172	= Parm. Camtschadal. (Ach.)
	9	„ ophioglossa 172	
	2240	„ patinifera 172	
	1	„ palpebrata 173	
	2	„ saccatiloba 174	
	3	„ subflava 174	
	4	„ stuppea 175	
	5	„ tenniscypha 175	
	6	„ Wallichiana 176	
	7	Sticta rugulosa 177	St. punctulata Nyl.
	8	„ quercifolia 177	
	9	„ propaginea 178	
	2250	„ Leylandi 179	
	1	„ lacunosa 180	
	2	„ imbricatula 180	
	3	„ fimbriata 180	
	4	„ erythroscypha 181	
	5	„ Drummondii 181	
	6	„ divulsa 182	
	7	„ denudata 182	
	8	„ bicolor 183	
	* 9	Peltidea glaucescens 183	= Erioderma unguigerum (Bory).

Anni.	Nr. crrs.	Nomina originalia.	Nomina hodierna et adnotat.
	2260	Peltidea erumpens 184	
	1	Dufourea plumbea 184	
	2	Cenomyce hirta 185	
	3	„ diatrypa 186	
	4	„ acuta 186	
	5	Baeomyces capensis 186	
	6	Alectoria tuberculosa 187	
	7	„ spinosa 188	
	8	Ramalina canaliculata 188	
	9	„ leucosticta 189	
	2270	„ prolifera 189	
	1	„ pilulifera 190	
	2	„ pellucida 190	
	3	Cornicularia lata 190	
	4	Usnea tumidula 191	
	5	„ pectinata 191	
	6	„ nidifica 191	
	7	„ miliaria 192	
	8	„ flexuosa 192	
	9	„ compressa 192	
	2280	„ densirostra 192	
	* 1	„ scabrida 193	
	2	Collema trachyopum 193	
	3	„ maritimum 194	
	* 4	„ reflexum 194	= Coll. byrsinum Ach.
	5	„ erythrophthalmum 195	
	6	„ corticola 195	
	7	„ crassiusculum 195	
	8	„ caespitosum 196	
	9	„ vesicatum 196	
	2290	„ olivaceum 196	
	* 1	„ Turneri 197	

150. Taylor u. J. D. Hooker.

a. The London Journ. of Bot. Vol. III.

(Lichenes antarctici.)

Anni.	Nr. crrs.	Nomina originalia.	Nomina hodierna et adnotat.
1844	2	Solorina aurantiaca 635	
	3	Lecidea disseminata 637	
	4	„ glaucopa 637	
	5	„ mammillata 637	
	6	„ albido-plumbea 638	
	7	„ marginiflexa 638	
	8	Verrucaria gelida 639	

Anni.	Nr. crrn.	Nomina originalia.	Nomina hodierna et adnotat.
9		Endocarpon fragile 639	
2300		Porina granulata 640	
1		Urceolaria endochlora 640	Lecidea.
2		„ erubescens 640	Pertusaria.
3		„ macrophthalma 640	Lecanora (vid Nyl. in Flora 1858 p. 489 in nota.)
4		Lecanora Daltonia 641	vid. Nr. 2352.
5		„ chrysosticta 642	
6		„ versicolor 642	
7		„ microphthalma 642	
8		„ dichroa 642	
9		Parmelia spinosa 644	
2310		„ Tasmanica 644	
1		„ tenuirima 645	
2		„ rutidota 645	
3		„ splachnirima 645	Baeomyces.
4		Cetraria inflata 646	Ramalina.
5		„ lacera 646	
6		Sticta glabra 647	
7		„ cellulifera 647	
8		„ linearis 647	
9		„ flavicans 648	
2320		„ coriacea 648	
1		„ chloroleuca 649	
2		„ cinereoglauca 649	
3		„ rubella 649	
4		Dufourea callodes 650	
5		Cenomyce sarmentosa 651	
6		„ rigida 652	
7		„ nstulata 652	
8		„ phyllophora 652	
9		„ capillata 652	
2330		Stereocaulon Argus 653	
* 1		Sphaerophoron australe (Laur.) 653	
2		„ curtum 654	
3		„ complanatum 654	
4		Ramalina terebrata 654	
5		„ verrucosa 655	
6		„ geniculata 655	
7		„ ovalis 655	
8		Collema australe 656	
9		„ laeve 656	
2340		„ rugatum 656	
1		„ leucocarpum 657	

Anni.	Nr. crrs.	Nomina originalia.	Nomina hodierna et adnotat.
	2	Usnea Taylori 657	
	3	„ angulata 657	

Anmerkung. Nur ein Theil dieser neuen Lichenen ist später als wirklich neu erkannt worden; ein nicht unbeträchtlicher Theil derselben aber gehört schon früher bekannten Arten an.

Anni.	Nr. crrs.	Nomina originalia.	Nomina hodierna et adnotat.
1844		**b. Hooker Flora antarctica. Part. I.**	
	* 4	Ramalina inflata Hook. fil. 194	
	* 5	Stereocaulon Argus Hook fil. 196	
	* 6	Sticta cellulifera 197	
	7	„ Menziesii 198	
	* 8	Lecanora versicolor 199	
	* 9	Porina granulata 200	
	2350	Lecidea geomaea 200	
1847		**c. Hooker Flora antarctica. Part. II.**	
	* 1	Usnea Taylori Hook· fil. 520	
	2	Lecanora chrysoleuca β Daltoni 534	
	3	„ Babingtoni 535	
	* 4	Urceolaria endochlora 537	
	* 5	„ erubescens 537	
	6	Collema saturninum v. australe 541.	

151. Garovaglio.

Anni.	Nr. crrs.	Nomina originalia.	Nomina hodierna et adnotat.
		a. Lichenothec. Ital. Edit. I. 1836—1844.	
1837	7	Collema Hildenbrandi Dec 1. Nr. 1	
1837	8	Opegrapha Endlicheri Dec. 1 Nr. 2	
1838	9	Lecidea plumbea Dec. 4. Nr. 10	
1838	2360	Verruc. Gibbeliana Dec. 6 Nr. 10	= Sagedia persicina Koerb.
1840	1	„ decussata Dec. 24 Nr. 10	= Verruc. limitata Kphbr.
		b. Lichenothec. Ital. Edit II. 1846—1849.	
1846	2	Lecidea collematoides Dec. 12 Nr. 5	
	3	„ Ricasolii Dec. 9 Nr. 2	
	4	„ exilis Dec. 10 Nr 7	
	5	Verrucaria rufa. Dec. 5. Nr. 3	
	6	„ erumpens Dec. 5. Nr. 4	
	7	„ pseudo Dufourei Dec. 4. Nr. 5	

Anni.	Nr. crrs.	Nomina originalia.	Nomina hodierna et adnotat.
1838		**c. Delectus specier. nov.**	
	8	Lecidea italica sect. II. p. 21	
1865		**d. Tentamen dispos. meth. Lich. in Longob.**	
	9	Verruc. collematodes 31	
	2370	„ Pertusatii 61	
	1	„ heterospora 66	
	2	„ confusa 77	
1853		**e. Garovaglio „in herb.“ „in litt.“ apud;**	
		a. Nyland. Collect. lich. in Gall. merid.	
	2a	Parmelia filiformis 164	= Pterygium centrifugum Nyl.
		152 Hochstetter.	
1843		**a. In herbar. (nomina)**	
	3	Endocarpon aequinoctiale (Flotow. in Linnaea 1843) 16	
	4	Sticta umbilicariformis Flot. ibid. 16	
	5	Solorina Simensis Flot. ibid. 17	
		153. Léveillé.	
1849		**a. Annal. des scienc. nat. Ser. III tom. 11.**	
	* 6	Acroscyphus sphaerophoroides Montag. (Lév. emend.) 243	
1859		**b. Annal. des scienc. nat. Ser. IV. tom. 8.**	
	* 7	Evernia californica Mont. (Lév. herb.)	
1844		**c. Jacquem. Voyage dans l'Inde. Bot.**	
	8	Cornicularia sulcata 179	Alectoria.
	9	Cetraria leucostigma 180	
		154. De Notaris.	
1845		**a. Abrothallus nov. gen.**	
	2380	Abrothallus Bertianus 354 c. icone.	

Anni.	Nr. crrs.	Nomina originalia.	Nomina hodierna et adnotat.
1846		**b. Frammeat. lichenogr.**	
	2	Cyphelium Schaereri 19	
	* 3	Alectoria luteola (Delis. herb.) 206	
	4	Combea pruinosa 223	
	5	Usnea tortuosa 202	
	6	Buellia major 197	
	7	Abrothallus Buellianus 193	
1851		**c. Osserv. sui gen. Sticta** (sep. impr.)	
	8	Sticta glaberrima 17	Ricasolia.
	9	„ Casarettiana 18	
	2390	„ aurora 9	
	1	„ Zeyheri 12	= St. gilva (Thbg.) sec. Nyl.)
	2	„ clatrata 10	
	3	„ Biatora 13	= St. filicina sec. Nyl.
	4	„ diluta 15	= St. damaecornis sec. Nyl.
	5	„ caulescens 12	= St. filicina sec. Nyl.

NB. Die Selbstständigkeit der meisten dieser neuen Sticta-Arten ist zur Zeit noch sehr zweifelhaft.

Anni.	Nr. crrs.	Nomina originalia.	Nomina hodierna et adnotat.
1851		**cc. Osserv. sui gen. Peltigera** (sep. impr.)	
	2395a	Peltigera truculenta 14	Tab. 1. f. 9.
1861		**d. Comment. della soc. crittog. Ital.**	
		Fasc. I.	
	2396	Stereopeltis macrocarpa 26	
	7	„ Carestiae 31	
1853		**e. De Notaris in herb.**	
	8	Anaptychia Casarettiana (Massal. Mem. lich. p. 39)	
	9	„ decipiens (Massal. ibid. p. 40	

155. Tuckerman.

Anni.	Nr. crrs.	Nomina originalia.	Nomina hodierna et adnotat.
1841		**a. Boston Journal of Nat. Hist. Vol. III.**	
	2400	Cetraria Oakesiana 445	

Anni.	Nr. crrs.	Nomina originalia.	Nomina hodierna et adnotat.
1845		**b. An Enumerat. of Nord Americ. Lich.**	
		Nomina !	
	1	Parmelia Columbiana 49	
	* 2	„ Russellii 50	= Pannaria lurida (Mont.)
	3	Stereocaulon sphaerophoroides 52	
1848		**c. Synopsis of the Lichens of New. Engl.**	
	4	Cetraria placorodia 16	
	5	„ aurescens 16	
	6	Parmelia Cronia 36	
	7	Stereocaulon Fibula 46	Pilophoron.
	8	Cladonia Despreauxii (Bory ms.) 53	
	9	„ Boryi 54	
	2410	„ Hookeri 55	
	1	Biatora rufonigra 58	
	2	„ chlorantha 60	
	3	„ porphyritis 61	
	4	„ ochrophaea 61	
	5	Lecidea melancheima 68	= L. euphoroides Nyl. Prod. Lich. Scan. p. 244
	6	Umbilicaria Dillenii 72	
	7	„ angulata 74	
	8	Calicium phaeomelanum 79	
	9	Verrucaria elaeochroa 87	
1853		**d¹. Darlington Flora Cestrica Edit. III.**	
	2420	Parmelia leucosticta 441	Pannaria.
	1	Cladonia mitrula 444	
	2	Biatora Micheneri 446	Coccocarpia.
	2½	„ Schweinitzii 447	
1850		**d². L. Agassiz Lake superior.**	
	2a	Usnea cavernosa 171	
	2b	Parmelia oncodes 173	
	2c	Cladonia turgida β grypea 173	
	2d	Endocarpon Manitense 174	
1849		**e. Lea, Catalog. plant. Cincinn.**	
	3	Parmelia Leana 45	

Anni.	Nr. crrs.	Nomina originalia.	Nomina hodierna et adnotat.
1858		**f. The Americ. Journ. of sciene. and arts.**	
		† Vol. XXV. 1858.	
		(Suppl. I. to an Enum. of N. Am. Lich.)	
	4	Alectoria Fremontii 422	Lich. Americ. sept. exs. Nr. 52 (1854).
	5	Ramalina tenuis 423	
	6	„ leptocarpa 423	
	7	Roccella leucophaea 423	
*	8	Cetraria chrysantba 423	= Platys. septentr. Nyl.
	9	Erioderma Wrightli 423	
	2430	Parmelia aurulenta 424	
	1	„ Texana 424	
*	2	Physcia euploca 424	
	3	Psoroma ascociscana 424	
*	4	Pannaria Halei 424	Lecidea.
	5	Squamaria Frostii 425	
*	6	Placodium eugyrum 425	
	7	Lecanora tephraspis 425	
*	8	„ Wrightii 425	= Biat. icterica Mont.
*	9	„ Chonion 425	= Endocarp crenatum Tayl.
*2440		„ chrysops 425	= Lecan. xanthophana Nyl.
*	1	„ diphasia 426	
	2	„ coniza 426	
	3	„ sideritis 426	
	4	Thelotrema subtile 426	
	5	„ granulosum 426	
	6	„ Ravenelii 426	
	7	Pilophoron polycarpum 427	
	8	Cladonia Santensis 427	
*	9	„ Caroliniana (Schwein. herb.) 427	
*2450		„ pulchella (Schwein. herb) 427	
*	1	„ cetrarioides (Schwein. herb.)427	
	2	„ cristatella 428	
*	3	Lecidea elizae 428	
*	4	„ Santensis 428	= Lecid corallina Eschw.
	5	„ vernicoma 429	
	6	„ lepidastra 429	
*	7	Opegrapha myriocarpa 429	Op. microcyclia Tuckerm. in Proced. of am. Acad vol. V. p. 285.
	8	Glyphis Achariana 429	
	9	Trypethelium Carolinianum 429	
	2460	Pyrenastrum Ravenelii 429	

Anni.	Nr. crrs.	Nomina originalia.	Nomina hodierna et adnotat.
	1	Pyrenastrum gemmeum 429	
	2	Gyrostomum Curtisii 430	
1819		†† Vol. XXVIII. 1859.	
		(Supplem. II. to an Enum. of N. Am. Lich.)	
	3	Collema Apalachense 200	Leptogium.
	4	„ Texanum 200	
	5	Leptogium crenatellum 200	
	6	„ juniperinum 200	
	7	Calicium Curtisii 201	
	8	Baeomyces absolutus 201	
	9	Cladonia dactylota 201	
	2470	Stereocaulon nanodes 201	
	1	„ chlorellum 202	
	2	„ ? Wrightii 202	
	3	Alectoria japonica 202	
	4	Ramalina dasypoga 203	
	5	Cetraria Californica 203	
	* 6	Sticta Ravenelii 203	
	7	„ Wrightii 204	Ricasolia.
	8	Physcia? Wrightii 204	Physcidia (Tuckerm.)
	* 9	Lecan. Ascociscana 204	(Diagn. emend.)
	2480	„ compalea 205	
	1	Biatora Rhodopis 205	
	2	„ virella 205	
	3	„ pyrrhomelaena 205	
	4	„ phaeaspis 205	
1860		**g. Proceedings of the Americ. Acad. of arts. and sciene.**	
		† Vol. IV. 1860.	
	* 5	Leptogium dactylinum	
	6	Parmelia chlorochroa	
	* 7	Pyxine Meissneri	
	8	Pannaria crossophylla 404	
	9	Lecidea microps 405	
	2490	„ oidalea 405	
	1	„ Africana 406	
1862		†† Vol. V. 1862.	
	2	Omphalaria leptophylla 383	
	3	„ lingulata 384	
	4	Collema coccophorum 385	
	5	„ callibotrys 386	
	6	„ cyrtaspis 387	

Anni.	Nr. crrs.	Nomina originalia.	Nomina hodierna et adnotat.
	7	Collema stellatum 388	
	* 8	Calicium Ravenelii 389	
	9	„ leucochlorum 389	
	2500	Trachylia leucampyx 390	
	1	Cladonia hypoxantha 393	
	2	„ gracilenta 395	
	3	Parmelia japonica 399	
	4	Physcidia squamulosa 401	
	5	Pannaria flabellosa 401	
	6	Coccocarpia stellata 402	
	7	Lecanora erythranta 402	
	8	„ Floridana 402	
	9	„ camptidia 403	
	2510	Thelotrema lepadodes 405	
	1	„ platycarpum 406	
	2	„ Santense 406	
	3	„ leiostomum 407	
	4	„ Cubanum 407	
	5	„ auratum 408	
	6	„ Wrightii 409	
	7	„ globulare 410	
	8	„ actinotum 411	
	9	„ schizostomum 411	
	2520	„ myriosporum 412	
	1	Gyalecta asteria 414	
	2	„ absconsa 414	
	3	„ nana 415	
	4	„ ceratina 415	
	* 5	Coenogonium moniliforme 416	
	6	Lecidea Roussellii 417	
	7	„ luridella 418	
	8	„ melampepla 419	
	9	„ chlorosticta 419	Lich. Americ. sept. exs. Nr. 139 (1854).
	2530	„ granosa 420	
	1	„ Simodensis 421	
1864		††† Vol. VI. 1864.	
	2	Collema leptaleum 263	
	3	Trachylia Californica 263	
	4	Stereocaulon pilophoroides 265	
	5	Placodium cladodes 265	
	6	„ phaeum 266	Lecanora phaea Nyl.
	7	Lecanora Bolanderi 266	
	8	„ Haydeni 267	
	9	„ subflava 267	
	2540	„ pinguis 268	

Anni.	Nr. crrs.	Nomina originalia.	Nomina hodierna et adnotat.
	1	Urceolaria chloroleuca 268	
	2	Thelotrema latilabrum 269	
	3	„ leucastrum 269	
	4	„ platycarpoides 270	
	5	„ lirelliforme 270	
	6	„ catastictum 270	
	7	„ simplex 271	
	8	Gyalecta carneoluteola 271	
	9	Lecidea oncodes 274	
	2550	„ orphnaea 274	
	1	„ furfurosa 274	
	2	„ polycampia 274	
	3	„ chlorophnia 275	
	4	„ Wrightii 275	
	5	„ luteo-rufula 276	
	6	„ pellaea 276	
	7	„ scitula 276	
	8	„ palmicola 277	
	9	„ thysanota 277	
	2560	„ leucocheila 278	
	1	„ microphyllina 278	
	2	„ medialis 280	
	3	„ leptocheila 280	
	4	„ pachycheila 281	
	5	„ aureola 281	
	6	„ vulpina 281	
	7	„ turbinata 282	
	8	Arthonia cyrthodes 285	
	9	Verrucaria Drummondii 286	
	2570	Placodium coralloides 287	
1857 — 1865		**h. Scripta varia Nylanderiana.** † Nomina. A. Enum gen. des Lich. Supplem. (1857).	
	1	Pyrenastrum Pyrgillus 334	
	2	Platysma chrysanthum 334	
	3	Physcia euploca 336	
	4	Placodium eugyrum 336	
	5	Lecanora diphasia 336	
	6	Lecidea Elizae 337	
	7	Leucographa astraea 337	
	8	Opegrapha myriocarpa 337	
	9	*Endocarpon Manitense 337	

Anni.	Nr. crrs.	Nomina originalia.	Nomina hodierna et adnotat.
		†† Diagnos. et descript. Nyland.	
1858		**B.** Synops meth. lich. Fasc. I. 1858.	
	2580	Pterygium Petersii 93	
	1	Omphalaria umbella 105	
	2	Leptogium dactylinum 123	
1859		**C.** Lich. exot. in Annal. des scienc. 1859.	
	3	Pyxine Meissneri 255	
1860		**D.** Synops. method. Lich. Fasc. II. 1860.	
	4	Parmelia (Platysma) Fendleri 309	
	5	Physcia psathyra 422	
1861		**E.** Observ. sur les Coenogon. in Ann. des scienc. nat. Bot. 1861.	
	6	Coenogonium moniliforme 92	
1861		**F.** Prodrom. Lichenogr. Scandin. 1861.	
	7	Calicium Ravenelii 42	
1864		**G.** Prodrom. Lichen. Nov. Granat. 1864 (Tuckerm mscpt. herb.)	
	* 8	Lecanora phaea 30	
	* 9	Thelotrema lirellaeforme 44	
	*2590	Lecidea furfurosa 56	
	* 1	„ pellaea 57	
	2	„ melaleuca 56	
	* 3	„ polycampia 56	
	4	„ concatenata 58	
	5	„ subvernalis 58	
	* 6	„ thysanota 59	
	* 7	„ medialis 61	
	8	„ spadicea 63	
	* 9	„ leptocheila 66	
	2600	„ chloritis 66	
	* 1	„ pachycheila 66	
	* 2	Arthonia cyrtodes 66	
	3	Lecidea flavidula 68	
	* 4	„ aureola 68	
	5	„ vulpina 69	
	7	Trypethelium scorites 128	
1864		**H.** Regensb. Flora 1864.	
	* 8	Thelotrema subtile 491	

Anni.	Nr. crs.	Nomina originalia.	Nomina hodierna et adnotat.
1861		**1. United. Stat. Explor. Expedition under the Command of Capt. Ch. Wilkes.**	
		Vol. XVII. Bot. Cryptog	
	9	Stereocaulon Maderense 122	.
	2610	„ tenellum 123	
	1	Siphula Pickeringii 124	
	2	Sticta Pickeringii 138	
	3	Parmelia cervicornis 140	
	4	Placodium Paumotense 146	
		155¼. Kunze.	
1846		**Regensb. Flora 1846.**	
	5	Coscinocladium occidentale 768	
1830		**ibid. 1830.**	
	5a	Dufourea cuneiformis 372	
		155½. Tornabene.	
1849		**a. Lichenographia Sicula.**	
	6	Endocarpon Maravignae 12	
	7	Lecidea Tinei 17	.
	8	Cladonia Aetnensis 104	
		(Die Selbstständigkeit dieser drei Arten ist sehr zweifelhaft).	
		156. Massalongo.	
1852		**a. Regensb. Flora 1852.**	
	9	Amphoridium Baldense 596	
	2620	Sporodictyon Schaererianum 327	
1852		**b. Ricerche sull'auton. dei Lich.**	
	1	Lecanora Agardhianoides 11	
	2	Rinodina Albana 15	
	3	„ controversa 16	
	4	Acarospora Veronensis 29	
	5	Rinodina lecanorina 41	Sched. crit. 48
	6	Pachyospora viridescens 45	
	7	Coniocarpon radiatum 47	

Anni.	Nr crrs.	Nomina originalia.	Nomina hodierna et adnotat.
	8	Arthonia Ruana 49	
	9	Naevia atomaria 50	
2630		„ populina 50	
	1	„ celtidis 50	
	2	Lecidea Martinatiana 68	
	3	„ violacea 69	
	4	„ Patavina 69	
	5	„ tumidula 71	
	6	„ anomaloides 72	
	7	„ thallicola 73	
	8	Catillaria sordida 79	
	9	„ fusca 80	= Arthonia ruderalis Nyl.
2640		Catolechia moriopsis 85	
	1	Catillaria Ricasolii 89	
	2	Thalloidima Tonianum 97	
	3	Diplotomma populorum 99	
	4	Toninia Fallasca 108	
	5	Raphiospora viridescens 119	
	6	Bilimbia sabulosa 122	
	7	Biatora ambigua 124	
	8	„ Stiriaca 125	
*	9	„ Berengeriana 128	sec. Nyland. = Lecidea miscella Sommerf.
2650		Acarospora truncata 132	
	1	Biatorina minuta 137	
	2	Raccoblenna tremniaca 140	
*	3	Thelotrema gyalectoides 142	= Urceolaria hypoleuca Ach.
	4	Polyblastia rufa 147	
	5	„ cupularis 148	
	6	Pyrenothea Aponina 151	
	7	Porphyriospora orbicularis 154	
	8	Limboria Euganea 155	
	9	Thrombium lecideoides 157	
2660		„ murorum 157	
	1	Sagedia glabra 161	
	2	Pyrenula coryli 164	
	3	Acrocordia Garovaglii 148	
	4	Arthopyrenia fraxini 167	
	5	„ quercus 169	
	6	„ betulae 169	
	7	Tomasellia arthonioides 169	
	8	Verrucaria Veronensis 173	
	9	„ Baldensis 173	
2670		„ crassa 174	
	1	Lithoicea controversa 177	
	2	Verrucaria lilacina 174	
	3	„ acrotelloides 179	
	4	Polyblastia lactea 181	Sched. crit. 91.

Anni.	Nr. crrs.	Nomina originalia.	Nomina hodierna et adnotat.
1853		**c. Memorie lichenograf.**	
	* 5	Anaptychia Casarettiana (De Not. herb.) 39	
	* 6	„ decipiens (De Not. herb.) 40	
	7	Ricasolia Cesatii (Garov) 47	
	8	Collema Euganeum 84	
	9	„ viscosum 84	
	2680	Leptogium cimiciodorum 86	
	1	Enchylium affine 94	
	2	Opegrapha salicina 102	
	3	„ violatra 104	
	4	„ Pollinii 105	
	5	„ lilacina 106	
	6	„ rubecula 106	
	7	Arthonia cytisi 114	
	8	Arthothelium Beltraminianum 115	
	9	Coniocarpon affine 116	
	2690	Thalloidima diffractum 121	
	2690a	„ verrucosum 122	
	1	Catillaria ilicis 124	
	2	Scoliciosporum Bagliettoanum 126	
	3	„ Villae-Latii 126	
	* 3a	Gyalolechia nivalis (Koerb.) 129	
	4	Acarospora murorum 130	
	5	Pachyospora Lundensis 131	
	5a	„ coronata 131	
	6	Raccoblenna fusca 134	
	7	Dermatocarpon Ambrosianum 136	
	8	Sagedia affinis 138	
	9	Pyrenula Schaereri 138	(sub P. quercus.)
	2700	Polyblastia rugulosa 139	
	1	Verrucaria cyanea 144	
	2	Lecidea thrombioides 144	
	2a	Bagliettoa limborioides 147	
	3	Endocarpon amylaceum 147	
	4	Cyphelium affine 158	
1853		**d. Monograf. dei Lich. Blasteniosp.**	
	5	Blastenia Visianica 117	
	6	Pyrenodesmia olivacea 124	
1853		**e. Sulla Lecidea Hookeri.**	
	7	Polyblastia epigaea 8	
	8	Biatorina sphaerica 8	

Anni.	Nr. crs.	Nomina originalia.	Nomina hodierna et adnotat.
1854		**f. Neagenea Lichenum.**	
		Nomina !	
	9	Pinacisca similis 5	
	2710	Tichothecium erraticum 9	Endococcus.
1854		**g. Geneacaena Lichenum.**	
		Nomina !	
	1	Koerberia biformis 6	
	2	Hymenelia caerulea 12	
	3	„ affinis 13	
	4	Encephalographa Elisae 13	
	5	„ „ rubiformis 14	
	6	Leciographa parasitica 14	
	7	Krempelhuberia Cadubriae 15	
	8	Sphaeromphale silesiaca 16	
	9	Callopisma Dalmaticum 19	
	2720	Diploicia Cacuminum 20	
	1	Porina tenebricosa 22	
	2	Verrucaria Auruntii 22	ser. Thelidium.
	3	„ confluens 22	
	4	„ dolomitica 22	
	5	Lithoicea tectorum 23	
	6	Amphoridium amylaceum 23	ser. Thelidium.
	7	Sagedia Oleriana 23	
	8	Polyblastia ventosa 23	
	9	„ dermatodes 24	
	2730	„ rupifraga 24	
	1	„ Lariana 24	
	2	Arthopyrenia cinerescens 24	
	3	Enchylium Rubbianum 24	
1855		**h. Frammenti, lichenograf.**	
		Nomina !	
	4	Pragmopora amphibola 13	
	5	Omphalaria Notarisii 13	
	6	„ Veronensis 14	
	7	„ comaromorpha 14	
	8	„ decipiens 14	
	9	Psorothichia murorum 15	
	2740	Solenospora Requienii 20	

(Die übrigen in dieser Abhandlung aufgeführten neuen Arten sind in Symm. lich. nov. (1855) sämmtlich beschrieben)

Anni.	Nr. crrs.	Nomina originalia.	Nomina hodierna et adnotat.
1855		**i. Schedulae criticae in lichen. Ital. exsicc.**	
	1	Psoroma Benacensis Nr. 71	
	2	Campylacia Maggiana Nr. 109	
	3	Thyrea plectospora Nr. 110	
	4	Biatorina proteiformis Nr. 144—148	
	5	Nesolechia punctum Nr. 153	
	* 6	Verrucaria limitata (Krphb.) Nr. 212	vid. Nr. 2361.
	7	Buellia dispersa Nr. 272	
	* 8	Thalloidima diffractum Nr. 273	
	* 9	Lecania Nylanderiana Nr. 276	= Lecanora cooperta Ach. (ex Nyland.)
	2750	Campylacia amygdali Nr. 351	
1855		**k. Symmicta lichenum nov.**	
	1	Acarospora photina 22	
	* 2	Hymenelia affinis 23	
	3	„ lithofraga 24	
	* 4	„ caerulea 25	
	5	Aspicilia lactea 26	
	6	Pachyospora? bunodea 26	
	* 6a	Lecanora agardhianoides 17	
	6b	„ sublutea 20	
	* 7	Callopisma Dalmaticum 30	
	7a	Pyrenodesmia? Heufleriana 36	
	8	Biatora chondrodes 39	
	8a	„ umbrosa (Bagliett. in litt.) 37	
	9	„ cyclisca 40	
	2760	„ alociza 42	
	*2760a	„ Turicensis 43	
	1	Biatorina ceramonea 45	
	* 1a	„ Rabenhorstii (Hepp) 43	
	2	Bilimbia aparallacta 45	
	3	„ ?Notarisiana 46	
	4	Catillaria dimorpha 48	
	5	„ ? apatetica 50	
	6	Catolechia? maritima 51	
	* 7	Diploicia cacuminum 52	
	8	Lecidea ypocrita 53	
	9	Toninia prosodea 53	
	2770	Sagiolechia Cimbrica 56	
	1	Xanthocarpia lactea 56	
	2	Enchylium Rubbianum 57	
	* 3	Omphalaria? comaromorpha 59	
	* 4	„ ? Veronensis 60	
	* 4a	„ Notarisii 58	

Anni.	Nr. crrs.	Nomina originalia.	Nomina hodierna et adnotat.
	* 5	Omphalaria decipiens 61	
	6	Opegrapha lecanactis 64	ser. Ucographa.
	* 7	Leciographa parasitica 66	
	* 8	Encephalographa Elisae 66	
	* 9	„ „ rubiformis 67	
	9a	Arthonia Schaereri 68	
	*2780	Porina tenebricosa 72	
	1	Pyrenula alni 73	
	* 2	Verruc. confluens 77	
	* 3	Thelidium Auruntii 77	
	4	Amphoridium uberinum 78	
	5	„ saprophilum 79	
	6	„ dolomiticum 80	
	7	„ umbrosum 80	
	8	„ galactinum 81	
	9	„ mastoideum 82	
	2790	Acrocordia macrospora 82	
	1	„ Ligustica 83	
	2	„ scotofora 84	
	3	Thelochroa Montinii 86	
	* 3a	„ Flotowiana (Hepp) 85	
	4	Lithoicea apatela 88	
	5	„ thrombioides (Bagl. in litt.) 89	
	6	„ apomelaena 89	
	7	„ tabacina 90	
	8	„ Bubulcae 91	
	* 9	„ tectorum 91	
	2800	„ Beltraminiana 93	
	* 1	Tichothecium erraticum 94	
	2	Sagedia collopisma 94	
	* 3	„ Oleriana 95	
	4	„ chloromclaena 95	
	5	„ oleae 96	
	6	„ salicis 97	
	7	„ parameea 97	
	8	Polyblastia sericea 99	
	* 9	„ ventosa 99	
	*2810	„ rupifraga 100	
	* 1	„ dermatodes 101	
	2	Porphyriospora? immersa (Bagliett. in litt.) 102	
	* 2a	Thelidium Zwackii (Hepp) 105	
	* 3	„ amylaceum 103	antea Amphorid.
	3a	„ Larianum 104	
	4	Arthopyrenia saxicola 107	
	* 5	„ cinerescens 108	
	6	„ ? ectropoma 109	

Anni.	Nr. crrs.	Nomina originalia.	Nomina hodierna et adnotat.
	1	Physma Franconicum 21	
	2	Psorothichia Rehmica 23	
	3	Stenhammera? lugubris 40	
	4	Collema callopismum 23	
	* 5	Pertusaria Appenina (Bagliett.) 25	
	* 6	„ chiodectonoides (Bagliett.) 26	
	* 7	Tichothecium Arnoldi (Hepp. Nr. 707) 27	
	* 8	Microthelia macularis (Hampe in litt. 28)	
	9	Verrucaria pulicaris 28	
	*2860	„ pazientii 29	= V. myriocarp. Hepp.
	1	Sagedia Zizyphi 30	
	* 2	Thelidium fontigenum (Krphbr.) 31	
	3	Placidium compactum 32	
	4	Lichina Elisabethiae 32	
		†† Lichenes exotici.	
	5	Phlyctis sepulta 35	
	6	Anthrocarpon Féeanum 36	
	7	Pyrenodesmia Hampeana 38	
	8	Biatorina brunneoatra (Zenk.) 40	
	* 9	Bottaria composita (Hampe) 43	
	2870	Stephanophorus digitatus 45	
1856		**n. De nonnull. Coll. in Flora 1856.**	
	1	Corinophorus corallinoides 213	
	2	Arnoldia cyathodes 214	
1856		**o. Genera lich. aliq. nov. in Flora 1856.**	
	3	Spolverinia punctum 282	
	* 4	Sarcosagium biatorellum 290	= Biatora campestris Fr.
	5	Maronea Berica 291	
1857		**p. Descriz. di alcun. lich. nuovi.**	
	6	Biatora coniasis 15	
	7	„ geographica 16	= B. Decandolla Hepp. Koerb. Syst. 156.
	8	Lecidea micropsis 18	
	* 9	Secoliga leucaspis (Krphbr.) 21	
	2880	Arthonia betulicola 22	
	1	„ Montellica 24	
	2	Microthelia calyciospora 27	
	3	Lithoicea elaeomelana 30	
	4	Placidium psorinum 32	

Anni.	Nr. crrs.	Nomina originalia.	Nomina hodierna et adnotat.
1860		**q. Catagraph. nonnull. Graph. bras.**	
		in den Verhandl. der k. k. zool. bot. Gesellsch. in Wien Bd. X.	
	5	Opegrapha graphicula 679	
	6	„ Heufleriana 681	
	7	Pyrrhographa Medusulina 682	
	8	Arthothelium fusco-cinereum 683	
	9	„ hysterellum 684	
	2890	Thecographa Ceramia 685	
	1	Creographa brasiliensis 686	
1860		**q'. Esame comparativo di ale. gen. di Lich. in : Vol. V. ser. III. degl. atti del Istit. Venet.**	
		Nomina!	
	2891a	Anaptychia latifolia 5	
	b	Crocynia arecae 8	
	c	„ amboinensis 8	
	d	Haematomma Fenzlianum 9	
*	e	Craterolechia lanuginosa (Hampe) 11	
	f	Chapsa indica 14	
*	g	Coniochila variolarioides (Hampe) 15	
*	h	Gomphospora immersa (Hampe) 16	
*	i	Psorothecium polymorphum (Hepp) 17	
	k	Heterothecium lividum (Hepp) 17	
	l	„ „ Hampeanum 17	
*	m	Lopadium sociale (Hepp) 19	
	n	Ropalospora Cafra 19	
	o	Chiliospora elegans 22	Zw. exs. Lich. Nr. 344.
*	p	Temnospora fulgens (Hampe) 23	
	q	Opegrapha Mougeotii 28	
	r	„ leptochroa 28	
	s	„ apomelaena 28	
*	t	„ Heufleriana 28	
*	u	„ graphicula 28	
*	v	Pyrographa medusolina 29	
*	w	Ucographa lecanactis 31	
*	x	Fissurina isabellina (Hampe) 32	
	y	Enterographa capensis 34	
*	z	„ germanica 34	
	aa	„ Zwackhii 34	
	bb	„ Flotowii 34	
	cc	Thecographa ceramia 35	
	dd	Megalographa hysterina 36	

Anni.	Nr. crrs.	Nomina originalia.	Nomina hodierna et adnotat.
	2891 ee	Lejoreuma amboinense 39	
	* ff	Creographa brasiliensis 41	
	gg	Melanodecton indicum 44	
	hh	Leucodecton Cellensoi 45	
	* ii	Glyphidium pulvinulatum (Hepp) 45	
	kk	Dactyloblastus Ceylonensis 46	
	*ll	Macropyrenium pertusarioides (Hampe) 49	
	mm	Anthracothecium Doleschalii 50	
	nn	Micromma coccorum 52	
	oo	Tomasellia Leightonii 52	Arth punctiform. v. oliv. Leigh. Lich. exs. Nr. 233!
	* pp	Coccodinium Bartschii 56 †)	= Naetrocymbe fulginea Koerb.

Anmerkung. Es ist bezüglich der meisten dieser Arten zweifelhaft, ob sie nicht schon früher von anderen Autoren unter anderen Namen beschrieben worden sind.

1861		**r. Lichenes Capenses, quos coll. Wavra.**	
	2892	Chroolepus Afrum 11	
	3	Placodium scoriophyllum 23	
	4	Lecanora dirinaeformis 25	
	* 5	Haematomma Fenzlianum 26	
	6	Callopisma Capense 27	
	7	Rinodina microphthalma 29	
	8	Aspicilia gyalectella 30	
	9	Buellia rinodinea 31	
	2900	„ procellarum 32	
	1	„ pachyospora 33	
	2	„ Carolinae 34	
	3	„ anatolodia 35	
	4	„ antarctica 36	
	5	„ catalipa 37	
	6	Catillaria Ryparoleuca 38	
	7	Lecideola nigrella 39	
	8	Blastemia Vasquesia 40	
	* 9	Rhopalospora Cafra 41	
	2910	Pertusaria Diaziana 45	
	1	„ Wawreana 46	
	2	Variolaria Eyelpistia 47	
	3	Opegrapha Zanei 48	
	* 4	Enterographa Capensis 49	
	5	Dufourea physcioides 51	

†) In Rabenh. Lich. Europ. exs. sub Nr. 506 (anno 1860) als Cocodinium Schwarzii Mass. in litt. ausgegeben.

Anni.	Nr. crrs.	Nomina originalia.	Nomina hodierna et adnotat.
	2916	Niorma derelicta 51	
	7	„ Africana 52	
	8	Niospora Ekloni 53	
	9	„ Capense 53	
	2920	Callopisma teicophilum 54	
	1	„ haematodes 54	
	2	„ crocodes 55	
	3	Acarospora thoeodes 55	
	4	Rinodina Capensis 55	
	5	Lecanora Breuteliana 56	
	6	Biatora Zeyheri 56	
	7	Bacidia affinis 56	
	8	„ intermedia 57	
	9	Byssospora stupposa 57	
	2930	Lecideola flavescens 58	
	1	Leciographa? trachylina 58	
	2	Arthopyrenia norata 58	
1863		**s. Sopra tre Licheni della Nuov. Zel.**	
		(im Bullet. de la soc. nat. de Moskou 1863. seors. impr.)	
	• 3	Mixodictyon chrysosticta (Tayl.) 1	c. icone optim.
	4	Haematomma Babingtonii 7	„ „
	5	Leucodecton Colensoi 13	„ „
		t. Massalongo in litt. in sched. etc.	
		† Koerber Parerga lichenolog.	
1860	5a	Biatorella germanica 125	
	5b	Biatora deusta 148	
1861	5c	Lecidella micropsis 209	vid. Nr. 2878.
1863	• 5d	Verruc. minima 380	

Anmerkung. Bezüglich der Selbstständigkeit eines grossen Theiles dieser neuen Arten Massalongos herrschen noch Zweifel; manche derselben dürften auch unter anderen Namen schon vor Massalongo entdeckt und beschrieben worden sein. Eine Revision und kritische Beleuchtung der so zahlreichen neuen Arten Massalongos wäre sehr wünschenswerth.

Anni.	Nr. crrs.	Nomina originalia.	Nomina hodierna et adnotat.
1853		**157. Koerber.**	
		a. Denkschrift. der schles. Gesellschaft für vaterländische Kultur.	
		(Sertum Sudeticum seors. impr.)	
	6	Zeora nivalis 1	Gyalolechia.
	7	„ Wimmeriana 2	
	8	Diplotomma zabothicum 2	
	9	Biatora ochrocarpa 2	
	2940	„ delicatula 3	
	1	„ inundata 4	
	2	Arthonia didyma 5	
	3	Pertusaria ocellata 5	
	4	Tichothecium pygmaeum 6	= Tichoth. erraticum Mass?
	5	Verrucaria sudetica 6	
	6	Segestrella cruenta 7	
1855		**b. Systema Lichenum Germ.**	
	*7	Peltigera pusilla (Fw.) 59	
	*8	Placod. disperso areolatum (Schaer.) 117	
	9	Rinodina Conradi 123	
	*2950	Acarospora glebosa (Fw.) 156	
	*1	Harpidium rutilans (Fw.) 157	
	2	Aspicilia chrysophana 159	
	3	„ Bohemica 162	
	*4	„ aquatica (Fr.) 165	
	5	Gyalecta Flotowii 171	
	*6	„ Friesii (Fw.) 173	
	7	Biatora elevata 188	
	0	„ phaeostigma 199	
	9	„ sylvana 200	
	*2960	„ hyallinella (Fw.) 201	
	1	„ tabescens 203	
	2	„ planorbis 203	
	*3	„ ochrocarpa 206	
	4	„ Siebenhaariana 207	
	5	Bilimbia faginea 212	
	*6	„ haematosticta (Fw. in litt.) 225	
	7	Buellia corrugata 229	
	*8	„ inignis (Naeg.) 230	
	9	Catillaria concreta (Wahlbg.) 232	
	2970	Lecidella borealis (Fw.?) 234	
	*1	„ personata (Fw.) 238	
	2	„ tiarata 238	
	*3	„ eluta (Fw.) 246	= Lecidea elabens Fr.

Anni.	Nr. crrs.	Nomina originalia.	Nomina hodierna et adnotat.
	4	Lecidea superba 248	
	* 5	„ ? calcigona (Flke) 251	
	6	„ sarcogynoides 252	
	7	„ ? Sauteri 252	
	8	„ Sudetica 254	
	* 9	„ sylvicola (Fw) 254	
	2980	Sarcogyne regularis 267	
	1	Opegrapha zonata 279	
	* 1a	Leprantha caesia (Flot.) 295	
	2	Arthonia pineti 292	
	* 3	Stenocybe major (Nyl.) 306	St. eusporum (Nyl.) Koerb. Par.
	* 4	Calicium triste (Hampe in sched.) 308	
	5	„ atroviride 310	
	6	„ incrustans 312	
	7	„ albidum 315	
	* 8	Sychnogonia Bayrhofferi (Zwackh) 333	
	* 9	Thelochroa Flotowiana (Hepp) 334	
	2990	Sphaeromphale Henscheliana 336	
	1	Stigmatomma spadiceum 338	
	2	Verrucaria latebrosa 349	
	3	„ tapetica 349	
	4	Gongylia glareosa 352	
	* 5	Thelidium Ungeri (Fw.) 354	
	* 6	„ ? Zwackhii (Hepp) 358	
	7	Acrocordia tersa 356	
	8	„ dimorpha 358	
	* 9	Lembidium polycarpum (Flke in litt.) 359	
	*3000	Sagedia Koerberi (Fw. in litt.) 363	
	* 1	„ ? persicina 364	= Verruc. Gibbell. Garov.
	2	„ abietina 365	
	3	„ lactea 366	
	4	„ ? illinita 366	
	5	Arthopyrenia globularis 368	
	6	„ Neesii 369	
	7	Leptorhraphis tremulae 372	
	8	Limboria corrosa 376	
	9	Pertusaria rhodocarpa 384	Ochrolechiae tartareae forma.
	3010	Microglaena Wallrothiana 389	
	1	Lempholema compactum 400	
	* 2	Collema conchilobum (Fw.) 407	
	3	„ molybdinum 410	
	4	„ cataclystum 411	
	* 5	Synechoblastus Laureri (Fw.) 414	= Collem. undulatum Fw.
	* 6	Porocyphus coccodes (Fw.) 426	
	* 7	„ areolatus (Fw.) 426	

Anni.	Nr. crri.	Nomina originalia.	Nomina hodierna et adnotat.
		c. Parerga lichenologica.	
1859		1. Lieferung.	
	* 8	Usnea cornuta (Fw.) 2	
	9	Parmelia endococcina 36	
	3020	Endocarpon intestiniforme 42	
	1	Pannaria craspedia 45	
	2	Placodium Garovaglii 54	
	3	Acarospora Heufleriana 57	
	4	„ rugulosa 59	
	* 5	„ Heppii (Naeg. msc.) 61	
	* 6	Callopisma lividum (Hepp exs.) 65	
	7	„ steropeum 65	
	* 8	Lecania Koerberiana (Lahm in litt.) 68	
	* 9	Rinodina Trevisanii (Hepp exs.) 70	
	*3030	„ Bischoffii (Hepp exs.) 75	
	1	„ biatorina 76	
	2	„ fimbriata 76	
	3	Lecanora gypsodes 77	
	4	„ piniperda 81	
	* 5	„ caesio-alba 82	
	* 6	„ complanata 84	
	7	„ Bambergi 85	
	8	Maronea Kemmleri 91	
	9	Schadonia alpina 93	
1860		2. Lieferung.	
	*3040	Aspicilia tenebrosa (Fw. herb. et in litt.) 99	
	1	„ haematina 100	
	2	„ micrantha 102	= Asp. flava Hepp in herb.
	3	„ microlepis 102	
	4	„ stictica 103	
	* 5	Urceolaria clausa (Fr.) 105	= Urceol. striata Duby.
	* 6	Secoliga fagicola (Hepp in litt.) 112	
	7	„ biformis 113	
	8	Phlyctis Italica (Garov. in litt.) 116	= Phl. spilomatica Mass. Ric 58.
	* 9	Psora lamprophora 119	
	*3050	Biatorella germanica (Mass. in litt.) 125	
	* 1	Blastenia obscurella (Lahm in lit.) 130	
	2	Bacidia phacodes 130	
	* 3	„ atrogrisea (Delis. msc.) 133	= L. endoleuca Nyl.
	* 4	„ Friesiana (Hepp. exs.) 133	
	* 5	„ caerulea 134	
	6	„ Beckhausii 134	sec. Nyl. = Lecid. bacillifera Nyl.

Anni.	Nr. crrs.	Nomina originalia.	Nomina hodierna et adnotat.
	* 7	Bacidia Arnoldiana 134	
	* 8	Biatorina pilularis 136	
	9	„ sambucina 137	
	3060	„ vernicea 138	
	* 1	„ sylvestris (Arn) 138	
	* 2	„ adpressa (Hepp exs.) 143	= Lecid. gyaliza Nyl. = L intermixta v. lignaria Nyl.
	3	„ Neuschildii 143	
	4	„ punctulata 145	
	* 5	„ ? inundata (Hepp in litt.)	= Biatora rivularis Flot. olim in herb.
	* 6	„ diaphana 145	
	* 7	Biatora castanea (Hepp exs.) 146	
	8	„ Poetschiana 147	
	* 9	„ deusta (Mass. in litt.) 148	
	*3070	„ Laureri (Fw. in litt.) 149	
	* 1	„ phaea (Fw. in litt.) 150	
	2	„ geochroa 151	
	* 3	„ cyclospora (Hepp in litt.) 152	
	* 4	„ similis (Mass. emend.) 152	
	5	„ carnea 155	
	6	„ micrococca 155	
	7	„ Bauschiana 157	
	8	„ elachista 159	
	9	„ Ahlesii 161	
	*3080	„ pungens 161	
	1	„ Metzleri 162	
	* 2	Bilimbia mullea (Krphbr. in litt.) 164	
	3	„ Borborodes 165	
	4	„ coprodes 166	
	5	„ Badensis 168	
	* 6	„ Regeliana (Hepp exs.) 168	
	7	„ syncomista 170	
	* 8	Biatoridium Monasteriense (Lahm in lit.) 172	
	* 9	Lopadium sociale (Hepp in Sched.) 174	
	3090	Diplotomma tegulare 176	
	1	„ venustum 179	
	* 2	Buellia ericetorum 185	
	* 3	„ discolor (Hepp exs.) 185	
	4	„ occulta 186	
	5	„ Tyrelensis 187	
	6	„ luridata 188	
	* 7	„ Dubyana (Hepp exs.) 188	
	8	„ bryophila 190	
	8a	„ tesserata 189	
	9	„ chloroleuca 191	

Anni.	Nr. crrs.	Nomina originalia.	Nomina hodierna et adnotat.
1861		8. Licferung.	
	3100	Catillaria neglecta 194	
	1	„ Massalongi 195	
	2	„ Hochstetteri 195	
	3	„ fraudulenta 196	
	4	„ sphaeralis 196	
	5	„ Theobaldi 197	
	6	Lecidella bullata 200	
	7	„ nodulosa 200	
	*8	„ Mosigii (Hepp in litt.) 201	
	*9	„ scotina 202	
	*3110	„ assimilis (Hampe in litt.) 202	
	1	„ alboflava 203	
	*2	„ umbonata (Hepp exs.) 204	
	*3	„ irrorata (Laur. herb.) 206	
	*4	„ rhaetica (Hepp in lit.) 207	= Lecid. nivalis Anzi Cat. 82.
	5	„ micacea 207	
	*6	„ micropsis (Mass. in litt.) 209	vid. Nr. 2878.
	*7	„ cyanea (Flke) 209	
	*8	„ ochracea (Hepp exs. 210)	
	*9	„ glabra (Krphb. in litt.) 211	
	*3120	„ plana (Lahm in litt) 211	
	*1	„ Lahmii (Hepp in litt.) 212	
	2	„ carpathica 212	
	3	„ pycnocarpa 213	
	4	„ Ohlertii 217	
	5	Lecidea pachyphloea 219	
	6	„ polioleuca 220	
	7	„ musiva 220	
	8	„ glaucophaea 222	
	0	„ erratica 222	
	*3130	„ Pilati (Hepp exs.) 223	
	*1	„ Hampeana (Hepp exs.) 224	
	*2	„ emergens (Fw. in sched.) 225	
	3	„ hydropica 227	
	*4	„ subconcentrica 233	Lich. concentricus Dav.
	5	Sporastatia cinerea (Schaer.) 235	
	*6	Rhaphiospora fusispora (Hepp in litt.) 237	
	7	Scoliciosporum turgidum 241	
	8	„ lecideoides (Hazsl.) 241	
	9	„ perpusillum (Lahm in litt.) 241	
	3140	Kemmleria varians 243	
	*1	Arthothelium fuscocinereum (Zwackh. exs.) 261	
	*2	„ Flotowianum 261	= Mycoporum elabens Fw.

Anni.	Nr. crs.	Nomina originalia.	Nomina hodierna et adnotat.
	* 3	Arthothelium Lahmianum 263	
	* 4	Arthonia sorbina 265	
	* 5	„ confluens (Hepp in litt.) 265	
	6	„ sordaria 269	
	* 7	Coniangium rugulosum (Krphbr in litt.) 271	
	8	Xylographa minutula 276	
	9	Poetschia buellioides 281	
	*3150	Lahmia Kunzei (Fw. in litt.) 282	Rabenh. Lich. Eur. exs. Nr. 522 (1861).
	* 1	Acolium ocellatum (Fw. in litt.) 285	
1863		4. Lieferung.	
	2	Calicium sphaerocarpum 293	
	3	„ ochroleucum 295	
	4	Cyphelium flexile 298	
	5	Coniocybe crocata 300	Calic. baeomycioides Mass. ?
	6	„ Beckhausii 301	
	* 7	Endopyrenium trachyticum (Hazl.) 305	
	* 8	Dermatocarpon arenarium (Hampe in litt.) 309	
	9	Pertusaria colliculosa 313	
	*3160	„ cyclops 315	
	1	„ sulphurella 316	
	* 2	„ chlorantha (Zwackh exs.) 318	
	* 3	„ alpina (Hepp in litt.) 318	
	* 4	Belonia russula 322	Koerb Lich. sel. Nr. 79 (1856).
	5	Segestrella Ahlesiana 324	
	* 6	Geisleria sychnogonioides (Nitschk) 326	
	* 7	Sphaeromphale Hazlinskyi 331	
	8	Pyrenula -incrustans 334	
	* 9	Polyblastia Guestphalica (Lahm in litt) 339.	
	*3170	Lithosphaeria Geisleri (Beckh. in litt.) 845.	
	* 1	Acrocordia macrocarpa (Hampe in litt.)347	
	* 2	Thelidium Nylanderi (Hepp exs) 350	
	3	„ montanum 351	
	4	„ minutulum 351	
	5	„ hymenelioides 351	
	6	Sagedia byssophila 355	
	* 7	„ Zwackhii (Hepp exs.) 355	
	8	„ grandis 355	
	9	„ austriaca 356	
	*3180	„ Heppii (Hepp exs.) 356	
	1	Verrucaria polygonia 377	

Anni.	Nr. curr.	Nomina originalia.	Nomina hodierna et adnotat.
	* 2	Verrucaria minima (Mass. in litt.) 380	
	8	Thrombium smaragdulum 382	
	4	Leptorhaphis lucida 384	
1865		5. Lieferung (Schluss).	
	* 5	Leptorhaphis Wienkampii (Lahm) 385	
	* 6	„ Beckhausiana (Lahm) 386	
	* 7	Arthopyrenia inconspicua (Lahm) 387	
	8	„ Kelpii 387	
	9	„ socialis 388	
	*3190	„ dispersa (Lahm) 388	
	* 1	„ Aspiciliae (Lahm) 388	
	2	„ stenospora 390	
	8	„ micropsila 392	
	* 4	? Microthelia betulina (Lahm) 397	
	5	„ pachnea 398	
	* 6	„ Metzleri (Lahm) 398	
	* 7	„ marmorata (Hepp) 399	
	* 8	„ scabrida (Lahm) 899	
	9	Strickeria Kochii 400	
	3200	Collema confertum 411	
	* 1	„ quadratum (Lahm) 411	
	2	Synechoblastus Sauteri 420	
	* 3	? Leptogium diffractum (Krphb.) 424	Diagnose.
	4	Melanormia velutina 437	
	* 5	Porocyphus cataractarum 440	
	* 6	Naetrocymbe fuliginea 442	= Coccodinium Bartschii Mass.
	7	Scutula Krempelhuberi 455	
	* 8	Celidium grumosum 457	= Arthon. varians et Cl. glaucomaria Nyl.
	9	Karschia Strickeri 460	
	*3210	Nesolechia ericetorum (Flot. herb.) 461	
	1	„ Nitschkii 462	
	* 2	Leciographa Neesii (Flot. in litt.) 463	
	3	Placographa xenophona 464	
	4	Lahmia Fuistingii 464	
	5	Cercidospora Ulothii 466	
	6	Tichothecium stigma 468	
	* 7	„ Arnoldi (Hepp in litt.) 469	
	8	Pharcidia congesta 470	
	* 9	Polycoccum Sauteri 470	
	3220	Sorothelia confluens 471	
	1	Rhagadostoma corrugatum 478	
1862		d. Reliquiae Hochstetterianae.	
	2	Zeora margarodes 31	

Anni.	Nr. crrs.	Nomina originalia.	Nomina hodierna et adnotat.
	3	Aspicilia oreinoides 32	
	4	Urceolaria stictica 32	
	5	Buellia fertilis 33	
	6	Lecidella turgescens 33	
	7	Pertusaria lophocarpa 33	
	8	Bilimbia sardoa 33	
		e. Lichenes selecti Germ.	
		1856.	
	3228a	Lecanora complanata Nr. 6	
	b	Biatorina diaphana Nr 11	
	c	Biatora pungens Nr. 13	
	d	Arthonia sorbina Nr. 20	
	e	Coniang. Krempelhuberi Nr. 21	
	f	Psorotichia cataractarum Nr. 29	
	g	Polycoccum Sauteri Nr. 54	
	h	Naetrocymbe fuliginea Nr. 58	
	i	Biatora lamprophora Nr. 73	
	k	Belonia russula Nr. 79	
	l	Lecanora caesioalba Nr. 99	
		1857.	
	3228 m	Bacidia Arnoldiana α vulg. Nr. 131	
	n	Buellia ericetorum Nr. 134	
	o	Lecidella scotina Nr. 136	
	p	Strangospora pinicola Nr. 138	dubia!
	q	Acrocordia glauca Nr. 144	dubia!
	r	Collema convolutum Nr. 148	dubia!
	s	Bacidia caerulea Nr. 162	
	t	Arthothelium Flotowianum Nr. 176	= Mycop. elabens Fw.
		1861.	
	3228u	Bilimbia minutula Nr. 190	dubia!
	v	Sphaeromphale Hazslinskyi Nr. 207	
		1864.	
	3228w	Secoliga bryophaga Nr. 247	non descr.
	x	Strangospora trabicola Nr. 254	non descr.
	*y	Leptorrhaphis Wienkampii Nr. 263	
1864		**f. In Rabenhorst Lich. Europ. exsicc.**	
	3228z	Stenocybe Mildeana (Koerb. in litt.) Nr. 718 (1864)	
		(Vid. auch Nr. 184 a. Beckhaus).	

Anni.	Nr. crrs.	Nomina originalia.	Nomina hodierna et adnotat.
		158. Leighton.	
1851		**a. The Brit. spec. of Angiocarp.**	
	3229	Sagedia ochrostoma 23	
	3230	Verrucaria fusiformis 42	
	* 1	„ rugulosa (Borr. in litt.) 47	
	2	„ linearis 52	
	3	„ codonoidea 53	
	4	„ Sprucei (Babingt.) 54	
	4a	„ Borreri 76. 51	
	5	„ subalbicans 56	
	6	„ patula 61	
	7	Pyrenothea lutea 68	
	8	„ sulphurea 69	
		b. Annal. and Magas. of Nat. Hist.	
1854		1854.	
		(Monogr. of Brit. Graph.) sep. impr.	
	9	Opegrapha taxicola 25	
	*3240	„ lentiginosa (Lyell) 26	
	1	Graphis diffracta (Turn. Mspt.) 39	
	2	„ Smithii 41	
	* 3	Platygramma Hutchinsiae 49	
	* 4	Arthonia spadicea 57	
	* 5	Chiodecton graphidioides 51	= Platygr. rimata (Fw.) Nyl.
1856		1856.	
		(New. Brit. Arthon.) sep. impr.	
	6	Arthonia vinosa 4	
	7	„ aspera 6	
1857		1857.	
		(New. Brit. Lich.) sep. impr.	
	* 8	Opegrapha anomala 3	= Graphis Ruiziana (Fée).
	* 9	Coniocybe citrina 4	= Calic. arenarium Hampe = Cyphel. Pulverariae Auersw.
	*3250	Sphinctrina septata 7	
		c. Lich. britan. exsicc.	
1852		1852.	
	1	Gyalecta pineti Nr 89	
	1a	Arthonia spadicea 97	
	1b	Collema? epiphyllum 103	

Anni.	Nr. crrs.	Nomina originalia.	Nomina hodierna et adnotat.
1853		**1853.**	
	3251c	Platygramma Hutchinsiae 130	
	d	Lecidea caradocensis 160	
1854		**1854.**	
	e	Lecidea expansa (Nyl. in litt.) 186	
1856		**1856.**	
	f	Sphinctrina septata 228	
	g	Verruc. rimosicola 253	
	h	„ Laburni 254	
1858		**1858.**	
	i	Arthonia dubia 312	
	k	Endocarpon microsticticum 317	
1865		**d. Notes on Lich. coll. by Richardson in Arctic. Americ.**	
	*3251 l	Verruc. Frankliniana 199	= Verr. fallaciosa Stzb.
	* m	Arthonia tumidula 200	= Mycoporus pycnocarpus Nyl.
	n	Odontotrema Richardsonii 200	
1857		**e. Nyland. Prodr. Lich. Gall.**	
		(Leight. in litt.)	
	2	Verruc. Salweii (nomen !) 189	
		159. Krempelhuber.	
		a. Regensburger Flora 1851 — 1861.	
1851		1851	
	* 3	Cetraria Laureri 673	vid. Nr. 1663.
	4	Lecanora adglutinata 675	
1853		**1853.**	
	5	Diplotomma trullissatum 442	
1854		**1854.**	
	6	Lecanora Zwackhiana 145	
1855		**1855.**	
	7	Verrucaria Waltheri 69	

Anni.	Nr. crts.	Nomina originalia.	Nomina hodierna . et adnotat.
	8	Polyblastia Sendtneri 67	
	9	Lecidella distans 71	
	3260	Biatorina Arnoldi 72	
	* 1	Endocarpon daedaleum 66	= Verruc. cartilaginea Nyl.
	2	Verrucaria personata 69	
1857		**1857.**	
	3	Thelotrema leucaspis 374	
	4	Pyrenodesmia rubiginosa 370	
	5	„ Rehmi 369	
	6	Polyblastia nigella 375	
	7	Verruc. tristis 376	
	8	Lecidea azurea 373	
	9	„ caerulea 372	
	3270	Aspicilia sanguinea 371	
1858		**1858.**	
	1	Verruc. maculiformis 303	
1861		**1861.**	
	2	Leptogium diffractum (nomen) 258	
1861		**b. Lich. Flora Bayerns.**	
	5	Verrucaria singularis 291	
	* 6	„ limitata 241	vid. Nr. 2861.
	7	Sagedia anceps 249	
	8	Lecidella glabra 196	
	9	Lecanora intermedia 149	
	3280	Callopisma conversum 168	
	1	Rehmia caeruleo-alba 211	
	2	Sarcogyne nivea 212	
	3	Physma sanguinolentum 278	
	4	Aspicilia verruculosa 288	
	5	Buellia? leukeimum 287	
	6	Arthonia stellaris 296	
1865		**c. Unger et Kotschy d. Ins. Cypern.**	
	7	Placodium fuscopallens 161	
	8	Porpidia stipata 164	
	9	Endocarpon nodulosum 165	
	3290	Limboria candidissima 166	

Anni.	Nr. crrs	Nomina originalia.	Nomina hodierna et adnotat.
		d. Krempelhuber in litt. vel in herb. apud:	
1864		† **Nylander Prodr. Lich. Nov. Granat.**	
	1	Megalospora melina (nomen) 72 in not.	
1863		†† **Metzler Flechten des Radstadter Tauern.**	
		(Sep. Abdr.)	
	2	Aspicilia rufa 3	
1864		††† **Anzi Symbol. Lich. Ital. sup.**	
	2½	Rinodina aterrima 11	
1860		†††† **Koerber Parerga lichenol.**	
	2a	Bilimbia mullea 164	
1861	2b	Coniangium rugulosum 271	
1864		††††† **Nyl. circa Koerb. Reliq. Hochstett.**	
	2c	Thelotrema lacteum 269	
		†††††† **Rabenhorst Lich. Europ. exsicc.**	
1862	2d	Sagedia obsoleta Nr. 632 (1862)	
1862	2e	Acrocordia decussata Nr. 646 (1862)	
		160. Hampe.	
1861		**a. Koerb. Parerg. lichenol.**	
——		(Hampe in litt.)	
1863			
1861	3	Lecidella assimilis 202	(Hampe sub Psora).
1863	4	Acrocordia macrocarpa 347	(Hampe sub Lembidium).
	5	Dermatocarpon arenarium 309	
1855		**b. Koerb. Syst. lich. Germ.**	
		(Hampe in sched.)	
	6	Calicium triste 308	

Anni.	Nr. curr.	Nomina originalia.	Nomina hodierna et adnotat.
1852 — 1856		**c. Linnaea 1852 u. 1856. Plant. Müllerian.**	
		(Diagnoses !)	
		1852.	
	. . 7	Sticta Mülleri 711	Heterodea.
	8	Lecidea Stuartii 710	
	9	Biatora byssacea 711	
		1856.	
	3300	Coccocarpia leucorrhiza 217	
	1	Sphaerophorus ceranoides 218	
1843		**d. Linnaea 1843.**	
		(Diagnoses !)	
	2	Sticta Lucaeana 121	
	3	Parmelia denudata 122	
	4a	Roccella mollis 123	

(Die Selbständigkeit der meisten von diesen (sub a—d) angeführten Arten ist sehr zweifelhaft).

Anni.	Nr. curr.	Nomina originalia.	Nomina hodierna et adnotat.
1860		**e. Nyland. Synops. Lich. II.**	
		(Hampe in herb.)	
	5	Parmelia Dregeana 398	
1865		**f. Stizenberger Conspect. spec. maiool. Opogr.**	
		in Flora 1865.	
		(Hampe in herb.)	
	6	Opegrapha farinosa 71	
1860		**g. Massalongo Esame comparat.**	
		(Hampe in herb.)	
	3306a	Pachnolepia lanuginosa 11	Craterolechia.
	b	Thelotr. variolarioides 15	
	c	Dirina immersa 16	
	d	Bilimbia fulgens 23	
	e	Fissurina isabellina 32	
	f	Macropyrenium pertusarioides 49	

Anni.	Nr. crrs.	Nomina originalia.	Nomina hodierna et adnotat.
1856		**h. Massalongo Miscell. lichenol.**	
		(Hampe in litt)	
	3306g	Stenogramma incerta 18	Xylographa Mass.
	h	Opegrapha cerebrina*) (non DC.) 20	Stigmat. germanicum Mass.
	i	Cyphelium arcnarium 20	
	k	Melanospora macularis 28	Microthelia Mass.
	l	Pyrenastrum compositum	Bottaria Mass.
		(Auch die Selbstständigkeit der sub 3306 a—l aufgezählten Arten ist grösstentheils zweifelhaft.)	
		161. Tulasne.	
1852		**a. Annal. des scienc. natur. Bot. 3. XVII.**	
		(Mem. pour serv. — sep. impr.)	
	7	Calicium microcephalum 78	
	8	Acolium Notarisii 81	
	9	Abrothallus oxyspora 116	Lecidea (sec. Nyl.)
	3310	„ inquinans 117	
	1	„ microspermus 115	
	2	Celidium stictarum 121	
	3	„ fusco-purpureum 121	
	3a	Scutula Wallrothii 118	
	4	Phacopsis vulpina 126	
	5	„ clemens 124	
	6	„ varia 125	
	6½	Lecidea inspersa 118	
		162. Bornet.	
1852		**a. Recherch. sur la struct. de l'Ephebe.**	
	7	Ephebe solida 171	
	8	„ Lesquereuxi 172	
1856		**b. Descript. de trois lich. nouv.**	
	9	Spilonema paradoxum 4	
	3320	Synalissa conferta 8	
	1	„ micrococca Born. et Nyl. 9	
		163. Hepp.	
1824		**A. Lichenen-Flora v. Würzburg.**	
	2	Lecidea Kochiana 61	

*) Nomen Massalongianum contemporale praeferrendum!

Anni.	Nr. crrs.	Nomina originalia.	Nomina hodierna et adnotat.

		B. Lich. Europ. exsicc. 1858.	**Koerb. System., Germ.** 1855.
1853	3	Verrucaria Flotowiana Nr. 92	p. 334.
	4	Opegrapha Thuretii Nr. 48	(Sagedia) p. 366.
	5	Biatora Laureri Nr. 4	p. 246.

		1853.	Koerb. Parerg. lich. 1859—1865.
	3326	Psora Trevisanii Nr. 80	1859 pag. 70
	7	„ Bischoffii 81 et 411	1859 75
	8	Sagedia Zwackhii 96 et 442	1863 355
	9	Biatora Wulfenii 5	1861 216
	3330	„ Turicensis Mass. 8	1860 140
	1	Patellaria Rabenhorstii 75	„ 139
	2	Biatora atrogrisea (Delis herb.) Nr. 26	„ 133
1857		1857.	
	3	Placodium lividum 403	1859 65
	4	Biatora Friesiana 288	1860 133
	5	„ adpressa 277 (= Lecid. gyaliza Nyl.)	„ 143
	6	„ castanea 270	„ 146
	7	„ Regeliana 280	„ 168
	8	„ discolor 319	„ 185
	9	„ Dubyana 322	„ 188
	3340	Sagedia Nylanderi 440	1863 350
	1	Pyrenula Heppii (Koerb.) 463	„ 356
	2	Biatora umbonata 257	1861 204
	3	„ ochracea 263	„ 210
	4	„ Pilati 261	„ 223
	5	„ Hampeana 242	„ 224
	5a	Porocyphus byssoides 420	1865 435
	5b	Pyrenula Naegelii 469	1863 336

Ausserdem befinden sich in der Hepp'schen Sammlung noch folgende neue von Hepp aufgestellte Arten, welche theils als solche noch nicht anerkannt, theils noch nicht beschrieben sind:

		1858.	
1858	*c	Biatora Heerii Nr. 135	
	d	„ Naegelii 19	
	e	Myriospora macrospora 58	
	f	Thelotrema Schaereri 100	
	g	„ quinqueseptatum 99	
	h	Verruc. Leightonii 95	

Anni.	Nr. crrs.	Nomina originalia.	Nomina hodierna et adnotat.
1857		**1857.**	
	i	Biatora Candollei Nr. 286	
	k	„ multipunctata 260	
	l	Lecidea Dubyanoides 323	
	m	„ Mougeotii 311	
	n	Sagedia cataractarum 442	
	o	„ Massalongiana 444	
	p	Thelotrema muscicola 447	
	q	Verruc. Hoffmanni 431	
1860	r	„ myriocarpa 430	
		1860.	
	s	Biatora athallina Nr. 499	
	t	„ fallax 505	
	u	„ globusaeformis 509	
	v	„ intricata 492	
	w	„ stenospora 516	
	x	„ Stizenbergeri 504	
	y	Celidium Pelveti 589	
	z	Cyphelium corallinum 531	
	aa	Lecanora flavida 680	
	bb	Phaeospora Arnoldi 701	
	cc	Placodium fallax 633	
	dd	Pyrenula melanospora 710	
	ee	„ Wallrothii 709	
	ff	Sagedia decipiens 699	
	gg	Verrucaria cincta 687	
	hh	„ dolosa 689	
	ii	„ Koerberi 692	
		B². Hepp (im litt. sched. vel in herb.)	
		a. Koerb. Parerg. lichenol.	
1860	3346	Biatora fagicola 112	
„	7	„ inundata 145	
„	8	„ cyclospora 152	
„	9	„ sociale 174	
1863	*3850	Pertusaria alpina 318	
1861	1	Biatora Mosigii 201	
„	*2	„ rhaetica 207	
„	3	„ Lahmii 212	
„	4	„ fusispora 237	
„	5	Arthonia confluens 265	
1865	6	Phaeospora marmorata 398	Microthelia.
1861	7	Biatora macrocucospora 277	Bactrospora.
1860	8	Phaeospora Arnoldi 469	Tichothecium (auch Hepp exs. Nr. 701).

Anni.	Nr. crrs.	Nomina originalia.	Nomina hodierna et adnotat.
1860		**b. Massalongo Esam. comparat.**	
	*3358a	Psorothecium polymorphum 17	
	8b	Glyphidium pulvinatum 45	
1860		**b¹. Ahles, De Germ. Pertus. etc. Comment.**	
	8c	Pertusaria alpina 12	
1863		**b². Anzi Lich. rar. Longob. exs.**	
	8d	Biatora Ghisleri Nr. 380 (1863)	
1861		**b¹. Krempelh. Lich. Flor. Bay.**	
	9	Verrucaria amylacea 238	
1863		**c. Metzler Flechten des Radstadter-Tauern.**	
		(Sep. Abdr.)	
	3360	Biatora lobulata 3	
1858		**c¹. Arnold Lichenen des fränk. Jura in Flora 1858.**	
.	*3360a	Gyalecta hyalina 332	— Gyal. lecideopsis Mass.
1862		**c². Hazslinzsky Eperjes Viránya Zuzmoi.**	
	3360b	Biatorina tunicensis 202	Nomen!
1862		**d. Zwakh Enum. Lich. Flor. Heidelb. in Regensb. Flora 1862.**	
	3361	Rhicocarpon betulinum 524	
	2	Segestria consociata 550	} in litt.
	3	Verruc. applanata 563	
1854		**C. Zollinger Verzeichniss der im Ind. Archipel ges. Pfl.**	
		† Mit Diagnosen.	
	4	Ramalina dichotoma 7 et 10	
	* 5	Baeomyces crenulatus 5 et 7	= Baeomyc. fungoides (Sw.)
	6	Parmelia Zollingeri 6 et 9	
	7	Physcia Schaereri 6 et 8	Parm. melanotricha (M. et v. d. B.)

Anni.	Nr. crrs.	Nomina originalia.	Nomina hodierna et adnotat.
	8	Parmelia squamulosa 6 et 7	
	9	„ eumorpha 6 et 9	
	3870	Clad. botryocephala 5 et 7	
	1	Lecidea triseptata 5 et 7	
	2	Graphis ochracea 4 et 8	Ustalia (Mtg. et v. d. B.)
	3	Thelotrema Zollingeri 5	Leptotrema (Mtg.)
	4	Verruc. mamillaris 5 et 9	
	5	„ javanica 5 et 9	
	6	„ seriata 5 et 9	
1857			
		D. Hartung die geogn. Verhältn. der Ins. Lacerota etc.	
		† Nomina et descript. sporarum.	
	7	Biatora flavida 147	
	8	„ Vulcani 147	
	9	„ conglobata 147	
	3380	Cyphelium mammosum 147	
	1	Ramalina rosacea (Schaer. msc.) 147	
	2	Lecanora sulphurella 148	
	3	„ multipunctata 148	
	4	„ pallens 148	
	5	Placodium stalacticum 148	
	6	„ phoeniceum 148	
1862		**E. Unger, wissenschaftliche Ergebnisse einer Reise in Griechenland.**	
	7	Biatora Ungeri 102	Mit Diagnose.
1862		**F. Müller Enum. des Lich. des envir. de Genève.**	
		† Hepp in sched.	
	8	Peltigera Neckeri 30	
	9	Arthonia quercus 70	
	3390	Verruc. glaucelloides 74	
	1	Sagedia spectabilis 78	
	2	Müllerella polyspora 79	
	3	Physma Mülleri 82	
	4	Collema coccophylloides 86	
1852		**G. Schaerer Lich. Helvet. exsicc.**	
		Hepp in sched.	
	4a	Lecidea Heerii Nr. 630	Descript. Nyl. in Prodr. Lich. Scand Supplem. p. 152.

Anni.	Nr. crrs.	Nomina originalia.	Nomina hodierna et adnotat.
		164. Nylander.	
1852		**a. Nya Botanisk. Notiser för 1852.**	
		(Observ aliquot ad Synops. Lich. Holmiens.)	
	*3394b	Lecidea parasema (Ach.) Nyl. 175	
	4c	„ disciformis Fr. Nyl. 175	Lecidea parasema Ach. pr. p.
	5	„ caudata 176	= Lecid lugubris Sommerf. pr. p.
	* 6	„ melanospora 176	= L. badia Fr.
	* 7	„ insularis 177	= L. badia v. intumescens Fw.
	* 8	„ glaucomaria 177	
	9	„ fusco cinerea 177	= L. tenebrosa Fw.
	3400	„ vitellinaria 177	
	* 1	Verrucaria oxyspora 179	= Verruc. albissima (Ach.) Nyl. (Vid. Nr. 950½)
1853		**b. Nya. Bot. Notiser för 1853.**	
		† (Collect. lich. in Gall. merid. (etiam seors. impr.)	
	2	Lecidea nigrocaesia 160	Pann. triptoph. v. caesia (Duf.)
	3	„ nigroclavata 160	= Lec. lenticularis v. nigroclavata Nyl. (1861).
	4	Endocarpon cinerascens 160	
	5	Lecidea episema 161	
	6	Arthonia caesiella 161	
	7	Opegrapha opaca 161	
	8	Verruc. fuscula 161	
	8a	„ cartilaginea 161	
	9	Endocarpon imbricatum 161	
	3410	Lecanora purpurascens 162	
	1	Verrucaria caesia 182	
	2	Arthonia calcicola 162	
	3	Lecanora oligospora 162	
	4	Opegrapha enteroleuca 163	Opegr. endoleuca Nyl Prodr. L. Fl. Gall. p. 153.
	5	Arthonia phlyctiformis 163	
	* 6	Lecidea caesio-candida 163	Thalloidima Tonianum Mass. Lich. Scand Prodr. p. 176.
	7	„ encarpa 163	
	8	Lecanora pyrenopsoides 163	Collema.
	9	Parmelia filiformis (Garov. in herb.) 164	= Pteryginm centrifugum Nyl.

Anni.	Nr. crrs.	Nomina originalia.	Nomina hodierna et adnotat.
	3420	Psora aporea 164	
	1	Verrucaria modesta 164	
	1a	„ illinita 164	nomen !
	2	Lecanora cupreo-badia 165 ibidem.	
		†† (Animadvers. circa lich. quosd. Scand.)	
	3	Verrucaria virens 180	
	* 3a	„ farrea Ach 183	
	4	Lecidea melaena 182	
	5	„ Dovrensis 82	
	* 6	„ miscella 182	= L. assimilata Nyl. Prodr. Lich. Scand. p. 221.
	7	„ acervulata 183	
	8	„ fusco-rubens 183	
	9	„ confusa 182	
	9!	„ carneo-pallida 183	(= Lecan. carneolutea Sommerf. (non Ach)
1853		††† (Observ. adhuc nonnullae ad Synopsin Lich. Holm.)	
	3430	Arthonia patellulata 95	vid. Nr. 3524.
	1	Lecidea vermifera 98	Est variet. Lecid. umbrinae Ach.
	2	„ nigritula 99	
1853		c. Annal. des scienc. natur. 3. Ser. Bot. tom. 20.	
		(Lich. Algeriens. novi.)	
	3	Verruc. amphibola 315	
	4	„ gibba 315	
	5	Endocarpon areolatum 316	
	6	„ tenellum 816	
	7	Peltula radicata 316	
	8	Glypholecia candidissima 317	
	9	Thelocarpum albidum 317	
	3440	Arthonia variiformis 318	
	1	„ albopulverea 319	
	2	Leptogium caespitellum 319	
	3	Omphalaria nummularioides 319	
	* 3a	Lecidea fossarum (Duf. Mcpt.) 320	= Biat. Rousselii Mont. et Dur. 1846.
1853		d'. Mém. de la Soc imp. des sc. nat. Cherbourg. tome II. 1854.	
		(Études sur les Lich. de l'Algérie.)	
	* 4	Collema nummularium (Duf.) 319	

Anni.	Nr. crrs.	Nomina originalia.	Nomina hodierna et adnotat.
	* 5	Omphalaria nummularioides 321	Descript. compl.
	5½	„ phylliscoides 321	
	* 6	Peltula radicata 322	Desc. gen. et sp. compl.
	* 7	Glypholecia candidissima 327	„ „ „ „
	8	Lecidea patellarioides 333	
	9	Opegrapha albocincta 335	
	3450	Arthonia ramosula 335	
	1	„ albopulverea 336	Descr. compl.
	* 2	„ variiformis 336	„ „
	* 3	„ melanopthalma (Duf.) 337	
	* 4	Thelocarpon albidum 338	„ „
	* 5	Endocarpon tenellum 339	
	* 6	Verruc. amphibola 340	
	* 7	„ gibba 342	
1854		**d². Bullet. Soc. Bot. dé France 1854.**	
	* 8	Pterygium centrifugum 328	= Parmel. filiformis Garov (in herb.)
1854		**d³. Botanisca Notiser 1854.**	
	9	Stenocybe major 84	Serius Calic. eusporum.
1855		**e Regensb. Flora 1855.**	
		(Südamerik. Flechten, ges. durch Lechler.)	
	3460	Umbilicaria dichroa 674	
	1	Psoroma bispidulum 674	
	2	Lecidea pannarioides 674	
	3	„ glaucescens 675	
1855		**f. Mém. de la soc. imp. des sc. nat. de Cherbourg. tom. III. 1855.**	
		(Essai d'une nouv. Class. des Lich.)	
	4	Collema diffractum 198	
	5	Trachylia lecideina 199	
	6	„ subsimilis 199	
	7	Lecanora constans 199	
	8	Lecidea xanthella 199	
	9	„ collematoides 200	
	3470	„ trachylina 200	
	* 1	„ incana (Del. msc.) 200	
	2	Xylographa hysterella 200	
	3	Opegrapha monspeliensis 201	
	4	„ lutulenta 201	

Anni.	Nr crt.	Nomina originalia.	Nomina hodierna et adnotat.
	5	Opegrapha saprophila 201	
	* 6	Arthonia ruderalis 201	= Catill. fusca Mass.
	7	Thelopsis rubella 202	Sychenogonia Bayrhofferi Kbr.
1855		**g. Annal. des scienc. nat. 4. ser. Bot. tom III.**	
		(Additam. in Flor. cryptog. Chilens.)	
	8	Baeomyces ramalinellus 146	
	9	Pannaria microphylloides 150	
	3480	Squamaria squamulosa 152	
	1	„ hiulca 153	
	2	Placodium rugosulum 153	
	3	Lecanora phylliscum 154	
	4	„ strigata 155	
	5	„ bella 156	Lec. xantophana Nyl.
	6	„ infuscata 156	
	7	„ parellina 157	
	8	„ aeruginosa 157	
	9	Dirina imitata 158	
	3490	Pertusaria papillulata 159	
	1	„ melanospora 159	
	2	„ lecanorina 160	
	3	„ phlyctaenula 160	
	4	Lecidea intermixta 161	= Biat. arceutica Koerb. = Biat. atro-purpurea Hepp exs. 279.
	5	„ dolichospora 162	
	6	„ accedens 163	
	7	„ aeruginosa 164	
	8	„ fuscula 165	
	9	„ flavo-areolata 166	
	3500	„ incerta 166	
	1	„ dissimulans 167	
	2	„ ? difformis 167	
	3	Opegrapha dirinoides 168	
	4	Stigmatidium albineum 169	
	5	Arthonia spilomatoides 169	
	6	„ rufella 170	
	7	„ taediosa 171	
	8	„ hapaliza 172	
	9	Chiodecton hypoleucum 172	
	3510	„ stalactinum 173	
	1	Verrucaria confinis 174	
	2	„ microspora 175	

Anni.	Nr. crrs.	Nomina originalia.	Nomina hodierna et adnotat.
1856		**h. Mém. de la soc. imp. des scienc. nat. de Cherbourg. t. IV. 1856.**	
		(Synops. du gen. Arthonia.)	
	3513	Arthonia aphanocarpa (nomen!) 90	
	4	„ velata (Fw.) 91	
	4½?	„ melaleucella 91	
	5	„ fusco-pallens (nomen!) 92	
	6	„ albata (nomen!) 98	
	7	Platygrapha dirinella 95 (in not.) et 104	
	* 8	Arthonia glaucomaria 98	} = Arth. varians (Dav Nyl.
	8a	„ parasemoides 98	
	9	„ abrothallina (nomen!) 99	
	*3520	„ marginella (Duf. herb. et mspt.) 100	
	* 1	„ minutula 102	= Arth. dipersa (Schrad)
	2	„ pandanicola (nomen!) 108	Lich. exot. 246.
	3	„ glaucella 97	
	* 4	„ patellulata 102	Coniang. Krempelhuberi Kbr.
1856		**i. Bullet. de la soc bot. de France tom. III. 1856**	
		(Note sur les lichens recu. en. Auvergne (Monte Dore).	
		Calicium eusporum 549	
	5	(Peziza Neesii Fw.) 551	
	6	Opegrapha anomea 552	
	7	Arthonia convexella 552	
	8	Verrucaria xylina 552	
	9		
1857		**k. Bullet. de la soc. bot. de France Nov. 1857.**	
		(Mougeot, Notice sur le Prodr. Lich. Gall. et Alg. seors. impr.)	
		Nomina!	
	3580	Pyrenopsis fuscatula 9	
	1	Lecidea laevigata 9	
	2	Stigmatidium leucinum 9	
	3	Arthonia difformis 9	
	4	Verrucaria halodytes 9	
1857		**l. Prod. Lichenogr. Galliae et Alger.**	
	5	Synalissa picina 19	
	6	Collema anomalum 19	
	7	„ nodulosum 20	

Anni.	Nr. ors.	Nomina originalia.	Nomina hodierna et adnotat.
	5	Collema pannarium 21	
	9	„ biatorinum 22	
	*3540	„ verruciforme (Ach.) 23	
	1	Leptogium microscopicum 26	
	* 2	Calic. eusporum 32	descr. compl.
	3	Coniocybe hyalinella 33	
	* 4	Ramalina evernioides 47	= Ram. maciformis Delile.
	5	Pannaria subradiata 68	
	* 6	Lecanora phlogina (Ach.) 78	
	* 7	Glypholecia placodiiformis (Del.) 95	
	8	Lecidea hyalinescens 109	
	9	„ metamorphea 113	
	* 9a	„ thelotremoides 102	= Urceol. hypoleuca Ach
	3550	„ flavicans 115	
	1	„ caesitia (Hepp exs. 22) 115	
	* 2	Platygrapha rimata (Fw.) 162	Prodr. Lich. Nov Granat. p. 135.
	* 3	Melaspilea deformis (Schaer.) 170	vid. Nr. 1302
	* 4	Chiodecton petraeum (Del. msc.) 172	
	5	Endocarpon exiguum 176	
	6	Verrucaria subcrustosum 178	
	7	„ glebulosa 180	
	7½	„ cataleptoides 182	
	8	„ hymenogonia 184	
	8a	„ integra 183	
	9	„ nigrata 184	
	*3560	„ xylina 191	descr. compl.
	1	Endococcus perpusillus 193	
	1a	Cladonia decorticata (Fries p. p.) 37	
	1b	Arthonia lurida v. helvola 165	Nunc Arth. helvola Nyl.
1857		**m. Monographia Calicieorum.**	
	2	Calicium virellum 8	
	3	Sphinctrina gomphilloides 7	
1858		**n. Regensb. Flora 1858.**	
		† (Lich. collect. in Mexico a Fr. Müller).	
	4	Collema glaucophthalmum 377	
	5	Leptogium inflexum 377	
	6	„ foveolatum 378	
	7	Cladonia imbricatula 378	
	8	„ athelia 378	Syn. meth. †) 204.
	9	Ricasolia intermedia 379	
	3570	Parmelia hypoleucites 379	Syn. meth. 389.
	1	Physcia major 379	„ „ 424

Anni.	Nr. crrs.	Nomina originalia.	Nomina hodierna et adnotat.
	2	Lecanora amphorella 380	
	3	„ carneo-lutescens 380	
	4	Mycoporum pyrenocarpum 381	
	5	Verrucaria geminella 381	Pyrenoc. 41.
	6	Trypethelium uberinoides 381	„ 72.
		†† (Circa Stereocaula adhuc Observ.)	
	* 7	Stereocaulon lecanoreum 117	
	* 8	„ corticatulum 117	
1857		**o. Mém. de la soc. imp. des. sc. nat. de Cherbourg. tom. V. 1857.**	
		('Enumeration général. des Lichens). — seors. impr. 1858. —	
		A. Nomina spec.	Diagnos. vid. in :
	9	Synalissa melodermia 88	Syn. meth. †) 96
	3580	Pyrenopsis tasmanica 88	„ „ 97
	* 1	Omphalaria phylliscoides 89	„ „ 100
	2	„ pyrenopsoides 89	„ „ 103
	3	„ eoccophyllum 89	„ „ 112
	4	„ pycnocarpum 90	„ „ 115
	5	„ laciniatum 90	„ „ 116
	6	Leptogium humosum 90	„ „ 119
	7	„ pusillum 90	„ „ 121
	8	„ corrugatulum 90	„ „ 132
	* 9	„ palmatulum 90	(Leptog. ciliatum Bel. Voyag. p. 130).
	3590	„ dendriscum 90	Syn. meth. 135
	* 1	Sphinctrina gomphylloides 91	„ „ 144
	2	Calicium hyperelloides 92	„ „ 153
	3	„ tubiforme 92	
	4	Sphaerophoron fastigiatulum 93	
	* 5	Baeomyces crenulatus Hepp 94	(Baeom. fung. (Sw.) Schaer.)
	6	„ heteromorphus 94	Syn. meth. 178
	7	„ pachypus 94	„ „ 182
	8	„ trachypus 94	„ „ 182
	9	„ squamarioides 94	„ „ 184
	*3600	Cladonia borbonica (Del.) 94	Syn. Lich. Nov. Caled 9
	1	„ conchata 95	Syn. meth. 200
	2	„ areolata 95	
	3	„ insignis 95	Lich. exot. 250 ††)

†) W. Nylander. Synopsis methodica Lich. omn. cognit. Paris. 1858—1860.
††) In Annal. des sc. nat. 4. ser. Bot. tom. XI. (1859).

Anni.	Nr. crrs.	Nomina originalia.	Nomina hodierna et adnotat.
	3604	Stereocaulon lecanoreum 96	Regensb. Flora 1858 p. 117
	5	„ exalbidum 96	Lich. exot. 210
	6	„ verruciferum 96	Syn. meth. 248
	7	„ congestum 97	Lich. exot. 210
	8	„ gracilescens 97	„ „ 210
	9	„ corticatulum 97	Regensb. Flor. 1858 p. 117
	3610	Siphula pteruloides 97	Lich. exot 211
*	1	„ fastigiata 98	(Siph. torulosa Syn. meth.263)
*	2	Thamnolia andicola (Del.) 98	Lich. exot. 211
*	3	„ elegans (Del.) 98	„ „ 211
	4	Chlorea flexuosa 98	Syn. meth. 276
	5	„ cladonioides 98	„ „ 276
	6	Alectoria osteina 98	
	7	„ anceps 98	„ „ 290 (Ramal.)
*	8	„ virens (Tayl.) 98	
	9	Evernia mundata 99	
*	3620	Ramalina melanothrix (Laur.) 100	„ „ 290
*	1	Platysma everniellum 100	„ „ 311 (= Evern. Stracheyi Babingt.)
*	2	„ ambiguum (Babingt.) 100	Syn. meth. 311
	3	„ melalomum 100	„ „ 303
	4	„ nephromoides 100	
	5	„ septentrionale 100	„ „ 315 (= Cetr. chrys. Tuckerm.)
	6	Nephroma pallens 101	
	7	„ schizocarpum 101	Syn. meth. 318
	8	Solorina? leptoderma 101	„ „ 325 (Peltigera).
	9	Sticta tomentella 102	„ „ 342
	3630	„ pericarpa 102	Lich. exot. 214
	1	„ filicinella 102	Syn. meth 349
	2	„ platyphylla 102	„ „ 357
*	3	„ punctulata 102	„ „ 364
	4	Parmelia hypotrypa 104	„ „ 403
*	5	„ angustata Pers. 105	„ „ 403
	6	„ laceratula 105	„ „ 390
	7	„ semiviridis (Müller) 105	
	8	„ taeniata 105	Lich. exot. 216
	9	Physcia dilatata 107	Syn. meth. 423
	3640	„ firmula 107	„ „ 418
	1	„ subobscura 107	„ „ 426
	2	Umbilicaria haplocarpa 108	Lich. exot. 217
	3	Pyxine retirugella 108	„ „ 240
	4	Psoroma subpruinosum 108	
	5	„ subhispidulum 108	„ „ 256
	6	„ pallidum 108	
	7	„ xanthomelanum 108	
	8	Pannaria imbricata 109	

Anni.	Nr. crrs.	Nomina originalia.	Nomina hodierna et adnotat.
	* 9	Pannaria nebulosa (Hoffm.) 109	'
	3650	Heppia solorinoides 110	
	* 1	Cora Pavonia (Sw.) Fries 110	
	* 2	Dichonema sericeum (Sw) 110	
	3	Squamaria lobulata 110	
	4	„ lateritia 111	
	5	Placodium fuscorubens 111	
	6	Lecanora microcarpa 113	
	* 7	„ xanthophana 113	(L. bella Nyl. cl.)
	8	„ ambigens 113	
	9	„ subtartarea 113	Lich. exot. 219
	*3660	„ carneopallida 113	
	1	„ granulata 114	
	2	„ blanda 114	Lich. exot. 219
	3	„ fuscococcinea 114	
	4	„ sulphureo-atra 114	
	5	„ erythrinosa 114	
	6	„ platygraphoides 115	
	7	„ lepida 115	
	8	„ subsophodes 115	
	9	Urceolaria areolata 116	Lich. exot. 220
	*3670	Dirina capensis (Fée herb.) 116	
	1	Pertusaria punctata 116	
	2	„ glomerulata 116	
	3	„ subverrucosa 116	
	4	„ flavens 116	
	5	„ trypetheliiformis 117	Lich. exot. 241
	6	„ cryptocarpa 117	Lich. exot. 221
	7	„ dermatodes 117	„ „ 241
	8	„ concreta 117	
	* 9	„ lecanorina 117	
	3680	„ subglobulifera 117	
	1	Varicellaria microsticta 117	Prodr. Lich. Scand. 185
	2	Phlyctis boliviensis 117	Lich. exot. 221
	3	Thelotrema crassulum 117	„ „ 258
	4	„ myriotremoides 118	„ „ 221
	5	„ leptoporum 118	
	6	„ pachystomum 118	„ „ 221
	7	„ dehiscens 118	
	8	„ bicinctulum 118	
	9	„ leucotrema 118	
	3690	„ albidulum 118	Expos. Lich. Nov. Cal. 46
	1	„ phlyctideum 118	Lich. exot. 222
	2	„ monosporum 118	
	3	„ lejoplacoides 118	
	4	„ cryptotrema 118	
	5	„ pertusarioides 118	

Anni.	Nr. crrs.	Nomina originalia.	Nomina hodierna et adnotat.
	6	Thelotrema fissum 118	Lich. exot. 258
	7	„ distinctum 118	
	8	„ phaeosporum 118	Lich. exot. 242
	9	„ bisporum 118	
	3700	Ascidium monobactrium 119	
*	1	Belonia russula Kbr. 119	Koerb. Lich. exs. Nr. 79 (1856)
	2	Coenogonium implexum 119	
	3	„ confervoides 119	Lich. exot. 242
	4	„ complexum 119	„ „ 222
	5	Byssocaulon molle (Sw in herb Turn.) 119	
*	5a	„ niveum (Mont.) Nyl. 119	
	6	„ molliusculum (Fée herb.) 119	„ „ 259
	6a	„ filamentosum (Bab.) 119	
	7	Lecidea compacta 20	„ „ 259
	8	„ ochroxantha 120	„ „ 223
	9	„ byssiseda 120	
	3710	„ griseo-coccinea 120	
	1	„ flavorufescens 120	
	2	„ subfuscata 120	Lich exot. 243
	3	„ luridescens 120	
	4	„ subrubescens 120	
	5	„ canorubella 121	
	6	„ microsperma 121	Lich. exot. 259
	7	„ flavo-pallescens 121	
	8	„ croceella 121	
	9	„ hypomela 121	Lich. exot. 223
	3720	„ triptophylloides 121	„ „ 223
	1	„ cyrtelloides 121	„ „ 243
	2	„ albicans 121	
	3	„ phaeops 122	
	4	„ subluteola 122	
	5	„ psorina 122	
	6	„ globulispora 122	
	7	„ flavoalba 122	Lich. exot. 224
	8	„ megacarpa 122	„ „ 260
	9	„ melanocarpa 123	„ „ 260
	3730	„ quadrilocularis 123	Lich. exot. 224
*	1	„ coccodes (Bél. 123	
	2	„ flavo-crocea 123	
	3	„ cupulifera 123	
	4	„ lecanorella 123	
	5	„ heterospora 123	
	6	„ admixta 123	Lich. exot. 224
	7	„ australissima 123	
	8	„ caesiopallida 124	
	9	„ nigropallida 124	

Anni.	Nr. crrs.	Nomina originalia.	Nomina hodierna et adnotat.
	3740	Lecidea verrucarioides 124	
	*. 1	„ vitellinaria 124	
	2	„ microspora 124	
	3	„ sordidula 124	
	4	„ atroalbella 124	
	5	„ petraeoides 125	
	6	„ subdispersa 125	
	7	„ advena 125	
	8	„ leptocarpa 125	
	9	„ fuscorufa 126	Lich. exot. 225
	*3750	„ caradocensis Leight. 126	
	1	„ depauperata 126	
	2	„ triphragmia 126	
	3	„ sagedioides 126	
	* 4	„ nigritula 126	
	5	„ subcervina 126	
	6	„ aliena 127	
	* 7	„ glaucomaria 127	= Arthonia varians (Dav.) Nyl.
	8	„ uniseptata 127	
	9	„ oxysporella 127	
	*3760	„ dissimulans 127	
	1	„ glabrescens 127	
	2	Gyrothecium polysporum 127	
	* 3	Xylographa parallela (Ach.) 128	
	4	„ opegraphella 128	
	* 5	„ flexella (Ach.) 128	
	* 6	Graphis assimilis 128	(Opegr. rhicocola Fée.)
	7	„ analoga 128	Lich. exot. 244
	8	„ serpentinoides 128	
	9	„ diversa 129	„ „ 227
	3770	„ mendax 129	„ „ 244
	1	„ bilabiata 129	
	2	„ homographa 129	
	3	„ obtecta 129	Syn. Lich. Nov. Cal. 76
	4	„ pseudophlyctis 129	
	5	„ grisea 129	
	6	„ subfarinacea 130	
	7	„ leucocarpa 130	
	8	„ radiata 130	
	9	„ obtusior 130	Lich. exot. 245
	3780	„ egena 130	„ „ 228
	1	„ deplanata 130	„ „ 245
	* 2	Opegrapha endoleuca 130	= Op. enteroleuca Nyl. (1853)
	3	„ subcentrifuga 130	Lich. exot. 245
	4	„ albo-atra 131	

Anni.	Nr. crrs.	Nomina originalia.	Nomina hodierna et adnotat.
	5	Platygrapha epileuca 131	Lich. exot. 229
	6	„ albo-cincta 131	.
	7	„ phlyctella 131	Lich. exot. 229
	8	„ ocellata 131	
	9	„ striguloides 131	
3790		„ prominula 131	
	1	„ polyphragmia 131	
*	2	„ dirinea 131	(Chiodect. paradoxum Fée.)
*	3	„ rimata (Fw.) 131	
	4	Stigmatidium phaeosporellum 132	Lich. exot. 230
	5	Arthonia medusula 132	
	6	„ limitata 132	
	7	„ leprariella 133	
	8	„ propinqua 133	Prodr. Lich. Nov. Granat. p. 106
	9	„ fusconigra 133	Lich. exot. 245
3800		„ microsperma 133	
	1	Melaspilea bifurca 134	Prodr. Lich. Nov. granat. p. 112
	2	„ angulosa 134	
	3	Lecanactis flexuosa 134	
	4	„ varians 134	Lich. exot 246
	5	Chiodecton depressulum 135	„ „ 246
	6	Mycoporum pycnocarpon 136	= Arthonia tumidula Leight.
	7	Endocarpon corniculatum 135	Pyrenoc. *) 13
	8	„ vagans 135	„ 13
	9	„ Tuckermani (Rav.) 135	„ 14
3810		Verrucaria amphiboloides 137	„ 33
	1	„ sphinctrinoides 137	„ 35
	2	„ innata 138	„ 39
	3	„ thelostomoides 138	„ 41
	4	„ luridella 138	„ 41
	5	„ borbonica 138	„ 42
	6	„ papillifera 138	„ 42
	7	„ epapillata 138	„ 43
	8	„ intrusa 138	„ 43
	9	„ denudata 139	„ 49
3820		„ albescens 139	„ 50
	1	„ ochraceoflava 139	„ 50
	2	„ triseptata 139	„ 54
*	3	„ Salweii Leight. 139	„ 54
	4	„ vaga 139	„ 55
	5	„ viridiseda 139	„ 55
	6	„ subvelata 139	„ 56
	7	„ planiuscula 139	„ 58

---

*) W. Nylander Expositio synoptica Pyrenocarpeorum. Andecavis 1858. 8.

Anni.	Nr. crrs.	Nomina originalia.	Nomina hodierna et adnotat.
	8	Verrucaria quinqueseptata 139	Pyrenoc. 58
	9	Strigula ? actinoplaca 140	„ 67
	3830	Melanotheca arthoniella 140	„ 70
	1	„ aciculifera 140	„ 71
	2	Trypethelium connivens 141	„ 79
		B. Nomina et diagnos. spec.	
	• 4	Verrucaria halodytes 142	
	5	Odontotrema phacidioides 142	
	• 6	Lecidea laevigata 143	
	• 7	Pyrenopsis fuscatula 143	
	• 8	Stigmatidium leucinum 144	
	• 9	Arthonia difformis 144	
	•3840	Melaspilea dimorpha (Duf. herb.) 144	
	1	Mycoporum miserrimum 145	
	• 2	Melanothea gelatinosa (Cheval. 1822) 145	
1857		p. ibidem Supplement.	
		A. Nomina.	
	3	Sphinctrina anglica 334	Syn. meth. 143 (= Lich. microceph. Borr.)
	4	„ leucopoda 334	Syn. meth. 144
	5	Calic. subcinereum 334	
	6	Sticta gyalocarpa 335	
	7	Ricasolia dichroa 336	
	8	Lecanora phaeophthalma 336	Flora 1858 p. 489.
	9	Pertusaria rhexostoma 336	
	3850	Thelotrema diplotrema 336	Lich. exöt. 258
	1	„ leucocarpum 336	
	2	Lecidea subepulotica 337	
	• 3	„ hyalina (Hopp in litt.) 337	= Gyal. lecideopsis Mass
	4	„ sublurida 337	Collema.
	5	„ glaucolepidea 337	
	6	„ cinerascens 337	
	7	„ leucoblephara 337	
	8	„ rimicola 337	
	9	„ turgescens 337	
	3860	„ rhexoblephora 337	Prodr. Lich. Scand. 240.
	1	„ recedens 337	
	2	„ orygmaea (Delis) 337	
	• 3	Graphis erumpens 337	
	4	„ leprocarpa 337	
	5	Arthonia pyrrhula 337	
	6	„ glaucescens 337	
	7	„ diffusa 337	
	8	„ lecideella 337	

Anni.	Nr. crrs.	Nomina originalia.	Nomina hodierna et adnotat.
	9	Verrucaria difractella 337	Pyrenoc. 33
	3870	„ hyalospora 337	„ 48
	1	„ subprostans 337	„ 56
	* 2	„ Taylori (Carr.) 337	„ 82
	* 3	„ caesia 337	
		B. Nomina et diagnos. spec.	
	4	Leptogium microphylloides 338	
	5	Lecidea atropallens 338	
	6	„ leptospora 338	
	7	„ fuliginata 339	
	8	„ cladoniaria 339	
1857		p². ibidem: Jardin, Essai sur l'hist. nat. de l'Archipel de Mendana.	
		Nomina!	
	9	Leptogium lobulatum 301	
	3880	Cladonia gracilenta 301	
	* 1	Parmelia retirugella 301	Pyxine.
	2	Physcia mollescens 301	
	* 3	Pertusaria dermatodes 302	
	* 4	Graphis deplanata 302	
	5	Arthonia pandani 302	
	* 6	Lecanactis varians 302	
	* 7	Chiodecton depressulum 302	
	8	Verrucaria aurantiaca 302	
1858		q. Synops. meth. lich. Fasc. 1.	
	* 9	Pterygium Petersii (Tuckerm.) 93	
	3890	Synalissa sphaerospora 94	
	1	„ polycocca 96	
	2	Omphalaria pyrenoides 100	
	3	Collema lepideum 105	
	* 4	Omphalaria umbella (Tuckerm.) 105	
	5	Collema stenophyllum 107	
	* 6	Leptog. microphylloides 121	
	* 7	„ dactylinum (Tuckerm.) 123	
	8	„ sphinctrinum 131	
	9	„ adpressum 131	
	3900	„ cyanescens 131	
	* 1	„ caespitellum 133	
	2	„ intricatulum 135	
	* 3	Hydrothyria fontana (Russ.) 125	= Hydroth. venosa Rusell, quod nomen antiquius.

Anni.	Nr. crr.	Nomina originalia.	Nomina hodierna et adnotat.
1858		**r*. Exposit. synopt. Pyrenocarp.**	
	4	Verruc. crenulata 18	
	* 5	„ minima (Mass. in litt.) 25	
	5a	„ intercedens 34	
	* 6	„ plicata (Mass.) 35	
	7	„ subcinerea 37	
	* 8	„ Naegelii (Hepp cxs. 469) 40	
	* 9	„ geminella 40	
1858		**r^b. De Chlorang. Jussufii Link.**	
		Regensb. Flora 1858.	
	*3910	Lecanora phaeophthalma 489	
1859		**s. Annal. des scienc. nat. 4. Ser. Bot. t. XI.**	
		(Lichenes in regionib. exot. quibusd. vigent.)	
		* Lichenes Peruviano-Bolivienses.	
	1	Stereocaulon pityrizans 209	Syn. meth. 234
	2	„ proximum 210	„ „ 237
	3	„ mixtum 210	„ „ 288
			(Vid. auch Nr. c. 314)
	4	Ricasolia subdissecta 214	Syn. meth. 372
	5	Parmelia angustior 215	Nunc Parmeliopsis.
	* 6	Arthonia fuscopallens 230	
	* 7	„ albata 231	
		** Lichenes Polynesienses.	
	8	Cladonia angustata 236	Syn. meth. 226
	9	Stereocaulon nesaeum 286	„ „ 240
	3920	Dichonema irpicinum 240	
		*** Lichenes Insulae Borboniae.	
	1	Cladonia mascarena 250	„ „ 189
	2	Stereocaulon assimile 251	„ „ 239
	* 3	Sticta marginalis (Borr. herb.) 253	
	* 4	Ricasolia dichroa 254	„ „ 368
	5	„ crenulata v. stenospora 254	St. Ravenelii Tuckerm.
	6	Parmelia sphaerospora 254	Syn. meth. 376
	* 7	Pyxine Meissneri Tuckerm. 255	
	* 8	Pannaria erythrocarpa Delis. 256	
	9	Lecidea fusco-coccinea 257	
	3930	Graphis heterospora 261	

Anni.	Nr. curs.	Nomina originalia.	Nomina hodierna et adnotat.
		**** Lichenes Chilenses. (Supplem.)	
	* 1	Lecidea globulispora 263	
	2	Rhytidocaulon Apdinum 262	tant. nomina!
	* 3	Lecanora microcarpa 263	
1859		**t. Herbarium Musei Fennici.**	
	4	Calicium subparoicum (nomen) 78	
	* 5	Pyrenopsis rufescens 109	= Pyrenops. granatina (Sommerf.) Nyl.
	6	Arthonia proximella (nomen) 90	
	7	Cetraria nigricans 109	
	8	Lecanora badiofusca 110	
	9	„ badiella 110	
	3940	Lecidea Tornoënsis 110	
	1	„ paracarpa 111	
	2	„ Dovrensis v. stenotera 111	Lecid. stenotera Nyl.
	3	Verrucaria grossa 111	
	3a	Arthonia marmorata (Ach. Herb.) 92	
1859		**u'. Sällskapets pro Fauna et Flor. Fenn. Notiser. Nya Ser. 1.**	
		(Ad Veget. lichenosam Helsingfors. etc. addend.)	
	4	Collema furfurellum 229	
	5	„ granuliforme 230	
	6	Lecidea brysiboides 232	
	7	„ improvisa 233	
	8	„ neglecta 233	
	9	Odontotrema minus 234	
	3950	Pterygium pannariellum 236	
	3⁄7	Arthonia astroidea v. excipienda 242	= Arth. excipienda Nyl. Prodr. Lich. Scand. 261.
	3⁄4	Verrucaria incavata 242	
	1	Lecidea persimilis 237	
	2	Arthonia mediella 238	= Arthonia trabinella Th. Fr.
	3	Lecidea Swartzioidea 240	Variet. Lecid. lapicidae Fr.
1859		**u². Carroll, Contrib. to Irish Lichenol.**	
		(Nyl. Mscpt. in litt.)	
	* 4	Lecidea sublurida 2	
	* 5	„ glaucolepidea 2	
	6	Arthonia punctella 10	

Anni.	Nr. crrs	Nomina originalia.	Nomina hodierna et adnotat.
1860		**v. Regensb. Flora 1860.**	
		(De lich. nonnullis europ.)	
		nomina!	
	7	Gymnoderma coccarpum 546	
	*8	Verrucaria Carollii Mudd 546	
	9	„ scotinospora 546	
	*3960	„ subumbrina 546	
	*1	„ methoria 546	
	2	„ prominula 546	
1860		**w. Bullet. de la societ. bot. de France. tom. 7.**	
	3	Lecidea athalloides 503	
1860		**x. Regensb. Flora 1860.**	
		(Conspectus Umbilicariarum.)	
		nomina!	
	4	Umbilicaria dictyiza 417	
	5	„ lecanocarpoides 418	
	6	„ calvescens 418	
	7	„ syagroderma 418	
	8	„ polyphylloides 418	
1860		**y. Synops. meth. lich. Fasc. II.**	
	9	Sphinctrina fuscescens 143	
	3970	Calicium albonigrum 159	
	1	Pyrgillus Americanus 160	
	*2	Baeomyces Prostii (Duf. herb.) 177	
	3	Glossodium aversum 184	
	*4	Cladonia calycantha (Delis. herb.) 192	
	5	„ stenophylla 201	
	6	„ substraminea 204	
	*7	„ Salzmanni (Delis. herb.) 214	
	8	„ divaricata 214	
	9	„ schizospora 217	
	3980	„ leptopoda 226	
	1	Stereocaulon macrocarpoides 238	
	*2	„ nessaeum 240	
	3	„ foliolosum 240	
	4	„ myriocarpoides 245	
	*5	„ Depreauxii (Del. msc) 249	
	6	„ leptaleum 251	

Anni.	Nr. crrs.	Nomina originalia.	Nomina hodierna et adnotat.
	* 7	Stereocaulon congestum 252	
	8	„ arbuscula 253	
	9	Roccella Sinensis 261	
	*3990	Siphula simplex (Tayl. in herb.) 262	
	1	„ coriacea (Tayl. Msc.) 263	
	* 2	Thamnolia elegans (Delis. Msc.) 265	
	3	„ undulata 265	
	4	Usnea lacunosa (Wild. ex Delis. Msc.) 271	
	* 5	Platysma Fendleri (Tuckerm.) 309	
	6	„ commixtum 310	
	7	Nephromium sublaevigatum 321	
	8	Solorina bispora 331	
	9	„ sorediifera 331	
	*4000	Stictina Lenormandii (v. d. Bosch.) 343	
	1	Sticta carpolomoides 354	
	2	„ lineariloba 355	
	3	„ dichotomoides 355	
	* 4	„ caperata (Borr. herb.) 357	
	5	„ dissimulata 362	
	6	„ physciospora 364	
	7	Parmelia megaleia 378	= Platysma subperlatum Nyl.
	8	„ pluriformis 381	
	9	„ disparilis 381	
	4010	„ isidiocera 382	
	1	„ physcioides 385	Parm. reticulata Nees herb.
	* 2	„ hypoleia 393	
	2½	„ Dregeana (Hampe) 398	
	3	„ placorhodioides 401	
	4	„ undata 401	
	5	„ hypotrachyna 405	
	6	Physcia hypoglauca 409	
	7	„ barbifera 416	
	8	„ dispansa 418	
	9	„ glauco-virescens 419	
	4020	„ subaquila 421	
	* 1	„ psathyra (Tuckerm. Msc.) 422	
	2	„ integrata 424	
	3	„ phaeocarpa 424	
	4	„ obscurascens 429	
1860		z. Öfvers. V. Akad. Förhandl. 1860.	
		(Nov. quaed. Lichen. Norvegic.)	
	5	Lecanora pyreniospora 297	
	6	„ rhypariza 296	

Anni.	Nr. curr.	Nomina originalia.	Nomina hodierna et adnotat.
	7	Lecidea ochrococca 297	
	8	„ squalescens 297	
	* 9	„ rhexoblephara 297	= Rhexoph. coronata Th. Fr.
	4030	Verruc. subumbrina 296	
	1	„ methoria 296	
	2	Nephromium expallidum 295	
1860		**aa. Hooker's Flora Tasmaniae.**	
	3	Parmelia rugulosa 848	
	* 4	Lecidea leptocarpa 852	Enum. gen. 125
	* 5	„ petraeoides 852	„ „ 125
	* 6	Pyrenopsis Tasmanica 853	
1860		**bb. Annal. des sciene. nat. ser. 4. Bot. t. 12.**	
		(Prodrom. expos. Lich. Nov. Caledon.)	
	7	Collema amphiurum 281	
	* 8	Pyxine Meissneri 282	
	* 9	Graphis obtecta 283	
1861		**cc. Botanische Zeitung v. Mohl etc. 1861.**	
	4040	Lecanora albariella 388	
1861		**dd. Regensb. Flora 1861.**	
		(Conspectus Squamar.)	
		nomina!	
	1	Squamaria albula 718	
	2	„ scythica 718	
1861		**ee. Notiser pro Fauna et Fl. Fennic. 1861.**	
		(Malmgren Förteckning öfver Lafv. i Satak.)	
		nomina!	
	3	Sirosiphon prostratus 67	
	4	Pyrenopsis iocarpa 68	Prodr. Lich. Scand. 26
	5	„ grumulifera 68	„ „ „ 26
	6	Lecidea congruella 80	„ „ „ 191
	7	„ glomerella 81	„ „ „ 203
	* 8	„ melaena 82	„ „ „ 205

Annus	Nr. ord.	Nomina originalia	Nomina hodierna et adnotata			
	* 9	Lecidea grisella 92 (= Lecid. adpressa Hepp)				
	4990	„ bacillifera 92	Prodr. Lich. Scand.			308
	1	„ gyrophana 92	„	„	„	210
	2	„ incincta 92	„	„	„	212
	3	„ grisosa 92	„	„	„	231
	4	„ glaucomigella 92	„	„	„	231
	5	Xylographa pallens 94	„	„	„	250
						(var.)
	6	Verrucaria scopularia 95	„	„	„	259
	6a	„ muricula (Ach. Herb.)	„	„	„	259
1881		IX. Annal. des sciences. nat. 4 série. Bot. t. 16.				
		+ (Observ. sur les Coenogonium				
	7	Coenogonium disjunctum 90				
	8	„ disjunctum 91				
	9	„ interpositum 91				
	4100	„ interplexum 92				
	* 1	„ implexum 92				
	* 2	„ moniliforme Tuckerm. 92				
		†† (Conspect. generis Thelotrematis nomina!				
	3	Thelotrema sphinctrinellum 357				
	4	„ laevigata 377				
	5	„ albidum 377				
	6	„ subclausoides 378				
	7	„ anamorpha 378				
	8	„ leucocianum 378				
	9	„ albosporum 378				
	4110	„ pachystomoides 378				
	1	„ glyphicum 378				
	2	„ devolutum 378				
	3	„ epitrypum 378				
	4	„ metasphoricum 378				
	* 5	„ Wightii (Tayl.) 378				
	6	„ leucocarpoides 378				
1881		xx. Mudd a Manual of Brit. Lich. (Syll. in litt.)				
	7	Pannaria chelata 126				
	* 8	Thelidium subluridum 172	Lecid. sublur. Syl.			
	4191	Raphiospora arenicola 186	Hynbd. sub Lecid.			
	* 1	Lecidea ochrococca 194				

Anni	Nr. cent.	Nomina originalia.	Nomina hodierna et adnotat.
	2	Lecidea furvella 207	
	* 3	Arthonia punctella 252	
	* 4	Sphaeromphale scotinospora 282	Verruc. scot. Nyl.
	* 5	„ nigrata 282	
	* 6	Verruc. prominula 291	
1861		**hh. Prodrom. Lichenogr. Scandinav.**	
	* 7	Pyrenopsis iocarpa 26	
	* 8	„ granulifera 26	
	* 9	Leptogium amphineum (Ach. Msc.) 82	
	4090	„ firmum 84	
	½	Pyrenopsis subareolata 27	
	* 1	Alectoria nigricans (Ach.) 71	
	2	Evernia mesomorpha 74	
	3	Parmelia fraudans 100	
	* 3½	Collema evilescens 82	= Sarcosag. biatorell. Mass.
	4	Pannaria dolichotera 127	
	4½	Umbilicaria rugifera 117	
	5	Lecanora fulvo-lutea 146	vid. Nr. 1261
	5a	„ sophodes (Ach.) 148	
	6	„ pupillaris 167	
	* 6¼	„ tersa (Fr.) 178	
	7	„ dimera 169	
	7a	„ subfusca (L. Ach.) 159	
	* 8	„ atriseda (Fr.) 170	
	8a	„ varia (Ehr. Ach.) 163	
	* 9	Pertusaria coccodes (Ach.) 178	
	*4100	Lecidea congruella 191	
	½	„ querceti 191	
	1	„ ramulosides 193	
	* 2	„ phaeops 196	
	* 3	„ hilaris (Ach.) 198	
	4	„ miscelloides 200	serius L. miscelliformis Nyl. (= Lec. miscella Sommerfeldt.)
	4¼	„ tenebricosa 201	
	5	„ prasinolepis 202	
	* 6	„ glomerella 208	
	7	„ poliococca 208	
	7¼	„ pleiotera 208	
	8	„ dubitans 207	
	* 9	„ baccilifera 210	
	4110	„ poliaena 210	
	* 1	„ geophana 212	
	* 2	„ globularis (Ach. herb.) 213	

Anni.	Nr. crrs.	Nomina originalia.	Nomina hodierna et adnotat.
	* 2a	Lecidea parasema (Ach. pr. p.) 216	
	3	„ incongrua 218	
	* 4	„ accline (Flot.) 219	
	5	„ arthoniza 219	
	* 5a	„ assimilata 221	= Lecid. alpestris Sommerf.
	* 6	„ mollis (Wahlenb.) 223	
	* 7	„ incincta 231	
	* 7a	„ contigua (Fr.) 225	
	* 8	„ excentrica (Ach.) 234	
	* 9	„ glauconigella 238	
	*4120	„ sagedioides 239	
	* 1	„ farinosa (Ach.) 240	
	2	„ perfidiosa 244	
	3	„ Kajanita 245	
	* 4	Xylographa flexella (Ach.) 250	
	* 5	Arthonia proximella 262	
	5½	„ minutissima 263	
	6	Verruc. leucotica 278	
	6a	„ subfuscella 271	Sagedia fuscella Fr.
	7	„ glauco-cinerea 278	
	* 8	„ scopularia 282	
	9	Pyrenopsis permiscens 288	
	4130	Calicium pallescens 289	
	1	Umbilicaria stipitata 289	
	* 2	Mycoporum ptelaeodes (Ach.) 291	
	3	„ elachistoterum 292	
	3a	Umbilicaria Delisei (Desp. mscpt.) 117	
	* 3b	„ corrugata (Ach.) Nyl 119	
1862		11¹. Regensb. Flora 1862.	
		†) Ad Lichenogr. Grönland. quaed. addend.)	
	4	Umbilicaria sclerophylla 82	
	5	Lecidea hilarescens 83	
	6	Endocarpon botularium 83	
	7	Lecanora erythromma 83	Lechl. Pl. Macl. 58
		††(De Lecid. quibusd. europ observ.)	
	8	Lecidea anomaloides 464	
	9	„ lithinella 464	
	*4140	„ violacea (Crouan in litt.) 464	
	1	„ hypopodia 464	
		†††(De Lichenib. quibusd. Guineens.)	
	2	Cladonia diplotypa 475	

Anni.	Nr. ctrn.	Nomina originalia.	Nomina hodierna et adnotat.
1862		**ii'. Bullet. de la soc. bot. de France tom. 9 (1862).**	
	3	Placodium medians 262	
1862		**kk. Botanische Zeitung v. Mohl etc. (1862)**	
	4	Tylophoron protrudens 279	
	5	„ moderatum 279	
	6	Parathelium polysemum 279	
	7	„ indutum 279	
1862		**ll. Öfvers of k. Vet. Acad. Handl. 1862.**	
	8	Platysma schizophyllum 227	
1862		**mm. Annal. des sciene. nat. 4. sér. Bot. tom. XV.**	
		(Exposit. Lich. Nov. Caledon.)	
	9	Calicium robustellum 39	
	*4150	Clad. borbonica (Del.) 40	
	1	Sticta hypopsiloides 42	
	2	„ prolificans 42	
	3	Lecanora endophaea 44	
	4	Clausaria fallens 45	Status Parm. velatae Turn.
	* 5	Thelotrema allosporum 45	
	* 6	„ monosporum 46	
	* 7	„ albidulum 46	
	* 8	„ bicinctulum 46	
	9	Lecidea bifera 47	
	4160	„ griseo-pallens 47	
	1	„ griseo-fuscescens 47	
	2	„ trachonoides 48	
	3	„ dissimilis 48	
	4	„ meiosperma 49	
	5	„ plurilocularis 49	
	6	Opegrapha confertula 49	
	7	Graphis endoxantha 50	
	* 8	„ diversa 50	
	* 9	„ obtecta 50	
	9a	„ Dumastii * subcontexta 50	= Graphis subcontexta Nyl.
	4170	Arthonia peraffinis 51	
	1	Platygrapha albiseda 51	
	2	Chiodecton hamatum 51	
	3	„ subseriale 52	Stigmatidium.
	4	„ mastophora 52	Verrucaria.

Annus	Nr. curr.	Nomina originalia.	Nomina hodierna et adnotat.
	5	Chiodecton accidioides 58	Verrucaria.
	6	Verruc. consertina 53	
	* 7	Ascidium monobactrium 53	descr. compl.
	8	Thelenella eminentior 54	Verrucaria.
1862		**nn. Annal. des sc. nat. 4. sér. Bot. tom. XV.**	
		(Additam. ad Lichenogr. Andium Boliv.)	
	9	Leptogium resupinans 368	
	4190	„ rigens 368 (in not.)	
	1	Parmelia distincta 374	
	* 2	Umbilicaria calvescens 375	
	3	Squamaria rhodocarpa 376	
	4	Lecanora biatorina 378	
	5	„ erythroleuca 378 (in not.)	
	* 6	„ xanthophana 379	descr. compl.
	7	„ ochrophana 379	
1863		**oo. Salwey, on some new Brit. lich. in Transact. of R. Soc. of Edinb. 1863**	
		p. 550—558.	
	* 8	Lecidea fusco-rubens	
	9	„ lecanorina	
	*4190	„ phaeops	
	1	Calicium trajectum	
1863		**pp. Regensb. Flora 1863.**	
		(Lich. quid. scandinav. novi.)	
	2	Lecanora vitellinula 305	
	3	„ diphyes 305	
	4	„ albo-lutea 306	
	5	„ incolorella 306	
	6	„ Kolaënsis 306	
	7	„ discoidella 306	
	8	„ borealla 306	
	8a	Lecidea sociella 307	nomen! (Descr. in Nyl. Prodr. Lich. Scand. Suppl. 165)
		(Lec. urceolata Th. Fr. Arct. p. 283)	
	9	†† (Adhuc de Lich. quib. Guineensibus.)	
		Peltigera polydactyloides 265	

Anni.	Nr curr.	Nomina originalia.	Nomina hodierna et adnotat.
1868		**qq. Act. Soc. Scient. Fennic. tom. VII.**	
	*4200	Physcia contortuplicata (Ach.) 395	
	* 1	Squamaria albula 396	
	2	Lecanora tetraspora 397	
	8	Lecidea solorinaria 402	
	4	„ trypetheliza 402	
	5	Verrucaria radicescens 408	
	6	Cladonia firma 407	
	7	Lecanora sarcogynopsis 409	
	8	Lecidea heterophora 410	
	9	Collema? magmoides 412	
	4210	Verruc. microsporoides 413	
	* 1	Lecidea? dolichotheca (Crouan) 418	
1868 et 1864		**rr. Prodromus Flor. Nov. Granatensis.**	
		(Separatabdruck aus den Ann. des sc. nat.)	
	2	Collema coccophylloides 1	
	8	„ implicatum 2	
	4	Trachylia leptoconia 5	
	5	Ramalina Bogotensis 16	
	6	Stictina peltigerella 19	
	7	Parmelia reducens 22	
	8	„ osteoleuca 28	
	9	Physcia obscurata 25	
	4220	Lecanora crocantha 28	
	1	„ conjungens 28	
	2	„ russeola 29	
	8	„ subferruginea 29	
	4	„ pallidior 29	
	* 5	„ phaea (Tuckerm.) 30	
	* 6	„ erythroleuca 30	
	7	„ erythroleucoides 30	
	8	„ insperata 81	
	9	„ diplinthia 81	
	4280	„ colobinoides 81	
	1	„ erysiphaea 81	
	2	„ inaequata 82	
	8	„ mesoxantha 88	
	4	„ concilians 33	
	5	„ multifera 84	
	6	„ alboatrata 85	
	7	Pertusaria albidella 86	
	8	„ ahroiza 86	

Anni.	Nr. crrs.	Nomina originalia.	Nomina hodierna et adnotat.
	* 9	Pertusaria dactylina (Ach.) 36	
	4240	„ rhodiza 37	
	1	„ assimilans 38	
	2	„ rhodostoma 38	
	8	„ tuberculifera 38	
	4	„ ochrotheliza 38	
	5	„ confundens 39	
	6	„ pycnophora 39	
	* 7	Thelotrema sphinctrinellum 40	
	* 8	Lecanora ambigens 40	
	9	Thelotrema microporoides 41	
	4250	„ microporellum 42	
	* 1	„ laevigans 42	
	2	„ glaucopallens 42	
	* 3	.„ albidum 43	
	* 4	„ Auberianoides 43	
	* 5	„ leucomelanum 44	
	* 6	„ lirellaeforme (Tuckerm.) 44	
	7	„ chionostomum 44	
	8	„ spondaicum 45	
	* 9	„ glyphicum 46	
	*4260	„ leucocarpoides 47	
	1	„ glaucescens 47	
	2	„ glauculum 47	
	* 3	„ develatum 48	
	* 4	„ leucocarpum 48	
	5	„ meiospermum 48	
	* 6	„ epitrypum 49	
	* 7	„ metaphoricum 49	
	8	„ trypaneoides 50	
	9	„ laeviusculum 50	
	4270	Ascidium interpositum 50	
	1	„ postpositum 46	(sub Thelot. monosporum)
	* 2	Lecidea leucoblephara 52	
	3	„ breviuscula 54	
	4	„ longiuscula 54	
	5	„ intermediella 54	
	6	„ parvifoliella 54	
	* 7	„ furfurosa (Tuckerm.) 56	
	* 8	„ pellaea (Tuckerm.) 57	
	* 9	„ melaleuca (Tuckerm.) 56	
	*4280	„ polycampia (Tuckerm.) 56	
	1	„ sororiella 57	
	2	„ artytoides 57	
	3	„ perminima 57	
	4	„ melaenella 58	
	* 5	„ concatenata (Tuckerm.) 58	

Anni.	Nr. crrs.	Nomina originalia.	Nomina hodierna et adnotat.
	* 6	Lecidea subvernalis (Tuckerm.) 58	
	7	„ laetior 58	
	* 8	„ sordidula 59	
	9	„ byssomorpha 59	
	*4290	„ thysanota (Tuckerm.) 59	
	1	„ phaeomela 59	
	2	„ hostheleoides 60	
	3	„ albomaculans 60	
	4	„ rubellula 60	
	* 5	„ medialis (Tuckerm.) 61	
	6	„ ichnospora 61	
	7	„ subsimilis 62	
	8	„ cognata 62	
	9	„ pertexta 62	
	*4300	„ microphyllina 62	
	1	„ triptophyllina 62	
	2	„ leucophyllina 62	
	* 3	„ fuscula 63	
	4	„ cinereo-lutescens 63	
	5	„ endoleuca 63	
	* 6	„ spadicea (Tuckerm.) 63	
	7	„ squamulosa 64	
	8	„ fulgidula 65	
	* 9	„ leptocheila (Tuckerm.) 66	
	*4310	„ chloritis (Tuckerm.) 66	
	* 1	„ pachycheila (Tuckerm.) 67	
	* 2	Arthonia cyrtodes (Tuckerm.) 66	
	3	„ distendens 66	
	4	Lecidea amplificans 67	
	5	„ conjuncta 67	
	* 6	„ flavidula (Tuckerm.) 68	
	* 7	„ aureola (Tuckerm.) 68	
	8	„ cyttarina 68	
	* 9	„ lecanorella 68	
	4320	„ argyromela 68	
	1	„ perpallida 69	
	* 2	„ vulpina (Tuckerm.) 69	
	3	„ dejungens 70	
	4	„ subjuncta 70	
	5	„ proximans 70	
	6	„ insignior 71	
	7	„ proximata 71	
	8	„ punctuliformis 72	
	* 9	„ glabrescens 72	
	4330	„ duplicella 72	
	1	Graphis discurrens 73	
	1a	„ sophistica 74	

Anni.	Nr. crrs.	Nomina originalia.	Nomina hodierna et adnotat.
	2	Graphis dolichographa 75	
	3	„ subserpentina 75	
	4	„ subtracta 77	
	5	„ substriatula 78	
	6	„ asterizans 78	
	7	„ dimorpha 80	
	8	„ serpentinella 80	
	9	„ mesographa 80	
	4340	„ separanda 81	
	1	„ leiogramma 82	
	2	„ triticea 82	
	* 3	„ obtecta 83	
	4	„ scribillans 84	
	5	„ homographiza 84	
	6	„ pachygrapha 84	
	7	„ hypolepta 85	
	* 8	„ leprocarpa 85	
	9	„ amicta 85	
	*4350	„ radiata 86	
	1	„ tachygrapha 86	
	2	„ instabilis 86	
	3	„ alborosella 87	
	4	„ intricans 87	
	5	„ haemographa 88	
	6	„ dividens 88	
	7	„ glyphiza 89	
	8	„ cabbalistica 89	
	9	Opegrapha primana 90	
	4360	„ microsema 90	
	1	„ chionographa 91	
	2	„ onchospora 91	
	3	„ interalbicans 92	
	4	„ subsimilata 92	
	5	„ diplasiospora 92	
	6	Platygrapha flavescens 93	
	7	„ permutans 93	
	8	„ leucosparsa 94	
	9	„ endecamera 94	
	*4370	„ ocellata 94	
	1	„ leptographa 95	
	2	Lecidea diploiza 95	
	3	Platygrapha extenuata 96	
	4	Stigmatidium anguinellum 96	
	5	„ leptostictum 97	
	6	Arthonia interducta 98	
	7	„ subrubella 98	
	8	„ conturbata 98	

Anni.	Nr. crrs.	Nomina originalia.	Nomina hodierna et adnotat.
9		Arthonia stenographella 99	
4380		" explanata 99	
1		" polygramma 99	
2		" platyspilea 99	
3		" fusco-albella 100	
4		" perpallens 100	
5		" pulicosa 100	
6		" nephelina 101	
* 7		" conspicua 101	(= Myriang. inconspic. Bab.)
8		" alborufella 101	
9		" scriblitella 102	
4390		" aleurina 102	
1		" xanthocarpa 102	
2		" undenaria 102	
3		" purpurissata 102	
4		" ambiguella 103	
5		" interveniens 104	
6		" mesoleuca 104	
7		" platygraphidea 104	
8		" homoeophana 105	
9		" oxytera 105	
4400		" excedens 106	
1		" miserula 107	
2		" microspermoides 107	
3		" myriocarpella 107	
4		Glyphis actinobola 108	
5		" medusulina 108	
6		Chiodecton perplexum 109	
7		" inconspicuum 109	
8		" hypochnoides 111	
9		Melaspilea opegraphoides 111	
4410		Verrucaria dolichophora 114	
1		" belonospora 114	
2		" catapasta 115	
3		" heteropsis 115	
4		" quintaria 115	
5		" duplicans 116	
6		" subducta 116	
7		" mastophoroides 118	
8		" sex-locularis 118	
9		" hypophyta 119	
4420		" cryptostoma 119	
1		" ochraceoflavens 120	
2		" diffluens 121	
3		" nitidiuscula 121	
4		" obvoluta 122	

Anni.	Nr. crrs.	Nomina originalia.	Nomina hodierna et adnotat.
	5	Verrucaria diremta 122	
	6	„ contendens 122	
	7	„ majuscula 122	
	8	„ apposita 123	
	9	„ microphora 124	
	4430	Trypethelium nigritulum 127	
	1	„ ochrothelium 128	
	*2	„ scorites (Tuckerm.) 128	
	3	Astrothelium diplocarpum 129	
	4	Graphis componens 132	
	5	„ symplecta 132	
	6	„ triphora 133	
	7	„ cleistomma 134	
	8	„ cleistoblephara 134	
	9	„ tetraphora 134	
	4440	„ hololeucoides 135	
	1	„ tumulata 135	
1864		**ss. Regensb. Flora 1864.**	
		A. (Circa Lich. Nov. Granat. nov. explor. Lindig.)	
		* Nomina specierum.	Diagn. in Ann. d. sc. nat. Bot. tom. VII. (1867):
	2	Stictina Andensis 617	
	3	Pertusaria thelocarpoides 617	p. 546
	3½	„ subvaginata 618	
	4	Thelotrema terebratulum 617	p. 547
	5	„ gymnocarpum 617	p. 549
	6	„ conveniens 617	
	7	„ inscalpens 617	p. 551
	8	Ascidium rhabdosporum 617	p. 552
	9	Lecidea jodea 617	p. 557
	4450	„ melacheila 618	p. 558
	1	„ demutans 618	p. 554
	2	Graphis colubrosa 618	p. 564
	3	„ substriatula 618	p. 563
	4	„ aggregans 618	p. 565
	5	„ disserpens 618	
	6	„ sphalera 618	var. Graph. chrysenterae M.
	7	„ agminalis 618	p. 566
	8	Opegrapha leucophila 618	p. 568
	9	Platygrapha homoeoides 618	p. 569
	4460	„ flaviseda 618	p. 570
	1	„ psoroleuca 618	p. 570
	2	„ elaeocarpa 618	p. 571
	3	„ lineolata 618	p. 571

Anni.	Nr. crrs.	Nomina originalia.	Nomina hodierna et adnotat.
	4464	Platygrapha aleurocarpa 618	(Arthonia) p. 572
	5	„ analogella 618	„ p. 573
	6	„ pruinosula 618	„ p. 573
	7	Chiodecton pterophoron 618	„ p. 574
	8	„ subseriatum 618	
	9	„ separatum 618	„ p. 575
	4470	Mycoporum sparsellum 618	„ p. 575
	1	Verrucaria operta 618	„ p. 576
	2	„ pleiomera 618	„ p. 576
	3	„ papulosa 618	„ p. 577
	4	„ myriomma 618	„ p. 578
	5	„ thelotremoides	„ p. 578
	6	Trypethelium phaeothelium 618	„ p. 579
	7	„ Columbianum 618	„ p. 579
	8	„ variatum 618	„ p. 579
	9	Astrothelium scorioides 618	„ p. 580
	*4480	„ diplocarpum 618	
		** Nomina et diagn. specierum!	
	1	Lecanora glaucodea 619	„ p. 544
	2	„ umbricolor 619	
	3	Lecanora diducta 619	„ p. 540
	4	Lecidea Andita 620	„ p. 555
		B. (Pyrenocarp. quid Europ. novi)	
	5	Verrucaria cervinula 354	
	♦6	„ inumbrata 355	
	7	„ aorista 355	
	8	„ decolorella 355	
	9	„ sphinctrinoidella 355	
	4490	„ leucothelia 356	
	1	„ furvescens 356	
	2	„ pertusariella 356	
	3	„ conformis 357	
	4	„ consequens 357	
	5	„ bryopsila 357	
	6	„ belloniella 357	
	7	Thelopsis melathelia 358	
	8	Melanotheca superveniens 358	
	9	„ simplicella 358	
		C. (Graphid. et Lecan. quid. Europ. novi)	
	4500	Verrucaria leptospora 487	
	1	Arthonia tenellula 488	
	2	Opegrapha atrorimalis 488	

Anni.	Nr. crrs.	Nomina originalia.	Nomina hodierna et adnotat.
	8	Lithographa dendrographa 488	
	4	Pertusaria nolens 489	sec Th. Fries = Pert. in-quinans (Ach.) Th. Fr.
	5	„ melastoma 489	
	6	Lecanora deplanatula 489	
	7	„ belonioides 490	
	8	„ critica 490	
*	9	Thelotrema subtile (Tuckerm.) 491	
		D. (Circa Koerb. Reliq. Hochstett.)	
	4510	Lecanora leucoma 268	
*	1	Thelotrema lacteum (Krphbr. in litt.) 269	
	2	„ bicavatum 269	
	8	Lecidea interjuncta 269	
	4	„ pelochroa 269	
	5	„ intersticta 270	
	6	„ rimulata 270	
1864	*	**tt. Acta de la soc. Linné. de Bordeaux Tom. XXV.**	
		(Lichenes in Aegpto ab Ehrenb. coll. sep. impr.)	
	7	Collema pulposulum 1	
	8	Lecanora ferruginella 4	
*	9	„ pinguiscula (Del. herb.) 5	
*4520		„ interrupta (Ehrenb. mscr.) 5	
*	1	„ placenta (Ehrenb. herb.) 6	
	2	Lecidea geoleuca 7	
*	8	Verrucaria scotinospora 8	
	4	„ spodopsora 8	
1864		**uu. Bullet. de la Soc. Bot. de France tem. XI.**	
		(Sur quelq. Lich. d'Algérie).	
*	5	Verrucaria spodopsora 216	
*	6	„ scotinospora 217	
1865		**vv. Regensburger Flora 1865.**	
		A. (Lecideae quaedam europaeae novae)	
	7	Arthonia Onegensis 3	
	8	Tremotylium Angolense 3	nomen! in nota.
	9	Lecidea rhizobola 4	
4530		„ phaeotera 4	

Anni.	Nr. crrs.	Nomina originalia.	Nomina hodierna et adnotat.
	1	Lecidea cuprina 4	
	2	„ epigena 4	
	3	„ epiphaea 4	
	4	„ Uralensis 4	nomen! in nota.
	5	„ quintula 5	
	6	„ tylocarpa 5	
	7	„ substipitata 5	
	8	„ epixanthoides 5	
	9	„ sarcodea 5	in nota.
4540		„ mesomela 5	nomen! in nota.
	1	„ luteella 6	
	2	„ apochroeella 6	
	3	„ variegatula 6	
	4	„ secedens 6	
	5	„ intercalans 7	
	6	„ epigaeella 7	
	7	„ supersparsa 7	
	8	„ subgrisea 7	
		B. (Lecideae adhuc quaedam europ. novae)	
	9	Lecidea ocelliformis 145	
4550		„ hypoptella 146	
	1	„ melaenida 146	
	2	„ prasinoides 146	
	3	„ separabilis 147	
	4	„ egenula 147	
	5	„ premneoides 147	
	6	„ diducens 148	
	7	„ polyporina 148	
	8	„ plebeja 148	
		C. (Novitiae quaedam Lichenum Europ. variarum tribuum)	
4560		Collema subbadium 209	
	1	Leptogium rhyparodes 210	
	2	Pyrenidium actinellum 210	
	3	Leptogium placodiellum 210	nomen! in nota.
*	4	Calicium trajectum 211	
	5	Stereocauliscum gomphillaceum 211	
	6	Stereocaulon cupriniforme 211	
	7	Clad. papillaria v. apoda 211	n nota!
	8	Placodium fulgidum 212	
	9	Opegrapha ochrocheila 212	
4570		Verrucaria subintegra 212	
	1	„ leptotera 212	
	2	Melanotheca acervulans 218	

Anal.	Nr. crrt.	Nomina originalia.	Nomina hodierna et adnotat.
		D. (Circa Thelocarpa europ. notula)	
*	3	Thelocarpon Laurerii (Flot.) 261	
	4	„ intermediellum 261	
	5	„ superellum 261	
		E. (Enumeratio synoptica Sticteorum)	
	6	Sticta subcoriacea 298	
	7	„ episticta 299	
	7a	„ filicina (Ach. pr. p.) 297	nomen!
		F. (Circa Lichenes crustaceos Novae Zeelandiae)	
	8	Lecanora perrugosa 338	
	9	„ peloleuca 338	
4580		„ thiomela 338	
	1	Pertusaria perrimosa 338	
	2	„ perfida 339	
	3	Lecidea allotropa 339	
	4	Opegrapha spadopolia 339	
		G. (Adhuc novitiae quaedam Lichenum Europ. variarum tribuum)	
*	5	Collema furfureum 353	
	6	Lecanora poriniformis 353	
	7	Collema ceraniscum (Carroll.) 353	nomen! in nota.
	8	Pertusaria gyrocheila 354	
	9	Lecidea relicta 354	
4590		„ contristans 354	
	1	Pertusaria ophthalmiza 354	nomen! in nota mit Sporen-Maassen.
	2	Lecidea ochrophora 355	
	3	„ myriocarpoides 355	in nota pro L. expansa Nyl.
	4	Opegrapha lentiginosula 355	
	5	Arthonia Armoricana 355	
	6	Melaspilea ochrothalamia 355	
	7	Verrucaria tristicula 356	
	8	„ dubiella 356	
	9	„ endococcoidea 356	
4600		„ geophila 356	in nota!
	1	„ superposita 357	
	2	„ nigritella 357	
	3	„ melasperma 357	
	4	„ allogena 357	
	5½	„ platypyrenia 358	
*	6	„ innata 358	

Anni.	Nr. curr.	Nomina originalia.	Nomina hodierna et adnotat.
		H. (De genere Lichenum Melanotheca notula).	
		nomina !	
	7	Melanotheca crotonicola 429	
	8	„ Brasiliensis 429	
	9	„ arthonioides 429	
		I. (Addenda nova ad Lichenogr. europ.)	
	4610	Spilonema revertens 601	
	1	Pyrenopsis diffundens 602	
	2	Collema psorellum 602	
	3	Pannaria microleuca 602	
	4	Lecanora pleiophora 603	
	5	Lecidea derivata 603	
	6	„ anthracophila 603	
	7	„ botryocarpa 603	
	8	„ subfuscula 604	
	9	„ obsoleta 604	
	4620	„ Lusitanica 605	
	1	Arthonia turbidula 605	
	2	„ melaspermella 605	
	3	Thelocarpon epilithellum 605	
	* 4	Verrucaria advenula 606	= V. rimosicola Leight.
1865		ww. Jones Report on the Progress Made in collect. the Irish Lichens.	
		nomina! (Nyl. in litt.)	
	5	Lecidea lutiella	
	6	Verrucaria microporoides	
	* 7	„ consequens	
	8	Lecanora albariella	
	* 9	Pertusaria nolens	
		165. Désmaziere.	
1848		a. Annal. des scienc. nat. Bot. sér. III. tom. 10.	
	4630	Opegrapha stictoides 360 sér. III. tom. 8	
1847	4630½	Parmelia Bouteillei 191	vid. Nyland. Prodr. Lich. Scand. Supplem. p. 152 in nota **).

Anni.	Nr. crrs.	Nomina originalia.	Nomina hodierna et adnotat.
		sér. IV. tom. 5	
1856	1	Collema albo-ciliatum 132	
		166. Lyell.	
1854		**a. Leight. Monogr. of Brit. Graph.**	
	2	Opegrapha lentiginosa 26	nomen!
		167. Babington.	
1852		**a. Hook. Journal of Bot. and Kew Gard. IV.**	
		(Lichenes Himalayenses)	
	3	Usnea Himalayana	
	4	Evernia Stracheii	Platysma everniellum Nyl.
	5	Cetraria ambigua	Platysma.
	6	,, Stracheii	
	7	Stereocaul. ramulosum v. strictum	Ster. strictum.
	8	Biatora Himalayana	
1852		**b. B. Seemann Botany of the Voyag. of Herald under the Capt. Kellet.**	
	9	Sticta Seemanii 248	
1855		**c. Hook. Botany of the Antarct. Voy.**	
		† (Flora Nov. Zeelandiae)	
	4640	Nephroma Lyallii 272	
	1	Sticta Colensoi 274	
	2	,, fragillima 279	
	3	,, granulata 281	
	4	,, Hookeri 282	
	* 5	,, cinereo-glauca (Tayl.) 282	
	* 6	,, coriacea (Tayl.) 283	
	7	,, Montagnei 284	
	8	Parmelia moniliformis 287	
	9	Pannaria araneosa 289	
	*4650	Parm. chrysosticta (Tayl.) 293	
	1	Stereocaulon Colensoi 295	
	2	Cladonia capitellata 296	
	3	Biatora Colensoi 298	

Anni.	Nr. crrs.	Nomina originalia.	Nomina hodierna et adnotat.
	* 4	Biatora marginiflexa (Tayl) 299	
	5	„ ceroplasta 300	
	6	Collema fasciculare var. Colensoi 309	
	7	Myriangium inconspicuum 310	
1860		†† (Flora Tasmaniae.)	Mit W. Mitten.
	8	Sticta cetrarioides 346	
	*4660	Lecidea leptocarpa (Nyl.) 352	
	* 1	„ petraeoides (Nyl.) 352	
	* 2	Pyrenopsis Tasmanica (Nyl.) 353	
		167½. Rich. Deakin.	
1854		**a. Descr. and illustr. of new spec. of Verruc. and Sagedia etc.**	
	3	Verrucaria neglecta	
	4	„ parva	
	5	„ Leightonii	
	6	„ ovata	
	7	„ fugax	
	8	„ perminuta	
	9	„ viridis	
	4670	Sagedia ampullacea	
	1	„ calcarea	
	2	„ marina	
		nomina!	
1854		**b. Leight. Lich. brit. exs.**	
	4672a	Sticta elegans Nr. 173	Mudd Man. p.
1861		**c. Mudd Man. of Lich. brit.**	
	4672b	Toninia squamulosa 174	vid. Nr. 5029.
		167 a. Naegeli.	
		(herb. vel mspt)	
		a. Hepp Lich. Europ. exs.	
1853		1853.	
	467 2c	Lecidea dispora Nr. 28	
	d	„ insignis Nr. 39	
	e	„ microspora Nr. 43	
	f	Myriospora Heppii Nr. 57	
	* g	Heppia urceolata Nr. 49	= Lecan. adglutinata Krplbr.

Anni.	Nr. crrs.	Nomina originalia.	Nomina hodierna et adnotat.
1857		**1857.**	
	4672h	Pertusaria macrospora Nr. 424	
	i	Pyrenula Heppii Nr. 468	
	k	„ minuta Nr. 458	
	l	„ netrospora Nr. 461	
	m	Thelotrema Hegetschweileri Nr. 446	
1860		**1860.**	
	n	Biatora streptospora Nr. 529	
1859		**b. Koerber Parerg. Lich.**	
	* o	Acarospora Heppii 61	Myriospora Naeg.
		167 b. J. L. Russell. *)	
1856		**a. Proceedings of the Essex Instit. Vol. 1. 1856.**	
	p	Hydrothyria venosa 188	= Hydroth. fontana Nyl.
		168. Theod. Fries.	
1855		**a. Öfvers. af Kongl. Vet. Förhandl. årg. 1855.**	
		† Om Ukräns Laf-Veget.	
	4673	Biatora polychroa 17	
	4	Trachylia lucida 18	
1857		**†† De Stereocaulis et Philophoris Comment.**	
	5	Stereocaulon vimineum 13	
	6	„ rocelloides 13	
	7	„ myriocarpum 15	
	8	„ japonicum 18	
	9	„ claviceps 21	
	4680	„ piluliferum 21	

*) Die übrigen kleinen lichenologischen Abhandlungen Russell's, welche von 1839—1858 in einigen nordamerikanischen Journalen etc. erschienen, sind mir leider erst während des Druckes gegenwärtigen Bandes bekannt geworden und werden daher erst im I. Heft des III. Bandes, welches die Fortschritte der Lichenologie von 1866—1868 incl., und Nachträge zum Band I umfassen wird, zur Besprechung kommen.

Anni.	Nr. crrs.	Nomina originalia.	Nomina hodierna et adnotat.
	1	Stereocaulon implexum 23	
	* 2	„ strictum 24	
	3	„ leporinum 25	
	4	„ obesum 28	
	5	„ magellanicum 31	
	6	„ albicans 36	
	7	Pilophorus robustus 41	
1858		**b. Acta reg. soc. scient. Upsal. sér. III. Vol. II. Part. I.**	
		† (Monograph. Stereocaul. et Pilophor.)	
	8	Stereocaulon Richardianum 44	
1860		†† Ibid. ser. III. vol. III.	
		(Lichenes Arctoi)	
	* 9	Alectoria Thulensis 28	= Alect. nigricans (Ach.) Nyl.
	*4690	Peltigera scabrosa 45	= P scutata Fw. et = P. pulverulenta Tayl.
	1	Parmelia alpicola 57	
	* 2	Xanthoria crenulata (Wahlbg.) 70	
	* 3	Pannaria lepidiota (Sommerf.) 74	
	4	Placodium geophilum 85	
	5	„ inamoenum 81	
	6	Acarospora polycarpa 89	
	7	Aspicilia rhodopis 136	
	8	Thalloidima rimulosum 174	
	9	Helocarpon crassipes 178	
	4700	Biatorina tuberculosa 188	
	1	„ stereocaulorum 188	
	2	Biatora Tornoënsis 196	
	3	„ nitens 200	
	4	Lopadium fecundum 202	
	5	Arthroraphis grisea 204	
	* 6	Rhexophiale coronata 205	= Lecidea rhexoblephara Nyl.
	7	Lecidea Diapensiae 209	
	8	„ rhaetica (Hepp) 209	
	9	„ auriculata 213	
	4710	„ glomerulosa 219	
	* 1	„ pallida 221	= L. Dovrensis Nyl.
	2	Sporastatia Spitzenbergensis 224	
	3	Buellia concinna 232	
	4	„ convexa 234	
	5	Placographa nivalis 239	
	6	Endocarpon pulvinatum 257	

Anni.	Nr. crrs.	Nomina originalia.	Nomina hodierna et adnotat.
	7	Segestria mammillosa 262	
	8	Polyblastia terrestris 265	
	9	„ hyperborea 266	
	4720	Arctonia delicatula 287	
	* 1	Pianospora bryontha (Ach.) 117	
1863		**c. Botaniska Notiser 1863.**	
		(Nya Lafvar)	
	2	Pannaria arctophila 8	
	3	Bilimbia microcarpa 8	
	4	Biatora admixta 9	
	5	„ detrusa 9	
	6	Rhicocarpon efflorescens 10	
	7	Arthonia granulosa (Graewe in litt.) 10	
	8	Microglena (sphinctrinoides) reducta 10	
	9	„ bella 11	
	4730	Thelidium bryoctonum 11	
	1	Lecothecium (corallinoides) rosulans 12	
1864		**d. Öfvers. af K. Vet. Akad. Förhandl. 1864.**	
		(Bidrag till Shandinav. Laf-flora)	
	2	Arthothelium scandinavicum 273	
	3	Dermatocarpon diffractum 274	
	4	Belonia incarnata Th. Fr. et Graewe 274	
	5	Polyblastia agraria 275	
	6	Verrucaria obscura 276	
	7	Leptogium tetrasporum 276	
1835		**e. Botaniska Notiser 1865.**	
		(Nya Skandinaviska Laf-arter)	
	8	Rinodina polyspora 38	
	9	Arthonia granitophila 39	
	4740	Calicium hospitans 40	
	* 1	Biatorella microhaema (Norm.) 99	
	2	Arthonia circinata 100	
	3	Pertusaria rhodoleuca 100	
	4	Leciophysma Finnmarkicum 102	
	5	Biatora lopadioides 109	
	6	Lecidea albo-suffusa 110	
	7	„ atomaria 110	
	8	Buellia Gevrensis 111	
	9	Agyrium rubidum 111	
	4750	Polyblastia gothica 112	

Anni.	Nr. curr.	Nomina originalia.	Nomina hodierna et adnotat.
	4751	Thelidium umbilicatum 112	
	1a	Stereocaulon evolutum 181 (Graewe in litt.)	
	1b	Arthonia muscigena 182	
	1c	Verrucaria conductrix (Norm.) 183	
		168½. Lindsay.	
1857		**a. Mem. on the Spermog. and Pycnid.**	
	4751½	Lecidea obscurioides 247	
		169. Baglietto.	
1857		**a. Enumeras. dei Licheni di Liguria 1857.**	
	2	Solenospora Vulturiensis 24	
	3	Acarospora umbilicata 27	
	4	Dirina Patronii 27	
	5	Rinodina aggregata 31	
	6	„ squamulosa 32	
	7	„ articulata 32	
	8	„ Öleae 33	
	9	Callopisma Ferrarii 36	
	4760	Tominia sanguinaria 65	
	1	Buellia tumida 71	
	1a	„ maritima 70	
	2	Biatora lecideola 74	
	* 3	„ umbrosa 75	
	4	Lecanactis monstrosa 78	
	* 5	Polyblastia immersa 85	vid. Nr. 2812.
	* 5a	Lithoicea thrombioides 88	
		b. Comment. della Soc. crittog. Italiano.	
1861		Vol. I. Fasc. I. (1861).	
	6	Rinodina Genarii 17	
	7	Callopisma fallax 18	
	8	Buellia Caldesiana 19	
	9	Raphiospora Doriae 20	Erb. crittog. Ital. Nr. 123 (1858).
	4770	Bacidiopsis arbuti 22	
	1	Collema occultatum 23	
	2	Opegrapha poetarum (De Not. et Bagl.) 24	Erb. crittog. Ital. Nr. 204 (1858).

Anni.	Nr. crit.	Nomina originalia.	Nomina hodierna et adnotat.
1862		**Fasc. III. (1862).**	
	3	Ricasolia Gennarii 123	
	4	Lecania diplotommoides 126	
	5	„ Picconiana 127	Erb. crittog. Ital. Nr. 732 (1860).
1863		**Fasc. IV. (1863).**	
	6	Rinodina intermedia 313	
	7	Calicium culmigenum 326	
		Fasc. V. (1864).	
	8	Lecanora verruculosa 436	
	9	„ vulcanica 437	
	4780	Lecania Cesatii 438	
	1	„ Opuntiae 438	
	2	Coniangium galactites 439	Erb. crittog. Ital. Nr. 948 (1862).
1856		**c. Massalongo Miscell. lichenol.**	
		(Bagl. in litt.)	
	3	Pertusaria Apennina 25	
	4	„ chiodectonoides 26	
		d. Rabenhorst. Lich. Europ. exsicc.	
1862	4a	Sagedia Rhododendri (Bagl. in litt.) Nr. 664 (1862)	nomen !
1862	4b	Arthonia neglecta (Bagl. Mspt.) Nr. 670 (1862)	
		169½. Lönnroth.	
		a. Descript. generum specierumque etc.	
1858		in Regensb. Flora 1858.	
	4785	Rinodina sulphurea 611	
	6	Pachyphiale corticola 612	
	7	Bacidia fraxinea 612	
	8	Scoliciosporum tenerum 613	
	9	Toninia cervina 614	
	4790	Biatora cartilaginea 615	
	1	Lecidea Pitensis 616	
	2	(Endocarpon pusillum spec. rest.) 627	
	3	Polyblastia bryophila 631	
	4	Thelidium parasiticum 632	

Anni.	Nr. crts.	Nomina originalia.	Nomina hodierna et adnotat.
	5	Microglena muscicola 633	
	6	Arthopyrenia megalospora 634	

170. Baglietto et Carestia.

a. Comment. della Soc. crittog. Ital. 1863.

1863			
	7	Psoroma concinnum 439	
	8	Acarospora versicolor 440	
	9	Lecania odora 441	
	4800	Aspicilia olivacea 441	
	1	Gyalecta scutellaris 442	
	2	Lecidea sessitana 442	
	3	„ contorta 443	
	4	„ titubans 443	
	5	Biatora fusco-virens 444	
	6	Bilimbia scoliciosporoides 444	
	7	„ pinguicula 445	
	8	Endocarpon laciniatum 445	
	9	Sagedia declivum 445	
	*4810	„ Rhododendri 446	
	1	Microthelia analeptoides 446	

b. l. cit. Vol. II. Fasc. 1. 1864.

1864			
	2	Lecidea psoroides 82	
	3	„ formosa 82	
	4	„ leptolepis 88	
	5	Bilimbia livida 83	
	6	Pragmopora macrospora 84	
	7	Leciographa nivalis 84	
	8	Thelidium ardesiacum 84	
	9	Segestrella alpina 84	

171. Arnold.

a. Regensburger Flora.

1858.

1858			
	4820	Polyblastia albida 551	nomen!
	1	„ caesia 551	
	1a	Verruc. minima (Mass. in litt. 1. Mai 1857) 589	nomen!
		1859.	
	2	Aspicilia ceracea 16	
	3	Psorotichia riparia 145	
	4	Biatorina sylvestris 152	

Anni.	Nr. crra.	Nomina originalia.	Nomina hodierna et adnotat.
		1861.	
	5	Polyblastia deminuta 264	
		1862.	
	6	Bilimbia accedens 391	
		1863.	
	* 7	Coniangium Koerberi (Lahm in litt.) 603	
	8	? Polyblastia fallaciosa (Stizenb. in herb.) 604	
		1864.	
	9	Bilimbia marginata 598	
	4830	Verrucaria disjuncta 599	
	1	Celidium subfuscae (nomen) 87	
	1a	Segestria fragilis 82	
		172. Carroll.	
1859		**a. Contribut. to Irish Lichenel.**	
		(extract. from the Natur. Hist. Review and Quaterly 1859.)	
	2	Lecidea Mooreana 7	Mit Diagn.
1858		**b. In Nyland. Expos. Synopt. Pyrenoc.**	
		(Car. in litt.)	
	3	Verrucaria Taylori 82	
1865		**c. Contribut. to british Lichenelogy**	
		in Seemanns Journ. of Bot. 1865.	
		nomina !	
	4	Collema furfureum 286	
	5	„ lichenodcum 287	
	* 6	„ ceraniscum 287	
	7	Leptogium Moorii (Hepp msc.) 287	
	* 8	Thelotrema subtilc Tuckerm. 289 (Mit Diagn.)	
	9	Verrucaria consociata 293	
		173. Beltramini.	
1858		**a. Lichenografia Bassanese.**	
	4840	Haematomma Cismonicum 127	
	1	Bilimbia Visianica 199	

Anni.	Nr. crrs.	Nomina originalia.	Nomina hodierna et adnotat.
	4842	Phacidiopsis Grappae 213	
	3	Arthopyremia Parolinii 239	
	4	„ Molinii 240	
	5	Thelidium Montinii 248	
	6	Campylacia quercus 250	
	7	Segestrella Massalongiana 258	
	8	Naevia Bassanensis 281	
	9	Acolium Montellicum 285	
		174. Anzi.	
1860		**a. Catalog. Lich. Sondr.**	
	4850	Synechoblastus labyrinthicus 5	
	1	Stereocaulon fastigiatum 11	
	2	Pannaria glacialis 35	
	3	Solorinella asteriscus 37	
	4	Gyalolechia Schistidii 38	
	5	„ athroocarpa 38	
	6	Squamaria effigurata 46	
	7	Lecanora polycarpa 48	
	8	Aspicilia polychroma 59	
	9	„ dolomicola 61	
	4860	Gyalecta acicularis 62	
	1	Thalloidima lecanorinum 67	
	2	Toninia caulescens 67	
	3	„ carbonacea 68	
	4	„ multiseptata 68	
	5	„ nigrescens 68	
	6	Bombyliospora gemella 69	
	7	Bacidia minuscula 70	
	8	Bilimbia lecideoides 72	
	9	„ Vallis Tellinae 73	
	4870	Biatorina heterobaphia 73	
	4870a	Biatora Nylanderi 75	
	4871	„ rufofusca 76	
	2	Biatorella hemisphaerica 78	
	3	Lecidea metamorpha 84	
	4	Buellia effigurata 90	
	5	Arthonia griseo-alba 94	
	6	Haplographa tumida 96	
	7	Lithographa cyclocarpa 97	
	8	Sphinctrina microscopica 98	
	9	Thelotrema scabridum 104	
	4880	„ foranum 105	
	1	„ Travesedis 105	
	2	„ acrocordiaeformis 105	

Anni.	Nr. crrs.	Nomina originalia.	Nomina hodierna et adnotat.
1864		**c. Comment. dell. soc. italian. crittog. Vol. II. Fasc. 1. 1864.**	
		(Symbol. Lich. Ital. sup.)	
	* 7	Psorothichia frustulosa 4	
	8	Lecothecium? controversum 4	
	9	Stereocaulon abduanum 5	
	4930	Placodium fulvum 7	
	* 1	Aspicilia flavescens 9	
	* 2	Rinodina polycycla 9	
	* 3	„ aterrima (Krplhbr. in litt.) 11	
	4	Gyalecta pseudogeoica 11	
	5	Biatora amaurospoda 13	
	* 6	„ porphyrospora 13	
	7	„ lygeoides 13	
	8	Biatorina melanophaea 15	
	* 9	„ subpulicaris 15	
	4940	„ sordida 16	
	* 1	„ fusco-viridis 16	olim Bilimb.
	* 2	Lecidea zeoroides 17	
	3	„ spuriaeformis 17	
	4	„ inflata 17	
	* 5	„ leptoceramia 18	
	* 6	„ nigro-cruenta 18	
	* 7	Sarcogyne platycarpoides 19	
	* 8	Buellia mughorum 19	
	9	„ simillima 19	
	4950	Agyrium spilomaticum 20	
	* 1	Arthonia copromya 21	
	2	„ melanospila 21	
	3	„ subcembrina 22	
	* 4	Cyphelium chlorelloides 22	
	5	Endocarpon crassum 23	
	* 6	Verrucaria coesiopsila 23	
	7	„ geomelaena 24	
	8	„ corticata 24	
	* 9	Arthopyrenia lapponica 25	
	4960	Sagedia aeneo-vinosa 25	
	* 1	Polyblastia fusco-argillacea 26	
	2	„ pallescens 26	
	3	„ solvens 27	
	* 4	Celidium? muscigenae 27	
1863		**d. Lich. rar. Longob. exsicc.**	
		1863. (May).	
	4964d	Rinodina dissimilis Nr. 322	

708

Anni.	Nr. crrs.	Nomina originalia.	Nomina hodierna et adnotat.
	4964e	Biatorina subpulicaris Nr. 337	
	f	Biatora carneo-rubra Nr. 338	
	g	„ porphyriospoda Nr 339	
	h	Lecidea leptoceramia Nr. 340	
	i	Buellia copromya Nr. 341	Arthonia.
	k	„ mughorum Nr. 342	
	l	Arthopyrenia lapponica Nr. 347	
	m	Lecidea subconfluens Nr. 354	
	n	„ zeoroides Nr. 357	
	o	Sarcogyne platycarpoides Nr. 359	
	p	Verruc. caesiopsila Nr. 364	
	q	„ fusco-argillacea Nr. 368	Polyblastia.
1863		1863 (Decbr.)	
	r	Celidium muscigenae Nr. 387	
	s	Psorotichia frustulosa Nr. 388	
	t	Zeora fulva Nr. 393	
	u	Lecidea nigrocruenta Nr. 402	
	v	Bilimbia fuscoviridis Nr. 403	
	* w	Biatora Ghisleri (Hepp) Nr. 380	
1865		1865 (May).	
	x	Biatora arceutinoides Nr. 434	
	y	Arthonia rosacea Nr. 435	
	z	Sphaerella lepidiotae Nr. 440	
	aa	Lophiostoma graphidisporae Nr. 441	
1862		e. Lich. Etrur. rar. exsicc.	
	bb	Biatora sulphureo-viridis Nr. 50	
	cc	Aspicilia flavescens Nr. 38	
	dd	Biatora purpurea Nr. 28	
1863		f. Lich. rarior. Veneti. exsicc.	
		1863.	
	ee	Rinodina polycycla Nr. 71	
	ff	Cyphelium chlorelloides Nr. 115	
1860		174a. Ahles.	
		De Germaniae Pertusariis etc. Comment. (Dissert. inaugur.)	
	4964a	Pertusaria alpina (Hepp) 12	

Anni.	Nr. crrs.	Nomina originalia.	Nomina hodierna et adnotat.
1858		**175. Auerswald.**	
		a. Drei auf Steinen wachsende Calycien in Hedwigia 1858.	
	4964b	Cal. Pulverariae	
	c	„ fallax	
1855		**b. Rabenhorst Lich. Europ. exsicc.**	
	4965	Bilimbia effusa Nr. 32 (1855)	Mit Diagnose
		176. Mudd.	
1861		**a. Manual of Brit. Lich.**	
	4966	Pannaria curvescens 125	
	* 7	Massalongia cheilea (Nyl.) 126	
	8	Callopisma vitelinellum 135	
	9	Lecania caerulescens 140	
	4970	et var. caeruleo-rubella 141	
	1	Lecanora fuscoluteolina 153	
	2	Phialopsis livida 166	
	* 3	Thalloidima sublurida (Nyl.) 172	Lecid. sublur. Nyl.
	* 3½	Toninia squamulosa (Deak.) 174	
	* 4	Biatorina Muddii (Salwej) 178	
	* 5	Raphiospora arenicola (Nyl.) 186	
	* 6	Lecidea ochrococca (Nyl.) 194	
	* 6a	„ expansa (Nyl.) 208	
	* 7	„ furvella (Nyl.) 207	
	* 7½	„ Mooreana (Carr.) 207	
	8	„ aggregata 208	
	* 9	Arthonia punctella (Nyl.) 252	
	4980	Pertusaria lactescens 272	
	1	„ syncarpa 273	
	2	Sphaeromphale terebrata 281	
	* 3	„ „ scotinospora (Nyl.) 282	Verrucaria scot. Nyl.
	* 4	„ „ nigrata (Nyl.) 282	
	5	„ „ Carollii 283	
	6	Verrucaria aquatilis 285	
	* 7	„ prominula (Nyl.) 291	
	8	Thelidium aggregatum 298	
	* 8½	„ incavatum (Nyl.) 295	
	9	„ epipolytropum 298	
	4990	Microthelia calcaricola 306	
	1	„ ventosicola 807	

708

Anni	Nr. crrs.	Nomina originalia.	Nomina hodierna et adnotat.
1861		**177. Norman.**	
		a. Regensb. Flora 1861.	
	2	Tholurna dissimilis 409	vid. auch Annal. des sc. nat. Bot tom. XX. 1864 p. 144 (von Nylander).
1865		**b. Botaniska Notiser.**	
	3	Biatorella microchaema 99	Nom. et descr.
1862		**178. Hazslinszky.**	
		a. Die Kryoblasten der Eperieser Flora 1862.	
	* 4	Endopyrenium trachyticum 7	Mit Diagn.
	* 5	Verrucaria sabuletorum 10	
1862		**b. Eperjes viránga zuzmói.**	
		Nomina !	
	* 5a	Sphaeromphale Hazslinskyi Kbr. 219	
	* b	Scoliciosporum lecideoides 210	
	* c	Verruc. sabuletorum 221	
	* d	Endopyrenium trachyticum 218	
1861		**c. Rabenhorst Lich. Europ. exsicc.**	
	e	Endopyrenium trachyticum Nr. 541 (1861)	(Mit Diagn.)
1862		**179. Müller.**	
		a. Enum. des Lich. des envir. de Genéve.	
	* 6	Peltigera Neckeri (Hepp) 30	
	7	Amphiloma Heppianum 39	
	8	„ granulosum 40	
	9	Thalloidima Boissieri 41	
	5000	Biatora luteola 51	
	1	Patellaria Schistidii 56	
	2	„ tristis 58	
	3	„ gelatinoides 58	
	4	„ salevensis 60	
	5	Buellia athallina 64	
	6	„ cupreola 65	

Anni.	Nr. crrs	Nomina originalia.	Nomina hodierna et adnotat.
	7	Opegrapha trifurcata 67	
	* 8	Arthonia quercus (Hepp) 70	
	* 9	Verruc. glaucelloides (Hepp) 74	
	*5010	Sagedia spectabilis (Hepp) 78	
	* 1	Müllerella polyspora (Hepp) 79	
	2	Synalissa Salevensis 81	
	3	Omphalaria Heppii 82	
	* 4	Physma Mülleri (Hepp) 82	
	* 5	Collema coccophylloides (Hepp) 86	
1860		**b. Payot Guid. du lichenol. au Mont-blanc.**	
	6	Lecanora Dubyi 20	(nomen !)
		180. v. Zwackh.	
		(in litt. in schedul. in herb.)	
1855		**a. Koerb Syst. Lich. Germ.**	
	* 7	Sychnogonia Bayrhofferi 333	(Zwackh. exs. 50)
		b. Koerb. Parerg. lichenol. 1861. 1863.	
1861	8	Arthothelium fuscocinereum 261	(Zwackh. exs. 311)
1863	9	Pertusaria chlorantha 318	„ „ 295
		** (in Comment. lichenol.)	
		c. Regensb. Flora 1862 u. 1864.	
1862		(Enum. Lich. Flor. Heidelberg.)	
1864		1862.	
		nomina !	
	5020	Biatora byssacea 510	
	1	Biatorella elegans 512	
	* 2	Rhicocarpon betulinum (Hepp) 524	
	* 3	? Collema quadratum (Lahm) 568	
	* 4	Verrucaria applanata (Hepp) 563	
		1864.	
	5	? Endococcus sphinctrinoides	

Anni.	Nr. crrs.	Nomina originalia.	Nomina hodierna et adnotat.
		181. Salwey.	
1845		**a. Annal. and Magaz. of Nat. Hist 1845.**	
		(A List of the Lich. in the neighbour of Oswestry etc.)	
	6	Lecidea quadricolor	
	7	„ desertorum	
	• 8	Collema fragrans (Sm.)	
1853		**b. Observ. on Penzance Lichens.**	
	9	Lecidea Nr. 26 nov. sp. 144	= (Toninia squamul. Deak.)
	5030	Biatora Taylori 144	
	1	Verrucaria nitescens 140	
1861		**c. Mudd. Man. of Brit. Lich.**	
		(Salw. in litt.)	
	2	Biatorina Muddii 178	
		182. Nitschke.	
		a. Rabenh. Lich. Europ. exsicc. (1861).	
1861	3	Geisleria sychnogonioides Nr. 574	Mit Diagn.
1861	4	Bryophagus Gloeocapsa Nr. 608	nomen !
		183. Lahm.	
		(in litt. in sched.)	
		a. Koerb Parerg. lichenolog.	
1859	5	Lecania Koerberiana 68	
1860	6	Biatoridium Monasteriense 172	
	6a	Blastenia obscurella 130	
1861	7	Lecidella plana 211	
1861	8	Scoliciosporum perpusillum 241	
1868	9	Polyblastia guestphalica 339	
1865	*5040	Leptorhaphis Wienkampii 385	
	1	„ Beckhausiana 386	
	2	Arthopyrenia inconspicua 387	
	3	„ dispersa 388	
	4	„ Aspiciliae 388	
	5	? Microthelia betulina 397	
	6	„ Metzleri 398	
	7	„ scabrida 399	

Anni.	Nr. crrs.	Nomina originalia.	Nomina hodierna et adnotat.
1859		**b. Verhandl des naturh. Vereins der preuss. Rheinlande 1859.**	
	5047a	Wilmsia latens 435	
	b	Arthopyrenia Koerberi 446	
1864		**c Koerber Lich. sel. Germ.**	
	c	Coniangium Buerianum Nr. 291	
		d. Rabenhorst Lich. Europ. exsicc.	
1861	d	Bilimbia Nitschkeana Nr. 583 (1861)	Mit Diagn.
1862	e	Leptorhaphis Wienkampii Nr. 651 (1862)	Ohne Diagn.
		e. Regensb. Flora 1862. 1863.	
1862	5048	? Collema quadratum 568	
1863	9	Coniangium Koerberi 603	

184. Beckhaus.
(in litt. in schedul.)

Anni.	Nr. crrs.	Nomina originalia.	Nomina hodierna et adnotat.
1863		**b. Koerb. Parerg. lichenol.**	
	5050	Lithosphaeria Geissleri 345	
1859		**a. Verhdl. des naturhistorischen Vereins der preuss. Rheinlande 1859.**	
		nomina !	
	1	Callopisma glebulosa Kbr. 433	
	2	Dirina Geisleri Kbr. 435	
	* 3	Wilmsia latens Lahm 435	
	4	Racidia Beckhausii Kbr. 437	
	* 5	„ caerulea Kbr. 437	
	6	Biatorina pilularis Kbr. 437	
	* 7	Biatora hyalinella (Fw.) Kbr. 438	
	8	„ dispersa Kbr. 438	
	9	„ guestfalica Kbr. 438	
	5060	„ calamophila Kbr. 439	
	1	„ trochiscus Kbr. 489	
	2	Buellia fuscula Kbr. 439	
	3	Lecidella connivens Kbr. 440	
	4	Rhicocarp. Beckhausii Hepp 440	
	5	Dactylospora Beckhausii Kbr. 441	

Anni.	Nr. crrs.	Nomina originalia.	Nomina hodierna et adnotat.
		188. Carrington.	
1862		**a. Gleanings among the Irish Cryptog. Nr. II. in Transact. of Bot. Soc. of Edinb. Vol. VII. Part. II.**	
	8	Ephebe Moorii 379	(nomen.)
		Lecidea scapanaria 384	„
1863		**b. Description of two new Spec. of Lichens etc.**	
		ibidem Vol. VII. Part. III.	
	9	Ephebe byssoides (Hepp in litt.) 411	
	*5090	Lecidea scapannaria (cum descr.)	
		189. Hardy.	
1863		**a. New. Brit. Cryptog. in Seemann's Journ. of Bot. Brit. 1863.**	
	1	Biatorina halophila Hard.	
	2	„ littoralis Hard.	
	* 3	Ephebe byssoides (Hepp) Carringt.	
	* 4	Lecidea scapanaria Carringt.	
		190. Caldesi.	
1863		**a. Appunti crittog. in Comment. dell. soc. crittog. Ital. fasc. V. 1863.**	
	5	Naevia Lauri 389	
	5096	Hypechnus Michelianus 390	
		191. Crouan.	
		(in litt.)	
1862		† Apud Nyl. in Flora 1862.	
	5097	Lecidea violacea 464	
1863		†† Apud Nyl. in Act. Soc. Sc. Fenn. VII. 1863.	
	5098	Lecidea dolichotheca 413	
		192. Charl. Knight u. W. Mitten.	
1860		**a. Contrib. to the Lichenogr. of New Zeal.**	
		(in Transac. of Linn. Soc. Vol. 23.)	
	5099	Opegrapha cinerea 101	

Anni	Nr. cent.	Nomina originalia	Nomina hodierna et adnotat.
	5100	Opegrapha prominula 102	
	1	Graphis confinis 102	
	2	Fissurina insidiosa 102	
	3	„ inquinata 102	
	4	Platygrapha microsticta 103	
	5	„ inconspicua 103	
	6	„ tumidula 103	
	7	„ occulta 104	
	8	Plagiographis devia 104	
	9	„ rubrica 104	
	5110	Arthonia lobulata 104	
	1	„ indistincta 105	
	2	„ albida 105	
	3	„ ramulosa 105	
	4	„ ampliata 106	
	5	„ nigrocincta 106	
	6	Collema contiguum 106	

193. Ch. Knight.

a. On some New Zealand Verrucariae.

(in Transact. of Linn. Soc Vol. 23.)

Anni	Nr. cent.	Nomina originalia	Nomina hodierna et adnotat.
1860			
	7	Verrucaria minutella 99	
	8	„ binucleolata 99	
	9	„ magnospora 99	
	5120	„ moniliformis 100	
	1	„ deliquescens 100	
	2	„ pyrenastroides 100	
	3	„ cellulosa 100	
	4	„ Haultaini 100	

194. P. J. Hellbom.

a. Lichenol. Anteckn. från en resa i Lule Lappmark.

(in Öfvers. af K. Vet. Akad. Förh. 1865.)

Anni	Nr. cent.	Nomina originalia	Nomina hodierna et adnotat.
1865			
	5	Biatorina fraudans 462	
	6	Biatora phaea 462	
	7	„ arctooides 462	
	8	„ turficola 462	
	9	Lecidea Lulensis 463	
	5130	Buellia Rittokensis 463	
	1	Pertusaria Stenhammari 463	

Alphabetisches Verzeichniss der Species.

Bemerkung. Die Zahlen nach den Speciesnamen beziehen sich auf die Nummern in der Rubrik: „Nrs. crrs." des Verzeichnisses.

abbreviata Chev. 1674. y (Opegr.)
abbreviata Fée 1304 (Opeg.)
abduanum Anzi 4929
abietina Kbr. 3002 (Saged.)
„ v. pilularis Hoffm. *534
abietinus Ehrh. 286 (Lecid.)
„ Ach. 780 (Lecid.)
abnormis Ach. 973
abrothallina Nyl. 3519
abconsa Tuck. 2522
absolutus Tuck. 2468
Acaciae Spr. 1200
acanthifolia Pers. 484
accedens Nyl 3496 (Lecid.)
„ Arn. 4826 (Bilimb.)
accline (Flot.) Nyl. 4114
accline (Flot.) Koerb. 1714
acerina (Pers.) Stizb. 5072
acervulans Nyl. 4572
acervulata Nyl. 3427 (Lecid.)
„ Raddi 1238. 1980 (Lecan.)
Acetabulum Neck. 148
Achariana Tuck. 2458
Acharii Fée 1320 i (Graphis)

Acharii (Westr) 791. 569 (Lich.)
Acharii Fée 1341 (Porina)
acicularis Wahl. 624 (Calic.)
„ Ach. 798 (Lich.)
„ Ach. 881 (Baeom.)
„ Anzi 4860 (Gyal.)
aciculatus Sw. 319
aciculifera Nyl. 3831
acrocordiaeformis Anzi 4882
acromela Pers. 442
acrotella Ach. 845
acrotelloides Mass 2673
actinellum Nyl. 4562
actinobola Nyl. 4404
actinoplaca Nyl. 3829
actinostoma Pers 439. 901.
actinotum Tuck. 2518
aculeatus Schreb. 114 b
acuta Tayl. 2264
adacta Fée 1350 a
adglutinata Flke 739 (Lec)
„ Krphbr. 3254 (Lecan.)
adglutinatum Anzi 4891 (Lecothec.)
adhaerens Grogn 5077

admixta Th. Fr. 4724 (Biat.)
„ Nyl. 3786 (Lecid.)
adpressa (Hepp) Kbr. 3062 (Biat.) 3335. 4049
adpressum Nyl. 3899 (Lept.)
adscensionis Ach. 991
adspersa Mont. et v. d. B. 2057 (Cladon.)
adspersum Pers. 430 p. (Cal.)
advena Nyl. 3747
advenula Nyl. 4624
aegialita Ach. 867. 1499
aenea (Duf.) Fr. 1553 (Lecid. Parmel.)
aenea Eschw. 1807 (Pyren.)
aeneofusca Flke 1676 i. 756
aeneo-vinosa Anzi 4960
aequata Ach. 916 a
aeruginosus Scop. 132. 97 (Lich.)
aeruginosum Sm. 381 (Cal.)
aeruginosa Nyl. 3488. 3497 (Lecid.) (Lecan.)
aequinoctiale (Hochst.) Fw. 1679. 2373
aethiobola Wahlb. 614 (Verruc)

duplicata Fée 1379 (Lecan.)
duplicella Nyl. 4330
Duriaei Mont. et Berkel.
2023 (Myriang.)
Duriaei Mont. 2029 (Opegr.)

echinata Tayl. 2224 (Par.)
echinatum Eschw. 1810
(Pyrenastr.)
ectropoma Mass. 2816
effigurata Anzi 4856 (Squa.)
„ Anzi 4874 (Buell.)
efflorecens Th. Fr. 4726
effusa Auersw. 4965 (Bilim.)
effusum Fée 1839 (Chiod.)
effusus Sm. 364 a (Lich.)
egena Nyl. 3780
egenula Nyl. 4554
Ehrhartianus Ach. 794
Ekloni Spr. 1177 (Parm.)
Ekloni Mass. 2918 (Niosp.)
Eklonii Spr. 1180 (Sticta)
elabens Fw. 3142 (Mycop.)
„ Fr. 1461. 1726.
2973. (Lecid.)
elaborata Leight. 377
elachista Kbr. 3078
elachistoterum Nyl. 4133
elaeina Borr. 392 (Verruc.)
„ Wahlb. 586 (Parm.)
elaeocarpa Nyl. 4462
elaeochroa Tuck. 2419
elaeomelana Mass. 2883
elata Schaer. 777
elatina Ach. 928 (Lecan.)
elatinus Ach. 797 (Lich.)
elegans Fée 1302 g (Phyl)
„ Borr. 363 (Opegr.)
„ Link 220. 248 c.
402 (Lich.)
elegans Eschw. 1790 (Scle-
rophyt.)

elegans Mass. 2891 o (Chi-
liosp.)
elegans (Del.) Nyl. 1363
1613 (Thamnol)
elegans (Del. msc.) Nyl.
3992 (Thamnol.)
elegans (Deak.) Mudd.
4672 a (Sticta)
elegans Zwackh 5021 (Bia-
torella)
elevata Kbr. 2957
Elisabethiae Mass. 2864
Elisae Mass. 2714 (Ence-
phalogr.)
Elisae Mass. 2778 (Ence-
phalogr.)
elizae Tuck. 2453 (Lecid.)
Elizae Tuck. 2576 (Lecid.)
eluta (Fw.) Kbr. 2973.
1726. 1461
Elutheriae Spr. 1152. 982.
elveloides Web. 177 (Lich)
„ Vill. 271 (Lich.)
elveloideum Ach. 967
emergens Ach. 920 a (Lec.)
„ Tayl. 2196 (Lec.)
emergens (Ach.) Schleich.
716. 682 a (Lecid.)
emergens (Fw.) Kbr. 1720.
3132 (Lecid.)
eminentior Nyl. 4178
encausta Sm. Ach. 249.
280. 813 a (Parm.)
encaustus Sm. 406 a (Lich.)
endecamera Nyl 4369
endivifolius Diks. 564
Endlicheri (Garov.) Schaer
129 3 (Opegr.)
Endlicheri Garov. 2358
(Opegr.)
endocarpa Fée 1330 c
endocarpca (Duf.) Fr. 1545.
694
endocarpoides Nyl 609

endochlora Tayl. 2195 (Lec.)
„ Tayl. et Hook.
2301. 2354 (Urceol.)
endochroma Fée 1370 i
endochrysa Mont. 1917
endochrysea Del. 1605
endococcina Kbr. 3019
endococcoidea Nyl. 4599
endocrocea Pers 482
endoleuca Tayl. 2226 (Par.)
endoleuca Fée 1355 (Pyren.)
„ Nyl. 3782. 3414
(Opegr.)
endoleuca Nyl. 4305 (Lecid.)
endophaea Nyl. 4153
endoxantha Nyl. 4167
enteroleuca Ach. 333 920
(Lecid.)
enteroleuca Ach. 1053
(Opegr.)
enteroleuca Spr. 1165 (Ver.)
„ Nyl. 3414 (Opeg.)
enteromorpha Ach. 869
entophloea Mont. 1984
epanora Ach. 822
epapillata Fée 1353 (Pyr.)
„ Nyl. 3817 (Verr.)
ephebea Ach. 872
epidermidis Ach. 848
epigaea Mass. 2707 (Polybl.)
epigaeella Nyl. 4546
epigca Pers. 430 s (Sphaer.)
epigena Nyl. 4532
epigeus Pers. 425 (Lich.)
epileuca Nyl. 3785
epilithellum Nyl. 4623
epiphaea Nyl. 4533
epiphora Tayl. 2210
epiphylla Fée 1302 b (Lec.)
„ Fée 1386 e (Por.)
„ (Ach.) 419a (Clad.)
epiphylla Fée 1302 l (Circ.)
epiphyllum Leight. 3251 b
(Collem.)

flavus Bell. 407
flexella (Ach.) Nyl 3765
  (Xylogr.)
flexella (Ach.) 4124 (Xy-
  logr.)
flexella Ach. 1126½ (Limb)
flexile Kbr. 3154
flexuosa Fr. 1465 (Biat.)
  „ Fr. 1513 (Lecid.)
  „ Fr. 1562 (Biat.)
  „ Tayl. 2278 (Usnea)
  „ Nyl. 3614 (Chlor.)
  „ Nyl. 3803 (Lecan.)
flocculosus Wulf. 251
Floerkeana Fr. 1471. 109
Floridana Tuck. 2508
floridus L. 1. 288
Flotowiana Spr. 1153 (Lec.)
  „ (Hepp) Mass.
  2793 a (Thelochr.)
Flotowiana (Hepp) Kbr.
  2989 (Thelochroa)
Flotowiana Hepp 3323
  (Verruc.)
Flotowianum Kbr. 3142.
  3228 t (Arthothel.)
Flotowii Mass. 2891 bb
  (Enterogr.)
Flotowii Kbr. 2955 (Gyal.)
fluviatilis Huds. 171 (Lich.)
fluviatilis Dec. 146; 673
  (Endoc.)
foliacea Tayl. 2160 (Cenom.)
foliaceus Huds. 176 (Lich.)
foliolosum Nyl 3983
fontana (Russ.) 3903. 4672 p
fontigenum (Krphbr.) Mass.
  2862
foranum Anzi 4880
formosum Ach. 1037 (Coll.)
formosa Fée 1380 g (Parm.)
  „ Bagl. et Carest
  4818 (Lecid.)
Forstroemiana Fr. 1589

fossarum (Duf.) Nyl. 708.
  3443 a
fossulata (Duf) D. 1600 691
foveolaris Ach. 823
foveolatum Nyl. 3566
fragile Tayl. 2139 (Coll.)
  „ Tayl. et Hook. 2299
  (Endoc)
fragilis L. 57 (Lich.)
  „ Scop. 137 (Lich.)
  „ Arn. 4831 a (Se-
  gestr.)
fragillima Bab. 4642
fragrans Tayl. 2138 a (Coll.)
  „ (Sm.) Salw. 5028
  (Collem.)
fragrans Sm. 368 (Lich.)
Franconicum Mass. 2851
Frankliniana Tayl. 2227
  (Parm)
Frankliniana Leight. 3251 l
  (Verruc.)
fraudans Nyl. 4093 (Parm.)
  „ Hellb. 5125 (Biat.)
fraudulenta Kbr. 3103
fraxineus L. 13 (Lich.)
fraxinei Mass. 2664 (Arth.)
fraxinea Lönnr. 4787 (Bac)
Fremontii Tuck 2424
Freycinetii Del. 1597
friabilis Vill. 273. 202
Friesana Bél. 2120
Friesiana (Hepp) Kbr. 3054.
  3334
Friesii Ach. 1457½. 1121.
  1470 (Lecid.)
Friesii Spr. 1172 (Parm.)
  „ Fw. 1700 (Gyalect.)
  „ (Fw.) Kbr. 2956
  (Gyalect.)
frigidus Sw. 194
Frostii Tuck. 2435
frumentaria Fée 1328
frustulosus Diks. 559 (Lich.)

frustulosa Anzi 4927. 4964s
  (Psorothich.)
fruticulosum Chev. 1673 dd
fuciformis L. 9
fuciform. v. ventricosa Mont.
  1977
fucoides Dicks. 891
fugax Deak. 4667
Fuistingii Kbr. 3214
fulgens Sw. 202. 273 (Lich.)
  „ (Hpe) Mass. 2891 p
  3306 d (Temnosp.)
fulgiana Chev. 1673 y
fulgidula Nyl. 4308
fulgidum Nyl. 4568
fulgurata Fée 1318. 330
fuliginata Nyl. 3877
fuliginea Ach. 1031 (Lec.)
  „ Kbr. 2891 pp.
  3228 h. 3206 (Naetroc.)
fuliginosus Diks. 547 (Lich.)
fuliginosa Fw. 1705 (Arth.)
  „ Tayl. 2149 (Lec.)
  „ (Duby) Nyl. 1859 a
  (Parmel.)
fulva Hals 1149 (Lecan)
  „ Fée 1435 (Sarcogr.)
  „ Anzi 4964 t (Zeora)
fulvella Tayl. 2228
fulvescens Mont. 1926
fulvocinerea Mont. 2000
fulvo-lutea Nyl. 4095. 1261
fulvum Anzi 4980 (Placod.)
fumago Wallr. 2098
fumosa Hoffm. 537 a (Verr.)
  „ Hoffm. 342 (Patell.)
  „ Ach. 53. 828 a (Lec.)
  „ v. nigrella Fw. 1675 b
fumosum Ach. 1012 (Thel.)
funerea Sommerf. 1630 a
fungiformis (Schaer.) 419 a
fungoides (Sw.) 308. 3595
Funkiana Laur. 1665
Funkii Spr. 1163

furcatus Huds 175 (Lich.)
furcata Fée 13201 (Graph.)
furcatum Fr. 1508 (Stereoc.)
furcellata Fr. 1490
furfuraceus L. 8 (Lich.)
  „ L. 91 (Mucor)
furfuracea v. acicularis
  (Ach.) 798 (Coniocyb.)
furfuracea Pers. 448. (Lec.)
  „ Mass. 2834 (Ar-
  thopyr.)
furfuraceum Anzi 4887
  (Celid.)
furfurellum Nyl. 3944
furfureum (Car.) Nyl. 4585
  (Collem.)
furfureum Car. 4834 (Coll.)
furfurosa Tuck. 2551 (Lec.)
  „ (Tuck.) Nyl. 2590
  (Lecid.)
furfurosa (Tuckerm.) Nyl.
  4277 (Lecid.)
furvella Nyl. 4082 (Lecid.)
  „ (Nyl.) Mudd. 4977
  (Lecid.)
furvescens Nyl. 4491
furvus Ach. 802 a
fusca Mass. 2696 (Raccobl.)
  „ Mass. 2639. 3476.
  (Catillar.)
fuscata Pers. 467 (Pyren.)
fuscatula Nyl. 3530 (Py-
  renops.)
fuscatula Nyl. 3837 (Py-
  renops.)
fuscatus Schrad. 517½
fuscellus Turn. 640 (Lich.)
fuscella Fr. 4126 a (Saged.)
  „ Schaer. var. 1268
  (Lecan.)
fuscescens Pers. 473 (Cte-
  sium)
fuscescens Fée 13301 (Ar-
  thon.)

fuscescens Hook. 1578
  Parmel.)
fuscescens Sommerf. 1628
  (Lecid.)
fuscescens Nyl. 3969
  (Sphinctr.)
fusco-albella Nyl. 4383
fusco-argillacea Anzi 4961.
  4964 q
fusco-ater L. 53
fusco-atra Ach. 342. 828 a
  (Lecid.)
fusco-cinereum Mass. 2888
  (Arthothel.)
fuscocinereum (Zwackh)
  Kbr. 3141 (Arthothel.)
fusca-cinera Nyl. 1736.
  3899 (Lecid.)
fuscocinereum Zwackh 5018
  (Arthothel.)
fuscococcinea Nyl. 3663
  (Lecan.)
fusco-coccinea Nyl. 3929
  (Lecid.)
fusco-luteolina Mudd 4971
fusco-luteus Diks. 557
fusco-lutea v. leucoraea
  Flke 718
fusco-nigra Nyl. 3799
fuscopallens Krphbr. 3287
  (Placod.)
fuscopallens Nyl. 3515
  (Arthon.)
fuscopallens Nyl. 3916
  (Arthon.)
fuscopurpureum Tul. 3313
fuscorubella (Hoffm.) Stizb.
  5071
fusco-rubens Nyl. 3428
  (Lecid.)
fuscorubens Nyl. 3655 (Placod.)
fusco-rubens Nyl. 4188
  (Lecid.)

fuscorufa Nyl. 3749
fusco-virens Bagl. et Carest.
  4805
fusco-viridis Anzi 4964 v.
  (Bilimb.)
fusco-violacea Grogn. 5081
fuscoviridis Anzi 4941
  (Biatorina)
fuscula Nyl. 3408 (Verruc.)
  „ Nyl. 3498 (Lecid.)
  „ Nyl. 4308 (Lecid)
  „ Kbr. 5062
fuscum Mont. 1959 (Py-
  renastr.)
fusiformis Leight. 3230
fusispora (Hepp) Kbr. 3136.
  3354

Gagei Sm. 383 (Lichen)
galactina Ach. 819 (Parm.)
  „ Ach. 1062 (Verr.)
galactinum Mass. 2788
  (Amphorid.)
galactites Decand. 669
  (Verr.)
galactites Bagl. 4782 (Co-
  niang.)
galbina Ach. 1103
Garovaglii Schaer. 1279
  (Sticta)
Garovaglii Schaer. 1287
  (Lecid.)
Garovaglii Mont. 1939
  (Verruc.)
Garovaglii Mass. 2663
  (Acrocord.)
Garovaglii Kbr. 3022 (Plac.)
Gaudichaudii Del. 1598
  (Sticta)
Gaudichaudii Fée 1358
  (Verruc.)
Gayana Mont. 2007

nidifica Tayl. 2276

nidulans Stenh. 1576

nigella Krphbr. 3266

niger Huds. 161

nigrata Nyl. 3559 (Verruc.)

  ,, Nyl. 4085 (Verruc.)

  ,, (Nyl.) Mudd 4984 (Sphaeromph.)

nigrella Mass. 2907

nigrescens Huds. 135. 170 (Lich.)

nigrescens Pers. 430 h (Verruc.)

nigrescens Anzi 4865 (Tonin.)

nigricans Neck. 165 (Lich.)

  ,, Nyl. 3937 (Cetrar.)

  ,, (Ach.) Nyl. 4689 (Alector.)

nigricans (Ach.) Nyl. 890. 4091 (Alector.)

nigritella Nyl. 4602

nigritula Nyl. 3432 (Lec.)

  ,, Nyl. 3754 (Lec.)

nigritulum Nyl. 4430 (Trypethel.)

nigrocaesia Nyl. 3402

nigrocinctus Ehrbg. 1229 (Hypochn.)

nigrocinctum (Ehrenb. emend.) Mont. 1964 (Chiodect.)

nigrocincta Mont. 1877 (Parmel.)

nigrocincta Knig. et Mitt. 5115 (Arthon.)

nigroclavata Nyl. 3403

nigro-cruenta Anzi 4946. 4964 u

nigropallida Nyl. 3739

nimbosa Fr. 1546

nitens Th. Fr. 4703 (Biat.)

  ,, Fée 1350 t (Pyren.)

nitescens Salw. 5081

nitida Sommerf. 1630 e (Lecid.)

nitida Weig. 141 (Sphaer.)

  ,, Tayl. 2180 (Sticta)

  ,, Hampe 5066 (Beckhaus.)

nitidiuscula Nyl. 4423

nitidum Eschw. 1770 (Diorygma)

nitidula Fr. 1456 (Lecid.)

  ,, Mont. 1987 (Strig.)

Nitschkii Kbr. 3211

Nitschkeana Lahm 5047 d

nivalis L. 19 (Lich.)

  ,, Anzi 3114 (Lecid.)

  ,, (Koerb.) Mass. 2693 a (Gyalol.)

nivalis Koerb. 2936 (Zeora)

  ,, Th. Fr. 4715 (Placograph.)

nivalis Bagl. et Carest. 4817 (Leciogr.)

nivea Fr. 1569 (Pertus.)

  ,, Chev. 1673 l (Urceol.)

  ,, Tucker. et Mont. 1968 (Coniocyb.)

nivea Krphbr. 3282 (Sarcogyne)

niveum Mont. 1877 a (Byssocaul.)

niveum (Mont.) Nyl. 3705 a (Byssocaul.)

niv. v. congreg. Mont. 1900

niveo-atra Borr. 393

nobilis Sommerf. 1661 b

nodulosa (Duf.) Fr. 1557. 697 (Urceol.)

nodulosa Kbr. 3107 (Lecidell.)

nodulosum Krphbr. 3289 (Endocarp.)

nodulosum Nyl. 3537 (Coll.)

nolens Nyl. 4504 (Pertus.)

  ,, Nyl. 4629 (Pertus.)

noli-tangere Mont. 1869

norata Mass. 2932

normericus Gun. 147. 190

Notarisiana Mass. 2763

Notarisii Mass. 2735 (Omphalar.)

Notarisii Mass. 2774 a (Omphalar.)

Notarisii Tul. 3308 (Acol.)

Nucula Ach. 1083

nudum Fée 1415 d

nummularia Mont. et Dur. 2036 (Omphal.)

nummularioides Nyl. 3443. 3445

nummularium (Duf.) Nyl. 3444. 707 (Collem.)

Nylanderiana Mass. 2749

Nylanderi (Hepp) Kbr. 3172. 3340 (Thelid.)

Nylanderi Anzi 4870 a (Biat.)

Oakesiana Tuck. 2400

obesa Pers. 455 (Parm.)

obesum Th. Fr. 4684 (Stereocaul.)

obliquepeltatum Eschw. 1843

obscura Sommerf 1630 d (Lecid.)

obscurus Ehrh. 230 (Lich.)

  ,, Chev. 1673 b (Verruc.)

obscura Th. Fr. 4736 (Verruc.)

obscura v. ciliata (Hoffm.) 1160 (Physc.)

obscurascens Nyl. 4024

obscurata Schaer. 1246 (Lecid.)

obscurata Nyl. 4219 (Phys.)

russula Kbr. Nyl. 3701
(Belon.)
rutidota Tayl. et Hook.
2312
rutilans Fw. 1697 (Zeora)
rutilans (Fw) Kbr. 2951
(Harpid.)
ryparoleuca Mass. 2906
ryssalea Ach. 1000
rytidocarpa Mont. et v. d.
B. 2043

sabuletorum Flke 715 b
(Lecid.)
sabuletorum Schreb. 121
(Lich.)
sabuletorum v. aequata
Flke 748
sabuletorum Hazl. 4995 c
(Verruc.)
sabulosa Mass. 2646
saccatiloba Tayl. 2342
saccatus L. 90 (Lich.)
saccata v. spongiosa (Sm.)
Nyl. 355
sagedioides Nyl 3753
(Lecid.)
sagedioides Nyl. 4120
(Lecid.)
salacinus Bor. d. S. V. 633
salebrosa Fée 1860 d
salevensis Müll. 5004 (Pat.)
Salevensis (Hepp) Müll.
5012 (Synaliss.)
salicinum Pers. 421 (Calic.)
salicina Mass. 2682 (Opeg.)
salicis Mass. 2806
Salweii Borr. 400 a (Lec.)
Salweii Leight. 3252 (Verr.)
Salweii Leight. Nyl. 3823
(Verruc.)

Salzmanni (Del. Herb.) Nyl.
3977. 1619 a
sambuci Pers. 428
sambucina Kbr. 3059
Sandalon Mey. et Fw. 1760
Sandwichiana Pers. 456
sanguinarius L. 54 (Lich.)
sanguinaria Bagl. 4760
(Toninia)
sanguinea Sw. 320 (Thel.)
„   Flke 743 e (Clad.)
„   Krphbr. 3270
(Aspicil.)
sanguinolentum Krphbr.
3288
Santensis Tuck. 2448
(Clad.)
Santensis Tuck. 2454.
1846 (Lecid.)
Santense Tuck. 2512 (Thel.)
saprophilum Mass. 2785
(Amphorid.)
saprophila Nyl. 3475 (Opeg.)
sarcodea Nyl. 4539
sarcogynoides Kbr. 2976
sarcogynopsis Nyl. 4207
sarcopis Wahlb. 596
sardoa Kbr. 3228
sarmentosus Ach. 778 (Lich)
sarmentosa Tayl. et Hook.
2325 (Cenomyce)
saturninus Sm. 406 (Lich.
„   Diks. 248. 558
(Lich.)
saturn. v. australe Tayl. et
Hook. 2356
Saubineti Mont. 1878 (Par)
Saubinetii Mont. 1990
(Parm.)
Sauteri Kbr. 2977 (Lecid)
„   Kbr. 3202 (Synech.)
„   Kbr. 3219. 3228 g
(Polycocc.)
saxatilis L 37 (Lich.)

saxatilis Decand. 661(Opeg.)
saxatile Schaer. 1248. 1649
(Calic.)
saxicola (Poll.) 276. 117.
259 (Lichen)
saxicola Fr. 1454 (Trachyl.)
„   Mass. 2814 (Arth.)
saxipertusus Vill. 270
scabra Tayl. 2144
scabrida Tayl. 2158 (Usnea)
„   Tayl. 2281 (Usnea)
„   (Lahm) Kbr. 3198.
5047 (Microthel.)
scabridum Anzi 3879 (Thel.)
scabrosa Ach. 828 b (Lecid.)
„   Pers. 513 (Cenomyce)
scabrosa Tayl. 2217 (Parm.)
„   Th. Fr. 4690.
1703 (Peltig.)
scalpturata Ach. 1058
scandinavicum Th. Fr. 4732
scapanaria Carringt. 5088.
5090
scaphella Ach. 1051
scaphella v. gemella Eschw.
1777 a
Schaereri (Ach.) Schaer.
1130. 1281. 1503 (Lec.)
Schaereri De Not. 2382
(Cyphel.)
Schaereri Mass. 2779 a
(Arthon.)
Schaereri Hepp 2051. 3367
(Physc.)
Schaereri Hepp 3345 f
(Thelotr.)
Schaereri Mass. 2699 (Pyr.)
„   Mont. et v. d. B.
1275. 2046 (Sticta)
Schaererianum Mass. 2620
Schistidii Anzi 4854 (Gyal.)
„   Müll. 5001 (Pat.)
schizocarpum Nyl. 3627

Alphabetisches Verzeichniss der Autoren.

Anmerkung. Die Zahlen neben den Autoren-Namen sind dieselben, welche fortlaufend im Verzeichnisse diesen Namen beigesetzt sind.